JN414939

아동과 청소년이 함께 작업하기

작업치료사를 위한 안내

Working with Children and Adolescents

A Guide for the Occupational Therapy Assistant

아동과 청소년이 함께 작업하기

작업치료사를 위한 안내

Working with Children and Adolescents

A Guide for the Occupational Therapy Assistant

Janet V. DeLany, DEd, OTR/L, FAOTA
Associate Professor
Department of Occupational Therapy and Occupational Science
Towson University
Towson, Maryland

Margaret J. Pendzick, MOT, OTR/L, BCP
Senior Instructor
Occupational Therapy Assistant Program
The Pennsylvania State University, DuBois Campus
DuBois, Pennsylvania

영 문 출 판 사

■ **옮긴이** (가나다 순)

김경선 (전)연세의료원 재활병원 작업치료팀 부장
김미점 청양대학 작업치료과 교수
김은주 전주대학교 작업치료학과 교수
김정기 대구보건대학 작업치료과 교수
김정자 호원대학교 작업치료학과 교수
김지연 우송대학교 작업치료학과 교수
김희수 한림대학교 보건과학대학원 교수
김희정 가야대학교 작업치료학과 교수
문정인 양산 부산대병원 작업치료실
박경영 중원대학교 작업치료학과 교수
박수정 대구보건대학 작업치료과 교수
박수희 호남대학교 작업치료학과 교수
양영애 인제대학교 작업치료학과 교수
오명화 동신대학교 작업치료학과 교수
이선명 마산대학 작업치료과 교수
이향숙 대전보건대학 작업치료과 교수
이현숙 신성대학 작업치료과 교수
정복희 호원대학교 작업치료학과 교수
정현애 동신대학교 작업치료학과 교수
채경주 경복대학 작업치료과 교수
최혜숙 동남보건대학 작업치료과 교수
홍재란 광양보건대학 작업치료과 교수

아동과 청소년이 함께 작업하기

작업치료사를 위한 안내

2011년 9월 15일 초판인쇄
2011년 9월 20일 초판발행

지은이 : Janet V. DeLany /Margaret J. Pendzick
옮긴이 : 양 영 애 외
발행인 : 박 병 조
발행처 : 도서출판 영문출판사
등 록 : 1987년 12월 21일 제2-419호
주 소 : 서울시 강남구 삼성동 69-1
전 화 : (02) 514-5590, 776-5590
팩 스 : (02) 756-8943
E-mail : yeongmunsa@empal.com
정 가 : 30,000원
ISBN 978-89-7224-282-6

※ 파본은 교환해 드립니다.

차례

제2부 아동과 청소년의 작업
(Occupations of Children and Adolescents)

제3부 작업치료 과정 적용
(Applying the Occupational Therapy Process)

제15장 놀이, 레저, 사회 참여의 중재 (Interventions for Play, Leisure, and Social Participation) 289

제4부 아동과 청소년을 위한 작업치료중재 실행 (Implementing Occupational Therapy Interventions for Children and Adolescents)

제16장 지적장애 및 발달장애를 가진 아동과 청소년기(Children and Youth with Intellectual and Developmental Disabilities) 313

제17장 아동과 청소년의 심리사회적 문제(Children and Adolescents with Psychosocial, Emotional, and Behavioral Challenges) 333

서문

이런 내용에 대한 생각은 아동과 청소년을 위한 작업치료 실행에 대해 작업치료 학생들을 가르치는 데 수년부터 부각되었다. 다른 많은 교육자들이 작업치료 프로그램에 대해 가르쳤던 것처럼, 우리는 아동과 청소년의 작업, 아동과 청소년의 성장과 발달 그리고 작업수행간의 접점(interface), 아동과 청소년과 함께 작업하기 위한 작업 중심의 개념적 모델의 사용을 시험받는 학생들을 위한 내용들과 학습자원을 찾기 위해 여러 해 동안 노력하였다. 작업치료사의 25%이상이 아동 및 청소년과 함께 작업하는 것을 인식하여, 우리는 작업치료사들이 최고의 실행 모델을 가지고 일관된 방식으로 아동과 청소년들을 위한 서비스에 대해 생각한 것을 사용하고 제공할 수 있도록 글을 쓰기 위해 노력하였다.

우리는 이 내용을 사용하는 학생들이 작업치료의 역사와 철학, 인간의 성장과 발달에 대한 강의를 받아들일 것이라고 여긴다. 작업치료 학생들이 이미 배운 것을 되풀이하기보다, 우리는 아동과 청소년들을 위한 다양한 적용의 예시들을 제공하여 이것을 넘어 확장시키기 위해 노력해오고 있다. 이 글은 네 부분으로 나누어져 있다. 첫 번째 부분은 아동과 청소년을 위한 작업치료사의 견해를 제공한다. 1장은 작업치료 실행의 영역(domain)과 과정 및 아동과 청소년들의 건강과 안녕을 위한 작업(occupation)의 가치를 검토한다. 1장은 치료 과정에서 가족과 문화의 중요성을 강조한다. 2장은 작업치료 실행 결정을 안내하는 작업에 기초한 개념적 모델 사용의 중요성을 다루고, 아동 및 청소년들과 함께 작업하기 위해 네 가지 다른 작업에 기초한 개념적 모델을 사용하는 방법을 설명한다. 3장은 아동 및 청소년들과 빈번히 사용되는 작업에 기초하지 않은 많은 이론의 틀과, 최고의 실행 방법을 발전시키기 위해 작업치료 실행에 그것들을 포함하는 방법을 고찰한다. 4장은 아동과 청소년들에게 초점을 맞춘 다양한 실행 환경의 견해와 이런 실행 환경에서 작업하는 작업치료사들과 작업치료사들이 역할을 제공한다. 그 장은 작업치료사와 작업치료사간의 감독상의 요소들 및 견해에 관한 토의를 포함한다.

두 번째 부분은 발달 능력의 배경 안에서 아동과 청소년들의 작업에 초점을 둔다. 이 부분은 네 장으로 나누어져 있다; 각 장은 다양한 발달 단계 동안 다양한 작업에 참여하는 아동과 청소년들에 대한 삽화가 포함되어 있다. 그 삽화는 인지적, 신체적, 사회적, 감정적, 환경적 요소들이 아동과 청소년들의 작업 수행에 영향을 마치는데 어떻게 상호작용하는지를 탐구하기 위한 배경을 제공한다. 발달의 장은 발달의 중요한 단계들(milestones)을 강조한다. 5장은 발달이 유아와 걸음마를 배우는 아이의 작업에 어떻게 영향을 주는가에 대해 중점을 둔다. 6장과 7장은 어린 아동과 학령기 아동의 발달과 작업간의 상호작용을 검토한다.

8장은 청소년들의 발달과 작업간의 관계성을 탐구한다.

세 번째 부분은 작업, 작업에 기초한 개념적 모델과 작업에 기초하지 않은 개념적 모델, 그리고 아동과 청소년들의 작업적 발달에 대한 지식을 기반으로 한 작업치료 서비스의 전달에 초점을 둔다. 9장은 평가과정을 설명한다. 그것은 평가하는 작업치료 실행의 영역의 분야를 개략적으로 나타내고, 평가 자료를 모으고 구성하기 위해 따르는 체계적인 단계를 설명한다. 그것은 아동과 청소년의 발달단계, 수행기술들, 수행이 필요한 과제들, 작업을 수행하는 환경이 평가 과정에 어떻게 영향을 미치는지 설명한다. 10장은 아동과 청소년들을 위해 작업에 기초한 중재를 제공하기 위한 일반적인 원칙들을 대략적으로 설명한다. 11장은 작업치료에서 사용되는 문서화 절차의 다양한 형태들의 견해와 질적인 보장, 의사소통, 배상, 결과연구에 대한 절차의 중요성을 제시한다. 문서화 과정에서 작업치료사의 책임은 분명하다. 아동과 청소년들의 작업의 필요를 의미있게 하는 문서 작성의 전략은 관찰할 수 있고 측정할 수 있는 행동들을 반영하고, 중재 과정의 효과성을 심사하기 위한 기준이 논의된 것으로 제시한다.

12, 13, 14장과 15장은 아동과 청소년들이 참여하는 다양한 영역의 작업들을 다루는 특별한 중재에 중점을 둔다. 각 장은 중재의 발달적이고 환경적인 타당성과 이런 중재의 계획과 전달에 작업치료사의 역할을 탐구한다. 12장은 옷 입기, 수유하기, 식사하기, 목욕하기, 샤워하기, 기능적 이동, 위생관리, 몸단장하기, 화장실가기를 포함한 일상생활활동에 대한 중재 접근법을 토의한다. 13장은 선택된 수단적 일상생활활동에 초점을 둔 중재를 검토한다. 이것은 애완동물 관리, 지역사회 이동, 의사소통 기구 사용, 재정 관리, 음식준비 그리고 대청소, 안전절차와 응급 반응, 쇼핑하기가 포함된다. 14장은 형식적 및 비형식적인 교육 기회와 아동과 청소년들을 위해 보수가 있는 작업 활동과 자원해서 하는 작업 활동을 검토하고, 교육 및 놀이 환경에서 작업치료 서비스에 영향을 주는 제정법을 설명한다. 15장은 아동과 청소년들의 놀이, 여가, 사회적 참여 작업을 다루는 중재를 서술한다.

내용의 마지막 부분인, 네 번째 부분은 일곱 장이 포함되어 있다. 이 장들은 특별한 건강과 학습 도전을 경험하도록 아동들과 청소년들을 위한 작업치료 중재를 시행하는 방법에 초점을 둔다. 각 장은 다양한 건강 및 학습 도전을 조사하고, 이런 건강 및 학습 도전을 가진 아동들과 청소년들이 일상적인 작업에 참여하는 방법을 검토하는 내용들을 제공한다. 그 내용들은 내재된 상태와 진단들을 서술하고 그것들이 가족과 환경의 배경 안에서 아동과 청소년들의 일상생활에 영향을 주는 방법을 서술한다. 이런 내용들은 작업치료 서비스에 대한 필요를 상상하도록 작업치료사를 돕고 그것들이 전달되는 방법을 돕는다. 이것들을 읽음으로 학생들은 아동들과 청소년에게 환자 중심의 작업치료 서비스를 제공하기 위한 첫 번째, 두 번째, 그리고 세 번째로부터 얻은 지식을 사용하는 방법을 학습한다. 16장은 인지적 도전을 가진 아동과 청소년들에 초점을 둔다. 17장은 심리사회적, 감정적, 행동적 도전을 가진 아동과 청소년들의 일상생활의 필요들을 검토한다. 정형외과적 및 근육의 상태, 그리고 신경관 결함을 가진 아동과 청소년들의 작업적 필요들이 18장과 19장에서 반복적으로 다루어진다. 20장은 신경근 도전을 가진 아동의 작업적 도전을 고려한다. 21장은 자폐장애를 다룬다. 책의 마지막 장인 22장은 학습장애와 주의력결핍장애의 범위에 대한 정보를 제공한다. 부록은 각 장들에 있는 내용을 뒷받침한다. 그것들은 발달표, 평가도구 정보, 입법요약, 그리고 웹사이트 정보를 포함한다.

이 책을 읽음으로, 우리는 작업치료 학생들이 아동과 청소년들을 위한 작업치료 실행의 이론적 기반에 대해 이해하기를 바란다. 우리는 또한 학생들이 아동과 청소년들이 발달의 다양한 단계에서 참여하는 작업에 대해 넓은 식견을 가지기를 원한다. 책의 핵심을 공부하는 것은 작업치료 학생들이 작업치료 평가, 중재, 그리고 아동과 청소년들의 작업적 도전을 다루기 위한 결과 진행에 관한 지식을 얻도록 할 수 있을 것이다. 그들은 또한 아동과 청소년들에게 영향을 주는 다양한 교육적 및 의학적 진단을 서술할 수 있을 것이다. 이런 지식을 통합하는 것은 작업치료 학생들이 아동과 청소년들의 다양한 작업적 도전을 다루기 위해 최고의 실행적 접근인 환자 중심의 접근을 적용할 수 있게 할 것이다. 각 장의 끝에 있는 핵심 개념 적용하기에 놓인 학습활동은 그들의 지식을 작업치료 실행과 통합하는 기회를 부여한다.

우리는 이 책이 이런 목표들을 성취하기를 바란다. 가장 중요한 것은, 우리는 이 책이 환자 중심의 최고의 실행 접근을 전도하는 방식으로 작업치료 실행을 실행하기 위해 작업치료 학생들이 준비하도록 풍부한 정보 자원을 제공하기를 바란다.

Janet V. DeLany and Margaret J. Pendzick

역자서문

1960대에 작업치료가 이 땅에 뿌리내리게 되면서 많은 작업치료와 관련된 전문서적이 발간되고 있다. 그러나 현실적으로 아동작업치료에 대한 관련 서적은 상대적으로 적은 수에 불과하다. 아동작업치료의 영역은 신경계, 발달 및 감각통합 분야로 다양하게 확대되어가고 있는 만큼 더욱 전문적이고 실질적인 아동작업치료관련 전문서적이 요구되고 있다. 이러한 필요성으로 임상가와 학생들에게 아동작업치료의 지침이 될 수 있는 교재의 번역이 이루어지게 됨을 매우 기쁘게 생각한다.

본 교재 "Working with Children and Adolescents: A Guide for the Occupational Therapy Assessment"는 아동작업치료의 적용에 있어 더욱 실질적인 관점에서 구성되었다. 기본적 작업치료관점에서 아동치료의 개관을 시작으로 아동의 연령별, 작업치료의 영역별로 치료과정을 제시하고 있고, 아동과 청소년의 질환별 작업치료중재도 구체적으로 기술하고 있다. 이를 통해 아동작업치료의 전반적인 이해뿐만 아니라 더욱 전문적이고 실질적인 중재를 위한 지식과 기술을 제공할 것으로 기대한다.

기존 의료적인 모델에서의 치료뿐 아니라 지역 및 가정에서의 장애아동과 관련된 치료가 증가되는 현시점에서 임상가와 학생들에게 소중한 길잡이가 되기를 바란다. 또한 바쁘신 와중에 좋은 책의 번역에 기꺼이 동참에 주신 교수님들께 감사의 마음을 전하며 출간에 힘써주신 박병조 대표님과 편집관계자 여러분께도 감사드린다. 앞으로도 작업치료의 발전에 기여할 수 있는 훌륭한 책으로 다시 뵙게 되기를 소망한다.

역자대표
양영애
2011년 1월

감사의 글

과거 2년 동안, 많은 사람들이 우리의 노력을 지지해 왔고 집필 과정에 공헌했다. 진심으로 감사하여, 몇몇 이런 특별한 분들에 대한 지식을 알고자 한다.

The Penn State DuBois Occupational Therapy Assistant Program Class of 2006-각 장의 내용과 글 형태에 대해 중요한 피드백을 제공한 Terri Barrett, Ashley Fryer, Theresa Hayward, Tristen Kelly, Roxanne Pearce, Martha Poague, Matthew Reasinger, Sally Round, Lyndsey Rowles, Tiffany Nero-당신들은 최고의 그룹이었고 우리는 당신들이 이 프로젝트에 들인 모든 노력에 감사합니다.

기꺼이 필요한 정보를 찾고, 표와 도표 만들기, 그리고 장들과 부록들의 여러 번의 개정을 도와주었던, The University research assistants Amy Mateer과 Cristina Torres. 우리는 당신의 많은 시간의 헌신에 깊은 감사를 드립니다. 아마도 우리는 미래에 교과서를 쓸 것입니다!

우리의 전문가 동료들이면서 힘든 스케줄에도 신중하게 읽기 위해 귀중한 시간을 내어주고 책의 철학적 렌즈와 내용에 대해 통찰해준 Lisa Crabtree, Shannan Dixon, LuAnn Demi, David Kresse, Doadi Rockwell. 우리는 당신들의 공동 지혜와 전문적 지식에 감사를 드립니다.

우리들의 남편들이자, 컴퓨터를 지지해주고 부부시간을 포기하면서 우리의 생각과 좌절을 인내하면서 들어준 Pat과 Robert로 인해 우리는 이 프로젝트를 완성할 수 있었다-당신들은 매우 사랑스러운 두 명의 특별한 동료이다!

우리의 아이들이자, 우리가 그들의 눈을 통해 아동과 청소년들을 바라봄으로 작업과 발달에 관한 지식을 통합할 수 있도록 해준 Shannan, Kolin, Keith, John, Sara-때때로 작업치료사인 엄마를 가진 것은 힘든 일이고 우리는 너희들을 매우 자랑스럽게 여긴다!

공헌자들

Janet V. DeLany, EdD, OTR/L, FAOTA
Associate Professor
Department of Occupational Therapy and Occupational Science
Towson University
Towson, Maryland
Chapters 1, 2, 3, 4, 7, 8, 9, 12, 15, 17, 21

Barbara B. Demchick, MS, OTR/L, BCP
Lecturer
Department of Occupational Therapy and Occupational Science
Towson University
Towson, Maryland
Chapter 20

LuAnn Demi, MS, OTR/L
Instructor
Occupational Therapy Assistant Program
The Pennsylvania State University, DuBois Campus
DuBois, Pennsylvania
Chapters 16, 18

David Kresse, MS, OTR/L
Instructor
Occupational Therapy Assistant Program
The Pennsylvania State University, Berks Campus
Berks, Pennsylvania
Chapter 21

Margaret J. Pendzick, MOT, OTR/L, BCP
Senior Instructor
Occupational Therapy Assistant Program
The Pennsylvania State University, DuBois Campus
DuBois, Pennsylvania
Chapters 5, 6, 10, 11, 13, 14, 16, 18, 20, 22

Dorothy L. Rockwell, MS, OT/L
Senior Instructor
Occupational Therapy Assistant Program
The Pennsylvania State University, Mont Alto Campus
Mont Alto, Pennsylvania
Chapters 14, 19

검수자들

Deena Baenen, MA, BA, AAS
Preceptor, Fieldwork Coordinator
Cuyahoga Community College
Cleveland, Ohio

Judy Blum, MS, OTR/L
Associate Professor
Community College of Baltimore County
Baltimore Maryland

Carolyn O. Cantu, MS, OTR
Associate Professor, Department Chair
Austin Community College
Austin, Texas

Lisa Carruth, OTR/L
Program Director
Northwestern Technical College
Rock Spring, Georgia

Carla Douglas, OTR/L
Adjunct Professor
St. Charles Community College
St. Peters, Missouri

Eve Fischberg, OTR/L
Clinical Coordinator, Assistant Professor
Lincoln Land Community College
Springfield, Illinois

Judith S. Gonyea, OTD
State University of New York at Canton
Canton, New York

Helen Grothem
Program Coordinator
Madisonville Community College
Madisonville, Kentucky

Tia Hughes, MBA, OTR/L
Department Chair, Associate Professor
Florida Hospital College of Health Sciences
Orlando, Florida

Anita Lane, M.Ed., OTR
OTA Program Chair
Navarro College
Corsicana, Texas

Kathleen Larson, MS, OTR
Faculty
Fox Valley Technical College
Appleton, Wisconsin

Nichelle Miedema, ORT/L
Program Director, Associate Professor
Kirkwood Community College
Cedar Rapids, Iowa

Barbara J. Natell, MSed, ORT/L
Director, Associate Professor
Penn College of Technology
Williamsport, Pennsylvania

Michelle Parolise, MBA, OTR/L
Program Director
Santa Ana College
Santa Ana, California

Joyce Wandel
Director, OTA Program
Wright College
Chicago, Illinois

제 1 장

작업치료의 영역과 과정의 이해

Understanding the Domain and Process of Occupational Therapy

핵심용어

일상생활활동(Activities of daily living; ADL)
활동(Activity)
활동 요건(Activity demands)
적응(Adaptation)
작업 영역(Areas of occupation)
작업 프로파일(Occupational profile)
클라이언트(Client)
환자 요소(Client factors)
개념(Concept)
구조(Construct)
환경(Context)
교육(Education)
환경 요소(Environmental factors)
평가(Evaluation)
습관(Habits)
수단적 일상생활활동(Instrumental activities of daily living(IADL)
중재(Intervention)
여가(Leisure)
작업(Occupation)
작업 형태(Occupational form)
결과(Outcome)
참여(Participation)
수행 패턴(Performance patterns)
수행 기술(Performance skills)
놀이(Play)
의식(Ritual)
역할(Roles)
일과(Routines)
사회적 참여(Social participation)
일(Work)

목표

- 작업의 가치를 정의하고 이해하라.
- 아동과 성인치료에 관련된 작업치료 영역을 확인하고 설명하라.
- 아동과 노인치료에 관련된 작업치료 과정을 확인하고 설명하라.
- 치료적 과정에서 클라이언트 중심의 실행의 중요성을 명확히 표명하라.

작업의 이해(Understanding Occupations)

작업치료(occupation)의 설립 이후, 개인의 건강과 안녕을 위한 작업의 중요성이 작업치료의 초석이 되어왔다. 그것은 작업치료사들과 보조작업치료사들이 제공하는 서비스에 중추적인 역할을 한다. 작업의 용어는 복잡한 개념이다. 그 **개념(construct)**(Kramer, Hinojosa, & Royeen, 2003)은 상관된 개념들로부터 만들어졌다(Kramer, Hinojosa & Royeen, 2003). 여기서의 개념은 수많은 구체적이거나 실제적인 예로부터 만들어진 추상적이거나 실제적이지 않은 생각이다(Merrian-Webster, 2007). 지능은 기억, 생각, 지각, 그리고 지능의 형태와 같은 상관적인 개념들 위에 만들어진 개념의 한 예이다. 하나의 개념을 형성하기 위해 사용되는 구체적인 예들은 사람들의 다양한 경험과 일시적인 힘때문에 변할 수 있기 때문에, 개념의 정확한 의미 또한 변한다. 그 개념의 정확한 의미가 변하는 것과 마찬가지로 그 구조물의 개념 또한 변할 수 있다. 작업이란 단어의 정확한 의미는 사회적 경험과 일시적인 힘에 의해 계속해서 발전한다.

작업치료라는 직업의 창시자는 일, 여가, 일상생활, 그리고 나머지 작업들의 치유력에 대해 이야기한다(Meyer, 1922). Barton과 Dunton간에 오갔던 편지에는 그들과 이 직업의 다른 창시자가 그들이 어떠한 정신적이고 육체적인 상태를 설명하기 위해 작업에 있어서 활발한 연관의 치료상의 특징을 반영하는, 충분히 폭넓은 이름을 원했기 때문에 *작업치료(occupational therapy)*라는 타이틀을 선택한 것에 대해 설명해준다(Christensen, 1991; Kramer et al., 2003; Quiroga, 1995).

최근 학자들은 작업과학의 학습법과 작업치료라는 직업 내의 작업의 구조물을 계속해서 명백히 하고 있다. 그러한 명확화는 그들 직업의 복잡성을 인식시킬뿐만 아니라 거기에 초점을 유지하기 위해 아이들과 10대들의 작업을 하는 작업치료사들과 보조작업치료사들을 도와준다. Kielhofner(2007)는 인간의 작업을 다음과 같이 정의한다.

> 대부분의 인간생활을 특징짓는 일시적이고 물리적이고 사회문화적인 맥락 내에서 일상생활의 일, 놀이 혹은 활동을 하는 것... 시공간, 사회 그리고 문화는 사람들이 하는 것과 그들이 행하는 것에 대해 어떻게, 왜 느끼고 생각하는지에 영향을 미치는 조건들을 만들어내기 위해 서로 교감한다(pp. 1-2).

Kielhofner의 정의를 적용하면, 병원에서 아이들과 10대들과 일하는 작업치료사들과 보조작업치료사들은 의료시설의 물리적 장소와 위치, 입원기간의 정도와 불확실성, 가족과 병원 문화간의 융화, 그 아이들과 10대의 건강상태가 이 아이들과 10대들의 일상생활과 교육, 놀이문화에 얼마나 영향을 미치는지를 고려한다. 유사하게, 응급의료센터에서 아이들과 10대들과 일하는 작업치료사들과 보조작업치료사들은 응급실의 물리적 구획과 지리적 위치, 생활계획의 일시성, 가족문화의 이중 조합, 그리고 가족 구성원간의 생존욕구가 이 아이들과 10대들의 일상생활과 교육, 놀이문화에 얼마나 영향을 미치는지를 고려한다. 이 두 장소에서, 작업치료사들과 보조작업치료사들은 아이들이 그들 자신, 그들의 건강, 안전, 그리고 그들의 작업능력에 대해 무엇을, 어떻게 생각하고 느끼는지에 영향을 받는다.

Nelson과 Jepson-Thomas(2003)는 작업과 **작업형태(occupational form)** 사이의 중요한 구분을 해주는 또 다른 작업의 정의를 제공한다. 그들은 작업을 사람들이 특별한 시간에 무언가를 하는 것으로 정의한다. Nelson과 Jepson-Thomas에 따르면, 사람들은 수행할 만한 그들 신체의 수용 능력을 반영하는 특별한 발달학적 구조를 지니고 있다. 이 물리적, 감각적, 인지적, 심리사회적인 구조는 사람들이 무엇을 하기로 선택하는가와 그들이 그것을 어떻게 행하는가에 영향을 미친다. 작업의 형태는 그 사람의 일부가 아니라 그 사람 주위에 있는 모든 물리적이고 심리사회적인 요소들을 포함한다. 작업의 형태는 사람들이 그들의 작업을 어떻게 수행하느냐에 좌우된다. 작업은 그 사람, 작업의 형태, 그 사람이 작업의 형태에 둔 목적과 중요성, 그리고 작업수행의 결과 사이의 역동적인 관계를 포함한다. 예를 들어, 옷의 타입, 분장실, 분장실 내의 다른 이들, 언어, 하루 혹은 그 해의 시간, 그리고 아이들이 사는 나라는 작업형태의 부분이고, 옷 입는 작업에 영향을 미친다. 아이들은 그들이 살고 있는 문화에 입각해 옷을 입는 의미와 목적을 부여한다. 이처럼 그림 1.1 ■ 에서 보여주듯이, 한국의 명절 행사에 참여하는 5세된 아이에 의한 옷을 입는 행위는 라크로스 훈련을 위해 야외 필드에서 준비하는 10대 소년들에 의한 옷을 입는 행위와는 기술과 형태, 목적, 그리고 의미가 다르다(그림 1.2 ■ 참조).

Pierce는 **활동(activities)**과 작업 사이의 구분을 짓기에 유용한 단서를 제공한다. 비록 작업치료사들과 보조작업치료사들은 이 단어들을 상호간 교환 가능하게 흔히 사용할지라도 Pierce는 그 단어들이 중요한 면에서 다르다는 것을 말하고 있다. Pierce는 활동은 사람들이 어떤 목표를 성취하기 위해 행동하는 것으로, 작업은 사람들이 하는 행동에 주된 의미와 목적을 고수하고 정체성과 역량에 기여하는 것으로 보고 있다. 어떤 사람이 하는 활동은 의미, 목적, 정체성, 그리고 그것과 연관된 수행능력에 따라 다르다. 예를 들어, 위의 시나리오에서 5세된 아이 혹은 10대 소년은 옷을 입는 것을 활동으로, 명절

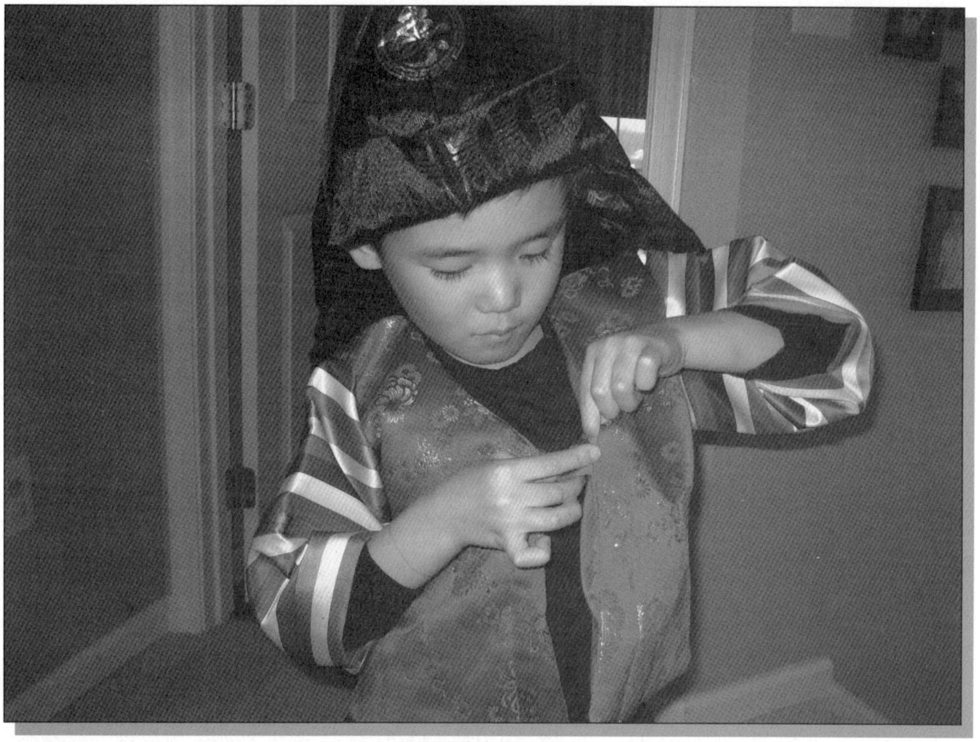

■ 그림 1.1
소년이 한국의 명절 행사에 참여하기 위해 옷을 입고 있다.

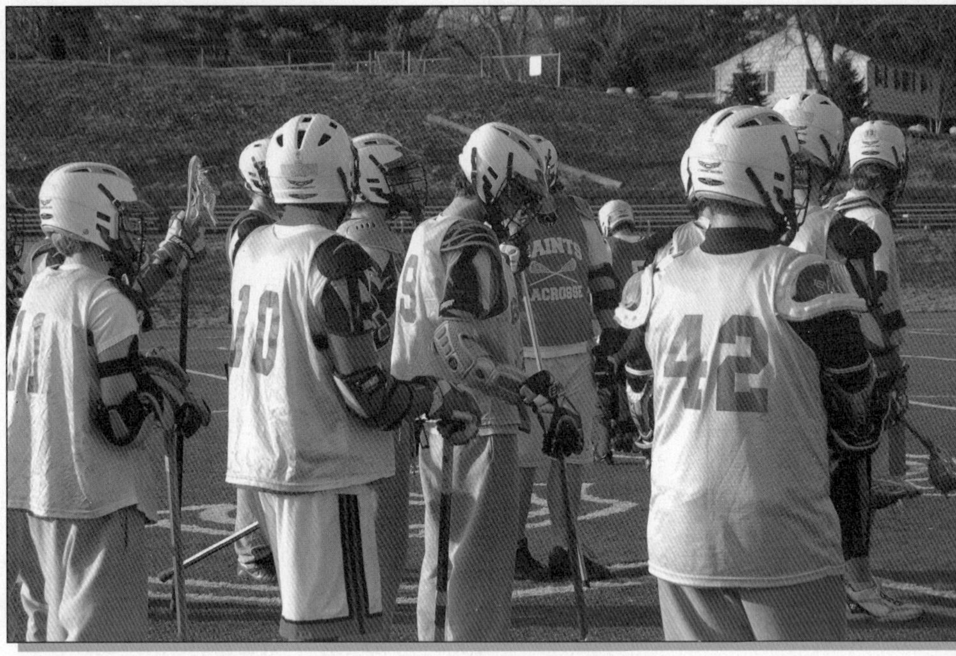

■ **그림 1.2**
라크로스 경기자는 경기를 하기 위해 용구를 내려놓고 있다.

행사에 참여하거나 스포츠에 참가하기 위해 필요한 목표지향적인 일로 여긴다. 마찬가지로, 5세된 소년 혹은 10대 소년들은 옷을 입는 것을 공동체나 운동부의 구성원으로서 그들의 역량과 자아상을 반영하는 작업으로 여긴다. 그들은 옷을 입는 의식을 발전시킬 수도 있고, 더 큰 공동체의 의식과 상징을 반영하는, 그들이 입는 아이템들에 상징적인 의미를 부여한다.

작업치료학을 발전시키는 데 도움을 준 Zemke와 Clark(1996)는 작업을 정의하는 또 다른 정의를 제안한다. 그들은 작업을 "문화 사전에 거명되어질 수 있는 일상적인 활동의 덩어리로" 정의한다. 그들은 사람들의 일상적인 작업이 시간을 뛰어넘어 확장되거나 변화된다는 것을 좀 더 설명하고 다양한 자기선택과 문화적 기대를 반영한다. 예를 들어, 10대가 일을 하든 안 하든, 그리고 한다면 그들이 어디에서 일을 하는가는 그들의 자기선택과 일하는 공동체와 가족의 기대에 의해 영향을 받는다. 지리적 위치, 성, 나이, 능력, 그리고 사회경제적인 요구 또한 일의 개입에 영향을 준다. 시골에 사는 아이들은 10세라는 어린 나이에 농장 일을 시작하고 트랙터를 운전하는 반면, 도시에 사는 10대들은 16세 전까지 소매점에서 일을 하거나 운전을 한다든가 하는 일은 없다. 작업치료사들과 보조작업치료사들은 그들이 연관된 작업과 그들이 그 작업을 수행하는 방식을 이해하기 위해서 아이들과 10대들이 사는 환경을 조사할 필요가 있다.

Law, Polatajko, Baptiste, 그리고 Townsend(1997)는 또 다른 작업의 정의를 내놓는다. 그들은 다음과 같이 설명한다.

> 작업은 개인과 문화에 의한 일상생활의, 유명한, 조직된, 정해진 의미와 가치의 활동이다. 작업은 사람들이 그들 공동체의 사회적이고 경제적인 구조에 기여하고 삶을 즐기며 그들 스스로를 돌보는 것을 포함해, 몰두하기 위해 하는 모든 일을 말한다(p. 32).

이 정의에서 나타나듯이, 작업은 행해진 활동뿐만 아니라 행해지는 과정 둘 다를 모두 포함한다. 아이들과 10대들에게 적용해 보면, 그 과정과 활동 둘 다가 동일함을 증명할 수 있다. 그것들은 아이들과 10대들 그리고 그들이 살고 있는 더 폭넓은 문화에 의미 있고 가치있다. 아이들과 10대들은 그것을 행하려는 도전이 그들의 신경학적, 생물학적, 그리고 심리학적 수용능력과 욕구가 만났을 때 어떠한 작업으로부터 가장 분명한 이익을 얻게 된다(Velde & Fidler, 2002).

비록 이런 정의들 사이의 차이에 의한 혼란이 쉽게 오더라도, 그 정의들간의 유사성을 숙고하는 것이 더 중요하다. 아이들과 10대들 그리고 그들의 보호자들에게 작업을 설명하는 방식을 제공하는 것 또한 중요한 일이다. 작업이란 단어는 아이들과 10대들이 그들이 사는 문화권에 의해 인지되고 명명되어진 일상생활활동을 "행하는 것"이라는 것을 함축한다. 작업은 단순한 행동이나 활동보다 더 폭넓다(Christiansen & Baum, 1997; Christiansen, Baum, and Bass-Haugen, 2005; West, 1984). 작업은 합쳐졌을 때, 아이들과 10대들, 그리고 그들의 더 큰 공동체에 의미 있고 의미심장하게 되는 일련의 행동이나 활동들을 포함한다. 아이들과 10대들이 사는 일시적이고 물리적인 환경은 그들이 이 작업들을 어떻게, 왜 수행하는지에 영향을 미친다. 아이들과 10대들의 물리적이고 인지적, 그리고 사회감정적인 능력 또한 그들이 이 작업을 어떻게, 왜 수행하는지에 영향을 미친다. 작업은 그들의 건강과 안녕, 그리고 자아감에 기여한다.

작업과 ICF의 언어(Occupational and The Language of ICF)

세계보건기구(WHO)의 구성원들은 건강과 그와 관련된 상태를 설명하기 위해 전세계적으로 이용할 수 있고 문화적으로도 수용 가능한 규격화된 전문용어를 만들기 위해 의료를 시행하는 많은 나라와 많은 지역의 의료 전문가들과 함께 공동연구를 수년 동안 해왔다(WHO, 2001). 그들 작업의 결과는 기능, 기능장애, 건강에 대한 *국제적 분류(international classification of functioning, disability, and health; ICF)*라고 불리는 문서였다. 이 문서가 만들어진 목적은 단지 장애인들만이 아니라 모든 개인의 건강과 그와 관련된 상태를 논의하고 조사하고 문서화하기 위한 구조를 제공하는 것이다. ICF는 작업이란 단어를 사용하지 않고, 위에 설명된 작업의 정의에 깔려있는 개념들을 논의하기 위해 활동(activity), 참여(participation), 그리고 **환경적인 요소들(environmental factors)**이란 단어들을 사용한다. 이 단어들의 조합은 작업치료사들과 보조작업치료사들에 의해 사용되는 것처럼, 작업이란 단어 저변에 깔려있는 동일하게 풍부한 개념 전부는 아니지만 그 중 일부를 전달한다. ICF에서, **활동(activity)**은 "개인에 의한 임무나 행동의 실행"(WHO, p. 123)으로 정의된다. **환경적인 요소(environmental factors)**들이 "사람들이 사는 물리적, 사회적, 그리고 개인적인 태도의 환경을 구성하고 그들의 삶을 지휘한다"(WHO, p. 171). 게다가, ICF는 그들의 살아온 경험의 일부로써 개인들이 수행할 임무의 포괄적인 목록을 제공한다. 이런 활동들에 대한 제약과 인간 활동을 설명하기 위해 작업치료에서 사용되는 언어와 ICF에서 발견되는 언어에는 중복되는 부분이 있다. 그러한 중복은 다른 의료전문가들 사이에서 사용된 언어와 작업치료 내에서 사용된 언어와의 조화를 고려한다. 작업치료사들과 보조작업치료사들이 일하는 장소에 따라 그들은 ICF에 명시되거나 작업치료학에서 발견되어지는 것과 더 일치하는 언어를 사용하는 자신들을 발견한다. 게다가, 실행장소와 자금제공 기관은 아이디어를 공유하고 서비스를 기록하기 위해 사용된 언어에 영향을 준다.

작업치료 실행의 영역(Domain of Occupational Therapy Practice)

2002년, 미국 작업치료협회(AOTA)는 처음으로 *작업치료 실행의 틀(Occupational Therapy Practice Framework): 영역과 과정(Domain and Process)*을 출간했다. 이 책은 작업치료의 영역과 과정을 약술하고, 작업치료 중재의 초점이 "환경 혹은 환경들에의 참여를 지지하기 위해 작업 개입(AOTA)"을 용이하게 하는 것이었다는 것을 알리는 최초의 공식적인 AOTA의 문서이기 때문에 특히 중요했다(AOTA, 2002, p. 611). 어떤 직업의 영역은 그 직업이 초점을 맞추는 인간사의 분야이다. 변호사에게 이것은 법적인 문제일 수 있다. 영양사에게 이것은 영양상의 문제일 수 있다. 작업치료사와 보조작업치료사들에게 이것은 사람들의 작업이다. 모든 AOTA의 공식 문서들의 정확도와 보편성을 보증하기 위한 책임의 일부로써 실행위원회는 2006년에 Occupational Therapy Practice Framework(작업치료 실행의 틀)(AOTA, 2002): Domain and Process(영역과 과정)의 개정에 착수했다(AOTA, 2002). 실행의 구조 원판과 개정판 둘 다 작업치료의 영역이 **작업의 영역(areas of occupation)**, 이러한 작업들을 이루기 위해 필요한 **수행기술(performance skills)**과 **수행패턴(performance patterns)**, 이 작업들이 행해지는 상황과 환경들, 작업이 지닌 고유한 **활동요건(activity demands)**, 그리고 작업적 연관에 영향을 주는 고객의 요소들에 대한 고찰을 포함한다는 것을 명백히 한다. 작업치료사들과 보조작업치료사들은 아이들과 10대들이 의미 있는 삶을 살도록 도와주기 위해 작업의 치유력과 작업에 대한 그들의 지식을 이용한다.

작업의 영역(Area of Occupation)

실행 틀(practice framework)에서, 일상생활활동, 수단적 일상생활활동, 교육, 일, 놀이, 여가, 사회적 참여는 작업의 영역으로 여겨진다. 이러한 범주들은 더 오래된 작업치료학에서 발견되는 일상생활과 일, 그리고 놀이 영역의 확장이다(AOTA, 1994).

ADL작업은 사람들이 그들의 신체를 돌보기 위해 수행하는 활동이다. 이것들은 목욕, 장과 방광 관리, 옷 입기, 급식, 편리한 기동력, 개인장비 관리, 성생활, 수면과 휴식, 화장실 위생, 몸단장과 청결을 포함한다(AOTA, 2002). 아이들과 10대와 일할 때, 그들의 경험뿐만 아니라 그들의 생활연령과 발생학적 연령이 일상생활활동을 수행하기 위한 그들의 능력에 영향을 미친다는 것을 기억하는 것이 중요하다. ADL 작업을 행하기 위해, 한 여아는 젖을 먹을 것이고, 그녀의 기저귀가 더럽혀지면 울 것이고, 싱크대에서 물을 튀기고, 거의 하루 내내 3시간 간격으로 부모에게 붙어서 잠을 잘 것이다. 아이는 그의 손가락으로 밥을 먹고(그림 1.3 ■ 참조), 간헐적으로 그의 밥그릇과 하루 내내 방광기능을 조절하고, 욕조에서 놀고, 가족 침대에서 밤새 내내 12시간동안 잔다. 아동은 독립적으로 젓가락을 이용해 밥을 먹고(그림 1.4 ■ 참조), 다양한 화장실과 목욕시설을 이용

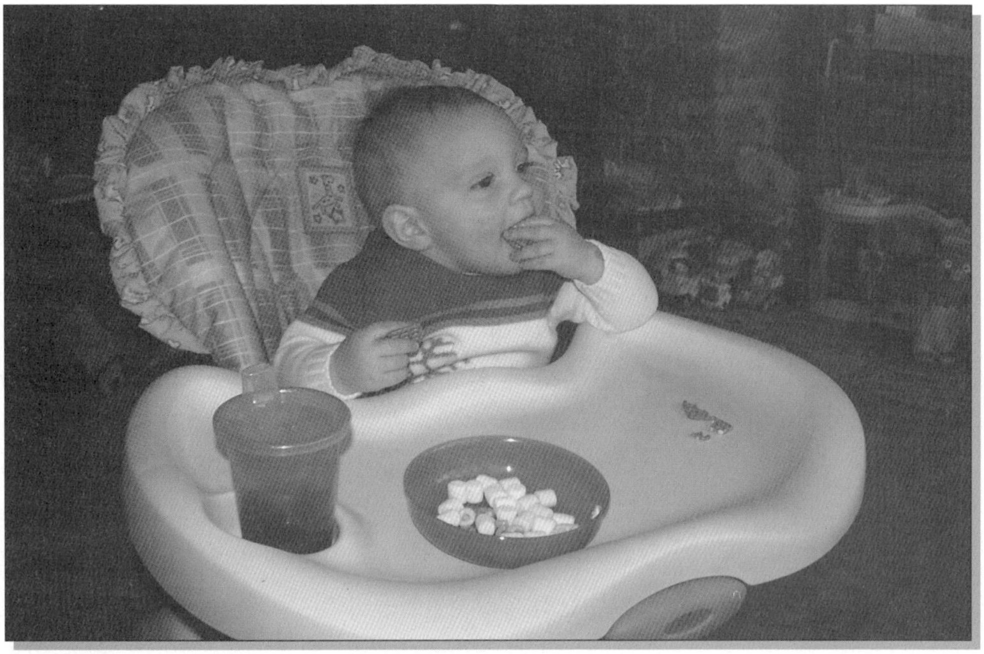

■ 그림 1.3
손가락으로 먹는 아기.

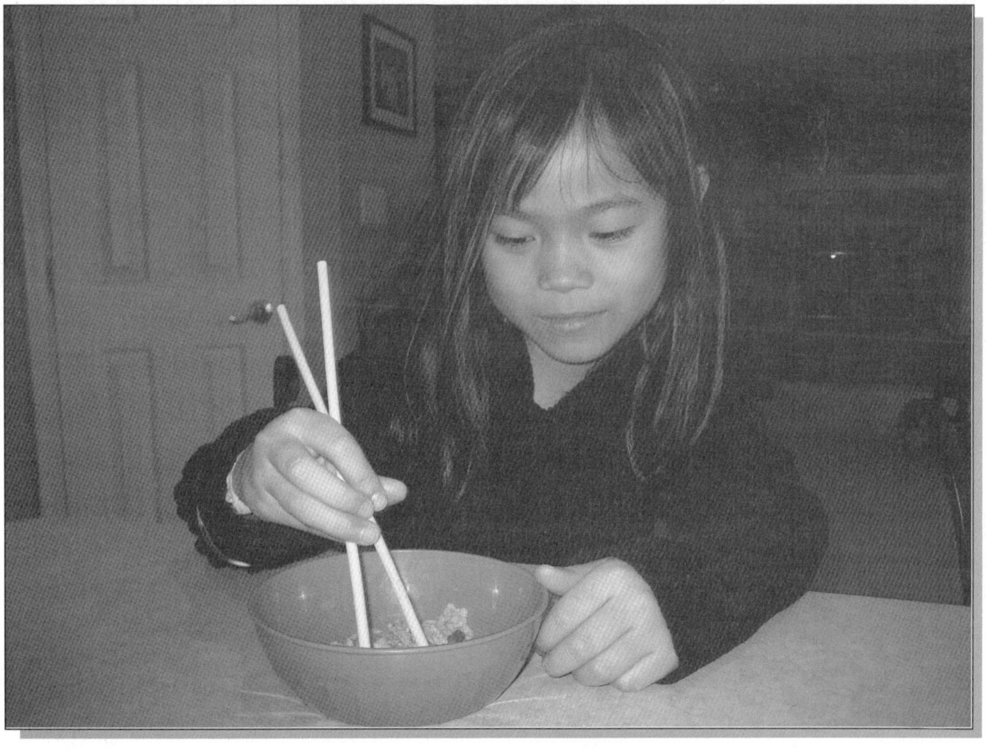

■ 그림 1.4
젓가락으로 먹는 소녀.

하고, 잠들 시간을 스스로 결정한다.

자기관리 외에 일상생활활동들은 또한 사회적 기능에 도움을 준다(Christiansen & Baum, 1997). 사회는 아이들이 일상생활에서의 활동을 행하기 위한 방식과 그 활동들을 독립적으로 수행하리라 기대되는 나이에 기대를 둔다. 이러한 기대를 충족시키지 못한 아이들은 부정적으로 판단을 한다든지 그들의 친구들로부터 고립된다. 작업치료사와 보조작업치료사들은 아이들과 10대들이 살고, 배우고, 노는 환경에서 그들의 일상생활활동에 더욱 더 충분히 참여할 수 있도록 그들의 능력을 발전시키고 회복시키기 위해 함께 일한다. 이 목적을 이루기 위해 사용된 중재 시도는 섹션 III에서 논의된다.

수단적 일상생활활동(instrumental activities of daily living)은 일상생활활동보다 더 복잡하고 환경과의 부가적인 상호작용을 포함한다. 그것은 다른 사람이나 대상에게 의사결정과 책임을 요구하는 일련의 임무를 포함한다. 다른 사람들이나 애완동물 관리, 아이양육, 의사소통 도구사용, 사회 유동성, 재정관리, 건강관리와 유지, 주거관리, 식사준비, 안전조치와 비상사태 반응, 쇼핑은 일상생활활동의 예들이다(AOTA, 2002). 수단적 일상생활활동의 일부로써, 유아는 염소에게 먹이 주는 것을 돕고, 우편물을 모으고, 야채와 과일을 씻고, 병 안에 동전을 모은다. 아동은 방과 후 형제들을 돌보고, 저녁을 준비하고, 수의사에게 애완견을 데려가고, 예금을 관리한다. 일상생활활동과는 달리, 아이들과 10대들은 수단적 일상생활활동 모두는 아니지만 어느 정도는 해낼 것이라는 기대를 한다. 수단적 일상생활활동을 해내는 데 대한 책임은 아이들과 10대의 성에 의해 결정된다. 예를 들어, 어떤 가족에서 식사준비와 아이 돌보기는 여자아이에게 할당된다. 사회 유동성을 요구하는 안전과 활동은 남자아이에게 할당된다(그림 1.5 ■ 참조). 작업치료사와 보조작업치료사들은 수단적 일상생활활동에 참여하기 위해 기술을 습득하는 아이들과 10대들을 도와줄 때 문화적인 기대와 가족의 기대에 신경을 써야 한다.

교육(education) 작업은 공식적이고 비공식적인 학습활동과 탐구 학습활동을 포함한다(AOTA, 2002). 공식적 학습활동은 교육기관이나 프로그램과 연관된 것이다. 아이들과 10대들에게 이것은 흔히 학구적이고, 과외적인 그리고 직업상의 프로그램을 포함한다. 비공식적인 학습활동은 아이들과 10대가 교육기관이 아닌 그들 집과 지역의 공공장소, 박물관, 조합, 공원과 같은 장소에서 개인적인 관심분야에 대한 지식과 기술을 습득하도록 한다. 아이들과 10대들은 토론이나 다른 사람들과 함께 하는 교육 작업에 참여할 수 있다. 컴퓨터는 실질적인 공식적, 비공식적인 학습활동과 탐구 학습활동을 위한 기회를 만들어낸다. 그들 교육 작업의 일부로써, 유아와 아기는 지역 건강센터에서 수영과 텀블링 프로그램에 참여한다. 어린아이들은 유치원 프로그램에 등록하고, 동물원을 방문하고, 텔레비전 프로에 기초한 교육을 시청한다. 초등학교에 입학할 연령대의 아이들은 공식학교에 등록하고, 집에서 교육받고, 종교 교육 수업을 듣는다. 여름 캠프는 학교 갈 연령의 아이들이 스포츠와 과학, 그리고 창의적인 미술을 탐구하도록 도와주는 방법으로 계속해서 그 인기가 증가되고 있다. 10대들은 운전교육, 대학 입학시험 준비, 군대 준비반에 참가하고, 음악 그룹을 결성하고, 취업반에 등록한다. 작업치료사와 보조작업치료사들은 10대와 아이들이 그들의 능력수준에 상관없이 다양한 교육 작업에 참여할 수 있도록 학습도구를 변화시키고 교육환경에 적응시키는 데 중요한 역할을 한다.

일(work) 작업은 유료활동과 자원봉사활동이다. 유료와 자원봉사활동에 대한 관심 확인, 유료와 자원봉사활동 일자리 찾기와 행하기는 일의 일부이다(AOTA, 2002). 그들

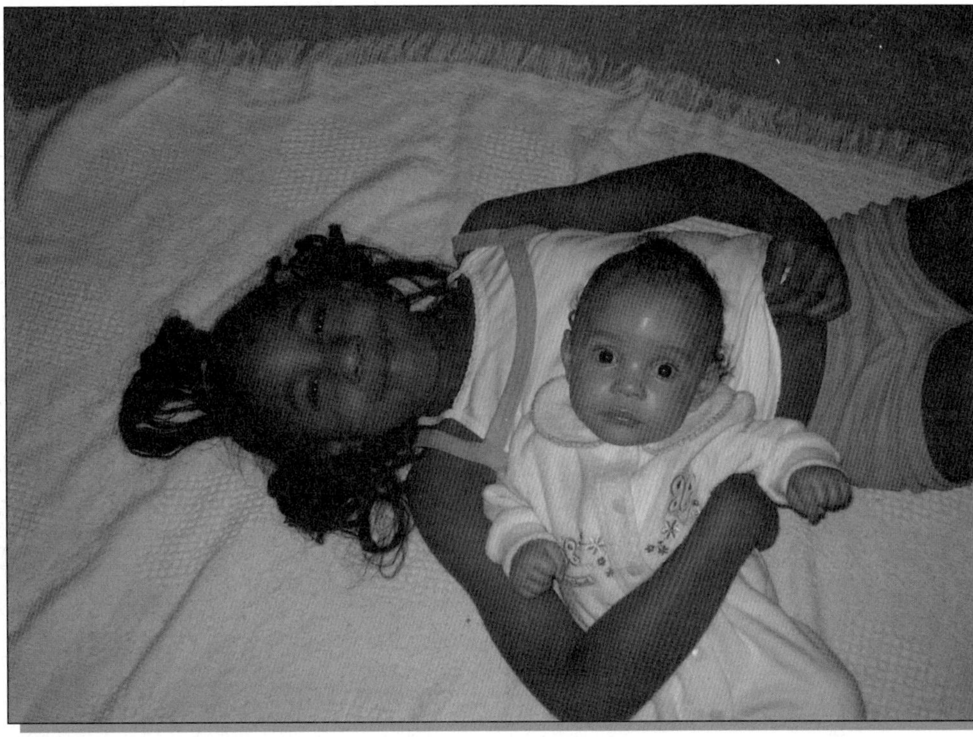

■ 그림 1.5
소녀가 여동생 아기를 돌보고 있다.

이 사는 가족과 더 큰 사회는 아이들과 10대들이 일 작업에 참여하기 적합한 나이에 관한 기준법령을 만들었다. 가족과 사회는 또한 도구, 임무, 고용 장소, 지불 규모와 아이들에게 할당된 작업 시간을 규제한다. 가족의 사회경제적 상태에 따라 일에 대한 여러 가지 기대와, 유료와 자원봉사에 대한 다양한 기준법령이 있다. 애완견 돌보기, 아이양육, 집안 관리와 같은 수단적 일상생활활동과 연관된 작업은 아이들과 10대가 그들의 노력에 대한 보상을 받는다면 일로 간주된다. 몇몇 어린아이들은 장작을 모으고 식물에 물을 주며 일을 한다. 학교에 다닐 연령의 아이들은 그들 집의 길가 주차장에서 상품을 팔고, 이웃의 애완견을 산책시켜주고, 노인복지 회관에서 독서 친구로서 자원봉사하며 일한다. 10대들은 식당에서 설거지를 하고, 모델일이나 연기를 하고, 청소년 수련관에서 자원봉사하며 일한다. 이러한 경험의 일부는 미래의 직업기회와 학문적인 직업쪽으로 이끈다. 또한 몇몇은 이와 같진 않을 수도 있다. 아이들과 10대가 공식적인 학교교육의 끝에 왔을 때, 이 아이들이 일할 확률은 증가한다. 일의 형태와 일하는 능력은 그들의 자아상과 독립심에 공헌한다. 작업치료사와 보조작업치료사들은 그들에게 특별한 기술을 행하는 방법을 훈련시키고, 잠재된 관심사를 탐구하고, 일하는 환경과 절차, 도구를 변화시키고 적응시키는 것을 포함해, 아이들과 10대들이 다양한 방법으로 그들의 일 작업에 종사하기 위한 능력에 공헌한다.

놀이(play) 작업은 기쁨이나 흥분을 제공하고, 호기심과 창의성을 자극하거나, 기분전환과 오락을 제공하는 탐구적이고 참여적인 활동을 말한다(Parham & Fazio, 1997). 놀이의 기쁨은 그것과 연관된 운동, 감각, 사회, 언어, 그리고 인지적 기술을 반복하고 터득하려는 욕구를 자극한다(그림 1.6 ■). 이러한 반복을 통해 완전습득하려는 동기와 자기 효력 즉, 해결책을 찾으려는 욕망과 새로운 기술을 터득하려는 능력에 대한 신념이 생긴다(Cronin & Mandich, 2005).

아이들과 10대는 자발적이고 조직적인 놀이활동에 참여한다. 그들은 혼자 놀 수도 있고 다른 아이들과 함께 놀 수도 있다. 예를 들어, 해변을 따라 걷고 있는 한 아이는 자발적으로 모래톱에 사는 게를 찾아 쫓는 게임을 시작한다. 반면에, 같은 해변에 있는 여러 명의 아이들은 비치발리볼 같은 게임을 스스로 조직한다. 놀이하는 방법에 대한 규칙들은 자발적인 활동의 일부가 된다. 혹은 놀이가 진화함에 따라 몇몇은 자발적인 활동의 일부가 된다. 조직된 놀이를 위한 규칙들은 더 공식적으로 성립될 수 있다. 규칙의 변화는 노는 이들 사이에 협상되어질 필요가 있다. 놀이의 소재는 조금 혹은 매우 정교하다. 어떤 아이는 나뭇잎 더미 위에서 구르거나 춤추는 것과 같은 놀이와 관련된 환경에서 발견할 수 있는 자연적인 소재와 오직 신체만을 이용한다. 다른 아이들과 함께 온라인 비디오 시뮬레이션 게임을 하는 아이는 컴퓨터와 어댑터, 수동 제어장치, 적합한 마더보드, 음성 전자 음향 합성장치, 그리고 소프트웨어 프로그램을 요구한다. 아이스하키를 하는 10대들은 특수장비와 스케이트장이 필요하다. 가족과 사회단체는 놀이에 적합한 소재의 종류에 대한 기대를 지닌다. 또한, 가족과 지역사회의 사회경제적인 수준에 따라서 놀이꺼리를 위해 할당된 돈에 제한이 생긴다. 어떤 지역사회에서, 아이들은 옥수수 껍질로 만들어진 인형을 가지고 논다. 반면에 또 다른 지역사회의 아이들은 억만 달러 회사에서 만든 인형과 인형 악세서리를 가지고 논다. 아만파(Amish) 사회에서는, 장난감은 자연 소재로 만들어지고, 전기나 배터리에 의해 작동되는 것이 아니다.

작업치료사와 보조작업치료사들은 아이들과 10대들과 일할 때 중재방식으로 놀이를

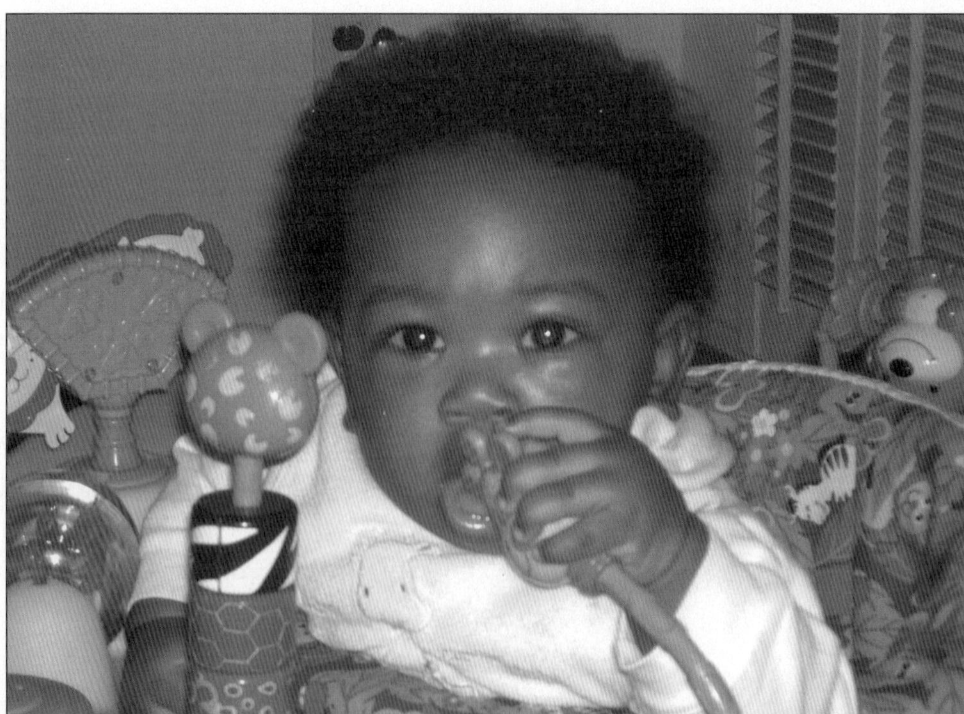

■ 그림 1.6
놀이하는 아이.

종종 사용한다. 놀이는 작업의 수행과 발전을 촉진하고, 자존심과 권한을 촉진하고, 삶의 질과 건강을 향상시키는 강력한 매개물이 될 수 있다. 이런 치료상의 이익을 지닌 놀이를, 작업치료사들과 보조작업치료사들은 10대들과 아이들의 능력과 흥미, 요구에 맞고, 그들의 가족과 문화의 사회경제적 상태와 가치, 이익을 존중하는 놀이활동들을 주의깊게 선택한다.

여가(leisure) 작업은 실험적이고 참여적인 활동을 포함한다. 그것은 필수적인 것은 아니며 임의의 시간 동안에 행해진다(Parham & Fazio, 1997). 여가 작업은 호기심이나 흥미 분야를 만족시켜줄 수 있고, 혼자나 혹은 다른 이들과 함께 할 수도 있고, 배우고 창조하는 기쁨이나 기회를 제공한다. 시도는 여가 작업을 분류하기 위해 행해져왔다(Christiansen & Baum, 1997). 그러나 보편적인 체계는 존재하지 않는다. 연날리기, 프라모델 조립하기, 힙합댄스 추기, 그리기, 노래하기, 바느질하기, 오리엔티어링, 낚시, 바이킹, 배타기는 아이들과 10대들이 하는 여가 작업의 예들이다. 그들의 형제들, 부모님, 그리고 조부모님들과 여가에 참여함으로써, 아이들은 정원돌보기, 사냥, 동전수집과 같은 유사한 여가 작업에 흥미를 갖기 시작한다. 청년부와 마을 회관의 회원 또한 희곡, 마술, 금속 세공, 캠핑, 천문학과 같은 여가 작업에서 흥미를 발전시키기 위한 발생지를 제공한다.

가족, 사회, 그리고 생활환경은 아이들과 10대들을 위한 적절한 여가작업에 영향을 미친다. 얼음낚시는 뉴펀들랜드에서 적절한 여가작업이다. 플라맹고 댄스는 스페인에서 적절한 여가작업이다. 또한, 그들이 사는 가족과 사회의 사회경제는 아이들과 10대가 할 수 있는 여가작업에 한계를 둔다.

활동과 작업에 대한 그들의 지식과 수행능력에 맞는 환경을 만들고 활동을 수정시키는 그들의 능력 때문에, 보조작업치료사들은 10대들과 아이들에게 건전한 작업에의 참여를 지지하는 프로그램을 고안하기 위해 작업치료사들과 함께 일할 수 있다. 이것은 아이들과 10대뿐만 아니라 그들이 사는 지역사회에게도 중요한 서비스이다. 왜냐하면, 건전한 여가활동에 참여하는 이들은 위험한 행동, 알코올 중독, 섹스, 그리고 불법적인 행동을 덜 하기 때문이다(Farnsworth, 1999).

사회적 참여(social participation) 작업은 사회에 의해 승인된 조직된 패턴 내의 가족, 친구, 동료, 사회구성원과 함께 하는 상호작용을 포함한다(Mosey, 1996). 생일파티 참석, 지역 축제일 축하, 가족방문은 사회적 참여의 예들이다. 언어적, 사회적, 감정적, 인지적, 도덕적 발전은 사회적 작업의 참여를 통해 발생한다. Bandura와 그의 동료는 아이들이 사회적 상황에의 참여를 통해 어떻게 배우며, 감정적 발전과 자아인식 그리고 동기부여 참여에 어떻게 영향을 미치는지를 조사하는 많은 연구를 지휘했다. 그는 또한 사회적 상황에서 다른 사람들을 관찰함으로써 아이들이 어떻게 사회적 규범을 배우는지를 연구했다(McDevitt & Ormrod, 2004). Vygotsky는 매일의 사회적 참여활동이 아이들의 인지적 발달에 어떻게 영향을 미치는지에 대한 조사를 지휘했다. 그는 문화와 매일의 활동에 참여하기 위해 이 문화에서 사용되는 도구들이 아이들과 10대들의 인지적 발달에 어떻게 영향을 미쳤는지에 대한 식견을 제공했다(McDevitt & Ormrod, 2004).

유아들은 그들 부모님의 말에 대해 웃거나 옹알이를 통해 이른 사회적 변화에 참여한다. 사회적 참여를 위한 기회는 매일의 활동과 종교의식에 유아를 포함하는 광범위한 가족 구성원과 친구들로 빠르게 확대된다(그림 1.7 ■ 참조).

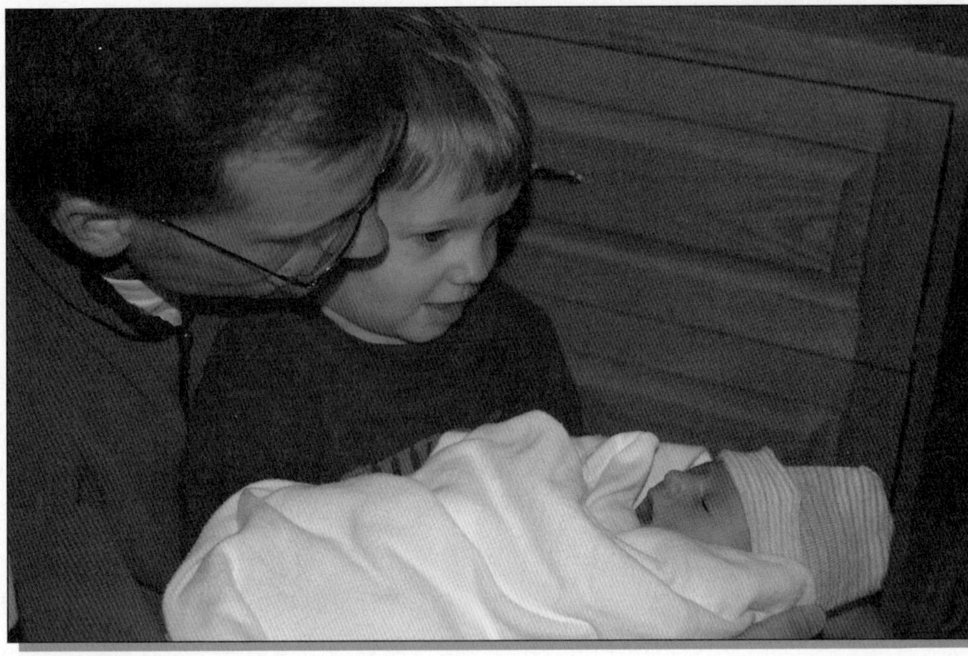

■ 그림 1.7
아빠, 아들과 딸의 사회적 참여.

어린 아이들은 또 다른 이의 가정, 탁아소, 혹은 조기교육 활동의 활동 영역에 참여한다. 아이들이 초등학교에 입학하면, 사회적 참여의 기회는 더 큰 공동체를 포함하는 가족관계를 넘어서 확장된다. 아이들은 가족의 사회적 활동, 동료와 연관된 사회적 활동, 그리고 공동체와 학교로 구성된 사회활동 사이에 그들의 시간을 분배한다. 10대까지 동료와 함께 하는 사회적 참여는 가족 구성원과 하는 사회적 참여보다 더 많은 시간을 차지한다. 작업의 다른 영역과 유사하게, 가족과 문화는 아이들과 10대들이 이 활동에 참여할 수 있는 나이와 사회적 참여의 적절성에 관한 기준을 세운다. 작업치료사와 일하는 보조작업치료사들은 10대와 아이들이 다양한 사회적 참여활동에 연관된 필요한 기술들을 발전시키는 데 도움을 주는 프로그램을 발전시킨다. 그들은 또한 환경을 디자인하고 아이들과 10대들이 사회적 상황에의 접근을 최대화할 수 있는 수단과 기구를 변형시킨다.

수행기술과 수행패턴(Performance Skills and Performance Patterns)

작업에 몰두하는 것은 아이들과 10대들에게 많은 기술들을 발전시키고 터득할 것을 요구한다. 인류의 성장과 발전에 관한 주제는 일상생활의 일에 몰두하기 위해 필요한 흔히, 물리적, 감각적, 인지적, 사회 감정적 기술을 논의한다(Feldman, 2007; McDevitt & Ormrod, 2004; Vander Zanden, Crandell, & Crandell, 2003. 그것들은 개인이 단지 그 기술을 위한 능력을 잠정적으로 소유하는 것이 아니라 그 기술을 실제로 수행하거나 설명할 때 수행기술로 여겨진다(Fisher, 2006; Fisher & Kielhofner; 1995; Kielhofner, 2007). 예를 들어, 어떤 아이가 구두로 의사소통할 능력을 지닌 것처럼 보이지만, 그는 비로소 말하는 기술을 행할 능력을 설명하는 것을 말한다. Fisher는 수행기술을 심리운동, 처리, 의사소통과 상호작용 이 세 가지로 분류했다. 심리운동 기능은 대상과 환경과 상호작용하고 임무를 수행하고 나아가는 데 필요한 기술이다. 아이들이 야구를 할 때 말하는 심리운동 기능은 공을 던지기 위해 그들이 몸을 앞뒤로 *굽히고(bending)*, 투구력을 *조정하고(calibrating)*, 공을 잡기 위해 그들의 팔을 *뻗치고(reaching)*, 글러브로 던져진 공을 *잡는 것(gripping)*을 의미한다(Fisher, 2006; Kielhofner, 2007). 처리기술은 임무를 완성하기 위한 행동들에 대해 생각하고, 순서를 정하고, 수정하기 위해 필요한 기술이다. 아이들이 야구를 할 때 말하는 처리기술은 적절한 야구 방망이를 *골라(choosing) 사용(using)*하고, 그 방망이를 처음 휘두를 때를 *판단(judging)*하고, 바람을 가로지를 때 공의 궤도를 *주시(initiate)하*는 것을 말한다. 의사소통과 상호작용 기술은 사고를 공유하고 다른 사람과 사회적 상호작용에 몰두하는 데 필요한 기술이다(Fiher, 2006; Kielhofner, 2007). 아이들이 야구할 때 말할지도 모르는 의사소통 기술은 게임이 규칙에 대해 *묻고(asking)*, 그 규칙에 *따르며(conforming)*, 공을 어디로 던지는지에 대해 다른 선수들에게 *몸짓(gesturing)*을 하고, 게임전략에 대해 감독과 이야기하는 것을 *말한다(speaking)*.

유전적 특징과 배움의 기회는 아이들과 10대들의 기술발전에 영향을 미친다. 이처럼 같은 나이의 아이들은 물리적, 감각적, 인지적, 사회 감정적인 능력의 한계를 보여줄 것이다(Feldman, 2007; McDevitt & Ormrod, 2004; Vander Zanden, et al., 2003). 어떤 아이는 의사소통의 기술을 매우 빠르게 발전시킬 수도 있지만 심리운동 기능은 매우 느리다. 반대로 같은 나이의 어떤 아이는 심리운동 기능은 매우 빠르게 발전시킬지 모르나 의사소통 기술은 매우 느리다. 예를 들어, 5세된 아이들이 T-ball을 하기 위해 사용하는 심리운동, 처리, 의사소통 기술은 10대들이 고등학교 야구부에서 활동하기 위해 사용하는 기술에 나타난다. 마찬가지로, 작업에 참여하는 것은 점점 더 복잡하고, 통합된 기술의 발전에 영향을 미친다. 야구경기를 더 자주하는 아이들은 매우 경쟁적인 스포츠 프로그램에 참여하기 위해 필요한 복합적이고 통합된 기술을 발전시킬 가능성이 더 크다. 야구를 덜 빈번히 하는 아이들은 비경쟁적이거나 덜 경쟁적인, 오락적인 야구경기에 참여할 가능성이 더 크다.

수행기술은 실행하는 행동을 요구하기 때문에, 작업치료사와 보조작업치료사들은 아이들과 10대들이 그들의 일상생활활동을 어떻게 수행하는지를 관찰하고 판단하고 기록할 수 있다. 작업이 행해지는 작업과 환경에 대한 정보뿐만 아니라 이런 정보를 근거로 작업치료사들과 보조작업치료사들은 그들의 일상생활활동을 수행하기 위해 애쓰는 10대들과 아이들의 수행기술을 발전시키고, 강화하고, 회복시키기 위한 중재계획을 고안한다.

수행패턴은 개개인이 일상생활에 몰두할 때 사용하는 **습관(habits)**, 일과, 의식, 역할을 포함한다. 습관은 한 사람이 낯익은 환경에서 지속적인 방식으로 응하게 하는 자동적인 행동이다(Keilhofner, 2007). 유아기 아이는 잠 잘 시간에 스스로 차분해지기 위해 엄지손가락을 빤다. 10대는 글을 쓰기 시작하기 전에 그의 생각에 초점을 맞추기 위해 입술을 깨문다. **일과(routines)**는 개인이 어떤 임무를 성취하기 위해 밀집시키고 시간을 조직하는 일련의 행동이다. 일과는 아이들과 10대가 그 일을 효율적으로, 그리고 각 단계를 주의 깊게 집중하지 않아도 행할 수 있도록 한다(Kielhofner, 2007).

습관과 일과는 *유용(useful)*하거나, *외부자극(impoverished)*이 적거나, *지배적(dominating)*일 수 있다(AOTA, 2002). 유용한 습관과 일과는 10대와 아이들이 그들의 일상생활의 일들을 효율적으로 수행하기 위한 충분한 구조를 제공하지만 그들이 다양한 상황에 적응할 수 있게 하기 위한 충분한 유연성을 허용한다. 한 유아의 밤 일과의 부분으로, 이 아이는 그녀의 조부모님이 책을 읽어주는 동안 책과 담요를 잡고 있거나 침대에 앉아 있거나 그녀의 엄지손가락을 빤다. 10대들은 그들 일과의 부분으로 음료를 마시고 과자를 먹고, 교과서를 모으고, 라디오와 컴퓨터를 켜고, 입술을 깨문다. 외부자극이 적은 습관과 일과는 아이들과 10대들이 시간과 활동을 효율적으로 짤 수 있는 충분한 구조를 제공하지 않는다. 스스로 마실 것, 과자, 책을 모으는 것을 준비하지 못하고, 글을 쓰기 위해 자리에 앉지 못하는 10대는 외부자극이 적은 습관과 일과때문이다. 외부자극이 적은 습관과 일과의 결과로, 그는 귀중한 학습시간을 잃는다. 대조적으로, 지배적인 습관과 일과는 그 행동을 행하는 특별한 방식을 엄격히 고수함으로써 적응을 제한한다. 오직 한 종류의 알코올만을 어느 특정 잔에 마시고, 특정 위치에 있는 접시 위에 놓인 과자만을 먹고, 특정방식으로 책상 위에 쌓여있는 교과서만을 이용하고, 글 쓸 준비를 할 때 피가 날 때까지 입술을 깨무는 10대는 지배적인 습관과 일과로 설명할 수 있다.

의식(ritual)은 그 사람에게 특별한 의미와 목적을 지니는 행동양식이다(Christiansen & Baum, 1997; Kielhofner, 2007). 이 의식들은 사회적으로, 문화적으로, 정신적으로 영향을 받을 수 있다. 어느 어린 아이는 음식준비, 선물교환, 이야기하기를 포함하는 가족의 축제일에 참여한다. 10대는 환송회, 교색에 맞춰 옷 입기, 포스트 게임 댄스를 포함하는 고등학교 스포츠 의식에 참여한다.

역할은 그들이 속해 있는 사회적 체계 내에 있는 사람들에게 주어진 예기된 행동 답안이다(Christiansen & Baum, 1997; Kielhofner, 2007). 아이들과 10대들이 몰두하는 습관, 일과, 의식들은 그들이 당연한 일로 생각하는 역할들에 기여한다. 역으로, 아이들과 10대들이 행하는 역할은 그들이 배우는 습관과 일과에 기여한다. 예를 들어, 리듬에 맞춰 테이블을 두드리는 습관, 매일 밤마다 드럼을 연습하는 일과, 특별한 복장을 입는 의식은 밴드의 드러머로서 10대의 역할에 기여한다. 마찬가지로 드러머로서 그녀의 역할은 손과 발의 두드리는 습관을 발전시키고, 노래와 자연에서 듣는 음향 패턴을 적어내려가고, 공연보다 그녀의 영적인 자신과 연결되기 위해 사용한 촛불 밝히는 의식에 기여한다.

유아기때 당연할 일로 받아들이는 최초의 역할은 아이로서의 역할과 형제로서의 역할이다. 아이로서 그들의 역할은 놀이친구, 가족 도우미, 유치원생으로서의 역할로 넓어진다. 10대까지 이 역할들은 사회적 기대와 경험, 학습된 이행 기술을 기본으로 꽤 다양해질 수 있다. 아이들과 10대들이 해야 할 다양한 역할은 그들의 생애를 계획하는 데 도움이 된다. 예를 들어, 12세된 소녀는 주어진 하루 안에 오전 8시부터 오후 3시까지는 학생의 역할, 오후 4시부터 5시까지는 재즈 피아니스트, 오후 7시부터 10시까지는 지역 극장 프로덕션의 배우로서의 역할을 한다. 이런 계획된 활동들 사이에 그녀는 딸, 친구, 자매, 조언자의 역할도 한다. 각각의 역할을 위해 그녀는 다양한 임무를 수행하고, 다양한 옷을 입고, 다른 언어 스타일을 사용한다. 역할은 내면화되고, 자아상과 자존심에 기여한다. 유용한 습관과 일과, 건전한 역할 레퍼토리를 지닌 아이들과 10대들은 더 강력한 자기 효력과 가치를 지니는 경향이 있다. 작업치료사와 일하는 보조작업치료사들은 아이들과 10대들이 일상생활활동에 더 성공적이고 더 완전하게 참여할 수 있게 그들의 역할을 확장하고, 건전한 습관과 일과를 발전시키거나 강화하는 데 도움을 줄 수 있다.

환경(Context)

환경은 그 사람의 일부, 그리고 외적인 부분이고 그 사람이 행하는 임무가 무엇이고, 그 임무를 어떻게 행하는가에 영향을 미친다. 문화적, 물리적, 사회적, 개인적, 일시적, 그리고 실제적 환경은 아이들과 10대들이 그들의 일상생활의 임무를 어떻게 행하느냐에 영향을 끼친다(AOTA, 2002). 이런 환경은 흔히 다른 이들에게 상관되고 영향을 미친다.

*문화적 환경(cultural context)*은 사회적 신념, 태도, 가치, 그리고 기대로 이루어진다. 한 사회의 문화는 그 사회의 정치, 법, 관습으로 표현된다. 어느 지역사회가 다양할수록, 아이들과 10대들은 그들의 작업에 몰두하기 위해 몇몇의 문화들을 절충시킬 가능성이 더 크다. 이러한 문화적 절충은 다양한 아시아와 남아메리카, 그리고 유럽 아이들이 함께 학교에 다닐 때 발생한다.

*물리적 환경(physical context)*은 인간이 아닌 대상, 지형, 건물, 식물, 그리고 동물적 측면을 포함한다. 이런 물리적 특징때문에, 뉴욕의 아파트에서 성장하는 어느 아이의 작업은 애리조나의 원주민 거주지에서 자라는 아이의 작업과는 상당히 다르다.

*사회적 환경(social context)*은 그룹이나 조직, 사회체계 내의 다른 이들과의 관계를 말한다. 사회적 환경과 관련된 규범은 아이들과 10대들이 그들의 역할을 어떻게 떠맡고, 그 규범들 내에서 어떻게 행동하는지에 영향을 미친다. 10대들은 학교 운영위원회의 사회적 환경 안에서 제한받게 되고, 예의 바르게 된다. 그러나 동료와 함께 하는 파티의 환경에서는 매우 활기차고 자신감이 넘친다.

*개인적 환경(personal context)*은 나이나 성, 교육수준, 경제적 상태처럼 어느 개인의 건강과는 관계없는 특징들이다. Head Start 유치원 프로그램에 참여하는 3세된 소녀의 작업들은 고급 사립고등학교에 다니는 15세된 남자 아이의 작업과는 상당히 다르다.

*일시적 환경(temporal context)*은 개인이 작업에 몰두하는 그 날, 그 해, 활동주기, 삶의 단계의 어느 시점을 말한다. 시간의 측정은 개인적이고 문화적으로 결정된다. 어느 아이의 나이 또한 시간 경과에 대한 지각에 영향을 미친다. 아이들과 10대들은 그들이 몰두하는 활동을 즐길 때, 시간이 더 빨리 간다고 생각할 것이다. 그들이 그 활동을 즐기지 않을 때는 아마 더 느리게 간다고 생각한다.

*실제적 환경(virtual context)*은 거리를 넘어서 작업과의 전자적이고 비물리적인 상호작용을 말한다. 컴퓨터의 이용이 증가할수록 아이들과 10대들이 먼 거리에서도 참여할 수 있는 기회도 증가한다. 동시에, 대면이라는 사회적 기술의 요구는 감소한다.

발전에 영향을 미치는 환경을 조사함으로써, Bronfenbrenner(1979, 1997)는 이 다양한 환경들에 대한 중요한 관점을 제시한다. Bronfenbrenner의 생태학적 이론에서 발전은 그 환경에 있는 사람 사이의 상호작용의 영향이라는 것을 제시한다. 이 상호작용은 역동적이고, 시간이 흘러도 유동적인 채로 남아있다. Bronfenbrenner는 그 환경에 있는 사람의 상호작용을 나타내기 위해 동심원의 다섯 가지 도식을 설계했다. 가장 안쪽의 원은 개인적인 성격에 의해 묘사되어지는 것으로, 개인이다. 그 다음 원은 *마이크로 시스템(microsystem)*이다. 이것은 사회적 체계 즉, 사람이 매일 상호작용하는 교회, 학교, 가족과 같은 사회적 체계를 반영한다. 그 다음 원은 중간체계*(mesosystem)*이다. 그것은 개인의 발전에 영향을 주는 체계들 사이의 상호관계를 나타낸다. 그 다음 체계는 *외체계*

*(exosystem)*이다. 그것은 사람에 외적인 체계를 구성한다. 외체계는 개인에게 직접적이든 간접적이든 영향을 미친다. 확대 가족 구성원, 학교체계, 정부기관, 대중매체는 외체계의 일부이다. 가장 바깥쪽에 있는 원은 *거시체계(macrosystem)*이다. 그것은 일반적으로 그 사회의 문화적 신념과 이데올로기를 나타낸다. 아이들과 10대들의 작업을 이해하기 위해, 작업치료사와 보조작업치료사들은 이런 환경들을 고찰하고 존중해야 한다.

활동 요건(Activity Demands)

작업에 몰두할 때, 개인들은 다양한 활동들을 수행한다. 이 활동들은 특정 대상, 도구, 장소, 신체행동, 신체부위의 사용을 요구하고 인과적 관련과 시간적 요건, 그리고 사회적 규칙을 포함한다. *작업치료 실행의 틀(occupational therapy practice framework)*에서, 이들은 활동요건으로 분류된다. 그것들은 그 행동을 하는 사람들의 능력과는 관계없이, 그 활동의 선천적인 부분이다. 캠핑여행에서 식사준비 작업 내의 타고난 활동 요건은 막대로 만들어진 요리도구, 조개껍질로 만들어진 주전자와 그릇, 모닥불, 냄비를 들고 다루고 장작을 나르기 위한 팔, 몸통, 다리와 같은 신체부분과 음식을 준비하고 완벽히 요리하기 위한 순서와 시간, 음식준비와 청결에 관한 사회적 규칙의 이용을 포함한다. 어떤 10대들은 모든 활동요건들을 독립적으로 충족시킬 능력을 지녔다. 더 어린 아이들은 요리작업에 있어 타고난 활동요건들이 그들의 발달학적이고 경험적인 능력을 넘어서기 때문에 보조작업치료사가 필요하다. 보조작업치료사들은 활동을 할 수 없는 아이들과 10대들이 그 활동들을 완성할 수 있도록 하기 위해 활동요건을 수정하고 선별하는데 필요한 지식과 기술을 지닌다. 활동요건을 수정하고 선별하는 과정을 **적응(adaptation)**이라 한다.

클라이언트 요소(Client Factors)

클라이언트 요소는 한 개인이 작업에 몰두하기 위해 사용하는 신념, 가치, 정신성, 신체기능, 신체구조를 포함한다(AOTA, nd). 신념은 개인이 진실로 여기는 심상, 원칙, 전제이다. 이러한 신념은 개인적인 경험, 지역사회의 관습, 세대를 통해 전해 내려온 역사적 관점에서 기인한다. 가치는 한 사람이 신념과 행동에 있다고 생각하는 중요성이다. 정신성은 개인이 그들의 삶을 결합시키는 감각, 목적, 의미를 말한다. 그것은 종교적 신념을 포함한다. 삶의 의미와 목적이 모든 인류의 삶의 질에 놓여 있다는 것을 믿는 10대는 노숙자의 은신처에서 자원봉사한다.

신체구조는 인간 신체의 해부학적인 부분이다. 신체기능은 그 사람 내에 존재하는 각각의 신체구조들과 연관된 행동들이다. 신체구조는 신경체계, 눈과 귀, 목소리와 음색, 심혈관과 면역, 호흡기관, 소화기관, 비뇨생식기와 생식기관, 신경근육기관과 피부를 말한다. 세계보건기구(WHO, 2001)는 감정적이고 인지적, 지각정신기능, 감각기능과 고통, 신경근과 움직임에 관한 기능, 심혈관과 면역 그리고 호흡기능에 따라 신체기능을 분류된다. 신체기능은 또한 신경, 근골격, 지각력, 심리사회와 같은 다른 그룹에 따라 분류된다. 흔히, 서로 교환할 수 있게 사용되지만 신체기능 능력은 수행기술과는 다르다. 앞에서 논의했듯이, 수행기술은 각각의 신체기능들과 연관된 눈에 보이는 행동들이다. 위에서 묘사한 요리활동에서, 야영자는 신체구조와 신체기능의 조화를 통해 요리활동을 완성한다. 특히, 야영자는 음식준비 과정에 대해 생각하고 감정을 갖고 관련된 단서를 해석할 수 있는 신경체계의 신체구조를 이용하고, 그들 신체기관에 산소와 혈액을 주입할 수 있는 심혈관과 호흡기관을 이용하고, 그들의 몸을 움직이고 나무를 들어나르기 위한 근골격 기관을 이용하고, 불의 열기를 느끼기 위해 그들의 피부를 이용한다.

작업치료사들과 보조작업치료사들은 신체기능과 구조에 대한 일반적인 지식을 갖고 있다. 그들의 전공분야에 따라, 그들은 특정 신체기능 특히, 신경, 근골격, 감각, 심혈관, 그리고 호흡기관과 관련된 가능에 대한 더욱 더 상세한 지식을 갖는다. 이러한 지식은 작업치료사와 보조작업치료사들이 아이들과 10대들의 일상생활활동에 몰두하게 하기 위해 필요한 수행기술을 발전시키고, 강화하고, 회복시키기 위해 그들과 함께 일할 수 있게 한다.

작업치료 과정(Process of Occupational Therapy)

작업치료를 행하는 과정은 **평가(evaluation)**, **중재(intervention)**, **결과(outcome)** 과정을 포함한다. 아마 다른 용어를 사용할지라도, 다른 전문가들은 그들 직업을 행하는 데 동일하게 모든 것을 포함하는 과정을 사용한다. 평가는 문제검증, 필요성, 수용능력을 포함한다. 중재는 서비스 혹은 해결책의 설계와 방법을 요구한다. 결과는 중재가 평가되는 동안에 확인된 문제들을 설명했던 정도를 측정하는 것이다. 작업치료사와 보조작업치료사들은 작업치료 영역의 범위 내에서 행해지는 서비스의 이러한 과정을 이용한다. 작업치료 과정은 작업을 바탕으로 하고, 관련된 이론과 임상학적 논증과 의사결정을 이끄는 판단의 틀에 기초를 둔다. 판단에 대한 이러한 이론과 틀은 2장과 3장에서 논의된다. 작업치료 과정은 작업과 작업수행에 있어서의 도전, 그리고 아이들과 10대들이 그들의 일상생활활동에 참여하기 위한 능력을 제한하는 다양한 진단상의 상태에 대한 지식을 요구한다.

평가 동안에, 작업치료사와 보조작업치료사들은 아이들과 10대들이 그들의 능력과 작업수행의 도전에 접근하기 위한 **작업의 개요(occupational profiles)**를 발전시킨다. 작업의 개요의 부분으로, 작업치료사와 보조작업치료사들은 아이들과 10대들이 이 전에 무엇을 할 수 있었으며, 최근에 무엇을 하는 데 어려움을 느끼는지, 그리고 무엇이 필요하고 무엇을 할 수 있기를 원하는지에 대한 정보를 모은다(AOTA, 2002). 그리고 나서 그들은 작업수행과 관련된 수집한 정보의 분석을 바탕으로 중재계획을 전개시킨다. 중재계획을 전개시킬 때, 작업치료사와 보조작업치료사들은 아이들과 10대들의 우선권과 가치, 그리고 문화와 그 작업과 일, 그리고 환경들을 수정하기 위한 방법에 대한 지식을 지녀야 한다. 중재는 10대들과 아이들, 그들 가족과 보호자들과 협력하여 발전된다. 확인된 목표를 바탕으로, 중재계획은 그것이 계속되어야 하는지, 수정되어야 하는지, 중단되어야 하는지를 결정하기 위해 정기적으로 보충되고 재검토된다. 결과 연구는 중재계획과 중재의 이익을 결정하기 위해 행해진다.

작업치료사들은 작업치료 과정의 각 단계를 시작하고 지휘할 책임이 있고, 획득한 정보를 해석하고, 작업치료 서비스의 결과에 대해 판단을 내리는 데 책임이 있다. 보조작업치료사들은 지정된 평가와 중재를 수행하고, 아이들과 10대들이 그들의 일상생활활동에 몰두하기 위한 능력과 관련된 정보에 대해 작업치료사들에게 서면이나 구두로 보고함

■ 표 1-1
작업치료 영영 - 과정 표

	평가		중재			결과 - 참여를 유도하는 작업수행
	작업개요 능력과 요구	작업수행분석 능력과 요구	중재계획	중재이행	중재검토	
작업 영역의 수행						
수행 기술						
수행 패턴						
환경						
활동 요건						
클라이언트 요소						

으로써 그 과정에 기여한다(AOTA, 2004a). 4장에서는 작업치료를 행할 때 작업치료사와 보조작업치료사들의 역할과 책임에 대해 더 자세하게 나온다(AOTA, 2004a; 2004b).

안전하고 정당하고 효율적인 서비스를 제공하기 위해서는 작업치료사와 보조작업치료사들이 작업치료의 영역과 과정을 이해하는 것이 요구된다. 표 1.1 ■은 작업치료의 영역과 과정 사이의 관계를 격자무늬로 표현하고 있다. 이 표는 각 단계의 과정동안에 고려된 각 영역의 측면을 강조한다. 작업치료 과정의 모든 단계에 있는 각 칸을 채움으로써 작업치료사와 보조작업치료사들은 영역의 모든 측면을 순서에 따라 검토한다. 이처럼 표는 작업치료 영역의 각 부분과 관련된 10대와 아이들의 능력과 요구에 대한 정보를 조직하기 위해 사용된다. 그것은 또한 이런 능력과 요구를 바탕으로 중재를 설계하고 그 중재의 효과를 평가하기 위한 구조를 제공한다.

클라이언트 중심 실행(Client-Centered Practice)

작업치료의 기본 신조는 개인들이 그 작업에 몰두함으로써 그들에게 기인된 의미와 목적으로부터 치료상의 가치를 얻게 하는 것이다. 작업치료 과정이 클라이언트 중심임에 틀림없다는 신념이 이러한 신조와 일치한다. 클라이언트 중심 실행에서, 아이들과 10대들, 그리고 가족이나 보호자는 서비스에 대한 필요와 이 서비스의 목적, 그리고 행해진 서비스의 형태에 대한 결정에 활발하게 관여한다. 아이들과 10대들, 그리고 가족이나 보호자는 그들의 공유된 인생경험에 대한 전문가들이다(Dunn, 2000). 작업치료사와 보조작업치료사들은 작업과 작업수행의 도전에 대한 전문가들이다. 그들은 아이들과 10대들, 그리고 가족이나 보호자에게 작업치료의 도전에 기여하는 요소들, 이러한 도전을 설명하는 중재 전략, 이러한 전략의 효과에 관한 증거를 바탕으로 한 연구, 유효한 선택의 중요성에 대해 충고한다. 작업치료사와 보조작업치료사들은 그러한 정보를 아이들과 10대들, 그리고 가족이나 보호자에게 전할 때 발생학적으로 적절한 언어를 사용한다. 이들 개인들과의 협력으로, 작업치료사와 보조작업치료사들은 행동과정의 윤곽을 그린다. 클라이언트 중심 실행은 작업치료사와 보조작업치료사들이 아이들과 10대들, 그리고 가족이나 보호자의 가치, 신념, 우선권, 목표, 수행환경을 이해하고 존중할 것을 요구한다. 클라이언트 중심 실행이 문화적으로 민감하기 때문에, 작업치료사와 보조작업치료사들은 다양한 문화의 관습, 관례, 언어에 대해 배우기 위해 계속되는 교육에 참여한다.

요약(Summary)

작업은 그들이 사는 사회와 개인들에게 의미 있고, 목적 있는, 그리고 인식할 수 있는 활동들을 하는 것을 말한다. 인간사의, 작업치료의 영역은 사람들의 작업이다. 작업치료의 영역은 작업 분야들의 고찰과, 이러한 작업들을 성취하기 위해 필요한 수행기술과 수행패턴, 이러한 작업들이 행해지는 환경, 그 작업에 부여된 선천적인 활동요건, 그리고 작업참여에 영향을 미치는 클라이언트 요소들을 포함한다. 작업에의 참여가 아이들과 10대들의 건강과 안녕에 기여할 수 있다는 믿음이 이 영역과 일치한다. 작업치료사와 보조작업치료사들은 아이들과 10대들이 의미 있는 삶을 살도록 그들의 능력을 촉진시키기 위해 치료 상으로 목적 있는 활동과 작업을 사용할 수 있다.

아이들과 10대들에게 작업치료 서비스를 제공할 때, 작업치료사와 보조작업치료사들은 평가를 지시하고, 중재를 설계 · 이행하고, 그 중재를 재검토하고, 제공된 서비스의 결과를 측정한다. 작업치료사는 작업치료 과정 각각의 단계에 대한 완전한 책임감을 지닌다. 작업치료사에 의해 관리되는 보조작업치료사는 이 과정의 각 단계에 기여하고 협력한다.

그 직업의 핵심신조와 일치하듯, 작업치료 과정은 클라이언트 중심이다. 클라이언트 중심의 실행에서, 아이들과 10대들, 그리고 그들의 가족이나 보호자는 서비스에 대한 필요와 이러한 서비스의 목적, 그리고 행해진 서비스의 형태에 대한 결정에 활발하게 참여한다. 아이들과 10대들, 그리고 그들의 가족이나 보호자는 그들의 공유된 인생경험에 대한 전문가들이다. 작업치료사와 보조작업치료사들은 작업과 작업 수행의 도전에 대한 전문가들이다. 클라이언트 중심 실행에서, 작업치료사와 보조작업치료사들은 아이들과 10대들, 그리고 가족이나 보호자의 가치, 신념, 우선권, 목표, 문화, 그리고 다른 수행환경을 존중한다.

핵심요점 재검토(Reviewing Key Points)

1. 다음 용어들을 정의하라.

활동(Activity)
일상생활활동(ADL)
작업 영역(Areas of occupation)
환자 요소(Client factors)
구조(Construct)
교육(Education)
수단적 일상생활활동(Instrumental activities of Daily living, IADL)
여가(Leisure)
작업 형태(Occupational form)
결과(Outcome)
수행 패턴(Performance patterns)
놀이(Play)
목적있는 행동(Purposeful activity)
일과(Routines)
일(Work)
활동 요건(Activity demands)
적응(Adaptation)
클라이언트(Client)
개념(Concept)
환경 요소(Environmental factors)
습관(Habits)
중재(Intervention)
작업(Occupation)
작업 프로파일(Occupational profile)
참여(Participation)
수행 기술(Performance skills)
준비 방법(Preparatory methods)
의식(Ritual)
역할(Roles)
사회적 참여(Social participation)

2. 작업의 두 가지 의미를 부연 설명하고 그들이 서로 어떤 점이 유사하고 다른지를 설명하라.
3. ICF에서 사용되는 언어가 작업치료에서 사용되는 작업의 정의와 어떻게 관련이 있는지를 설명하라.
4. 작업치료의 영역이 무엇을 말하는지를 설명하라.
5. 작업치료 영역 각각의 측면을 설명하라.
6. 작업치료의 과정이 무엇을 말하는지를 설명하라.
7. 작업치료과정 각각의 측면을 설명하라.
8. 작업치료 과정의 단계들을 약술하라.
9. 클라이언트 중심적 치료가 무엇을 말하는지를 설명하라.

중요 요점 적용하기(Applying Key Concepts)

1. 다음과 같은 사람들을 위한 작업과 작업치료에 대한 설명이 된 음성녹음 테이프, 그들의 역할과 경험과 일치하는 언어를 사용하라: 발달학적 장애를 지닌 유치원생의 가족구성원, 학교 시스템에 작업치료 서비스 분야를 적용하기로 한 교육자, 우울증을 극복하려는 청소년, 집에서 허약한 아이들과 함께 하는 간호사가 기반이 되는 공동체.
2. *작업치료 실행 구조*의 언어를 사용. 아이들과 10대들이 일상생활활동, 수단적 일상생활활동, 교육, 일, 놀이, 여가, 그리고 사회적 참여와 같은 작업의 영역 각각을 행할지도 모르는 활동들의 3가지 예를 들어보아라.
3. 몇몇 작업에 몰두하는 다른 문화권에 있는 두 아이들이나 10대들을 관찰해라. 언제 자기 선택에 대한 기회와 문화적 기대가 아이들이나 10대들이 그들의 작업에 어떻

게 몰두했는지에 영향을 미쳤는지에 대한 예를 들어라.

4. 일상생활활동을 수행하는 데 어려움을 겪고 있는 아이나 10대의 비디오를 보아라. 관찰과 잠재적 중재계획을 기록하기 위해 표 1.1을 사용해라. 당신이 생각하는 것이 가능한 중재의 결과인지를 약술하라.

참고 문헌 (References)

American Occupational Therapy Association (1994). Uniform terminology for occupational therapy (3rd ed.). *American Journal of Occupational Therapy, 48*, 1047–1054.

American Occupational Therapy Association (2002). Occupational therapy practice framework: Domain and process. *American Journal of Occupational Therapy, 56*, 609–639.

American Occupational Therapy Association (2004a). Guidelines for supervision, roles, and responsibilities during the delivery of occupational therapy. *American Journal of Occupational Therapy, 58*, 663–667.

American Occupational Therapy Association (2004b). Scope of practice. *American Journal of Occupational Therapy, 58*, 673–677.

American Occupational Therapy Association (nd). Occupational therapy practice framework: Domain and process (2nd ed.). Draft.

Christiansen, E. (1991). *A proud heritage: The American Occupational Therapy Association at seventy-five*. Rockville, MD: AOTA.

Christiansen, C., & Baum, C. (Eds.). (1997). *Occupational therapy: Enabling function and well-being* (2nd ed.). Thorofare, NJ: SLACK.

Christiansen, C., Baum, C., & Bass-Haugen, J. (Ed.). (2005). *Occupational therapy: Performance, participation, and well-being.* Thorofare, NJ: SLACK.

Cronin, A., & Mandich, M. (2005). *Human development and performance throughout the lifespan.* Clifton Park, NY: Thomson Delmar Learning.

Bronfenbrenner, U. (1979). *The ecology of human development: Experiments by nature and design*. Cambridge, MA: Harvard University Press.

Bronfenbrenner, U. (1997). Systems vs. associations: It's not either/or. *Families in Society, 78*, 124.

Dunn, W. (2000). Best practice occupational therapy: In community service with children and families. Thorofare, NJ: SLACK.

Farnworth, L. (1999). Time use and leisure occupations of young offenders. *American Journal of Occupational Therapy, 54*, 315–324.

Feldman, R. (2007). *Child development* (4th ed.). Upper Saddle River, NJ: Prentice Hall.

Fisher, A. (2006). Overview of performance skills and client factors. In H. McHugh Pendelton and W. Schultz-Krohn (Eds.), *Pedretti's occupational therapy: Practice skills for physical dysfunction* (6th ed.). St. Louis: Mosby Elsevier.

Fisher, G., & Kielhofner, G. (1995). Skill in occupational performance. In G. Kielhofner (Ed.), *A model of human occupation: Theory and application* (2nd ed.) Philadelphia: Lippincott & Wilkins.

Kielhofner, G. (2007). *Model of human occupation: Theory and application* (4th ed.). Baltimore: Lippincott Williams & Wilkins.

Kramer, P., Hinojosa, J., & Royeen, C. (2003). *Perspectives in human occupation: Participation in life.* Philadelphia: Lippincott, Williams, & Wilkins.

Law, M., Polatajko, H., Baptiste, W., & Townsend, E. (1997). Concepts of occupational therapy. In E. Townsend (Ed.), *Enabling occupation: An occupational therapy perspective* (pp. 29–56). Ottawa, ON: Canadian Association of Occupational Therapists.

McDevitt, T. M., & Ormrod, J. E. (2004). *Child development: Educating and working with children and adolescents* (2nd ed.). Upper Saddle River, NJ: Prentice Hall.

Merriam-Webster Collegiate Dictionary (11th ed.) (2007). Retrieved October 2, 2007 from http://www .Merriam-WebsterCollegiate.com.

Meyer, A. (1922). The philosophy of occupational therapy. *Archives of Occupational Therapy, 1*, 1–10.

Mosey, A. (1996). *Applied scientific inquiry in the health professions. An epistemological orientation* (2nd ed.). Bethesda, MD: American Occupational Therapy Association.

Nelson, D. L., & Jepson-Thomas, J. (2003). Occupational form, occupational performance, and a conceptual framework for therapeutic occupation. In P. Kramer, J. Hinojosa, & C. Royeen (Eds.), *Perspectives in human occupation: Participation in life,* pp. 87–155. Philadelphia: Lippincott Williams & Wilkins.

Parham, L. D., & Fazio, L. S. (Eds.) (1997). *Play in occupational therapy for children.* St. Louis: Mosby.

Pierce, D. (2001). Untangling occupation and activity. *American Journal of Occupational Therapy, 55*, 138–146.

Quiroga, V. (1995). *Occupational therapy: The first 30 years.* AOTA: Bethesda, MD.

Rogers, J., & Holm, M. (1994). Assessment in self-care. In B. R. Bonder & M.B. Bonder (Eds.), *Functional performance in older adults*, pp. 181–202. Philadelphia: F.A. Davis.

Vander Zanden, J., Crandell, T., & Crandell, C. (2003). *Human development* (7th ed. rev). Boston: McGraw-Hill.

Velde, B., & Fidler, G. (2002). *Lifestyle performance: A model for engaging the power of occupation.* Thorofare, NJ: SLACK.

West, W. (1984). A reaffirmed philosophy and practice of occupational therapy for the 1980's. *American Journal of Occupational Therapy, 38*, 15–23.

World Health Organization (2001). *International classification of functioning, disability, and health.* Geneva, Switzerland: Author.

Zemke, R., & Clark, F. (Eds.) (1996). *Occupational science: The evolving discipline.* Philadelphia: Davis.

제 2 장

임상 가이드를 위한 작업-근거 개념모델

Occupational-Based Conceptual Models for Guiding Practice

핵심용어

어포던스(Affordance)
개념모델(Conceptual models)
환경적 요소(Environmental factors)
이론적 틀(Frame of reference)
습관화(Habituation)
사람의 기능(Human agency)
흥미(Interests)
작업적 역량(Occupational competence)
작업적 형식(Occupational form)
참여(Participation)
수행능력(Performance capacity)
수행범위(Performance range)
개인 요소(Person factors)
개인 변수(Person variables)
개인 인과관계(Personal causation)
물리적 환경(Physical environment)
압박감(Press)
사회적 환경(Social environment)
과제(Tasks)
공간적 요소(Temporal factors)
가치(Values)
의지(Volition)

목표

- 시행결정을 할 때 작업-근거 개념모델의 중요성을 명확히 설명하라.
- 선택한 작업-근거 개념모델의 기본적인 구성개념(construct)과 가설(assumption)을 설명하라 : 인간수행의 생태학적 모델(the ecology of human performance model), 인간작업모델(the model of human occupation), 인간-환경-작업수행모델(the person-environment-occupational performance model), 인간-환경-작업 모델(the person-environment-occupation model)

소개(Introduction)

개념모델(conceptual model)은 상호연관성을 체계적인 방법으로 설명하기 위해 구성개념(construct)과 가설(assumption)을 조직화한 집합체이다. 개념모델은 이러한 구성개념들을 정의하고 가설들을 명백히 하여 그들간의 연관성을 설명한다(Burke, 2003). 이것은 다른 전문분야와의 관련성과 전문성의 핵심을 정의하는 데 도움을 준다(Mosey, 1981). 또한 치료적 시행에 길잡이 역할을 하고, 전문성에 대한 문제를 연구한다. 때때로 개념모델은 개념적 틀(conceptual framework)(Dunn, 2000) 혹은 전문적 모델(professional model)로 불린다(Mosey, 1981). 개념모델은 전반적으로 학문분야에 적용한다는 점에서 **이론적 틀(frame of reference)**과는 다르다. 대조적으로 이론적 틀은 평가, 치료, 결과 과정에 길잡이가 되는 특정 시행 영역에 적용된다(Burke, 2003; Mosey, 1981). 이 장에서는 작업-근거 개념모델에 대해 논의하게 되며 작업치료 시행에서 사용되는 이론적 틀은 제 3장에서 논의하게 될 것이다.

초기에 다른 전문분야가 그랬던 것처럼 작업치료는 치료적 시행을 계획하고 인간발달을 이해하기 위해 다른 학문분야 특히 교육, 심리학, 사회학, 인류학, 생물학에 의해 발전된 개념모델에 의존했다. 작업치료 전문직이 점점 확립됨에 따라 수많은 작업치료사와 작업치료 연구자들은 작업치료에 대한 생각과 전달방식(delivery)에 대한 길잡이로써 작업-근거 개념모델을 발전시켜왔다. 현재 작업치료 임상에서 사용되는 개념모델 중 일부는 인간수행의 생태학적 모델(ecological model of human performance)(Dunn, Brown, & McGuigan, 1994), 인간작업모델(model of human occupation)(Kielhofner, 2002), 인간-환경-작업수행모델(Christiansen & Baum, 1997; Baum & Christiansen, 2005), 인간-환경-작업 모델(Law, Cooper, Strong, Steward, Rigby, & Letts, 1996)이 있다. 이 각각의 모델은 다음 부분에서 다루어진다. 캐나다 작업치료모델(Canadian model of occupational therapy)(CAOT, 1997), 생활방식 수행모델(lifestyle performance model)(Velde & Fidler, 2002), 치료적 작업 개념모델(conceptual model for therapeutic occupation)(Nelson & Jepson-Thomas, 2003), 작업적 적응모델(occupational adaptation model)(Schkade & Schultz, 1992; Schultz & Schkade, 1992)과 같은 다른 작업-근거 개념모델들을 재검토하는 것도 가치가 있지만 이것은 이 교재의 범위를 넘어선다.

이러한 개념 모델들이 명확한 특성을 가지고 있긴 하지만 공통점은 사람, 사람이 수행하는 작업과 활동들, 사람들이 이러한 활동을 수행하는 환경 혹은 상황에 대한 존중이다. 각 모델들은 사람은 복잡한 존재이며, 생물학적, 사회적, 인지적, 정신학적 과정이 교차하여 반영되고, 이것에 의해 영향을 받는다는 점을 인정한다. 또한 개개인의 발달단계는 그들이 할 수 있고 성취하기를 바라는 과제와 역할에 영향을 미친다. 결과적으로 각 모델은 사람, 과제, 작업수행이 이뤄지는 환경이 서로 부합할 때 작업에의 참여가 건강을 증진시킬수 있다는 가설을 지지한다(Baum & Christiansen, 2005).

좀 더 일반적으로 작업치료사들은 보조작업치료사들과 함께 특정 아동들과 청소년들의 요구에 가장 적합한 개념모델을 결정하는 데 있어서 책임감을 갖는다. 보조작업치료사들이 작업치료사들과 함께 효율적으로 일을 할 수 있도록 하기 위해서는 아동과 청소년들의 작업, 수행 기술, 수행패턴, 수행환경, 신체기능과 성취하고 싶어하는 활동들의 요구를 체계적으로 고려하기 위해 개념모델을 이해하는 것이 중요하다. 임상적 추론을 가이드하는 작업-근거 개념모델을 명확히 표현하는 능력은 작업치료와 다른 전문분야 사이에 전문가의 역할과 책임의 구별을 명확하게 하며, 작업치료 서비스의 적합성을 정당화한다. 작업치료사들과 보조작업치료사들은 작업-근거 개념모델을 배우고 사용하기 위하여 주립 작업치료협회와 국립작업치료협회, 임상 환경에서 관리감독자, 전문가, 지속적인 교육과정을 활용한다.

작업-근거 개념 모델들(Occupation-Based Conceptual Models)

인간수행의 생태학적 모델(Ecological Model of Human Performance)

인간수행의 생태학적 모델은 캔사스 대학의 작업치료학부에서 발달되었다(Dunn, Brown, & McGuigan, 1994). 그들은 아동의 학습방법과 발달, 행동양식에 대해 환경적 영향의 중요성을 강조했던 Bronfrenbrenner(1979; 1997)의 연구에 합류하였다. 인간수행의 생태학적 모델은 사람의 행동범위와 질에 대하여 환경, 사람, 과제간의 역동적인 관계에 중점을 둔다. 아동과 청소년들을 치료하기 위해 이 모델을 사용할 때 작업치료사와 보조작업치료사는 사람에 대한 직접적인 중재와 과제와 환경을 수정하고 변형하는 것에 대해서 상대적인 중요성을 둔다(Dunn, 2000). 이 모델은 기본적으로 사람에게 초점을 맞추고 단지 과제나 환경에는 제한적으로 중점을 두기 때문에 다른 모델들과는 다르다. 예를 들면 학령전기 강직형 뇌성마비 아동의 치료를 가이드하기 위해 인간수행의 생태학적 모델을 사용한다면 작업치료사와 보조작업치료사는 아동의 신경근의 능력을 언급하는 것과 더불어 과제와 환경에 대한 전략을 생각한다. 그들은 장난감과 교실 내의 물건들을 다루기 위해 아동이 현재 가지고 있는 능력을 사용하고 아동의 능력을 최대화하기 위해 장난감과 교실 내 물건들을 변형하는 방법을 고려한다. 또한, 교실 내의 배치, 장난감과 물건들의 위치, 교실활동의 시간적 순서, 학령전기 아동들과 이 아동의 문화, 학습활동과 놀이활동시 이 아동을 포함하여 이 아동과 파트너가 되는 다른 학령전기 아동들의 능력들을 고려한다. 아래에는 인간수행의 생태학적 모델을 설명하기 위한 도식이다(그림 2.1 ■ 참조).

인간수행의 생태학적 모델의 구성개념들

사람, 과제, 환경, 수행은 이 모델의 핵심이 되는 네 가지 구성개념이다. 인간수행의 생태학적 모델은 학제간 모델로 개발되었기 때문에 구성개념 중 **작업(occupation)**은 이 도식에서 명확하게 논의되지 않는다. 오히려 통합된 과제들에 의미를 정의하고 부여하는 사람과 환경 사이의 역동적인 관계의 한 부분으로 함축되어 있다(Dunn, Brown, & Youngstrom, 2003).

이 모델에서 **사람(person)**은 과제에 대해 **개인적 변수(personal variables)**의 집합체 즉, 개인의 가치관, 흥미, 경험, 기술이며 유일무이한 개개인으로 생각된다. 종종 교육환경에서 보여지는 용어와 유사하게 이 모델에서 기술은 감각운동, 인지, 심리사회적 기술을 포함한다. 둘러싼 환경과 관련하여 개인 변수는 사람이 할 수 있는 과제와 수행하

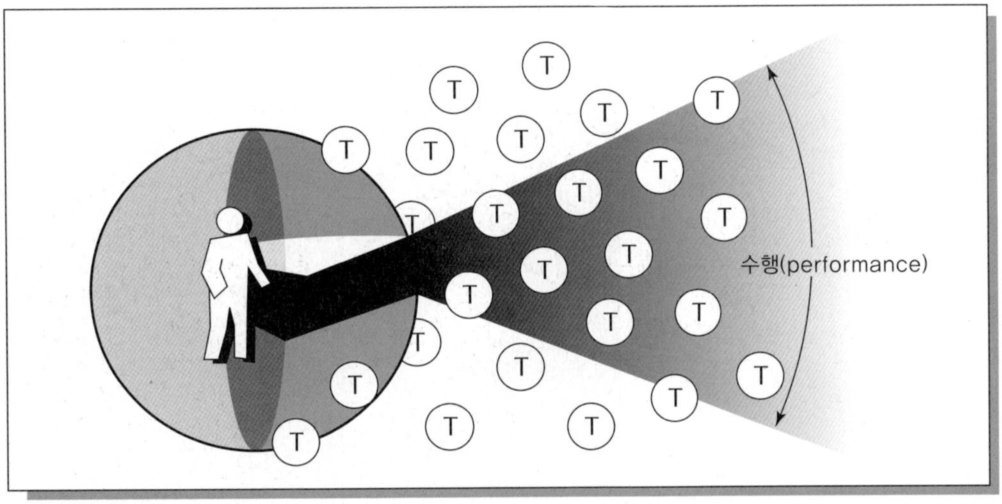

■ 그림 2.1
인간수행의 생태학적 모델 안에서 일반적인 사람에 관한 도식(Copyright Dunn, W., Brown, C., McGuigan, A. (1994). The ecology of human performance: A framework for considering the effect of context. *American Journal of Occupational Therapy, 48. Used by permission.*

기 위해 선택하는 과제에 영향을 미친다. 이것은 사람이 과제에 부여하는 의미와 수행 수준에 영향을 준다. 돈 계산과 같은 유사한 과제를 두 명의 아동 혹은 청소년이 하는 것은 서로 다른 과제를 수행하는 것이다. 왜냐하면 그들이 수행하고 있는 돈 계산이라는 특정 활동에 대한 그들의 흥미, 돈을 세는 과제에 대한 생각과 시행능력에 대한 현재 기술, 그리고 그들이 하는 행동에 대한 어려움을 지지하거나 만들어내는 환경들, 돈에 대한 가치가 다르기 때문이다. 개인 변수는 사람이 가지고 있는 새로운 경험에 따라, 환경의 이동과 시간의 흐름에 따라 변화한다. 이런 개인 변수의 변화는 다양한 과제를 수행하는 사람의 능력을 증가시키거나 제한할 수도 있다.

과제(tasks)는 특정 목적을 성취하기 위해 차례로 일어나는 객관적인 행동들의 연속이다(Dunn et al., 2003). 돈 계산은 돈을 집고, 단위에 따라 돈을 나누고, 특정 상자에 돈을 넣고, 금액을 기록하고 상품 혹은 서비스에 대해 돈을 교환하는 과제를 포함한다. 이 과제들이 모여 시행되고 의미가 부여될 때, 사람의 작업과 역할이 정의될 수 있다. 한 사람은 돈을 계산하는 과제를 가게 점원으로써 그 역할과 작업에 통합할 수 있다. 다른 사람은 구매자로서 자신의 역할과 작업에 그 과제를 통합시킬 수 있다(그림 2.2 ■ 참조). 아동과 청소년은 잠재적으로 덜 제한된 많은 과제에 의해 둘러싸여 있다. 사람과 환경의 변수는 그들이 접근할 수 있고 성취할 수 있는 과제에 영향을 준다.

인간수행의 생태학적 모델에 따르면 **배경(context)**은 사람에게 장애물과 지원을 제공하며 지속적으로 사람을 둘러싼 환경적, 공간적 요소들을 말한다. 환경에 대한 이러한 정의는 *작업치료 시행체계(occupational therapy practice framework)*(AOTA, 2002)에서 정의한 환경과는 여러 가지 측면에서 다르다. 인간수행의 생태학적 모델에서 **공간적 요소(temporal factors)**는 과제의 공간적 특성과 사람의 공간적 특성으로 구성되어 있다. 사람의 연령학적 나이, 발달단계, 생의 주기, 건강상태는 사람에 대한 공간적 특성이다. 과제의 각 단계, 과제의 반복비율과 기간, 과제가 수행되는 시간은 과제의 공간적

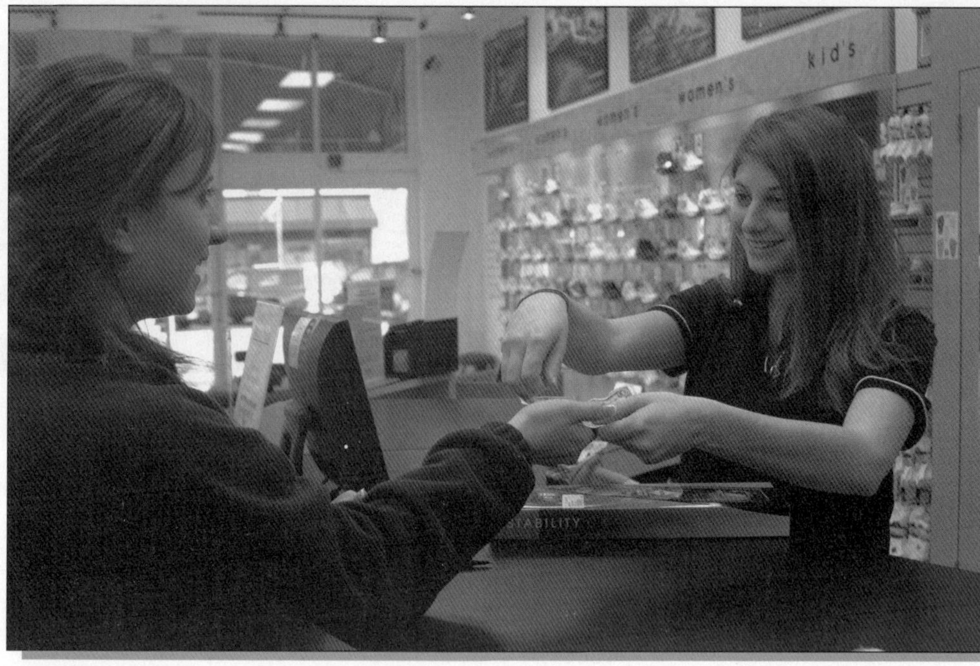

■ **그림 2.2**
고객과 점원간의 돈 교환.

요소들이다. 사람의 외부적인 물리적, 사회적, 문화적 차원의 요소들은 환경적 요소들이다(Dunn et al. 1994; 2003). 예를 들면, 다운 증후군의 18세 남자 청년이 학교 서점에 시간제 점원으로 고용되었고, 단위에 따라 동전과 지폐를 분류하는 첫 번째 선반과 정해진 수량만큼의 동일한 지폐 혹은 동전을 담고 세는 두 번째 선반으로 구성된 선반을 이용하여 돈을 센다. 반면 비상 보호소에 살고 있는 15세된 10대 부모는 그 달에 사용할 수 있는 제한된 자원을 늘이기 위해 주당 식량 카드의 소비량을 자세히 외우고 있다.

수행(performance)은 과제를 선택하고 시행하는 것과 관련이 있다. 인간수행의 생태학적 모델은 개개인이 자신들이 할 수 있는 범위의 활동을 수행한다는 것에 중점을 둔다. 이 범위 안에 사람이 할 수 있고 성취하기를 원하는 과제들이 있다. 이 범위를 벗어난 과제들이 있긴 하지만 그것은 의미가 없으며, 할 수 없거나 그 사람의 능력으로 되지 않는다. 일부 사람들은 좁은 수행범위를 가지고 있는 반면 어떤 사람들은 폭넓은 수행범위를 가지고 있다(Dunn et al., 2003). 위의 상황에서 남자 청소년의 인지적 수준과 여자 청소년의 경제적 요소는 그들의 수행범위를 제한한다. 반면 남자 청소년에게 제공되는 돈 계산 방식의 변형과 여자 청소년에게 제공된 주당 식량 카드는 수행의 범위를 넓힌다.

인간수행의 생태학적 모델의 가설들

핵심 가설은 인간, 과제, 환경, 수행 구성개념이 모두 이 모델에 함께 포함된다는 것이다. 인간수행의 생태학적 모델을 효과적으로 이용하기 위해서는 아동과 청소년들은 자신을 둘러싼 환경 안에서만 이해받을 수 있다는 것을 인식하는 것이 중요하다. 이러한 환경은 그들의 수행과 수행범위에 영향을 준다. 아동과 청소년은 또한 자신이 수행한 환경에 영향을 미친다. 아동과 청소년이 자신의 개인적인 변수와 자신을 둘러싼 환경을 유지하거나 변화시키는 것은 과제수행을 통해서 이뤄진다. 인간수행의 생태학적 모델에 따르면 아동과 청소년의 수행을 평가하고 자연스런 환경에서 그들에게 중재를 시행하는 것이 가장 좋다고 하였다. 설계된 환경은 수행과 수행범위에 영향을 미친다. 부가적인 지지가 있을 때, 계획된 환경에서 아동과 청소년들은 수행하기 더 쉬워진다. 그들이 익숙하지 않은 물건을 사용하고 익숙치 않은 과정을 소개할 때 계획된 환경에서 아동과 청소년들의 수행은 좀 더 어려워진다. 아동과 청소년들에게 제시되는 작업치료 중재방법은 자신들이 필요로 하고 원하는 것을 해야 하고 그들의 가족들을 중요시해야 한다(Dunn et al., 2003).

중재

인간수행의 생태학적 모델에서의 중재는 인간, 과제, 환경 혹은 그 세 가지를 결합하는 방향으로 이뤄질 수 있다. *작업치료 실행체계(occupational therapy practice framework; AOTA)*에서 언급된 것과 비슷하게 이러한 중재는 과제를 성취하기 위한 사람의 능력을 확립하거나 회복시키고, 과제를 수행하기 위한 환경을 바꾸며, 과제 혹은 환경을 수정하거나 변형하고, 수행에 문제를 일으키는 요소들을 막고, 모든 사람들이 자신의 수행능력을 지지할 수 있는 환경을 만드는 것이다(Dunn et al., 1994, 2003). 이렇게 보조작업치료사들은 계산과 분류 과제를 변형하기 위해 10센트 은화 30개를 3개의 서로 다른 1달러 포장지에 넣기 위해 명확한 플라스틱 튜브를 사용함으로써 청소년 남학생의 능력을 확립한다. 보조작업치료사들은 수양아이를 맡아 기르는 집(fosterhome)으로 넘어가는 것을 돕고 재정 관리 전략을 가르침으로써 10대 어머니들의 부가적인 재정적 문제를 예방한다. 몇몇 상황에서 개인적인 변수보다는 오히려 그들을 둘러싼 환경이나 수행할 필요가 있는 과제에 대한 중재전략을 직접 가르치는 것이 아동과 청소년들의 수행을 향상시키는 데 좀 더 효율적이고 효과적인 것으로 나타났다.

인간작업 모델(Model of Human Occupation)

인간수행의 생태학적 모델과 비슷하게 **인간작업 모델(model of human occupation)**은 사람, 작업 혹은 활동, 수행, 환경을 고려한다. 그러나 인간수행의 생태학적 모델이 특히 환경에 직접적인 중점을 두는 반면에 **인간작업 모델(model of human occupation)**은 사람에 직접적인 중점을 둔다. Mary Reilly(1962, 1969)에 의해 형성된 작업적 행동(occupational behavior)에 따라 Kielhofner, Burke, Heard는 1980년도에 인간작업 모델의 첫 번째 책을 출간하였다. 이 때 이후로 이 모델은 현재의 역동적 형태(dynamic form)로 발전되었다(Kielhofner, 2002). 저자의 목적은 사람들의 일상생활에서 작업(occupation)을 이해하고, 건강과 질병에 작업이 하는 역할을 이해하도록 하기 위해 이 모델을 만든 것이다. 이들은 작업의 특성에 대한 개념적 이해, 임상에의 적용, 연구를 위한 가이드로 확장된 모델을 원했다. 이 목표를 이루기 위해 저자와 다른 연구동료들은 인간 작업의 이론적 기초에 대한 폭넓은 문헌을 출간했고 여러 모집단을 대상으로 한 인간작업모델을 사용한 효과를 평가하는 연구를 시행하였으며 사례를 일반화하고 검증된 평가도구를 개발하였다. 인간작업 모델과 관련이 있는 수많은 정보는 시카고의 일리노이즈 대학의 인간작업 모델 정보센터 혹은 웹사이트 http://www.uic.edu/hsc/acad/cahp/OT/에서 찾아볼 수 있다(Forsyth & Kielhofner, 2003).

인간작업 모델은 다음과 같은 측면을 고려하기 위한 체계(structure)를 제공한다:

- 작업의 동기적 측면(**의지**)
- 작업을 수행하기 위한 행동 안에 포함되어 있는 패턴과 일과(**습관화**)
- 작업을 수행하기 위해 필요로 하는 기술 유형과 수준(**수행능력**)
- 작업환경의 영향

이 모델은 작업치료사와 보조작업치료사가 아동과 청소년들이 어떤 작업을 수행하고, 다양한 일상적 작업에 참여하기 위해 어떤 동기를 가지고 있는지, 이러한 작업들이 그들이 누구인가를 인식하는 데 어떤 기여를 하는지를 볼 수 있도록 도움을 준다. 또한 작업치료사와 보조작업치료사는 아동과 청소년의 현재와 앞으로 필요로 하는 일과 그리고 역할, 이들이 현재와 필요로 하는 기술 수준과 이들이 하고 있는 일에 대한 환경적 영향을 고려하도록 한다. 인간작업 모델의 구성개념과 가정은 인간작업의 역동적 특성을 전달하기에 얼마나 모델에 적합한 것인지를 명확히 하는 데 도움이 되는 설명을 제시하였다(그림 2.3 ■ 참조)(Forsyth & Kielhofner, 2003; Kielhofner, 2002).

인간작업 모델의 구성개념들

인간작업 모델의 주요 구성개념은 **사람, 환경, 작업수행**이다. 이들 중 사람이라는 구성개념은 가장 구체적으로 설명되었다.

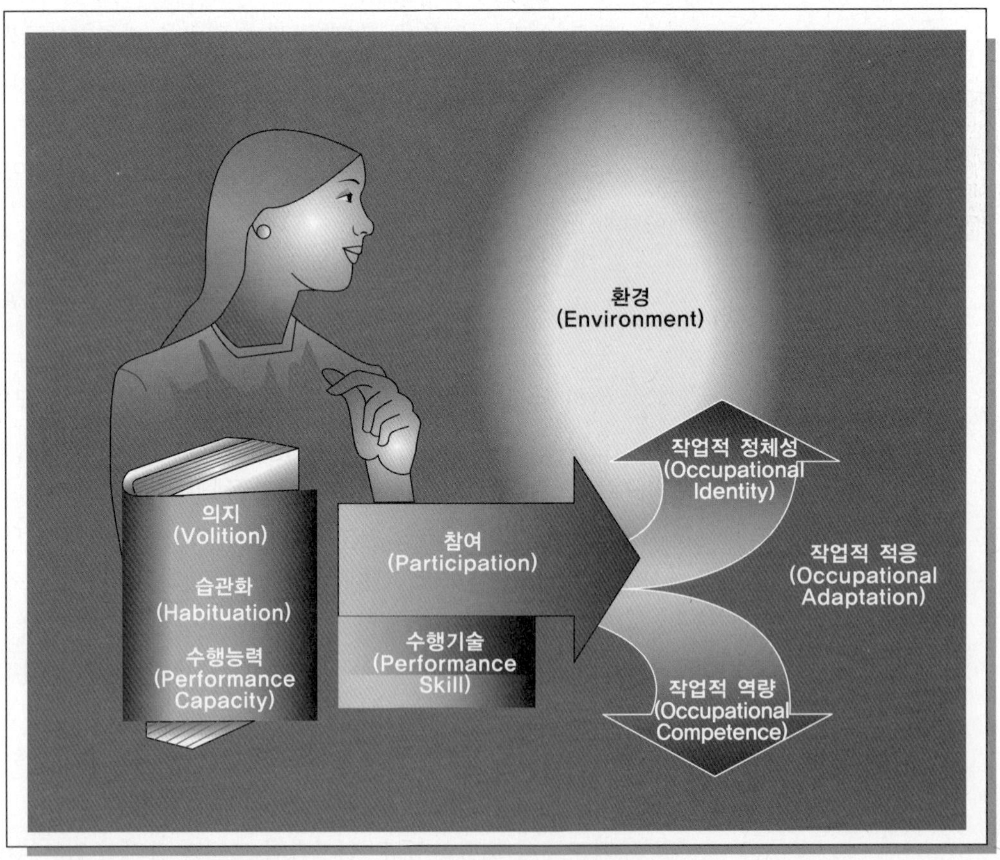

■ 그림 2.3
작업적 적응과정(Copyright Kielhofner G. (2002). *Model of human occupation. Theory and application*(3rd ed.). Baltimore, MD: Lippincott Williams & Wilkins. Used by permission.

사람(person). 인간작업모델에서 사람은 **의지(volition)**, **습관화(habituation)**, **수행능력(performance capacities)**이라는 용어로 설명된다. 이 모델에서 이 용어들은 각각 더 세분화되어 나뉜다.

아동과 청소년들과 관련되어 **의지(volition)**는 그들에게 중요한 것(**가치**), 그들이 할 수 있다고 생각하는 것(**개인적 사유**), 그들이 기뻐하고 만족감을 얻는 것(흥미)에 대해 갖는 생각과 감정패턴이다. 의지는 아동과 청소년들이 다양한 활동과 작업에 참여하도록 한다. 의지과정의 한 부분으로써 이들은

- 하고 싶은 활동과 작업을 **예측하고**
- 이러한 활동과 작업을 **선택하고 경험하고**
- 자신의 선택과 경험을 **해석한다.**

이러한 과정은 시간에 따라 자신의 행동을 반영하도록 하며 자신의 현재능력과 잠재능력에 대한 인식을 발달시킨다(Forsyth & Kielhofner, 2003; Kielhofner, 2002).

의지와 연관된 생각과 감정의 패턴은 생물학적 특성, 발달단계, 삶의 경험, 능력의 변화, 이러한 능력에 대한 자각, 환경적 영향을 기초로 시간에 따라 아동과 청소년들에게 변화할 수 있다(Kielhofner, 2002). 아동과 청소년이 성공함에 따라 이들은 자신의 **개인적 능력(sense of their personal capacity)**에 대한 인식과 **자기-효능감(self-efficacy)**이 강화되고 이들이 좀 더 복잡하고 건강한 작업에 참여하도록 의욕을 북돋운다. 아동과 청소년들은 도전에 부딪치고 자신의 성공을 방해하는 장벽에 부딪칠 때 이들은 자신의 개인적 능력과 자기-효능감이 감소된 것을 경험하고 결과적으로 좀 더 제한적이고 건강하지 못한 작업의 결과를 가져온다. 예를 들면, 두 명의 7세된 남자아이는 또래아이보다는 선생님의 의견에 더 가치를 두며 자신을 능력있는 학생으로 생각하고 학교생활에서 기쁨을 찾는다. 13세가 될 때까지 이 남자아이 중 한 명은 성공적으로 선생님과 또래친구에 대한 가치가 함께 혼합되고 학교에서 리더 역할을 맡을 수 있다고 생각하며 수많은 운동과 창의적인 예술활동을 좋아한다. 반대로 한 명은 선생님의 의견에 가치를 두지 않으며 자신을 학생으로서는 실패했다고 느끼며 위험한 갱단의 행동을 하게 된다. 장애가 있는 아동과 청소년들은 자신의 의지에 도전이 되는 부가적인 어려움에 부딪힌다. 장애에 대한 부정적인 사회적 태도와 비지지적인 환경와 더불어 장애 그 자체는 가치 검증, 개인적 능력에 대한 인식발달, 흥미 위조(forging)에 대한 선택권이 제한될 수 있다.

인간작업 모델에서 습관화는 사람들의 일상적인 생활 속에서 **익숙함(habituation)**과 일상적인 순서(routine)를 제공하는 반복적인 패턴과 행동을 말한다. 아동과 청소년에게 적용할 때 이러한 패턴과 행동은 자신의 생활 속에서 물리적, 사회적, 시간적 측면에서 리듬과 구조를 만든다. 이러한 패턴의 한 부분인 습관과 역할은 아동과 청소년들이 반자동적으로, 효과적으로 과제를 달성하도록 돕는다. 습관은 아동과 청소년들이 반복적으로 활동을 수행하고, 시간을 할애하며 특정 행동유형을 보이는 방식을 말한다. 역할은 그들이 누구이고 사회체계에서 그들이 하는 일을 확인하는 방법을 제공한다. 다양한 사회체계는 이러한 역할에 의해 아동과 청소년들이 그들이 어떻게 행동하고 수행해야 하는가에 대한 기대를 확인한다. 내재화된 역할은 그들이 자신과 세상을 보는 바라보고 생각하는 방식을 만든다(Forsyth & Kielhofner, 2003; Kielhofner, 2002). 작업치료사와

보조작업치료사는 아동과 청소년들이 건강한 습관과 역할을 발달시키도록 도와서 능동적으로 일상적인 작업에 참여할 수 있도록 한다. 예를 들면, 보조작업치료사는 주의력 결핍이 있는 아동이 학생으로서의 자신의 역할을 발달시킬 수 있도록 돕는다. 이것은 학교에 도착한 뒤 5분동안 학생이 사물함 고리에 자신의 코트를 걸어놓는 습관을 발달시키고, 선생님의 책상 위에 숙제물을 놓은 뒤 자신의 책을 책상 속에 넣음으로써 아침 등교 일과를 조직화하는 데 도움을 주는 것을 포함한다. 보조작업치료사는 또한 자폐아동이 협소한 아침 습관을 확장시키는 데 도움을 주어서 새로운 교실 상황에 적응하는 능력을 발달시키는 데 도움을 준다.

인간작업 모델에 따라 **수행능력(performance capacity)**은 단지 활동을 하기 위해 필요로 하는 객관적인 신체적, 정신적 요소뿐 아니라 주관적인 경험과도 연관이 있다. 이 두 가지는 모두 주어진 환경에서 활동을 수행하는 순간에 일어난다. 수행의 주관적이고 객관적인 측면을 인식함으로써 이 모델은 하고 있는 행동에서 마음과 신체를 통합하려고 한다. 이러한 인식은 경험이라는 감정이 중심이 되며 활동을 수행하는 데 있어서 동시에 발생한다는 것을 명확히 하는 데 도움을 준다. 경험이라는 감정은 하고 있는 일을 가이드하고 변형하는 데 도움을 줄 수 있다. 기본적으로 수행능력의 객관적인 측면에 대한 이해에 중점을 두는 모델과 연관된 논문들과는 대조적으로 인간작업 모델은 기본적으로 주관적인 측면에 대한 이해에 초점을 둔다(Forsyth & Kielhofner, 2003; Kielhofner, Tham, Baz, & Hutson, 2002). 이전 시나리오에서 언급된 아침 일과에 대한 이 모델의 사용으로 보조작업치료사는 아동이 새로운 습관을 연습할 때 어떤 느낌을 갖는지와 이러한 느낌들이 어떻게 새로운 수행행동을 강화 혹은 변화시키는지를 이해하는 것과 관련이 있다.

환경(environment). 인간작업 모델에 따라 환경은 **물리적 환경(physical environments)**과 **사회적 환경(social environments)**을 포함한다. 아동과 청소년들에게 적용할 때 이러한 물리적, 사회적 환경은 그들이 접근할 수 있는 것과 하도록 허용된 것에 영향을 미친다. 물리적 환경은 강, 숲, 바다와 같은 자연적인 것일 수 있다. 이들은 학교, 병원, 지역사회센터와 같은 사람이 만든 인공물일 수도 있다. 이러한 환경 안에 있는 것으로 식물, 바위와 같은 자연적인 것과 책상, 침대, 의자와 같이 제작된 것일 수 있다. 사회적 환경으로는 **작업유형(occupational form)**과 사회적 집단이 있다. 사회적 집단은 아동과 청소년들이 할 수 있는 것과 그들이 할 수 있는 활동장소에 대한 기준을 정한다. 가족, 이웃, 교회단체, 친구는 아동과 청소년들이 할 수 있는 것에 대한 기준을 정하는 사회적 집단의 한 부분이다. 작업적 유형은 특정 사회적, 물리적 환경에서 할 수 있는 활동들을 말한다. 작업적 유형은 사회구성원에 의해 승인되고, 명명되며 이해될 수 있는 규범 이내의 행동순서와 관련이 있다. 강이라는 자연 환경에서 아동과 청소년들이 할 수 있는 작업적 유형은 낚시, 수영, 카누가 있다. 지역사회 센터에서 할 수 있는 작업적 유형은 요리하기, 그림 그리기, 춤추기가 있을 수 있다.

작업수행(occupational performance). 인간작업모델에서 개괄적으로 설명한 것처럼 **작업수행(occupational performance)**은 작업적 유형의 실제적인 행동을 말한다. 강에서 낚시하기, 수영하기, 카누타기와 지역사회 센터에서 요리하기, 그림그리기, 춤추기는 하고 있는 행동이다. 이러한 작업을 수행하기 위해서는 **기술(skills)**이 필요하다.

이러한 기술은 1장에서 설명된 운동기술, 처리기술, 의사소통과 상호작용 기술이 있다(Fisher, 2006). 기술은 인식할 수 있고, 목적지향적인 행동이다. 이러한 기술을 결합하고 순서화함으로써 아동과 청소년들은 자신의 활동과 작업을 수행한다. 이러한 수행은 아동과 청소년들이 **자신의 작업에 참여(participate in their occupations)**하도록 한다. 작업치료의 철학과 일치하여 작업에 참여하는 아동과 청소년들의 능력은 자기-정체성, 자신의 역량에 대한 인식, 삶의 변화에 적응하는 능력을 이끈다(Forsyth & Kielhofner, 2003; Kielhofner, 2002).

인간작업 모델의 가설들

인간작업 모델을 효과적으로 사용하기 위하여 이 구성개념의 기초가 되는 기본적인 가정을 이해하는 것이 중요하다. 인간작업 모델에서 동기적 요소, 일상패턴과 일과, 수행능력, 환경은 아동과 청소년들이 할 수 있고, 선택 가능한 작업에 영향을 미친다고 가정한다. 이러한 영향은 아동과 청소년의 작업적 선택과 행동에 영향을 미치기 위해 서로 연계되어 작용한다. 또한, 아동과 청소년들이 자신의 일상패턴과 일과, 수행능력, 환경, 내적/외적 동기요소를 유지하고 변화시키는 것은 자신의 작업수행을 통해서이다. 아동과 청소년들의 작업적 행동의 레퍼토리는 시간에 따라 변한다. 작업적 행동변화가 일어나는 이유와 방법은 아동과 청소년들의 내적 특성과 작업이 일어나는 환경에 의존한다. 아동과 청소년들이 자신이 누구인지 정의하고 구체화하는 것은 작업을 행함으로써 가능하다. 이렇게 작업은 자기-조직화이다. 작업을 사용함으로써 작업치료사는 보조작업치료사는 아동과 청소년이 자신의 정체성을 형성하고 스스로 조직화하도록 도움을 준다(Forsyth & Kielhofner, 2003; Kielhofner, 2002).

중재

인간작업모델에서 중재는 작업적 역량과 적응을 향상시키기 위한 의도로 사람, 환경, 작업수행에 직접적으로 중점을 둔다. 인간작업모델을 아동과 청소년에게 적용할 때 개인적 사유, 가치, 흥미, 습관, 역할, 수행능력에 대한 주관적인 경험에 세심한 주의를 기울여야 한다. 더욱이, 장애가 있는 아동과 청소년들, 장애에 대한 사회적 관점이 이들의 작업적 선택과 행동의 장애 혹은 건강에 어떤 영향을 미치는지에 대해 특별한 주의를 기울인다(Forsyth & Kielhofner, 2003).

사람-환경-작업 수행 모델(Person-Environment Occupational Performance Model)

사람에게 중요하고 의미 있는 작업에의 참여는 사람-환경-작업 수행모델에 중요한 핵심이다. Christiansen과 Baum(1991, 1997; Baum and Christiansen, 2005)에 의해 발달된 이 모델은 사람, 환경, **작업적 수행(occupational performance)**과 **참여(participation)**하는 점에서 교차되는 사람이 하고 싶어하고 할 필요가 있는 것에 초점을 둔다. 이 모델은 클라이언트 중심이며; 개별화되고, 구성, 혹은 지역사회에 있다. 아동과 청소년에게 적용할 때 이 모델은 개인적 요소와 환경적 요소 사이에 상호작용이 작업수행과 작업에의 참여를 지지하거나 방해물을 만들 수 있다는 점을 강조하였다. 이러한 작업은 아동과 청소년에게 가치 있는 역할, 과제 활동을 포함한다.

이 모델은 상의하달식(top-down approach) 접근법을 사용한다. 이것은 이 모델이 작업치료사와 보조작업치료사가 아동과 청소년들이 기본적인 작업수행과 작업에의 참여할 만한 일로써 인식하고 있는 것을 우선 알아야 한다는 것을 의미한다. 이러한 지식을 기반으로 이 모델은 작업치료사와 보조작업치료사가 수행과 참여할 만한 일에 영향을 미치는 개인적 요소와 환경적 요소에 대한 정보를 수집하도록 한다(Baum & Christiansen, 2005).

이 모델을 사용할 때 작업치료사와 보조작업치료사는 우선 아동과 청소년들이 수행할 필요가 있는 작업과 가치 있게 여기는 작업이 무엇인지를 생각한 뒤 수행과 참여에 기여하거나 방해하는 개인적 요소와 환경적 요소를 고려한다.

다음 이야기는 아동과 청소년들을 위한 사회기술 집단을 시행하기 위한 사람-환경-작업 수행모델의 상의하달식 접근법의 적용방법을 설명한 것이다. 우선, 작업치료사와 보조작업치료사는 학급 내, 레크레이션 시간과 같은 사회적 상황이 무엇인지를 조사하고 예술 활동을 수행하는 것이 그들에게 중요한지와 할 만한 일인지를 조사하기 위해 대화를 하도록 한다. 그런 후 부가적인 면담, 관찰, 측정도구를 사용하여 작업치료사와 보조작업치료사는 사회적 상황에 참여하는 아동과 청소년의 개인적 능력에 대한 필요한 정보를 수집한다. 아래에 제시된 개요는 사람-환경-작업 수행모델을 설명한 것이다(그림 2.4 ■ 참조).

사람-환경-작업 수행 모델의 구성개념들

제목에서 의미하는 것처럼 사람, 환경, 작업, 작업수행은 이 모델의 주요한 네 가지 구

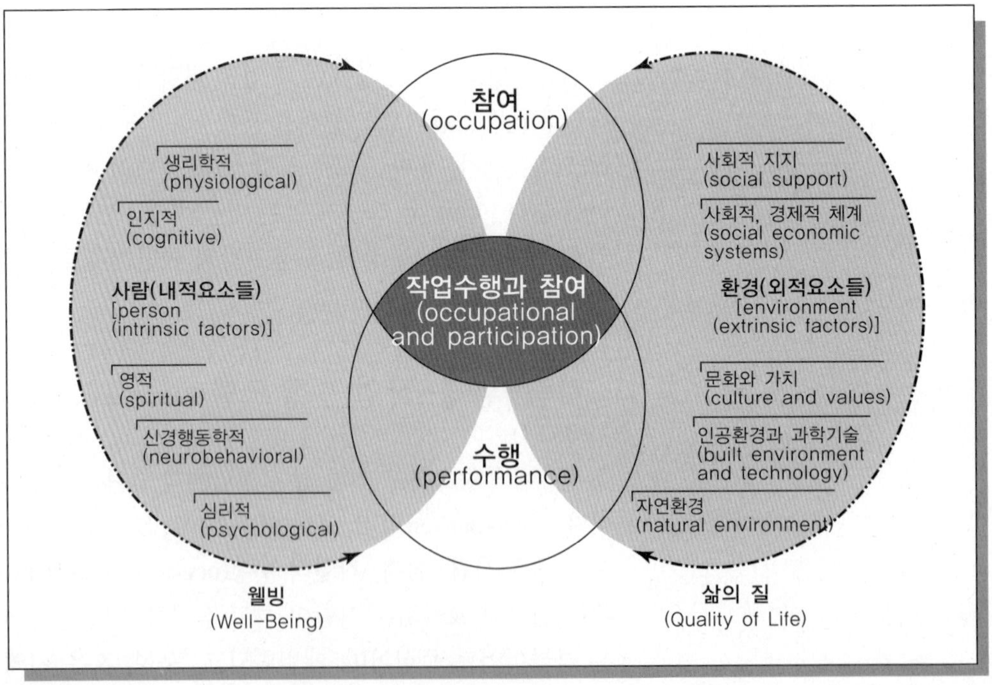

■ 그림 2.4
사람-환경-작업-수행(PEOP)모델(Copyright Christiansen, D., Baum, C. M., & Bass-Haugen, J. (Eds). (2005). *Occupational therapy: Performance, participation, and well-being*(3rd ed). Thorofare, NJ: SLACK. Used by permission.

성개념이다. 사람들은 생산적이고 의미있는 삶을 살기 위해 숙련된 작업수행을 가장 강조한다.

개인적 요소(person factors)는 유전적으로 정해진 능력과 양육에 의한 것, 경험으로 인해 발달된 것을 포함한다. 사회적인 참여 작업과 같은 작업에의 참여는 개인적 요소를 강화시킨다. 거꾸로 점점 개인적 요소가 점점 발달함에 따라 성공적으로 아동과 청소년들은 더 잘 작업수행을 하게 된다. **개인적 요소(person factors)**는 아동 혹은 청소년들의 내재된 신경학적, 생리학적, 인지적, 심리적, 정서적, 영적 요소를 포함한다.

- **신경행동학적 요소(neurobehavioral factors)**는 수행하는 데 필요로 하는 행동을 만들어내는 감각체계와 운동체계를 포함한다.
- **생리학적 요소(physiological factors)**는 수행에 필요한 신체적 건강과 적합성의 수준과 연관이 있다.
- **인지적 요소(cognitive factors)**는 작업에 참여하기 위한 언어, 집중력, 추론능력, 기억력, 구성화 능력을 포함한다.
- **심리학적, 정서적 요소(psychological and emotional factors)**는 자기-개념, 자기-정체성, 안녕에 대한 이해에 영향을 주는 성격 특성, 동기적 요소, 내적 정보처리과정을 포함한다.
- **영적 요소(spiritual factors)**는 상황과 경험의 특성으로 인한 의미, 그런 상황과 경험에서의 행동과 물체에 부여된 상징, 자신에 대한 개인적 이해와 세상 속에 놓여진 이러한 의미와 상징의 공헌에 초점을 둔다. 사람-환경-작업 수행모델은 개인적 요소로서 정신적임(영적)을 명확히 확인하는 작업을 근거로 한 개념모델 중 하나라는 점을 아는 것은 중요하다(Baum & Christiansen, 2005).

환경적 요소(environmental factors)는 사회적 요소, 사회적 상호작용, 사회적, 경제적 체계, 문화적 환경, 건축환경과 과학기술, 자연환경을 포함한다. 이들은 아동 혹은 청소년에게 외부적인 것이다.

- **사회적 요소(social factors)**는 집단 내에서 아동과 청소년의 관습에 영향을 미치는 사회의 가치와 태도이며, 자원의 이용성과 접근성에 대한 법률과 정책에 영향을 미친다.
- **사회적 상호작용(social interactions)**은 아동과 청소년들이 사회적 상호작용을 향상시키는 다른 사람들과 맺는 연결망이며, 실제적이고, 지식적이며 정서적인 지지를 제공한다.
- **사회적, 경제적 체계(social and economic systems)**는 자원을 만들고 할당하기 위한 사회정책과 재정정책을 형성한다.
- **문화적 환경(cultural environment)**은 특정 사회집단 안에서 아동과 청소년들이 다른 사람들과 세대간에 공유하게 되는 관습, 가치관, 신념, 기준을 포함한다.
- **물리적 환경과 과학기술(physical environments and technology)**은 아동과 청소년들이 생활 속에서 사용하는 건축물, 공간, 물체, 도구, 과학기술을 말한다.
- **자연환경(natural environments)**은 지형적 경계, 날씨, 온도, 일광량, 소음수준,

자연상태에서의 대기상태를 포함한다.

개인적 요소와 환경적 요소 사이에 일치정도는 아동과 청소년들이 자신의 세상을 탐험하고 상호작용하는 데 영향을 미친다(Baum & Christiansen, 2005). 사회기술 집단 시나리오의 경우 작업치료사와 보조작업치료사는 이러한 환경적 요소가 아동과 청소년들이 사회적 상황에 참여하는 데 어떤 영향을 미치는지에 대한 정보를 수집한다. 아동과 청소년들은 그들이 안전하다고 생각되며, 개인적 요소의 특정 부분에 적절한 도전적 문제를 제시하는 환경을 탐험하고 상호작용할 가능성이 크다. 이들은 그들에게 위협적이고 개인적 요소의 특정부분에 너무 큰 도전이거나 너무 하기 쉬운 도전을 제시하는 환경은 피할 가능성이 높다.

환경은 특정 방식으로 수행하도록 하는 **압박감(press)** 혹은 기대감을 형성하며 수행을 지지하기 위한 **어포던스(affordance)**를 제공한다(Christiansen & Baum, 2005). 예를 들면, 학교 환경에서의 사회적 상황은 압박을 형성하며 앉아서 조용히 얘기하고, 종이, 연필, 컴퓨터를 사용해야 하는 어포던스를 제공한다. 반대로 운동장 환경에서의 사회적 상황은 압박을 형성하며 뛰고, 달리고, 실험하며, 움직임 활동을 통해 학습하도록 하는 어포던스를 제공한다. 작업치료사와 보조작업치료사는 일상적 작업에서 참여를 지지하는 어포던스와 압박의 양을 제공하는 환경을 확인하고 만들기 위해 아동, 청소년들, 이들의 가족과 함께 한다.

사람-환경-작업수행 모델에 따라 **작업(occupations)**은 일상적 삶 속에서 추구하는 하고 있는 일과 관련있다. 이것은 목적지향적이며 시간에 따라 확장되고 아동과 청소년들에게 특별한 의미가 있으며 다양한 과제를 순서화하고 통합하는 것과 관련있다. 과제(tasks)는 목표가 같은 관찰가능한 행동의 결합이다. 작업은 체계와 규정된 기대치가 있다. 이러한 체계와 기대치는 목표, 시간적 특성, 사회적 차원으로부터 나온다(Baum & Christiansen, 2005). 아동과 청소년들이 수행하는 작업은 자신의 역할을 형성한다; 마찬가지로 아동과 청소년들의 역할은 그들이 수행하는 작업을 형성한다.

작업수행(occupational performance)은 하고 있는 일의 행동과 작업을 결합한 것이다. 개인에게 의미있는 작업을 형성하는 통합된 과제순서를 수행하거나 하고 있는 것과 관련있다. 작업을 하거나 수행하기 위해 개인의 내적 능력, 환경으로부터의 외적 지지, 혹은 이 두 가지 모두를 필요로 한다. 아동과 청소년들과 함께 할 때 작업치료사와 보조작업치료사는 현재 존재하고 있고 발달하고 있는 작업과 역할을 지지하는 중재를 계획하기 위해 내적능력, 환경적 어포던스, 압박(press)을 주의 깊게 평가할 필요가 있다.

사람-환경-작업수행 모델의 가설들

일부 가설들은 사람-한경-작업 수행모델의 구성개념들을 강조한다. 아동과 청소년들에게 적용할 때 이들은 자연적으로 자신의 환경을 탐험하고 숙련되기 위한 동기를 가지고 있다고 가정한다. **사람의 기능(human agency)**이라고 이름 붙여진 이러한 동기는 아동과 청소년들이 학습, 문제해결, 삶의 만족도를 위한 목표달성을 하도록 자신의 환경 속에서 사회적, 신체적, 개인적 자원을 효과적으로 이용하는 것이 가능케 한다. 두 번째 가설은 아동과 청소년들이 성공을 경험할 때 자신을 유능하다고 느끼고 더 큰 역량으로 새로운 도전문제에 부딪히고자 한다는 것이다. 이들은 개인적 의미를 가지고 있는 작업적 목표를 성취할 때 충족감과 숙련감을 갖는다. 시간에 따라 이러한 경험들은 아동과 청소년들이 자신이 누구인지와 세상 속에 자신의 위치를 규정하는 데 도움이 된다(Baum & Christiansen, 2005). 사회기술 집단에 적용할 때 작업치료사와 보조작업치료사는 아동과 청소년들이 환경을 탐색하고 숙련되게 하기 위한 자원을 효과적으로 사용함으로써 충족감과 숙련감을 얻도록 하는 중재를 계획하도록 한다. 이것은 연습회기의 제공, 활동과 도구의 변형, 환경조정, 또래조직을 제공하는 것과 관련있다.

중재

이 모델에서 아동과 청소년들은 참여를 제한하는 개인적, 사회적, 장애-관련 장벽을 극복하기 위해 다른 사람들과의 지지로부터 이득을 얻는다고 가정하였다. 작업치료는 아동과 청소년들이 그런 참여가 제한되거나 건상상태, 사회적 요소 혹은 장애로 인해 위험을 받을 때 그들에게 중요하고 의미있는 작업에 참여하거나 재참여하도록 하는 것을 가능케 하기 위한 과정에 관점을 둔다(Baum & Christiansen, 2005). 작업치료는 아동과 청소년들이 의미있고 만족스런 삶을 살 수 있도록 하기 위해 **작업적 역량(occupational competence)**, 즉 숙련된 작업적 수행을 발달시키는 데 초점을 둔다.

작업치료사와 보조작업치료사는 이들이 자신의 작업에 참여할 수 있도록 아동과 청소년들이 기술을 발달시키거나 자원을 사용하도록 돕기 위해 클라이언트 중심의 폭넓은 전략을 사용할 수 있다. 이 모델에 의한 지침으로 작업치료사와 보조작업치료사는 때때로 개인적 요소에 대한 직접적인 중재를 할 수 있고 나머지는 환경적 요소에 대해 중재한다. 중재는 개인적 요소는 필요한 능력을 강화, 회복, 발달시키도록 하는 것이다. 환경에 대한 중재는 그것을 확장하고 접근성이 좀 더 좋도록 하는 것이다. 종종 작업치료사와 보조작업치료사는 아동과 청소년들을 작업을 수행하는 데 관여시킨다; 나머지 치료회기에서 역할과 활동을 제한하는 환경적 장벽을 제거하고 목표와 전략을 발달시키기 위해 이들과 함께 한다(Baum & Christiansen, 2005). 예를 들면, 보육원에서 살고 있는 초등학교 연령집단의 아동에게 중재를 제공할 때 작업치료사와 보조작업치료사는 사회적 기술과 대처 기술을 발달시키기 위한 건축물과 구성활동을 사용한다. 이들은 아동들을 위해 실내와 실외 놀이영역을 만들기 위해 보육원의 관리자와 함께 일한다. 이들은 다양한 저비용 게임과 비용이 안드는 놀이, 사회기술을 연습하기 위한 수공예를 소개하고 그들의 작업적 선택을 확장시킨다. 작업치료사와 보조작업치료사는 또한 지방의 지역사회센터에 참여하도록 하기 위한 장학금 제도와 수업료 포기에 대해 알도록 아동들과 그들의 부모와 함께 하도록 한다. 이러한 활동의 결합은 성공적으로 아동이 참여하도록 능력을 향상시키고 건강과 안녕을 증진시키는 다양한 놀이와 여가 작업을 수행하도록 한다.

사람-환경-작업 모델(Person-Environment-Occupational Model)

McMaster 대학의 환경연구단체의 일원인 Law, Cooper, Strong, Stewart, Letts와 Rigby는 사람-환경-작업모델을 개발하였다(Law et al., 1996). 이들은 Lawton과 Nahemow(1973)의 환경적 이론, Csikszentmihalyi(1988)의 흐름 이론, Canadian Guidelines for Occupational Therapy(CAOT, 1997)를 이 모델에 통합하였다(Law et al., 1997). 이것은 이전에 언급되었던 사람-환경-작업 수행모델과 인간행동의 생태학적 모델의 많은 부분이 유사하다. 사람-환경-작업모델은 작업을 근거로 한 실행을 지지하며

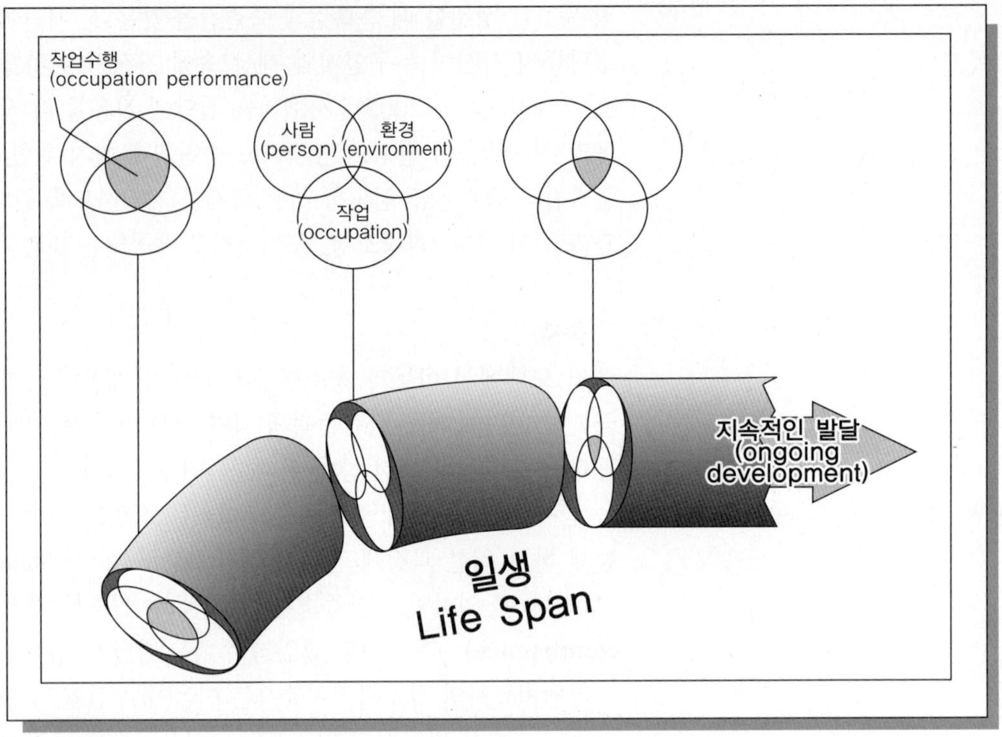

■ 그림 2.5
사람-환경-작업 모델(Copyright Law, M., Cooper, B., Strong, S., Stewart, D., Rigby, P., & Letts, L. (1996). The person-environment-occupation model: A transactive approach to occupational performance. *Canadian Journal of Occupational Therapy, 63*, 1. Used by permission.

인간 발달을 일생의 긴 과정으로써 바라본다. 이 모델에 따르면 작업수행은 사람, 환경, 작업간의 역동적인 관계로 인한 것이다. 최대의 작업수행은 사람, 작업, 환경간의 일치가 있을 때 일어난다(Law et al., 1996). 이 모델은 캐나다, 미국, 인도, 러시아와 같은 나라에서 교육, 연구, 실행, 전문적인 연구논문을 위한 이론적 틀을 제공한다. 언어의 명확성 때문에 이 모델은 보건관리 정책에 대한 입법자와 의사소통을 할 때 유용한 것으로 증명되었다(Crist et al., 2000). 이 모델은 작업치료사와 보조작업치료사가 아동과 청소년의 자신에 대한 이해와 신체적, 정신사회적 능력, 이들이 수행할 필요가 있고 수행하기를 원하는 작업과 작업수행에 영향을 미치는 이들을 둘러싼 환경을 고려하도록 한다. 예를 들면 장애인 올림픽 프로그램의 협력자로써 작업치료사와 보조작업치료사는 운동선수로써의 아동과 청소년의 인식, 수행하기를 원하고 필요로 하는 운동과 관련된 작업들, 운동과 관련된 활동을 수행하기 위한 능력, 이들의 수행에 영향을 미치는 환경을 고려한다. 그림 2.5 ■는 사람-환경-작업모델을 설명한 것이다(Law et al., 1996).

사람-환경-작업 모델의 구성개념들

이름에서 보여지는 것처럼, 이 모델의 세 가지 구성개념은 사람, 환경, 작업이다. 작업수행의 구성개념은 처음 세 가지 구성개념으로부터 나온다.

이 모델에서 **사람(person)**은 개인, 집단, 지역사회로 적용될 수 있다. 사람이라는 용어는 개인의 신체, 마음, 영적 측면과 통합된다. 사람은 역동적이며, 하고자 하는 욕구가 있으며 자신의 환경에 영향을 주고 상호작용하는 발달하는 존재로 본다. 장애인 올림픽 프로그램에 참여하는 아동과 청소년들과 함께 하는 경우 이 모델은 작업치료사와 보조작업치료사가 다양한 기술들, 이들이 가지고 있는 특성, 발달시켜야 할 능력, 장애인 올림픽 프로그램에 참여하기 위해 준비해야 하는 환경 속에서 가정한 역할을 고려하도록 한다. 또한, 이 모델에서는 작업치료사와 보조작업치료사가 운동선수로써 아동과 청소년들의 자신에 대한 이전 생각과 현재 만들어지고 있는 의식, 자신의 능력과 장애에 대한 자신의 관점을 고려하도록 한다(Law, 2000).

환경(environment)은 사람들이 어떤 작업을 어떻게 수행할 것인지에 영향을 미치는 물리적, 사회적, 문화적, 제도적 차원을 모두 포함한다(Law et al., 1996). Bronfenbrenner (1979, 1997)에 의해 기술된 환경의 각 계층과 유사하게 환경의 측면은 "사람... 가족, 이웃사촌, 지역사회, 시 혹은 군, 도시, 세계"를 포함한다(Crist et al., p.113). 그런 환경은 작업수행을 지지와 장벽을 모두 제공할 수 있다(Law, 2000; Law et al., 1996). 장애인 올림픽의 협력자로써 작업치료사와 보조작업치료사는 어떤 환경이 장애인 올림픽 프로그램에 참여하는 데 지지적인지 혹은 방해가 되는지를 고려하고, 아동과 청소년들이 운동선수로써 시행하거나 거부해야 할 것이다.

이 모델에 의해 정의된 것처럼 **작업(occupations)**은 삶 속에서 사람들이 참여하는 자기-지시적인 과제 혹은 활동들의 집합체이다. 여기에는 정신사회적 요소와 신체적 요소를 포함한다. 사람들은 매일, 매주, 매년동안 자신을 위한 시간패턴을 만드는 작업적 일과(occupational routine)를 확립한다(Law, 1997). 장애인 올림픽 협력자로써 작업치료사와 보조작업치료사는 아동과 청소년들의 즉각적이고 장기간의 운동경기 작업에 초점을 둔다. 또한 아동과 청소년들의 자기-관리 작업과 연관되어 있어서 경쟁에 참여하기 위한 준비를 할 수 있다. 게다가 장애인 올림픽의 경쟁, 친교 프로그램, 개회식과 폐막식의 한 부분인 놀이와 사회적 작업과 관련이 있다.

작업수행(occupational performance)은 특정 환경적 상황에서 아동과 청소년들이 자발적으로 목적 있는 활동과 과제에 참여한 결과이다. 수행에 대한 주관적인 경험과 관찰가능한 수행에 주목한다. 최대 작업수행은 사람, 환경, 작업간에 서로 부합될 때 일어난다(Law, 2000). 사람-환경-작업 모델에 의한 지침으로 장애인 올림픽 협력자의 역할에서 작업치료사와 보조작업치료사는 (1) 아동과 청소년들의 개인적 특성들; (2) 장애인 올림픽 프로그램에 영향을 미치는 물리적, 사회적, 문화적, 제도적 환경들; (3) 아동과 청소년들에게 기대되어 있고 바라는 작업들에 초점을 둔다. 이들은 아동과 청소년들의 작업수행을 최대화하기 위한 이러한 요소들과 수행에 대한 주관적인 경험들 사이에 적합성(goodness of fit)을 이루기 위해 노력한다.

사람-환경-작업 모델의 가설들

이러한 구성개념들을 강조하는 것은 중요한 가설들이다. 이 모델은 사람, 환경, 작업이 시간과 공간에 따라 변화한다고 가정한다. 이러한 요소들 사이에 상호작용은 유동적이며 일생에 걸쳐 작업수행을 형성하고 변화시킨다. 아동과 청소년들과 함께 할 때 이들의 행동은 자신의 신체적, 심리적 특성, 환경, 시공간적 배경과 분리할 수 없다(Law et al., 1996). 작업수행 영역들 사이에 균형을 유지하는 것은 건강한 것인 반면 이러한 균형은 개별적이다(Crist et al., 2000). 사람-환경-작업모델은 자신의 환경, 작업 요소에 대한 아동과 청소년들의 적합성을 검사하고 결과적으로 나타나는 작업수행을 분석하기 위한 도구를 제시한다(Crist et al., 2000; Law et al., 1996).

중재

과제를 수행하는 데 필요로 하는 기술에 즉시 초점을 두기보다는 오히려 이 모델은 작업치료사와 보조작업치료사 그들이 무엇을 할 수 있고, 무엇을 필요로 하며, 무엇을 하기를 원하는지를 우선 생각하고 작업수행의 문제점을 조사하도록 한다. 이러한 이해를 기반으로 환경적 상황과 수행에서의 문제에 대해 평가와 중재가 이뤄진다. 이 모델을 사용할 때 작업치료사와 보조작업치료사는 작업수행을 지지하는 것을 찾아내고 방해요소를 제거하기 위해 아동들, 청소년들 그리고 이들의 가족들과 함께 협력하여 일한다. 중재는 아동, 청소년들, 가족들이 중요한 것으로 생각한 이런 활동들과 과제에 대한 작업수행의 방향으로 이뤄진다(Crist et al., 2000; Law et al., 1996). 어떤 상황에서는 작업치료사와 보조작업치료사가 아동들과 청소년들의 개인특성을 변화시키는 것보다 작업수행에 영향을 미치는 환경을 변화시키는 방향의 중재가 좀 더 효과적이고 효율적일 수 있다(Crist, Royeen & Schkade, 2000). 궁극적인 목표는 사람, 환경, 작업 사이에 적합성을 확립하는 것이다.

작업치료 시행체계와의 연계
(Connecting to the Occupational Therapy Practice Framework)

이 책의 1장에서는 작업치료 영역과 과정의 목적과 구성에 대해 재검토하였다. 특히 작업치료에서 언급하고 있는 인간 관심의 영역들을 명확히 하고 전반적인 평가, 중재, 작업치료사와 보조작업치료사가 작업치료 서비스를 제공하기 위해 따라야 하는 결과 과정들을 설명하였다. 이 장에서는 네 가지 작업을 기반으로 하는 개념모델들을 재검토하였다: 인간 행동의 생태학적 모델, 인간작업모델, 사람-환경-작업수행모델, 사람-환경-작업모델. 각 모델은 인간, 작업, 인간, 작업에 영향을 미치는 환경, 작업수행에 관한 구성개념들과 가설들로 구성되어 있다. 이 모델의 목적은 작업치료사와 보조작업치료사가 아동들과 청소년들과 함께 일을 하기 위해 지식과 기술을 사용하는 임상적 추론을 가이드하는 특별한 체계를 제공하는 것이다. 각 개념모델들은 이러한 구성개념과 가설들을 조직화하고 임상적 추론을 가이드하는 방법에 대해서 유사성과 차이점을 가지고 있다. 작업치료사와 보조작업치료사는 작업치료 시행체계와 개념모델이 서로 어떻게 연관되어 있는지를 생각하는 데 유용하다. 그렇게 하는 것은 아동들과 청소년들에게 작업치료 서비스를 제공하기 위한 자신의 능력을 강화시킨다. 표 2.1 ■ 은 작업을 기반으로 한 개념모델의 부분과 시행체계의 용어들, 핵심 구성개념을 체계화하기 위한 한 가지 접근방법을 제시한다. 이것은 이 장에서 재검토한 작업을 기반으로 한 네 가지 시행모델의 구성개념들과 몇 가지 개념들과 시행체계의 용어를 연관짓기 위한 방법을 제시하고 있다. 작업치료 시행체계의 용어와 체계와 이러한 개념모델들은 연구결과, 현재 일어나고 있는 작업치료 시행의 문제점에 따라 발전할 것이라는 점을 기억하라. 때문에 작업치료사와 보조작업치료사가 정기적으로 작업치료를 시행할 때 작업치료 시행체계와 개념모델들을

■ 표 2-1
개념모델과 시행체계 용어간의 연계

개념모델	작업치료 시행체계-영역								작업치료 시행체계과정		
		작업영역	수행기술	수행패턴	배경	활동요건	신체기능	신체구조	평가	중재	결과
인간수행의 생태학적 모델	사람-흥미, 경험과 기술들	의미있는 과제의 집합체	수행-과제를 선택하고 시행하기	사람-역할	배경 환경적 특성	과제의 공간적,	사람-기술, 가치		배경내의 수행을 지시함	중제 접근법	수행, 수행범위
인간작업 모델	사람-의지, 습관화, 수행능력	작업의 특성	작업수행	습관화-역할과 일과	환경-물리적, 사회적		수행능력-주관적 경험과 객관적 요소		아동 혹은 청소년들을 위해 사용 가능한 8개의 평가도구들	개인요소, 환경적 요소, 작업수행을 지시함	
작업적 적응과 작업적 역량	사람-환경-작업수행 사람-신경학적, 생리학적, 인지적, 심리적, 정서적, 영적 요소들	작업에의 참여와 수행	행동과 과제		환경적 요소		개인 요소		개인요소, 환경적 요소, 활동, 과제, 역할을 지시함	개인요소, 환경적 요소, 활동, 과제, 역할을 지시함	건강과 안녕
사람-환경-작업	사람-마음, 신체, 영혼	작업-자기-지시적인 활동과	관찰가능한 작업수행		환경		신체적, 정신사회적 능력		사람, 환경, 작업을 지시함	사람, 환경, 작업을 지시함	작업수행 과제들의 집합체

재확인할 필요가 있다. 이렇게 하는 것은 작업치료의 영역과 과정, 아동들과 청소년들에게 효과적이며 최상의 작업치료를 시행하기 위해 따라야 하는 임상적 추론과정을 명확히 하는 데 도움을 준다.

요약(Summary)

개념모델은 상호관련성을 명확히 하기 위해 특정 방식으로 구조화된 구성개념들과 가설들의 집합체이다. 하나의 직업 안에서 개념모델은 한 직업의 핵심을 정의하고 다른 직업들과의 관계를 정의하는 데 도움을 준다. 이 직업의 구성원들은 임상적 추론을 가이드하고, 연구문제를 세우고, 치료적 시행에 대한 효과와 효율성을 제시하기 위해 이러한 개념모델을 사용한다. 개념모델은 시간에 따라 발전한다. 시행, 연구, 정책결정을 변화시키는 데 영향을 미칠 뿐 아니라 시행, 연구, 정책의 변화에 의해서도 영향을 받는다.

수많은 작업-근거 개념모델은 지난 수년간 작업치료 영역 안에서 발전해왔다. 하나의 전문영역은 시간에 따라 변화할 수 있는 수많은 겹쳐지는 개념모델을 가지고 있으며, 이것은 강점과 성숙의 표시이다. 현재의 작업치료 시행을 지시하는 네 가지 작업-근거 개념모델은 인간행동의 생태학적 모델, 인간작업모델, 사람-환경-작업 수행모델, 사람-환경-작업모델이다. 이 모델을 각각 강조하는 것은 사람은 복잡한 존재이며 삶의 단계와 생물학적, 사회적, 심리학적 과정이 서로 교차함을 반영하고 이것에 의해 영향을 받는다고 가정한다. 각 모델은 의미있고 발달적으로 적절한 작업에의 참여가 건강과 안녕을 증진시킨다는 철학적 신념을 지지한다.

그런데 이 모델들은 철학적 신념, 가설들, 구성개념들을 조직화하고, 정의하고 강조하는 특정방식에 있어서 서로 다르다. 학제간 개념모델로써 고안된 인간행동의 생태학적 모델은 수행범위와 질에서 배경, 사람, 과제간의 역동적인 관계를 강조한다. 주어진 환경 안에서 사람에 의해 성취될 수 있고 이용할 수 있는 수행의 범위를 고려한다. 이 모델은 특히 배경적 요소를 강조하며 작업치료사와 보조작업치료사가 중재를 제공할 때 사람에 초점을 두는 것과 더불어 과제와 환경을 수정하고 변형시키도록 한다. 인간-작업 모델은 작업행동, 인류학, 심리학, 철학에 뿌리를 두고 있다. 또한 환경과 작업수행을 언급하는 반면 이 모델은 사람과 작업의 특성에 대한 이해를 강조한다. 세계보건기구(World Health Organization)의 주도와 부합하여 사람-환경-작업 수행모델은 작업수행과 참여에 초점을 둔다. 이 모델은 작업치료사와 보조작업치료사가 사람의 본래의 능력과 습득된 능력, 환경 안에서의 지지와 방해요소가 건강과 안녕을 증진시키는 사람의 수행과 작업에의 참여에 어떻게 영향을 미치는지를 고려하도록 한다. 사람-환경-작업모델은 환경적 이론과 작업-근거 이론들에 뿌리를 두고 있다. 이 모델은 작업수행과 연관있는 주관적 경험과 관찰가능한 행동을 인식한다. 이것은 최대 작업수행이 사람, 작업수행이 일어나는 환경, 작업수행 사이에 적합성으로부터 나온다는 생각을 지지한다.

아동, 청소년들과 함께 할 때 임상적 추론을 가이드하기 위해 작업치료사와 보조작업치료사가 사용하는 특정 작업-근거 개념모델은 아동, 청소년들의 능력과 요구에 의해 영향을 받는다. 또한 이 모델을 사용하는 데 있어서 작업치료사와 보조작업치료사의 지식과 편안함의 수준, 철학, 시행환경의 임무에 의해 영향을 받는다. 필수적인 것은 작업치료사와 보조작업치료사가 임상적 추론을 가이드하고 치료적 중재에 초점을 두기 위해 작업-근거 개념모델을 사용하는 것이다. 작업-근거 개념모델을 사용하는 것은 치료사들이 자신의 직업적 정체성을 유지하고 작업치료 시행의 범위 안에서 서비스를 제공하고 자금 제공자, 서비스를 제공받는 사람들, 경영진들에게 중재 접근법에 대한 근거를 정당화하는 데 도움을 준다.

핵심요점 재검토(Reviewing Key Points)

1. 아동, 청소년들에게 작업치료 서비스를 제공할 때 왜 작업-근거모델을 사용하는 것이 중요한지 설명하라.
2. 인간수행의 생태학적 모델과 관련있는 중요 용어들을 목록화하고 정의하라.
3. 인간수행의 생태학적 모델의 네 가지 가설들을 개괄적으로 설명하라.
4. 인간작업모델을 사용할 때 작업치료 중재의 초점을 설명하라.
5. 인간작업모델과 관련 있는 중요 용어들을 목록화하고 정의하라.
6. 인간작업모델의 네 가지 가설들을 개괄적으로 설명하라.
7. 인간작업모델을 사용할 때 작업치료 중재의 초점을 설명하라.
8. 사람-환경-작업수행 모델과 관련있는 중요 용어들을 목록화하고 정의하라.
9. 사람-환경-작업수행 모델의 네 가지 가설들을 개괄적으로 설명하라.
10. 사람-환경-작업수행 모델을 사용할 때 작업치료 중재의 초점을 설명하라.
11. 사람-환경-작업 모델과 관련있는 중요 용어들을 목록화하고 정의하라.
12. 사람-환경-작업 모델의 네 가지 가설들을 개괄적으로 설명하라.
13. 사람-환경-작업 모델을 사용할 때 작업치료 중재의 초점을 설명하라.

중요 요점 적용하기(Applying Key Concepts)

1. 파트너와 함께 이 장에서 설명한 개념모델 중 한 가지를 선택하라. 구성개념, 가설들, 모델의 용어를 사용하여 아동, 청소년, 아동의 부모를 면담하기 위해 사용할 수 있는 연속된 질문들을 마련하라. 아동 혹은 청소년들은 특별한 요구를 필요로 하지 않는다. 아동 혹은 청소년들의 그들만의 개인적 측면, 그들이 수행하는 작업과 활동들, 이러한 활동을 수행하는 환경에 대해서 배우기 위해 면담 질문에 중점을 두어라. 30분에서 45분의 면담과 오디오 테이프를 시행하라. 어떤 부가적 정보를 수집하는 것이 유용한가를 생각하라.
2. 파트너와 함께 이 장에서 설명한 두 번째 개념모델을 선택하라. 구성개념, 가설들, 모델의 용어를 사용하여 아동, 청소년, 아동의 부모를 면담하기 위해 사용할 수 있는 연속된 질문들을 마련하라. 아동 혹은 청소년들은 특별한 요구를 필요로 하지 않는다. 아동 혹은 청소년들의 그들만의 개인적 측면, 그들이 수행하는 작업과 활동들, 이러한 활동을 수행하는 환경에 대해서 배우기 위해 면담 질문에 중점을 두어라. 30분에서 45분의 면담과 오디오 테이프를 시행하라. 후에 오디오 테이프

를 듣고 수집한 정보를 재검토하라. 면담과정을 구조화하고 지시하기 위해 모델을 사용하는 것을 고려하라. 어떤 부가적 정보를 수집하는 것이 유용한가를 생각하라.

3. 위의 두 가지 학습활동을 통해 수집한 정보유형과 질문유형을 비교하라. 작업치료 서비스를 제공하기 위해 필요로 하는 정보를 수집하고 면담을 가이드하는 데 있어서 각 모델의 이점과 제한점을 생각해보아라. 면담기법을 가이드하는 데 효과적으로 개념모델을 사용하기 위해 필요로 하는 부가적인 지식과 기술이 무엇인가를 생각하라.

참고 문헌(References)

Baum, C. M., & Christiansen, C. (2005). Person-environment-occupational performance: An occupation-based framework for practice. In C. Christiansen, C. Baum, & J. Bass-Haugen (Eds.), *Occupational therapy: Performance, participation, and well-being*. Thorofare, NJ: SLACK.

Bronfenbrenner, U. (1979). *The ecology of human development: Experiments by nature and design*. Cambridge, MA: Harvard University Press.

Bronfenbrenner, U. (1997). Systems vs. associations: It's not either/or. *Families in Society, 78*, 124.

Burke, J. P. (2003). Philosophical base of human occupation. In P. Kramer, J. Hinojosa, & C. B. Royeen (Eds.), *Perspectives in human occupation*. Philadelphia: Lippincott Williams & Wilkins.

Canadian Occupational Therapy Association (1997). *Enabling occupation: An occupational therapy perspective*. Ottawa: Author.

Christiansen, C., & Baum, C.M. (Eds.). (1991). *Occupational therapy: Overcoming human performance deficits*. Thorofare, NJ: SLACK.

Christiansen, C., & Baum, C. M. (Eds.). (1997). *Occupational therapy: Enabling function and well-being* (2nd ed). Thorofare, NJ: SLACK.

Christiansen, C., Baum, C. M., & Bass-Haugen, J. (Eds.). (2005). *Occupational therapy: Performance, participation, and well-being* (3rd ed). Thorofare, NJ: SLACK.

Crist, P., Royeen, C. B., & Schkade, J. (Eds.). (2000). *Infusing occupation into practice* (2nd ed.). Bethesda, MD: AOTA.

Csikszentmihalyi, M., & Csikszentmihalyi, I. S. (1988). *Optimal experience: Psychological studies in flow in consciousness*. Cambridge: Cambridge University Press.

Dunn, W. (2000). *Best practice occupational therapy: In community service with children and families*. Thorofare, NJ: SLACK.

Dunn, W., Brown, C., & McGuigan, A. (1994). The ecology of human performance: A framework for considering the effect of context. *American Journal of Occupational Therapy, 48*, 595–607.

Dunn, W., Brown, C., & Youngstrom, M. (2003). Ecological model of occupation. In P. Kramer, J. Hinojosa, & C. B. Royeen (Eds.), *Perspectives in human occupation*. Philadelphia: Lippincott Williams & Wilkins.

Fisher, A. (2006). Overview of performance skills and client factors. In H. McHugh Pendelton and W. Schultz-Krohn (Eds.), *Pedretti's occupational therapy: Practice skills for physical dysfunction* (6th ed.). St. Louis: Mosby Elsevier.

Forsyth, K, & Kielhofner, G. (2003). Model of human occupation. In P. Kramer, J. Hinojosa, & C. B. Royeen (Eds.), *Perspectives in human occupation*. Philadelphia: Lippincott Williams & Wilkins.

Kielhofner, G. (2002). *Model of human occupation. Theory and application* (3rd ed.). Baltimore, MD: Lippincott Williams & Wilkins.

Kielhofner, G., Burke, J., & Heard, I. C. (1980). A model of human occupation. Part four: Assessment and intervention. *American Journal of Occupational Therapy, 34*, 777–788.

Kielhofner, G., Tham, K., Baz, T., & Hutson, J. (2002). Performance capacity and the lived body. In G. Kielhofner (Ed), *Model of human occupation: Theory and application* (3rd ed.). Baltimore, MD: Lippincott Williams & Wilkins

Kramer, P., Hinojosa, J., & Royeen, C. B. (Eds.). (2003). *Perspectives in human occupation*. Philadelphia: Lippincott Williams & Wilkins.

Law, M. (1997). Theoretical context for the practice of occupational therapy. In C. Christiansen, & C. Baum (Eds.), *Occupational therapy: Enabling function and well-being* (2nd ed.). Thorofare, NJ: SLACK.

Law, M., Cooper, B., Strong, S., Steward, D., Rigby, R., & Letts, L. (1996). The person-environment-occupational model: A transactive approach to occupational performance. *Canadian Journal of Occupational Therapy, 63*, 9–23.

Law, M. (2000). Person-environment-occupation model. In P. A. Crist, C. H. Royeen, & J. K. Schkade (Eds.), *Infusing occupation into practice* (pp. 111–114). Bethesda, MD: American Occupational Therapy Association.

Lawton, M. P., & Nahemow, L. (1973). Towards an ecological theory of adaptation and aging. In W. Preiser (Ed.), *Environmental design research*. Stroudsburg, PA: Dowden, Hutchinson & Ross.
Mosey, A. (1981). *Occupational therapy: Configuration of a profession*. NY: Raven Press.
Nelson, D., & Jepson-Thomas, J. (2003). Occupational form, occupational performance, and a conceptual framework for therapeutic occupation. In P. Kramer, J. Hinojosa, & C. B. Royeen (Eds.), *Perspectives in human occupation*. Philadelphia: Lippincott Williams & Wilkins.
Reilly, M. (1962). Occupational therapy can be one of the great ideas of 20th century medicine. *American Journal of Occupational Therapy, 16*, 1–9.
Reilly, M. (1969). The educational process. *American Journal of Occupational Therapy, 23*, 299–307.
Schkade, J. K., & Schultz, S. (1992). Occupational adaptation: Toward a holistic approach to contemporary practice, part 1. *American Journal of Occupational Therapy, 46*, 829–837.
Schultz, S. & Schkade, J. K. (1992). Occupational adaptation: Toward a holistic approach to contemporary practice, part 2. *American Journal of Occupational Therapy, 46*, 917–926.
Velde, B., & Fidler, G. (2002). *Lifestyle performance: A model for engaging the power of occupation*. Thorofare, NJ: SLACK.

제 3 장

작업 기반 개념 모델을 지원할 수 있는 타이론과 개념적 틀

Other Theories and Frames of Reference to Support Occupation-Based Conceptual Models

핵심용어

조절(Accommodation)
획득적 이론의 틀(Acquisitional frame of reference)
적응(Adaptation)
동화(Assimilation)
자율성(Autonomy
행동적 치료(Behavioral theory)
생체 역학적 모델(Biomechanical model)
중심화(Centration)
인지 이론(Cognitive theory)
구체적 조작기(Concrete operations)
보존성(Conservation)
해리성 동작(Dissociative movement)
실행증(Dyspraxia)
자기중심적 경향(Egocentric)
후천적 원리(Epigenetic principle)
균형(Equilibrium)
소거(Extinction)
이론의 틀(Frame of reference)
형식적 조작기(Formal operations)
동일시(Identity)
가상의 청중(Imaginary audience)
노력(Industry)
시작(Initiative)
내적강화(Intrinsic reinforcement)
상위인지(Metacognition)
이동성(Mobility)
부정적강화(Negative reinforcement)
신경발달 모델(Neurodevelopmental model)
대상 영속성(Object permanence)
사람 영속성(Person permanence)
개인적 우화(Personal fable)
긍정적 강화(Positive reinforcement)
실행(Praxis)
전 조작기(Preoperational)
심리사회적 이론(Psychosocial theory)
처벌(Punishment)
강화(Reinforcement)
가역성(Reversibility)
역할 갈등(Role confusion)
역할 고정(Role fixation)
도식(Schema)
감각통합(Sensory integration)
감각조절(Sensory modulation)
조성(Shaping)
안정성(Stability)
변환(Transformation)
신뢰(Trust)

목표

- 비-작업-기본 이론과 작업 기반 개념 모델 이론적 틀 관계를 이해하라.
- 아동과 청소년의 작업치료 실제와 관련된 발달이론에 대한 기본 원리를 설명하라.
- 아동과 청소년의 작업치료 실제: 사회 학습, 행동, 획득, 생물학적, 감각통합, 신경발달 모델 이론적 틀과 타이론의 기본 개념을 설명하라.
- 이론의 중요성과 작업치료 서비스의 직접적 구조 이론적 틀을 통합하라.

타이론과 작업의 이론적 틀 – 개념 모델 근거의 관계성(Relationship of Other Theories and Frames of Reference to Occupation Based Conceptual Models)

2장에서 다양한 작업-개념 모델 근거에 대해 설명하였다. 이런 개념 모델들을 아동과 청소년의 능력과 욕구, 작업의 특성과 환경의 영향 및 일상생활에서 참여할 수 있는 작업과제에 초점 맞추어져 있다. 그러나 아동과 청소년들이 어떻게 일상생활 속에서 작업에 참여하는지 더 깊이 이해하기 위해서는 작업에 근거하지 않는 이론(non-occupation-based theory)과 이론의 틀에 대해 알아보는 것이 필요하다. 특히, 아동과 청소년들이 그들의 작업을 수행하는 데 필요한 수행기술과 패턴을 어떻게 발달시키는지와 신체구조와 신체기능이 작업을 수행하는 방법에 어떻게 영향을 주는지에 대한 단서가 되는 이론들과 이론의 틀에 대해 알아보는 것이 중요하다.

이론은 체계적인 이해와 사건 또는 현상의 관계에 관한 예측을 규정하는 특정한 방법의 구조화된 집합이다. 이론의 틀은 평가와 중재를 위한 가이드로 제공되는 정보와 지식을 구조화하는 방법이다. 이론의 틀은 전문가들이 이론을 임상에 연결하고, 응용하게 한다(Kramer & Hinojosa, 1999; Mosey, 1981). 작업치료사들은 적은 수의 이론들과 이론의 틀을 발전시켰기 때문에, 작업치료사와 보조작업치료사는 심리학, 신경생리학, 사회학, 인류학과 같은 타 학문 이론가에 의한 전문지식에 크게 의지하였다. 이런 이론과 이론적 틀은 아동과 청소년들이 어떻게 성장하고, 발달하고, 정보를 처리하고, 신체를 움직이고, 생각하고, 행동하고, 느끼고, 다른 사람들과 사회적으로 행동하는지에 대한 특정 관점에 관하여 작업-개념 모델 근거보다 더 구체화된 개요를 제시한다.

이 장에서는 아동과 청소년에게 적용할 수 있는 여러 작업에 근거하지 않는 이론(non-occupation-based theory)과 이론적 틀의 개요를 소개하고 한다. 이론과 이론적 틀은 어떻게 인적 요소를 증진하고 또는 회복하는지, 과제와 환경적 요소를 수정하고 조화시키는지에 관하여 작업치료 평가와 중재처리동안 사용되는 임상적 이론 기술들을 가이드 할 수 있다. 특정 이론 또는 이론적 틀을 사용할 것인지 결정하는 것은 작업치료사의 책임이지만, 보조작업치료사 역시 이런 이론과 이론적 틀을 알고 있어야 함은 중요하다. 작업치료사와 보조작업치료사는 협력적으로 아동과 청소년에게 효율적인 작업치료 서비스를 제공하여야 한다. 작업에 초점이 맞추어진 중요한 개념 모델에 특히 신체 기능과 구조에 초점 맞추어진 이론과 이론적 틀을 결합함으로써 작업치료사와 보조작업치료사는 최상의 작업치료 서비스를 계획하고 실행할 수 있다.

발달 이론(Theories of Development)

개론(An Overview)

인간발달이론은 개인이 어떻게 성장, 성숙, 학습하는지에 대해 설명한다. 이 이론은 신체, 인지, 사회, 정서, 정신 영역 발달을 설명하고, 개인의 삶의 규칙적이고 시간적인 개념도 포함한다. 이 이론은 물리적, 문화적, 사회적, 시간적 환경에 의한 성장, 성숙, 학습의 변화 역시 설명한다.

발달에 관한 유명한 이론들이 많이 있다. 인간발달은 매우 복잡하기 때문에 각 이론들마다 발달의 모든 영역을 다루기보다 특정 영역에 초점 맞추어 설명한다. 이 장에서는 작업치료에서 자주 사용되는 Erikson의 **심리사회이론(psychosocial theory)**과 Piaget의 **인지이론(cognitive theory)**에 대해 알아보고자 한다. 다른 발달 이론들에는 Bronfenbrenner의 생태이론, Freud의 정신분석이론, Maslow의 인간욕구이론, Vygosky의 사회문화이론 등이 있다. 인간 성장과 발달에 대한 내용은 타 이론의 개요를 이해하는 데 도움이 된다.

Erikson의 심리사회이론(Erikson's Psychosocial Theory of Development)

Eric Erikson에 의하면 인간발달은 발달의 심리적인 요소에서 사회적 영향까지 확장된다고 말한다. 이와 대조적으로 그 시기에 널리 알려진 정신분석이론(psysocial theory)은 정신-성적 요소를 강조하지만, Erikson은 건전한 발달은 역사, 문화, 사회의 영향을 받는다고 생각했다. 그의 이론은 **후성설적 원리(epigenetic principle)**로 요약할 수 있다. 그것은 개인이 완전한 개인으로 형성되기 위해 모든 부분의 발달이 완성될 때까지 각 부분의 성격은 특정 시기에 발달한다는 것이다. 그는 한 단계의 잘못된 발달은 다음 단계의 성격 발달에 부정적인 영향을 준다고 믿었다(Vander Zanden, Crandell, & Crandell, 2003). Erikson은 발달을 9단계로 요약한다. 첫 번째에서부터 5단계까지는 아동과 청소년의 심리사회적 성장과 발달에 적용된다.

- 신뢰 대 불신
- 자율성 대 수치와 회의
- 주도성 대 죄의식
- 근면성 대 열등감
- 정체감 대 역할 혼란
- 친밀성 대 고립
- 생산성 대 침체성
- 자아통합 대 절망
- 절망 대 소망과 믿음 (Erikson & Erikson, 1997)

Erikson이 각 단계마다 사용한 단어는 개인이 그 시기에 갖게 되는 중심과제 또는 정서적 위기, 사회적 발달을 반영한다. Erikson은 양극의 단어보다는 단어 자체, 연속체, 각 단계-특정 중심 과제를 보았다. 한 단계는 다음 단계를 만들게 된다; 한 단계의 완성은 다음 단계로의 발달을 의미한다.

Erikson에 의하면, **신뢰 대 불신(trust versus mistrust)** 단계는 영아기 동안 나타난다. 이 단계 동안, 영아들은 양육자와의 긍정적이고 안전한 상호작용의 결과로써 기본적인 신뢰관계 형성을 배우게 된다(McDevitt & Ormrod, 2004; Vander Zanden et al., 2003). 작업치료 서비스를 받는 아동과 청소년들에 대해 생각해보자. 양육자와 환경과의 신뢰감은 그들이 배고플 때 음식을 주고, 그들이 걱정이 있을 때 위로를 해 주고, 그들이 사회적 상호작용이 필요할 때 자극이 되어주고, 안전하고, 예상 가능한 환경에서 살 수 있도록 하는 것에서 발달한다. 이와 대조적으로 학대, 생활 속에서의 신체적, 정서적, 그리고 사회적 방치 또는 경험적 특정 정신충격은 양육자와 환경과의 관계에서 불신을 형성한다. 타인과 환경과의 기본적인 신뢰감 형성, 잠재적으로 위험한 상황에서의 불신을 조절하는 것은 건전한 발달에 기여한다. 영아기 동안 신뢰와 불신의 기초가 형성된다면, 아동기와 청소년기에는 신뢰와 불신의 발달과 일상생활작업 참여로써 더 정교화한다. 작업치료사와 보조작업치료사는 안전하고 예상 가능한 환경 내에서 치료적인 상호작용을 통하여 신뢰감 발달을 촉진할 수 있다. 예를 들어, **촉각방어(tactually defensive)**가 있는 아이를 치료할 때, 작업치료사와 보조작업치료사는 촉각자극을 천천히 그리고 예상 가능하게 적용하여, 아이가 적응하고, 안전하다고 느낄 수 있도록 하며, 감각자극에 긍정적으로 반응할 수 있도록 하여야 한다. 나이가 어린 노숙 청소년을 다루게 될 때, 작업치료사와 보조작업치료사는 음식을 쉽게 먹을 수 있고, 안전하고, 개인의 잠자리를 제공하며, 일상적인 일과생활을 할 수 있도록 해야 한다.

Erikson의 두 번째 단계, **자율성 대 수치(autonomy versus shame and doubt)**와 회의는 전형적으로 아이들이 더 움직여 다닐 수 있고, 신체적으로 환경탐색이 가능한 유아기동안 나타난다. Erikson에 따르면, 이 단계의 심리사회적 발달동안, 어린 아이들 자아-확신 대 자아-의식에 초점 맞추게 된다. 그들은 자신의 의지를 언제, 어떻게 나타낼지 결정한다. 그들은 자아-존중감을 유지하는 동안 자기-통제를 발달시키려고 노력한다. 발달의 다른 단계와 마찬가지로 회의와 균형잡힌 자율성은 건전한 발달을 만든다(Erikson & Erikson, 1997; McDevitt & ORmrod, 2002). 융통성 있고, 안전한 범위 내에서 그들이 의견을 말하고, 그들의 선택을 행동할 수 있도록 격려받은 아이들은 자율성을 발달하게 된다. 일상적으로 그들의 의견과 선택이 받아들여지지 않은 아이들은 수치심과 회의감이 발달할 위험이 더 크다. 오랜 병원생활을 하며 치료를 받는 유아들의 건전한 자율성 발달을 돕기 위해서, 작업치료사와 보조작업치료사는 아이들이 자신이 원하는 장난감을 가지고 놀면서 독립성 및 건전한 선택을 증진할 수 있도록 적절한 놀이 환경을 병원 내에 디자인한다. 유사하게, 청소년에게는 다양하고 적절한 준비 또는 작업-기반 치료 활동들을 선택하는 권리를 주고 존중하여 자율성을 촉진할 수 있다.

Erikson의 세 번째 단계, **주도성 대 죄의식(initiative versus guilt)**은 두 번째 단계의 확장단계이다. 이 단계의 4~5세 아동들이 직면하게 되는 중심과제는, **역할실험(role experimentation)** 대 **역할고정(role fixation)**(Erikson & Erikson, 1997)이다. 역할실험은 아이들이 새로운 역할을 모험하고, 현재 자신이 가지고 있는 역할 범위를 넓히게 됨을 의미한다. 일상적으로 "내가 할꺼야", "내가 만든 것을 봐"라는 말을 생각해보면 알 수 있다. 역할 고정은 아이들이 위와 같은 위험을 가지지 않는 것이다. 자신이 하고자 하는 주도성과 죄의식 사이의 적절한 균형은 아이들이 그들의 행동을 중단하거나 할 수 있도록 한다. 환경 탐색하는 데 있어 안전하고 안정된 아이들은 주도성이 발달한다. 그의 결과로서, 아이들은 그들의 행동 목적과 방향성을 발달하게 된다(Vander Zanden et al., 2003). 탐색적이고 조작적인 활동들을 제한받거나 비난받은 아이들은 이런 행동들을 하게 될 때 죄의식이 발달하게 된다. 신체적으로 어려움을 가진 아이들이 건전한 주도성을 발달하도록 지지하기 위해서, 작업치료사와 보조작업치료사는 아이들의 발달에 맞는 다양한 작업 역할을 탐색할 수 있는 안전하고, 안정된 환경을 만든다. 학령전기 아이들에게는, 애완동물 돌보기, 부모님 돕기, 책 정리같은 활동이 있을 것이다.

Erikson이 말하는 네 번째 단계는 6~12세 아이들에게 나타나는 과제로 **근면성 대 열등감(industry versus inferiority)**이다. 그들은 어떻게 일을 수행하고 구성할지에 대해 관심을 보인다. 그들의 탐색을 통하여 그들은 성취감과 능력을 발달하게 된다(Erikson & Erikson, 1997). 위의 단계와 비슷하게, 안전한 환경 내에서 실패와 성공의 기회들을 시도하는 아이들은 성취감이 발달한다. 일상적으로 그들의 노력이 비난받거나 활동참여에 제한받는 아이들은 열등감에 빠지게 된다. 작업치료사와 보조작업치료사는 아이들을 물건을 조작하거나 만들 때 양자택일 방법을 사용할 수 있고, 최종 결과물이 나올 수 있는 활동들을 디자인한다. 예를 들어 이와 같은 활동에는 요리하기, 구성, 공예, 과학실험 같은 것이 있을 수 있다.

심리사회발달의 다섯 번째 단계는 청소년기에 나타나는 **정체감 대 역할 혼란(identity versus role confusion)**이다. 이 단계 동안 청소년들은 자신이 누구인지에 대한 확립을 발달시키기 위해 시도한다. 또 청소년들은 과제와 역할의 의미를 찾으려하고, 스스로 원하고, 자신과 타인의 상호인식에 대해 생각하게 된다(Erikson & Erikson, 1997). Erikson에 따르면, 역할 혼란을 느끼는 청소년들은 공허, 역할 억제, 자기-회의, 고립감을 가지게 된다. 이 과제를 성공적으로 해결하는 방법은 청소년들이 주어진 기회들을 연결하고, 다양한 역할과 과제들에 훌륭하게 참여하는 것으로 이것은 청소년의 정체감 형성에 도움이 된다. 자아-정체감 발달을 촉진하기 위해서, 작업치료사와 보조작업치료사는 청소년들이 작업-기반 활동들을 계획, 실행, 고려할 수 있는 다양한 기회들을 디자인한다. 예를 들어, 작업치료사와 보조작업치료사는 그룹 작업 수행동안 다양한 그룹 내 일원의 역할, 다양한 직업과 여가활동을 경험할 수 있는 방과 후 청소년 그룹을 조직 운영할 수 있다.

Piaget의 인지발달 이론 (Piaget's Cognitive Theory of Development)

Erikson과는 다르게 Piaget는 삶의 주기에 있어서의 심리사회적 발달에 중점을 두어 아동의 인지발달에 대해 연구하였다. 그는 아동이 어떻게 생각하고, 지식을 얻으며 자신을 인식하는지와 그들의 환경을 이해하는가에 대해서 연구하였다. Piaget의 시각에서 보았을 때 발달은 **적응(adaptation)**의 과정이라고 할 수 있다. 그는 적응의 과정을 통해서 환경의 다양한 요구와 직면하였을 때 그들의 환경을 수정한다고 믿었다. 이러한 부분에서 아동은 환경 안에서 얻어진 정보에 반응하고 대처하기 위해 **도식(schema)** 또는 정신적 이론의 틀을 사용한다. 적응은 새로운 정보를 받아들이기 위해서 **동화(assimilation)**와 조절을 필요로 한다. 동화란 이미 갖고 있는 도식 또는 체계에 안에서 새로운 정보를 이해하고 해석하는 것을 말한다. 그들이 갖고 있는 도식에 대한 정보에 있어서 동화의 과정이 이루어지지 않을 때 그들은 **불균형(disequilibrium)** 상태를 경험하게 된다. 이러한 과정에 대한 경험을 **조절(accommodation)**이라고 하며 아동은 통합을 위해서 그들이 이미 갖고 있는 도식을 수정하여 새로운 정보를 만들고 평형상태를 만들게 된다(Vander Zanden et al. 2003). 아동이 다시 평형 상태에 대한 경험을 하게 되면서 동화를 통해 새로운 도식을 획득하고 환경적 정보를 받아들이게 된다. 이런 과정이 되지 않으면 위에서 말한 불안정한 주기가 시작되고 그렇게 되면 다시 동화의 과정을 반복하게 된다.

동화, 조절, 평형에 대한 개념을 사용하는 것은 아동과 청소년들이 이미 알고 있는 작업과 새로운 작업에 대한 생각의 관점에 도움을 줄 수 있다. 이 시기 동안 아동은 새로운 정보에 대해 관찰하고 획득한다. 그러나 작업을 어떻게 수행할 것인가에 대한 생각과 기본적인 방법은 변하지 않는다. 아동과 청소년의 성장에 있어서 불안정한 시기를 경험하는 동안 일상적 활동 안에서 새로운 방식을 획득하기 위해서는 그들이 기존에 갖고 있던 도식에 대한 수정과 조절이 필요하다.

Piaget는 인지발달의 네 가지 주요단계를 약술하였다. 그는 이러한 단계를 순차적으로 거쳐 발달이 이루어진다고 보았으며 그 결과 그들의 생물학적인 성장과 함께 환경과의 상호작용이 이루어진다고 믿었다. 이러한 단계는 다음과 같다.

- 감각 운동기
- 전 조작기
- 구체적 조작기
- 형식적 조작기 (Piaget, 1965, 1970)

Piaget에 의하면 감각운동기 단계는 탄생에서부터 대략적으로 2세까지를 말한다. 이 시기 동안에 아이들은 그들의 세계 안에서 감각과 운동 경험을 통합시킨다. 그들은 사물을 듣고, 만지고, 보고, 냄새를 맡음으로써 소리, 질감과 시각적 정보를 학습하게 된다. 그들은 그들 자신의 신체 움직임과 관련된 **인과관계(cause and effect)**를 발달시킨다. 특히, 그들은 사물의 실제적인 원인과 결과에 대한 정보를 학습하게 된다. 예를 들면 예기지 않은 움직임을 통해 우연히 사고를 일으키게 되고 울기를 통해서 보호자가 아동 스스로에게 주의를 끌게 만들기도 한다. 생후 7개월이 되면 **사람에 대한 영속성(person permanence)**의 획득과 8개월 정도가 되었을 때는 **사물에 대한 영속성(object permanence)**이 생겨나게 된다. 사람에 대한 영속성은 사람을 독립적인 실체로 여전히 존재한다는 사실을 인식하는 것, 대상 영속성은 사물을 독립적인 실체로 여전히 존재한다는 사실을 인지하고 있는 것이다. 작업치료사들과 보조작업치료사들은 어린 아동들에게 감각과 움직임 활동들은 제공해주어 그들의 신체 움직임을 통해 감각 자극을 받아들일 수 있도록 해준다. 동화와 조절을 위한 아동의 활동 수준이 일관되게 나타날 때 이러한 활동은 그들의 환경과 물체에서의 효과적인 상호작용을 가능케 한다. 이러한 활동의 예는 물, 모래, 무독성의 페인트 놀이와 미로와 정글짐을 통과하는 것이 해당된다.

Piaget의 두 번째 인지발달 단계는 **전 조작기(preoperational stage)**이다. 이 시기는 2세에서 7세 사이에 나타난다. 이 시기를 보내는 동안 아동은 그림, 언어와 같은 상징을 사용하고 그들의 세계 안에서 사물의 흉내를 내고 그것을 표현해 보기도 한다. 상징을 확장시켜 그들은 더욱 복잡한 이야기와 공상, 상상놀이를 할 수 있게 된다. 그들은 타인의 의견보다는 **자기중심적(egocentric)**으로 이해하며 상황을 그들이 우세한 관점에서 바라보고 해석하게 된다. 그들은 사물을 분류할 수 있지만 한 가지 측면에만 초점을 맞추고 동시에 다른 측면을 고려하지는 못한다. 이러한 과정을 사고의 **중심화(centration)**라고 한다. 예를 들면 접시 닦기 놀이를 할 때 그들은 모양과 같은 한 가지의 단일한 특징으로 접시를 쌓아올릴 수는 있지만 모양과 색깔과 같은 특징으로 동시에 표현하는 것은 불가능하다. 이는, 그들이 빨강색과 초록색 그릇, 그리고 접시로 분류하여 그릇과 접시라는 두 가지 종류의 더미로 쌓아놓기가 쉽다는 것을 보여준다: 한 개의 접시, 한 개의 그릇(빨강색, 초록색 그릇) 이와 같이 그들은 네 가지 종류로 쌓아놓는 것을 표현하기 쉽지가 않은데 이러한 상태는 한 개의 빨강색 접시, 한 개의 초록색 접시, 한 개의 빨강색 그릇, 한 개의 초록색 그릇을 말한다. 그들은 높이가 낮은 8온스의 유리잔에 비해서 높이가 높은 8온스의 유리잔에 더 많은 액체가 들어있다고 생각한다. 이는 넓이보다 높이에 초점을 더 맞추고 있기 때문이다.

이와 마찬가지로 이 시기 아동은 그들이 존재하는 상황 또는 사물의 상태에 초점을 맞춘다. 즉 이 시기 아이들은 지금 이 순간 보여지는 사물의 모습에 집중한다. 그들은 사물을 **변환시키는(transformation)** 것이 어려운데 이는, 사물의 크기, 모양, 항상성 그리고 색깔이 어떻게 변화하는가를 아는 것이다. 예를 들면 영아들은 쿠키 반죽에서 쿠키가 만들어지는지와 시간이 흐름에 따라 다시 머리가 자라나는 것에 대해 이해하기가 매우 어렵다. 가족구성원의 헤어 컬러의 변화에 그 시기 아이들은 당황하기도 한다.

또한 아이들은 **가역성(reversibility)**의 개념을 이해하기가 어려운데 이는 녹은 아이스크림과 물이 원래는 얼려있는 아이스크림 또는 눈의 상태였다는 것을 아는 것을 말한다. 아이들은 아플 때 그들은 다시 건강한 상태로 돌아가기 위해 노력한고 다시 건강해진다. 또한 전, 후 움직임과 승, 패를 위해 기회를 잡는 것을 포함하는 보드게임을 이해하는 것은 매우 어려운 일이다. 이는 그들에게 매우 비가역적인 상황이기 때문이다. 작업치료사와 보조작업치료사들은 치료시간에 아이들에게 이야기를 해주고, 이야기를 실행하고 가장놀이의 활동을 제공해줌으로써 이러한 발달 단계에 있는 아이들의 발전과 성장에 도움을 줄 수 있다. 단순한 막대와 같은 지지대, 공, 헌 담요는 다양한 방법으로 상상력을 자극할 수 있는데 완성된 물건을 보여주는 것보다는 그들에게 사물의 특징을 변화, 새로운 것으로의 창조시킬 수 있는 경험을 제공해줌으로써 변환과 가역성의 개념을 이해시키도록 한다.

세 번째 발달단계는 **구체적 조작기(concrete operations)**이며 이는 7세와 11세 사이에 나타난다. 이 시기 동안에 아동은 귀납적 논리로 사고를 하게 된다. 그들은 수를 통한 산수와 측정이 가능하게 되며 분류 개념을 획득하고 위계 구조를 명확히 한다. 예를 들면 종류와 유형에 따라 이동수단의 차이점과 그들의 목적, 위력, 내구성에 따른 위계 구조를 확립하게 된다. 이것은 변환과 가역성의 개념을 사용할 수 있기 때문이며 물체에 있어 변화된 상태와 그것들이 어떻게 원래의 상태로 되돌아가는지를 알 수 있게 된다(Vander Zanden et al., 2003). 이와 같이 이 연령대의 아이들은 이기고 지는 보드 게임에서 기회를 잡을 수 있는 준비가 되어 있다. 유사하게 그들은 보존개념을 이해하게 된다. 즉, 물체의 모양, 형태가 변하여도 그것의 양은 여전히 **보존(conservation)**된다는 것이다(McDevitt & Ormrod, 2002). 예를 들면 한 조각이 몇 개의 조각으로 나누어져도, 한 조각의 점토의 모양이 원 또는 사각형으로 바뀌어도 그리고 쌓여있는 동전이 두 개 또는 다섯 개의 더미로 나누어져도 그것의 양은 동일하다는 것을 아는 것이다. 작업치료사들과 보조작업치료사들은 이러한 단계의 인지적 발달과정에 있는 아동과 청소년들에게 분류화, 보존성, 위계구조 그리고 논리적인 사고에 대한 개념을 이해할 수 있도록 함으로써 그들을 발전시킬 수 있다. 예를 들면 쿠키 만들기, 쌓기, 공예 과학 프로젝트, 마술 트릭과 수학, 시각적 지각 게임 등의 활동이 그것이다.

Piaget의 네 번째 인지발달 단계는 **형식적 조작기(formal operations)**로 12세에서 16세 사이에 나타난다. 이 시기 동안에는 모든 청소년들이 논리적인 사고를 하는 것은 아니다. 이 시기 동안의 모든 청소년들이 형식적인 논리를 사용하는 것이다. 그 아이들은 추상적이고 연역적인 추리가 가능하며 단일한 요소의 순차적인 테스트를 통하여 체계적으로 문제를 해결함과 동시에 최종적 해결방법을 찾게 된다. 이것을 **상위인지(metacognition)**라 하며 그것은 그들의 고유한 사고 능력이다. 이러한 과정의 일부는 그들이 정보를 어떻게 찾고 주의를 기울이는지 또한 어떻게 조직화시키고 자세한 사항을 기억하는지를 보여준다(McDevitt & Ormond, 2002). 왜냐하면 그들은 본래부터 다양하게 생각하고 문제를 다양하게 해결할 수 있는 가능성이 있으며 현재의 시간과 실제 사물이 고정된 것이 아니라는 것을 알고 있다. 물리적인 사물을 필요로 하기 보다는 그들은 새로운 이해 능력의 형식을 갖추기 위한 지적인 정보의 재구조화와 사건의 분류화를 할 수 있다(Bee & Boyd, 2002). 지속적인 자기 중심화 경향은 개인적 **우화(personal fable)**와 **가상의 청중(imaginary audience)**과 같은 생각으로 변화한다. 개인적 우화는 청소년들이 그들 스스로 로맨틱하고 영웅적인 존재라고 생각하는 것을 의미하며 그들이 경험한 것에 대해서 아무도 그들을 이해할 수 없다고 믿는 것이다(Elkind, 1970). 가상의 청중은 환경 안에서 모든 사람들이 자신의 외모와 행동에 대해서 판단하며 그들이 자신을 주시하고 있다고 믿는 청소년기의 신념을 말한다. 이러한 시기에 작업치료사들은 그들이 유용하게 적용할 수 있는 시나리오 구성하기활동과 브레인스토밍, 역할 놀이 활동 등을 제공해 줄 수 있다. 이러한 치료적 전략은 청소년들에게 그들의 작업수행 능력과, 작업치료가 끝나거나 시행되는 동안 또는 시작 전에 그들의 형식적인 사고 능력의 발달을 이루어지는 데 도움을 주며 스스로 그들의 선택과 행동에 대한 신뢰성을 획득할 수 있도록 하여 준다.

그것은 Erikson과 Piaget의 이론에 대해서 최근 몇 년동안 시도된 연구라는 점에서 매우 중요하다. Erikson은 남성의 발달에 있어서 여성의 발달과 관련한 관계의 중요성에 대해서 언급하지 않아 비판받았다(Bee & Boyd, 2002). Piaget는 그의 발달의 고정된 관점에 대해 비판받았는데, 예를 들면 Ciancio 외 다른 학자(1999)들은 2세, 3세의 아이들도 단순한 형식의 보존원리를 사용한다고 하였다. Brownwell(1990)과 Dunn(1994)은 어린 아이들이 그들의 세계에서 모두가 자기중심적이지만은 않다고 하였으며 그들의 형제와 또래의 요구와 의해서 적절한 언어와 감정을 표현한다고 하였다. Flavell(1986)은 4세 되면 아이들은 사물의 특징에 대해 알 수 있고 타인의 진실과 거짓된 표현에 대해서 분별할 수 있게 된다고 하였다. 이러한 연구 결과 등을 통해 볼 때 작업치료사들과 보조작업치료사들이 중요하게 생각해야 할 점은 아동과 청소년들에게 Erikson과 Piaget의 발달 단계의 이론을 엄격하게 적용하기 보다는 그들의 인지적 발달 단계에 알맞은 수준의 작업치료를 제공해야 한다는 것이다.

학습이론의 틀(Learning Theories and Frames of Reference)

개요(An Overview)

학습이론의 틀은 아동과 청소년들이 그들이 환경과의 상호작용을 통해 지식을 어떻게 획득하는지에 대한 단서를 제공해 준다. 인지심리학에서의 주요 쟁점은 이러한 복잡한 현상을 이해하기 위한 시도를 하였다는 것이다. 작업치료 임상가들도 행동적, 사회적 학습 이론과 적절한 이론의 틀을 일반적으로 사용하고 있다.

행동 치료(Behavioral Theory)

Skinner(1953, 1980)에 의해서 밝혀진 중요한 사실은 조작된 상태와 학습의 기술에 있어서 행동의 결과로 인해 사람들은 행동의 지속 또는 멈춤에 영향을 받는다는 것이다. 이러한 결과들은 초기 행동과 **처벌(punishment)**, **소거(extinction)**, **강화(reinforcement)** 후에 나타나게 된다. Skinner에 따르면 처벌과 소거는 행동 중지의 원인이 되며 긍정적, 부정적 강화는 행동의 지속성에 영향을 미친다고 한다. 흔히 처벌의 형태는 아동과 청소년들에게 질책과 타임아웃, 원하는 사물의 제거 등을 포함한다. 이러한 활동은 문제를 다루는 방법으로써 폭력을 사용하는 것을 입증하거나 본보기가 될 수 있다. 소거는 규칙적인 감소와 행동의 제거를 말한다. 아동과 청소년에게 소거가 나타날 때 조작된 행동이 나타나지 않거나 줄어들게 된다. 긍정적 강화는 초기 행동이 다시 나타날 가능성을 증가시킨다. 보통 긍정적 강화물은 좋은 결과를 나타낸다. 아동과 청소년을 위한 **긍정적 강화물(positive reinforcement)**은 주의를 증가시키거나, 개인에게 특별한 시간의 제공, 칭찬, 음식, 개인에게 주어지는 특권과 토큰 등이 있다. **부정적 강화(negative reinformcemental)**는 혐오한 자극 등을 제거함으로써 행동의 빈도를 증가시키는 것을 말한다(Bee & Boyd, 2002). 처벌과 유사한 부정적 강화물은, 질책, 개인의 특권과 좋아하는 물건의 제거, 타임아웃 등을 포함한다. 처벌과 부정적 강화를 구별하자면, 처벌은 원하지 않는 행동의 중지를 위한 결과를 말하며, 부정적 강화는 원하는 행동의 증가를 목표로 하는 것이다.

이러한 사실을 통해 다음과 같은 장면을 생각해 볼 수 있다. 장난감을 가지고 놀기를 원할 때 마다 매번 다른 아동에게 상처를 내는 중산층 가정의 학령전기 어린 아이들을 위한 프로그램을 생각해 보자. 작업치료사들은 아이들에게 "상처를 내지 말아라."라고 말하고 2분 간격으로 타임아웃을 주도록 한다. 이러한 상황에서 작업치료사들은 상처를 내기와 같은 원하지 않는 행동의 중지를 위한 처벌을 사용한다. 그러나 작업치료사들이 아이들에게 타임아웃을 주고, "네가 장난감을 원할 때는 말을 해 주렴." 이라고 말했다고 가정해 보자. 2분의 타임아웃 후에, 작업치료사들은 아동이 다른 아이들에게 돌아가는 것을 허락한다. 이러한 상황에서 작업치료사들은 원하는 행동의 증가를 위한 부정적 강화물로써 타임아웃을 사용하게 된다. 그것의 목적은 아동이 요청을 하게 만드는 것으로, 요청의 행동을 증가시키는 것이다. 실제적으로 타임아웃은 상처를 내는 행동의 중지를 위한 처벌과 부탁의 행동을 증가시키는 부정적 강화물로 동시에 사용될 수 있다. 또한 한 아동이 다른 아이들이 있는 그룹으로 돌아가 장난감을 얻고 싶어 할 때 작업치료사들은 칭찬, 포옹과 같은 긍정적 강화물을 사용할 수 있다. 복잡한 상황에서는, 아동이 장난감을 얻기 전에 불평을 한다. 라고 생각할 수 도 있지만 불평은 다른 아동들에게 신체적인 위해를 가한 것이 아니기 때문에 작업치료사들은 그들이 불평을 무시하고 그들이 장난감을 얻기 위해 요청했을 때 즉각적으로 칭찬을 해 주어야 한다. 이처럼, 작업치료사들은 불평하는 행동은 소거 시키고 요청하는 행동은 긍정적으로 강화를 시킨다.

Skinner와 그의 동료들에 의해 알려진 그들의 행동치료의 일부 다른 개념은 작업치료 임상에서 사용할 수 있다. **조성(shaping)과 지속강화(continuous reinforcement)**, **간헐적 강화(intermittent reinforcement)**의 세 가지 개념이 그것이다. 조성은 원하는 행동에 점자척으로 더 가까이 반응하게 강화시키는 것이다. 위와 같은 상황에서 조성이 의미하는 것은, 첫 번째로 아동을 칭찬하여 다른 아동을 상처 내는 일 없이 타인과 더 가까워 질 수 있게 하고, 아동이 원하는 장난감을 요청하게 하며, 마지막으로 원하는 장난감에 대해 요청을 한 아동을 칭찬하는 것이다. 지속적인 강화는 아동이 원하는 행동에 있어서 모든 상황에서 긍정적, 부정적 강화물을 제공하는 것을 필요로 한다. 간헐적 또는 부분 강화는 행동을 통제하기 위해 정해진 계획 또는 무작위로 긍정적, 부정적 강화물이 제공되는 것을 필요로 한다. 원하는 행동은 지속적 강화에 의해서 더 빠르게 증가되나 그 강화 수준에 따라서 유지하기란 어렵다. 지속적 강화가 중단되었을 때 행동의 소거가 나타날 수 있다. 간헐적 강화를 통해 긍정적 행동이 증가되는 것은 매우 오랜 시간이 걸리지만, 그러한 행동은 소거에 대항하여 그들의 행동을 확립할 수 있도록 한다(Bee & Boyd, 2002). 상처를 내는 행동이 요구의 행동으로 바뀌는 위와 같은 상황은, 매번 그들을 상처 내는 아동에게 타임아웃을 주는 것은 효과적인 전략이 될 수 있을 것이다. 그들은 이와 같은 상황을 통해 장난감을 얻기 위해 사용하는 적절한 언어, 아동의 또래그룹으로의 복귀와 원하는 행동 모델에 대한 정보를 제공받을 수 있다. 초기에 아동이 매번 장난감에 대한 요구를 하게 하여 그들에게 칭찬 또는 포옹을 해 주어 가까워지도록 한다. 이처럼 작업치료사들은 칭찬과 포옹의 일관성 있고 정확한 간헐적 강화물의 사용을 통해서 원하는 행동을 증가시킬 수 있다.

사회적 학습 이론(Social Learning Theory)

Bandura(1977, 1989)의 중대한 공헌에 이해 이루어진 사회적 학습이론의 발달은 전통적인 행동 이론의 수정을 통해 이루어졌다. 그는 사회의 복잡한 환경 안에서 관찰학습을 통해 나타나는 개인과 다양한 강화물의 상호작용을 통해 얻어지는 **내적 강화(intrinsic reinforcement)**의 중요성에 대해 초점을 맞추었다(Bee & Boyd, 2002; Royeeh & Duncan, 1999). 즉, 외적 강화는 학습에 있어서 항상 요구되어 지는 것은 아니라는 것이다. 내적인 강화는 아동이 그들의 성취로부터 오는 내적인 만족 경험에 의해서 나타나게 된다. 관찰학습을 통한 다양한 강화는 아동에게 학습, 일반화를 경험하게 하며 관찰한 것과 타인에게 받은 강화 또는 처벌에 바탕을 둔 그들의 행동을 수정하게 한다. 이러한 결과로, 학습에 중요한 수단이 되는 모델링을 하기 시작한다. 주의와 기억은 관찰과 모델링을 하는 데 중요하다. 아동의 나이와 능력은 행동에 대한 기억과 감정적 반응에 대한 관찰로부터 얻어진 그들의 행동에 영향을 미치게 된다(Bee & Boyd).

장난감을 얻기 위해 상처를 내는 아동의 상황에 Bandura의 개념을 어떻게 적용할 수 있을지 생각해 보자. 상처를 내는 행동은 아동에게 분노의 감소와 신체적 접촉을 할 수 있다는 점에서 내적인 만족을 제공할 것이다. 의자에 앉아 타임아웃을 주는 것은 내적인 강화를 제공할 수 있다. 왜냐하면 의자의 느낌은 부드럽고, 편안하고, 안전하기 때문이다. 똑같이 다른 아이들에게도 내적인 강화를 제공한다. 아마도 아동은 다른 아동이 같은 행동을 수행하는 것을 관찰하고 그러한 행동에 대한 주의가 증가함에 따라 그가 원하는 것을 얻기 위해 상처를 입히는 것을 학습할 가능성이 있다. 그 아이들은 그의 친구들이 원하는 장난감을 얻기 위해 요청하는 것 또는 그들이 장난감을 얻었을 때 행복해 하는 것을 통해서 그들이 원하는 것을 얻기 위해 무엇을 해야 하는지에 대한 학습을 하게 된다.

그것은 아이들의 행동을 수정하는 데 가장 효과적으로 다가갈 수 있는 방법이 된다. 그러한 방법만이 정확한 답은 아니다. 그것은 오직 복잡하게 얽혀 있는 아동의 행동에 대한 주의 깊은 관찰을 통해 이루어지는 것이며 결정과 같은 행동의 결과에 영향을 주게 되는 것이다.

획득적 이론의 틀(Acquistional Frame of Reference)

획득적 이론의 틀은 학습이론, Skinner의 행동주의 이론, Bandura의 사회학습 이론의 원리와 가정을 사용한다. 획득적 이론의 틀에 따르면 행동은 환경적 자극에 대한 반응으로 일어난다(Royeen & Duncan, 1999). 그래서 작업치료사들은 환경 안에서 기술 획득을 촉진하거나 적응 반응을 용이하게 하기 위한 수단으로 이 이론의 틀을 사용한다. 예를 들어 척수 이분증을 갖고 있는 아이에게 운전을 가르칠 때, 작업치료의 수단으로 컴퓨터 시뮬레이션 보다는 직접 자동차를 손으로 조작해보는 방법으로 치료를 계획한다.

행동을 기능적으로 수행하는 데 문제가 있는 아이들은 그들의 특정한 환경에 참여하기 위해 필요한 폭넓은 기술들을 획득한 필요가 있다. 중재는 필요한 기술을 획득하기 위해 행동을 구체화하고 강화하는 것으로 행해진다. 예를 들면, 학교생활에서 의사소통을 위해 컴퓨터 사용이 요구되는 학생에게 작업치료사는 컴퓨터의 전원을 위한 스위치의 사용, 마우스의 사용, 모니터에 나타난 시각적 정보를 관찰하기 등과 같은 기술의 획득을 통해 수행 능력의 향상을 도와준다.

획득적 이론의 틀은 Skinner의 조작적 조건화 이론과 일치하는 강화 기법과 강화 계획을 통합시켰다. 또한 새로운 행동을 형성하는 것, 일반화를 구체화 했다. 즉, 다른 과제에 획득된 구체적 행동을 적용하는 것이다(Royeen & Duncan, 1999). 이런 특정한 행동이 다른 과제를 위해 재학습될 필요는 없다. 획득적 이론의 틀의 기초가 되는 4가지 기본 가정은 다음과 같다. 첫 번째 가정은 과거와 현재의 환경이 행동을 형성한다는 것이다. 다시 말하면 행동은 신체적, 사회적, 문화적 외부 환경과 사람의 상호작용으로 발생한다는 것이다. 두 번째, 작업치료사와 보조작업치료사들은 아이들은 무조건적으로 받아들일 준비가 되어 있으며 기능적인 기술을 획득하는 데 탁월한 능력이 있다고 믿는다. 세 번째, 기술의 획득을 통해 아이들은 더욱 유능해진다. 네 번째, 기술을 획득하는 것은 꼭 발달의 순서를 따르진 않는다. 발달의 순서가 아닌 아이에게 제공된 특별한 환경이 기술 획득에 없어서는 안 될 요소이다(Royeen & Duncan).

획득적 이론의 틀을 사용할 때, 작업치료사와 보조작업치료사들은 먼저 아이들이 특정한 환경 속에서 어떻게 필요한 행동을 표현하고 임무를 수행하는지 관찰한다. 보조작업치료사들은 아이들이 컴퓨터를 사용할 때 어떻게 컴퓨터를 접속하고, 키보드와 마우스, 다른 스위치를 조작하고, 정보처리 시스템에 연결하고, 모니터에 나타난 정보들을 어떻게 읽는지에 대해 관찰해야 한다. 또한 보조작업치료사들은 아이들이 과제를 수행할 도서관이나 교실 같은 신체적, 사회문화적 환경을 고려해야한다. 다음으로 작업치료사와 보조작업치료사들은 아이들이 다른 과제를 수행하기 위해 어떤 기술이 필요한지 평가하고 결정해야 한다. 이러한 것들은 스위치 사용을 대안 할 수 있는 방법, 일의 조직화 전략, 시각적 처리 기술 등을 포함한다. 보조작업치료사들은 행동형성과 강화 기술을 통해 이러한 기술을 가르치는 과정을 시작한다. 처음에는, 수행의 질 보다는 아이들에 과제를 수행하기 위해 시도하는 것 자체에 초점을 둔다. 아이들이 성공을 경험하게 하기 위하여 보조작업치료사들은 과제 수행 방법을 변경하거나 과제의 단계를 낮추어 간단하게 만들기도 한다. 아이들이 학교 생활에서 요구되는 간단한 컴퓨터 사용 능력을 획득했다면 보조작업치료사들은 과제의 단계를 높여 더욱 복잡한 과제를 제공한다. 보조작업치료사들은 아이들이 컴퓨터 사용 기술을 점차 획득함에 따라 증가된 강화를 받기 때문에 아이들에게 직접적으로 제공하는 강화의 양은 줄인다. 이 향상된 기술 강화는 아이들이 더 많은 기술을 배우고 그들이 과제를 조직화하거나 과제 수행 시 필요한 시 지각 기술 같은 능력이 일반화 될 수 있도록 돕는다.

감각통합 이론의 틀(Sensory Integration Frame of Reference)

감각통합(sensory integration), 이 이론의 틀은 작업치료를 아동에게 적용할 때 광범위하게 사용된다. 감각통합 이론을 사용하기 위해서는 중추신경계에 대한 깊은 이해가 필요하다. Ayres (1972, 1979)에 의한 감각 통합의 초기 가설은 감각정보가 어떻게 뇌로 전달, 처리, 해석되고 어떻게 신체적 반응, 감정적 반응이 나타나는지에 대한 것이었다. 감각 통합에 필요한 감각 체계는 청각, 시각, 촉각, 고유수용감각, 후각 체계들을 포함하고 있다. 감각통합의 기초가 되는 여섯 개의 가설은 다음과 같다.

- 중추신경계는 계층화되어 있다. 대뇌구조는 정학한 정보 입력을 위해 뇌 저부의 중심에 의존한다.
- 중추신경계가 반응을 하기 전에 의미있는 감각 자극이 등록되어야 한다.
- 중추신경계는 가소성, 유연성, 적응성의 특성이 있다.
- 뇌의 기능은 사람들이 선천적으로 유익하고 자기 조직화에 필요한 자극을 찾게 하는 것이다.
- 각각의 감각 체계에서 들어온 정보는 다른 감각들을 억제하거나 자극시킬 수 있다.
- 정상 발달은 순차적으로 일어난다(Bundy, Lane, & Murray, 2002)

소아와 청소년기 아동의 감각 체계가 정상적으로 기능하기 위해서는 적절한 수준의 각성이 조절되기 위한 감각 입력이 필요하다. 이들은 각성이 최적의 수준으로 유지될 수 있도록 감각 식이를 통해 감각을 찾고 중추신경계에서 입력된 감각들을 통합하고 조직화한다. 중추신경계의 기능은 입력된 감각을 통합하고 조절하도록 도와주는 것이다. 예를 들면, 빨기-삼키기-호흡하기 리듬이 통합적으로 조절이 되기 위해서 정상적인 근긴장도 유지, 적절한 수준의 반사의 발달이 뒷받침되어야 한다. 그들은 입력된 감각들을 각각의 감각 체계에서 구별하여 균형과 평형, 주동근과 길항근의 동시 수축을 유지하게 한다.

동시 수축이란 주동근이 작용할 때의 힘과 중력에 대항한 길항근이 함께 수축 작용을 하는 것을 말한다. 그들은 그들의 관절, 근육, 피부 수용기를 통해 정확한 고유수용성 정보를 전달받는다. 이 정확한 고유수용성감각 입력을 통한 feedback은 공간 안에서 자신의 몸의 위치를 이해하도록 돕는다. 또한 손, 발, 안구 움직임의 편측화를 가능하게 하며 이로 인해 양측통합의 움직임을 가능하게 한다(Bundy et al., 2002; Kimball, 1999)

대조적으로, 감각 처리 및 **감각 조절(sensory modulation)**의 어려움을 갖고 있는 아이들은 촉각, 청각, 시각, 구강 감각, 중력, 회전감각 혹은 다른 움직임 등에 지나치게 둔감한 반응 또는 지나치게 예민한 반응을 보일 것이다. 그들은 감정을 표현하거나 집중력을 조절하는 것에도 이러한 반응들을 보일 것이다. 각성수준이 높은 아이들은 불안감을 표현하고 만성적인 스트레스를 받으며, 다른 부정적인 감정들을 나타내며 혼란스러워 할 것이다. 이들의 몸에서 위험한 감각의 입력을 지각하면 투쟁-회피-멈춤 반응(fight-flight-freeze response)이 나타나며 교감신경계가 활성화 될 것이다. 생리적으로 각성수준이 높은 상태라면 그에 대항하여 싸우려는 투쟁반응이 나타날 것이고, 각성 수준이 낮은 상태라면 그 감각을 피하려 하거나 얼음장처럼 굳어 버리는 회피-멈춤 반응(flight-freeze response)이 나타날 것이다. 감정적인 표현을 어려워하는 아이들은 우울증처럼 보일 것이다. 감각조절의 어려움을 갖고 있는 아이들은 그 외의 다른 기능적인 능력들의 어려움을 보일지도 모른다. 이들은 빨기-삼키기-호흡하기 리듬과 촉각 및 감각 구별의 어려움을 보일 수 있다. 그들은 근육의 동시수축을 시작하거나 유지하는 것, 중력이나 그 외의 힘에 대항하여 균형과 평형을 유지하는 것에 어려움을 보일 수 있다. 낮은 근긴장도와 반사 통합의 지연, 편측화와 양측 통합에 어려움을 보일지 모른다. 그들의 몸의 위치에서 오는 고유수용성 feedback을 정확하게 받지 못할 수 있다(Ayres, 1979; Bundy et al., 2002; Kimball, 1999).

감각 체계가 지나치게 민감한 아동과 청소년들은 촉각 방어, 구강 방어, 중력 불안, 청각 방어, 후각 방어 또는 시각 방어를 보일지 모른다. 촉각 방어가 있는 아이들은 가벼운 접촉에 지나치게 과민한 반응을 보일 것이다. 이들은 사람들과의 접촉, 특정한 옷의 질감, 그리고 몸 단장하기나 목욕하기 등의 활동들을 어려워 할 것이다. 구강 방어가 있는 아이들은 구강 위생을 위한 활동, 음식의 특정한 맛과 질감에 민감하게 반응하여 이들의 적절한 구강 위생과 영양 섭취에 문제가 나타날 수 있다. 중력 불안이 있는 아이들은 기어오르는 활동, 덤블링, 빨리 움직이는 활동 등의 움직임을 수행할 때 자세의 변화에 따라 자신의 머리 위치가 변화되는 것에 대한 두려움을 갖고 있다. 이와 반대로 중력에 대항하여 낮은 각성 수준을 보이는 아이들은 매우 강하고, 변화가 심하며, 위험한 동작들로 인한 강한 감각 입력을 필요로 하며 그런 감각을 찾는 모습을 관찰할 수 있을 것이다. 청각 방어가 있는 아이들은 화장실의 물소리나 우리의 환경에서 흔히 들리는 소리들에 괴로워할 것이며 후각 방어가 있는 아이들은 특정한 냄새에 흥분을 하거나 구역질을 하는 등의 문제를 보일 것이다. 시각 방어가 있는 아이들은 밝은 불빛이나 보이는 다른 많은 물체들, 또는 사람 등의 시각적인 자극을 참아내는 데 어려움을 보일 것이다(Kimball, 1999; Wibarger & Wibarger, 2002).

이러한 문제들로 감각 통합에 문제가 있는 아이들은 새로운 동작을 획득하는 데 어려움을 보일 것이다. 여기에는 실행, 형태와 공각지각, 행동조절, 의사소통과 발음, 학습, 활동수준, 감정적 반응 등에 문제들을 포함된다. **실행(praxis)**은 활동을 수행할 때 활동을 계획하고 습관화되어 있지 않은 움직임들을 어떻게 실행할지 고려하고, 움직임들을 협응과 결합을 적응시키는 것이다. 실행장애(**dyspraxia**)가 있는 아이들은 그들의 몸을 어떻게 움직여야 하는지 생각하고, 활동을 수행하기 위해 몸의 움직임들을 계획하거나 순서화하는 것, 부드러운 움직임을 위해 피드포워드와 피드백 시스템을 사용하는 것, 환경적 단서들로 그들의 움직임을 조절하는 것 등에 어려움을 보일 것이다. 형태와 공각지각에 어려움이 있는 아이들은 쓰기, 읽기, 물체를 쌓는 활동들, 움직일 때 장애물들을 피하며 적절하게 움직이는 활동들의 수행에 어려움을 보일 것이다. 행동조절에 문제가 있는 아이들은 다른 사람에게 충동적이거나 공격적인 행동을 보일 것이다. 그들의 활동 수준을 조절하는 데 어려움이 있는 아이들은 침착하지 못하고, 안절부절하며, 학교, 사회생활이나 스포츠 활동 등에 집중하는 것은 어려워한다. 감정조절을 어려워 하는 아이들은 스트레스 정도가 증가되어 있거나 환경 내에서 강박관념을 억누르고 있는 것을 보일 것이다. 행동과 활동수준, 감정조절의 어려움은 다른 문제가 아닌 감각 통합적 문제로 인한 것이라는 중요한 사실을 기억해야 한다. 다른 문제들은 사회심리학이나 교육적 측면으로 볼 수 있다. 따라서 다른 전문 분야의 주요한 특성과 함께 고려하여 중재한다,

학습, 의사소통, 발음 또한 아이들이 가지고 있는 문제이다. 이로 인해 주의, 활동을 계획, 형태와 공간 지각, 감정 조절 등에 어려움을 보일 것이다. 이런 문제를 갖고 있는 아이들은 그들의 환경 내에서 대상과 활동들을 능숙하게 하기 위해 노력하고 있다(Bundy et al., 2002; Kimball, 1999). 이런 아이들은 감각통합의 장애 중 명백하게 4가지 주된 문제를 보인다: 감각조절장애, 실행장애, 시지각과 시각운동기술장애, 청각-의사소통장애(Bundy et al.).

작업치료사와 보조작업치료사는 감각체계 조절을 위해 감각 통합 이론의 틀을 사용한다. 작업치료사의 지도 하에, 아이들의 감각체계를 흥분시키거나 억제시키기 위한 감각식이를 제공한다. 그들은 아이들을 흥분시키기 위한 활동들로 빠른 춤, 경쾌한 몸짓, 시끄러운 음악, 빨리 움직이는 운동들을 제공한다. 억제시키기 위한 활동들로는 부드러운 음악, 깊고 무거운 압박, 포옹, 무거운 물건들기, 조용한 방을 제공한다. 교실 안에서 그들의 감각 반응을 조절시키기 위해 껌 씹기, 신 맛의 사탕 빨아먹기, 진동 의자, 장난감 꼭 안고 있기 등의 활동을 제공할 수 있다. 그들은 아이들을 공기가 채워진 의자나 공 위에 앉게 함으로써 고유수용성 감각과 전정 감각 입력을 통해 아이들이 차분해 질 수 있도록 도와줄 수 있다.

감각체계가 조절이 되면, 작업치료 중재는 기능적인 수행을 뒷받침 해주기 위한 능력과 활동을 끝마치는 것 이상의 발달을 제공할 수 있다(Kimball, 1999). 작업치료사의 지도 하에 빨기-삼키기-호흡하기 활동을 조절하기 위해 작업치료로 사탕 씹기, 비누방울 불기, 휘파람 불기 등의 활동을 제공하기도 한다. 그들은 고유수용성 감각, 균형 및 평형, 근긴장도와 동시 수축, 편측화, 그리고 양측 통합을 위해 정글짐, 그네, 스쿠터 보드, 트렘폴린, 밀고 당기기 등의 활동을 이용한다. 그들은 운동 계획, 자기 억제, 구성, 평형, 양측 통합을 위한 활동으로 스케이트 타기, 자전거 타기, 태권도 같은 활동과 수영 등을 이용한다. 아이들의 감각 통합을 촉진시키기 위한 좀 더 특별한 활동은 아이들에게 자신을 조절하고 억제하기, 질적으로 향상된 움직임을 만들어내기, 적응 반응을 이끌어내기 위한 적절한 수준의 도전할 과제를 주는 것이다. 함축시켜 말하면, 감각통합이론의 틀을 정확하고 효과적으로 사용하기 위해서는 기본적으로 전반적인 작업치료 이론의

기본 과정에 대한 이해가 필요하다는 것이다. 감각통합의 중재를 좀 더 효과적으로 적용하기 위해서는 감각치료에 대한 경험이 좀 더 풍부한 치료사의 치료를 관찰하는 것은 매우 중요하다. 감각통합 접근법을 사용하기 위해서는, 다음을 기억해라:

- 각각의 감각 체계에 다른 영향을 끼친다, 그리고 하나의 체계가 과부하 됨으로 인해 다른 체계도 과부화 될 수 있다.
- 아이들이 다른 기능을 뒷받침하기 위한 능력이나 새로운 기술을 획득하는 것을 위해서는 감각체계가 질적이고 적절한 적응을 유지하고 있어야 가능하다.
- 다양한 감각계로부터 입력된 감각 정보에 대한 적절한 등록과 적응반응은 감각통합에 기여한다.
- 아이들의 상지 활동은 최적의 적응과 통합에 의해 촉진된다(Kimball, 1999).

움직임에 대한 이론의 틀(Movement Related Frames of Reference)

움직임에 대한 이론의 틀은 평가를 위한 구조와 **신경근육학적(neuromuscular)**이고 **근골격적(musculoskeletal)**인 어려움을 처방하기 위한 중재를 제공한다. **신경근육학적** 개념은 신체의 신경계와 근육계 사이의 관계에 초점을 맞춘다. 근골격학적 개념은 신체의 근육계와 골격계 사이의 관계에 초점을 맞춘다. 아동과 청소년을 위해 설계되었을뿐만 아니라 두 가지 움직임과 관련된 근거의 틀은 **생체학적(biomechanical)**이고 **신경발달학적 근거의 틀(neurodevelopmental frames of reference)**과 함께 사용된다. 다음의 단원에는 작업치료 실제 안에서 적용되는 것들을 설명해 놓았다.

생체 역학적 이론의 틀(Biomechanical Frame of Reference)

생체학적 근거의 틀은 신경, 근육 그리고 뼈가 어떻게 움직이는지에 대한 생물학적이고 체계적인 원리를 기초로 이루어진다. 물리학과 생물학에 근거를 두고 신체가 물리적으로, 생태학적으로 그리고 생물학적으로 움직임을 가질 때 중력에 어떻게 영향을 받는지를 설명한다. 작업치료사와 작업치료 보조작업치료사는 중추신경계(CNS) 손상이나 신체장애가 있는 아동과 청소년의 자세 조절, 신체 정렬, 그리고 머리, 체간, 사지의 움직임에 대한 설명을 위해 생체학적 근거의 틀을 사용한다.

생체 역학적 이론의 틀과 중추 신경계

영아기 동안 반사는 초기의 자세 조절, 신체 정렬 그리고 신체 운동성에 관여한다. 반사는 중력, 촉각, 고유수용성 감각 그리고 전정 감각자극의 의해 자극되어지는 정형화된 운동 반응을 말한다. 신생아기에 볼 수 있는 일차 반사의 예는 비대칭성 긴장성 경반사, 대칭성 긴장성 경반사, 긴장성 미로반사를 포함한다.; 위의 내용은 부록 B에 설명되어 있다. 정상적인 중추신경계를 가진 영아에게서 반사는 운동 조절에 필요한 근긴장도와 근육의 움직임 같은 초기 발달에 영향을 미친다. 전형적으로 이러한 일차 반사들은 영아가 목과 체간을 좀 더 조절할 수 있고 정위반응, 보호신전반응과 **평형반응(equilibrium)**을 획득함으로써 사라진다. 또한 이러한 설명은 부록 B에 설명되어 있다. 정위 반응은 아동이 공간 내에서 머리를 들고 머리와 목의 정렬을 유지할 수 있다는 것을 뜻한다. 보호신전반사와 평형반응은 정위반응이 획득된 이후에 나타난다. 보호신전반응은 어린 아동들이 떨어질 때 다치는 것을 보호하기 위해 그 방향으로 그들의 손과 발을 뻗도록 자극한다. 균형반응은 어린 아동들이 중력이나 외부의 힘으로부터 대항하여 균형을 유지할 수 있도록 한다. 정상적인 중추신경계를 가진 어린 아동들에게 정위반응, 보호신전반응 그리고 균형반응이 약 1년 정도의 짧은 기간 동안 발달한다고 밝혀져 있다(Bly, 1994; Colangelo, 1999).

뇌성마비, 뇌손상과 같은 중추신경계 외상을 경험한 아동들과 청소년들에게서 일차반사가 사라져야 할 때에 계속해서 나타나거나 혹은 정위반응, 보호반응 그리고 균형반응 등이 제 나이에 나타나지 않는 경우가 있다. 게다가 그들은 저 긴장도라고 불리는 너무 낮은 근긴장도나 고긴장도라 불리는 너무 높은 근긴장도가 나타날 수 있다. 고 긴장도와 저 긴장도 모두 비정상적인 자세를 초래할 뿐 아니라 근육길이를 짧게 만들어 관절의 물리적 부정렬의 원인이 된다(Bly, 1994; Colangelo, 1999).

생체역학적 원리는 근긴장도, 근육의 움직임 그리고 뼈의 정렬과 연관되어 사용된다. 예를 들어 보조작업치료사가 뇌성마비아동의 부모에게 근육의 구축을 방지하게 위해 아동의 근육을 어떻게 움직여야 하는지에 대해 설명할 때 이러한 원리를 볼 수 있다. 보조작업치료사는 또한 부모에게 아동이 앉는 자세를 취할 때 균형을 유지할 수 있도록 집안의 가구를 개조하는 방법에 대해서도 설명하는 상황에서도 적용된다. 자동차 사고에 의해 뇌손상이 있는 청소년이 작업치료를 할 때, 보조작업치료사는 음식이 어디에 놓여있고 어떻게 보조 도구를 사용해서 스스로 식사를 하는지에 대한 방법들을 재교육시킨다. 보조작업치료사는 보호자에게 안정화시키는 방법이나 청소년의 턱을 고정시킴으로서 음식물을 씹을 수 있도록 한다. 또한 보조작업치료사는 청소년에게 움직임 패턴을 어떻게 사용하는지에 대해 교육하고 보조 기술, 휠체어, 컴퓨터 그리고 전자기구를 직접 사용해 볼 수 있도록 한다.

아래의 주요 원리는 중추신경계 외상을 경험한 아동과 청소년을 위해 생체역학적 원리를 적용할 때 기억해야 할 중요한 부분이다.

- 자세조절은 중력에 반응해서 입력되는 전정감각, 촉각 그리고 고유수용성감각을 사용하는 신체능력에 의존된다.
- 자세발달은 순서적이고 발달 패턴을 따른다; 뼈, 근육 또는 중추신경계의 손상은 이러한 발달을 방해한다.
- 신체는 정상적으로 발달하지 못한 자세 반응을 보상하기 위해 보상적인 움직임을 사용한다.
- 이러한 보상적 움직임은 신체정렬이나 움직임 조절의 이차적 어려움을 초래할 수 있다.
- 생체역학적 접근은 비정상적 자세를 보상하기 위한 외부적 지지를 제공한다; 이러한 외부적 지지는 중력의 영향을 감소시킨다(Colangelo, 1999).

중추신경계 외상을 경험한 아동과 청소년들을 위한 중재접근은 19장에 좀 더 자세히 나 와있다.

생체 역학적 이론의 틀과 관절의 움직임

중추신경계 손상을 입은 경우 외에도 작업치료사와 보조작업치료사는 소아 관절염, 고관절 골절 그리고 관절구축증과 같은 관절 운동성에 문제가 있는 아동과 청소년의 작업치료를 위해 생체역학적 접근을 사용한다. 이 원리는 관절의 운동성에 문제가 있는 전 연령대의 개인을 위해서도 사용된다. 관절의 운동성에 문제가 있을 때, 작업치료사와 보조작업치료사는 이러한 아동과 청소년들에게 아래와 같은 설명을 한다;

- 운동성이 있는 과제를 할 때 가능한 큰 관절을 사용해라.
- 유연한 움직임을 유지하기 위해 근육을 늘려주고 관절을 따뜻하게 관리해라.
- 반복적으로 근육을 강화시키기 위해 적은 무게와 적은 강도의 활동을 사용해라.
- 무거운 짐은 적은 짐으로 여러 번 나누고 무거운 짐을 들어서 옮기기보다는 바퀴를 이용해서 밀어라.
- 서 있거나, 구부리거나, 앉을 때 발과 엉덩이, 그리고 어깨의 정렬을 잘 유지해라.
- 허리보다는 무릎을 구부려라.
- 신체의 중심에 더 가깝게 물건을 위치해서 옮겨라.

개별적인 생체역학적 원리를 교육시키는 것보다 아동과 청소년의 일상적인 작업에서 통합시키는 것이 최선의 방법이다. 예를 들어 보조작업치료사는 관절염이 있는 아동에게 책을 배낭에 넣기보다는 바퀴가 달린 가방에 넣고 다니게 할 수 있다. 또한 그들은 아동과 청소년이 수영하거나 물놀이에 참여할 때 관절의 운동성을 유지하고 근육을 강화시키키 위해 이 원리를 사용한다. 그들은 관절구축증이 있는 아동에게 팔꿈치와 어깨 움직임의 가동범위가 충분치 않을 때 고관절 움직임을 사용함으로써 저항력이 있는 전환하는 방법을 교육시킨다. 다른 중재 접근법을 함께 적용할 때 아동과 청소년의 문화적 환경과 발달 연령에 적합한 활동을 선택하는 것이 중요하다.

신경발달적 이론의 틀(Neurodevelopmental Frame of Reference)

신경발달적 근거의 틀은 움직임과 관련된 어려움이나 발달 지연이 있을 때 감각 운동적 기술을 적용한다. 1940년대 Bobath 부부에 의해 최초로 발달된 접근법은 신경근육학적 장애, 중추신경계 미성숙 그리고 발달적 장애가 있는 아동과 청소년들을 위해 사용되었다. 현재 이 접근은 중추신경계의 조직, 운동발달 그리고 운동발달이론에 대한 현재의 정보들과 통합되어 있다(Shumway-Cook & Woollacott, 2001). 단지 순서에 따른 운동 발달을 보는 것보다 유전학적, 환경적 그리고 발달에 따른 경험의 중요성을 고려한다. 수직 계층적이고 믿음에 근거한 내용보다 상호작용적인 의미에서 머리에서 꼬리, 근위부에서 원위부로 그리고 대동작에서 소동작으로의 발달에 초점을 둔다. 이 의미는 (1) 머리와 체간은 신체정렬을 위한 발달을 조절한다. (2) 사지의 조절을 위해 신체의 중심과 말단에 위치한 근육을 조절한다. (3) 대동작과 소동작 발달은 조절된 움직임을 위해 개별적으로 일어난다. 또한 신경발달적 근거의 틀은 움직임을 수행함으로써 얻는 피드백(feedback) 정보뿐만 아니라 피드포워드(feedforward)의 개념도 중요하게 인식했다. 피드포워드의 측면에서 근육은 목적지향적인 움직임을 위해 스스로 준비하고 있다. 감각 피드백은 이전에 수행한 목적지향적인 움직임에 대해 실제로 감각정보를 제공한다. 그래서 목표지향적인 움직임은 성취하는 과제와 관련된 움직임들이며 비목적 지향적인 움직임보다 운동발달을 자극할 수 있는 실제적인 피드백과 피드포워드 정보를 제공한다(Schoen & Anderson, 1999; Shumway-Cook & Woollacott, 2006).

정상발달의 세 가지 구성요소는 신경발달학적 치료가 중심적이다. 신경발달학적 치료는 조절된 움직임에 대한 **안정성(stability)**과 **운동성(mobility)**의 관계, 자세 긴장도와 자세정렬, 그리고 다양한 신체부분의 **분리되거나(dissociate)** 다양한 **움직임(movements)**에 대해 초점을 맞춘다. 정상발달을 보이는 아동과 청소년들은 유연하고 협응되어 있으며 또한 조절된 움직임을 좀 더 발달된 동적임 움직임의 단계로 실행할 수 있다. 동적인 움직임은 신체의 각 부분들의 조절된 운동성과 신체에 분배된 안정성을 포함한다. 아동과 청소년이 그들의 기술을 발전시킴으로서 지지면의 크기는 줄어든다. 아동은 이러한 원리를 그들이 앉는 것을 배울 때 보여준다. 처음에는 허리를 앞으로 기대고 그들의 다리는 바닥에 올려놓고 손으로 몸을 지지하고 있다. 이 자세는 넓은 지지면을 제공한다. 아동이 좀 더 골반 대와 체간의 안정성을 획득해 감으로써 그들은 손으로 물건을 자유롭게 집거나 물건을 가지고 놀 수 있으며 공을 칠 수 있게 된다(그림 3.1■ 참조). 아동이 이러한 기술을 향상시켜 나갈 때, 옆에 있는 장난감을 잡으려고 다리를 회전시키거나 엉덩이를 들면서 스스로 안정화하는 방법을 학습해간다(그림 3.2■ 참조). 그들이 미취학기가 되면 어린 아동들은 bouncing board나 T-stool에서 동적인 자세를 유지할 수 있게 된다.

또한 정상적인 운동발달을 보인 아동과 청소년들은 자세를 잡기 위해서나(안정성) 중력에 대항한 움직임을 가지기 위해(운동성) 좀 더 질적으로 향상된 자세 긴장도와 자세정렬을 보인다. 어린 아동들이 앉는 법을 배울 때, 처음 그들은 무게를 앞, 뒤로 이동시키기 위해 신전되고 굴곡된 움직임을 시상면 내에서 실행함으로써 자세조절이 발달한다.

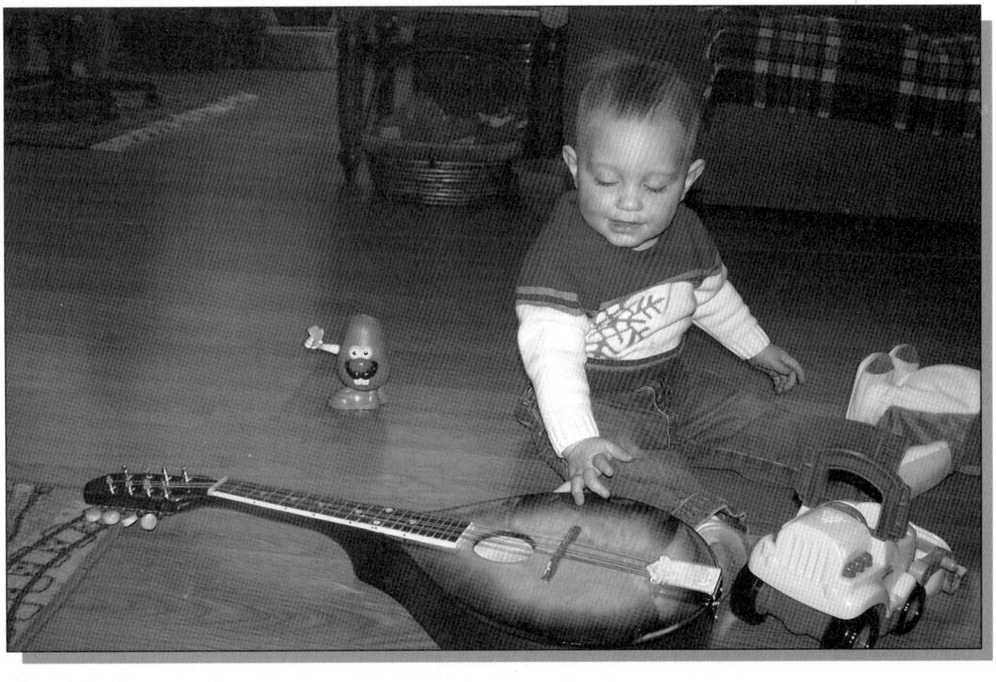

■ **그림 3.1**
아동이 장난감에 손을 뻗친다.

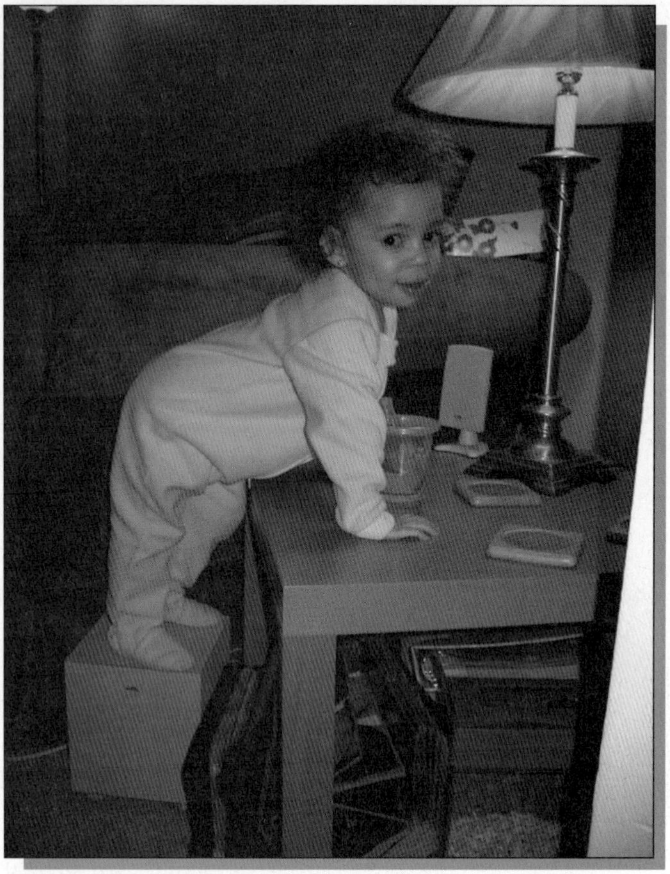

■ **그림 3.2**
아동이 좁은 상자 위에 서있다.

그런 다음 그들은 횡단면 내에서 신체를 회전하고 네발기기를 준비한다.

또한 정상적인 운동발달을 보이는 아동과 청소년들은 이전보다 증가되고 좀 더 향상된 분리해서 움직이는 능력을 나타내고 신체의 여러 부분의 움직임을 결합할 수 있게 된다. 아동이 그림을 그리고 글씨를 쓸 수 있게 될 때, 그들은 이러한 원리를 잘 보여준다. 처음에는 글씨나 그림을 그릴 때 팔 전체를 사용한다. 또한 글씨나 그림을 그릴 때, 혀를 내밀거나 움직인다. 이러한 움직임을 연합 움직임이라고 한다. 어깨, 손가락 그리고 혀는 회전하는 움직임과 유사한 모습을 보여준다. 아동이 그들의 견갑골, 팔꿈치, 손목 그리고 손가락의 움직임을 동시에 조절해서 움직일 수 있는 능력을 획득했을 때, 그들은 어깨, 팔꿈치, 그리고 손목의 더 작은 움직임을 만들어 낼 수 있을 것이고 손가락을 좀 더 복잡하고 신속하게 움직일 수 있을 것이다.

정상발달을 보이는 아동과 청소년과는 반대로 비전형적인 운동발달을 보이는 아동들은 안정성과 운동성, 자세 긴장도 및 정렬 그리고 분리된 움직임을 수행하는 데 있어 문제점을 가질 수 있다. 비전형적인 자세 긴장도를 가진 아동은 정위반응, 보호신전반응 및 평형반응과 같은 자동적인 움직임 패턴을 가지는 데 어려움을 겪는다. feedforward와 feedback 과정이 어려우면 자세조절과 움직임 기술을 발달시키는 데 방해가 된다. 과도한 자세 긴장도는 관절의 움직임을 제한시키며 근 길이를 짧게 하거나 근섬유 주변의 성질을 변화시킬 수 있다(Keshner, 1990; Schone & Anderson, 1999; Shumway-Cook

& Woollacott, 2006). 이러한 움직임의 제한은 분리된 움직임의 능력을 방해한다. 중증의 발달장애가 있는 아동은 이러한 어려움을 겪을 지도 모른다. 그들은 구르기 위해 머리, 어깨, 체간 그리고 다리를 분리해서 움직이는 것 보다 log rolling이라 불리는 개념으로 신체를 하나로 해서 통째로 움직여야 한다. 자발적으로 장난감 스위치를 누르거나 전자 기구를 사용하려고 시도할 때, 그들은 물건에 닿기 위해 분리된 손가락 움직임보다는 팔 전체를 휘둘러야 할지도 모른다.

신경발달적 문제가 있는 아동과 청소년들은 자세 긴장도의 증가 또는 감소, 관절의 긴장과 운동성의 증가 또는 감소로써 뚜렷하게 비전형적인 자세를 보인다. 그들은 안정성을 유지하기 위하여 넓은 보폭으로 걷기, W자 앉기(W-sitting), 균형을 잡기 위해 상지를 사용하는 것과 같은 비정형적인 또는 보상적인 전략들을 사용할 수도 있다. 선 자세에서 과도한 체간과 머리의 신전, 굴곡과 같은 비정형적인 자세 배열을 나타낼 수도 있다. 움직일 때, 팔을 굴곡하면 손이 굴곡되고, 고관절을 신전하면 고관절과 족관절이 신전되는 것과 같은 시너지 움직임을 나타낼 수도 있다. 또한 측만증과 같은 구축이나 변형이 생길 수도 있다. 만약 치료적 중재가 제공되지 않는다면 아이들에게 이러한 것들이 반복될 것이고, 그러면 이러한 비정상적이고 보상적인 움직임들은 강화되고, 일상생활에의 참여도는 떨어뜨릴 것이다(Schoen & Anderson, 1999).

감각통합이론과 같이, 신경발달이론을 사용하기 위해서는 보조작업치료사 교육과정(커리큘럼) 내에 이를 포함시켜 교육하는 것이 필요하다. 보조작업치료사가 신경발달학적 치료 심화과정교육을 받은 작업치료사에게 감독을 받거나, 신경발달학적 치료교육을 받아 치료적 중재에 이러한 접근법들을 효과적으로 반영시키는 것이 중요하다. 신경발달학적 치료 접근법을 사용할 때, 작업치료사와 보조작업치료사는 적절한 움직임 패턴을 이끌어내기 위한 과제와 관련하여 감각 입력의 양을 조절할 수도 있다. 목적한 움직임 패턴을 촉진하기 위해 일정한 압력으로 아동의 특정 위치에 손을 대는 핸들링 테크닉을 사용할 수도 있다. 핸들링의 키포인트는 견갑대, 체간, 골반이 대표적이다. 이러한 감각, 핸들링 테크닉을 사용하기 위해 작업치료사와 보조작업치료사는 발달과 움직임에 대한 지식을 갖춰야 할 필요가 있고, 작업을 수행할 때 아동의 자세 긴장도의 변화, 안정성과 이동성의 수준, 분리적 움직임을 주의 깊게 관찰해야 한다. 또한 이러한 테크닉들은 작업치료사와 보조작업치료사가 아동이 목적한 작업을 독립적으로 수행하는 데 필요한 움직임들을 실행할 수 있게 하기 위해 핸들링의 양을 언제 감소시킬 것인가를 판단해야 한다. 신경발달학적 치료법을 반영할 때에는 :

- 기능적인 활동을 하는 동안에 체간, 사지, 머리의 좋은 정렬을 위해 노력하라. 골반에서 적절한 정렬이 일어났을 때, 중력이 정렬과 기능에 어떻게 영향을 주는지 관찰하라.
- 움직임과 활동 과정 중에 자세 긴장도의 변화를 관찰하라. 감각과 조절에 의한 유동적인 움직임을 촉진하고, 어떻게 환경자극에 대하여 신체가 반응하는지 파악하기 위해 노력하라.
- 근위부의 움직임은 원위부의 움직임 패턴을 강화하므로, 섬세한 원위부의 움직임을 요하는 활동과 작업을 하는 동안에 안정적인 지지면을 제공하라.
- 아동 또는 청소년과 관계하는 재료(도구)는 그들의 중심선과 눈높이 아래에 두어

좋은 정렬을 촉진하라.

- 아동의 골반대에 심부 압박을 적용하여 지지면을 강화하라.
- 아동의 흉근에 심부압박을 적용하여 이를 신장시키고, 견갑골을 하방회전 위치로 움직여라.
- 팔, 다리를 움직일 때, 견관절과 고관절의 안정성을 촉진시키기 위해 체중지지 관절을 동시 수축시킨다.
- 간헐적으로 관절 주위 근육을 압박(compress)하여 안정성과 관련한 기능을 촉진시킨다.
- 운동반응을 통합하고 산출해내는 아동의 능력에 근거하여 감각입력을 조절하며 제공하라.

아동을 움직임에 참여시킬 때는 :

- 자동적인 움직임을 촉진하기 위하여 자발적인 놀이 활동을 포함하라.
- 아동을 의미있는(목적있는) 작업에 참여시키고 자연스러운 환경에 속하게 하여 주동근과 협력근의 교대적 사용을 촉진하라.
- 움직임 패턴의 통합과 습관화를 촉진하기 위해, 자주 반복하라(Schoen & Anderson, 1999).

작업 중심 개념 모델과 작업치료 이론의 틀의 관계(Connecting to the Occupation-Based Conceptual Models and the Occupational Therapy Practice Framework)

2장에서는 작업 중심 개념모델을 작업수행모델과 연관 지은 표로 내용을 마무리하였다. 작업 중심 모델의 일부는 작업과 관하여 가이드를 제공 한다; 또 다른 일부는 환경 또는 작업요건을 고려하여 가이드를 제공한다. 여전히 다른 모델들은 좀 더 직접적인 수행패턴이나 수행기술에 초점을 맞추고 있다.

이 장에서는 작업에 근거하지 않은 이론(non-occupation-based theories)에 대하여 재검토하였다. 그들은 정신사회적 발달, 인지적 발달, 학습과정, 감각통합과정, 운동발달과 아동/청소년의 역량에 대한 내용을 제공하였다. 이 장에서는 다루지 않았지만, 사회기술, 대처기술, 놀이기술, 환경적 영향, 물리적 환경, 시각처리기술에 대한 관점을 제공하는 다른 작업에 근거하지 않은 이론이 존재한다.

작업에 근거하지 않은 이론은 아동의 수행에 영향을 주는 요소들과 이 특정 요소들을 평가하기 위한 방법을 고려하기 위해 유용한 구조를 제공한다. 그러나 작업에 근거하지 않은 이론은 아동이 수행하는 실제적인 작업이나 참여하고자 하는 이유를 고려한 가이드를 제공하지 않았다. 작업에 근거하지 않은 이론의 틀과 작업 중심 개념 모델 사이의 결합을 통하여 작업치료사와 보조작업치료사는 수행과 작업적인 활동에 대한 폭넓은 이해를 할 수 있게 된다. 이러한 사실은 아동을 위한 최고의 서비스를 이끌어내었다.

표 3.1 ■ 작업 중심 개념 모델, 작업에 근거하지 않은 이론의 틀 과 작업수행모델 사이의 관계에 대한 관점을 제공한다. 표 2.1 ■ 에 더욱 상세하게 쓰여 있다. 표 3.1 ■ 은 모든

■ 표 3-1
수행 모델, 이론의 틀, 이론, 개념적 모델과의 관계

작업에 근거하지 않은 이론과 이론의 틀											
인지 학습 신경 발달		행동 획득적	사회 학습		인지학습, 사회학습, 획득적 신경발달, 정신사회적, 행동적, 생체역학, 감각 통합		생체역학적 감각 통합		행동적, 감각통합, 신경발달, 획득적 생체역학		
	작업치료 수행 모델 - domain								작업치료 수행 모델-process		
개념적 모델		작업의 영역	수행기술	수행양식	배경	활동요구	신체기능	신체구조	평가	중재	결과
인간수행의 사회적 모델	개인-개인적 가치, 흥미, 경험, 기술	의미있는 작업의 집단	수행 선택과 진행과제	개인-역할	배경	과제의 시간적 환경적 특징	개인- 기술, 가치	수행 목표	배경내의 수행,	중재접근	수행범위
인간작업의 모델	개인-의지, 습관 수행 역량	작업의 특성	작업적 수행	습관-역할과 일상행동	환경-물질적 사회적	주관적 경험과	객관적 요소	수행역량-	아동 또는 청소년에게 사용되는 8개 평가 도구	개인요소, 환경적 요소, 작업수행의 목표	작업적응과 작업적성
인환경적 작업의 수행	개인-신경 생물학적, 인지적, 정신적, 생리학적, 감정적, 영적인 요소	참여와 작업의 수행	활동과 과제		환경		개인 요소 (인자)		개인 요소, 환경적 요소, 활동, 과제, 역할의 목표	개인요소와 환경적 요소, 활동, 과제와 규칙의 목표	건강과 행복
인환경적 작업	개인-마음, 신체 활기	작업-활동 또는 과제에 자발적인 집단	작업수행에 주목할 점들		환경 생물학적,		육체적 정신 사회적 역량		개인, 환경, 작업의 목표	개인, 환경과 작업의 목표	작업수행

작업 중심 개념 모델과 작업에 근거하지 않은 이론의 틀을 포함한 내용이 아님을 기억하라. 다른 것들이 추가될 수 있다. 이 표는 개념 모델, 이론의 틀로써 수정되어야 할 필요가 있으며, 수행모델은 발전되어야 한다.

요약(Summary)

이론이란 사건 사이의 관계에 대한 견해와 이에 대한 체계적인 이해를 제공하기 위해 특정한 방법으로 조직화된 개념의 집단을 말한다. 이론의 틀은 평가와 치료를 위한 가이드로써 제공되기 위하여 정보와 지식을 조직화하는 방법이다. 이론의 틀은 서로 연결되어 있으며, 전문적인 수행을 위해 적용한다(Mosey, 1981; Kramer & Hinojosa, 1999) . 소아작업치료사와 보조작업치료사는 성장, 발달, 학습, 감각통합, 운동발달 조절과 관련된 이론의 틀과 이론에 대하여 이해할 필요가 있다.

Erikson은 정신사회적 발달에 대한 그의 이론에서, 정신적, 사회적 시기(격변기)에 대한 이해를 돕기 위해 구조를 제시하였고 이것이 다양한 발달의 단계를 설명해야 한다고 제시하였다. Piaget는 인지적 학습에 대한 그의 이론을 통해, 아동의 사고능력 발달과 자아(자기인식)에 대하여 실험하고 이론의 틀을 제시했다. Skinner의 행동이론의 절정은 학습에서 강화와 체벌의 역할이다. Bandura는 그의 사회적 학습이론에서 환경의 영향과 타인과의 관계의 영향을 고려하여 아동이 어떻게 학습하고 무엇을 학습하는지 고려하였다. 획득이론과 관련된 학습 원리는 기술획득과 적응반응을 촉진하기 위한 체계적 접근법을 제시한다. 감각통합 이론은 감각계에 대한 인식과 감각통합과 조절장애를 갖은 아동을 위한 중재를 제공하기 위한 전략을 제시한다. 생체역학적 이론의 틀은 중력이 신경, 골격, 근육에 미치는 영향을 미치는 방법에 기초한 이론을 고려한 접근법을 제시한다. 마지막으로 신경발달모델은 중추신경계, 운동발달, 운동조절이론, 장애와 발달지연과 관련된 움직임에 초점을 맞춘 감각 운동기술을 적용하기 위한 전략에 관한 견해를 제시한다.

이러한 이론들과 이론의 틀은 아동의 성장, 발달, 정보처리, 몸을 움직이는 것, 생각, 행동, 감각, 타인과의 사회적 활동에 대하여 작업 중심 개념 모델이 했던 것보다 좀 더 깊이 있는 내용을 설명한다. 일부는 평가 방법에 대한 이론적 근거도 제공하고, 이러한 영역에 어려움을 갖은 아동에 대한 치료법을 제공한다. 이 장은 작업치료수행을 위해, 작업중심 개념모델과 작업에 근거하지 않은 이론의 연결의 중요성에 대한 견해를 포함하고 있다.

핵심요점 재검토(Reviewing Key Points)

1. 아동에게 작업치료 서비스를 제공할 때 작업에 근거하지 않은 이론을 사용하는 것의 중요성을 설명하라.
2. 이 장에서 논의된 8개의 이론을 나열하라.
   - 핵심 용어를 정의하라.

- 4개의 가정을 요약 기술하라.
- 이러한 이론을 작업치료에 적용하는 방법에 대한 2가지 예를 기술하라.

중요 요점 적용하기(Applying Key Concepts)

1. 4명의 다른 아동과 청소년을 각각 30분씩 관찰. 관찰된 아동과 청소년은 대략 3, 6, 10, 14세 정도이다. 이 장에서 소개된 8개의 이론과 이론의 틀을 사용해 관찰된 행동을 설명하라. 다음 차트를 이용해 관찰을 기록하라. 차트 크기를 조정해 관찰 기록 양에 적합하게 하라.

   아동 또는 청소년의 나이 ______________________

   관찰 환경 ______________________

   아동 또는 안내인이 수행한 작업 ______________________

   아동 또는 청소년의 다른 사람과의 관계 ______________________

이론 또는 기준	행동에 관계된 관찰
정신사회적 발달	
인지발달	
사회학습	
행동	
획득	
감각통합	
생체역학	
신경발달	

2. 각각의 아동과 청소년의 정신사회적 발달에 관한 기록을 한 페이지에 잘라서 붙여라. 발달에 대한 정신사회적 이론을 이용해 어떻게, 왜, 각 아이의 행동이 바뀌거나 또는 같게 남는지 설명하라. 다음 차트를 사용해 관찰을 구조화시켜라. 관찰에 적합하게 차트의 크기를 조정하라.

   이론 또는 이론의 틀 ______________________

아동 또는 청소년의 나이	관찰
4세	
6세	
10세	
14세	

   어떻게 왜 행동이 변했는지 설명하라. ______________________

   ____

   ____

3. 활동 2의 목적에 따라 정신사회적 이론을 인지이론으로 대체하라. 다른 6개의 이론과 이론의 틀도 같은 방법으로 진행하라.

참고 문헌(References)

Ayres, A. J. (1972). *Sensory integration and learning disorders.* Los Angeles: Western Psychological Services.

Ayres, A. J. (1979). *Sensory integration and the child.* Los Angeles: Western Psychological Services.

Bandura, A. (1977). *Social learning theory.* Englewood Cliffs, NJ: Prentice Hall.

Bandura, A. (1989). Social cognitive theory. *Annals of Child Development, 6,* 1–60.

Bee, H., & Boyd, D. (2002). *Lifespan development* (3rd ed.). Boston: Allyn & Bacon.

Bly, L. (1994). *Motor skill acquisition during the first year of development and abnormal motor development.* Birmingham, AL: Neuro-Developmental Treatment Association.

Brownwell, C. A. (1990). Peer social skills in toddlers. Competencies and constraints illustrated by same-age and mixed-age interaction. *Child Development, 61,* 836–848.

Bundy, A., Lane, S., & Murray, E. (Eds.). (2002). *Sensory integration: Theory and practice* (2nd ed.). Philadelphia: F. A. Davis.

Ciancio, D., Sadovsky, A., Malabonga, V., Trueblood, L. et al. (1999). Teaching classification and seriation to preschoolers. *Child Study Journal, 29,* 193–205.

Colangelo, C. (1999). Biomechanical frame of reference. In P. Kramer & J. Hinojosa (Eds.), *Frames of reference for pediatric occupational therapy* (2nd ed.). Philadelphia: Lippincott Williams & Wilkins.

Dunn, J. (1994). Experience and understanding of emotions, relationships, and membership in a particular culture. In P. Ekman & R. J. Davidson (Eds.), *The nature of emotion: Fundamental questions* (pp. 353–355). New York: Oxford University Press.

Elkind, D. (1970, April). Eric Erikson's eight stages of man. *New York Times Magazine,* 24.

Erikson, E. H., & Erikson, J. M. (1997). *The life cycle completed.* New York: Norton & Company.

Flavell, J. H. (1986). The development of children's knowledge about the appearance-reality distinction. *American Psychologist, 41,* 418–425.

Keshner, E. (1990). Coordinating stability of complex motor systems. *Physical Therapy, 70,* 844–854.

Kimball, J. (1999). Sensory integration frame of reference: Theoretical base, function/dysfunction continua, and guide to evaluation. In P. Kramer & J. Hinojosa (Eds.), *Frames of reference for pediatric occupational therapy* (2nd ed.). Philadelphia: Lippincott Williams & Wilkins.

Kramer, P., & Hinojosa, J. (Eds.). (1999). *Frames of reference for pediatric occupational therapy* (2nd ed.). Philadelphia: Lippincott Williams & Wilkins.

McDevitt, T., & Ormrod, J. (2002). *Child development: Educating and working with children and adolescents* (2nd ed.). Upper Saddle River, NJ: Prentice Hall.

Mosey, A. C. (1981). *Configuration of a profession.* New York: Raven Press.

Piaget, J. (1965). *The child's conception of the world.* New York: Littlefield Adams.

Piaget, J. (May, 1970). Conversations. *Psychology Today, 3,* 25–32.

Royeen, C. B., & Duncan, M. (1999). Acquisitioned frame of reference. In P. Kramer and J. Hinojosa (Eds.), *Frames of reference for pediatric occupational therapy* (2nd ed.). Philadelphia: Lippincott Williams & Wilkins.

Schoen, S., & Anderson, J. (1999). Neurodevelopmental treatment frame of reference. In P. Kramer and J. Hinojosa (Eds.), *Frames of reference for pediatric occupational therapy* (2nd ed.). Philadelphia: Lippincott Williams & Wilkins.

Shumway-Cook, A., & Woollacott, M. (2006). *Motor control: Translating research into clinical practice* (3rd ed.). Philadelphia: Lippincott Williams & Wilkins.

Skinner, B. F. (1953). *Science and human behavior.* New York: Macmillan.

Skinner, B. F. (1980). The experimental analysis of operant behavior. A history. In R. W. Reibes and K. Salzinger (Eds.), *Psychology: Theoretical-historical perspectives.* New York: Academic Press.

Vander Zanden, J., Crandell, T., and Crandell, C. (2003). *Human development* (revised 7th ed.). New York: McGraw Hill.

Wilbarger, P., & Wilbarger, L. (1991). *Sensory defensiveness in children 2–12: An intervention guide for parents and other caregivers.* Denver, CO: Avanti Education Program.

Wilbarger, P., & Wilbarger, J. (2002). The Wilbarger approach to treating sensory defensiveness. In A. Bundy, S. Lane, & E. Murray (Eds.), *Sensory integration: Theory and practice* (2nd ed.). Philadelphia: F. A. Davis.

Williams, M. S., & Shellenberger, S. (1994). *How fast does your engine run?* Albuquerque, NM: TherapyWorks.

제 4 장

다양한 치료환경에서의 작업치료사와 보조작업치료사의 역할

Role of the Occupational Therapist and Occupational Therapist Assistant in Various Practice Settings

핵심용어

사정(Assessment)
환자(=클라이언트)(Client)
임상적 추론(Clinical reasoning)
윤리적 규범(Code of ethics)
평가(Evaluation)
두 가지 분야 이상의 팀(Interdisciplinary team)
중재(Intervention)
다양한 분야의 팀(Multidisciplinary team)
작업적 개요(Occupational profile)
결과(Outcomes)
재평가(Re-evaluation)
선별 검사(Screening)
감독(Supervision)
초학문적 팀(Transdisciplinary team)

목표

- 작업치료 서비스를 제공할 때 작업치료사와 보조작업치료사의 역할을 정의하라.
- 작업치료사와 보조작업치료사 사이의 행정상 관계를 설명하라.
- 역할과 행정처리 과정상 규정의 영향을 설명하라.
- 작업치료사와 보조작업치료사가 아동과 청소년에 대해 서비스를 제공하는 다양한 치료 환경을 알아보아라.
- 이러한 치료적 환경 내에서 작업치료사와 보조작업치료사의 역할과 팀의 구성을 설명하라.
- 이러한 치료적 환경에 **미국 작업치료사협회 윤리적 규범(AOTA Code of Ethics)**을 적용하라.

작업치료 서비스를 제공할 때의 역할
(Roles When Providing Occupational Therapy Services)

아동과 청소년에 대한 치료를 할 때, 작업치료사와 보조작업치료사는 상호보완적으로 일을 한다. 그러나, 작업치료 서비스 수행과정에서 각 단계에서의 역할은 다르다. 제 1장의 설명에 따르면, 작업치료 수행과정은 3가지 단계 : 평가, 중재, 결과를 포함한다. 이러한 단계는 반드시 고정된 진행순서를 따르지는 않는다. 그러나, 아동과 청소년의 요구, 치료 환경 가이드라인, 그리고 제공되는 치료 시간에 기준을 두고 서로 순차적으로 진행될 수도 있다(AOTA, 2002). 전반적인 작업치료 과정은 작업에 기반을 둔 개념적 모델과 다른 이론, 그리고 FOR(이론의 틀)에 근거를 두고 있다. 제 2장과 3장에서는 임상적 추론과 결정 내리기를 보여준다.

평가(Evaluation)

*선별검사(screening), 평가(evaluation), 재평가(re-evaluation)*는 작업치료 과정동안 다양한 시점에 발생하는 평가들의 다른 형태들을 구별하기 위해 일부 치료 환경에서 사용된다. 선별검사는 전반적인 평가과정 중 예비단계에서 시행된다. 선별 검사를 하는 동안, 작업치료사와 보조작업치료사는 더욱 포괄적인 작업적 평가와 중재 계획의 필요성을 판별하기 위해 아동과 청소년에 관한 예비 자료를 모은다. 평가는 작업치료 서비스 과정 중 초기, 포괄적 단계이다. 평가는 작업치료 서비스의 종류와 범위, 그리고 필요성에 관한 판단을 위해 관련된 자료 모두를 모으고 해석하는 것을 포함한다. **사정(assessments)**은 특별한 관찰, 진료 기록지 점검, 면담, 정보를 모으는 데 사용되는 측정도구이다. 제 9장에서 더 자세하게 논의된다. 중재 후에 시행하는 재평가는 작업치료 서비스를 지속할지, 조정할지 또는 중단할지에 대한 요구를 판별하기 위해 행해진다(AOTA, 2005b).

임상환경 내에서 사용되는 전문용어와 관계없이 작업치료 평가는 작업, 작업수행의 변화 그리고 일상생활활동에 참여하기 위한 아동과 청소년의 능력에 제한을 주는 다양한 진단적 상태에 관한 지식이 필요하다. 평가를 할 때, 작업치료사와 보조작업치료사는 다음을 고려해야 한다.

- 아동과 청소년이 일상생활에서 할 수 있고 하기를 원하는 활동들과 작업들.
- 활동들과 작업들을 수행하기 위해 아동과 청소년에게 동기 부여.
- 활동과 작업들을 수행하는 방법에 영향을 주는 아동과 청소년의 특징.
- 작업이 수행되는 환경(Law et al., 2005).

작업치료사는 작업치료 평가를 시작하고 지시하는 책임과 중재를 발달시키기 위해 자료를 통합하고 분석해야 하는 책임이 있다. 작업치료사는 보조작업치료사에게 평가의 종류를 선정해 줄 수도 있다. 그러나, 그전에 작업치료사와 보조작업치료사는 처음부터 적용되는 치료환경 가이드라인과 주, 연방의 법안을 반드시 검토해야 한다. 이것은 꼭 필요하다. 왜냐하면, 보조작업치료사의 임상 영역은 치료환경 및 주와 연방 관할구 사이에 차이가 있기 때문이다. 또한, 기금 기관에서 배상하는 것이 무엇인지를 반드시 고려해야 한다(AOTA, 2004b, 2005a). 일부 치료환경과 주, 연방 관할구, 그리고 기금

기관에서는 보조작업치료사가 작업치료 평가의 전 과정을 완전히 시행하는 것을 허용하지만, 다른 곳에서는 허용하지 않는다.

보조작업치료사에게 평가의 종류를 선정해 줄 때, 작업치료사는 반드시 적절한 감독을 해야 한다. 작업치료사는 보조작업치료사가 아동과 청소년의 작업, 건강, 학습 과제의 복잡성을 처리할 적절한 수준을 가지고 있고 지정된 평가를 수행하기 위한 능력이 있다는 것을 보증해야 한다. 서비스 능력을 보여주기 위해 보조작업치료사는 형성된 과정에 따라 평가를 수행해야 한다. 그리고, 작업치료사가 얻었던 것과 비슷한 결과를 얻어야 한다. 보조작업치료사는 지정된 평가를 수행하는 것과 아동과 청소년이 그들의 일상생활 작업에 참여하는 능력과 관련된 정보를 수집해서 문어적, 구어적 기록을 통해 작업치료사에게 제공하여 평가과정에 도움을 줄 것이다(AOTA, 2004b, 2005a).

보조작업치료사는 **작업 프로파일(occupational profiles)**을 발전시키고 아동과 청소년의 수행능력을 분석하기 위한 자료를 수집하는 것을 도와줄 것이다. 작업치료 프로파일은 아동과 청소년의 작업의 역사 또는 인생 경험, 일상생활 규칙, 흥미, 가치, 일상생활 과제를 수행하는 데 동반되는 문제점, 그리고 선호도에 대한 정보를 포함한다. 예를 들어, 말을 타는 관절염을 가진 여자 청소년의 작업적 프로파일은 그녀의 승마와 학교 경험, 말을 돌보는 일상생활과 학교과제 수행, 수의사가 되는 것에 대한 관심, 관절염 때문에 학교과제와 승마활동을 수행할 때 가지는 현재의 어려운 점 그리고 승마와 학교생활에의 지속적인 참여를 위한 우선순위들에 관한 정보가 포함되어 있을 것이다. 보조작업치료사는 청소년의 일상의 작업, 수행기술과 규칙, 그녀가 활동과 작업을 수행할 때 수행방법에 영향을 미치는 환경, 그러한 활동과 관련된 요구사항들, 그리고 그녀의 몸을 어떻게 움직이는지에 대한 정보를 수집하는 데 도움을 줄 것이다(AOTA, 2002). 보조작업치료사는 관찰일지를 사용하여 그 청소년이 어떻게 어디서 승마와 관련된 활동을 수행하는지를 기록할 것이다. 보조작업치료사는 신체적 장벽을 확인하는 ADA 환경접근성 체크리스트와 다른 시간대의 요구 사항들을 기록하기 위한 시간표와 같은 다른 평가들을 사용할 것이다. 그 후, 보조작업치료사는 작업치료사에게 구두와 서면보고서를 제공하고 가능한 중재접근법을 논의할 것이다. 표 1. 1(제1장)은 평가정보를 조직하기 위한 표를 제공한다.

중재(Intervention)

평가를 함에 따라 작업치료사는 중재의 모든 사항들에 대해 책임을 갖게 된다. 보조작업치료사는 클라이언트와 협력하여 중재를 발달시키기 위해 작업치료사와 함께 일한다. 클라이언트가 아동과 청소년인 경우, 적용할 때 클라이언트의 정의는 아동과 청소년뿐만 아니라, 그들의 부모, 돌보는 사람, 확대가족을 포함한다. 중재는 3가지 단계를 가지고 있다; 중재 계획, 중재 이행, 중재 검토. 중재계획은 다음과 같은 사항들로 설정된다.

- 클라이언트의 신념, 가치관, 치료의 목적
- 클라이언트의 수행기술, 수행패턴
- 클라이언트의 신체적, 사회적 그리고 문화적인 환경
- 활동의 요구
- 클라이언트의 신체적 구조의 기능적인 능력

- 중재의 상황에 관한 설정(AOTA, 2002)

아동과 청소년들과 함께 일할 때, 중재에 대한 중요한 목적은 다음과 같다.

- 작업을 수행하기 위한 기술과 역량을 형성, 복원 그리고 유지하게 한다.
- 환경과 과제를 수정하거나 개조하여 일상생활과제에 참여할 수 있게 한다.
- 작업 참여를 제한하는 장벽을 제거한다.
- 작업적일 수 있도록 지지해주는 환경을 설계한다(AOTA, 2002; Dunn, 2000).

위의 승마 시나리오와 관련된 목표는 다음과 같은 사항에 초점을 맞춘다. 일상생활을 하는 동안 고통을 관리하는 대처전략 개발을 위한 청소년의 능력 설정, 그녀의 관절을 보호하기 위한 승마 도구와 말을 돌보는 물품의 변경; 접근을 방해하는 장벽을 제거하여 그녀가 마구간쪽으로 가서 말에 올라탈 수 있도록 한다.

보조작업치료사는 작업치료사가 위임한 중재를 실행하기 위한 책임을 갖는다. 작업치료사의 감독 하에 보조작업치료사들은 치료활동과 공인된 서비스 능력과 일관된 중재, 중재계획, 임상환경의 요구, 주(州)와 연방규제에 대해서 선택하고 실행하고 변경을 할 수 있다(AOTA, 2004a). 위의 승마 시나리오에 있는 청소년을 위해 보조작업치료사는 패드가 들어있는 안장과 충격흡수 발판, 끈이 달린 말 돌보는 기구와 쿠션이 있는 핸들, 바퀴달린 학교가방 그리고 규칙적인 휴식 시간을 제안할 수 있다.

중재는 문화적 환경 하에 전후관계의 연관이 있고, 아동과 청소년 그리고 가족들의 가치관, 우선순위, 목표와 일관성이 있어야 한다. 중재를 실행할 때, 작업치료사와 보조작업치료사는 아동과 청소년이 자신의 작업적 수행목표를 달성하도록 도와주기 위해 치료적 방법으로서의 작업, 전문적인 지식, 활동을 사용한다. 때때로, 그들은 아동과 청소년이 목적 있는 활동과 작업에 참여하기 위한 준비를 하도록 예비방법을 사용한다. 또한 아동과 청소년이 작업에 참여하기 위한 기술을 발달시킬 수 있도록 목적 있는 활동을 사용한다. 위에 언급된 승마하는 청소년의 경우, 예비방법은 스트레칭, 저항을 제거한 운동, 시각적 이미지화를 포함한다. 목적 있는 활동은 머리 땋기, 들기, 운반하기, 역할놀이 활동을 포함한다. 궁극적인 목적은 아동과 청소년들이 의미 있는 삶에 적극적으로 참여하기 위해 그들의 능력을 발달시킬 수 있는 작업을 사용하는 것이다(AOTA, 2002).

중재 과정 안에 작업치료 서비스를 계속할지, 변경 혹은 종료여부를 결정하기 위해 중재 계획을 체계적으로 검토하는 과정이 포함될 필요가 있다(AOTA, 2002). 작업치료사는 그와 같은 결정을 내릴 책임이 있다. 보조작업치료사는 작업에 참여하는 아동과 청소년의 능력에 어떠한 변화와 자신의 능력, 요구, 작업치료 중재에 관한 자신의 의견을 작업치료사에게 정보와 문서로 제공함으로써 의사결정과정에 기여한다(AOTA, 2004a).

결과(Outcomes)

작업치료 서비스의 수령인과 지불인은 작업치료 서비스 장점의 근거를 찾는다. 개인과 프로그램 수준에 대한 작업치료 서비스의 결과를 측정하는 것은 근거를 제공할 때 필요하다. 작업치료 서비스 장점의 지표는 아동과 청소년 능력의 긍정적인 변화를 포함한다.

- 다양하고 건전한 작업과 작업적 역할에 참여한다.

- 작업을 수행하기 위해 필요한 기술을 습득한다.
- 환경적 또는 전 · 후관계적 요구가 변화하는 것에 적응한다.
- 작업수행 능력과 삶의 질에 만족감을 느낀다(AOTA, 2002).

승마 시나리오의 청소년의 작업치료 결과를 측정하기 위해 모아진 자료는 다음을 포함할 것이다: 고통 없이 그녀가 승마와 학교활동에 참여할 수 있는 횟수와 시간, 그녀가 작업에 참여할 수 있도록 하기 위해 확인하고 실행할 수 있게 하는 유용한 환경과 과제 조정의 양, 그리고 승마와 학교생활을 유지하기 위한 그녀의 능력에 대한 자신의 평가.

작업치료사는 그들의 작업에 참여하는 아동과 청소년의 능력 변화를 측정하기 위한 근거에 기반을 둔 결과 처리과정을 계획하고 실행하고 해석하는 책임을 가진다(AOTA, 2004a).

작업치료 서비스를 제공할 때의 감독 과정
(Supervisory Process When Providing Occupational Therapy Services)

보조작업치료사는 작업치료사와 협력적이고 또한 감독 하에 작업치료 서비스를 제공한다. 작업치료 내에서 감독은 협력적 과정으로 나타난다. 감독자로서의 작업치료사와 피감독자로서의 보조작업치료사는 감독의 내용, 구성, 질 및 횟수에 대해 서로 책임을 갖는다(AOTA, 2004a; 2005a).

감독의 목적은 2개가 있다. (1) 작업치료 서비스를 안전하고 효과적으로 수행하기 위해서 그리고 (2) 전문적인 발달을 육성시키기 위해. 감독자로서의 작업치료사는 보조작업치료사의 지식 및 기술, **임상적 추론(clinical reasoning)** 능력 및 교육과 직업에 대한 열망에 대해 현재 상태와 진전 사항을 고려할 필요가 있다. 감독은 다양한 중재 방법(절차상의 추론)의 장점과 단점, 아동과 청소년과의 상호작용을 위한 매력적인 전략(상호작용적 추론), 아동과 청소년의 과거와 현재의 삶의 경험과 미래의 기대(이야기적인 추론), 작업치료 서비스를 제공하기 위해 이용할 수 있는 자원(실용적인 추론)에 대한 토론을 포함한다. 감독자는 또한 임상적 기술과 능력을 발달시키기 위한 지속적인 교육 계획과 같은 전문적인 발달에 중점을 두어야 한다(AOTA, 2004a; 2005a).

감독자로서의 작업치료사는 작업치료 서비스를 안전하고 효율적으로 제공하기 위해 보조작업치료사가 서비스 수행이 가능하도록 적시에 적절한 정보, 안내를 제공할 책임이 있다. 피감독자로서의 보조작업치료사는 감독자의 요구 사항을 추구하고 시행해야 하며, 아동과 청소년, 작업치료 서비스, 그리고 서비스 능력에 관해 작업치료사에게 정확한 정보를 제공할 책임이 있다. 감독은 직접적이거나 간접적으로 이루어진다. 직접적 감독은 얼굴을 보고하거나 작업치료사와 보조작업치료사 간에 화상 회의도 포함한다. 만나서 하는 토론, 모델링, 협력적 치료, 지도, 그리고 관찰은 직접적 감독의 예이다. 간접적 감독은 전화 접촉, 전자 교환, 서신 왕래를 포함한다. 이러한 방법들은 작업치료사와 보조작업치료사가 중재과정동안 발생할 수 있는 사건을 볼 수 있는 기회를 제공하지는 않는다. 작업치료사는 평가, 중재, 결과 진행과정의 모든 면에 책임이 있기 때문에 감독을 할 때 필수적으로 일정 수준의 직접적인 접촉을 포함해야 한다(AOTA, 2004b; 2005a).

미국 작업치료사협회는 보조작업치료사가 직접적 또는 간접적 감독을 받는 시간의 양과 횟수를 명시하지는 않는다. 오히려 *작업치료 서비스*(AOTA, 2004b)*를 제공하는 동안 감독, 역할, 책임감에 대한 가이드라인에 나와 있는 감독*의 빈도, 양, 형태는 아래 사항에 영향을 받는다.

- 보조작업치료사의 실제 보여지는 서비스 능력과 기술
- 작업치료사의 감독 그리고 임상 능력과 기술.
- 보조작업치료사에게 서비스를 받은 아동과 청소년의 요구와 복잡성
- 보조작업치료사에게 서비스를 받은 아동과 청소년의 수
- 임상 환경의 가이드라인, 그리고 규제 요구(AOTA, 2004b; 2005a).

예를 들면, 보조작업치료사가 중등도 인지변화를 가진 초등학생에게 하나의 옷입기 프로그램을 안전하고 효율적으로 수행하기 위해 주어지는 적절한 감독의 양과 타입, 빈도는 식사장애를 가진 청소년 그룹의 레저 활동을 안전하고 효율적으로 수행하기 위한 감독의 형태와는 다르다. 주와 연방정부, 임상환경은 보조작업치료사가 작업치료 서비스를 제공할 때 주어지는 최소한의 감독의 양과 타입, 빈도가 명시된 규정이 형성되어 있을 것이다. 이러한 규정은 AOTA 가이드라인을 대신하기 때문에 작업치료사와 보조작업치료사는 규정들을 알고 지킬 의무가 있다. 보조작업치료사와 작업치료사가 아동과 청소년에게 안전하고 효율적인 서비스를 제공하기 위해 규정에 명시된 것보다 더 많은 감독이 필요하고 적절하다고 생각한다면, 이것은 안전하고 효율적인 서비스 제공을 위한 보조작업치료사의 권리이고 의무이다(AOTA, 2005a).

작업치료의 범위 밖에서 서비스를 제공할 때의 역할과 감독(Roles and Supervision When Providing Services Outside the Scope of Occupational Therapy)

아동과 청소년과 함께 일할 보조작업치료사에게 작업치료적 직무 이외의 역할에 대한 교육도 이루어진다. 예를 들면, 아동을 위한 재활병원에서는 놀이치료사로서, 학교 환경 내에서는 보조공학 전문가로서, 또는 지역사회 내에서 특별한 올림픽 프로그램 코디네이터로서 일할 보조작업치료사로서의 교육이 이루어진다. 때때로 보조작업치료사 교육은 보조작업치료사에게 이러한 작업 역할을 수행하기 위한 필요한 자격증을 부여한다. 또한 보조작업치료사는 부가적인 교육과 이러한 작업 역할을 맡기 위한 자격증을 획득할 필요가 있다. 이러한 역할을 맡았을 때, 보조작업치료사는 직업 명칭과 직책과 일치하는 자격증을 취득한다. 이것은 그들이 무슨 종류의 서비스를 제공할지, 이러한 서비스를 제공하기 위한 보조작업치료사 면허증을 통해 서비스 수령인에게 명확하게 실무를 알려준다.

아래의 질문은 보조작업치료사가 아동과 청소년에게 작업치료 서비스를 제공할 때와 보조작업치료사가 비작업치료 서비스를 제공하기 위해 작업치료 지식과 기술을 사용할 때를 구별하도록 도와준다. 보조작업치료사는 전자의 환경에서는, 작업치료 감독 가이드라인을 준수하고, 후자의 환경에서는 해당되는 임상의 영역에 명시된 기준을 준수한다. 질문은 아래와 같다:

- 제공되어지는 서비스의 타입에 관해 기관, 지불인, 그리고 아동과 청소년, 그들의 가족들간의 서면 또는 구어적 합의는 무엇인가?
- 이러한 서비스는 작업치료 실행 영역 내에 있는가?
- 주의 관습법에서는 교육, 자격증, 그리고 서비스를 제공하기 위해 요구되는 감독을 어떻게 정의하는가?
- 다른 관련 규제 기관에서는 교육, 자격증, 그리고 서비스를 제공하기 위해 요구되는 감독을 어떻게 정의하는가?(AOTA, 2004b).

이러한 질문에 답한 후에, 보조작업치료사는 작업치료 서비스를 제공하기로 결정한 상태이다. 이때 보조작업치료사는 작업치료 감독과 주의 관례법과 규제 기관, 그리고 미국 작업치료사협회의 역할 요구들을 준수한다. 이러한 질문에 답을 한 후라면, 작업치료 지식과 기술을 사용했더라도 보조작업치료사가 작업치료 서비스를 제공하지 않기로 결정한 상태이다. 보조작업치료사는 감독과 그러한 서비스를 통제하는 역할상의 요구를 준수한다.

치료적 환경(Practice Settings)

보조작업치료사는 아동과 청소년이 있는 다양한 치료적 환경에서 일한다. 보조작업치료사가 일하는 치료적 환경을 조직화하기 위한 하나의 방법은 제도적 환경, 외래환자 환경, 학교에 기반을 둔 환경, 지역사회 환경으로 분류하는 것이다. 제도적 환경은 급성기 치료, 재활, 그리고 정신 병원, 거주 시설, 그리고 교도소 등을 포함한다.

급성기 치료 또는 재활 환경에서 일하는 보조작업치료사는 아동들이 의수를 사용해서 스스로 먹는 것을 배우도록 도와줄 것이다. 또는, 목욕 기술을 새로 배우고 있는 외상성 뇌손상 청소년을 도울 것이다. 정신 병원에서, 보조작업치료사는 행동장애에 대처하는 아동을 위한 놀이그룹 또는, 식사장애에 대처하는 청소년을 위한 여가 흥미그룹을 수행하기 위해 작업치료사와 함께 일할 것이다. 심한 발달장애를 가진 아동과 청소년을 위한 거주 치료환경에서 일하는 보조작업치료사는 수정된 앉기 기구, 또는 보호작업장 고용을 위한 준비로 직업적 기술 훈련 프로그램 교육을 제공할 것이다. 청소년 구치소에서는 의사소통 기술을 촉진시키기 위해 작업치료사와 함께 창조적인 글쓰기 프로그램을 수행할 것이다. 이와 같은 치료환경 내에서, 작업치료 지식과 기술과 더불어 레크리에이션 코디네이터 또는 행동 건강 전문가의 역할을 수행하기 위해 필요한 자격증을 사용할 것이다.

외래 환자 치료환경은 개인 병원, 보건소, 치료 연구소 등을 포함한다. 개인 병원에서, 보조작업치료사는 이분척추증이나 학습장애를 가진 청소년에게 운전 프로그램을 제공할 것이다. 보건소에서는 신경근육 합병증을 가진 아동을 위한 보조기 제작을 도울 것이다. 치료 연구소에서는 자폐를 가진 어린 아동을 위한 감각 탐험 그룹을 실행할 것이다. 이와 같은 치료환경에서 보조작업치료사는 사례관리자 또는 치료 도구와 내구성 있는 상품에 대한 판매 컨설턴트로서 일하기 위해 다른 영역의 교육과 보조작업치료사 교육을 통합할 것이다.

학교에 기반을 둔 치료환경은 유치원, 초등학교, 중학교, 고등학교, 직업훈련학교,

그리고 시각 또는 청각에 장애가 있는 아동과 청소년을 위한 특수학교를 포함한다. 학교 시스템은 작업치료 서비스의 가장 큰 고용영역 중 하나이다. 취학 전 치료환경에서 선행 읽기 기술 프로그램을 수행하거나, 운동장애가 있거나 없는 아동을 위한 외부 탐험 그룹을 수행할 것이다. 초등학교와 중학교에서는 필기체 쓰기에 어려움을 가진 아동을 위한 키보드 조작그룹을 결성하거나, 행동관리에 어려움을 가진 아동을 위한 사회기술 그룹을 도울 것이다. 고등학교에서는, 인지장애를 가진 청소년을 위한 취업 전 기술 훈련을 할 것이다. 이와 같은 환경에서, 보조작업치료사 교육에 유치원 교사, 보조공학 전문가, 또는 산학협동 카운슬러로서의 역할을 수행하기 위한 부가적인 교육과 자격증을 결합하여 사용할 것이다.

지역사회 치료환경은 건강과 건강관리 프로그램, 낮병원 프로그램, 아동을 위한 캠프, 집 없는 사람들의 수용소, 응급 피난처 그리고 지역사회 서비스 프로그램을 포함한다. 이러한 치료환경에 영향을 주는 기금당국과 사회 서비스모델이 있다면, 보조작업치료사는 보조작업치료사보다는 다른 직위를 수행하기 위해 작업치료 지식과 기술을 사용할 것이다. 만성 건강장애 아동을 위한 캠프에서 카운슬러나 지도자로서 또는, 발달 지연 아동을 위한 지역사회 체육관의 교사로서 또는 10대의 임신과 육아에 관한 가정건강관리 지지자로서 일할 것이다. 또한 위험 예방 지역사회 프로그램, 그룹홈 감독자, 고용 코치, 또는 특별한 요구를 가진 아동의 가족을 위한 임시 프로그램 조절자로서, 청년활동 조절자로서도 일할 것이다.

전문가적 팀(Professional Teams)

이러한 제도적, 외래환자, 학교 기반, 그리고 지역사회 치료 환경에서 보조작업치료사는 전문적인 팀의 구성원으로서 일한다. 환자-중심 임상에서 환자는 팀의 핵심 구성원이다. 물리치료사, 언어치료사, 청력학자, 간호사, 의사, 교육자, 사회사업가, 사례 관리자, 그리고 지역사회 기관 전문가들 또한 팀의 구성원이다.

팀의 세 가지 중요한 형태가 있다 : **다양한 분야의 학문 간(multidisciplinary team)**, **두 가지 이상의 분야 간(inter-disciplinary team)**, **초학문적(transdisciplinary team)** 이다. 다양한 분야의 학문간 팀(multidisciplinary team)에서는 멤버들은 서로 평가결과와 중재의 정보를 알려준다. 그러나, 서로 함께 협력적으로 일하거나 팀의 중요 구성원으로서 환자를 인식하지 않는다. 학교에 기반을 둔 치료환경의 한 분야에서 일하는 작업치료사와 보조작업치료사는 다양한 분야의 팀의 구성원으로 일할 것이다. 왜냐하면, 팀의 모든 구성원들은 서비스를 조정하기 위해 정기적으로 만날 시간이 거의 없기 때문이다. 구성원들 간의 토의는 전화 또는 중요한 서류의 기록을 통해서 이루어진다. **두 가지 이상의 분야간 팀(interdisciplinary team)**은 그들의 조사결과와 계획한 통합된 중재법을 공유하고 해석하기 위해 다른 학문들과 서로 협력한다. 서비스를 제공할 때, 각 구성원은 다른 학문의 목표와 서로 통합시킨다. 환자는 두 가지 이상의 분야간 팀에서 중요한 구성원이다. 개인 클리닉에서는 가족 구성원과 정기적으로 만나는 치료환경과 작업치료사 또는 보조작업치료사가 두 가지 이상의 분야간 팀 개념에 의해 다른 전문가들과 협력하여 중재를 제공한다. **초학문적 팀(transdisciplinary team)** 팀 구성원들은 평가, 중재, 결과의 과정에서 함께 일한다. 조기중재 프로그램은 초학문적 팀의 형태인 경우가 많다. 팀의 모든 구성원이 직접적인 서비스를 제공하기보다는 서로 간에 그들의 지식을 통합하고 공유한다. 일부는 부가적인 지지와 전문적 기술을 제공하기 위한 컨설턴트로서 다른 구성원들이 활동하는 동안 직접적인 서비스를 제공하기도 한다. 예를 들면, 아동을 위한 첫 번째 관심이 먹기, 놀이 기술과 연관되어 있을 때 작업치료사는 직접적인 중재를 제공한다; 언어치료사는 놀이 활동에 언어를 통합시키기 위한 전략에 관해서 작업치료사에게 자문을 해준다; 사회사업가는 가족 상호작용 패턴을 확인하기 위한 조언을 할 것이다. 심리학자는 파괴 행동을 관리하기 위한 방법을 제안할 것이다. 이러한 방법으로, 아동과 가족은 수많은 전문가의 조언으로 우선순위를 정하고 통합하기 위해 노력하는 대신에 하나의 전문가와 더욱 깊이 있고 신뢰감 있는 관계를 형성할 수 있다(Dunn, 2000). 이러한 접근법은 직접적인 중재를 제공하기 위해 집 또는 학교에서 만나는 전문가의 수를 최소화할 수 있다.

아동과 청소년과 함께 일할 때 윤리 강령의 적용
(Applying the Code of Ethics When Working with Children and Adolescents)

치료적 환경에 관계없이 보조작업치료사는 AOTA 윤리 강령을 지킨다(AOTA, 2005c). 윤리 강령은 전문가적 행동의 높은 표준을 지지하는 것에 관한 원리의 모음이다. 윤리 강령과 일관되게 보조작업치료사는 아동과 청소년이 그들의 건강 상태에도 불구하고 모든 환경 내에서 일상생활활동에 참여하기 위한 능력을 지지하기 위해 전념한다(AOTA, 2005c). 여기에는 7가지 원리가 있다.

선행의 원칙에 의해 지켜지는 것, 보조작업치료사는 클라이언트의 안녕에 대한 생각을 설명한다. 그들은 클라이언트의 문화, 종교, 사회경제적 환경을 존중한다; 요구되어지는 서비스를 지지한다; 그리고 정당하고 합당한 요금을 청구한다; 그들은 음식과 옷입기 프로그램에서 일할 때 이에 대한 종교적으로 허용된 범위를 지킨다. 그들이 지불에 관한 책임이 있다면, 그들은 가족의 지불 능력과 대체 기금자원을 생각한다.

나쁜 일을 하지 않는다는 원칙으로 일관되게 보조작업치료사는 클라이언트를 이용하거나 해롭게 강요하지 않는다. 그들은 전문적 판단과 객관성을 타협하는 환자와의 상호작용을 피한다. 선행의 원리에 그들은 아동과 청소년을 징계하기 위해서 체벌과 공공장소에서의 창피주기 같은 처벌의 기술을 사용하지 않는다.

자율, 사생활, 비밀성의 원리를 지키기 위해 보조작업치료사는 작업치료 과정을 통해서 환자와 협력한다. 그들은 환자의 이익과 중재의 위험, 환자의 비밀 보호, 그리고 작업치료 서비스를 거부할 권리도 존중한다는 것을 알려준다. 이 원리를 지지하기 위해, 그들은 환자가 치료목표들을 선택하고 우선순위를 정하는 권리를 존중한다. 그들은 공공장소에서 또는, 그들의 치료에 직접적으로 연관되지 않는 사람들과 함께 환자에 대해 토론하지 않는다.

의무의 원리에 따라서, 보조작업치료사는 고도의 능력을 유지해야 한다. 영어 이외의 언어를 사용하는 아동과 청소년과 함께 일한다면, 효과적인 의사소통을 위해 그들의 언어를 배워야 한다. 적절한 수준의 감독, 현재 통용되는 전문적 지식과 기술, 임상 영역과 연관된 전문적인 교육에 지속적으로 참여해야 한다. AOTA의 발달장애 또는 학교에 기반을 둔 특별한 관심 분야의 회원이 된다는 것은 위의 사항을 행하기 위한 하나의 방법이다. 더불어, 보조작업치료사는 그들이 제공하는 서비스에 맞는 주와 국가 자격증을 획득하고 유지해야 한다. 작업치료 면허를 위한 국가위원회(NBCOT), AOTA, 그리고 주의 임상법으로 지속적인 능력을 위한 기준이 마련되어 있다.

절차상 정당성의 원리에 따르면, 보조작업치료사는 지역, 주, 국가, 공공시설, 그리고 AOTA의 정책을 따르고 그에 관한 지식이 있어야 한다. 또한, 미국장애인법(ADA), 특수교육법(IDEA), 재활법의 504 세션, No Child Left Behind(NCLB)(아동을 혼자 남겨두지 말아라.)와 관련된 법과 법률을 이해해야 한다. 또한, AOTA 윤리 강령을 고용주에게 알려야 한다. 그리고 주 면허위원회, 작업치료의 자격 국가위원회에 전문가적인 활동과 임상환경을 기록하고 보고해야 한다.

정직의 원리에 따르면, 보조작업치료사는 자격, 교육, 면허, 능력, 그리고 제공하는 서비스에 대해 진실해야 한다. 그들의 전문적이고 계약상의 작업 내에서 잠재된 충돌이 있다면 드러내야 한다. 예를 들면, 만약 아동을 위한 재활 기구의 판매자로서 또 다른 직업을 가지고 있거나, 일하고 있는 아동 병원에서 기구를 구매하는 책임자라면 이를 미리 알려야 한다.

성실의 원리에 따르면, 보조작업치료사는 성실하게 자신의 동료와 다른 전문가들을 대해야 한다. 다른 동료를 공정하게 대하고 그들의 비밀을 존중해야 한다. 마지막으로, 윤리 강령의 어떠한 위반이라도 저지시키고, 정정하고, 기록해야 한다. 아동과 청소년에게 서비스를 제공하는 다른 전문가에 대해 비난하는 이야기를 해서는 안 된다. 또한, 동료의 잘못된 전문가적인 행동을 덮어주어서도 안 된다(AOTA, 2005c).

요약(Summary)

작업치료사와 보조작업치료사는 아동과 청소년에 대한 작업치료 서비스를 제공할 때 보완적이면서도 다른 역할을 수행한다. 작업치료사는 작업치료 과정의 모든 면에서 책임을 진다. 보조작업치료사는 아동과 청소년에게 서비스를 제공할 때 작업치료사의 감독 아래 파트너로서 일한다. 몇 개의 문헌들이 AOTA에서 출판되었다. 그리고 주의 규제 기관에서는 역할, 책임, 보조작업치료사에 대한 감독 요구의 자세한 설명이 제공된다(AOTA, 2003, 2004a, 2004b, 2004c, 2005a, 2005b). 이러한 문헌을 읽는 것은 보조작업치료사가 그들의 역할과 의무를 완전히 이해하기 위해 중요하다. 미국 작업치료사 협회(AOTA)의 회원으로서, 보조작업치료사는 www.aota.org에 있는 AOTA 자료에 접근할 수 있다. 또한, 주의 작업치료사협회 웹 사이트에 있는 주의 면허교부법에 접근할 수 있다.

보조작업치료사는 다양한 치료환경에서 아동과 청소년과 함께 일한다. 팀의 구성원으로서, 다른 전문가와 가족과 함께 일하면서 공공시설, 외래환자병원, 학교내, 지역사회 환경에서 작업치료 서비스를 제공할 것이다. 또한, 보조작업치료사의 역할보다 다른 역할로 아동과 청소년과 함께 일하기 위해 요구되는 교육과 자격 필요 요건과 함께 보조작업치료사의 지식과 기술을 사용한다. 개인자산, 보험, 지방세, 보조금, 그리고 주와 연방 정부의 배당금을 통한 기금은 작업치료 서비스에 대한 지불금으로 사용될 것이다.

연방정부 정책은 다양한 치료 환경 내에서의 작업치료 서비스에 대한 정부 기금을 받기 위해 아동과 청소년에 대한 자격 조건을 요구한다. 작업치료 서비스를 제공할 때, 보조작업치료사는 반드시 AOTA 윤리 강령에 명시된 원리를 지켜야 한다.

핵심요점 재검토(Reviewing Key Points)

1. 평가과정 동안의 작업치료사와 보조작업치료사의 역할을 기술하라.
2. 작업치료 중재가 제공될 때, 작업치료사와 보조작업치료사의 역할을 기술하라.
3. 감독의 과정에서, 작업치료사와 보조작업치료사의 역할을 설명하라.
4. 역할과 감독 과정상에서 법규의 영향을 설명하라.
5. 보조작업치료사로서 일할 때와 작업치료 서비스가 아닌 다른 역할을 수행하면서 보조작업치료사의 지식과 기술을 사용할 때의 차이를 설명하라. 또한, 이러한 각각의 상황에 대해 관리상의 필요 요구들을 설명하라.
6. 작업치료사와 보조작업치료사가 아동과 청소년에게 서비스를 제공하는 치료환경을 10가지 예를 들어보라.
7. 이러한 치료 환경에서 보조작업치료사의 역할의 예를 써라.
8. AOTA 윤리 강령을 아동과 청소년과 함께 일하는 환경에 적용하라.

중요 요점 적용하기(Applying Key Concepts)

1. 학교환경, 의료시설, 지역사회시설에 보조작업치료사 직무에 대한 역할-연극 인터뷰. 면접자는 보조작업치료사가 작업환경에서 필요한 지식과 기술, 담당하게 될 역할과 책임감, 감독이 필요하다는 것을 설명하라.
   질문에 대한 대답에 1, 2장에 나온 정보와 개인적 경험을 사용하라.
2. 학교환경, 의료시설, 지역사회시설에서 비보조작업치료사 직무에 대한 역할-연극 인터뷰. 면접자는 보조작업치료사가 직무에 대한 자격증이 있는 작업환경에서 필요한 지식과 기술, 담당하게 될 역할과 책임감, 감독이 필요하다는 것을 설명하라.
   질문에 대한 대답에 1, 2장에 나온 정보와 개인적 경험을 사용하라.
3. 아동과 청소년들과 일하는 보조작업치료사 인터뷰.
   그들이 일할 곳의 환경을 열거하라. 그들이 제공하는 서비스와 이러한 서비스 지불에 사용되는 기금의 원천을 설명하라. 그들이 제공하는 서비스와 이러한 서비스 지불에 사용되는 기금의 원천을 설명하라. 작업치료 서비스를 제공하거나 변호할 때 그들이 직면하는 도덕적 딜레마(궁지)를 논의하라.

참고 문헌(References)

American Occupational Therapy Association (2002). Occupational therapy practice framework: Domain and process. *American Journal of Occupational Therapy, 56,* 609–639.

American Occupational Therapy Association (2003b). Policy 5.3: Licensure. *Policy Manual* (2003 ed.). Bethesda, MD: Author.

American Occupational Therapy Association (2004a). Definition of occupational therapy practice for the AOTA Model Practice Act. (Available from the State Affairs Group, American Occupational Therapy Association, 4720 Montgomery Lane, P.O. Box 31220, Bethesda, MD 20824-1220.)

American Occupational Therapy Association (2004b). Guidelines for supervision, roles, and responsibilities during the delivery of occupational therapy services. *American Journal of Occupational Therapy, 58* (November/December).

American Occupational Therapy Association (2004c). Occupational therapy services in early intervention and school-based programs. *American Journal of Occupational Therapy,* 58 (November/December).

American Occupational Therapy Association (2005a). Model state regulation for supervision, roles, and responsibilities during the delivery of occupational therapy services. (Available from the State Affairs Group, American Occupational Therapy Association, 4720 Montgomery Lane, P.O. Box 31220, Bethesda, MD 20824-1220.)

American Occupational Therapy Association (2005b). Standards of Practice for Occupational Therapy. *American Journal of Occupational Therapy, 59* (November/December), 663–665.

American Occupational Therapy Association (2005c). Occupational therapy code of ethics. *American Journal of Occupational Therapy, 59,* 639–642.

Dunn, W. (2000). *Best practice occupational therapy: In community service with children and families.* Thorofare, NJ: SLACK.

Law, M., Baum, C., & Dunn, W. (2005). *Measuring occupational performance supporting best practice in occupational therapy* (2nd ed.). Thorofare, NJ: SLACK.

제 5 장

영유아의 작업으로 인한 발달적인 영향

Developmental Influences on the Occupations of Infants and Toddlers

핵심용어

표현 언어(Expressive Language)
손-입 움직임(Hand-to-mouth movements)
reactions)
inferior pincer grasp
대상 영속성(Object permanences)
pincer grasp
수용(이해)언어(Receptive language)

반사(reflex)
2차 순환반응(Secondary circular
superior pincer grasp
상징적표현(Symbolic representation)
기질(Temperaments)
자발적으로 놓기(Voluntary release)

목표

- 영아와 유아(infant and toddler)의 작업과 역할을 확인하라.
- 작업수행의 영향을 미치는 요소를 확인하라.
- 작업수행의 영향을 미치는 발달적 요소와 자연적 요소를 이해하라.
- 이러한 요소들이 영아와 유아(infants와 toddlers)의 작업에 어떻게 영향을 미치는지 설명하라.

소개(Introduction)

전형적인 영유아(infant와 toddler)의 작업들은 다양한 발달적 요소들의 결과이다. 이러한 발달기간 동안은 일반적인 순서를 밟게 되지만 발달속도는 아동 개개인마다 각기 다르다. 만삭아(full-term)로 초산인 쌍둥이 아기 Abby(Abigail)와 Adam의 작업에서의 발달적 영향들을 분석해봄으로 이러한 연령그룹을 살펴보자.

ABIGAIL AND ADAM : 신생아 ~ 6개월

이들 부모들은 쌍둥이를 가진 것에 흥분했었다. 첫 한 달 동안 Adam과 Abigail은 기본적인 사회적 관계를 획득했다. 그들은 젖병으로 먹고, 배고프거나 피곤할 때 울고, 사회적 관계를 획득하고, 보호자와 눈을 응시하면서 상호작용을 하였다. 다음 2개월 이후로는 급속히 성장했다.

3개월을 지나서 일상생활활동, 놀이, 그리고 사회적 관계를 획득하는 능력은 더 성장되었다. 그들은 밤 동안 자고, 배고프거나 기저귀가 젖었을 때 울고, 웃거나 소리를 내며 보호자들을 기쁘게 하였다. 밥을 먹는 동안 손을 젖병에 놓고 빠르게 먹었다. 아기침대나 바닥에 앙와위로 누워있을 때는 머리 위에 있는 모빌를 만지기도 하고(그림 5.1 ■), 복와위로 누워있을 때는 머리를 들고 방안을 이리저리 살펴보기도 했다. 유아용 의자에 앉아서는 딸랑이를 들고 입으로 넣어보면서 탐색했다.

6개월을 지나서는 일상생활에 대한 작업을 획득하는 능력이 더욱 발전하였다. 비록 같은 생활연령이지만 부모는 Adam과 Abigail이 그들의 일상생활 과제를 어떻게 완성해내는지에 대해 몇 가지 차이점을 관찰했다.

일상생활활동 영역에서 Abigail(여아)은 치아가 나는 시기에 손가락을 이용해 비스킷을 먹기 시작했고 먹는 동안 젖병을 손에 들고 있었다. 그리고 유아용 의자나 높은 의자에 앉아 놀기를 좋아했다. 가장 좋아하는 장난감은 소리나는 딸랑이었고 이것을 흔들고, 쳐서 소리를 내고, 이손 저손으로 옮기며 놀기를 좋아했다. 부모들은 다른 형태의 다양한 딸랑이를 주었고 만약 딸랑이를 떨어뜨려서 아이의 시야에서 보이지 않을 때 아이는 손에 잡히는 또 다른 것을 가지고 놀았다. 새로운 장남감이 주어

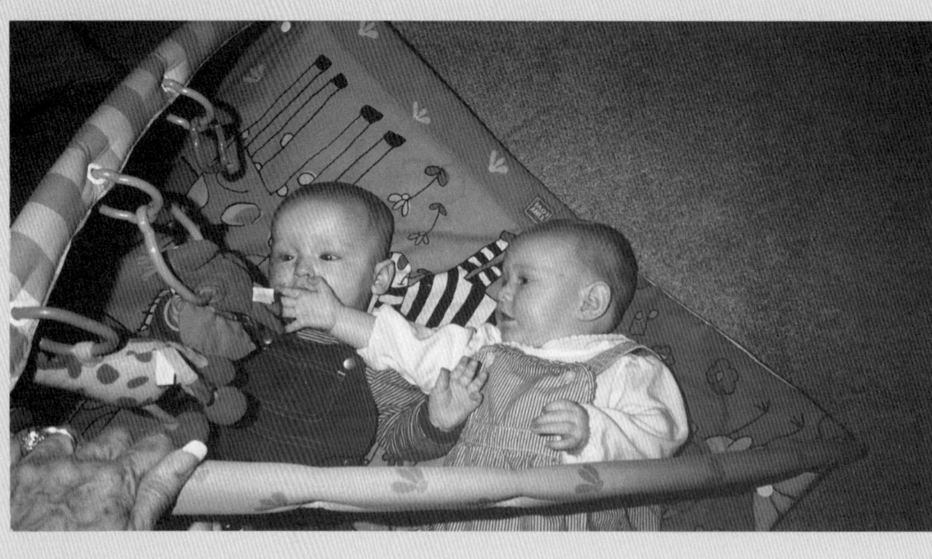

■ 그림 5.1
Abigail과 Adam이 머리 위 장난감에 손을 뻗는다.

졌을 때 아이는 입이나 손으로 탐색하였다(그림 5.2 ■). 사회적 관계에서 Abigail 은 친근한 사람에게는 웃고 소리를 냈지만 낯선 사람에게는 조용하고 얼굴을 찌뿌리는 모습을 보였다. 안기거나 안아서 귀여워해줄 때는 편안함을 느끼고 즐거움을 표현하며 꽉 잡기도 했다.

반면에, Adam(남아)은 어른이 젖병을 잡아주어야 먹었다. 비록 Abigail 보다 더 귀찮아 하긴 했지만 이 아이 역시 치아가 나는 시기에는 손가락으로 비스킷을 잡고 먹는 것을 좋아했다. 아이는 바닥에서 움직이며 놀기를 좋아했다. 그리고 바닥 이리저리를 굴러다니다가 바닥에서 물체를 발견하면 움직이는 것을 멈춰서 만지고 입으로 가져가서 탐색하는 것을 보고 부모는 아이에게 안전한 집이 필요하다고 재빨리 인식했다. 사회적 관계에서 Adam은 대부분의 사람들에게 웃거나 소리를 냈다. 아이는 잡아서 가볍게 당기고 흔드는 것을 좋아하기 시작했다. 아이는 잡아서 흔들어주면 편안함을 느꼈다.

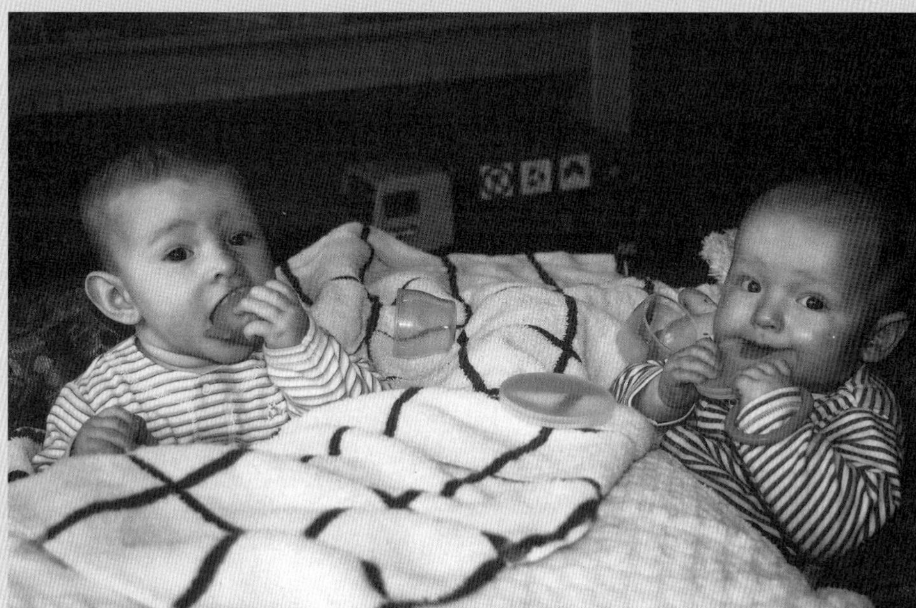

■ 그림 5.2
Abigail과 Adam은 장난감을 입에 넣는다.

작업 장(occupation chapter)이나 작업치료 실행 틀(occupational therapy practice framework)과 같이 이전에 학습한 아동발달에 대한 정보를 회상해서 Adam과 Abigail이 각각 다른 방법으로 과제를 수행할 수 있었는지에 대한 수행기술을 조사해보자. 유아(infants)의 통합반사(integrated reflex)에 대한 설명을 위해서는 부록 B를, 과제를 완벽하게 수행하기 위한 발달적인 이정표 차트(developmental milestone chart)를 위해서는 부록 A를 참조하라.

두 아이는 비록 같은 나이지만 각자 다른 수행기술을 보여주었고 이는 연령에 적절한 기술들임을 기억하라. 먹기라는 일상생활활동을 수행하기 위해 두 아이는 원시 포유**반사**(primitive rooting **reflex**), 빨고삼키기(suck-swallow) 진행에서의 협응, 그리고 젖병의 꼭지를 입으로 꽉 물 수 있는 근육조절발달 등의 통합이 이루어져야 한다. 6개월 이후, Adam 과 Abigail 은 손과 입(hand-to-mouth) 수행패턴의 발달단계가 요구되는 자발적 식사하기(self-feeding)가 시작되었다. 연습을 통해 좀 더 복합적인 자발적으로 식사(self-feeding) 수행까지도 유용하게 쓰일 수 있게 되었다. Abigail 이 먹는 동안 병을 꽉 잡고 있는 능력은 병의 양쪽 측면을 잡고 입까지 병을 들어올릴 수 있는 근력이 요구된다.

놀이라는 작업을 하는 동안, 아동은 놀이를 하는 여러 환경에서 물체를 가지고 활동할 수 있는 수행기술들을 다양하게 보여준다. Abigail 은 두 손으로 물체를 조작할 수 있도록 편안하게 앉은 자세에서 놀이를 하였다. 6개월정도 연령의 아동과 비슷하게 Abigail 은 파악반사(grasp reflex)가 통합되었고 손바닥 쥐기반사(palmar grasp)로 딸랑이를 쥐고, 딸랑이를 흔들거나 움직이는 데 필요한 잡기(grasp)를 측정할 수 있다는 것을 보여주었다(Alexander, Boehme, & Cupps, 1993). 아무리 전형적인 6개월된 아이라 할지라도 평형과 정위반응은 손을 어딘가에 받쳐두지 않고 혼자 안정적으로 앉아 있을 수 있을 만큼 충분하게 발달되지는 않는다(Bly, 1994).

Adam은 중력의 영향을 받지 않고 독립적으로 구르기(rolling)하고 전박(forearm)과 주관절(elbow)로 밀고, 자유롭게 손과 팔을 뻗을 수 있는 바닥 공간에서 놀이를 하였다. 왜냐하면 아이는 비대칭성 긴장성 경반사, 긴장성 미로반사, 또 다른 원시반사들이 통합되었고, 놀이를 하는 동안의 복잡한 움직임을 수행하는 데 필요한 신체부위의 협응을 할 수 있고 대칭적 자세를 취할 수 있기 때문이다(Cronin & Mandich, 2005). 바닥에서 움직이는 동안 아이는 물체의 무게와 바닥표면의 딱딱함, 카펫트 재질 등과 같은 환경으로부터의 감각정보를 처리하였다. 그리고 방의 각기 다른 위치를 조정하고 물체를 미리 위치시킴으로써 자신의 공간을 조직화(구성)하였다. 아이가 바닥에 안정적으로 앉아있지 못하고, 손으로 물체를 쥐거나 조작할 수 없었을 때부터 Abigail 이 식탁보와 같은 물체를 잡아당기는 모습을 보았다. 아이는 작은 물체를 가지고 노는 것을 그만두고 싶을 때는 몸을 돌려 등으로 누우려고 했다. 3개월에서 6개월된 전형적인 아동들은 그 발달기간동안 body posture 에서의 대칭적 발달과 함께 다양한 움직임 패턴을 보인다(Bly, 1994). 이 연령에서, 비대칭적이고 진부한 움직임 패턴을 보인다는 것은 운동지연과 신경학적 문제가 있음을 시사하는 신호이다.

첫 6개월 동안 Abigail 와 Adam 은 보호자들과 의사소통을 하기 시작했다. 그들은 보호자와 눈을 맞추고, 웃고, 소리를 내는 등의 표현을 통해서 이야기하는 법을 획득했다. 이러한 수행기술들은 전형적인 발달의 중요한 지표가 된다. 청력손실, 의사소통장애, 또는 전반적 발달지연 등의 진단을 받은 아동들은 대부분 적절한 의사소통 기술이 부족하다.

Abigail 과 Adam 둘은 전체적이고 특징적인 지적기능에서 해당 연령의 적절한 클라이언트 요소(factors)를 보여주었다. Abigail과 Adam은 두 가지 아주 다른 **기질(temperaments)**과 성격을 가지고 있고 다른 사람과의 관계에서 그들만의 독특한 개성을 가지고 있다. 다양한 심리학 연구에서 이러한 것을 개성종류(personality type)라 하지만(Kail, 2002), 가장 중요한 것은 각자의 다른 점을 인정하고 수용해야 한다는 것이다. 어른이 아동을 연구하는 것은 어른의 행동관점이 아닌 아동 개인으로서의 관점으로 볼 필요가 있다. Erikson의 표현에 의하면, 발달기간 동안 아동의 부모와 보호자들과의 상호작용을 통해서 기본 기대치와 그렇지 않은 점들이 발달되었을 것이다(Kail). 아동을 대상으로 일하는 어른들은 아동의 기본적인 필요들을 만나 어른들의 환경과 함께 상호작용하고 탐색하도록 한다.

각자 아동들은 Piaget의 감각운동단계와 일치하는 특징적인 지적능력을 보였다. Abigail은 우연히 딸랑이를 흔들었을 때, 소리듣는 것을 즐길 때, 움직임 패턴을 반복할 때 **2차적 순환반응(secondary circular reactions)**을 획득했다. Adam은 식탁보를 잡아 당기고 아빠의 지갑이 바닥으로 떨어질 때, 부모님이 재빨리 새로운 장난감으로 아이의

ABIGAIL AND ADAM : 6개월 ~ 12개월

6개월 이후, 아이들의 작업 영역은 더 확장되고 발달되었다. 9개월 이후 연령에서는 하루를 놀이하는 데 다 사용하고(그림 5.3 ■ 참조) 스스로 밥 먹는 데 적극적으로 참여한다. 여전히 두 아이의 운동기술에서 부분적으로 차이를 보인다.

Abigail에게 이동(locomotion)은 주변환경에서 안정적인 공간이 제공되지 않을 때 기어다니고 가구 주위를 천천히 돌아다니는(cruising) 것을 의미한다. Adam 은 두 다리와 두 팔로 기어다니고, 때때로 자신의 방에서나 거실소파에서 물체를 찾으려고 일어나기도 했다. 두 아이들은 돌보는 사람(caretaker)에게 "아니오" 라는 반응을 보였다. 그렇지만 Adam은 활동을 잘 하다가도 자주 중단하기 때문에 돌보는 사람에 대한 미래의 치료적 중재가 더 요구된다. Adam과 Abigail이 놀이를 하는 동안 자발적으로 물체를 놓고, 손을 흔들어 "안녕"하는 것을 즐겨했다. 먹는 동안은 숟가락과 젖병을 쥐고 있었다.

12개월이 지나고, 일상생활활동과 놀이 그리고 사회적 관계에 대한 참여가 증가했다. Abigail은 Adam이 한 손을 잡고 한 발씩 떼어 걷고 가구 주위를 천천히 돌아다니는 동안 혼자서 걸어다녔다. 일상생활활동 영역에서 두 아이들은 높은 의자에 앉아서 먹을 때 손을 사용하고, pincer grasp을 활용한다. 의사소통기술이 발달하고, "아빠", "엄마"라고 말하고, "주스 더 먹을래?" 라는 간단한 질문에는 몸짓으로 반응하였다. 아이들이 가장 좋아하는 게임은 까꿍놀이와 상자 안에 물체 집어넣기었다. 놀이를 하는 동안, Abigail 은 팔을 들고 있는 자세(high guard position)로 방 주위를 걸어다니는 반면 Adam은 장난감을 찾으러 가고, 바닥에 앉아있고, 물건을 어딘가에 채우고 비우며 놀았다.

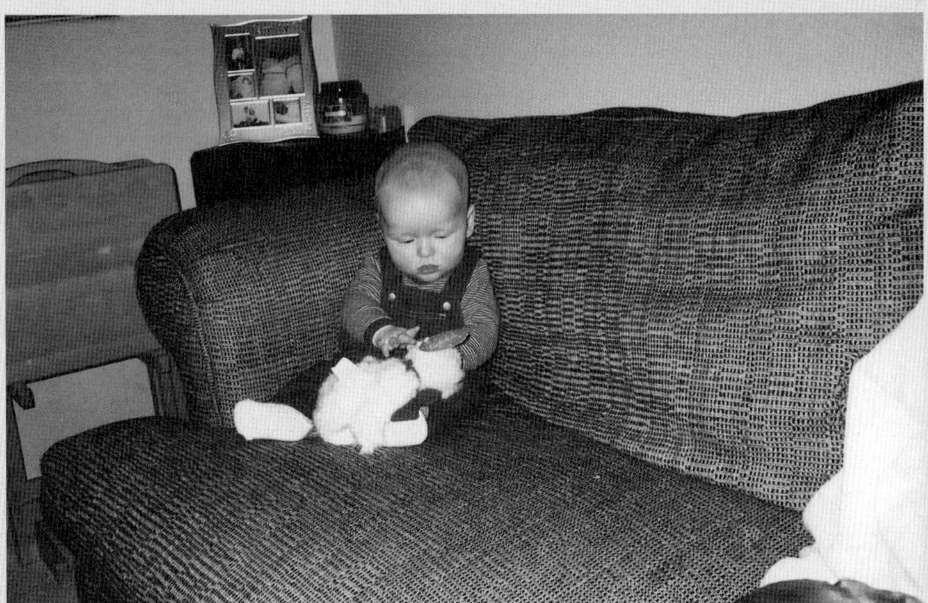

■ 그림 5.3
Abigail이 장남감을 탐색한다.

관심을 돌렸다. 이러한 경우에 Adam은 대상 영속성이 아직 발달하지 않아서, 대신 장난감으로 만족할 수 있었다(Kail, 2002).

첫 6개월 동안, 두 아이는 눈에 띄는 운동기술의 변화를 보여주었다. 새로운 자세나 움직임기술들은 아동이 기능적 움직임이나 움직임패턴 변화를 위한 움직임 유동성과 균형능력의 발달을 하게 하는 정위, 평형, 보호반응의 발달결과이다(Alexander, Boehme, & Cupps, 1993). Prone에서 놀이를 할 때 운동과제를 수행하기에 필요한 안정성과 자세정렬을 하기 위한 항중력 신전, 굴곡근육이 발달된다. 아동들의 shoulder girdle 근육들은 복와위 자세에서 놀이를 하고, 바닥에서 일어나거나 체중지지를 하기 위해 관절들을 움직이면서 강화된다. 이러한 근위부 근육들의 안정성은 팔, 주관절, 손목관절, 손의 조절이 발달하게 한다(Bly, 1994). 손으로 체중지지하는 것은 효율적인 잡기패턴들을 위해 필요한 palmar arch의 발달을 촉진시킨다(Alexander, Boehme, & Cupp, 1993)

Abigail 과 Adam 두 아이들은 인지와 운동발달 모두를 요구하는 활동, 곧 물체를 박스 안에 집어넣는 것을 즐겼다. 이러한 신체적 수행을 하기 위해서는 자동적으로 grasp을 조절하고 장난감을 공간에서 들어올릴 때의 grip을 측정할 수 있어야 한다. 물체에 대한 **자발적으로 놓기(voluntary release)**는 7개월 정도에 발달한다. 9개월이 지나면, 손목관절(wrist)의 지지 없이 공간 안으로 물체를 놓을 수 있다(부록 C 참조). 이런 운동기술은 물체를 조작하는 기회를 통해 감각운동을 경험을 함으로써(Cronin & Mandich, 2005) 견관절, 전완, 팔꿈치관절, 손목관절, 손의 조절이 발달되어 나타나게 된다(Alexander, Boehme, & Cupp, 1993). 인지발달 또한 Piaget 에 의해 제시되었던 연령에 적절한 감각운동단계에서 나타나고 반영된다. Adam 의 목표지향적 행동은 딸랑이를 떨어뜨리고 줍는 임의적 상황에서 목적을 가지고 장난감을 상자 안에 집어넣을 때 더 많이 나타나게 된다. Piaget는 이러한 단계를 2차 순환반응의 협응이라고 불렀다(Feldman, 2004). 감각운동단계 동안, 아동은 또한 눈에 보이던 물체가 눈에 보이지 않게 되더라도 존재한다는 사실을 인식하게 되는 능력인 대상 영속성이 시작된다. 아동은 이제 뚜껑이 있는 상자에 물건을 집어넣었을 때 비록 눈앞에 물건이 없더라도 상자 속에 여전히 물체가 존재한다는 것을 이해하게 된다(Feldman, 2004). Adman 은 이러한 사실을 알게 된 이후부터 상자를 채우는 게임을 반복했다. 아동이 완벽하게 스스로 밥을 먹는 기술은 prehensile grasp pattern들의 발달에 의해 더 강화된다. palmar arch와 엄지의 조절능력이 발달됨으로 인해, Abigail 과 Adam 은 음식조각을 집기와 손가락으로 음식을 완벽하게 먹는 pincer grasp을 사용할 수 있게 되었다(Alexander, Boehme, & Cupp, 1993). 전형적으로 pincer grasp을 순서적으로 발달한다.

- **Inferior pincer** 잡기 : 엄지와 검지의 바닥부분을 이용해 물체집기(그림 5.4a ■)
- **Pincer** 잡기 : 엄지와 검지의 pad-to-pad 부분을 접촉하여 물체집기(그림 5.4b ■)
- **Superior pincer** 잡기 : 엄지와 검지의 끝부분을 이용해 물체집기(그림 5.4c ■) (Cronin & Mandich, 2005)

손과 손의(hand-to-hand) 움직임의 효율적인 사용과 전완의 회외전하는 능력은 이후의 아동의 스스로 밥먹는 능력을 돕게 된다. 이 연령 아동은 보통, 회전이 없는 움직임을 이용해 부드러운 음식을 씹을 수 있다(Cronin & Mandich, 2005). 좀 더 발달된 구강운동기술들은 혀와 턱의 움직임이 더욱 강화될 수 있도록 목과 머리의 안정성이 증가되어

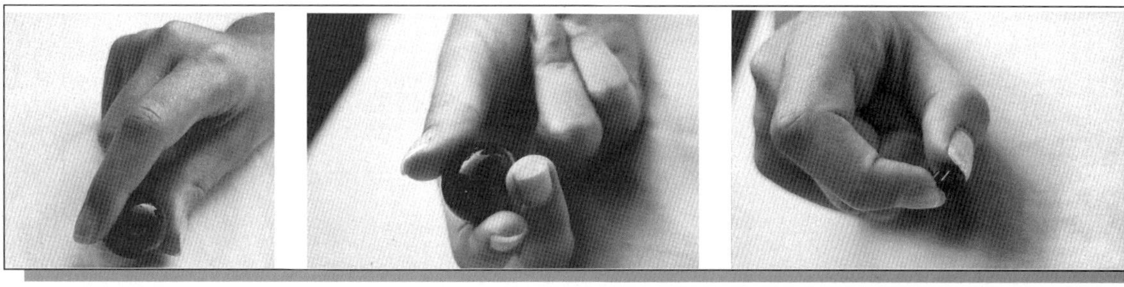

(a) inferior pincer 잡기 (b) pincer 잡기 (c) superior pincer 잡기

■ **그림 5.4**

나타난다(Alexander, Boehme, & Cupp, 1993).

Abigail과 Adam은 인지기술과 운동조절, 의사소통 능력 또한 발달되었다. 좀 더 정확한 혀, 입, 턱 움직임과 호흡조절의 발달은 아동이 소리의 길이를 다양하게 변화시킬 수 있게 한다(Alexander, Boehme, & Cupp, 1993).

연령에 따라 적절한 인지기술은 사람과 물체를 인식하고 상기시키기 시작하도록 한다(Cronin & Mandich, 2005); 그들은 처음으로 "엄마", "아빠" 라는 단어를 적절하게 사용할 수 있게 된다. 이러한 모든 발달기술들은 아동 개개인마다 다른 비율로 진행된다. 전형적으로, 12개월이 지나면 아동들은 적어도 한 가지 단어를 말하게 된다(Feldman, 2004).

ABIGAIL AND ADAM : 12개월 ~ 24개월

그 다음 해, Abigail 과 Adam 은 주위 환경을 탐색하고, 일상생활활동과 놀이, 의사소통 영역의 발달이 계속되었다. 모든 영역에서의 기술이 향상되었지만 의사소통과 사회적 기술부분에서 가장 현저한 향상을 보였다. 18개월이 지나면서, 두 아이들은 서로 상호작용을 하기 시작했다. 예를 들면, Adam 이 바닥에 장난감 컵을 순서대로 쌓으면 Abigail 은 열심히 보고 있다가 쓰고 있지 않는 컵을 재빨리 집어서 쌓기 시작했다. Adam은 장난감이 없어졌다는 것을 알자마자 "내꺼"라며 크고 빠르게 소리지르고, 컵을 모으고, 다시 쌓기 시작했다. Abigail 이 시끄럽게 소리지르며 떼를 쓸 때 부모는 이 상황에 대해 설명해주어야 하고 또 다른 쌓을 만한 장난감을 주어야 했다(Allen & Marotz, 2006).

18개월에, 두 아이들은 8~10개 단어를 사용하고 그들의 요구사항을 표현했다. 연필이나 펜을 우연히 발견했을 때마다 그 아이들은 입에 넣어 탐색하기도 하고 아무 곳에나 낙서를 하기도 했다. 모자, 벙어리장갑, 양말과 같이 간단한 의복을 벗는 일에는 조금씩 돕기 시작했다. 그들 스스로 손가락을 사용해 먹거나 스푼으로 떠서 먹는 것을 즐겨했다. 그리고 컵에 있는 음료를 먹을 때 조금씩 도움을 받거나 빨대를 사용하기도 했지만 삼키기 안전한 음료는 도움 없이도 먹을 수 있었다.

24개월에, Abigail 과 Adam 은 의사소통, 놀이, 일상생활활동, 사회적 기술 영역에서 좀 더 향상된 능력을 보였다. 식사시간 동안, 그들은 혼자서 컵에 있는 음료를 빨대로 마시고, 아침식사용 씨리얼을 수저로 능숙하게 먹고, 토스트는 포크로 찍어서 먹기도 했다. 부모들은 밤 동안의 배변습관을 위해 어린이용 변기를 사용하는 것을 훈련했다. 아이들은 허리 부분이 고무줄로 된 바지를 올리고 내리는 것을 거들어 주기도 하고 변기크기에 맞춰서 앉기도 했다. 그들의 어휘력도 향상되었고 두 단어를 사용해 자신의 생각을 표현하기도 했다; "차가 간다", "과자 더", "아기 젖병". 그들은 "안", "아래" 등과 같은 위치에 대한 개념도 이해하고 두 단계 지시 따르기도

가능해졌다.

두 아이들은 모두 달리고, 마당에서 큰 공을 던지고, 놀이기구에 올라가고, 유모차를 잡아당기는 것을 좋아했지만 더 선호하는 놀이는 서로 달랐다. Abigail은 선반에서 자기가 가장 좋아하는 책 고르는 것, 부모님들 무릎에 올라가는 것, 책을 읽어주라고 부탁하는 것을 좋아했다. 부모님 무릎에 앉아 있는 동안 책장을 넘기고, 손으로 그림을 가리키고, 부모님 이이야기를 빨리 끝낼 경우에는 꽤 큰 소리로 떼를 썼다. Adam 은 치거나 소리를 낼 수 있는 장난감을 좋아했다. 그리고 망치로 쳐서 미로에 공을 넣거나 그 공이 미로를 통과하는 것을 보기 좋아했다. 만약에 부모님이 부엌에서 일하면, 부모님 발 주위에 앉아 놀고, 선반이나 케비넷 문을 열고, 통 주위를 돌고 드럼과 심벌즈와 같은 악기를 치면서 노래하듯 흥얼거렸다. 놀다가 지치면 통을 바닥에 그대로 놓아두고 나서는 나무수저로 두고 저녁을 만드는 흉내를 냈다.

문득 아이들을 보면 밤 사이에 새로운 기술들이 보이기도 했고, 발달의 근본적인 면의 삶에서 이 2년 동안 모든 새로운 기술들이 나타난다고 설명한다. 환경은 아동들에게 더 이상 의식하지 않고 자연스럽게 훈련할 기회를 주고 곧 이것은 효율적인 습관이 된다.

Abigail과 Adam의 대부분의 눈에 띄는 발달기술들은 의사소통과 사회참여 영역이 있고, 이것은 운동과 인지기술이 이해하고 표현하는 언어의 기술을 어떻게 획득하게 하는지를 고려해야 할 필요가 있다. 이것은 언어치료사들이 기본적으로 언어발달이 지연된 아동들을 평가하고 치료중재의 단계를 계획해야 하는 것이고, 작업치료사들은 어린시절에 적절한 작업과 환경을 더 잘 탐색하는 능력을 향상시킬 수 있도록 도울 수 있다. 그러므로, 어떠한 기술이 전형적인 발달기간을 거치는 동안 또 다른 영역의 기술에도 영향을 미칠 수 있다는 것을 기억하라. 이러한 것은 아동을 치료하는 작업치료사들이 연령에 맞는 도구를 선택하여 활동하게 하고 발달을 도울 때 중요하게 고려되어야 한다.

Abigail과 Adam의 의사소통 능력은 **이해하고(receptive language) 표현하는 단어(expressive language)**와 문장구사 능력의 향상 덕분이다. 처음에 명사에 명칭을 붙이고(고양이, 엄마, 인형) 거기에 동사를 덧붙여서(가다, 오다, 뛰다) 자신의 요구나 생각을 표현하기 위해 간단한 문장을 구성할 수 있게 되었다(Feldman, 2004). 그들은 2단계 지시에 따를 수 있고, "안", "밖"과 같은 위치에 대한 개념도 이해할 수 있게 되었다. 이렇게 위치에 대한 이해가 발달하게 된 것은 환경과의 상호작용으로 인한 것이다. Adam은 부엌 싱크대로 들어가 병이나 냄비를 꺼내오려고 하는 반면, Abigail은 소파에 있는 어른들의 무릎에 앉으려고 하는 것을 좋아했다. 운동기술의 비결은 여러 방향으로의 움직임에 대한 감각을 경험하고 그 개념을 이해하는 능력이 향상되게 하는 경험을 하는 것이다.

운동기술은 또한 Agigail과 Adam의 연령에 적절한 일상생활활동을 수행하는 능력을 획득하게 해주었다. 그들의 균형과 협응능력은 아주 다양한 음식을 씹고 물 수 있도록 하는 구강근육을 사용하는 동안 머리와 몸을 똑바로 유지할 수 있게 도와주었다. 그리고 안면근육을 조절하여 빨대로 음료를 빨고삼킬 수 있도록 충분히 입술을 닫아 음료를 성공적으로 마실 수 있게 하였다(Alexander, Boehme, & Cupp, 1993). 아동은 손으로 쥐고 숟가락과 포크를 조작하여 혼자 식사하는 것을 성공적으로 수행할 수 있게 되었다. 화장실에서는, 엄지손가락과 쥐기를 조절하여 바지를 올리고 내릴 수 있었다.

작업의 모든 영역에서 아동들의 인지능력은 영향을 미쳤다. Piaget의 연령에 적절한 감각운동 단계와 비교해 볼 때, Abigail과 Adam 모두는 대상 영속성과 **상징적인 표상(symbolic representation)**(Kail, 2002)에 대한 개념이 발달된 것을 보여주었다. 책꽂이 위에 있는 자신이 가장 좋아하는 이야기책을 유심히 관찰하고 있는 Abigail을 보면 대상 영속성에 대한 개념을 이해했다는 것을 알 수 있다. Adam 이 부엌에서 병과 냄비를 가지고 노는 것을 보면 상징적인 표상에 대한 이해를 했다는 것을 알 수 있다. 이 두 아이들은 또한 물체를 목적에 맞게 잘 사용하고, 손으로 가정용품을 사용하고, 장난감 망치를 사용하려고 하는 등의 능력을 보여주었다.

요약(Summary)

2년이라는 짧은 기간에, Abigail과 Adam은 알맞은 작업을 하기에 필요한 수행패턴과 기술이 확실하게 향상된 것을 보여주었다. 신생아때, 원시적인 반사들과 중력에 반응하는 것은 움직임 패턴에 영향을 미치고, 울거나 웃는 것들은 그들의 감정을 표현하는 것이었다. 그들은 보호자에 의해 영양상태와 일용 필수품들이 좌우되었다. 2년이란 시간이 지나는 동안, 아동들은 좀 더 복잡한 운동과제를 수행할 수 있게 되고, 스스로 식사도 하게 되고, 어른들에게 단어를 사용하므로 자신의 필요나 생각을 표현할 수 있게 되었다. 일상적인 작업들을 수행할 수 있게 된 이러한 변화들은 인지, 언어, 개인사회성, 신체적 능력, 그리고 가족과 환경이 그들을 지지해 줄 수 있었던 여러 요인들의 상호작용에 의한 것이다. Abigail과 Adam은 그들의 환경 안에 존재하는 물체와 보호자와의 상호작용함으로써 작업을 수행하는 기술이 향상될 수 있었다.

Abigail과 Adam의 발달은 각자 달랐지만, 비슷한 연령대의 다른 아동들의 발달패턴에 따라 수행함을 볼 수 있었다. 이런 발달패턴들이 각자 다르게 나타나는 것은 타고난 능력들과 아동의 건강상태, 가족의 지지도와 영향력, 그리고 환경적 가능성과 방해요소들 때문이다.

작업치료사들은 유아나 취학전 아동뿐 아니라 Abigail과 Adam보다 더 나이가 많은 아동들을 치료하면서 항상 그 당시의 발달과 함께 이전의 발달기술에 대해 이해하는 것이 중요하다. 기본적인 기술의 결핍이 있는 아동들에게는 작업의 범위를 확장시켜줄 필요가 있다. 전형적인 발달원리를 이해하는 것은 아동에게 각자 알맞은 발달적 목표를 성취하게 하기 위한 치료중재를 디자인할 수 있게 도와준다.

핵심요점 재검토(Reviewing Key Points)

1. 체중지지가 상지 운동조절의 발달에 미치는 영향을 설명하라.
2. Piaget의 감각운동단계를 복습하고 용어를 정리하라: 대상 영속성, 이차순환반응, 상징적인 표상
3. 전형적으로 발달하는 동안 인지, 언어, 개인사회성 그리고 신체적 능력의 상호연관성과 상호작용에 대해 세 가지 예를 들어보라.

4. Pincer grasp 의 발달순서를 기술하라. Grasp pattern 발달의 지연이 처리, 운동, 사회적 상호작용 기술에 어떻게 영향을 미치는가?
5. 영유아가 이해하고 표현하는 언어능력을 기술하라. 이러한 기술이 발달에 어떻게 영향을 미치는가?

중요 요점 적용하기(Applying Key Concepts)

1. 작업치료 실행 틀을 가이드로 사용하여 영유아를 관찰해보라. 영유아에서의 작업과 수행기술의 영역을 정의하라. 전형적인 발달적 이정표와 비교하여 관찰해보라.
2. 영유아를 위해 마트에 가서 장난감을 골라보라. 그리고 영유아가 이 장난감을 가지고 놀이를 할 때 필요한 수행기술과 신체기능은 무엇인지 알아보라.
3. 당신과 다른 문화와 배경을 가진 영유아의 부모와 인터뷰해보라. 아동과 어떻게 상호작용하고 놀이를 했는지 자유롭게 생각대로 하는 방식으로 질문하라. 당신이 예상했던 대답과 다른가? 문화와 배경이 부모와 아동의 상호작용에 어떻게 반영되는가?

참고 문헌(References)

Alexander, A., Boehme, R., & Cupps, B. (1993). *Normal development of functional motor skills*. Tucson, AZ: Therapy Skill Builders.

Allen, E., & Marotz, L. (2006). *Developmental profiles: Pre-birth through twelve* (5th ed.). Clifton Park, NY: Thomson Delmar Learning.

Bly, L. (1994). *Motor skills acquisition in the first year*. Tucson, AZ: Therapy Skill Builders.

Cronin, A., & Mandich, M. (2005). *Human development and performance throughout the lifespan*. Clifton Park, NY: Thomson Delmar Learning.

Feldman, R. (2004). *Child development* (3rd ed.). Upper Saddle River, NJ: Prentice Hall.

Kail, K. (2002). *Children*. Upper Saddle River: NJ: Prentice Hall.

제 6 장

어린 아동들의 작업에 대한 발달적 영향

Developmental Influences on the Occupations of Young Children

핵심용어

연합놀이(Associative play)
추적놀이(Chase games)
분류(Classification)
협동놀이(Cooperative play)
원통형쥐기(Cylindrical grip)
통제놀이(Directed play)
동적균형(Dynamic balance)
자기중심주의(Egocentrism)
문식성 출현(Emergent literacy)
피드백(Feedback)
피드포워드(Feedforward)
손가락에서 손바닥으로 옮기기(Finger-to-palm translation)
유동(Flow)
문법(Grammer)
후크쥐기(Hook grasp)
손안에서의 조작(In-hand manipulation)
주도성 대 죄책감 단계(Initiative-versus-guilt stage)
측면잡기/가쪽잡기(Lateral prehension)
측면삼각잡기(Lateral tripod grasp)
손바닥에서 손가락으로 옮기기(Palm-to-finger translation)
움켜쥐기(Power grasp)
어용론(Pragmatics)
정밀하게 쥐기(Precision grasp)
전조작기(Preoperational stage)
시프트(Shift)
단순회전(Simple rotation)
혼자놀이(Solitary play)
자유놀이(Spontaneous play)
정적균형(Static balance)
구문론(Syntax)
삼각쥐기(Tripod grasp)

목표

- 어린 아동들의 작업과 역할을 확인하라.
- 작업 수행에 영향을 끼치는 요인을 확인하라.
- 작업 수행에 영향을 주는 발달상의 요인과 서로 밀접한 관계가 있는 요인들을 파악하라.
- 이러한 요인들이 어린 아이들의 작업에 미치는 영향을 설명하라.

소개(Introduction)

아이들은 취학 전 몇 년간, 새로운 기술을 빠르게 습득하고 넓은 범위의 작업활동을 하게 된다. 모든 발달단계가 그러하듯이, 이 때의 발달속도도 각 아이들마다 다르며 아이들이 살아가는 삶의 배경과 사회적인 환경에서 주어지는 기회와 도전에 따라 크게 영향을 받는다. 이렇듯 서로 밀접한 관계가 있는 요인들에 대해서 Sweta의 취학 전 몇 년간의 발달을 통해 설명할 수 있다.

SWETA : 3세

Sweta는 두 형제 중 맏딸로 부모님과 살고 있다. 할머니와 할아버지는 근처의 작은 마을에 살고계셔서 그녀는 종종 이들과 전화통화를 하곤 한다. Sweta는 다른 사람과 곧잘 대화할 수 있음에도 불구하고, 할머니, 할아버지와 전화통화를 할 때면 단답형으로 대답하거나 고개를 끄덕이고, 손가락으로 물건을 가리키기는 경우가 자주 있다. 그녀의 엄마, 아빠는 Sweta에게 전화통화를 할 때 손가락으로 가리켜도 할머니, 할아버지가 볼 수는 없다고 인식시켜도, 통화하는 동안 그러한 행동이 계속된다.

Sweta의 엄마는 직장에 다니기 때문에, 그녀와 2세인 동생은 주중에 탁아소에 다니고 있다. 아침에 일어나 시간이 많을 때면, Sweta는 스웨터, 고무줄 허리로 된 바지, 양말을 스스로 입기를 좋아하며 비록 거꾸로 신을 때가 많지만 신발도 스스로 신는다. 그녀의 엄마는 Sweta가 날씨 상황에 맞게 옷을 입을 수 있도록 전날 밤 Sweta의 옷을 꺼내준다. Sweta는 혼자 양치질하고 머리감는 것을 좋아하지만, 확실하게는 할 수 없어서 도움을 필요로 한다. 그리고 낮과 밤 모두 배변 훈련이 되어있다.

탁아소에서, Sweta는 같은 반 아이들과 함께 앉아서 이야기하고, 차례가 되면 날씨 인형에 옷을 입히기도 하고, 다함께 노래도 부른다. 그녀가 좋아하는 수업은 이젤을 세우고 그림 그리기, 연극 의상 입기(그림 6.1 ■), 살림

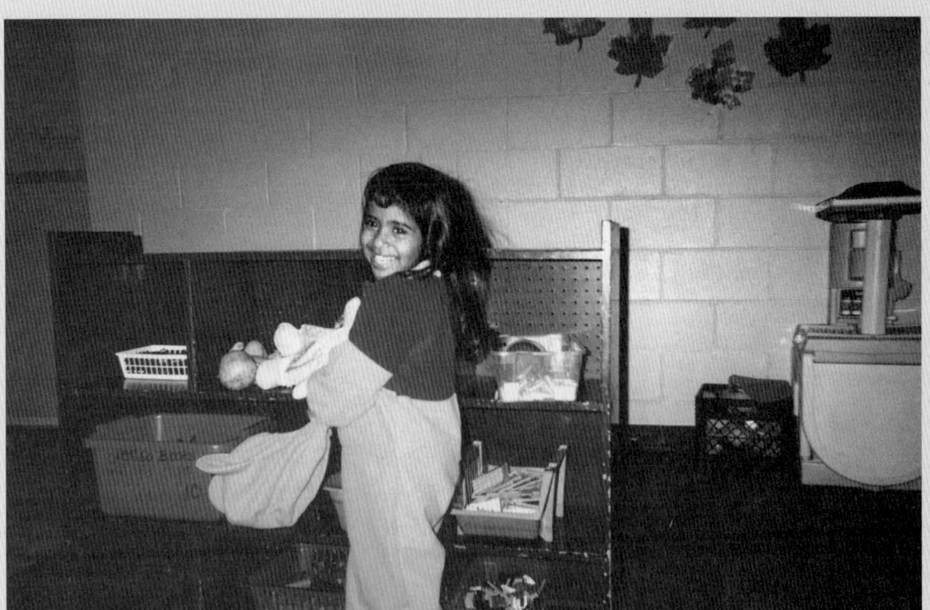

■ 그림 6.1
탁아소에서 연극 의상을 입은 Sweta.

살이 영역에 관련된 놀이이다. 그녀는 난로에서 요리하는 시늉을 하고 놀이용 점토 반죽으로 음식을 만드는 흉내내는 것을 좋아한다. 또 실내 정글짐에서 아이들 크기에 맞는 사다리에 기어오르고 작은 미끄럼틀을 타고 타이어에서 그네를 타면서 노는 것도 즐기며, 운동장에서 앞바퀴가 큰 유아용 자전거를 타러 달려가서 페달을 밟으며 타기도 한다. 선생님이 부탁하면 다른 친구가 자전거를 탈 수 있도록 비켜주지만, 주로 옆에서 기다려 다시 타곤 한다.

집에서 Sweta와 동생은 엄마가 저녁 식사를 준비하는 동안 따라다니는 것을 좋아한다. Sweta는 접시와 은그릇을 탁자로 옮기고 아빠의 도움을 받아 식탁을 차리면서 엄마를 돕는다. 잠들기 전 이야기를 듣는 동안, Sweta는 엄마, 아빠의 무릎에 앉아 익숙한 이야기를 함께 읽거나 새로운 이야기의 결말을 추측하는 것을 좋아한다. 밤에는 이불에 푹 싸인 채로 자신이 좋아하는 털 인형과 함께 잠을 잔다.

전형적인 3세 어린이인 Sweta는 Piaget의 인지발달이론에서의 **전조작 단계(preoperational stage)** 특성을 나타내고 있다. 이 단계의 미취학 아동들은 자기중심주의를 나타내는데, 이는 아동들이 주로 스스로의 관점을 통해 사물을 보는 것을 의미한다. Sweta가 전화통화를 하면서 머리를 끄덕이거나 물건을 가리키는 행동을 할 때, 그녀 자신은 할머니, 할아버지가 자신의 몸짓을 볼 수 없다는 것을 인식하지 못한다(Kail, 2002). 이 연령의 아동들은 다른 사람이 무엇을 느끼고 생각하는지를 완전히 개념화할 수 없기 때문에, 자신의 행동이 다른 사람에게 용인되지 않을 수 있다는 사실을 인식하지 못한다. 또한 다른 친구들이 놀고 싶어한다는 생각을 막 생각하기 시작했거나 한 가지 과제를 하나의 특정 방식으로 완성하고자 하기 때문에 장난감을 함께 가지고 노는 것이 어렵다. 유치원 선생님은 Sweta에게 바퀴가 큰 세발 자전거를 다른 친구와 함께 탈것을 이야기하면서, 다른 친구도 타고 싶어한다는 사실을 상냥하게 일깨워주었다. 미취학 아동들을 다룰 때는, 이들이 다른 사람의 관점을 부분적으로만 인식하는 것이 중요하며 이러한 행동을 부정적인 행동으로 보지 말고 필요한 사회적 적응을 할 수 있도록 도와주어야 한다.

3세인 Sweta의 ADL 기술수행 능력은, 그녀의 운동 및 처리기술 발달과 함께 증가하게 된다. 주어진 시간이 충분하면 그녀는 스스로 옷을 입는데, 이는 각각의 옷을 입는다기보다는 유아처럼 일련의 연속적인 옷 입기 단계를 따르는 것이다. Sweta는 저녁 식탁 준비를 도우면서 자신의 공간을 조직화하는 것을 배우기 시작했다. 구두 보조와 조언자가 있으면, 필요한 접시와 수저를 골라내서 탁자로 가져갈 수 있다. Sweta는 각각의 장소에서 식탁 차림 행동을 그대로 함으로써 짝짓기 및 일대일 대응에 대한 발달상의 예비 수학 개념을 보여줬다(Feldman, 2004). 그녀는 이러한 행동과 다른 일상적인 가사일 및 과제를 반복하면서 유용한 습관과 일과를 형성하고 있는 중이었다. 이는 발달상에 있어서 도전을 받은 어린이들을 다룰 때 특히 기억해야 할 중요한 개념이다. 수행기술이 자연스러운 상황에서 형성된 경우 중재 전략은 더욱 효율적일 것이다.

Sweta는 더 많은 과제를 독립적으로 완성하면서 긍정적인 자아상을 발달하게 된다(Feldman, 2004). Erickson은 이를 **주도성 대 죄책감(initiative-versus-guilt stage)** 단계라 칭하면서, 3~6세 아이들이 이 시기에는 독립적으로 더 많은 과제를 수행하며 각각의 활동에 따른 결과물에 대처할 수 있어야 한다고 했다. Sweta가 부모님을 기쁘게 하는 과제들을 독자적으로 수행하였을 때 부모님은 칭찬과 미소로 보상함으로써 그녀의 자존심과 자아개념을 상승하게 하였다. Sweta의 부모는 그녀가 독립적으로 행동할 수 있도록 독려하고 조언을 했으며 허용되지 않는 선택을 하는 경우 수정해 주었다(Feldman).

Sweta가 가진 복합 운동기술 수행능력은 **균형(balance)** 및 **유동(flow)** 영역에서의 발달에 따른 결과이다(Cronin & Mandich, 2005). 그녀의 정위, 평형, 보호에 대한 기본적인 자동반응 행동이 성숙하면서, 더 높은 균형 발달을 요구하는 운동과제를 달성할 수 있게 된 것이다(Cronin & Mandich). 균형은 **정적(static)**이거나 **동적(dynamic)**이다. Sweta는 실내용 오르기 대에서 놀 때 이 두 가지 형태의 균형을 모두 이용했다. 즉 그녀가 잡을 수 있는 거리보다 멀리 있는 대를 붙잡기 위해 수직 자세를 유지할 때는 정적 균형을 이용했다. 그녀의 두 발은 오르기용 구조물에 놓여져 있었지만, 다음 대를 잡기 위해서는 몸을 늘리고 체중을 이동해야 했다. 다음 막대로 몸을 밀어 이동할 때, 막대에서의 균형을 유지하면서 체중을 한 쪽 발에서 다른 쪽 발로 옮기기 위해 동적 평형을 이용했다.

유동은 부드럽고, 통제된 움직임이다(AOTA, 2002). Sweta는 막대를 따라 올라갈 때 유동을 나타냈다. 그녀가 여러 개의 막대를 따라 올라가기 위해 지속적으로 균형을 잡고 있더라도, 이는 분리된, 무작위적 움직임이라기보다는 유동적인 상태라고 할 수 있다. 즉 Sweta에게 주어진 기회인 탁아소 환경에서, 그녀는 낮 시간 동안 자신의 운동기술을 완전히 습득할 수 있었던 것이다.

Sweta는 정글짐에서 놀 때 해당 공간에 있는 주변 물체들을 잘 다루었고, 안, 위, 아래, 저쪽 너머와 같은 공간적인 개념에 대한 경험과 이해를 얻게 되었다. 또한 단순한 퍼즐 완성을 통해 공간 개념과 단순 형태에 관한 또 다른 종류의 초기 경험을 하게 되었다. 이와 같은 공간 및 기하학적 단어들은, 그녀가 대략 4세가 될 때까지는 그녀가 쓰는 어휘에 포함되지는 않지만(Allen & Marotz, 2007), 이 경험은 미래의 어휘와 지각-운동 발달에 기여하게 된다. 인지 및 언어는 아동발달에 있어서 서로 밀접하게 연관되어 있으며 상호의존적이다(Kail, 2002). 아이가 인지를 표현하기 위한 언어를 사용하게 되면서 인지 능력은 발달하게 되고 더 나아가 언어발달을 자극한다. Sweta는 발달상의 모든 영역

SWETA : 4세

4세된 Sweta는 ADL 영역에서 독립성이 증가하였다. 그녀는 아침에 날씨에 적당한 옷을 선택하여 스스로 입고, 신발 매듭을 맬 때에만 도움을 필요로 한다. 아침 식사로 먹을 시리얼을 선택한 후 스스로 작은 용기에 담긴 우유와 주스를 따를 수 있다. 또한 숟가락이나 포크를 이용하여 혼자 식사를 할 수 있다. 토스트에 버터를 펴서 바를 수도 있고, 다 먹은 접시를 싱크대에 가져다 둘 수도 있다. 아직은 양치질을 하고 머리를 빗을 때 도움이 필요하지만, 얼굴과 손을 혼자 씻고 말릴 수 있다.

탁아소에서, Sweta는 여전히 이젤에서 그림그리기, 탁자에서 채색하기, 단순한 수공예 작품만들기 등 예술적인 활동을 즐긴다. 그녀는 친구들과 함께 소꿉놀이를 하고 집단 내에서 역할을 빠르게 가정한다. Sweta는 화가 나거나 짜증이 나면, 울거나 다른 아이를 때리기보다는 주로 말로 불쾌감을 표현할 수 있다. 야외에서는 세발자전거 타기를 즐기지만, 술래잡기나 정글짐 다함께 오르기와 같은 그룹 활동에 참여하기도 한다. Sweta와 여동생은 풀밭에서 텀블링 하는 것을 좋아한다(그림 6.2 ■).

집에서, Sweta는 여동생과 함께 놀면서 옷벗기, 방정리, 잠 잘 시간에 장난감 치우기 등과 같은 간단한 일을

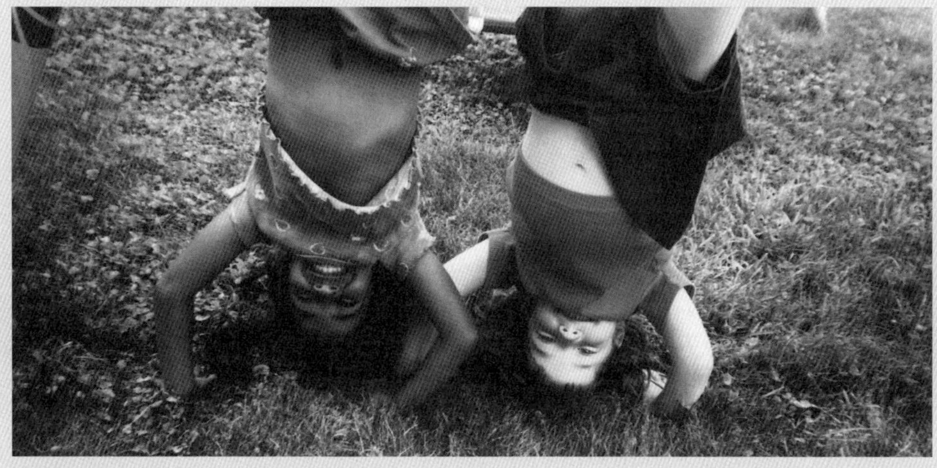

■ **그림 6.2**
Sweta와 여동생은 머리로 서는 기술을 익혔다.

수행한다. Sweta와 여동생은 부엌에서 엄마가 요리하는 동안 돕는 것을 좋아하며 Sweta는 야채를 씻거나 미리 양이 측정된 재료들을 혼합용 볼에 넣으면서 엄마를 돕는다. 그녀는 설거지하는 것을 좋아하지만, 금세 주의가 산만해져 물놀이를 하곤 한다.

이 조성된 촉진적인 환경에서 성장하고 있다.

4세된 Sweta는 심리-사회적 기술에서 명백한 변화를 나타냈다. 그녀는 혼자 놀기를 지속하기보다는 소집단의 아이들과 함께 노는 경우가 빈번해졌다. Sweta와 친구들이 소꿉놀이를 할 때, 아이들은 자발적으로 장난감을 공유하지만 각자 자신만의 흥미를 따르는 경향이 있다. 실외 정글짐에서, 아이들은 자연스레 정글짐에 오르기도 하고 구두로 서로 상호작용하지만 조직적인 방식으로 놀지는 않는다. 이것이 **연합놀이(associative play)**의 예로써, 이 연령에 적합한 발달상태라고 할 수 있다(Frost, Wortham & Reifel, 2005).

Sweta는 실외에서 친구들과 함께 놀 때, **꼬리잡기 놀이(chase game)**에 참여하였다. 잡기놀이는 특정 운동 통제와 일부 전략이 관련된 범주에 속하는 놀이이다(Frost, Wortham & Reifel, 2005). 4세가 되면, 게임 중에 누가 놀이에 참여하고 있었고 누가 술래인가에 관한 정보 교환할 수 있는 의사소통 기술이 개입된다. 뛰기, 서기, 돌기는 동적 균형과 정적 균형 모두에 도전이 된다. 아이들은 주로 술래가 된 사람으로부터 도망가기 위해 자신의 위치를 정하면서 게임 전략을 결정한다. 잡기놀이는 점차 복잡해지고 결국 축구와 풋볼같은 경쟁적인 스포츠로 발달되는 것이다(Frost, Wortham and Reifel, 2005).

예술활동을 하는 동안, Sweta는 운동수행과 관련한 다양한 양상을 보여준다. 이젤에서 그림을 그릴 때 Sweta의 손목은 중립 또는 약간 신장된 자세를 유지하게 되면서 기초적인 필법이 발달한다. 손목의 정렬을 유지하는 것은 Sweta가 크레용을 조절하는 능력을 강화시켜 줄 유용한 습관이다. Sweta는 그림 그리기 활동을 즐거워하기 때문에 더 많은 시간을 그림그리기에 참여한다. Sweta가 이젤에서의 활동을 더 길게 하게 되면서, 그녀의 상체는 자연스레 중력에 대항하여 강화된다(Myers, 1992). Sweta는 그림을 그리는 동안 사용하는 손을 자주 바꾸곤 하지만, 미술용품을 사용할 때 오른손을 더 선호하는 것으로 나타났다. 그녀는 **측면삼각잡기(lateral tripod grasp)** 형태로 붓을 잡았다(Amundson, 1992). 이 잡기 양식은 미성숙한 상태이지만, Sweta가 화필이나 크레용을 잡고 종이에 선을 그을 수 있도록 해준다. 일반적인 발달단계에서, 미성숙한 잡기 양식은 시지각 기술이 발달하면서 점차 개선된다. 시지각과 손 기술발달은 뒤에 이어지는 5세 부분에서 더 논의될 것이다.

Sweta는 친구들과 함께 놀면서, Piaget의 보존 개념–물건이 재배치되었더라도, 아무것도 없어지지 않았다면 남은 물건의 양이 변화가 없음을 이해하는 능력–에서 나타나는 미취학 아동의 일반적인 어려움을 나타냈다(McDevitt & Ormrod, 2004). 소꿉놀이를 할 때, 아이들은 놀이 기구를 공유할 필요가 생기게 된다. 이 연령에는 보존 개념이 아직 발달하지 않았기 때문에, 아이들은 눈으로 물건을 살펴본 뒤 물건들이 똑같이 분배되었다는 결정을 할 수 없다. 분배된 물건들이 다소간의 공간을 차지하면서 배열될 수 있기 때문에, 한 아이는 속았다는 기분이 들 수도 있고 물건 때문에 싸우기 시작할 수도 있다. 이 때 어른이 개입하여 아이들에게 분배된 부분이 어떻게 동등한지를 보여줄 필요가 있다. 이와 같은 개입은 갈등을 피할 수 있도록 할뿐만 아니라 미취학 아동들이 보존개념을 이해하여 습득하기 시작하는 것을 도울 수도 있다.

Sweta는 자신의 장난감과 소지품을 조직화하면서 Piaget가 말한 전-조작기 인지기술인 **분류(classification)**를 증명해보였다(McDevitt & Ormrod, 2004). Sweta는 비슷한 물건끼리 분류할 수 있다. 아직 빨간색의 바퀴달린 레고 장난감과 역시 빨간색의 큰 레고 장난감과 같이 두 가지로 구성된 하나의 묶음을 분류하는 것은 어려워하지만, 1년 전에는 장난감들을 단순히 하나의 장난감 상자에 던져 넣었던 것과는 달리 레고 장난감은 보관용 통 하나에 정리하고, 크레용은 다른 통에 정리한다. 아동에게 언어로 지시를 내릴 때에는, 아이의 분류기술을 고려하는 것이 중요하다. 아이가 지시에 응하지 않는 것은 자신의 연령에 적절한 지시가 아니라서 이해하지 못한 결과 때문일 수 있다.

Sweta는 갈등이 생기면, 자신의 불쾌감을 말로 표현하거나 어른들에게 도움을 요청하기 위해 충분한 어휘를 사용한다. 전형적인 4세 어린이가 사용하는 어휘는 1,000개 단어 이상이며; 아이가 하는 말의 대부분을 이해할 수 있는 수준이다. 4세 어린이는 과거 시제로 된 누가, 왜라는 질문 또는 관련 사건에 대한 질문을 이해할 수 있기 때문에(Allen & Marotz, 2007), Sweta는 일어난 일에 대하여 어른들에게 말할 수 있는 능력을 보유하고 있으며 울음을 터뜨리거나 때리는 행동으로 되돌아가지는 않는다. 아이가 말하기 또는 언어발달이 늦거나 좋고 싫은 것에 대해 의사소통을 하지 못할 때는, 놀이와 상호작용, 또 그로 인한 전형적인 사회적 상호작용 기술의 발달에 있어서 어려움을 겪는 것이라 할 수 있다.

5세된 Sweta는 운동기술 및 지각력이 증가하여 유치원에서 예술 및 공예활동에 참여할 수 있게 되었다. Sweta는 유치원에 다니면서 운동조절 및 인지적 이해가 발달하여, 자신의 주변에 있는 물건과 도구를 조작하는 데 있어서 자신의 손을 이용한다. 인지능력이 향상되면서, 그녀는 다양한 단계의 지시사항을 따르고 자르기, 붙이기, 채색하기를 요하는 연령에 맞는 공예활동을 주의 깊게 완성할 수 있다. Sweta가 사용할 수 있는

SWETA : 5세

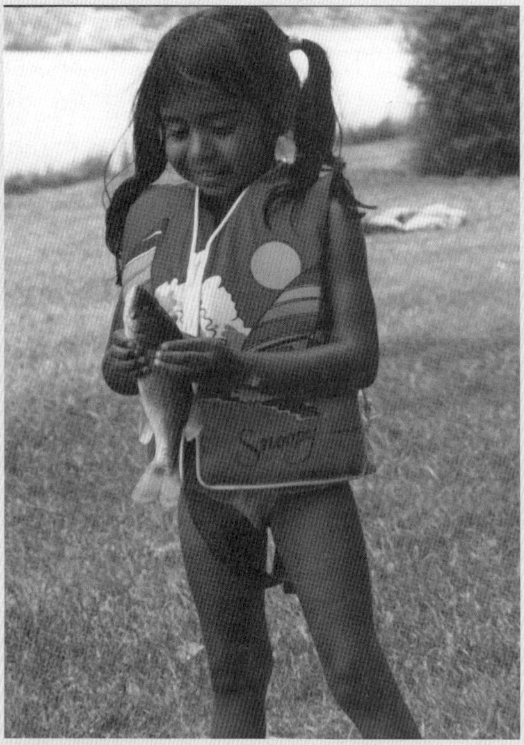

■ **그림 6.3**
처음 물고기를 잡은 Sweta.

5세인 Sweta는 정감 있고 외향적인 어린이다. 탁아소에서, 그녀는 그룹 활동에 적극적으로 참여하고 비록 매일 바뀌긴 하지만 특정한 가장 친한 친구를 구별하기도 한다. 집에서는 놀이활동에 동생을 참여시키고, 부엌에서 엄마를 돕거나 아빠와 함께 가사일을 하기도 한다. 저녁 식사를 하면서 Sweta는 가족들에게 농담이나 하룻동안의 일을 이야기하기를 좋아한다.

Sweta는 자르기, 붙이기, 색칠하기와 같은 취학전 과제를 수행하는 것을 좋아한다. 그녀는 종종 각 페이지에 그림을 그리고 무작위적인 글자를 써서 자신만의 이야기책을 만들기도 한다. 그녀는 종이에 자신의 성을 쓸 수 있다는 것을 매우 자랑스러워하며 아빠와 함께 만화를 볼 때면 이야기를 만들어내고 싶어한다.

Sweta와 여동생은 유치원에서 서로 다른 레크리에이션 무리에 들어가기도 한다. 원래는 여동생과 춤추기 반에 가곤 했었지만, Sweta는 T ball과 축구에 참여하는 것을 더 선호하게 되었다. 그녀는 게임 규칙을 알고 그것을 따르지만, 종종 구조화된 실행을 하는 동안 산만해지곤 한다. Sweta는 호수 근처에 사는 친구네 집에 놀러가는 것을 좋아하고 수영과 낚시도 배우고 있다(그림 6.3 ■).

손 기술에는 가위, 크레용, 풀을 조절하여 사용하는 것과 더불어 **움켜쥐기(power grasp)**, **정밀하게 쥐기(precision grasp)**(Cronin & Mandich, 2005) 및 **손 안에서의 조작(in-hand manipulation)**(Exner, 1992) 등이 포함된다. 표 6.1 ■에서는 Sweta가 다양한 놀이 및 교육 작업을 완성하기 위해 이용한 움켜쥐기, 정밀하게 잡기, 손 안에서의 조작 등의 조합을 설명하고 있다.

Sweta는 자신의 미술 도구를 선반에서 꺼내어 작은 탁자로 가져간다. 이 행동에서 그녀는 다양한 움켜쥐기 방법을 이용하게 된다–크레용 바구니와 공예 부속품을 옮기기 위해서는 **후크쥐기(hook grasp)**가, 풀을 옮기기 위해서는 **원통형 쥐기(cylinderical grip)**가, 그리고 색판지, 휴지, 잡지를 옮기기 위해서는 **측면잡기/가쪽잡기(lateral prehension)**(Cronin & Mandich, 2005)가 이용된다. 또한 Sweta가 잡지의 두 장을 분리하기 위해(**위치바꾸기**) 엄지와 검지를 이용하고, 방울용 술을 손가락에서 손바닥으로 옮기거나 풀을 바르는 동안 손가락 뒤쪽으로 옮기고[**손가락에서 손바닥으로 옮기기(finger-to-palm translation)** 및 **손바닥에서 손가락으로 옮기기(palm-to-finger translation)**], 엄지와 검지 사이로 휴지를 말아서 세워진 알갱이를 만드는[**단순 회전(simple rotation)**] 동안 손 안에서의 조작이 일어나는 것을 관찰할 수 있었다. 정밀하게 잡기는 다양한 방식으로 여러 형태로 이용된다. 삼각쥐기는 Sweta가 크레용으로 종이에 그림을 그릴 때 이용되었다. 측면잡기는 Sweta가 종이 한 장을 잡을 때 손가락 끝으로 행해진다. 집게잡기는 물체의 크기에 따라 다양하게 나타난다. 크기가 작은 물체일수록 보다 정밀한 형태의 잡는 방식이 이용된다. Sweta는 주로 사용하지 않는 손으로는 종이를 잡고 가위를 올바르게 쥔 채로 가위를 이용하였다. 아직 좌우 손 기술이 정확하지 않기 때문에, 종이를 맞추기 위해 잘 쓰지 않는 손을 이용하기보다는 어깨, 팔꿈치, 아래팔을 이용하여 가위의 방향을 맞췄다. Sweta는 가위 양날의 열리는 힘과 크기를 조정하면서, 잡지에서 성공적으로 기사를 오려낼 수 있다.

자르기가 끝나면, Sweta는 마커펜을 삼각 쥐기로 잡고 자신의 이름을 종이 위에 썼다. 5세된 Sweta는 자신의 성을 쓰기 위해 했던 초기의 휘갈겨 쓰기, 각각 따로 분리된 필치, 기본 형태를 보다 확대시켰다. Sweta가 자신의 이름을 쓰는 것에 흥미를 가졌기 때문에, 부모님과 탁아소 선생님은 대문자를 쓸 수 있도록 도와주었다. 이 연령에서 Sweta는 왼쪽에서 오른쪽 방향 또는 글씨 선의 위치를 따르지 않기 때문에 종이 위 아무 곳에나 자신의 글씨를 쓴다. 공간적인 방향 설정은 미취학 아동의 글씨쓰기에서 해당하는 사항이 아니므로, 유치원생들은 종종 줄이 없는 종이를 쓰곤 한다.

비록 임의적인 놀이로 인식되긴 하지만 Sweta는 그림을 그려서 자신의 책을 만듦으로써 **문식성 출현(emergent literacy)**(McDevitt & Ormrod, 2004)을 증명해보였다. 쓰여진 단어가 의미를 가진다는 사실을 이해하는 것은 미래의 읽기 및 쓰기기술을 위한 토대가 된다(McDevitt & Ormrod). Sweta는 아직 글씨를 읽지 못하지만, 이야기 책, 신문, 식료품 목록을 구분할 수 있으며 각각이 서로 다른 목적을 가짐을 이해할 수 있다. 그녀는 자신의 이름을 이룬 글자를 쓰면서, 모든 글자들이 함께 어우러져 뜻을 가지게 됨을 이해한다. 직접 만든 자신의 책에서 비록 종이 아무 곳에나 글자를 쓰긴 하지만, Sweta는 그림과 글자가 생각을 나타낼 수 있음을 인식한다는 사실을 증명하고 있다. 문식성 출현 기술은 중요한 기초기술이며 미취학 어린이를 다루는 사람이라면 누구나 그것을 독려해주어야 한다.

Sweta는 다양한 종류의 서로 다른 놀이에 자발적으로 참여한다. 예술활동은 아이들에게 주어진 특정 지시 사항에 따라 **자유놀이(spontaneous)** 또는 **통제놀이(directed by)**를 포함한다. 만약 Sweta가 탁자에서 혼자 미술 활동을 끝마쳤다면, 그녀는 **혼자 놀기(solitary play)**를 한 것이다. 다른 친구들이 있고 부속물을 함께 사용했다면, 이것은 **연합놀이(cooperative play)** 로 바뀐다. 또한 하나의 콜라주를 만들기 위해 모든 아이들이 함께 일했다면, 이들은 협동놀이를 수행하기 시작한 것이다. Sweta는 잡기놀이를 경험하면서 규칙을 따르는 법을 배웠고, 지시적이고 격렬한 놀이인 T-ball과 축구에 참여할 수 있게 되었다. 현재까지의 연구에 따르면 아이들은 성장하고 성숙해가면서 규칙과 활동이 점차 더욱 복잡해지는 다양하고 서로 다른 유형의 사회적, 신체적 놀이에 참여하게 된다고 한다(Frost, Wortham & Reifel, 2005).

Sweta는 여가 활동으로 T-ball과 축구를 하면서 자신의 총체적인 운동기술 능력이 향상되었음을 증명하고 있다. 그녀는 한 발로 균형을 잡게 되어 축구공을 찰 수 있게 되었다. 또한 주로 굴린 공을 받긴 하지만 던진 공을 받을 수도 있게 되었다. 동적 균형과 유동에 관한 능력이 향상된 것과 더불어, Sweta는 피드백과 피드포워드를 이용하여 이러한 새 기술을 성취할 수 있게 되었다(Shumway-CooK & Woollacott, 2006). 피드백은 Sweta가 공을 차거나 받을 때 받아들이는 감각정보이다. 이 피드백은 내적(관절, 근육,

■ 표 6.1
손 기술

손 기술의 유형	손 기술에 관한 설명
움켜쥐기	**손 전체로 물체를 쥐는 것 – 힘을 최대로 제공**
원통형쥐기	관 모양의 물체 주변으로 손가락 전체, 엄지, 손바닥을 둘러싸는 것.
후크쥐기	손가락을 구부려 열린 손잡이 안으로 집어 넣는 것; 엄지는 외부에 남아 있다.
편평형 또는 측면잡기/가쪽잡기	엄지와 검지 사이로 납작한 물체를 쥐는 것.
구형쥐기	3차원의 둥근 물체 주변으로 손가락 전체, 엄지, 손바닥을 둘러싸는 것.
정밀하게 쥐기	**손목을 신전시킨 상태에서 손가락으로 물체를 쥐는 것 – 최대의 조절 제공**
가볍게 쥐기 또는 삼각잡기	엄지, 중지, 검지의 면으로 물체를 쥐는 것.
집게잡기	엄지와 검지 끝으로 작은 물체를 쥐는 것.
측면 또는 열쇠잡기	엄지와 검지 측면으로 물체를 잡는 것.
손 안에서의 조작	**한 손에 있는 물체의 위치를 조정하는 것.**
손가락에서 손바닥으로 옮기기	작은 물체를 손가락에서 손바닥으로 옮기는 것.
손바닥에서 손가락으로 옮기기	작은 물체를 손바닥에서 손가락으로 옮기는 것.
위치 바꾸기	손가락 면을 이용하여 작은 물체의 위치를 바꾸는 것.
단순 회전	손가락 면으로 물체를 잡고 90° 이하로 회전시키는 것.
복합 회전	손가락 면으로 물체를 잡고 180-360°로 회전시키는 것.

Cronin, A. & Mandich, M.(2005), *Human development and performance throughout the lifespan*. Clifton Park, NY; Thomson Delmar Learning and Exner, C.(1992), In-hand manipulation skills에서 발췌. J. Case-Smith & C. Pehoski(Eds.), *Development of hand skills in the child*(35-45); Rockville, MD, American Occupational Therapy Association.

건을 통한 정보)인 면과 외적(그녀가 해당 과제를 얼마나 잘 달성할 것인가에 대한 정보)인 면을 모두 가진다. **피드포워드(feedforward)**는 이전의 **피드백(feedback)**을 구축하고 Sweta가 움직임을 예상할 수 있도록 하는 메커니즘이다. 앞으로 날아오는 축구공을 볼 때, Sweta는 자신의 몸 위치를 알고 있으므로 강한 오른쪽 다리는 공을 찰 준비를 할 수 있게 된다. 공이 바닥에서 그녀를 향해 굴러올 때, Sweta는 허리를 구부려 손으로 공을 잡고 던질 준비를 하게 된다(Shumway-Cook & Woollacott). 인지와 주의집중 또한 Sweta의 스포츠 게임에서 중요한 역할을 한다. Sweta는 조직적인 스포츠를 성공적으로 하기 위해 규칙을 기억해야 하며 자신이 참여하고 있는 게임에 주의를 집중해야 한다. 미취학 아동들이 조직적인 게임을 어떻게 하게 되는가는 더 나이가 많은 아이들이 그러한 게임을 어떻게 하는가에 따라 서로 다르다. 미취학 아동들은 단지 운동기술과 주의 집중 기술을 쌓아가기 시작한 것이다. 하지만 이후에 더욱 복잡한 운동과제를 달성하기 위해 쓰이게 될 기본기술도 존재한다.

미취학 아동인 Sweta는 어휘가 1,500단어 이상으로 늘어났다(Allen & Marotz, 2007). 그녀는 가족과 친구들에게 이야기할 때 복잡한 문장을 이용한다. **구문론(syntax)**(문장을 만들기 위한 단어와 구절의 결합)과 **문법(grammar)**에 대해 이해하게 되면서, Sweta는 불규칙 동사로 된 과거 시제를 이용할 수 있게 되었고 7개 단어 이상으로 구성된 문장을 만들어내게 되었다(Allen & Marotz). 또한 차례에 맞게 대화하고 대화 주제를 유지하고, 어른들과 대화할 때는 "~주세요"와 "감사합니다" 등의 예의바른 단어를 사용해야 한다는 것을 아는 것으로 볼 때 **어용론(pragmatics)**에 관한 지식을 가지게 되었음을 나타낸다. 아이가 구문론, 문법이나 어용론에 어려움을 겪는 것은 발달상의 문제를 암시하는 초기 지표가 될 수 있으며, 그러한 아이는 발달 검사를 위해 언어병리학자를 만나보아야 한다.

Sweta는 개인 관리 ADLs의 대부분에서 독립적인 면을 보였다. 그녀는 머리 감기를 제외한 몸단장하기, 목욕하기, 용변보기를 혼자서 끝낼 수 있었다. 신발의 매듭 묶기는 기술의 복잡성으로 인해 그녀가 배운 마지막 옷 입기 기술이 되었다. 신발 매듭 묶기를 위해서는 움켜쥐기 및 힘 두 가지 모두와 연관된 양측성 과제를 수행하면서 여러 단계의 공간적 방향에 관한 이해가 필요하다. 5세인 Sweta는 오랜 시간에 걸쳐 해당 과제를 수행할 수 있게 되었으며 늘 성공할 수 없다는 정서적인 좌절감을 다스릴 수 있었다. 성공할 때까지 하나의 과제를 끈질기게 해낸 것은 Sweta가 긍정적인 자아상을 갖도록 하는 데 기여했으며 앞으로 배울 것들에 관한 유용한 전략을 가르쳐주었다.

요약(Summary)

Sweta는 5세가 될 때까지 다양한 복합적 작업을 수행했다. 그녀는 과거에 일어난 일에 대해 대화를 하고, 집단 여가활동에 참여했으며 단순한 가사일을 해내었다. 또한 옷입기, 목욕하기, 용변보기에 더 이상 도움을 필요로 하지 않았고 읽고 쓰는 기술을 나타내기 시작했다. Sweta는 크레용, 가위, 풀을 이용하여 독자적인 공예품을 만들어냈다. 이렇듯 다양한 작업에 참여할 수 있는 능력은, 보다 복잡한 언어, 운동 및 인지기술이 발달하면서 확대되었다. 마찬가지로 그러한 활동에 참여함으로써 언어, 운동, 그리고 사회적 상호작용 능력의 발달도 용이해졌다. 유치원 생활을 하면서 Sweta의 자신감 및 긍정적인 자아상이 나타났으며 이는 모두 개인-사회적 기술에 중요하다.

보조작업치료사는, 취학 전 아이들에게 일어나는 복잡한 발달과정을 이해하고 있어야 한다. 그러한 정보는 해당 연령 집단의 아이들에 대한 적절한 개입 전략을 개발하는 데 도움이 될 것이다. 발달상의 문제는 종종 취학 전 드러나며, 작업치료의 개입을 요하는 경우가 많다. 전형적인 발달과정의 복잡성을 알고 이해하는 것은, 모든 연령의 어린이를 대상으로 일할 수 있는 능력을 강화시켜 줄 것이다.

핵심요점 재검토(Reviewing Key Points)

1. 유동, 정적 균형 및 동적 균형의 차이점을 설명하라.
2. 취학 전 아동에게서 관찰되는 서로 다른 형태의 쥐기와 손 안에서의 조작기술을 열거하고 설명하라.
3. 취학 전 아이들의 놀이 중 다음과 같은 유형에 대한 예를 제시하라: 혼자 놀이, 연합 놀이, 협동 놀이, 통제 놀이, 자유 놀이.
4. Piaget의 보존 개념을 서술하고, 이 개념을 이해하는 것이 아이들을 위하여 왜 중요한지를 설명하라. 또한 보존의 이해를 촉진하기 위한 활동에 대하여 서술하라.

중요 요점 적용하기(Applying Key Concepts)

1. 취학 전 아동으로 구성된 한 집단을 선택하라(3-, 4-, 및 5세). 최소 30분간 아이들을 관찰하라. 아이들과 상호작용을 하지 않도록 하면서, 자유롭게 노는 것을 관찰하라. 어떤 유형의 놀이가 행해지는가? 모든 아이들이 동일한 유형의 놀이에 참여하고 있는가? 관찰하는 동안 자신의 놀이 형태를 바꾸는 아이가 있는가? 어른이 함께 있으면, 아이들의 놀이에 어떻게 도움이 되거나 또는 방해가 되는가? 본문에서 설명된 내용과 관찰 내용에는 어떤 차이가 있는가?
2. 3-, 4-, 및 5세 아이가 노는 것을 관찰하라. 자기중심주의, 보존 및 분류 행동의 예를 찾아보아라. 이러한 개념이 아이의 놀이 및 사회적 상호작용에 어떻게 도움 또는 방해 요소가 되는가?
   더 나아가, 일부 관찰을 반복하면서 Piaget의 인지기술에 대해 연구하라. 아이의 발달 교과서나 본 단원에서 제시한 참고문헌 중 하나를 참고하여 Piaget가 제시한 과제에 대해 읽어보아라. 해당 과제를 어떻게 구성할 것인지 확실히 알 수 없을 때는 담당 교사에게 상담하라. 아이가 각 과제에서 당면한 문제를 어떻게 해결하는지 관찰하라. 그 결과가 Piaget의 이론과 일치하는가?
3. 3-, 4-, 및 5세 아이의 언어기술 수준을 관찰하라. 아이가 복수 또는 전치사를 올바르게 사용하는가? 아이가 질문 또는 부정적인 표현을 할 수 있는가? 아이가 다른 사람과 대화를 이어나갈 수 있는가? 관찰결과는 전형적인 언어발달에서 제시한 정보와 일치하는가?
4. 부모나 아이를 돌보는 사람을 대상으로 인터뷰하고 3-, 4-, 및 5세 아이를 관찰한다. 아이가 이야기 읽는 것을 즐기는지, 그리고 한 주동안 얼마나 자주 이야기를 읽는지 관찰하라. 아이가 페이지를 넘기고, 그림에 대해 언급하거나 "이야기를 말하고자" 노력하는가? 아이가 그림책을 골라서 "스스로 읽는가?" 아이가 알아보는 글자, 좋아하는 표지 그림이 있거나 직접 책을 만드는가? 아이의 발생적 문식성과 관련하여 무엇을 발견할 수 있는가?

참고 문헌(References)

Allen, E., & Marotz, L. (2007). *Developmental profiles: Pre-birth through twelve* (5th ed.). Clifton Park, NY: Thomson Delmar Learning.

American Occupational Therapy Association (2002). Occupational therapy practice framework: Domain and process. *American Journal of Occupational Therapy, 56*(6), 609–639.

Amundson, S. (1992). Handwriting: Evaluation and intervention in school setting. In J. Case-Smith & C. Pehoski (Eds.), *Development of hand skills in the child* (pp. 63–78). Rockville, MD: American Occupational Therapy Association.

Case-Smith, J., & Pehoski, C. (Eds.). (1992). *Development of hand skills in the child*. Rockville, MD: American Occupational Therapy Association.

Cronin, A., & Mandich, M. (2005). *Human development and performance throughout the lifespan*. Clifton Park, NY: Thomson Delmar Learning.

Exner, C. (1992). In-hand manipulation skills. In J. Case-Smith & C. Pehoski (Eds.), *Development of hand skills in the child* (pp. 35–45). Rockville, MD: American Occupational Therapy Association.

Feldman, R. (2004). *Child development* (3rd ed.). Upper Saddle River, NJ: Pearson Prentice Hall.

Frost, J., Wortham, S., & Reifel, S. (2005). *Play and child development* (2nd ed.). Upper Saddle River, NJ: Pearson Prentice Hall.

Kail, K. (2002). *Children*. Upper Saddle River, NJ: Pearson Prentice Hall.

McDevitt, T., & Ormrod, J. (2004). *Child development: Educating and working with children and adolescents* (2nd ed.). Upper Saddle River, NJ: Pearson Prentice Hall.

Myers, C. (1992). Therapeutic fine-motor activities for preschoolers. In J. Case-Smith & C. Pehoski (Eds.), *Development of hand skills in the child* (pp. 47–59). Rockville, MD: American Occupational Therapy Association.

Shumway-Cook, A. & Woollacott, M. (2006). *Motor control: Translating research into clinical practice.* (3rd ed.). Philadelphia, PA: Lippincott, Williams & Wilkins.

제 7 장

학령기 아동의 작업의 발달학적 영향

Developmental Influences on the Occupations of School Age Children

핵심용어

신체 도식(Body schema)
분류(Classification)
인지적 지도(Cognitive maps)
동시적 예측 타이밍(Coincidence-anticipation timing)
보존(Conservation)
탈중심화(Decentering)
성적 분열(Gender cleavage)
홈스쿨(Home-schooling)
근면성 대 열등감(Industry versus inferiority)
중기(Middle childhood)
움직임 가설(Motion hypothesis)
친사회적 행동(Prosocial behavior)
관계형성 말하기(Rapport-talking)
관계적 공격(Relational aggression)
효과적 정보 교환을 위한 말하기(Report-Talking)
가역성(Reversibility)
사회적 참조(Social referencing)
공간 인식(Spatial awareness)
시공간 조직(Temporal organization)
전환(Transformation)

목표

- 학령기 아동의 작업과 역할을 확인하라.
- 작업수행에 영향을 미치는 요소를 확인하라.
- 작업수행에 영향을 미치는 요소 중 발달과 연관되는 요소를 이해하라.
- 학령기 작업에 영향을 미치는 요소를 설명하라.

소개(Introduction)

6~12세 아동은 발달상 **중기(middle childhood)**이다. 이 시기동안 대부분은 학교에서 공교육을 받게 되고, 일부는 **홈스쿨(home school)**의 형태로 집에서 교육을 받는다. 이 시기는 매우 빠르게 변화하기 때문에 아동의 신체적, 인지적, 사회-감정은 성장하고, 가지고 있는 기술들이 통합된다. 이러한 결과에 따라 친숙한 작업을 완수하는 능력이 좋아지고, 점차적으로 새로운 작업에 참여할 기회를 가진다. 아동이 살아가고 성장하는 환경은 작업에 참여하도록 아동을 노출시킨다. 발달 중기 아동들은 Jorge처럼 한 분야에 특별한 흥미를 나타낸다.

JORGE : 7세

Jorge는 엄마, 할머니, 할아버지, 12세 형, 3세 여동생이 작은 시골 단독 주택에 살고 있다. 아버지는 군대에서 해상 근무를 하고 있다. 조부모님은 스페인어로 대화하고 부모님은 영어와 스페인어 모두 유창하다. Jorge와 형제들은 영어가 주언어이고 조부모님이나 집안 어른들과 이야기할 때는 스페인어를 사용한다.

Jorge는 스스로 옷을 입고, 감독하에 자조활동이 가능하고 배고프면 스스로 간단한 간식이나 샌드위치를 준비할 수 있다. Jorge는 2학년이고 학교버스를 타고 통학한다. 엄마가 지역병원에서 일하면서부터 Jorge는 엄마가 일하러가고 난 뒤 학교버스를 타러 갔다. 할머니가 Jorge와 형제들을 하교 후에 돌봤다.

Jorge는 학교가는 것을 좋아했으나 2학년 일과를 따라가기 힘들어했다. Jorge의 선생님 Boggs는 학교생활의 시작을 정하고 순서에 따르라고 했다. 매일 아침 Jorge는 두 번째 종이 울리기 전에 코트를 정리하고, 점심 도시락을 챙기고, 숙제를 챙기고, 책상에서 교과서와 연필을 챙긴다. Jorge는 게시판을 보고 당번이다 점심 티켓사기 등을 확인할 때도 있다. Jorge는 자신이 맡은 바 수행에서 (아침에 하도록 부과된) Good Citizen Star에 도전하고 싶어한다.

Jorge의 절친한 친구 벤과 마르쿠스는 같은 블록에 살아서 같은 정류소에 내려 함께 걸어서 집으로 온다. 3명은 다른 반이지만 같이 놀고 같이 점심을 먹는다. 가족이 모두 집에 돌아오면 각자 맡은 바를 수행해야 한다. 할머니가 저녁을 준비하는 동안 엄마는 아이들의 가방을 확인하고 알림장을 검토한다. Jorge와 형은 식탁을 차리고 식사 후 Jorge는 테이블 정리를 돕는다. 그 후 숙제를 하고 TV를 보고 여동생과 논다. Jorge는 레고 놀이를 좋아하고 자기 전에 엄마가 읽어주는 책을 좋아한다. Jorge는 형과 같이 방을 쓰며 자기 전에 가방 챙기는 것을 잊으면 안 된다.

Jorge의 이야기에서 초점을 맞춰야 하는 것은 Jorge는 집, 학교, 지역사회에서 다양한 작업에 참여하는 것이다. 다문화 가정에서 자랐기 때문에 이중국어를 해야 엄마와 조부모와 대화할 수 있고 이것은 일상생활의 기본이 된다. Jorge는 형과의 상호작용을 통해 가족의 법칙을 익히고 또 이것을 여동생에게 가르친다. Jorge는 안전과 관련된 사항은 군대에 있은 아빠에게 배운다.

작은 시골 마을에 살고 있는 Jorge는 때때로 반 친구나 선생님을 시장이나 도서관에서 만난다. Jorge는 놀기 위해 공터에 간다. Jorge 엄마는 영양사이기 때문에 소아비만의 위험도에 대해 인식하고 있다. 따라서 Jorge 엄마는 지역사회 레크리에이션 프로그램에 참여하도록 권고하고 있다. 가족, 선생님, 코치는 집, 학교, 지역사회 작업에서 성공적인 작업을 수행하도록 필요한 자원을 제공하고 있다.

이러한 연령대의 남아와 여아는 근육의 크기와 신체 크기가 비슷한 경향을 보인다. 이 시기는 과잉 에너지 시기이고 피로는 간간히 느낀다(Allen & Marotz, 2007). 신체적으로 Jorge는 12세 아이정도의 크기이고 매년 키는 2~3인치정도 자라고 몸무게는 6~8파운드정도 늘었다. 성장의 대부분은 몸통보다 팔다리에서 일어난다(Kail, 2002). 이 결과로 중력의 중심은 배꼽쯤으로 낮아져 동적, 정적 균형을 유지하기에 좋다. 또 쪼그려 앉기, 서기, 양발의 움직임과 같은 다양한 자세를 취하기 좋고, 집이나 학교 소지품을 조작할 때 뻗기 좋다. Jorge의 큰 근육은 빠르게 발달하고 있고 다양한 과제를 수행할 때 자세를 조절하고 움직임의 조정도 빠르다(Cronin & Mandich, 2005). Jorge의 움직임의 패턴은 정교해지고, **신체도식(body schema)**과 몸을 공간에서 어떻게 움직여야 하는지에 대한 감각도 발달하고 있다(Gallahue & Ozmun, 2002). Shaffer에 의해 제시된 **움직임의 가설(motion hypothesis)**에 따라 Jorge의 자발적 시작과 능동적 움직임은 깊이와 공간 지각발달에 도움을 준다(Cronin & Mandich, 2005). 낮아진 중력중심에 따라 자세 조절이 증가하고 신체상이 성숙해져서 Jorge는 친구와 함께 동적인 균형, 근력, 시공간지각을 필요로 하는 축구나 T-볼 과 같은 경쟁적인 스포츠에 참여할 수 있다. 또래의 다른 남아들도 Jorge처럼 힘을 쓰는 스포츠에 참여하려 하고 여아들은 균형이나 유연성을 포함하는 스포츠에 참여하려고 한다. 다행히 Jorge의 체육선생님은 이러한 차이를 인식하고 남학생과 여학생이 다양한 스포츠 활동에 참여할 수 있도록 한다.

Jorge의 큰 근육처럼 작은 근육도 천천히 발달한다. 여아들의 소근육은 빨리 발달하기 때문에 여아들의 소근육 조작활동이 남아들보다 더 정밀하다. 예를 들어 여아들이 남아들보다 더 읽기 쉽고 정확하게 글을 쓴다. 즉, 여아들은 글자 간격을 일정하게 유지할 수 있다. 그러나 공간인식은 10세까지 완전하게 발달하지 않기 때문에 Jorge 학급의 대부분의 남아, 여아들은 글자 크기를 일정하게 유지하는 데 어려움을 가진다(Cronin & Mandich, 2005).

게다가 근육과 뇌의 크기가 다르기 때문에 이 시기의 남아와 여아는 변화도 다르다. 남아는 신체적 활동과 관련된 뇌의 영역에서의 변화가 훨씬 많다. 반대로 여아는 감정, 시청각, 시공간적 기억과 관련된 뇌의 영역에서의 변화가 훨씬 많다. 추후 연구에서는 스포츠, 놀이, 집안 일에서 남아와 여아 따른 신체와 뇌의 변화에 관해 좀 더 연구할 필요가 있다(Cronin & Mandich, 2005; Santrock, 1999).

인지적으로 Jorge는 문제를 풀기 위해 **구체적인 개념(concrete operations)**을 사용하기 시작했다. 그러므로 Jorge는 실제 존재하고 만져서 알 수 있는 사물에 관해 논리적이고, 정신적인 전략과 규칙이 발달한다. 이러한 인지적 역량에 따라 Jorge는 **반대개념**에 대해서도 이해한다. 즉, 할머니가 8온스의 주스를 깊고 좁은 잔에 주는 것과 넓고 얕은 잔에 주는 것과 같은 양이라는 것을 안다. Jorge는 컵의 넓이, 깊이, 높이에 대해 이해해서 이러한 결론에 도달할 수 있었다. Jorge는 액체라고 하는 것은 담는 그릇에 따라 모양이 바뀔(**transformation**) 수 있다는 것을 안 것이다. 인지적으로 Jorge는 아침에 학교 가기 위해 해야 하는 일의 순서대로 할 수 있고 이것을 일, 주, 월 년과 관련지을 수 있다. Jorge는 레고를 모양과 색깔에 따라 **분류(classification)**해서 정리할 수 있다. 이러한 인지적 능력 때문에 Jorge는 수학적 전략을 적용해서 간단한 그래프를 그리고 수치를 이해할 수 있다. Jorge는 글자, 구체적인 사물을 나타내는 상징, 글을 쓰거나 읽을 때 필요한 소리나 기술의 상징적 의미를 사용한다(Allen & Marotz, 2007; Vander Zanden, 2003).

사회적으로 Jorge는 예의규범을 익히고 어릴 때는 자기중심으로 판단하던 것에 비해 사회구성원의 생각을 반영해서 그들의 몇 가지 특징에 기초해서 판단하려고 한다. 그러므로 Boggs 선생님을 통해 수업에서 엄격한 규칙을 배우고 유머와 친절도 배운다. 그러나 학교의 전체 규칙에 관해 Boggs 선생님에 전적으로 의존하는 대신 친구와 학급 교우의 감정적 반응에 반응하는 데 이를 **사회적 관계(social reference)**라 한다(Vander Zanden, 2003).

집안 일, 학교 과제, 스포츠 프로그램, 놀이활동에서 Jorge의 경험은 **근면성 대 열등감(industry versus inferiority)** 형성에 기여한다(Erikson, 1997). 탐색을 통해 어떻게 일하고 어떻게 몸을 움직이고, 경쟁심이 발달하는 것을 볼 수 있다. 엄마는 아동이 긍정적인 자아존중감을 형성할 수 있도록 다양한 환경에 노출시켜 많은 작업에 도전하게 한다. 만약 아동이 수행하기 너무 어려운 과제에 노출되게 되면 낮은 자아존중감을 형성하게 된다(Vander Zanden, 2003).

근면성 대 열등감에 관한 감정은 학교에서 종종 형성된다. 선생님이 경쟁을 원하거나 Jorge는 학습한 것에 대해 기억하고 통합하기를 시도하지만 Jorge는 이러한 기술을 전부 습득하고 모든 세부사항을 기억할 수는 없다. Jorge가 해야 할 일의 수준을 성공적으로 수행할 수 없을 때 좌절하고, 슬퍼하며, 위축된다(Allen & Marotz, 2003). 일부 조기교육 전문가들은 아동이 수행하기에 기대하는 학업의 수준이 너무 높아서 좌절을 느끼게 된다(Vander Zanden, 2003). 이불에 오줌을 싸는 것, 손톱 물어뜯는 것과 같은 행동적 문제에 대해서 굉장한 스트레스를 받는다(Allen & Marotz, 2007).

JORGE : 10세

10세된 Jorge는 일상생활에서 좀 더 독립적이다. Jorge는 개인 위생, 옷입기를 완벽하게 수행하지만 머리감기 깨끗한 옷입기 등은 아직 도움이 필요하다. Jorge는 친구가 입는 옷에 따라 자기가 입을 옷을 고른다. Jorge는 자기가 좋아하는 스포츠 팀의 로고가 적인 옷을 입는 것을 좋아한다. 그는 집에서 책임감이 더 강해지고, 카페트에 청소기 돌리는 것, 쓰레기통 비우기, 식사준비를 돕는 것과 같은 집안 일을 돕는다. Jorge는 식탁에 팔꿈치를 올리거나, 입에 음식물을 넣고 말하거나 스푼이나 포크를 주먹으로 꽉 쥐고 먹는 식탁예절 때문에 엄마와 마찰을 일으킨다. Jorge는 형이나 친구와 놀 때 말하고 나가야 한다.

5학년이 되고 흘려 쓰는 글씨체를 컴퓨터처럼 반듯하게 써야 한다. 학교에서는 실험이나 소그룹 문제해결과 같은 다양한 기회를 제공한다. Jorge는 과학실험과 학급 놀이에 참여하기를 좋아한다. Jorge는 집에서 받아쓰기와 수학, 책읽기, 스터디 그룹에 참여해야 하는 일과를 가지고 있다. Best Buddies 프로그램의 구성원으로 학급의 자폐장애 친구를 돕는다.

Jorge와 친구 벤과 마르쿠스는 암호를 만들고 현관문의 비밀번호 맞추는 것을 좋아한다. 그들은 농담도 하고, 컴퓨터 게임, 비디오 보기를 좋아한다. Jorge는 지역 공원에서 레크리에이션 스포츠에 참여해서 가을에는 축구, 겨울에는 농구, 봄에는 야구를 한다. 그는 코치나 팀과 함께하는 것을 좋아한다. 만약 여기서 규율이 지켜지지 않으면 Jorge는 폭력보다는 욕을 하는 편이다.

Jorge는 10세의 아이들과 비슷하게 관계 만족 시기에 들어왔다. 그는 학교와 지역사회에서 안정을 느끼며 중학생처럼 긴장을 느끼지는 않는다. 키와 몸무게가 증가함에 따라 몸은 날씬해지고 다리가 긴 것처럼 보인다. 뇌는 거의 성인의 크기만큼 된다. 반대로 학급의 몇몇 여학생들은 엉덩이가 커지고 가슴이 커지며 머리가 짙어지는 호르몬의 변화가 나타났다. 달리기, 오르기, 자전거 타기, 스케이트보드 타기는 매일 하는 활동이다. Jorge의 몸의 변화로 활동 수준, 먹는 양은 늘어났다. Jorge는 충분한 잠을 자고 늦게까지 놀기 위해 엄마와 논쟁하는 것을 인식하지 못하고 있다(Allen & Marotz, 2003).

Jorge의 팔, 손, 다리의 움직임은 정교해져서 스포츠팀에서 중요한 위치를 맡았다. Jorge는 복잡한 기술로 공을 잡고, 던지고 찰 수 있다. Jorge는 할머니의 도움을 적게 받고 혼자서 수행하기를 좋아한다. Jorge는 비디오게임을 조절할 수 있게 되었다. 비록 Jorge는 글씨를 갈겨쓰고 과제를 컴퓨터를 사용해서 짧게 끝낸다. Jorge는 컴퓨터 그래픽으로 나타내는 것을 더 좋아한다.

인지적으로 Jorge는 문제를 논리적으로 풀기 위해서 구체적인 방법을 사용한다. Jorge는 여전히 문제에 "예" 또는 "아니요"로 명백하게 답이 나타나는 것을 좋아하고 정확한 한가지 답을 찾고자 한다. 그는 게임을 규칙을 공정하게 만들어서 지키려 한다. 그는 과거와 현재의 사건을 순서대로 연결시켜 단계적으로 사건을 구성할 수도 있다. 그는 무게, 부피, 시간과 거리가 포함된 수학문제를 풀 수 있다(Allen & Marotz, 2007).

게다가 Jorge의 **공간인식(spatial awareness)**은 공간에서 물체가 어떻게 움직이는지를 알게 되었다. 그는 지도를 알고 물체간의 배열에 대해 인식할 수 있으며, 다양한 공간에서 어떻게 움직이는지 과제의 순서가 어떻게 배열되는지를 안다. Jorge와 친구들은 공간인식능력과 지도 보는 능력을 가지고 비포장 도로에서 자전거를 타고, 비디오 게임을 하며, 농구시합을 한다. 담임선생님은 **시공간 조직(temporally organize)** 능력은 **인지적 지도(cognitive maps)**에 영향을 미치고 이것은 앞으로의 과학실험이나 사회연구 프로젝트에 도움이 된다고 한다.

Jorge의 청각과 시각(전경-배경) 인식과 움직임 인식은 변했다. Jorge의 전경-배경 인식 성숙은 8세에 일어나기 시작했고, 움직임 인식의 성숙은 10세경에 일어나기 시작했다(Cronin & Mandich, 2005). 이러한 청각과 시각 전경-배경기술은 목소리를 구별해서 그룹의 친구들에서 물건을 나눠주거나 함께 공동작업을 할 수 있도록 한다.

사회적으로 Jorge는 친구들과 비슷한 옷을 입길 원하는 등 외모에 대한 인식이 변했다. Jorge는 생각과 감정을 표현하기 위해 언어를 사용하는 법을 배운다. 단어의 다양한 의미를 알기 때문에 유머를 이해하고, 수수께끼와 농담을 말한다. Jorge는 타인을 공격하기 위한 거친 단어나 비판적인 언어를 사용하는 데 아직까지는 Jorge가 먼저 공격을 받을 때만 해당한다. 인격적인 상처를 받을 때 비판에 예민해진다. Jorge는 같은 흥미를 가진 동성 친구를 찾고 이들과 상호작용을 한다. 집단의 **성적분열(gender cleavage)**은 심해져서 같은 성끼리 놀고 프로그램에서 요구하지 않으면 여학생과 거의 놀지 않는다(Allen & Marotz, 2007; Kail, 2002).

Jorge는 이중국어를 사용하고 있기 때문에 단일국어를 사용하는 학급 친구들보다 이점이 있다. 원래 스페인어와 영어를 단어와 문법구조에 섞어서 사용하고 Jorge는 스페인어와 영어간의 생각과 구조를 쉽게 바꿀 수 있다. Jorge는 익숙하지 않은 단어의 의미를 2개 언어를 가지고 그 의미를 이해하고 설명할 수 있다. 그는 다양한 단어와 음색 변화를 통한 개념이나 생각을 잘 이해하고 다른 사람들보다 문화적 배경에 맞게 감정을 적용할 수 있다.

반대로 Jorge는 이민 1세대인 반 친구 중 영어가 주 언어가 아닌 친구들에게 스포츠 프로그램을 설명해줄 수 있다. 사회적으로 농담이나 유머의 뉘앙스를 잘 이해하지 못하기도 한다. 학문적으로 복잡한 개념이나 시험의 단어를 잘못 해석한다. 체육시간에 여러 단계로 보여주는 절차에 대해서 잘 이해하지 못한다. 비슷하게 집에서 Jorge는 영어를 사용하지 않기 때문에 국가 통계 등에 대해 설명할 수 없다. 다른 학교에서도 영어를 제2국어(ELS)로 하는 프로그램을 시행하고 있다. 학교에서 사용하는 3가지 접근이 있는데 ELS 접근과, 이중국어 교육 접근, 전체적인 몰입(total immersion) 접근이 있다. ESL 접근을 사용했을 때, 학생은 능숙해질 때까지 매일 영어를 배우고 영어 말하기 코스에서 배운다(Vander Zanden, 2003). 이러한 접근을 사용할 때 3세에서 5세의 아동의 레벨정도에 도달할 수 있다. 만약 이러한 교육을 받지 않는다면 7세에서 10세정도의 언어능력에 도달하지 못한다. 이들은 종종 평균에 못미치는 평가점수를 받는다(Crawford, 1997). 이중언어 교육은 학생들이 2개 국어를 유창하게 하는 선생님을 통해 지시를 받는다. 그들은 영어를 배우는 동안 주언어에서 복잡한 개념의 지식을 배운다. 처음에는 이러한 프로그램을 받는 학생은 표준화된 검사에서 단일국어로 검사했을 때보다 섞어서 검사했을 때 더 높은 등급을 받는다(Collier, 1997). 전체적인 몰입 접근에서 아동은 이러한 지시를 영어로 말한다. 이러한 방법은 사회적으로 긍정적이고 활동적인 결과를 초래한다. 학급에서는 학문적인 기초가 다른 학생들에 비해 뒤쳐지고 이로 인해 위축된다(Vander Zanden, 2003). 다행히 Jorge는 부모님이 영어와 스페인어 둘 다 사용하기 때문에 이러한 측면에서 강점이 있다.

Jorge는 태어났을 때에 비해 키가 3배나 컸다. 그의 자세는 어깨가 아주 넓어져서 매우 곧아 보인다. Jorge의 근육이 계속 증가하므로 힘도 증가한다. 그가 움직임에 따라 그는 더 협응되고 조절된 모습을 보인다. 그는 더 많은 음식과 잠을 필요로 한다. 사춘기에 성장이 급격하게 일어나므로 목소리와 옥타브에 변화가 나타난다. Jorge는 주기적으로 신체 활동을 하고, 꿈을 꾼다. 학급의 많은 소녀들은 청소년기에 급격한 변화로 월경을 시작한다(Allen & Marotz, 2007; Vander Zanden, 2003).

부가적으로 Jorge의 반응 시간과 인지 및 항상성, 깊이에 대한 지각은 향상되었다(Cronin & Mandich, 2005). Jorge는 궤도와 속도를 이해하기 때문에 풋볼이나 농구에서 예측하고 뛰는 것이 가능하다. 신체적 활동에서 사용한 에너지와 휴식에 필요한 에너지를 위해 Jorge는 매일 학교 스포츠 팀에서 활동한다.

인지적으로 그는 과제에 포커스를 맞출 수 있다. Jorge의 세부 내용을 인출할 수 있는 기억력은 좋아지고 많은 단계의 수학문제를 풀 수 있다. 질문을 이해하고 다양한 답을 할 수 있고 답을 찾는 단계적인 방법도 안다. 원인과 결과의 관계에 대해 알고 기초과학 실험에서 요소와 결과를 확인할 수 있다. 풍자나 비꼬는 개념을 알고 다른 사람과 개념을 함께 즐길 수 있다. 그는 일상생활에서의 단계나 학교생활 집안 일에서는 굳이 완수하려고 하지 않는다(Allen & Marotz, 2007). Jorge는 집안 일을 하기 원하지 않고 이런 일에는 조심하지도 신경쓰지도 않는다.

사회적으로 Jorge는 그 자신의 행동에 대해서 더 자신감 있고 책임감 있게 되었다. 즉시 반응하기보다는 동료와 의논하고 그의 결정을 토의해서 행동한다. 그는 신체적으로

JORGE : 12세

7학년때 Jorge는 4명의 다른 선생님이 참가하는 중학교 프로그램에 참가했다(그림 7.1 ■). 그는 사물함을 사용하고 체육 수업 후 샤워가 필요하다. 그는 협동그룹에서 숙제과 장기 프로젝트를 해야 한다. 선생님과 학급 친구들은 의견대립팀의 구성원으로 활동할 수 있다.

중학교때부터 Jorge의 친구들의 범위는 늘어났다. 벤과 마르쿠스와 함께 집에서 놀 때 팀을 이뤄 운동하고 점심을 먹는다. 학교활동 후 Jorge는 풋볼과 농구팀에 참여한다. 그는 게임에서의 다른 기술을 완벽하게 연습하는 것을 즐긴다.

집에서 Jorge는 더 자주적이고 가족에 책임감이 생긴다. 그는 아침에 여동생과 같이 버스 정류장까지 걸어가고 세탁과 정원관리를 주말에 돕는다. 그는 주마다 용돈을 받는데 이 돈으로 벤과 마르쿠스와 함께 볼링을 치고 비디오 게임을 위해 저금을 한다. Jorge는 새옷이 필요할 때 형의 옷을 입기도 한다. 주말에는 때때로 친구의 집에서 낮잠을 자기도 하고 여름 심야 스포츠 캠프 계획을 세우기도 한다. 그는 담배피기 시작하는 것과 술마시기 시작하는 것, 공공시설을 파괴하는 것과 같은 것을 피하고 있다.

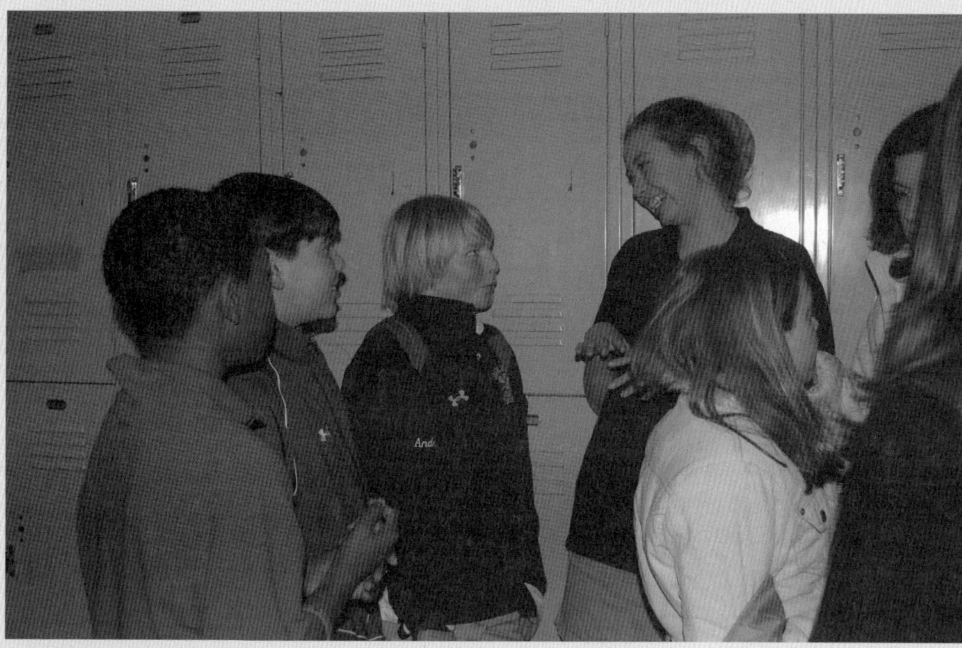

■ 그림 7.1
중학교 소년들과 소녀들.

매력있고, 활동적이고 자신감있고, 친근감있게 되어 친구들에게 더 인기있게 되었다(Vander Zanden, 2003). 충성심, 신뢰성, 정직함은 친구와 팀원을 구성하는 데 중요한 요소가 된다. 이들은 가족들보다 친구들과 더 많은 시간을 보내게 된다. 친구에게 맞추길 원하고 형이 가진 늙어보이는 옷을 입기 싫어한다.

Jorge와 친구들은 점심시간에 끼리끼리 밥을 먹고, 무리지어 다니며, 비슷하게 옷을 입고 같은 활동을 하길 원한다. 이러한 시기는 에릭슨의 정체성 대 역할혼란에 해당하는 시기이다. 중학생의 학업수행은 멍청함, 똑똑함, 재빠름, 샌님, 농담, 정상, 종말, 헤비메탈, 마약, 부유함, 외로움 등에 영향을 받는다. 이러한 그룹은 권력과 힘의 순서에 따라 정해지게 된다(Brown et al., 1994). 정체성은 청소년들이 성장할 때 인간관계 및 개인들간의 그룹에서 형성된다(Urberg et al., 1995). 그리고 의미있는 작업을 수행하게 된다(Lashbrook, 2000; Ryan, 2001; Urberg et al., 1995). 그룹에서의 관계는 학교 폭력이나 왕따를 만들 수 있다.

12세 Jorge와 남학생들은 정보를 얻기 위해 **보고서 말하기(report-talk)**를 자주 사용한다. 대화를 통해 자신의 재능이나 위치를 뽐내기도 하고 언쟁하기도 한다. 다른 사람의 신체적 역량이나 성적 상태, 주요 갈등을 해결하기 위해 토론할 수 있다. 반대로 여학생들은 친구들과 관계를 더욱 돈독하게 하기 위해 **관계 말하기(rapport-talk)**를 자주 사용한다. 대화 속에서 감정 등을 공유한다(Cronin & Mandich, 2005; Santrock, 1999). 이 시기에는 가끔 몸싸움을 하기도 하는 데 몸싸움보다 말로써 **다른 사람을 공격(relational aggression)**하는 경우가 훨씬 빈번하게 일어난다. 이러한 경우는 일대일, 전화상, 사이버 공간에서 빈번하게 일어난다(Dellasega & Nixon, 2003). 이 또래의 아동은 다른 사람을 공격하기를 좋아한다.

이러한 공격적인 행동을 감소시키기 위해서 Jorge의 중학교 선생님은 친구들간에 사회 전 프로그램을 운영한다. 역할놀이, 대화지침, 팀활동 등은 다른 사람의 말이나 행동을 이해하는 데 도움을 준다. 이것은 다양한 관점을 형성하고 다른 사람의 느낌에 공감하고 협력하는 기술, 다른 사람을 돌보는 것을 발달시키는 데 도움을 준다. 다른 사람의 감정을 읽는 능력, 얼굴 표정을 읽는 능력, 다른 사람의 의도를 아는 능력은 사회적으로 매우 중요하다(Cronin & Mandich, 2005). 도서관에서 봉사를 하거나 동물 보호소에서 봉사하는 것도 좋다. 이러한 프로그램에서 Jorge는 경쟁팀의 동료와 함께 할 수 있게 되고 그들의 말을 들을 수 있고 자신의 위치에 대해서 알며 공격적이지 않은 방법으로 해결하는 법도 알게 되었다. Jorge의 이중국어 기술은 많은 도움을 주었다.

요약(Summary)

6세의 아동은 자신이나 다른 사람을 도울 때 책임의 정도에서 감독이 필요하다. 신체적으로 팔 다리가 길어지는 등 신체의 부분적인 변화가 나타났다. 균형기술, 반응시간, 근력은 증가했다. 동시에 시공간, 청지각 기술이 증가했고, 기민성이 증가했다. 또한 수공계, 미술, 운동, 댄스 작업에 대한 탐색 역량도 높아졌다.

인지적으로는 세계를 조사하고 해석할 때 구체적인 개념을 사용해서 전조작할 수 있다. 실존하는 근거를 사용해서 대답을 찾을 때 경험에 의존해서 사고하고 현실에 비춰 어른들의 경험을 반영한다. 환경에 대한 호기심과 열정은 탐색하는 새로운 방법을 사용하게 되고 더욱 독립적으로 만들어준다.

사회적으로는 어른들이나 또래로부터 인정받은 방법을 주요 탐색방법으로 사용한다. 또래들 사이에서 분쟁을 해결하거나 인정받는 답을 도출하면 인기있는 사람이 될 수 있다. 외모는 자신만만하고, 다른 사람의 감정이나 의도를 읽기 위한 사회적 관계기술을 사용하고, 또래에서 받아들일 수 있는 활동을 조직할 수 있다. 12세경이 되면 많은 소년 소녀들이 또래 관계 사회 작업 집단에 참여하는 것을 중요하게 생각한다.

중학교의 어린이들은 완전히 일상생활, 교육, 놀이, 여가 사회적 참여작업을 할 수 없을 때 치료적 서비스를 받는다. 6~12세 아동을 관찰해보면 매일의 활동 수행의 다양한 방법에 대한 통찰력이 좋아지고 이것은 수행을 위한 여러 배경을 경험을 통해 획득된다.

3장의 이론의 틀에서 언급했듯 신체적, 인지적, 사회-감정적 성장하고 조직화되는 시기이다. 2장에서 설명한 작업에 기초한 개념모델에서 작업수행을 위해 사람, 과제, 환경의 복잡한 요소들을 어떻게 사용하는지 알 수 있다. 작업치료전문가들은 집, 학교, 지역사회에서 매일의 삶에 전적으로 참여할 수 있도록 치료적 중재를 제공할 수 있다.

핵심요점 재검토(Reviewing Key Points)

1. 다음 각 단어를 정의하라.

   신체 도식(Body schema)
   인지적 지도(Cognitive maps)
   구체적 조작(Concrete operations)
   탈중심화(Decentering)
   성적 분열(Gender cleavage)
   움직임 가설(Motion hypothesis)
   관계형성 말하기(Rapport-talking)
   효과적 정보 교환을 위한 말하기 (Report-Talking)
   공간 인식(Spatial awareness)
   시공간 조직 (Temporal organization)
   분류(Classification)
   동시적 예측 타이밍 (Coincidence-anticipation timing)
   보존(Conservation)
   자기중심적-협동 놀이 (Egocentric-cooperative play)
   근면성 대 열등감 (Industry versus inferiority)
   친사회적 행동(Prosocial behavior)
   관계적 공격(Relational aggression)
   가역성(Reversibility)
   사회적 참조(Social referencing)
   전환(Transformation)

2. 7세 아동이 집, 학교, 지역사회에서 매일의 활동을 어떻게 하는지 설명하라.
3. 7세 아동의 작업에 영향을 미치는 신체적, 사회적, 문화적, 인간적, 가상적 요소를 설명하라.
4. 7세 아동에게 전형적으로 나타나는 신체적, 인지적, 정신 사회적 기술을 설명하라.
5. 10세 아동이 집, 학교, 지역사회에서 매일의 활동을 어떻게 하는지 설명하라.
6. 10세 아동의 작업에 영향을 미치는 신체적, 사회적, 문화적, 인간적, 가상적 요소를 설명하라.
7. 10세 아동에게 전형적으로 나타나는 신체적, 인지적, 정신 사회적 기술을 설명하라.
8. 12세 아동이 집, 학교, 지역사회에서 매일의 활동을 어떻게 하는지 설명하라.
9. 12세 아동의 작업에 영향을 미치는 신체적, 사회적, 문화적, 인간적, 가상적 요소를 설명하라.
10. 12세 아동에게 전형적으로 나타나는 신체적, 인지적, 정신 사회적 기술을 설명하라.

중요 요점 적용하기(Applying Key Concepts)

1. 작업치료 이론과 적용을 바탕으로 7세의 Jorge가 친구들과 가족의 구성원으로서 해야 할 작업 역할에 대해 설명하라. 1장 작업치료 이론과 적용 참고하라.
a. 10세의 Jorge의 역할에 대해서 같은 방법으로 설명하라.
b. 12세의 Jorge의 역할에 대해서 같은 방법으로 설명하라.
c. 작업수행에 영향을 미치는 환경적 요소에 대해서 각 시기별로 설명하라.
2. 작업치료 이론과 적용에 나오는 6가지 수행 기술에 따라 각 연령별로 수행해야 하는 기술을 설명하라. 연령에 따라 비슷한 수행과 다른 수행은 무엇인가?
3. 작업치료 이론과 적용에 따라 Jorge가 언제 작업을 수행해야 하는지 설명하라. 연령에 따른 과제의 요구가 변화하는지 토의하라.
4. 작업에 기초한 개념모델에 따라 왜 Jorge가 작업을 해야하는지 설명하라. 2장의 작업에 기초한 개념모델을 참고하라.
5. 작업에 기초하지 않은 이론의 틀 이론에 따라 Jorge가 작업을 어떻게 하는지 설명하라. 3장의 작업에 기초하지 않은 이론의 틀을 참고하라.

참고 문헌(References)

Allen, E., & Marotz, L. (2007). *Developmental profiles: Pre-birth through twelve* (5th ed.). Clifton Park, NY: Thomson Delmar Learning.

American Occupational Therapy Association. (2002). Occupational therapy practice framework: Domain and process. *American Journal of Occupational Therapy, 56*(6), 609–639.

Brown, B. B., Mory, M. S., Kinney, D. (1994). Casting adolescent crowds in a relational perspective: Caricature, channel, and context. In R. Montenayor, G. R. Adams, T. P. Gullotta (Eds.), *Personal relationships during adolescence* (p. 123–167). Thousand Oaks, CA: Sage.

Collier, V. P. (1997). Acquiring a second language for school. *Directions in Language and Education, 1*, 4.

Crawford, J. (1997). *Best evidence. Research foundation of the Bilingual Education Act.* Washington, DC: Clearinghouse for Bilingual Educators.

Cronin, A., & Mandich, M. (2005). *Human development and performance throughout the lifespan.* Clifton Park, NY: Thomson Delmar Learning.

Dellasega, C., & Nixon, C. (2003). *Twelve strategies that will end female bullying: Girl wars.* New York: Fireside.

Erikson, E. H., & Erikson, J. M. (1997). *The life cycle completed.* New York: Norton and Company.

Feldman, R. (2004). *Child development* (3rd ed.). Upper Saddle River, NJ: Pearson Prentice Hall.

Frost, J., Wortham, S., & Reifel, S. (2005). *Play and child development* (2nd ed.). Upper Saddle River, NJ: Pearson Prentice Hall.

Gallahue, D., & Ozmun, J. (2002). *Understanding motor development* (5th ed.). Boston: McGraw-Hill.

Gur, R., Mosely, L., Resnick, S., Karp, J., Alvi, A., Arnold, S., & Gur, R. (2005). Sex differences in regional glucose metabolism during a resting state. *Science, 267*, 528–531.

Kail, K. (2002). *Children.* Upper Saddle River: NJ: Pearson Prentice Hall.

Lashbrook, J.T. (2000). Fitting in: Exploring the emotional dimensions of adolescent peer pressure. *Adolescence, 35*, 747–757.

McDevitt, T. & Ormrod, J. (2004). *Child development: Educating and working with children and adolescents* (2nd ed.). Upper Saddle River, NJ: Pearson Prentice Hall.

Payne, V. G. & Isaacs. L. D. (2001). *Human motor development: A lifespan approach* (5th ed.). Boston: McGraw-Hill.

Ryan, A.M. (2001). The peer group as the context for the development of young adolescent motivation and achievement. *Child Development, 2*(4), 1135–1150.

Santrock, J. (1999). *Life-span development* (7th ed.). Boston: McGraw-Hill.

Shumway, A., & Wollacott, M. (2006). *Motor control: Translating research into clinical practice applications* (3rd ed.) Philadelphia: Lippincott, Williams & Wilkins.

Urberg, K.A., Degirmencioglu, S.M., Tolson, J.M., & Halliday-Sher, K. (1995). The structure of adolescent peer networks. *Developmental Psychology, 33*, 834–844.

Vuontela, V., Steenari, M., Carlson, S., Koivisto, J., Fjallberg, M., & Aronen, E. (2003). Audiospatial and visuospatial working memory in 6–13-year-old school children. *Learning and Memory, 10*, 74–81.

Vander Zanden, J., Crandell, T., & Crandell, C. (2003). *Human development* (7th ed. revised). Boston: McGraw-Hill.

White, S., Duda, J., & Keller, M. (1998). The relationship between goal orientation and perceived purposes of sport among youth sport participants. *Journal of Sport Behavior, 21*(4), 474–483.

제 8 장

청소년 작업에 대한 발달적 영향

Developmental Influences on the Occupations of Adolescents

핵심용어

식욕부진(Anorexia)
다식증(Bulimia)
전통적인(Conventional)
민족 정체성(Ethnic identity)
운동성 과식증(Exercise bulimia)
폐쇄(Foreclosure)
형식적 조작(Formal operations)
가설-연역적 추론(Hypothetico-deductive reasoning)
정체성 성취(Identity achievement)
정체성 확산(Identity diffusion)
정체성 상태(Identity status)
상위인지(Metacognition)
상위기억(Metamemory)
유예기간(Moratorium)
도덕적 발달(Moral development)
비만(Obesity)
후인습(Postconventional)
전인습(Preconventional)
감각탐색(Sensation seeking)

목표

- 청소년의 작업과 역할을 확인하라.
- 작업수행에 영향을 주는 요소들을 확인하라.
- 청소년의 작업수행능력과 작업에 영향을 주는 요소들과 관련된 특성과 발달적 요소들을 이해하라.

소개(Introduction)

청소년기에 있어서, 10대들은 일상생활활동을 수행하기 위한 능력에 영향을 미치는 신체적, 인지적, 사회적 발달에 상당한 변화를 경험한다. 모든 연령대와 같이, 청소년들은 환경 또는 수행배경 내에서 유전적 요소, 과제와 작업 요구, 기회와 도전에 반응하여 개인별 특성에 따라 발달한다. 그러나, 발달의 초기 단계와는 달라서, 광범위하고 다양한 환경은 청소년들이 더 큰 지역사회에서 가족을 벗어나 어떻게 다양한 작업을 선택하고 참여하는지 영향을 준다. 일반적으로, 소녀들이 청소년기 초기에 발달의 변화가 빠른 반면에, 소년들은 중기부터 후기에 발달의 변화가 크게 나타난다. 아래에 제시된 Saburi, Galit, Maher과 Zach의 일상생활활동에 대한 이야기는 청소년기 소년과 소녀 사이의 성장과 성숙에 있어 유사성과 차이점을 강조한다. 2장에서 언급된 작업에 기초한 개념적 모델들은 청소년들이 작업을 수행함에 있어 개인적 요소, 작업과 과제 요구, 환경 또는 배경이 어떠한 영향을 주는지에 대한 상관관계를 분명하게 보여준다. 유사하게, Erikson의 발달의 심리사회적 이론과 Piaget의 발달의 인지이론과 같은 3장에서 언급된 작업에 기초하지 않은 틀과 이론들은 신체적 기능들에 대한 청소년들의 경험으로 변화를 이해하기 위한 배경을 제공한다. 직접적인 서비스를 위해 작업에 기초하지 않은 모델과 함께 작업에 기초한 모델을 사용하는 능력은 작업치료 행위의 중심이다.

14세 청소년들의 작업(Occupational of 14-Year-Old Adolescents)

SABURI, GALIT, MAHER와 ZACH : 14세

10대 소녀인 Saburi와 Galit, 10대 소년인 Maher와 Zach는 대도시에 살고 있다. 이들은 각자 다른 형태의 집에서 생활한다. Saburi는 단독주택, Galit는 연립주택, Maher는 아파트, Zach는 상가건물 위에서 생활한다. 그들은 매일 아침 등교길에 버스정류장에서 만난다. 중학생 초기에, 두 소녀와 두 소년의 키는 같았다. 지금은 소녀들이 소년들보다 키가 더 크다. 소녀들은 초경을 시작했고 가슴도 발달되었다. 반대로, 소년들은 그들의 음성에서 분명한 변화가 시작되었다.

그들은 학교에 등교하기 위해 공공 교통수단을 이용한다. 버스를 이용한 등교는 보통 시끄럽고 다양한 사람들이 존재한다. 등교길에, 그들은 노숙자를 지나가기도 하고, 전문가, 노동자, 상점의 점원, 상인들도 지나친다. 그들은 부모와 함께 있는 어린 아이들과 매주 쇼핑을 하고 있는 노인들을 본다. 그들은 영어로 이야기하는 사람들과 스페인어, 중국어, 유대어, 아라비아어로 이야기하는 것을 듣는다; 때로는 수화를 사용하는 것을 보기도 한다. 비록 대부분의 사람들이 서구식의 옷차림을 하고 있지만, 몇몇은 민족과 종교적 전통을 반영하는 옷과 두건을 착용한다.

그들이 고등학교로 진학했을 때, 네 명의 친구들은 수업이 없는 동안 서로 가끔 만났다. 고등학교 생활의 처음 몇 달 동안, 그들은 4층 건물 학교 주변을 파악해야 했다. 1층은 행정실, 상담실, 식당, 강당, 체육관, 체육시설, 직업반, 음악실이 있다. 1학년 반의 대부분은 2층과 3층의 왼쪽에 있고, 2학년 반이 이어져 있다. 3학년과 4학년을 위한 반은 대부분 2층과 3층의 오른쪽에 있다. 특별활동반인 미술, 실험과 과학반은 4층에 있다. Saburi, Galit, Maher와 Zach는 시간을 관리해야 하고, 필요한 지원과 각 반에 대한 시간표를 짜야 한다.

또한 4명의 친구들은 그들이 관심을 가지고 있는 과외활동을 결정해야 한다. 중학교의 개방 입학 정책과 달리,

지금은 이러한 프로그램에 들어가기 위해 경쟁해야 한다. 몇 년 동안 바이올린과 플룻을 연주했던 Saburi는 오케스트라와 밴드에 입단하기를 원한다. Maher는 그래픽 아트와 저널리즘 흥미를 가지고 있고, Galit는 학생자치회와 농구에 흥미를 가지는 반면, Zach는 라크로스와 학예회에 관심이 있다.

점심식사 동안, Saburi와 Galit는 다른 1학년 소녀들과 함께 앉아서 학급, 가족, 소년들, 대중문화와 주말 계획에 대해 이야기를 한다. Maher와 Zach는 1학년 소년들과 앉아서 비디오 게임, 소녀들, 스포츠와 액션 영화에 대해 이야기를 한다. 그들은 아주 재미있는 농담과 그들의 실상 및 상상에 대한 이야기들을 주고받는다. 옷차림, 행동, 이야기하기와 사회화에 대한 규칙을 배우기 위해, 그들은 선배들을 유심히 관찰한다.

가정에서 Saburi, Galit, Maher와 Zach는 부가적인 가사활동의 책임을 맡는다. Saburi는 정원 일을; Galit는 저녁식사 준비; Maher는 어린 동생 돌보기; Zach는 식료품 쇼핑을 한다. 때로는 하루종일 자고 싶고; 때로는 밤을 지새고 싶어한다. 종종 그들의 기분이 변화하고 감수성이 변화하는 것을 발견할 때, 그들은 부모의 행동에 질문하고 가정활동 규칙에 반대한다. 때때로 그들은 스스로에 대해 긍정적으로 느끼고, 다른 사람들과 함께 있기를 원하고, 새로운 도전에 위험을 감수한다; 때로는 그들을 이해하거나 좋아하는 사람이 없다고 믿기도 하고, 그들의 방으로 숨기를 원한다. 동료들의 충고와 지지에 더욱 의존함에 따라, 그들은 사회적으로 인정되고 모험적인 행동들에 대한 선택에 점점 더 직면한다.

14세가 되어 고등학교에 입학하는 것은 4명의 친구들에게 새로운 작업 기회와 새로운 책임을 제공한다. 현재 학교에서 그들은 수업과 그들에게 관심을 제공하는 다양한 과외활동을 선택하기 위한 기회와 책임을 가진다. 가정에서, 그들은 작은 감독으로 수단적 일상생활활동을 수행하도록 맡겨지고 기대된다.

그들이 생활하고 등교하는 환경들은 그들의 가정과 학교와 관련된 작업에 어떻게 참여할 것인지에 영향을 미친다. 예를 들면, 단독주택에 살고 있는 Saburi는 정원 일을 한다. 상가주택에 살고 있는 Zach는 매일 식료품 쇼핑을 한다. 그들은 가정과 학교 사이를 오가며 공공 교통수단을 사용하는 방법을 배우기 위한 기회와 책임을 가진다. 통학을 하는 동안 그들은 다양한 배경을 가진 사람들과 상호작용을 할 수 있지만, 이러한 차이를 존중하는 것을 배우고 개인적 안전에 대해 조심할 필요가 있다. 그들의 대도시 고등학교는 그들이 전공과정에 필요한 정보를 배울 수 있도록 하며, 빌딩 건물 주변에 대해 배울 수 있도록 하며, 과외활동에 참여하기 위해 경쟁할 수 있도록 한다. 더욱 발달되고 조화된 신체를 가진 학생들만이 스포츠팀에 선택될 수 있을 것이다. 4명의 친구들이 고등학교를 계속 다님으로써, 그들이 이용할 수 있는 작업기회와 책임의 형태는 그들의 수행능력, 신체구조와 신체 기능을 개발시키는 방향으로 발전될 것이다. 이러한 발달적 변화들은 그들의 학교와 가정환경 내에서 학생들의 작업수행 능력에 영향을 미친다.

신체적으로, 그들의 신체는 성인의 형태로 변화할 것이다. 청소년기에 성인 신체의 20%가 발달하기 때문에(Cronin & Madish, 2005), 그들은 수면시간이 증가된다. 신체적 발달은 학생들이 더욱 복잡하고 통합된 수행기술이 요구되는 작업에 참여할 수 있도록 한다. 소녀들의 신체는 소년들보다 빠르게 변화한다. Saburi와 Galit는 중기 청소년기에 손목관절의 성숙으로 학습시간에 문장과 공작 과제와 같은 능숙한 소동작 운동 조작을 요구하는 작업을 소년들보다 더 쉽게 완성한다. 게다가, 소녀들의 다른 관절들도 빠르게 성숙하여, 체육과 무용 수업과 같은 더욱 조화된 운동과제 수행을 위한 능력에서도 소년들보다 쉽게 완성한다(Tanner, 1990).

대부분의 여학생처럼, Saburi와 Galit의 신체는 에스트로겐과 부신앤드로젠이 생산되어, 난소, 자궁, 질, 가슴, 음모를 발달시킨다. 에스트로겐의 수준은 사춘기에 소녀들의 신체에서 8배로 증가할 것이다(Nottelmann et al., 1987). Maher와 Zach의 신체는 단지 성인기 발달의 징후를 보이기 시작할 것이다. 증가된 테스토스테론의 반응으로, 그들의 고환과 성기는 커지기 시작하고, 음모와 다른 부위의 털도 성장하기 시작할 것이다. 사춘기에 소년들의 테스토스테론의 수치는 8배 증가할 것이다(Biro, Lucky, Huster & Morrison, 1995). 소녀와 소년들의 호르몬 수치 변화는 그들의 기분을 극도로 변화시키고, 그들의 부모와 다툼을 유발한다. 미국에서, 대부분의 청소년들은 그들이 12세에서 14세 사이 사춘기를 경험하는 것으로 믿고 있다. 사춘기는 청소년들이 그들 자신에 대한 지각에 영향을 미친다. 사춘기에 있는 소녀들은 초기에 자신에 대한 부정적 자아상을 가지는 경향이 있다; 사춘기 후기에는 같은 자아상의 불만을 경험하지 않는다. 반대로, 사춘기에 있는 소년들은 초기에 긍정적 자아상을 가지는 경향이 있다; 사춘기 후기에는 부정적 자아상을 가지는 경향이 나타난다(Dick, rose, Viken, & Kaprio, 2000; Reirdan & Koff, 1993). Saburi, Galit, Maher와 Zach가 사춘기를 경험할 때, 그들은 몸치장, 쇼핑, 수면, 식사 작업에 그들의 신체와 자아상이 변화하는 것에 적응하기 위해 추가적인 시간을 소비한다.

그들의 신체와 더불어, 뇌의 기능과 구조 또한 변화한다. 13세와 15세 사이 그들의 대뇌피질은 더욱 두꺼워지고 신경로는 더욱 능률적이 되며, 특히 공간지각과 운동기능 조절 영역에서 더욱 능률적이 된다(Fischer & Rose, 1994). 그 결과로, 그들은 공간과 운동 작업을 이전에 수행했던 것보다 더욱 효율적으로 완성할 수 있다. 양측 협응과제를 수행할 수 있는 능력이 완전하게 성숙함으로써, 그들은 두 가지의 다른 신체를 학업, 음악, 운동장비를 안정적으로 조작할 수 있도록 사용할 수 있다. Saburi와 Maher는 악기 연주와 복잡한 형태의 그림을 그리기 위해 손가락의 운동을 쉽게 분리시키고 동작시킨다. Galit와 Zach는 동적인 움직임과 정적인 균형 자세들 사이를 빠르게 변환시키고, 움직임의 강도를 조정하며, 농구와 라크로스를 하기 위해 공간적 거리를 판단한다(Cronin & Mandish, 2005). 유사하게, Saburi는 그녀의 공간적 및 운동기술의 향상으로 악기의 연주와 행진을 동시에 할 수 있다.

Bandura의 사회학습이론과 일치해서, 4명의 친구들은 점심시간에 선배 학생들을 주의 깊게 관찰한다. 대리 강화를 통해 그들은 각각의 다양한 그룹에서 사회적으로 수용되는 행동들을 학습하며, 따르기 위한 결정을 내린다. 예를 들면, 그들은 농담과 이야기의 형태, 옷차림, 언어 사용의 형태, 행위에 대한 침묵, 정직, 부정의 의미에 대해 배운다. 또한, 그들이 공공 교통수단을 사용할 때, 그들은 도시 전체의 사람들에 대한 사회적 및 문화적 행동을 관찰한다. 결과는 그들이 모방하는 사회적 행동과 같은 그들의 결정에 영향을 미치는 개인 및 가족의 신뢰체계, 안전성, 재정, 명성, 동료의 수용과 관련있다. Skinner의 조작적 조건화의 이론과 일치해서, 그들은 자신이 행한 행동들에 관해 동료, 교사, 가족, 지역사회 구성원들로부터 얻은 긍정적 및 부정적 되먹임에 반응해서 수정한다. 되먹임은 새로운 도전에 기꺼이 위험을 감수하고 자신의 역량을 끌어올릴 수 있다; 반대로 말하면, 이는 그들을 이해하는 사람이 아무도 없다는 믿음과 고립감을 제공할 수도 있다.

16세 청소년들의 작업(Occupational of 16-Year-Old Adolescents)

SABURI, GALIT, MAHER와 ZACH : 16세

Saburi, Galit, Maher와 Zach는 성공적인 고등학교 2년을 보냈다. 그들이 3학년에 들어섰을 때, 그들은 서로에게서 또 다른 신체적 변화를 발견한다. 비록 14세 때 만큼 많은 키가 성장하지는 않았지만, 소녀들의 신체는 균형있게 변화되었고, 가슴, 허리, 엉덩이에서 더 많은 특징이 나타났다. 소년들의 키는 지속적으로 성장하였고, 체중과 근육의 양이 늘어났다. 현재 그들은 음모와 다른 부위의 털을 가지고 있다; 성기와 고환이 성장하였다. 몇몇 학우들은 치아교정기를 착용하고; 많은 급우들이 안경과 콘텍트 렌즈를 착용한다. 어떤 학우는 문신과 신체에 피어싱을 하고 있다.

4명의 친구들은 교실환경에서의 변화를 발견한다. 그들은 고등학교에 입학했을 때보다 더 적은 수의 급우가 있다; 이전 급우들은 미술, 과학 또는 엔지니어링을 위한 특성화 집중 학교로 전학을 갔다. 다른 급우들은 직업 및 대안 고등학교에 입학하거나, 감옥에 수감되어 있다. 여학생들 중 몇몇은 임신을 하고 있다. 그 고등학교는 아이를 가진 10대들과 고등학교 교육을 마치길 원하는 10대들을 위한 주간보호 프로그램을 가지고 있다.

학원의 기대는 변화되었다. 4명의 친구들은 그들의 문학연구, 사회연구, 행정 수업으로부터 얻은 정보의 통합을 요구하는 장기간의 과제를 완성하기 위해 그들의 시간을 관리해야 한다. 논쟁 주제의 한 측면을 취하기 보다, 그들은 경쟁적인 관점으로 설명할 필요가 있다. 과학과 수학 수업에서, 그들은 언제 다단계 수학공식을 사용할지를 기억하고 결정해야 한다. 학습지도 상담가들은 그들의 경향 검사를 위한 계획을 다루고, 교육, 군복무, 노동인구로 후기 2차 작업을 위한 계획을 다룬다.

점심시간 동안, 그들은 급우나 과외활동 프로그램에 참여하는 친구들과 함께 앉아 있다. 식당 테이블 중 어떤 곳은 소녀들만이 앉아 있고; 몇 곳은 소년들만; 다른 곳은 남성과 여성이 같이 앉아 있다. 여러 식탁에 있는 학생들은 다른 학생들과 옷차림, 미용, 행동 양식, 대화의 주제로 구별이 된다(그림 8.1 ■).

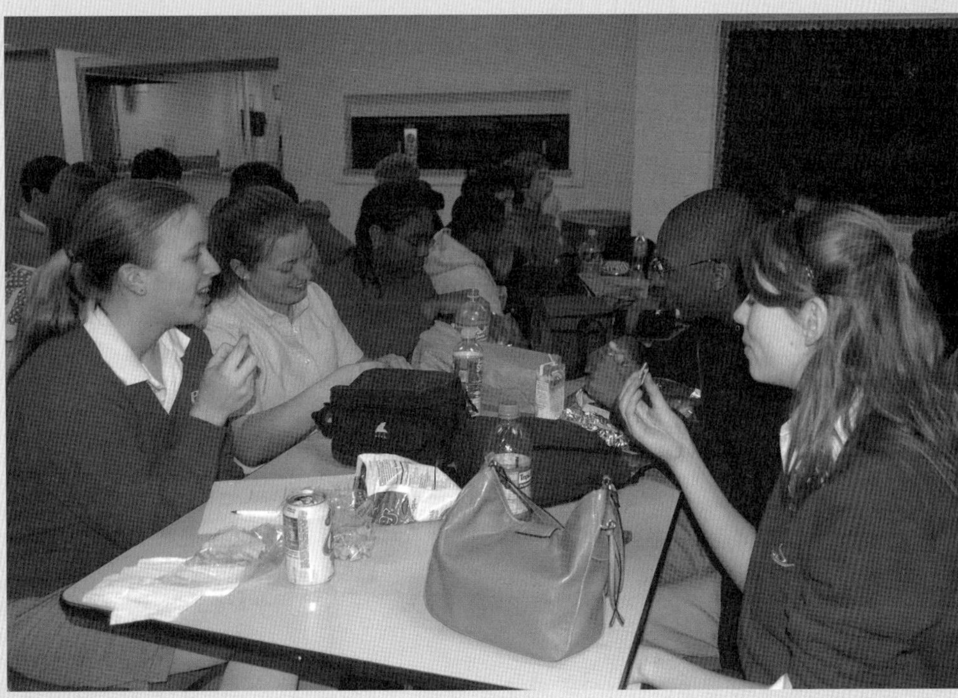

■ 그림 8.1
고등학교 식당.

가정에서, 4명의 친구들은 여전히 부모들에게 질문을 하고 형제들과 다툼을 한다. 그들은 유능감과 당황감, 즐거움과 우울감, 다정함과 민감한 감정 사이에서 동요한다. 그들이 운전면허 취득 준비를 할 때, 그들은 자동차 보험료, 음식, 옷, 여가활동을 위해 시간제 직업을 구하였다. Saburi는 지방의 음악 상점의 점원으로; Galit는 주간보호센터에서 아동을 관리하였고, Maher는 피자 가게의 점원으로, Zach는 라크로스 게임 심판으로 근무하였다. 그들은 자유시간에 운동경기 관람과 학교, 근무처에서 영화제작을 위한 계획을 세우고, 친구들과 즉석파티에 참석하며, 영화관람을 한다. 그들이 가족과 적은 시간을 보내고 친구들과 더 많은 시간을 보냄으로써, 그들은 돈 관리, 식사 행동, 성행위, 동료와 폭력집단 관계, 알코올과 약물사용, 잠재적인 폭력 또는 불법적인 활동에 대한 추가적인 결정을 한다.

16세가 되었을 때, Saburi, Galit, Maher와 Zach는 친숙한 사회와 교육에 기초한 작업에 참여하는 새로운 방법과 새로운 작업에 도전을 경험한다. 사회관계는 추가적으로 성에 대한 견해를 포함한다. 학교수업은 더욱 더 인지적 도전을 제공한다. 작업 스케줄은 과외활동을 위한 시간을 감소시킨다. 개인의 결정과 위법적인 활동에 대한 책임이 증가한다. 16세로서 그들이 참여하는 작업의 형태는 그들의 신체적 능력, 사회적-감정적 및 인지적 능력의 변화와 그들 환경 내에서의 변화에 영향을 가지게 된다.

소녀들의 신장은 성인의 키에 도달한다. 소년들은 몇 년은 더 성장할 것이다. 그들은 성인의 신체특징을 나타냄으로써 다른 사람들이 그들을 다르게 대우하고 성적인 관계로 대우한다는 것을 발견한다. 점심시간동안, 4명의 친구들은 이것에 대해 이야기를 한다. 일반적인 기준에 맞추어, 대략적으로 학교에서 소년 1%와 소녀 0.4%가 스스로를 동성애자로 생각한다. 많은 학생들은 성지향성이 뚜렷하지 않다(Remafedi, Resnick, Blum & Harris, 1998). 11학년에서, 고등학생의 약 50%가 적어도 1번은 성 경험이 있다고 하였고; 남학생들이 여학생들보다 더 많은 성 상대자가 있음을 자랑한다. 학우들이 남자친구와 여자친구에 대해 이야기할 때, 종종 Erikson에 의해 정의된 것과 같이 사회적 고립 대 친밀감 단계로 성 활동에 참여하기 위한 그들의 신체적 능력에 대해 혼란을 겪는다. 학생들 중 단 58%가 최근 성교시에 피임도구를 사용했다고 언급했고, 여성의 단 20%가 피임약의 사용, 성 접촉에 의한 질병 감염, 의도되지 않은 임신을 보고했다(CDC, 2000). Saburi, Galit, Maher와 Zach는 급우들 중 몇몇은 다른 급우들보다 더 많은 성 경험을 한다는 것을 언급한다. 문화 전반에서, 그들은 신체적인 발달과 빠른 교제, 불성실한 학교생활, 음주, 지도되는 과외활동에 참여하지 않거나, 성적 시도에 대한 가족의 허용적인 태도, 성인들의 관리 부족, 또는 성 피해자와 신체적 남용을 하는 10대가 되는 경향이 있다. 위험요소들이 많을 수록, 10대는 성적활동이 더 커질 것이다(DeLany & Spottswood, 2000; Herrenkohl et al., 1998; Kirby, 1997; Koniak-Griffin et al., 2003). 그들이 성적으로 경험을 할 때 청소년들에게 성 교제를 지연시키도록 하거나 피임을 하도록 하는 노력으로, Saburi, Galit, Maher와 Zach의 학교에서는 7, 8학년 다각적인 절제 프로그램을 소개하고 있다. 그들의 고등학교는 절제, 성적 방어, 번식, 관계와 존중의 발달, 지역사회 실천주의를 다루기 위한 프로그램들을 제공함으로써 이러한 노력을 확장시켰다. 또한 그들의 학교는 지역 기관들과 연결되어 다각적인 가정방문 프로그램을 통해 임신과 10대 학생 부모의 작업과 발달적 요구를 다루며, 학교와 연계된 아동

보호 프로그램을 다루고 있다. 이 프로그램들은 청소년들의 육아와 교육적 작업, 가족, 심리적, 사회적, 안전성, 건강 요구에 대해 초점을 맞추고 있다(DeLany & Spottswood, 2000).

성적인 탐구에 더해서, 4명의 친구들은 그들과 동료들이 감각탐색(sensation seeking) 작업에 참여하고 자율성과 동료 수용의 성취를 시도한다는 것을 발견한다. 운전면허의 획득과 자가용에 대한 접근은 학생들이 그들의 물리적 환경을 탐험할 수 있도록 하며, 주변 이웃을 넘어서 감각탐색 작업에 참여할 수 있도록 한다. 그러한 활동들은 학생들의 정체감 대 역할 혼란에 더 영향을 미친다. 학교, 과외활동의 참여와 관련된 작업을 잘 수행하고 가족과 친구의 지지체계를 가지고 있는 10대들은 더욱 더 건강한 감각 찾기 행동과 작업에 참여할 것이다. 직접적인 목표가 없는 여가 활동에 대한 참여와 시간이 부족한 청소년들은 강제적인 활동, 알코올과 약물사용, 소규모 범죄, 폭력 및 난교를 포함한 더욱 더 위험한 행동에 참여하는 경향이 있다(Carpenter, 2001; Farnworth, 2000; Stein, Roesner & Markus, 1998).

Marcia(1980)는 Erikson의 연구를 **정체성 지위(identity statuses); 정체성 성취, 정체성 유예기간, 정체성 폐쇄(identity achievement, moratorium, foreclosure), 정체성 확산(identity diffusion)**이라는 4가지 제안으로 확대했다. 그들이 학교 주변을 둘러보고 피어싱, 문신, 다양한 형태의 머리와 옷을 입고 있는 급우들을 보면서, Saburi, Galit, Maher와 Zach는 각 단계에서 학생들의 예들을 발견한다. 정체성 성취 상태에 있는 급우들은 개인적인 혼란감을 경험하며 신뢰체계와 작업적 역할을 결정한다. 몇몇 학생들은 이미 미술과 과학에 초점을 둔 특별 프로그램으로 이동하였다. 정체성 유예기간 상태에 있는 학생들은 여전히 개인적인 혼란감을 경험하고 있지만, 아직 해답에 도달하지 못하고 있다. 이 학생들은 스스로 다양한 삶의 방식 선택을 시험하며, 몇몇은 건강상 위험행위를 시도한다. 소수의 학생들은 학업 중단을 고려하고 있다. 정체성 폐쇄 상태에 있는 학생들은 유전적 또는 문화적으로 정의된 작업 또는 신뢰체계를 선택에 대한 재평가 없이 수용한다. 정체성 확산 상태에 있는 학생들은 신뢰체계와 작업 역할에 대한 혼란감이나 결정을 하지 않는다. 이것은 마치 그들이 자신에 대한 정체성을 아직 가지지 못한 것으로 보인다. 다양한 배경 내에서 작업에 대한 참여는 학생들의 정체감에 기여한다. 반대로, 자아-정체감은 그들이 수행하기 위해 선택한 작업에 영향을 미친다(Kielhofner, 2002).

자아-정체감의 부분으로서, 4명의 친구들은 그들의 성-역할 정체성과 **민족 정체성(ethnic identity)**에 대한 생각을 명확히 말한다. 성-역할 정체성은 남성 또는 여성에게 더 적절한 것으로 간주되는 사회적으로 규정되는 작업과 행동을 반영한다(그림 8.2 ■). 미국의 많은 문화들 내에서, 이것은 남성이 여성의 작업을 수행하는 것보다 여성이 남성의 작업을 수행하는 데 더 적절한 것으로 고려된다(Bee & Boyd, 2002). 민족 정체성은 특별한 인구집단의 가치, 태도, 작업적 역할의 수용과 자아-인식(self-identification)을 포함한다. 이 집단은 조상과 종교에 기초를 둘 수 있고, 우수한 문화로부터 어떠한 형태로 분리된 것일 수 있다. 사회적 편견으로 인해, 청소년들은 민족사회에 속할 것인지와 우수한 문화에 속할 것인지 사이에서 노력한다. 사회학습이론과 일치해서, 만약 Saburi, Galit, Maher와 Zach가 긍정적인 역할 모델을 가지고 있다면, 그들은 두 문화와 그들의 자아-정체성 및 민족 정체성 사이를 통과할 수 있는 두 문화 속에서 능력을 더욱 성공적

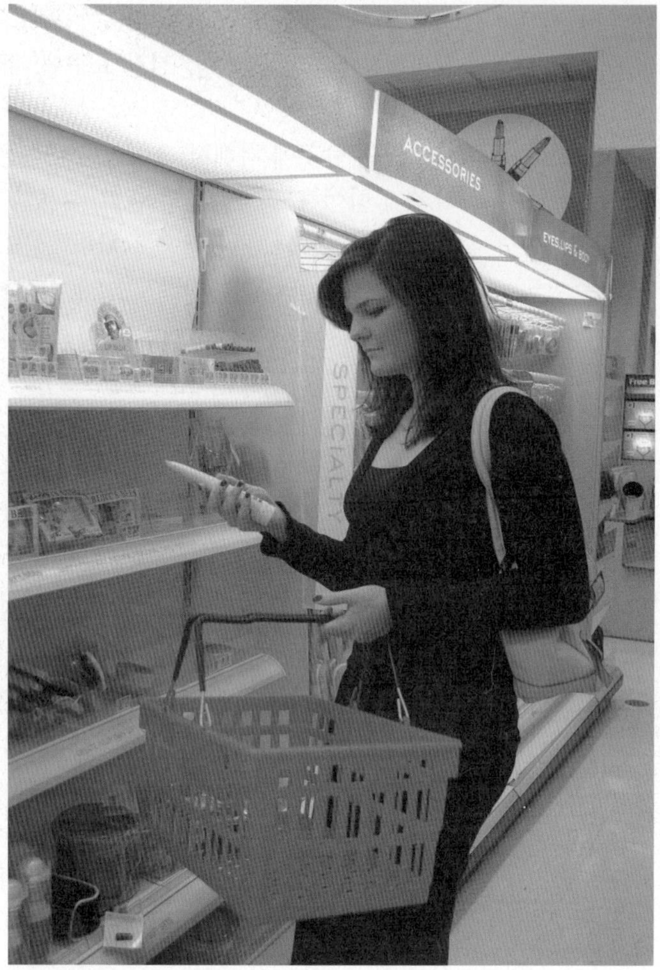

■ 그림 8.2
청소년기에는 개인성향에 따른 감각에 의해 개인 용품을 선택한다.

으로 발달시킬 수 있을 것이다. 청소년기에, 소녀들은 그들의 일상작업으로부터 발생하는 사회적 관계를 통해 그들 스스로 학습한 내적 신뢰를 통합함으로써 소년들보다 더 초기에 그들의 정체성 상태를 해결하는 경향이 있다(Moretti & Wiebe, 1999). 반대로, 소년들은 청소년기 후기 또는 성인기까지 정체감 성취가 더 지연되는 경향이 있으며, 그들의 의사결정을 사회적 견해보다는 내적인 견해에 더 기초를 둔다. 중요한 것은 청소년기가 자아-정체감을 시험하는 기간 중 하나라는 것이다. 사람들은 그들 삶의 과정 전체를 통해 여러 기간에 걸쳐 그러한 시험을 한다(Bee & Boyd, 2002).

학교에서, 13세와 15세 사이에 발생하는 뇌의 성장으로 인해, 4명의 친구들은 그들이 다양한 단계의 문제들을 해결하기 위해서와 대안적 견해로부터 문제를 조사하기 위해 연역법과 귀납법을 사용함으로서 장기간의 과제를 해결할 필요가 있다는 것을 발견한다. 게다가, 교사들은 그들이 **상위인지(metacognition)**와 **상위기억(metamemory)** 전략을 사용해 과학과 수학공식을 비교하고 대조할 것으로 기대하고, 교재로부터 필수적인 정보를 학습할 것으로 기대한다. Piaget는 청소년들이 12세와 16세 사이에 문제해결을 위한 이러한 **형식적 조작(formal operations)**에 참여하는 능력의 발달이 시작된다고 믿었다(Piaget, 1977). 후기 연구들은 단지 몇몇 청소년들이 미래지향적이고 논리적인 문제를 해결하기 위해 형식적 조작을 사용한다는 것을 발견하였다(Bradmetz, 1999). 교육과 생활환경의 수준이 있는 청소년들은 형식적 조작을 사용하기 위한 능력개발을 촉진한다. 형식적 논리를 사용할 수 있는 능력은 대학 수준 과정의 작업을 위해 필요하고, 관리, 행정, 전문직에 관련된 비일상적인 직업을 위해서도 필요하다.

형식적 조작을 사용할 때, 청소년들은 **가설-연역적 추론(hypothetico-deductive reasoning)**을 사용하여 이론적 개념에 대한 실용적인 견론을 논리적으로 추론하고 가정을 형성한다. 가설-연역적 추론은 그럴듯한 가설의 형성과 이론적 문제들을 해결하기 위해 하나의 변수에서 발생되는 효과의 변화와 측정에 대한 문제를 체계적으로 해결하기 위한 논리를 포함한다. 반대로, 구체적인 사고 수준을 사용하는 학생들은 우연한 시도와 오류의 종류들에서 변수들을 변경하고 측정한다(Bee & Boyd, 2002). 형식적 조작을 사용하는 능력은 상위인지와 상위기억 전략을 사용하는 능력에 기여한다. 상위인지 전략은 학생들이 과제 이전에 수행한 것, 수행 중, 수행 후에 할 것에 대한 사고, 계획, 수정에 도움을 준다. 상위기억 전략은 다양한 세부적인 회상과 기억을 위한 사고 체계이다. Galit와 Saburi는 상위인지 전략을 사용하여 교사들이 그들에게 할당한 장기 학과 과제를 계획하고 수정한다. 그들은 상위기억 전략을 사용하여 인터넷 탐색을 통해 세부적인 항목을 상기하고 교재의 일부를 설명한다.

4명의 친구들은 각자 직업을 가지고 있다. 10대의 직업 생활을 옹호하는 그들은 직업이 긍정적인 직업 습관, 개인적인 책임, 시간과 돈 관리 책임에 도움을 준다고 믿는다. Mael, Morath와 McLellan(1997)과 McNeal(1997)의 연구는 긍정적 직업 경험을 가지고 있는 학생들이 향상된 능력과 가치감을 개발시켰다고 한다. 그러나, 다른 연구자들은 직업생활은 학생들의 학업과 과외활동을 위해 주어진 시간을 다른 곳으로 쏠리게 한다고 하였다. 상당수의 학생들은 직업생활을 위한 시간과 수입간의 부정적인 상관관계를 밝혔고, 특히 주당 20시간을 넘을 경우 그러했다(Steinberg, Fegley & Dornbusch, 1993). 다른 학생들은 음주와 불법약물 소비증가가 청소년들이 많은 일을 함으로써 긴장, 알코올과 불법약물의 구매를 위한 추가적인 금액, 그들을 위해 약물을 구매할 수 있는 선배들의 접근에 인한 것으로 나타났다(Valois, Dunham, Jackson & Waller, 1999). 산업국가에서 10대들은 미국의 10대들보다 더 적은 시간 일을 하지만, 숙제를 하는 시간의 두 배를 소비한다. 몇몇은 미국 대 유럽과 아시아 학생들의 낮은 학업 수행능력에 기여하는 이러한 요소들에 대해 의심한다.

18세 청소년들의 작업(Occupational of 18-Year-Old Adolescents)

SABURI, GALIT, MAHER와 ZACH : 18세

Saburi, Galit, Maher와 Zach는 지금 고등학교의 마지막 학기이다. 신체적으로 소녀들의 외형은 더욱 형태가 완성된다. 그들은 자신의 신체를 쉽고 우아하게 움직이며, 다양한 신체적 활동에 참여하기 위한 체력과 힘을 소유한다. 소년들의 외형은 더욱 형태가 완성되고 수염이 자란다. 그들은 더 많은 근육, 특히 팔과 체간에서 발달한다. 그들은 자신의 신체를 기민하고, 힘있게, 빠르게 움직이며, 손상 또는 사고에 무감각함을 느낀다.

학교에서, 그들은 다양한 지위에서 일을 한다. Saburi는 오케스트라에서 첫 번째 바이올린이며 밴드에서는 섹션 리더이다. Galit는 학생 상담의 관리자이며, 농구팀의 주장이다. Maher는 연보의 그래픽 편집자이다. Zach는 라크로스 팀의 부주장이며, 학예회 지원역할을 한다. 선배들의 필요조건과 같이, 그들은 한 달에 한 번 지역사회 노숙자들을 위한 자원봉사를 한다. 거기에서 그들은 음악, 미술, 사진, 운동 프로그램으로 아이들을 위해 자신의 재능을 사용한다.

점심시간에, 다가오는 학교 무도회, 지역 음악회 및 운동 시합, 졸업식, 수학여행에 대해 이야기한다. 학생들 중 몇몇은 진학 적성 검사를 했고, 대학과 군 입대를 이야기했다. 다른 학생들은 지역 기업에 입사지원을 했다. 어떤 학생들이 고등학교 졸업 후 계획에 대한 결정을 한 반면에, 다른 학생들은 지역 대학에 입학을 할 것인지, 사립대학, 주립대학 또는 기술, 예술대학에 입학할 것인지에 대해 고심한다. 입대, 정규직, 또는 세계 여행을 할 것인지에 대해 논의한다. 이 부분에서, 학생들 스스로는 조국수호를 위한 도덕적 책임과 전쟁의 도덕적 정당성에 대한 딜레마에 빠지는 것을 발견한다.

간혹, 점심시간의 대화 중 4명의 친구들은 그들과 함께 졸업하지 못하는 학우에 대해 이야기한다(그림 8.3 ■). 자살, 약물 과사용과 거리 폭력은 동료들의 삶을 빼앗았다. 식이장애, 정신과적 문제, 자동차 사고로 인한 장기 입원은 동료들의 졸업을 지연시켰다. 어떤 학생들은 교육적 및 사회적인 성공을 느끼지 못하거나, 가정의 재정에 기여할 필요가 있어서 학업을 포기하였다. 여전히 가족 불화와 학대는 다른 학우들이 학교와 가정을 떠나게 한다.

가정에서, Saburi, Galit, Maher와 Zach는 그들 부모와 문제들을 논의하고 그들의 관점을 더 잘 설명할 수 있다. 그들의 기분은 더욱 더 안정되고 예측할 수 있으며, 효과적인 대응 기전으로 그들을 조절할 수 있다. 그들은 친구들과 함께 하거나 혼자서 외출하는 데 시간을 할애한다. 주말에는 해변, 놀이공원이나 지역 축제에 가기도 한다. 비록 그들이 가족을 사랑하지만, 그들 스스로 독립적이 되도록 더 많은 활동을 하는 것을 발견한다.

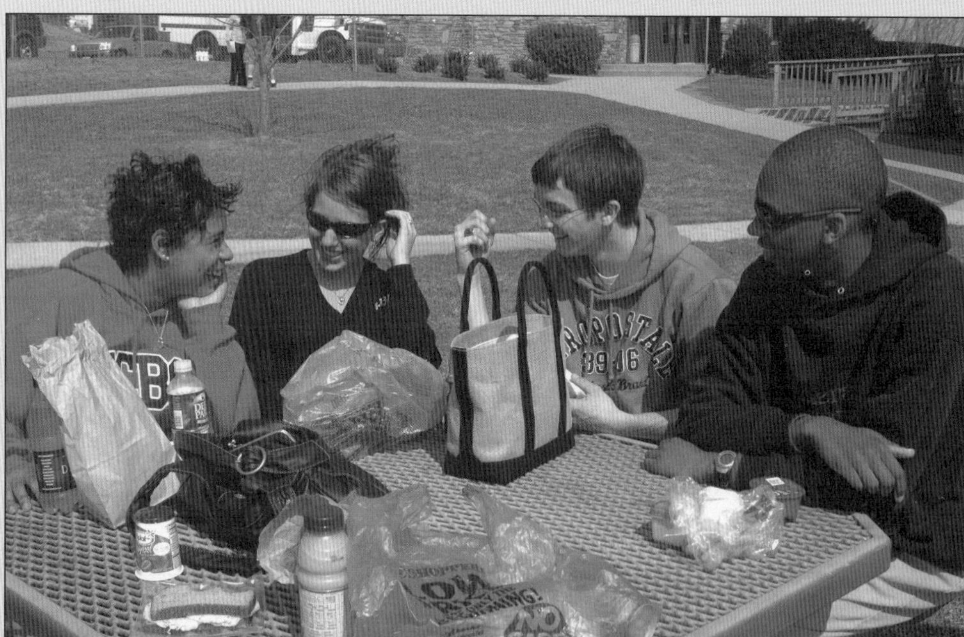

■ **그림 8.3**
Saburi, Galit, Maher와 Zach가 자신의 경험을 이야기하고 있다.

4학년이 되어, 4명의 친구들은 그들의 학교에서 작업과 관련된 지도부 역할을 하며, 시민 참여활동을 통해 지역사회에 기여한다. 그들이 청소년에서 젊은 성인 단계로 옮겨

감에 따라, 자신의 미래의 작업적 선택을 조사하고, 그들과 동료들의 의사결정을 파악한다. 그렇게 할 수 있는 능력은 그들의 신체적, 인지적, 심리사회적 발달을 지속적인 변화를 반영하고, 환경으로부터의 지원과 요구의 변화에 반응한다.

Maher와 Zach는 성장을 계속하며, 18세와 20세에 성인의 키로 성장할 것이다. 이 시기에, 관절들은 완전히 성숙할 것이며, 근육의 크기는 40% 증가될 것이며, 협응된 운동과 강력한 운동 및 지구력은 소녀들보다 더 향상될 것이다(Bee & Boyd, 2002; Cronin & Mandish, 2005; Tanner, 1990). 비록 하지의 근력에서는 많은 차이가 나지 않지만, 접촉경기에서 탁월함을 제공할 것이다(그림 8.4 ■)(Payne & Isaacs, 1999). 이러한 운동 능력에서의 신체적 변화로 인해, Zach는 라크로스팀의 부주장이 되었다. 리크루터들이 학교로 와서 그의 경기를 관찰했다.

Body Mass Index, *MBI* 측정에 의하면, 소년의 신체는 지방의 비율이 감소하는 경향이 있는 반면, 소녀의 신체는 지방의 비율이 증가한다(Murphy, 1990). Saburi와 Galit의 여자 학우와 Maher와 Zach의 남자 학우들 중 몇몇은 유해한 식사와 식습관으로 체중 조절을 시도한다. 레슬링, 발레, 경마와 같은 운동과 예술 프로그램 수행에 참여하는 학생들의 저체중은 심각하게 고려되고, 적은 양의 칼로리를 성취하도록 추가적인 압박을 경험한다. 다른 학생들은 자아상과 다른 심리사회적 문제들에 대처하기 위해 저식사, 과식, 하제 또는 과도한 운동을 한다. 그러한 행동을 지속할 때, **식욕부진(anorexia), 비만(obesity), 다식증(bulimia)** 또는 **운동과다증(exercise bulimia)**이 나타난다. 유해한 가족 식사와 운동 습관, 신체 크기에 대한 부모와 문화적 신념, 유행 경향, TV와 비디오 이미지, 즉석 음식, 제 2의 인생관 또한 저식사와 과식 행동에 기여한다(Bee & Boyd, 2002; Gallahue & Ozmun, 2002; Hill & Franklin, 1998; Rabasca, 1999; Vander Zanden, Crandell & Crandell, 2003).

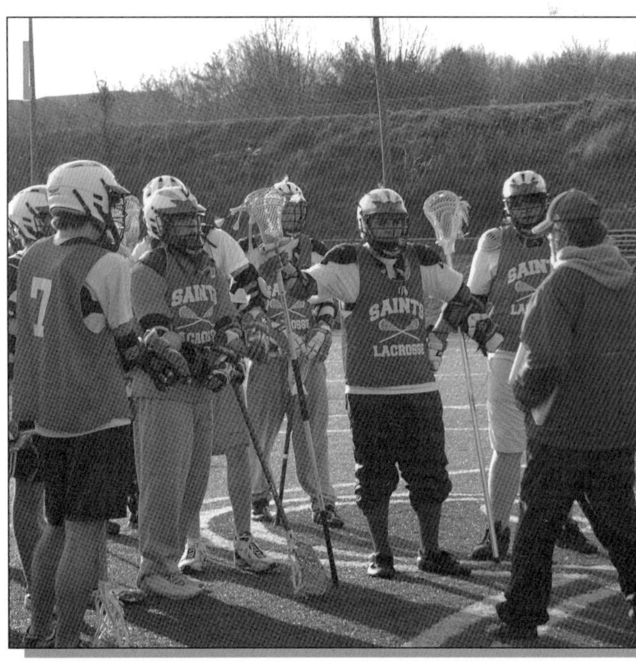

■ **그림 8.4**
Lacrosse 훈련.

신체적인 변화에 따라, 뇌의 크기도 지속적으로 변화한다. 논리와 사고를 조절하는 대뇌피질의 전두엽은 17세에서 성인 초기에 커지기 시작하고, 청소년들이 문제해결을 위한 더욱 더 복잡한 전략을 사용할 수 있도록 한다(Davies & Rose, 1999). Piaget의 연구를 확대해서, Kohlberg는 정당성과 관련된 문제에 기초해 **도덕적 발달(moral development)** 단계를 설명했다. 그는 각기 2가지의 단계를 포함한 세 가지 수준으로 열거했다. 세 가지 수준은 **전인습(preconventional)**, **인습(conventional)**, **후인습(postconventional)** 수준이다. 전인습 수준에서, 청소년은 부모, 학교장 또는 정책과 같은 그들 주변에서 강력한 권한의 외부적 원천에 기초해 도덕적 결정을 내린다. 그들은 적법한 것과 불법적인 활동들에 대한 의사결정을 그들에 대해 힘을 가지고 있는 사람들로부터의 보상과 처벌에 기초해서 결정한다. 예를 들면, 어떤 학생들은 군 입대나 대학 진학을 부모로부터 받게 될 칭찬과 보상에 기초해서 결정한다. 인습 수준에서, 학생들은 집단의 규범과 규칙에 따라 의사결정을 한다. 집단은 가족, 교회, 동료집단, 폭력집단 또는 정부가 될 수 있다. 학생들은 내면화하지만 외부적인 권력의 원천에 대해 질문을 하지는 않는다. 예를 들면, 어떤 학생들은 전쟁의 결과에 대해 이와 관련된 정부 또는 교회의 입장에 기초해 옳고 그름에 대한 신뢰를 가질 것이다. 종종 학생들은 몇 개의 집단에 소속되어 있기 때문에, 그 집단의 규범이 다른 집단들과 부딪힐 때 어떤 집단의 규범을 따라야 할지를 결정해야 한다. 후인습 단계에서, 학생들은 어떤 특별한 개인의 필요성을 넘어서 더 큰 사회의 필요성을 다루는 원칙에 기초해서 의사결정을 한다. 그들은 정당성, 평등성, 동정심과 같은 문제에 기초해서 의사결정을 한다. 전쟁의 결과와 관련해서, 이러한 학생들은 전쟁으로 인한 즉각적이고 장기적인 파멸과 관련된 결과의 즉각적이고 장기적인 이점을 고려할 것이다. Saburi, Galit, Maher와 Zach는 평등성과 동정심에 대한 후인습적인 믿음으로 인해 노숙자들을 위한 자원봉사를 한다. 반면에 어린 아이들은 전인습 수준에서 의사결정을 하며, 대부분의 청소년들은 인습 수준의 의사결정을 한다. 아주 소수의 청소년들은 후인습적인 도덕적 의사결정을 한다(Bee & Boyd, 2002). 그러한 학생들은 더욱 더 향상된 친사회적 행동을 나타내며 폭력을 간과하지 않는 학생들 또한 더욱 더 향상된 수준의 도덕적 의사결정을 나타낸다. 반대로, 폭력에 관대한 행동과 더욱 반사회적 행동을 표현하는 학생들은 종종 낮은 수준의 도덕적 의사결정을 사용한다(Schonert-Reichl, 1999; Sotelo & Sangrador, 1999).

그들이 고등학교 생활에서 직면했던 관련된 신체와 사회적 변화, 작업적 적응, 가족과 환경적 압박으로 인해, 어떤 청소년들은 우울을 경험하며; 몇몇은 자살을 한다. 청소년의 5 ~ 8%는 장기적인 우울을 경험하며, 소년보다 소녀가 2배 높게 나타난다. 청소년의 13명 중 1명이 자살을 시도하며, 소년이 소녀보다 5배 높게 나타난다(NCIPC, 2000; Nolen-Hoeksema & Girgus, 1994). 호전적인 행동을 표출하는 우울을 느끼는 청소년들은 부모들이 우울 또는 자살을 시도했던 가정에서 성장하였거나, 약물과 알코올 남용의 가족력을 가지고 있는 경우로 자살을 시도할 가능성이 더 높다. 종종 이러한 청소년들은 거절, 고립 또는 수치와 같은 스트레스를 유발하는 사건을 경험한다. 동시에, 그들은 절망 또는 분노의 새롭고 압도되는 감정과 같은 변화된 정신적 상태를 경험하며, 자살을 시도하기 전에 총 또는 약물과 같은 물질에 접근하게 된다. Saburi, Galit, Maher와 Zach가 사망했거나 장기 입원을 요하는 학우에 대하여 반응하는 것과 같이, 우울은 식이장애, 약물과 알코올 사용, 자동차 사고 및 자살 시도의 주요 원인이 되는 것은 명백하다. 전화상담 서비스는 이러한 학생들이 삶의 지속할 수 있도록 할 수 있다(Garland & Zigler, 1993). 친구와 가족의 지지 체계를 가지고 있는 건강한 작업에 참여하는 학생들은 청소년기의 도전에 대처할 수 있는 더욱 긍정적인 대응 기전과 더 나은 능력을 개발할 수 있다.

요약(Summary)

아동기에서 성인기로의 전이에서, 청소년기는 신체적, 인지적, 사회적 발달이 격렬한 시기이다. 청소년기의 성장은 성인 신체 성장의 20%를 차지한다. 신체적 발달은 키, 체중, 근육의 크기, 지방의 구성, 호르몬의 수치, 관절의 형성, 뇌의 크기, 신경연접으로 발생한다. 인지발달은 조직화와 처리정보, 평가상황, 이론, 판단능력으로 반영된다. 사회적 발달은 도덕적 의사결정, 그룹의 회원자격, 개인적인 관계, 지도적 역할, 감정적 연결의 능력으로 나타난다. 3장에서 언급된 참조의 틀과 작업에 기초하지 않는 이론은 이러한 발달적 변화가 어떻게 발생하는지에 대한 단서를 제공한다. 이는 Erikson의 심리사회적 발달이론과 Piaget의 인지발달이론, Skinner의 행동이론, Kolberg의 도덕적 발달단계를 포함한다.

동시에, 더 큰 지역사회에 포함되기 위한 가족의 통제를 벗어나 청소년들이 생활하고, 일하고, 놀이를 하는 환경이 영향을 미친다. 청소년들은 가정으로부터 멀리 여행을 하며, 그들 부모와 적은 시간을 보내며, 동료들과 더 많은 시간을 보내고, 전자 미디어, 책, 지도자, 교사, 동료, 고용주, 종교자, 지역사회 구성원들을 통해 또 다른 사회적 영향에 노출된다.

2장에서 언급된 작업에 기초한 개념적 모델은 청소년들이 선택하고 수행해야 하는 작업에 영향을 주는 이러한 환경적 변화와 개인적인 발달이 어떻게 결합하는지를 이해하기 위한 구조를 제공하며, 이러한 작업을 어떻게 수행하는지에 대한 이해를 제공한다. 그러한 지식은 작업치료와 보조작업치료사들이 일상적인 작업에 참여하기 위해 노력하는 청소년들이 지역사회에 완전하게 참여할 수 있도록 촉진하는 중재들을 제공한다. 이것이 어떻게 발생하는지는 섹션 III과 IV에서 더욱 상세하게 알아볼 것이다.

핵심요점 재검토(Reviewing Key Points)

1. 아래 용어들을 정의하라 :
   - 식욕부진(Anorexia)
   - 다식증(Bulimia)
   - 전통적인(Conventional)
   - 연역적 추론(Deductive reasoning)
   - 민족 정체성(Ethnic identity)
   - 운동성 과식증(Exercise bulimia)
   - 폐쇄(Foreclosure)
   - 형식적 조작(Formal operations)
   - 가설-연역적 추론(Hypothetico-deductive reasoning)
   - 정체성 성취(Identity achievement)
   - 정체성 상태(Identity status)
   - 정체성 확산(Identity diffusion)
   - 상위기억(Metamemory)

유예기간(Moratorium)
비만(Obesity)
전인습(Preconventional)
도덕적 발달(Moral development)
후인습(Postconventional)
감각 탐색(Sensation seeking)

2. 14세 청소년들이 가정, 학교, 지역사회에서 어떻게 일상생활활동에 참여하였는지 설명하라.
3. 신체적, 사회적, 문화적, 개인적, 가상적 환경이 이러한 작업에 참여하는 14세 청소년들에게 어떠한 영향을 미쳤는지를 설명하라.
4. 14세 청소년들에게서 일반적으로 표현되는 신체적, 인지적, 심리사회적 기술을 설명하라.
5. 16세 청소년들이 가정, 학교, 지역사회에서 어떻게 일상생활활동에 참여하였는지 설명하라.
6. 신체적, 사회적, 문화적, 개인적, 가상적 환경이 이러한 작업에 참여하는 16세 청소년들에게 어떠한 영향을 미쳤는지를 설명하라.
7. 16세 청소년들에게서 일반적으로 표현되는 신체적, 인지적, 심리사회적 기술을 설명하라.
8. 18세 청소년들이 가정, 학교, 지역사회에서 어떻게 일상생활활동에 참여하였는지 설명하라.
9. 신체적, 사회적, 문화적, 개인적, 가상적 환경이 이러한 작업에 참여하는 18세 청소년들에게 어떠한 영향을 미쳤는지를 설명하라.
10. 18세 청소년들에게서 일반적으로 표현되는 신체적, 인지적, 심리사회적 기술을 설명하라.

중요 요점 적용하기(Applying Key Concepts)

1. Saburi, Galit, Maher 또는 Zach 선택하라.
   a. *작업치료 실행이론*을 사용하여 학생들이 참여하는 5가지 작업을 목록을 작성하라. 1장을 참조하여 *작업치료 실행이론*을 참조하라.
   b. 각각의 작업치료를 위해, 배경이 작업치료 수행에 어떠한 영향을 주었는지를 설명하라.
   c. *작업치료 실행이론*의 수행기술에서 보여지는 용어를 적용하여 학생들이 각각의 작업을 수행할 때 사용한 6가지의 수행기술을 설명하라. 5가지 작업에 대한 수행기술에서 어떠한 유사성들을 작성하라.
   d. *작업치료 실행이론*의 과제 요구 부분에서 보여지는 용어들을 적용하여 각각의 작업에 참여할 때 학생들이 수행하는 과제 중 하나를 설명하라.
2. 작업들 중 한 가지에 참여하는 학생들을 묘사하라.
   a. 작업에 기초한 개념적 모델들 중 하나를 선택하여 학생들이 왜, 어떻게 그 작업에 참여하는지를 설명하라. 설명을 기록하기 위해 강조, 각주, 구문을 사용해라. 작업에 기초한 개념적 모델은 2장을 참조하라.

b. 작업에 기초하지 않는 참조의 틀 또는 이론을 선택하여 학생들이 어떻게 그 작업에 참여하는지를 설명하라. 설명을 기록하기 위해 강조, 각주, 구문을 사용해라. 작업에 기초하지 않는 참조의 틀과 이론들은 3장을 참조하라.

참고 문헌(References)

Bee, H., & Boyd, D. (2002). *Lifespan development* (3rd ed.). Boston: Allyn and Bacon.

Biro, F. M., Lucky, A. W., Huster, G. A., & Morrison, J. A. (1995). Pubertal stages in boys. *Journal of Pediatrics, 127*, 100–102.

Bradmetz, J. (1999). Precursors of formal thought: A longitudinal study. *British Journal of Developmental Psychology 17*, 61–81.

Carpenter, S. (2001). Teens' risky behavior is about more than race and family resources. *APA Monitor, 32*, 22–23.

Centers for Disease Control (2000). Youth risk behavior surveillance. United States, 1999. *Morbidity and Mortality Weekly Report, 49*, 1–96.

Cronin, A., & Mandish, M. (2005). *Human development and performance through the lifespan*. Clifton Park, NY: Thomson Delmar Learning.

Davies, P., & Rose, J. (1999). Assessment of cognitive development of adolescents by means of neuropsychological tasks. *Developmental Neuropsychology, 15*, 227–248.

DeLany, J.V., & Spottswood, A. (2000). *Pregnancy prevention and support programs for adolescent parents*. Chambersburg, PA: Summit Health.

Dick, D., Rose, R., Viken, R., & Kaprio, J. (2000). Pubertal timing and substance use. Association between and within families across late adolescence. *Developmental Psychology*, 36, 180–189.

Farnworth, L. (2000). Time use and leisure occupations of young offenders. *American Journal of Occupational Therapy, 54*(3), 315–324.

Gallahue, D. L., & Ozmun, J. C. (2002). *Understanding motor development*. New York: McGraw-Hill.

Garland, A. F., & Zigler, E. (1993). Adolescent suicide prevention: Current research and social policy implications. *American Psychologist, 48*, 169–182.

Herrenkohl, E. C., Herrenkohl, R. C., Egolf, B. P., & Russo, M. J. (1998). The relationship between early maltreatment and teenage parenthood. *Journal of Adolescence, 21*, 291–303.

Hill, A., & Franklin, J. (1998). Mothers, daughters, and dieting: Investigating the transmission of weight control. *The British Journal of Clinical Psychology, 37*, 3–13.

Kielhofner, G. (2002). Model of human occupation. Theory and application. (3rd ed.). Baltimore, MD: Lippincott, Williams & Wilkins.

Kirby, D. (1997). *No easy answers: Research findings on programs to reduce teen pregnancy*. Washington, DC: National Campaign to Prevent Teen Pregnancy, Task Force on Effective Programs and Research.

Koniak-Griffin, D., Lesser, J., Uman, G., & Nyamathi, A. (2003). Teen pregnancy, motherhood, and unprotected sexual activity. *Research in Nursing and Health, 26*(1), 4–19.

Larson, R., & Verma, S. (1999). How children and adolescents spend time across the world; Work, play, and developmental opportunities. *Psychological Bulletin, 125*, 701–736.

Marcia, J. E. (1980). Identity in adolescence. In J. Adelson (Ed.), *Handbook of adolescent psychology* (pp. 159–187). New York: Wiley.

Mael, F., Morath, R., & McLellan, J. (1997). Dimensions of adolescent employment. *Career Development Quarterly, 45*, 351–368.

Moretti, M., & Weibe, V. (1999). Self discrepancy in adolescence: Own and parental standpoints on self: *Merrill-Palmer Quarterly, 45*, 624–649.

McNeal, R. (1997). Are students being pulled out of high school? The effect of adolescent employment on dropping out. *Sociology of Education, 70*, 206–220.

Murphy, J. M. (1990). The pediatric and adolescent athlete. In B. Saunders (Ed.), *Sports physical therapy* (pp. 151–157). East Norwalk, CT: Appleton and Lange.

National Center for Injury Prevention and Control (NCIPC) (2000). *Fact book for year 2000*. Washington, DC: Author.

Nolen-Hoeksema, S., & Girgus, J. S. (1994). The emergence of gender differences in depression during adolescence. *Psychological Bulletin, 115*, 424–443.

Nottelmann, E. D., Susman, E. J., Blue, J. H., Inoff-Germain, G., Dorn, L. D., Loriaux, D. L., Cutler, G. B. Jr., & Chrousos, G. P. (1987). Gonadal and adrenal hormone correlates of adjustment in early adolescence. In R. M. Lerner & T. T. Foch (Eds.), *Biological-psychosocial interactions in early adolescence* (pp. 203–324). Hillsdale, NJ: Erlbaum.

Payne, V. G., & Isaacs, L. D. (1999). *Human motor development. A lifespan approach*. Mountainview, CA: Mayfield Publishing Company.

Piaget, J. (1977). *The development of thought: Equilibrium of cognitive structures*. New York: Viking.

Rabasca, L. (1999). Ultra thin magazine models found to have little negative effect on adolescent girls. *APA Monitor Online 30*. Http://www.apa.org/monitor/oct99.

Reirdan, J., & Koff, E. (1993). Developmental variables in relation to depressive symptoms in adolescent girls. *Development and Psychopathology, 5*, 485–496.

Remafedi, G., Resnick, M., Blum, B., & Harris, J. (1998). Demography of sexual orientation in adolescent. *Pediatrics, 89*, 714–721.

Schonert-Reichl, K. (1999). Relations of peer acceptance, friendship adjustment, and social behavior to moral reasoning during early adolescence. *Journal of Early Adolescence, 19*, 249–279.

Sotelo, M., & Sangrador, J. (1999). Correlation of self-rating of attitudes towards violent groups with measures of personality, self-esteem, and moral reasoning. *Psychological Reports, 84*, 558–560.

Stein, K., Roesner, R., & Markus, H. (1998). Self-schemas and possible selves as predictors and outcomes of risky behaviors in adolescent *Nursing Research, 47*, 96–106.

Steinberg, L., Fegley, S., & Dornbusch, S. M. (1993). Negative impact of part-time work on adolescent adjustment. Evidence from a longitudinal study. *Developmental Psychology, 27*, 304–313.

Tanner, J. (1990). *Fetus into man. Physical growth from conception to maturity*. Cambridge, MA: Harvard University Press.

Valois, R., Dunham, A., Jackson, K., & Waller, J. (1999). Association between employment and substance abuse behaviors among public high school adolescents. *Journal of Adolescent Health, 25*, 256–263.

Vander Zanden, J., Crandell, T., & Crandell, C. (2003). *Human development* (7th ed. rev). Boston, MA: McGraw-Hill.

제 9 장

아동과 청소년의 평가: 일반적 원리

Evaluation of Children and Adolescents: General Principles

핵심용어

능동적 참여자 관찰 (Active participant observation)
전문적 수행 분석 (Analysis of occupational performance)
평가(Assessment)
천장 효과(Ceiling effect)
폐쇄형 질문(Close-ended questions)
준거지향(Criterion referenced)
원거리 관찰(Distant observation)
평가(Evaluation)
마루 효과(Floor effect)
측정 도구(Measurement tool)
자연 환경(Natural environment)
비표준화(Nonstandardized)
규준지향(Norm reference)
전문적 프로파일(Occupational profile)
개방형 질문(Open-ended questions)
심리측정적 속성(Psychometric properties)
재평가(Re-evaluation)
신뢰도(Reliability)
선별(Screening)
민감도(Sensitivity)
서비스 능력(Service competency)
표준평가(Standardized assessment)
구조적 환경(Structured environments)
타당도(Validity)

목표

- 평가 과정을 이해하라.
- 평가 과정에 있어서 작업치료사와 보조작업치료사의 역할을 규명하라.
- 평가 과정의 단계를 밝혀라.
- 평가의 다양한 유형을 구분하라.
- 측정 도구의 선택이 환자의 발달 단계에 따라 영향을 받는 이유, 환자의 역할 및 전문 치료와 구체적인 실행 모델에 대해 이해하라.

소개(Introduction)

작업치료 **평가(evaluation)**는 광범위한 과정으로서 아동과 청소년에 있어서 적절하고 효과적인 중재를 결정하는 데 있어 필요한 정보분석과 정보수집을 포함한다. 작업치료의 영역과 일치하는 정보가 수집되면 아동과 청소년에 관한 정보를 분석한다.

- 전문적 작업
- 수행능력
- 수행패턴
- 수행환경
- 과제요구
- 신체구조 및 기능

차트 관찰, 관찰, 인터뷰 및 측정 도구를 포함한 구체적인 **평가(assessment)**는 정보를 수집하는 데 사용된다(AOTA, 2002; AOTA, 2004b; Hinojosa, Kramer, & Crist, 2005).

이 평가는 종종 처음 단계에서 시작하여 작업치료 서비스가 제공되는 동안 지속된다. 이것은 역동적인 과정으로서 아동 및 청소년, 환경과 과제의 변화에 반응하며 **선별(screening)**, 초기평가, **재평가(re-evaluation)** 등과 같은 용어들은 정식적인 평가가 여러 번 이루어지는 동안에 분류된다.

선별(screening)은 종종 아동이나 청소년의 간단한 관찰이나 가능한 데이터의 서론 부분에 대한 관찰 및 신속한 측정도구의 관리를 포함한다(Hinojosa et al, 2005). 선별의 목적은 자세한 평가를 증명할 수 있는 수행능력의 문제에 대한 가능한 징후를 찾는 것이다. 왜냐하면 선별과정은 상대적으로 간단하며 다수의 아동이나 청소년을 효율적인 방법으로 관리할 수 있기 때문이다. 예를 들어, 몇몇 학교에서 작업치료사가 학교 심리학자나 간호사 및 교육자들과 같은 전문가들과 협력하여 모든 아동에 대해 선별작업을 수행할 수 있다. 이러한 선별작업에서 수집된 정보는 어떤 아동이 잠재적인 작업 수행능력에 문제가 있는지에 대해 좀 더 자세한 평가를 결정하는 데 도움을 준다. 특히 자세한 평가가 필요하면 이러한 선별과정을 수행할 필요가 없다.

초기 평가는 전반적인 차트 관찰, 관찰, 인터뷰, 측정도구에 대한 관리를 포함한다. 이러한 평가를 통해 아동이나 청소년의 작업적인 흥미, 기대, 수행능력, 환경적인 지지와 제한, 과제 요청에 대한 정보가 수집되며 초기 평가는 다음과 같다.

- 현재 수행단계의 기준을 설정한다.
- 작업치료 중재 방향에 초점을 맞춘다.
- 작업치료 서비스의 필요 여부에 대한 정당성을 제공한다(Law et al, 2001).

재평가는 중재 과정이나 도중 혹은 끝부분에 여러 번 시행할 수 있으며 재평가는 작업수행능력에 변화가 보일 때 시행한다. 재평가 시 수집된 정보는 작업치료 중재 효과에 대한 측정이 가능한 초기 평가동안 수집된 유형의 정보와 일치해야 한다. 예를 들어, 작업치료 중재가 아동의 식사 및 수면 패턴에 긍정적인 영향을 미친다고 기술하기 위해서는 아동의 식사, 수면패턴에 대한 측정 가능한 데이터가 초기와 재평가 단계에서 수집되어야 한다. 재평가 시 이러한 방법으로 체계적으로 수집된 데이터는 다음의 과정에 사용한다.

- 중재의 초점을 결정한다.
- 작업치료 중재의 결과를 측정한다.
- 작업치료 서비스의 취소를 정당화한다.
- 증거기반 실습에 대한 데이터베이스를 발전시킨다(Law et al, 2001).

선별, 초기 평가 혹은 재평가는, 아동 및 청소년의 발달 단계에 따라 민감하다는 것을 고려해야 한다. 발달단계는 생활연령(chronological age)과 특정연령(particular age)에 알맞은 과제를 수행할 수 있는 능력을 포함한다. 발달이 빠른 아동과 청소년은 그들의 생활연령 이상의 수준으로 과제를 달성한다. 반면에 발달이 느린 아동과 청소년은 그들의 생활연령 이하의 수준으로 과제를 달성한다. 생활연령은 아동이나 청소년의 출생일을 평가 날짜로부터 차감해서 결정된다. 예를 들어, 한 아동이 1998년 5월 7일에 태어났다고 가정해보자. 이 아동에 대한 관찰일자는 2006년 7월 10일이다. 생활연령을 알기 위해서는 다음과 같은 방식으로 날짜를 설정하고 빼준다:

```
  2006년  7월  10일
- 1998년  5월   7일
--------------------
     8년  2월   3일
```

이 시나리오에서 아동의 나이는 8년 2개월 3일이다. 그러나 이 아동이 2000년 8월 26일에 태어났다고 가정하면 관찰일자는 2005년 3월 15일이 된다. 그러므로 다시 다음과 같은 방법으로 날짜를 설정한다.

```
  2005년  3월  15일
- 2000년  8월  26일
--------------------
```

위에 표기된 것처럼 15일에서 26일을 빼거나 혹은 3개월에서 8개월을 빼는 것은 불가능하다. 이렇게 차감을 하기 위해서는 표 9.1 ■에 제시된 것처럼 다음과 같이 먼저 변환한다. 표에서 1년은 12개월로 바꿀 수 있으며 1개월은 30일로 바꿀 수 있다.

■ 표 9.1
연도는 개월 수로, 달은 일자로 전환하기

지시	원래 날짜	바뀐 날짜
개월 수를 3개월에서 2개월과 30일로 바꾼다	2005년 3개월 15일=	2005년(2개월+30일) 15일
15일에 30일을 더해 45일을 만든다	2005년(2개월+30개일)15일=	2005년 2개월 45일
2005년을 2004년과 12개월로 바꾼다	2005년 2개월 45일=	(2004년+12개월) 2개월 45일
12개월을 2개월에 더한다	(2004년+12개월)2개월 45일 =	2004년 14개월 45일

이제 뺀다:

	2004년	14개월	45일
−	2000년	8개월	26일
	4년	6개월	19일

이 시나리오에서 아동의 나이는 4년 6개월 19일이다. 일반적으로 일수가 15일 이하이면 나이는 년도와 개월 수로 표시되며 일수는 소거되고 일수가 16일이나 그 이상이면 나이는 다음 달로 반올림된다. 그러므로 아동의 나이가 8년 2개월 3일이면 이는 8년 2개월의 나이로 계산되는 것이다. 아동의 나이가 4년 6개월 19일이면 이는 4년 7개월로 계산된다.

또한 평가가 이루어지는 동안 아동과 청소년의 작업수행에 영향을 미치는 문화적 배경을 존중해야 하는 것도 중요하다. 문화적 기준은 발달패턴, 언어패턴 및 상호작용하고 행동하는 방식에도 영향을 준다. 예를 들면, 몇몇 문화에서는, 아동은 성인과 상호작용시에 눈을 맞추고 완전한 문장으로 이야기하기를 기대한다. 그들은 여러 가지 도구로 놀이에 능동적으로 참여하도록 장려한다. 다른 문화에서는, 아동은 어른 앞에서 눈 맞추는 것을 피하고 어른이 얘기하는 것에 귀를 기울이도록 교육받는다. 그들은 보호자로부터 그렇게 해도 좋다는 허락을 받을 때까지 물건을 만지지 않고 기다린다(Wells and Black, 2000). 두 번째 문화적 환경에서 아동을 예의가 없거나 수동적이라고 판단하는 것은 부정확한 것이다. 왜냐하면 이 아동들은 자라온 문화의 영향으로 인해 눈을 맞추거나 놀이를 시작하는 데 있어 어려움을 겪기 때문이다.

발달단계와 문화 등 외부적인 환경을 염두에 두는 것은 중요하다. 외부 환경은 물리적, 시각적, 사회적 환경을 포함한다. 이러한 환경들이 작업수행을 지원하거나 제한을 가하기 때문에 가능하면 평가는 자극적이거나 꾸민 환경보다는 자연스러운 환경에서 시행하는 것이 좋다. 예를 들어, 아동의 놀이 기술 관찰시 병원에서 스태프와 함께 자극적인 환경에서 보다는 또래와 놀이터에서 노는 자연스러운 환경에서 관찰하는 편이 더 좋다. 그렇게 함으로써 아동이 일상생활시 작업에 실제로 어떻게 참여하는지 그리고 이러한 환경이 작업수행에 도움이 되는지의 여부를 파악할 수 있다. 아동과 청소년의 작업수행의 장단점의 범위를 성공적으로 구분하려면, 평가는 아동과 청소년의 발달적, 문화적, 환경적인 영향에 대한 인식을 기초로 이루어져야 한다(AOTA, 2002; AOTA, 2004b; Law, Baum, & Dunn, 2001).

평가과정에서 작업치료사와 보조작업치료사의 역할(Role of the Occupational Therapist and Occupational Therapy Assistant in the Evaluation Process)

작업치료사는 평가과정을 시작, 지시하고 데이터를 분석하고 중재를 결정하는 데 대한 책임이 있다. 평가와 평가를 수행하는 방법은 아동, 청소년, 그들의 가족, 작업치료 실행 영역 및 실습환경에서 작업치료 서비스를 조절하는 내규를 기초로 한다. 작업치료사는

평가과정 시 모든 부분에 있어 능동적으로 임해야 한다. 작업치료사는 다음의 작업을 수행한다:

- 아동과 청소년이 겪는 작업적인 어려움을 정의하는 것
- 그들의 목표와 우선순위를 분명히 하는 것
- 중재의 우선순위를 정하는 것
- 이러한 어려움을 다루는 작업치료 서비스의 유형과 단계를 정하는 것

환자 중심의 접근법을 사용할 때 이러한 결정은 아동과 청소년, 그들의 가족구성원, 보호자, 교육자, 건강 전문가 및 사회복지 전문가의 협의하에 결정된다(AOTA, 2004a, 2005a, 2005b).

보조작업치료사는 평가과정에 기여한다. 그들은 작업치료사에 의해 위임된 특정한 부분의 평가를 수행하며 보조작업치료사가 수행하는 **서비스 능력(service competency)** 은 다음과 같은 일을 의미한다.

- 평가의 목적, 범위, 한계를 이해한다.
- 평가 수행 시 따르는 절차와 사용하는 언어를 이해한다.
- 작업치료사가 평가를 수행할 때 얻을 수 있는 똑같은 정보를 얻는다(Hinojosa et al., 2005).

위임된 평가를 완료한 후, 보조작업치료사는 정보에 관해 작업치료사에게 구두나 서면으로 리포트를 제출한다. 법규나 제재 요건들은 지역이나 임상 환경에 따라 다양하므로, 이들은 보조작업치료사가 작업시 평가 과정의 어느 정도까지 기여할지에 대해 확인하여야 한다(AOTA, 2004a, 2005a, 2005b).

작업치료 평가과정의 단계(Steps in the Occupational Therapy Evaluation Process)

평가과정은 두 가지 부분을 포함한다: **작업 프로파일(occupational profile)**의 진행과 **작업수행 분석(analysis of occupational performance)**이다. 작업 프로파일의 일부로써 작업치료사와 보조작업치료사는 아동이나 청소년이 이전에 무엇을 했는지, 현재 어려움을 겪는 점은 무엇인지 그리고 필요한 것과 하고 싶어하는 것에 대한 정보를 수집한다. 이를 달성하기 위해 작업치료사와 보조작업치료사는 아동과 청소년에 대한 다음과 같은 정보를 수집한다.

- 작업 배경과 경험
- 일상생활의 패턴과 흥미, 가치 및 필요성
- 일상생활 활동 및 작업수행 시 어려운 점
- 작업의 우선순위(AOTA, 2002)

작업치료사와 보조작업치료사는 아동과 청소년, 이들 가족 및 보호자, 교육자 및 그들과 함께 일하는 다른 전문가들과의 대화와 그리고 차트 확인을 통해 정보를 수집한다.

평가의 두 번째 부분인 작업수행의 분석은 다음과 같은 것을 포함한다.

- 작업 프로파일로부터의 정보를 종합한다.
- 아동과 청소년이 그들의 작업과 활동을 수행하는 것을 관찰한다.
- 지역사회 및 가정이나 학교에서 수행할 필요성이 있는 것과 그들이 선택한 작업에 주의한다.
- 작업의 목적과 의미에 대해 학습한다.
- 그들이 수행 시 적용하는 스킬과 패턴을 기록한다.
- 아동과 청소년이 수행시 만족하는 단계와 수행에 동기를 부여하는 것이 무엇인지 확인한다.
- 평가가 발달적으로 적합한 것인지 작업적으로 상관성이 있는 것인지 선택하고 관리한다.
- 환경과 수행 과제를 평가한다.
- 작업적 수행에 있어서 지지와 한계를 고려한다.
- 아동과 청소년의 즉각적인 컨디션과 관련이 있는 것이 무엇인지 미래의 활동과 참여단계에 상관성이 있는지에 대해 고려하고 평가 데이터를 해석한다.
- 최고의 임상 및 경험을 토대로 작업상의 어려움을 관리할 때 작업치료 서비스의 적합성에 대한 결론을 내린다(AOTA, 2002; Crepeau, Cohn, & Schell, 2003; Finch, Brooks, Stratford & Mayo, 2002; Law, 2001; WHO, 2001).

작업과 비작업(nonoccupation)이론 그리고 개념모델을 기초로 한 임상적 추론은 평가 과정동안 판단을 결정하며 어떤 이론과 개념모델을 사용할지 결정하기 위해 작업치료사는 아동과 청소년의 진단 조건, 그들의 발달적 생활단계 및 그들이 처한 작업 어려움에 대한 과학적인 지식을 고려한다(AOTA, 2002). 초기에 작업치료사는 작업을 기초로 한 어떤 개념적 모델이 특정한 환경에서 가장 효과적인 작업치료 서비스를 제공하는지 그리고 아동과 청소년의 목표에 맞는지 이 분야에 의사소통을 촉진하는지를 고려해야 한다. 이러한 작업에 기초한 개념적 모델을 근거로 작업치료사는 다음과 같은 판단을 위해 임상적 추론을 사용한다.

- 관리하는 측정도구
- 수행할 인터뷰, 차트 관찰, 관찰
- 배치하는 데 필요한 임시적, 회계의 인사 관리
- 사후 관리에 필요한 데이터 종합 및 분석 과정

이와 마찬가지로 보조작업치료사는 임상적 추론을 적용해 다양한 측정도구를 관리하고 인터뷰나 관찰로부터 정보를 수집하여 그들이 발견한 것을 리포트를 작성한다.

이전의 데이터가 수집되면, 작업치료사는 비-작업-근거의 실습 모델이 평가과정에 추가됐는지 좀 더 고려해야 한다. 이러한 비-작업-근거의 실습모델은 수행능력, 수행환경 및 신체기능과 구조에 대한 중요한 정보 수집에 기여한다. 이러한 작업, 비작업에 근거한 개념모델은 다음과 같은 임상적 추론 과정을 설명한다.

- 아동과 청소년의 능력과 어려움에 관한 단서 확인
- 아동과 청소년이 겪는 어려운 작업 요소에 관한 가설 수립
- 단서들의 해석

- 본 가설에 대한 평가 및 재수립
- 효과적인 중재 계획의 구성(Humbert, 2004; Mattingly & Fleming, M., 1994; Schell & Cervero, 1993).

평가의 유형(Types of Assessments)

보조작업치료사는 작업치료 서비스에 대한 결정을 내리고 평가를 수행하기 위해 다양한 평가 방법을 사용한다. 평가는 평가과정동안 사용했던 측정도구, 인터뷰, 관찰 절차, 특정 차트 관찰이다(AOTA, 2005b). 소수의 평가는 **비표준화(nonstandardized)**되어 있는데. 비표준화된 평가는 특정한 관리나 내용 혹은 정해진 채점 절차를 가지고 있지 않다. 또한 관리되는 특정한 물리적 혹은 정서적 환경도 갖추어져 있지 않다. 이러한 비특이성으로 인해 상대적으로 관리하기 용이하며 평가가 수행되는 환경과 아동 및 청소년의 필요에 응답하도록 맞출 수 있다. 체크리스트, 비공식적 관찰, 인터뷰, 차트 관찰 및 현장진행 설문지(site developed questionnaire)는 비표준화된 평가의 예이다. 비표준화된 평가로부터 수집된 데이터는 개개인과 비교할 수 없다. 그러한 정보는 실습을 바탕으로 증거가 필요한 데이터베이스에 도움이 되지 않는다. 옷입기 체크리스트는 비표준화된 평가의 한 예이다(Hinjosa et al., 2005).

다른 평가들은 표준화된 평가다. **표준화된(standardized)** 평가는 관리와 채점 절차를 구체화하며 개개인의 수행에 대한 비교가 가능한 **표준(norms)** 혹은 **준거(criteria)** 지향을 기초로 한다.

표준(norms)에서 전형적인 것과 비전형적인 것이 무엇인가를 결정하는 것은 많은 개개인들을 평가한 측정된 행동이다. 예를 들면, 미국의 아동은 약 6개월이 되면 앉고 7~9개월 사이에 기어다니는 것이 표준이다. 규준지향 평가는 평균 인구 내에서 개인들에게 가장 전형적으로 기대되는 것에 대한 개인의 수행능력을 비교하기 위해 표준을 사용한다. *피바디 운동발달척도 2(Peabody Motor Development Scale)*(Folio & Fewell, 2000)는 영아 및 유아가 낙서를 하거나, 자르거나, 그림그리기, 걷기, 뛰기, 점프하기 등과 같은 특정한 소근육 운동 및 전반적인 운동기술을 보여주는 시기의 평균 연령을 사용한 평가 예이다.

준거(criteria)는 개인이 보여주는 예상되는 행동 리스트이다. 그러나 이러한 행동들은 정해진 그룹의 사람들에서 행동의 일반적인 분포를 결정하기 위해 많은 개인들을 대상으로 측정한 것은 아니다. 자가용을 운전할 수 있는 청소년을 대상으로 한 몇몇 준거는 다음과 같은 사항들을 포함한다: 빨간 신호등에서 정지, 제한속도 준수, 안전벨트 착용, 차선 변경 시 라이트 사용 등이다. 준거지향평가(criterion-reference assessment)는 예상되는 수준을 수행하거나 준비된 기준과 관련한 개인의 수행능력을 비교하기 위해 준거를 사용한다. *학교기능평가(school functional assessment)*(Coster et al, 1998)는 학급비품 정리, 지시에 따르기, 학교 주변 걷기와 같이 기대되는 학급행동에 관한 준거를 사용한 평가의 예이다.

표준 및 준거지향평가는 심리 측정의 특성을 실행한다. 자주 인용되는 **심리측정 특성(psychometric properties)**들은 **타당도(validity)**, **신뢰도(reliability)** 및 **민감도**

(sensitivity)로 이것은 평가가 특정한 행동들을 정확하고 신뢰성 있게 측정이 가능한지 판단하는 데 사용되며 수행하는 데 어려움을 겪는 다양한 단계를 인지하는 데 사용된다. 구체적으로 타당도 점수는 평가도구가 원래 측정하고자 하는 것을 얼마나 정확하게 측정했는지 결정하는 데 사용된다(Lyman, 1998; Silverlake, 1999). 예를 들면, 감각 프로파일(sensory profile)(Dunn, 1997)에 대한 타당도(validity) 점수는 평가가 감각 처리 행위를 얼마나 정확히 측정했는지에 대한 지표를 제공한다. 신뢰도(reliability) 점수는 평가가 다른 시각에 혹은 다른 사람에 의해 행해졌다면 아동이 똑같은 점수를 받을 확률이 얼마나 되는지를 측정하는 것이다. 신뢰도가 높을수록 아동의 평가결과는 누가 평가를 실시했는지 혹은 언제 이 평가가 시행되었는지에 관계없이 같을 것이다. 민감도(sensitivity)는 아동과 청소년에 대한 평가가 변화를 기록하기 전 그들의 행동이 얼마나 많은 변화를 보여줄 수 있는지에 대한 지표를 나타낸다(Lyman, 1998). 예를 들어, *덴버 발달선별검사(Denver Developmental Screening Test II;* DDST)(Frankenberg et al, 1992)는 어린 아동의 발달에 있어서 나타나는 변화를 몇 달에 걸쳐 측정한다. 이 검사는 하루나 일주일 안에 일어나는 발달 변화에는 민감하지 않다.

타당도와 신뢰도 점수는 상관관계에서 통계학적으로 기술되어 있다. 이것은 취득한 점수가 예상되는 것과 얼마나 많이 일치하는가를 보여주는 것이다. 타당도와 신뢰도에는 다양한 유형이 있고 측정도구는 세분화되어 있으며 몇몇 타당도와 신뢰도 점수는 기록이 가능하다. 1.0이라는 점수는 하나의 상관관계에 대해 완벽함을 나타낸다. -1.0은 역상관관계를 나타낸다. 0.7과 1.0 사이의 타당도나 신뢰도 점수는 우수한 것으로 생각된다. .04~.06의 점수는 무난한 점수이다. .00~.03의 점수는 좋지 않은 것으로 고려된다. 표 9.2■는 타당도 점수의 샘플을 제공한 것이다. 민감도 측정은 통계학적으로 정의된 것이라기보다는 설명을 한 것이다. 매뉴얼을 읽고 점수표를 관찰하는 것은 측정도구가 행동의 변화를 기록하는 데 있어서 얼마나 민감한 것인지 나타내는 지표가 된다.

표준화된 평가는 구체적인 시행, 데이터 기록, 점수 프로토콜을 따른다. 작업치료사와 보조작업치료사는 한 명의 어린이와 청소년의 결과를 좀 더 큰 그룹의 아동과 청소년의 샘플과 비교하기 위해서는 의미 있고 보다 정확한 정보를 수집해놓은 프로토콜을 따라야 한다. *Bayley Scale of Infant development III*(Bayley, 2006)는 어린 아동의 소근육 운동 능력과 대근육 운동기술, 사회적 정서적 적응 행동 능력, 인지, 수용적 표현적 의사소

■ 표 9.2
아동과 청소년의 평가 시 사용되는 측정도구의 타당도와 신뢰도 점수 샘플

측정도구	타당도 점수	신뢰도 점수
Assessment of Motor Process Skills	공존타당도 R=0.50~0.70	운동능력 검사-재검사 신뢰도 R=0.81~0.91, 처리 능력 검사-재검사 신뢰도 R=0.71~0.90
Peabody Development Motor Scales, 2	내적타당도 R=0.84~0.98	검사재검사 신뢰도 R=0.73~0.98, 평가자간 신뢰도 R=0.96~0.98
Pediatric Evaluation of Disability Inventory(PEDI)	공존타당도 R=0.70~0.97	보호자의 보조 및 변경 R=0.95~0.99, 부모와 전문가 사이의 동의 R=0.79~1.00

통을 측정하기 위해 작업치료에서 사용되는 표준평가이다. 수행시 소요되는 시간을 비교하는 표준평가를 사용하는 것이 가장 좋다. 그 이유는 이 평가는 수행시의 변화를 측정할 때 단일화 된 방법을 제공하기 때문이다. 그러나 항상 표준화된 측정도구를 사용하는 것이 가능한 것은 아니다. 표준화된 측정도구는 아동이나 청소년의 수행능력에 영향을 미치는 신체기능 및 구조, 다양한 환경의 기술단계나 혹은 그들의 다양한 작업환경에 맞게 모두 도움을 주도록 고안된 것은 아니다. 예를 들면, 어린 청소년들이 수단적 일상생활 활동 시 그들이 달성할 수 있는 능력을 측정하는 표준화된 평가는 존재하지 않는다. 단지 소수의 인원이 프로토콜을 만들어 영어보다는 모국어를 사용하는 아동이나 보고(see) 듣는(hear) 지시에 제한이 있는 시각적(vision), 청각적(auditory) 장애가 있는 아동을 대상으로 사용이 가능하도록 한 것이다.

표준화된 평가나 비표준화된 평가가 시행되는 것에 상관없이 다음과 같은 사항을 리포트하는 것은 중요하다.

- 평가 결과
- 평가 절차
- 평가가 이루어진 환경
- 평가가 이루어지는 동안 아동과 청소년의 행동 및 적응

이러한 정보는 작업치료 중재가 현실적인 변화를 실제로 측정하여 기록 여부에 관계없이 서비스 결과와 평가절차, 환경, 적응행동으로부터 일시적인 변화를 반영하는지 이해하는 데 중요한 역할을 한다(Hinjosa et al, 2005).

차트 관찰(Chart Review)

차트 관찰을 통해 작업치료사와 보조작업치료사는 다른 전문인이 아동이나 청소년에 대해 기록해 놓은 중요한 정보를 얻을 수 있다. 개개의 실습 환경은 정보를 조직하고 기록하는 특정한 프로토콜을 따른다. 의료 차트는 종종 다양한 건강팀, 연구결과 및 인증된 형식에 의해 수행된 매일의 중재 유형과 결과, 배경 및 섭취 기록, 그리고 평가에 대한 정보를 담고 있다. 학교 관련 기록은 교육 팀의 다양한 구성원, 인증형식에 의해 수행된 학습 프로그램, 진행, 상담 및 다른 보조적 지지 서비스, 개별화된 교육계획 및 평가에 대한 정보를 담는다. 지역사회에서의 차트는 가족부양, 생활환경, 경제상태, 사회복지사의 방문 및 프로그램 제공과 관련된 정보를 지닐 수 있다. 대부분의 실습환경에서 이러한 차트들은 기밀문서로 보관되어 있다. 실습환경은 누가 이러한 문서에 접근할 수 있는지, 정보가 그들로부터 어떻게 추가되는지 혹은 복사가 되는지 등에 관해 반드시 지켜야 할 절차들을 수립하는 것이다. 부모는 이러한 기록에 접근 권한이 있으나 그들의 자녀가 18세 이하만 가능하다.

특정 사이트 체크리스트와 형식 및 관찰
(Observation and Site-Specific Checklist and Forms)

관찰은 작업치료사와 보조작업치료사가 특히 표준 평가 절차가 적용되지 않는 다양한 상황이나 환경에 처한 아동과 청소년의 수행능력에 대한 정보의 기록을 가능하게 한다. 관찰은 **구조화된(structured)** 혹은 **자연스러운 환경(natural environments)**에서 가능

하다. 고안되거나 구조화된 환경에서는 작업치료사와 보조작업치료사가 특별한 환경을 만들어 특정한 행동을 이끌어낸다. 자연스러운 환경에서는, 작업치료사와 보조작업치료사가 아동과 청소년이 어떻게 그들의 익숙한 환경에 관여하는지를 검사한다(Hinojosa et al, 2005). 이 두 가지 환경 모두 수행에 대한 지지 및 한계를 드러낼 수 있다. 예를 들어, 산만함이 없는 치료사의 사무실에서의 구조화된 환경은 학생으로 하여금 산만한 락커룸이라는 환경에서보다 옷을 입는 과제에 좀 더 잘 집중할 수 있게 해준다. 이와 마찬가지로 치료실의 구조적 환경은 락커룸에서 찾아볼 수 있는 옷입는 것을 도와주는 단서를 제공하지 못할 수 있다. 환경이 기술 및 수행패턴, 과제요구에 어떠한 영향을 미치는지에 대해 주의해야 한다.

가끔은 작업치료사와 보조작업치료사가 아동이나 청소년과 상호작용을 하지 않거나 아니면 최소한의 상호작용을 하는 등의 관찰만 하는 것이 좋을 때도 있다. 이를 **원거리 관찰(distant observation)**이라 하며 이러한 접근법은 작업치료사와 보조작업치료사가 주위 환경이나 아동 혹은 청소년의 행동에 영향을 적게 미치도록 한다. 원거리 관찰을 통해 정보를 수집하려면 작업치료사와 보조작업치료사는 교실 뒤에 조용히 앉아 있어야 할 때도 있다. 때때로 작업치료사와 보조작업치료사가 아동이나 청소년과 직접 상호작용을 하는 것이 최상일 때도 있다. 이를 **능동적 참여자 관찰(active participant observation)**이라 하며 이 접근법은 작업치료사와 보조작업치료사가 아동이나 청소년의 특정한 행동에 반응하고 도와주며 다양한 적응적 반응을 이용해 과제 및 환경을 조정할 수 있게 해준다. 작업치료사와 보조작업치료사는 능동적 참여자 관찰을 수행하는 동안 아동과 마루에 앉아 같이 놀아줄 수도 있다. 그러나 원거리 관찰이나 혹은 능동적인 참여를 통한 관찰을 하든지 작업치료사와 보조작업치료사는 그들의 존재 및 의도하거나 의도하지 않은 단서가 작업 수행에 어떠한 영향을 미치는지에 대해 항상 주의하여야 한다. 아동과 청소년이 미소나 찡그리는 것과 같은 얼굴 표정의 단서나 칭찬과 한숨같은 언어적 단서, 제스처와 노트에 기록하는 것과 같은 신체적인 단서를 빠르게 해석하는 것을 배워서 그들의 행동을 변화시키거나 혹은 지속시키는 지표로 사용할 수 있다.

이러한 관찰로부터 수집된 정보의 가치는 작업치료사와 보조작업치료사의 관찰능력의 객관성과 철저함에 따라 다르다. 이 정보는 아동과 청소년에게 영향을 미치는 환경과 능력에 대한 추측 그리고 행동에 대한 판단보다 사실에 근거한 관찰과 실제로 보여지는 행동을 토대로 관찰할 필요가 있다. 실제로 보여지는 행동을 기록할 때, 행위의 속도 및 빈도에 대해 상세히 기술하는 것을 포함하면 좀 더 유용할 수 있다. 청소년이 그의 과제를 연속으로 5일 동안 수행했다고 기술하는 것은 빈도의 예가 된다. 청소년이 30분 내에 그의 과제를 마쳤다고 기술하는 것은 수행 속도에 관한 예이다.

작업치료사와 보조작업치료사는 관찰을 기록할 때, 능동태와 과거시제로 서술해야 한다. 능동태를 사용하는 것은 누가 그 활동을 수행했는지를 알려주기 때문이다. 과거 시제의 사용은 행동이 적어도 1회 관찰되었으며 항상 발생하지 않을 수도 있음을 명확하게 해준다(Hinojosa et al, 2005). 다음은 능동태와 과거시제로 기술된 관찰가능한 행동을 토대로 한 기술의 예이다. 이들은 수행속도와 빈도에 대한 정보를 포함하고 있다.

이 어린이가 줄 안의 간격 내에서 글자를 썼고 단어 사이 같은 간격을 유지하여 두 가지 다른 과제에 대해 30분 안에 세 문단을 완성했다.

이 학생은 두 가지 행사에서 줄 뒤쪽에 있을 때 3분동안 조용히 서 있었으나 낮 동안 세 가지 다른 행사에서 줄의 중간에 서 있을 때 30초 후에 안절부절못하고 스스로를 끌어안았다.

이와는 반대로 다음은 판단과 가정을 토대로 한 기술의 예이다. 이는 수행의 빈도와 속도에 대한 정보를 포함하지 않는다.

이 어린이는 예쁘게 글씨를 썼고 최선을 다하기 위한 동기가 부여되어 있었다.

이 학생은 줄에 서 있을 때 끊임없이 산만하고 흐트러져 있었다.

이러한 기술은 구두상이나 서면상의 리포트에 포함되어서는 안 된다. 이는 계속적인 수행시 어디에서부터 변화를 측정했는지에 대한 명확한 참조 점을 제공하지 못하며 이를 입증할 수 도 없다.

특정 사이트 체크리스트와 양식(Site-Specific Checklists and Forms)

관찰시 구조화를 위해 작업치료사와 보조작업치료사는 현장에서 개발한 체크 리스트를 사용해야 할 수 있다(그림 9.1 ■ 참조). 이러한 특정 사이트 체크리스트는 무엇을 관찰해야 하는지 그리고 관찰에 대해 어떻게 기록해야 하는지에 대한 안내를 한다. 몇몇 체크리스트는 옷입기나 식사 준비와 같은 특정한 작업에 초점을 둔다. 어떤 이들은 가정 안전이나 근무 안전과 같은 특정한 환경에 중점을 두며. 다른 이들은 체력이나 행동반경, 움직임 및 집중력과 같은 신체의 기능이나 수행 능력을 기록하는 방법을 제공하기도 한다. 종종 특정 사이트 체크리스트는 신체 기능과 수행능력 및 인구학에 대한 기본적인 정보를 기록할 수 있는 방법을 신속하게 제공하기도 한다. 아동이나 청소년이 과제나 기술을 수행할 최소, 보통, 최대한의 도움이 필요한지 그리고 과제나 기술을 수행할 수 있는지 없는지에 대해 점수가 주어진다. 최소한의 도움은 과제의 약 25%를 수행하는 데 있어서의 도움을 의미하며 보통의 도움은 약 50%, 최대한의 도움은 과제수행 시 최소 75%의 도움이 필요한 것을 의미한다. 최소, 보통, 최대의 분류는 서수적인 등급이다. 이러한 서수적인 등급은 주관적인 것이다. 이는 평가자의 판단을 토대로 한 도움의 레벨을 정하는 방법을 제공한다. 그러나 이는 필요한 도움의 수준을 정확히 측정할 방법을 제공하지 않으며 또한 아동이나 청소년이 과제수행 시 과제의 어떤 면에 있어서 도움이 필요한지에 관해 기술하지 않는다. 예를 들면, 한 어린이는 과제를 구성하고 열거하는 데 적당한 도움이 필요할 수 있는 반면에 다른 어린이는 용품을 신체적으로 조작하는 데 있어서 적당한 도움이 필요할 수도 있다. 이러한 한계점으로 인해 몇몇 체크리스트는 추가적인 세부사항이 포함될 수 있도록 코멘트 부분을 포함하기도 한다. 아동이나 청소년이 과제를 수행하는 것을 비디오로 찍는 것 또한 부정확한 채점에 도움이 되며 초기 및 재평가 결과를 비교하는 방법을 제공하기도 한다.

특정 사이트 양식은 비공식적인 관찰을 구성하는 또 다른 방법을 제공한다. 이러한 형식은 작업치료사와 보조작업치료사가 한 단어나 구 또는 좀 더 자세한 문장을 사용해 그들이 관찰한 것을 기술할 수 있도록 해준다. 체크리스트와 유사한 특정 사이트 양식은 작업치료사와 보조작업치료사가 특정한 작업 및 수행기술에 참여하도록 지도가 가능하다. 왜냐하면 이러한 양식들은 주로 채점방식이 미리 정해져있지 않으며 작업치료사와 보조

이름:
DOB: DOA:
작업 환경:
평가자:

	Independent	Min A	Mod A	Max A	Mot Able	Not Applicable	Comment
1. 작업을 위해 일상적인 자기관리 준비 완료							
2. 근무에 맞게 적절하게 옷입음							
3. 통근할 교통수단이 준비됨							
4. 교통수단 이용함							
5. 근무 시작하는 시간을 지킴							
6. 근무하는 날짜의 시간을 지킴							
7. 도착 후 출근시간 확인							
8. 수행과제를 인지하고 있음							
9. 제 때에 과제를 마침							
10. 적절한 작업 속도를 유지함							
11. 언어 지시를 따름							
12. 서면 지시를 따름							
13. 의사소통함							
a. 직장 동료							
b. 직장 상사							
c. 고객							
14. 직장에서의 안전 규칙을 지킴							
15. 필요시 도움을 요청함							
16. 긍정적인 태도를 보임							
17. 중단 요구에 대한 절차를 따름							
18. 하루 중 모든 근무 책임을 완수함							
19. 퇴근 전 상사에게 마치지 못한 과제를 보고함							

■ 그림 9.1
작업 준비 체크리스트 샘플.
Amy Mateer, OTS Towson University에 의해 구성됨.

작업치료사가 관찰한 것에 대해 명확하고 구체적인 이미지를 제공하는 정확한 언어를 사용하기 때문이다. 그림 9.2■는 작업치료 실습 틀을 기초로 한 예이다(AOTA, 2002: AOTA, NO). 이 양식은 좀 더 개방적인 응답에 대해 설명해주며 이를 충분히 사용할 좀 더 많은 시간과 면밀한 관찰기술을 요하는 것이기 때문이다.

인터뷰(Interview)

평가정보는 아동과 청소년, 그들의 가족구성원 및 보호자 및 그들과 같이 작업했던 다른 전문가들과의 인터뷰를 통해 수집할 수 있다. 실습환경이 지역사회, 병원이나 클리닉 혹은 학교인지 여부에 따라 사회복지사, 언어치료사, 물리치료사, 간호사, 의사, 심리학자, 상담원 및 교육자가 포함될 수 있다. 인터뷰를 시작하기 전에, 아동이나 청소년에 대해 사전에 기록된 리포트를 살펴보는 것이 중요하다. 그렇게 함으로써 인터뷰 시 이미 답변한 것에 대한 질문을 반복하는 의미보다 기존에 있는 정보에 추가적인 내용을 더 하는 것이 도움이 된다. 인터뷰 수행 시, 작업치료사와 보조작업치료사는 다음과 같은 두 가지 중요한 질문을 고려해야 한다:

- 아동이나 청소년의 능력이 그들이 일상생활활동에 참여하는 데 관련된 것을 수집하는 데 있어 필요한 정보는 무엇인가?
- 치료적 혹은 환자 중심의 방식으로 어떻게 인터뷰를 수행할 수 있는가?

작업적 치료의 영역을 고려하는 것은 첫 번째 질문에 답하는 데 도움이 된다. 요청된 질문들은 다음에 관한 단서를 제공해야 한다:

- 아동이나 청소년에게 수행 시 어떠한 작업이 필요하고 중요한가?
- 이러한 작업이 필요하고 중요한 이유는 무엇인가?
- 작업 시작 시 필요한 수행능력, 수행패턴, 환경 및 신체기능은 무엇인가? 아동이나 청소년은 이러한 작업을 어떻게 수행하는가?
- 아동이나 청소년이 어떠한 수행능력, 신체기능 및 수행패턴의 작업이 참여를 촉진하고 저해하는가?
- 이러한 작업에 참여한 아동과 청소년의 능력이 시간의 흐름에 따라 어떻게 변화되는가?
- 작업에 있어서 어떠한 환경이 참여를 지지하거나 혹은 저해하는가?
- 어떠한 과제와 환경적 적응이 작업의 참여를 촉진 혹은 저해하는가?

이 질문들에 답변하는 정보는 개방형 혹은 폐쇄형 질문을 통해 수집이 가능하다. 개방형 질문은 인터뷰 질문에 답하는 답변자들이 자신만의 단어로 주제에 대해 이야기하거나 혹은 중요하고 의미 있는 세부사항을 첨가하여 이야기 할 수 있게 해준다. 이는 주제에 대한 답변자의 생각이나 가치 및 이를 둘러싼 주위 환경과 주제에 대한 이해도를 높여준다. 다음은 개방형 질문에 대한 두 가지 예이다. 첫 번째는 10세의 아동에게 질문하기 적합한 것이며 두 번째는 그 아동의 부모에게 적합한 질문이다.

오전에 집을 나서기 전에 학교 가기 위해 준비하는 것이 무엇인지 이야기 해보라.

작업 관찰	수행능력 설명	수행패턴 설명	수행환경
여러 가지 스포츠를 하고 노는 데 사용했던 기구에 와 대해 세 아이들과 포스터를 만든다.	인기있는 스포츠에 사용되는 기본적 도구(헬멧, 공, 퍽, 그물, 막대)를 인지했다. 그림에서 도움에 의해 그려진 직선의 2분의 1인치를 잘라 그림을 오려냈다. 손가락 쥐기를 이용해 루프 가위를 사용해 잘랐다. 자를 때에 식탁의 끝에 몸통과 팔꿈치를 기댔다. 그림의 뒷쪽에 보조교사가 표시한 점선에 풀을 눌러가며 칠했다. 원본에서 복사한 포스터에 이름을 썼다. 단순한 문장구조를 사용해 5번 말했다. 보통 2개나 3개의 단어로 이야기했다. 보조교사에게 자신의 작품에 대한 논평을 요구했다; 동료의 작품에 대해 논평을 하지 않았다.	그림을 지적하지 않은 채 여러 개의 스포츠 잡지를 넘겨가며 훑어보았다. 과제를 기억하고 집중을 하도록 보조교사로부터 5번의 언어적 자극을 받았다. 한 번에 한 페이지가 주어지고 그림이 완전히 구분되어 떨어져 있을 때 특정 스포츠와 관련된 도구를 발견했다. 그림 하나를 찾아서 오려내고 붙인 후에 작업을 멈추었다. 보조교사의 두 가지 단계의 지시를 따라 두 번째 그림을 찾아 오려내고 그런 다음 세 번째 그림을 찾아 오렸다.	20명의 아동, 교사, 보조교사가 있는 학급내 세 명의 급우와 보조교사 함께 테이블에 꼭 맞는 크기 의자에 앉은 채로 아동들이 조용히 이야기 한다.
학교 식당에서 식사: 30분 관찰	점심식사를 위해 식당에서 줄 서있다. 주어진 두 가지 언어지시 중에서 음식을 선택했다. 점심식사 줄에서 필요한 아이템을 갖기 위해 배치된 식사 도구와 음식 아이템의 사진을 사용했다. 테이블에 국물이 없는 음식을 쟁반을 이용해 독립적으로 날랐다. 음료와 식사 용기에 대한 뚜껑이 필요했다. 각각의 포크와 스푼을 사용했다. 원기둥 모양으로 쥐었다. 칼로 버터를 바르기 위해 빵을 잘랐다. 부드러운 음식을 먹었다. 씹는 종류의 음식(고기, 생야채)을 식기의 한쪽으로 밀어냈다.	한 번에 한 가지 종류의 음식을 먹었다. 입을 연 채로 먹었다. 음식물이 흘러내렸다. 식당 안의 소음의 정도가 심해지자 의자에서 흔들어댔다. 갑작스럽거나 큰 소음을 들었을 때 귀를 막았다. 화장실을 가고 싶을 때 의자에서 몸부림쳤다.	테이블에 8명의 아동과 10개의 둥근 테이블이 있는 학교 식당. 식당에서 특별한 식단을 준비했다.

■ 그림 9.2
샘플 관찰 양식.

작업 관찰	수행능력 설명	수행패턴 설명	수행환경
쉬는 시간에 노는 것 20분 관찰	몸을 앞으로 기울여 큰 보폭으로 뛰었다. 25야드를 뛴 후에 숨을 고르기 위해 멈추었다. 공을 차는 동안 언제 어디로 뛸지 알기 위해 친한 친구 (쉬는 시간에 그를 도와주기로 자원한 급우)의 행동을 따라했다. 공을 차기 전에 굴리는 것을 멈추고 큰 공을 기다렸다. 공을 15피트만큼 찼지만 특정 목표물 앞으로는 아니었다.	그룹 내에서 친한 친구 옆에 붙어 있었다. 혼자 있을 때엔 모래더미 안이나 그네를 타며 놀았다. 학교에 다시 돌아오라는 요청을 들었을 때 팔짱을 끼고 바닥에 앉았다.	야외 등반 시설이 있는 학교 뒤편의 잔디밭으로 둘러싸인 구역.

■ 그림 9.2
샘플 관찰 양식. *(계속)*

오전에 당신의 자녀가 학교에 가기 위해 준비하는 것 중 아이 스스로 하는 일이 무엇이며 당신이 아이에게 주는 도움이 무엇인지 설명해보라.

개방형 질문을 사용하는 인터뷰는 완성하는 데 좀 더 오랜 시간이 걸린다. 이는 작업치료사와 보조작업치료사가 질문을 솜씨 있게 잘 만들어 중점적인 논점이 유지되도록 해야 하기 때문이다. 예를 들면, 아동과 부모에게 다음과 같은 질문을 직접하게 되면 오전에 학교가는 준비에 대해 초점이 맞추어진다. "낮에 무엇을 하는지 말해보세요"와 "기분이 어떤지 이야기 해보세요"와 같은 질문은 상관성이 있거나 관련이 없는 사실을 혼합하는 긴 답변이나 혹은 "별 것 없어요" "좋아요"와 같은 짧고 간단한 답변을 이끌어내기 때문에 너무 광범위한 질문일 수 있다.

폐쇄형 질문(close-ended questions)은 응답자가 "예, 아니오"와 같은 한 단어나 혹은 짧은 문구로 답변하게 한다. 폐쇄형 질문은 인터뷰를 구성하고 쉽게 기록할 수 있는 답변을 얻는 데 있어서 유용하다. 제한된 인지적 능력이나 언어 처리장애가 있는 아동이나 청소년은 개방형 질문보다는 폐쇄형 질문에 답변하는 것이 좀 더 용이하다. 다음은 폐쇄형 질문의 예들이다.

어린이가 독립적으로 벗을 수 있는 옷의 종류는 무엇인가?
저 학생은 그녀가 원하는 것을 갖지 못해서 우는 것인가?
당신은 일주 단위로 용돈을 관리하는 데 책임이 있나?
당신의 자녀는 밤에 몇 시간 동안 수면을 취할까?

작업치료사와 보조작업치료사는 좀 더 일반적인 질문에 상세한 답을 얻는 것뿐만 아니라 구체적인 질문에 대해 짧은 답변을 얻기 위해 인터뷰를 하는 동안 폐쇄형 및 개방형 질문을 혼합하여 사용할 수 있다. 가끔씩 특정한 질문을 포함한 원문을 따르기도 하며 어떤 때에는 일반적인 주제에 관한 내용에 대해 언급한다. 이 원문은 인터뷰의 일관성을 설명하며 인터뷰 동안 융통성을 필요로 한다. 그러나 작업치료사와 보조작업치료사가 개방형 혹은 폐쇄형 질문을 하는지 혹은 특정한 원문이나 일반적인 내용을 다루든지에 상관없이, 그들은 반드시 발달적으로 적합하고, 이해가 가능하고, 개인적인 판단이 배제된 비지시적인 방식으로 질문을 해야 한다. 발달적으로 적절하고 이해가능한 질문은 응답자의 인지적, 생활연령 수준과 잘 맞는다. "당신의 인형을 보여주세요"와 같은 질문은 3세의 아동에게 묻는 것이 적합할 것이다; "아동이 다른 아이들과 어떻게 어울리며 인형을 가지고 어떤 놀이를 합니까?"와 같은 질문은 유치원 교사에게 적합한 질문일 것이다. 개인적인 판단이 배제된 비지시적인 질문은 응답자가 어떠한 답변을 해야 하는지에 대한 기대 없이 정직하게 답변하도록 해준다. "스쿨버스를 탔을 때 기분이 어떤지 말해보세요"는 개인적인 판단이 배제된 비지시적인 질문의 예이다. 반대로, "스쿨버스를 탔을 때 왜 다른 아이들처럼 가만히 앉아있지 못하니? "는 개인적인 판단에 근거한 질문으로 해석될 수 있다. "너는 스쿨버스 타는 것을 좋아하지, 그렇지 않니?" 또한 지시적인 질문으로 해석될 수 있다.

평가과정을 통해 작업치료사와 보조작업치료사는 자신만의 치료요법을 사용함으로써 아동, 청소년 및 가족구성원과 긍정적인 관계를 맺게 된다. 이는 작업치료사와 보조작업치료사가 아동과 청소년 및 그의 가족과 개방적이며 정직하고, 협조적이며 지지적인 방법으로 상호작용을 활용한다는 것을 의미한다(Peloquin, 2003). 그들은 인터뷰를 실시한 아동, 청소년 및 다른 사람들의 문화가 인터뷰 과정에 어떻게 틀에 짜 맞추어지는지를 고려함으로써 존중하는 방식으로 상호작용하는 것이다. 다음은 몇 가지 고려해야 할 사항들이다:

- 인터뷰를 시작하기 전에 어떤 가족구성원이 논의에 포함되어야 하는지 알아본다.
- 인터뷰를 시작하기 전에 사람들이 성이나 이름 혹은 직위에 따라 호명되길 원하는지 알아본다.
- 인터뷰를 시작하기 전에 질문의 유형 중 문화적 표준이 있는지 알아본다.
- 인터뷰를 시작하기 전에 사교적인 대화와 음식이나 음료를 마신 후 인터뷰를 시작하는 것이 적절한지 혹은 바로 질문을 하는 것이 더 적절한지 알아본다.
- 질문을 하기 전에 아동과 함께 성과지향활동(success-oriented activity)을 시작할 것인지 혹은 먼저 관찰부터 하는 것이 최선인지 결정한다.
- 통역자를 활용한다면, 통역자가 아닌 인터뷰하는 사람에게 눈을 맞추고 질문을 한다.
- 말하거나 본 것을 추측해 이해하기보다는 명확한 설명을 요청한다.
- 인터뷰하는 사람의 어휘 수준에 맞추고 말하는 속도를 조절한다.
- 몸짓 언어, 의상 및 질문의 표현법이 개방성과 신뢰에 어떤 영향을 미치는지 혹은 주의와 불신을 이끌어내는지 고려한다.
- 가능하다면 어떠한 유형의 신체적 접촉이나 유머가 수용되는지 고려한다.
- 인터뷰의 취지로부터 벗어나지 않은 상황에서 얼마나 많은 개인 정보가 공개되고 개방적인 대화를 유도하는지 고려한다.

측정도구(Measurement Tools)

측정도구(measurement tool)는 아동이나 청소년에 대한 정보를 체계적으로 수집하고 기록하기 위한 도구이다. 이 정보는 다음과 같이 규정된 절차에 따라 수집된다:

- 아동이나 청소년이 보여준 구체적 행동이나 이러한 행동이 일어난 환경을 관찰하는 것
- 아동, 청소년 혹은 그들의 보호자 및 그들과 함께 작업한 다른 전문가들을 인터뷰하는 것
- 아동이나 청소년으로부터 서면의 응답을 얻는 것
- 아동이나 청소년에 대한 설문지를 만드는 것

종종 측정도구는 이러한 두 가지 혹은 세 가지 방식을 혼합하여 사용한다. *시지각 발달검사(developmental test of visual perception)*는 4~10세 아동의 시지각 및 시각 운동 기술을 측정하기 위한 관찰 기본도구이다(Hammill, Pearson, & Voress, 1998). *가드너 사회발달 척도(Gardner social development scale)*는 부모로부터 그들 자녀의 사회적 기술에 대해 정보를 수집하기 위해 고안된 설문지이다(Gardner & Gardner, 1994). *Pediatric Evaluation of Disability Inventory(PEDI)* 는 심각한 운동 혹은 인지장애가 있는 6개월~7세 아동의 자기관리, 기능적 움직임 및 사회적 기능을 평가하기 위해 구조적 인터뷰와 관찰을 복합적으로 사용하는 측정도구의 예이다(Haley, Coster, Ludlow, Haltiwanger, & Andrellos, 1998).

측정도구를 수반하는 매뉴얼은 종종 시행, 기록 및 채점 절차에 관련된 서면 지시를 제공한다(Hinojosa et al, 2005). 그들은 측정도구를 사용하기 전에 사람이 보여주는 적성 기준을 구체적으로 명시한다. 어떠한 측정도구를 사용하기 위해서는, 사용자는 반드시 다음과 같을 것을 할 수 있어야 한다: 도구의 사용 목적과 심리측정적인 특성을 이해하고 아동 및 청소년 발달에 대한 지식이 있으며 매뉴얼을 읽고 절차를 실습하여 시행 및 채점 절차에 익숙해져야 한다. 다른 측정도구를 사용하려면, 사용자는 필수과목을 이수해 필기 및 임상검사에 합격해 자격증을 취득해야 한다.

측정도구 설명서에 어떤 변경사항이 어떻게 허용되는지에 대해 명시되어 있지 않는 한, 작업치료사와 보조작업치료사는 시행, 기록 및 채점 절차를 고수해야 한다. 그렇게 하지 않는다면 결과 점수는 무효가 된다. 구체적으로 그들은 측정도구의 몇몇 하위 부분이 아닌 전체 모든 부분을 시행해야 하며 변경된 지시가 아닌 규정된 구두, 서면 및 예시된 지시대로 따라야 한다. 그들은 의도한 아동과 청소년에게 이 측정도구를 사용하여 시행해야 한다. 예를 들어 특정한 연령대의 아동과 청소년에게 시행하는 것이다.

이와 더불어 그들은 아동과 청소년에게 기대되는 행동과 정답에 관해 의도하지 않게 우연히 단서를 주는 것에 대해 조심해야 한다. 정답을 맞힐 때마다 아이를 칭찬하고 미소를 짓거나 혹은 아이가 정답을 맞히지 못할 때마다 다시 맞혀보라고 하거나 침묵을 지키는 것은 의도하지 않게 그 아이가 과제를 잘 수행하는지 그리고 본인의 답변을 어떻게 바꾸어야 하는지에 대해 의도하지 않게 알려주는 것이 된다. 작업치료사와 보조작업치료사는 아동이나 청소년의 수행능력에 대해 너무 관대하거나 혹은 너무 엄격하게 점수를 줄 수 있는 개인적인 편견과 채점 오류에 관해 신중해야 한다. 많은 연구에서 밝혀진 바로는, 애교가 많고 친근하게 보이는 아동은 긍정적인 채점 편견에 의해 좀 더 혜택을 받는 것으로 밝혀졌다. 반면에 애교가 없고 다정하지 않게 보이는 아동은 부정적인 채점 편견

에 부딪히는 것으로 밝혀졌다(Vander Zanden et al, 2003).

마지막으로, 작업치료사와 보조작업치료사는 몇몇 측정 도구에 내재한 **마루효과(floor effect)**와 **천장효과(ceiling effect)** 대해 인지하고 있어야 한다. 마루효과는 더 이상의 하락을 감지할 공간이 없는 검사의 낮은 한계를 일컫는 것이다. 천장효과는 더 이상의 향상효과를 감지할 공간이 없는 검사의 최대한계를 말한다(Finch et al. 2002). 시각인지능력과 시각운동능력을 측정하는 검사는 종종 마루효과를 가진다. 이는 그들이 시각운동 및 시각처리기술이 있거나 이러한 능력이 없는 영아 간에 구분을 잘 하지 못하는 것이다. 왜냐하면 영아는 기대되는 표준 내에서 기능하는 것으로 생각되는 단지 몇 개의 가장 간단한 아이템만 있으면 되기 때문이다. 좀 더 큰 아동의 운동발달을 측정하는 검사는 종종 천장효과를 갖는다. 이는 이 아동들이 기대되는 표준 내에서 기능하지 못하더라도 대부분의 정확한 아이템을 갖고 있으며 이들에게 있어서 어려운 아이템은 거의 없기 때문이다.

대부분의 환경에서 작업치료사는 측정도구를 사용하고 점수화하는 데 있어서 책임감을 갖는다. 어떠한 환경에서는 보조작업치료사가 서비스 능력을 시연한 후에 몇몇 도구를 사용, 감독하기도 한다. 보조작업치료사는 적합한 작업치료 중재를 제공하기 위해 측정도구로부터의 결과를 사용할 수 있는 것으로 생각된다. 표 9.3■은 아동과 청소년을 대상으로 작업 시 일반적으로 사용되는 측정도구의 리스트를 나타낸 것이다. 첫 번째 페이지는 측정도구의 이름과 작가의 리스트를 나타낸다. 두 번째 페이지는 이 도구의 목적

■ 표 9.3
측정도구

측정도구 및 저자	목적(OT 영역)	데이터 종류 (규준지향, 준거지향, 표준화, 비표준화)	연령대	작가, 회사, 도시, 주
Activities Scale for Kids (ASK)	서있기, 놀이, 계단걷기, 이동, 먹고 마시기, 옷 입기 등과 같은 개인 활동에서 근골격계 장애의 영향을 자가 리포트로 측정	준거지향 (Criterion referenced)	5~15세	N.L.Young, The Hospital for Sick Children, 555 University Avenue, Toronto, Ontario, Canada M5G 1X8
Aged and Stage Questionnaire	의사소통, 대근육 운동, 소근육 운동, 문제해결 및 개인적-사회적	규준지향 (Norm referenced)	출생~5세	Diane Bricker, Ph. D., & Jane Squires, Ph.D.; Brookes Publishing, Baltimore, MD
Alberta Infant Motor Scales (AIMS)	운동발달	규준지향	출생 후~18개월	Martha C. Piper, Ph.D. & Johanna Darrah, M.S.C., P.T., The Psychological Corporation, San Antonio, TX

측정도구 및 저자	목적(OT 영역)	데이터 종류 (규준지향, 준거지향, 표준화, 비표준화)	연령대	작가, 회사, 도시, 주
Assessment of Motor & Process Skills (AMPS)	ADL의 운동 처리기술	표준화 (Standarized)	3세 이상	Ann Fisher, AMPS International, Hampton Falls, NH
Battelle Developmental Inventory(BDI)	개인-사회성, 적응성, 운동, 의사소통, 인지	표준화	출생 후~8세	Jean Newborg, Riverside Publishing, Itasca, IL
Bayley Scales of Infant Development Ⅲ	인지, 언어, 사회능력, 대근육 운동 및 소근육 운동기술, 감각통합, 지각운동통합, 환경과 사물과의 방향성	규준지향	유아 1~42개월	Nancy Bayley, PhD, Harcourt Assessment, San Antonio, TX
Bruininks-Oseretsky Test of Motor Proficiency 2	대근육운동 및 소근육 운동기술	규준지향	4.5~14.5세	Robert H. Bruininks, & Brett D. Bruininks, AGS Publishing, Circle Pines, MN
Child Health Questionnaire	부모나 보호자가 인지한 신체적, 사회적, 정서적 건강	규준지향	5세 이상	Jeanne M. Landgraf, & John E. Ware, Jr., Health Act Inc., Boston, MA
Childhood Autism Rating Scale	정상아동의 발달로부터 얼마나 벗어났는지를 다른 보고서와 아동의 부모, 아동의 행동, 능력, 성격을 관찰	규준지향	2세 이상의 아동	Eric Schopler, Ph.D., Robert J. Reichler M.D., & Barbara Rochen Renner, PhD, AGS Publishing, Circle Pines, MN
Children's Assessment of Participation and Enjoyment and Preferences for Activities of Children (CAPE/PAC)	의무 학교활동 외의 일상활동에서의 작업수행, 참여 및 선호도	준거지향; 표준화	6~18세	Gillian King, Mary Law, Susanne King, Patricia Hurley, Peter Rosenbaum, Steven Hanna, Marilyn, Kertoy, Nancy Young, Harcourt Assessment, Inc., San Antonio, TX 78259

측정도구 및 저자	목적(OT 영역)	데이터 종류 (규준지향, 준거지향, 표준화, 비표준화)	연령대	작가, 회사, 도시, 주
Canadian Occupational Performance Measure (COPM)	작업수행	준거지향; 표준화	모든 연령대의 아동	Mary Law, Sue Baptiste, Anne Carswell, Mary Ann McColl, Helene Polatajko, Nancy Pollock, 캐나다 작업치료 협회, Ottawa, Ontario, Canada
Denver Developmental Screening Test (Denver-2)	개인적-사회적, 소근육 운동, 적응성, 언어 대근육 운동기술	표준화 검사	1개월~6세	W. K. Frankenburg; Josiah Dodds; Phillip Archer; Beverly Bresnick; Patrick Maschka; Norma Edelman; Howard Shapiro, 덴버 발달재료, Denver, CO
Developmental Test of Visual Motor Integration	시각적 인지, 운동 조화	규준지향; 표준화	3~8세(약식), 3~18세 (긴 서식)	Keith E. Beery, PhD, Norman A. Buktenica, and Natashia A. Beery, Pearson Assessments, Minneapolis, MN
Developmental Test of Visual Perception	시시각 기술: 눈협응, 전경배경, 공간 및 공간적 관계에서의 모형, 자세의 항상성	규준지향; 표준화	4~10세	Don Hammill, Nils Pearson, & Judith Voress, Pro-Ed, Austin, TX
Early Coping Inventory	감각운동조직, 반응운동, 자체개시행동	표준화	4~36개월	Dr. Shirley Zeitlin, Dr.G. Gordon Williamson, & Margery Szczepanski, Scholastic Testing Service, Inc., Bensenville, IL
Erhardt Developmental Prehension Assessment	팔 & 손 발달	표준화	뇌성마비나 다른 신경발달적 장애가 있는 아동(모든 연령 및 인지수준	Erhardt, Rhoda P, Therapy Skill Builders -A Division of The Psychological Corporation, San Antonio, TX

측정도구 및 저자	목적(OT 영역)	데이터 종류 (규준지향, 준거지향, 표준화, 비표준화)	연령대	작가, 회사, 도시, 주
Erhardt Developmental Prehension Assessment	시각운동 구성 요소, 인지 단계	표준화	인지 및 신경 발달에 문제가 있는 모든 연령의 사람	Erhardt, Rhoda P, Therapy Skill Builders-A Division of The Psychological Corporation, San Antonio, TX
Evaluation Tool of Children's Handwriting (ETCH)	필기체 및 손으로 쓴 필적, 읽기 쉬움, 연필잡기 및 누르기, 사용하는 손, 필기 도구를 다루는 기술 및 학교 성적	준거지향	1~6학년 아동	Susie Amundson, Ph.D., OTR/L, FAOTA O.T., Kids, Inc., Homer, AK
Frist STEP: screening Tools for Evaluating Preschoolers	인지, 의사소통, 운동, 사회적 -정서적, 적응 행동	표준화	2년 9개월~ 6년 2개월	Lucy Miller, Harcourt Assessment, Inc., San Antonio, TX
Gesell Preschool Test	운동, 적응력, 언어 및 개인/ 사회적 부분	규준지향	2.5~6세	Jacqueline Haines, Louise Bates Ames, Clyde Gillespie, Modern Learning Press, Inc., Rosemont, NJ
Gross Motor Function Measure (GMFM)	뇌성마비 아동의 대근육 운동기능	준거지향; 표준화	5개월~16세	D. Russell, P. Rosenbaum, L. Avery, & M. Lane, CanChild: 아동장애리서치 센터, McMaster Univ. Hamilton, Ontario, Canada
Hawaii Early Learning Profile	인지, 언어, 대근육 운동, 소근육 운동, 사회-정서적, 자조, 조절, 감각조직	커리큘럼 기반 평가, 비표준화	출생 후~3세	Setsu Furuno, Katherine O'Reilly, Carol Hosaka, Takayo Inatsuka, Barbara Zeisloft -Falbey, & Toney Allman, VORT Corporation, Palo Alto, CA
Home Observation for Measurement Environmental of the (HOME)	일상생활, 가정환경	표준화	출생 후~14세	Bettye Caldwell & Robert Bradley, Home Inventory LLC, Little Rock, AR

측정도구 및 저자	목적(OT 영역)	데이터 종류 (규준지향, 준거지향, 표준화, 비표준화)	연령대	작가, 회사, 도시, 주
Infant-Toddler Developmental Assessment	대근육 및 소근육 운동, 인지, 언어/의사소통, 자조기술, 심리사회적, 정서적	표준화	출생 후~36개월	Sally Provence, Joanna Erikson, Susan Vater, Saro Palmeri, Riverside Publishing, Itasca, IL
Infant/Toddler Sensory Profile	기능적 수행에서의 감각처리	표준화	출생 후~3세	Winnie Dunn, PhD, OTR, FAOTA, Harcourt Assessment, San Antonio, TX
Miller Assessment for Preschooler Test (MAP)	감각 및 운동 능력 평가	규준지향	2년 9개월~5년 8개월의 아동	Lucy Jane Miller, PsychCorp, San Antonio, TX
Motor-Free Visual Perception Test (MVPT-3)	시지각	규준지향; 표준화	4~70세의 개인	Ronald Colarusso, & Donald Hammill, Pro-Ed, Inc., Austin, TX
Parenting Stress Index	아동영역/부모영역; 스트레스가 많은 부모-아동 시스템과 중재의 충격 측정	준거지향	1개월~12세의 아동을 둔 부모	Richard Abidin, EdD, 심리평가 리소스, Inc., Lutz, FL
Peabody Developmental Motor Scales	대근육 및 소근육 운동기술	준거지향	출생 후~5년 11개월	Rhonda Folio & Rebecca Fewell, Pro-Ed, Inc., Austin, TX
Pediatric Activity Card Sort (PACS)	자기관리, 학교에서의 참여빈도 비율/생산성, 취미/사회적, 스포츠 활동	준거지향	6~12세	캐나다 작업치료협회, CAOT Publications, ACE CTTC, Building 3400-1125, Colonel by Drive, Ottawa, Ontario, Canada K1S 5R1, www.caot.org
Pediatric Evaluation of Disability Inventory(PEDI)	사회적 기능, 자기관리, 움직임	표준화	6개월~7.5세의 아동	Stephen Haley, Wendy Coster, Larry Ludlow, Jane Haltiwanger, & Peter Andrellos, Center for Rehabilitation Effectiveness, Boston Univ., Boston, MA

측정도구 및 저자	목적(OT 영역)	데이터 종류 (규준지향, 준거지향, 표준화, 비표준화)	연령대	작가, 회사, 도시, 주
Pediatric Interest Profiles: Survey of Play for Children and Adolescents	아동 및 청소년문제와 관련된 놀이의 위험성을 구분시 도움; 활동 수행 시 개인의 느낌과 능력, 활동 시 참여에 의한 정보수집	표준화	6~21세의 아동 및 청소년	Alexis Henry, Harcourt Assessment, Inc., San Antonio, TX
Posture and Fine Motor Assessment of Infants	자세, 소근육 운동 기술	준거지향	2~12개월 유아	Jane Case-Smith, & Rosemarie Bigsby, Harcourt Assessment, Inc., San Antonio,TX
Quality of Upper Extremity Skills Test (QUEST)	분리된 움직임, 쥐기, 방어 확대, 체중부하	표준화	18개월~8세	DeMatteo, C., Law, M., Russell, D., Pollock, N., Rosenbaum, P., & Walter, S., Can Child: 아동장애 리서치 센터, McMaster Univ. Hamilton, Ontario, Canada
School Function Assessment	참여, 과제지원, 활동수행	준거지향; 표준화	초등학생	Wendy Coster, Theresa Deeney, Jane Haltiwanger, Stephen Haley, Harcourt Assessment, Inc., San Antonio, TX
Sensory Integration Praxis Test(SIPT)	인지 및 행동의 감각처리	규준지향; 표준화	4~9세	Jean Ayres, Ph.D., Western Psychological Services(WPS), Los Angeles, CA
Sensory Profile	생활 중 감각에 관한 아동의 반응 측정	표준화	3~10세	Winnie Dunn, Ph. D, OTR, FAOTA, Harcourt Assessment, Inc., San Antonio, TX
Test of Sensory Functions in Infants(TSFI)	감각처리 및 반응성	표준화	4~18개월 유아	Georgia A. DeGangi, Ph.D., OTR, & Stanley I. Greenspan, M.D., Western Psychological Services(WPS), Los Angeles, CA

측정도구 및 저자	목적(OT 영역)	데이터 종류 (규준지향, 준거지향, 표준화, 비표준화)	연령대	작가, 회사, 도시, 주
Toddler and Infant Motor Evaluation (TIME)	운동	규준지향; 표준화	4~18개월~3년 6개월	Lucy Miller & Gale Roid, Harcourt Assessment, Inc., San Antonio, TX
Transdisciplinary Play-Based Assessment(TPBA)	인지, 사회-정서적, 의사소통, 언어, 감각운동	표준화	출생 후~6세	Toni Linder, Ed.D, Brookes Publishing, Baltimore, MD
Vineland Adaptive Behavior Scales	의사소통, 일상생활기술, 사회성 및 운동기술	표준화	출생 후~18세	Sara S. Sparrow, David A. Balla, & Domenic Cicchetti, AGS Publishing, Circle Pines, MN
WeeFIM	자기관리, 움직임 및 인지	규준지향	6개월~7세	B.B. Hamilton & C. U. Granger, Uniform Data System for Medical Rehabilitation, Amherst, NY

Amy Mateer, OTS Towson University. 구성

을 나타낸 것이다. 세 번째 페이지는 수집된 데이터 유형에 관한 정보이며 네 번째 페이지는 측정도구의 사용이 적합한 아동의 연령대를 나타낸다. 이 측정도구들 중 일부는 아동과 청소년의 작업에 관한 정보를 수집하는 데 사용된다. 다른 도구는 아동과 청소년의 수행능력, 수행패턴 및 작업에 영향을 미치는 환경을 나타낸다.

요약(Summary)

작업치료 평가는 아동과 청소년에 대한 적절하고 효과적인 중재를 결정하는 데 있어서 필요한 정보를 분석하고 수집하는 것을 포함하는 포괄적인 과정이다. 평가는 현 수준의 수행에 대한 기준을 설립하고 작업치료 중재의 방향에 중점을 두며 작업치료 서비스의 필요 및 환불에 대한 정당성을 제공하는 데 있어서 필수적이다. 미국 작업치료협회는 평가 과정 중 작업치료사와 보조작업치료사의 역할 및 책임에 관한 가이드라인을 출시했다.

평가과정은 두 가지 부분을 포함 한다: 작업성과의 분석과 작업 프로파일의 발달. 선별, 초기 평가 및 재평가와 같은 용어들은 정식 평가가 여러 번 이루어지는 동안 차별화된다. 작업 및 비작업 이론과 개념적 모델을 토대로 한 임상적 논리는 평가 과정동안 내려지는 판단을 가이드한다. 평가를 수행 시, 아동과 청소년의 발달 수준, 문화적 환경 및

평가가 이루어지는 외부 환경에 대해 조심스럽게 다루는 것이 중요하다.

구체적인 평가는 평가 과정동안 이 정보를 수집하기 위해 사용된다. 이러한 평가의 일부는 비표준화되어 있다. 비표준화된 평가는 지켜야 할 구체적인 실행, 내용 혹은 채점 절차에 대해 다루지 않는다. 여기에는 또한 평가가 시행, 관리되어야 하는 구체적인 물리적 혹은 정서적 환경에 대해 언급하지 않는다. 이 평가는 상대적으로 시행되는 데 있어서 용이하며 아동과 청소년의 필요에 의한 반응 및 평가가 이루어지는 환경에 맞출 수 있다. 반면에 표준화되어 있는 평가들은 실행, 기록 및 채점 절차에 대해 수립되어 있다. 이는 개인에 따른 수행의 비교가 가능한 규준 혹은 준거의 수립을 토대로 한다. 규준지향 평가는 정상 인구에서 전형적으로 기대되는 개인의 수행의 비교를 위한 표준을 사용한다. 준거지향 평가는 수립된 표준이나 수행의 기대 수준과 관련하여 개인의 수행을 비교할 수 있는 준거를 사용한다.

평가의 유형은 차트 관찰, 관찰, 인터뷰 및 측정도구를 포함한다. 차트 관찰을 통해 작업치료사와 보조작업치료사는 다른 전문가가 취득하여 기록한 아동이나 청소년에 대한 필수적인 정보를 수집할 수 있다. 관찰은 작업치료사와 보조작업치료사가 특히 표준화된 평가절차가 적용되지 않는 환경이나 다양한 환경에서의 아동 및 청소년의 수행능력에 대해 정보를 기록할 수 있게 해준다. 관찰은 구조적 혹은 자연스러운 환경에서 모두 가능하다.

평가정보는 또한 아동과 청소년, 그들의 가족구성원 및 보호자, 그리고 그들과 함께 작업한 다른 전문가들과의 인터뷰를 통해 수집이 가능하다. 인터뷰를 시작하기 전에, 아동이나 청소년에 대해 이미 작성된 보고서를 관찰하는 것이 중요하다. 그렇게 함으로써 이미 물은 질문을 반복하지 않고 이미 존재하는 정보에 새로운 정보를 추가하는 인터뷰가 가능하도록 도와주기 때문이다. 작업치료사와 보조작업치료사는 구체적 질문에 대한 단답형 답변과 좀 더 포괄적인 질문에 대한 상세한 답변을 얻기 위해 인터뷰하는 동안 폐쇄형 및 개방형 질문을 혼합하여 사용할 수 있다. 때때로 그들은 구체적으로 잘 표현된 일련의 질문들을 포함한 대본을 사용하기도 한다; 어떤 때에는 그들은 전반적인 주제를 다룰 개요에 대해 언급하기도 한다. 질문된 문항은 반드시 발달적으로 적합하고, 이해 가능하고, 개인적 판단이 배제된 비지시형 방식으로 잘 표현되어야 한다.

측정도구는 아동이나 청소년에 대한 정보를 체계적으로 수집하고 기록하기 위한 도구를 일컫는다. 이러한 측정도구 중 일부는 아동과 청소년의 작업에 대한 정보수집을 위해 사용된다. 다른 도구들은 아동과 청소년의 수행기술, 수행패턴 및 작업에 영향을 미치는 환경을 다룬다. 매뉴얼은 종종 측정하기 전에 개인이 반드시 보여주어야 할 구체적인 능력의 기준과 더불어 실행, 기록 및 채점절차에 관한 서면의 지시를 제공한다. 대부분의 환경에서 작업치료사는 측정도구를 사용하고 채점하는 데 대한 책임이 있음을 전제로 한다. 일부 환경에서는 보조작업치료사가 서비스 능력을 보여준 후에 일부 측정도구를 사용하기도 한다. 측정도구 매뉴얼이 어떠한 변경이 어떻게 허용되는지에 관해 언급하지 않는다면, 작업치료사와 보조작업치료사는 인쇄된 실행, 기록 및 채점 절차를 따라야 한다. 이를 따르지 않으면 결과 점수는 아무런 효력이 없다.

핵심요점 재검토(Reviewing Key Points)

1. 작업치료 평가의 두 가지는 무엇이며 평가도중 수집되는 정보에는 어떤 종류가 있는가?
2. 평가수행 시 작업치료사와 보조작업치료사의 역할에 있어서 유사점과 차이점을 설명하라.
3. 측정과 평가간의 차이점은 무엇인가?
4. 평가의 종류를 나열하고 기술하라.
5. 표준화된 평가와 비표준화된 평가를 구분하라.
6. 자연스러운 환경과 구조적인 환경에서 이루어진 관찰의 가치를 설명하라.
7. 개방형과 폐쇄형 질문의 차이점을 설명하라.
8. 인터뷰할 때 준수해야 할 주의사항을 설명하라.
9. 일부 측정도구에서의 마루 및 천장 효과에 대해 설명하라.
10. 측정도구를 사용할 때 준수해야 할 주의사항을 설명하라.

중요 요점 적용하기(Applying Key Concepts)

1. 2000년 5월 21일에 출생했고 2005년 3월 6일에 작업치료 평가에 참여한 아동의 연령을 계산하라.
2. 이제 막 아르바이트 일을 구한 청소년에게 그림 9.1을 사용하여 인터뷰를 하라. 이 인터뷰를 기록하고 이에 대해 비평하라. 급우에게 인터뷰 기술에 관해 논평을 요청하라.
3. 초등학교 어린이를 45분동안 관찰하라. 그림 9.2를 사용해 관찰결과를 기록하라. 기록 시, 객관적이고 관찰가능하며 측정 가능한 용어를 사용한다. 급우에게 관찰기록에 사용한 언어에 대한 비평을 요청하라.
4. 12세의 학생에 관해 그의 학교생활을 인터뷰할 때 사용할 폐쇄형 질문과 개방형 질문을 각각 5개씩 열거해 기록하라. 급우에게 이 질문문항들을 살펴보도록 한 후 개인적 판단이 개입되어 있거나 지시적인 것처럼 해석되는 문항에 표시를 하도록 요청하라. 이 문항을 다시 쓰라.
5. 아동과 청소년에게 사용할 3개의 다른 측정도구를 검사하라. 각각의 측정도구에 포함된 자료를 열거하라. 이 측정도구의 목적과 채점 절차를 설명하라. 이 측정도구를 사용하는 데 필요한 자격요건에 대해 설명하라.

참고 문헌(References)

American Occupational Therapy Association (2002). Occupational therapy practice framework: Domain and process. *American Journal of Occupational Therapy, 56,* 609–639.

American Occupational Therapy Association (2004a). Guidelines for supervision, roles, and responsibilities during the delivery of occupational therapy services. *American Journal of Occupational Therapy, 58* (November/December).

American Occupational Therapy Association (2004b). Occupational therapy services in early intervention and school-based programs. *American Journal of Occupational Therapy*, 58 (November/December).

American Occupational Therapy Association (2005a). Model State Regulation for Supervision, Roles, and Responsibilities during the Delivery of Occupational Therapy Services. (Available from the State Affairs Group, American Occupational Therapy Association, 4720 Montgomery Lane, PO Box 31220, Bethesda, MD 20824-1220.)

American Occupational Therapy Association (2005b). Standards of Practice for Occupational Therapy. *American Journal of Occupational Therapy*, 59 (November/December), 663–665.

American Occupational Therapy Association (ND). Occupational Therapy Practice Framework: Domain and Process (2nd ed.). draft.

Bayley, N. (2006). *Bayley Scale of Infant Development III.* San Antonio, TX: Harcourt Assessment.

Crepeau, E., Cohn, E., & Schell, B. (2003). *Willard and Spackman's occupational therapy* (10th ed.). Philadelphia: Lippincott, Williams & Wilkins.

Coster, W., Denney, T., Haltiwanger, J., & Haley, S. (1998). *School Functional Assessment (SFA).* San Antonio, TX:. The Psychological Corporation.

Dunn, W. (1997). *The Sensory Profile.* San Antonio, TX: Psychological Corporation, Therapy Skill Builders.

Finch, E., Brooks, D., Stratford, P. W., & Mayo, N. E. (2002). *Physical rehabilitation outcome measures: A guide to enhanced decision making* (2nd ed.). Baltimore: Lippincott, Williams & Wilkins.

Folio, R., & Fewell, R. (2000). *Peabody Development Motor Scales 2.* Austin, TX: Pro-Ed.

Frankenberg, W. K., Dodds, J., Archer, P. et al. (1992). *The Denver II Training Manual.* Denver, CO: Developmental Materials, Inc.

Gardner, M., & Gardner, A. (1994). *Gardner Social Development Scale.* Hydesville, CA: Psychological and Educational Publications.

Haley, S., Coster, W., Ludlow, L., Haltiwnager, J., & Andrellos, P. (1992). *Pediatric Evaluation of Disability Inventory.* San Antonio, TX: Psychological Corp.

Hammill, D., Pearson, N. A., & Voress, J. K. (1998). *Developmental Test of Visual Perception (DVPT-2).* Austin, TX: ProEd.

Hinojosa, J., Kramer, P., & Crist, P. (2005). (Eds.). *Evaluation: Obtaining and interpreting data* (2nd ed.). Bethesda, MD: AOTA Press.

Humbert, T. K. (2004). The use of clinical reasoning skills by experienced occupational therapy assistants. Dissertation thesis. The Pennsylvania State University.

Law, M., Baum, C., & Dunn, W. (2001). *Measuring occupational performance:Supporting best practice in occupational therapy.* Thorofare, NJ: SLACK.

Lyman, H. B. (1998). *Test scores and what they mean* (6th ed.). Boston: Allyn and Bacon.

Mattingly, C., & Hayes Fleming, M. (1994). *Clinical reasoning: Forms of inquiry in therapeutic practice.* Philadelphia: F. A. Davis.

Peloquin, S. M. (2003). The therapeutic relationship. Manifestations and challenges in occupational therapy. In E. B. Crepeau, E. S. Cohn, & B. Schell (Eds.), *Willard and Spackman's occupational* therapy (10th ed., pp. 157–170). Philadelphia: Lippincott Williams & Wilkins.

Schell, B., & Cervero, R. (1993). Clinical reasoning in occupational therapy: An integrative review. *American Journal of Occupational Therapy, 47*(7), 605–610.

Silverlake, A. C. (1999). *Comprehending test manuals: A guide and workbook.* Los Angeles: Pyrczak.

Vander Zanden, J., Crandell, T., & Crandell, C. (2003). *Human Development* (7th ed. revised). Boston: McGraw-Hill.

Wells, S., & Black, R. (2000). *Cultural competency for the health professional.* Bethesda, MD: American Occupational Therapy Association.

World Health Organization (2001). *International classification of functioning, disability, and health (ICF).* Geneva, Switzerland: Author.

제 10 장

아동과 사춘기 아동의 중재: 일반 규칙

Intervention for Children and Adolescents: General Principles

핵심용어

적응(Adapt)
후방 사슬(Backward chaining)
상담 과정(Consultation process)
형성(Create)
깊이 인지(Depth perception)
약화(Downgrade)
확립(Establish)
외재적 피드백(Extrinsic feedback)
원거리 이동(Far transfer)
전경 배경(Figure ground)
형태 항상성(Form constancy)
인지 형성(Form perception)
전방 사슬(Forward chaining)
전신 보조(Full physical assistance)
일반화(Generalization)
몸짓(Gesture)
hand-over-hand assistance
hand-to-mouth pattern
모방(Imitate)
중간 이동(Intermediate transfer)
내재적 피드백(Intrinsic feedback)
수행 지식(Knowledge of performance; KP)
수행 결과(Knowledge of results; KR)
유지(Maintain)
기억 메모(Memory notebook)
다인지(Metacognition)
거울 이미지(Mirror image)
모델링(Modeling)
다정황 치료 접근(Multicontext treatment approach)
근거리 이동(Near transfer)
관찰 자극(Observational prompt)
작업-기반 활동(Occupation-based activity)
평행 이미지(Parallel image)
부분 신체 보조(Partial physical assistance)
공간내 위치(Position in space)
예비 방법(Preparatory methods)
예방(Prevent)
목적 활동(Purposeful activity)
복귀(Restore)
자가 인식(Self awareness)
공간 지각(Spatial perception)
자신의 치료적 사용(Therapeutic use of self)
작업과 활동의 치료적 사용(Therapeutic use of occupation and activities)
지리적 지남력(Topographical orientation)
전이(Transfer)
강화(Upgrade)
구두 지시(Verbal directions)
구두 암시(Verbal cues)
구구 힌트(Verbal hints)
구두 자극(Verbal prompts)
구두 시연(Verbal rehearsal)
높은 원거리 전이(Very far transfer)
시야 관심(Visual attention)
시각 폐쇄(Visual closure)
시야 식별(Visual discrimination)
시각 이미지(Visual imagery)
시각 기억(Visual memory)
지시 작성(Written directions)

목표

- 작업치료 중재의 목적을 이해하라.
- 사람, 수행, 환경과 관련한 중재를 이해하라.
- 작업치료 중재 형태와 설계에 영향을 주는 요소에 대한 정의하라.
- 예비 활동, 작업의 사용과 작업치료 중재에서 자아의 치료적 사용을 설명하라.
- 작업치료에서 사용되는 교육된 규칙을 설명하고 적용하라.

소개(Introduction)

작업치료사는 평가를 마친 후에 적절한 중재를 결정하고, 의뢰인 중심의 목표 결과를 규정한다. 중재는 의뢰인의 필요사항과 중요도를 기초로 설정한다. 아동 치료 시 가족 구성원과 같은 보호자들은 의뢰인에 포함된다. 중재는 잔존 기능 강화와 새로운 기능을 촉진하는 방향으로 진행된다. 작업 범위와 수행 기술, 수행 패턴은 중재에 영향을 주기 때문에, 아동, 사춘기 아동, 보호자들과 긴밀한 협조 아래 중재를 계획해야 한다. 또한 중재 계획은 아동과 사춘기 아동의 작업 정황(즉, 신체 상태, 사회, 문화, 인성, 도덕, 발달 정도)을 충분히 반영해야 한다.

그러나 중재전략을 선택할 때는 중재의 효율성의 극대화를 위해 아동과 사춘기 아동의 문제점에 대한 폭넓은 범위를 고려해야 한다. 중재 결과는 다양하고 각자의 독자적인 측면을 가지지만, 중재를 계획할 때 고려해야 하는 일반 규칙이 존재한다.

중재의 목적과 방법(Goals and Methods of Intervention)

작업치료 중재를 계획하고 임상에서 적용할 때 작업치료 실전 기본틀(occupational therapy practice framework)(AOTA, 2002)에서 언급된 것처럼 여러 가지 주요 목적들이 있다. 이러한 주요 목적은 본 책의 2장에서 설명되어 있다. 아동과 사춘기 아동을 치료의 목적은 다음과 같은 사항에 중점을 두고 접근한다.

- 생활 수행 능력을 형성하고 증진시키기
- 작업 수행 능력을 형성, 복귀, 유지하기
- 수행과 환경의 주성을 통한 일상생활활동의 참여 증진
- 작업 참여 제한을 유발하는 장벽 영향 예방하기
- 작업적으로 풍성한 환경 조성하기(AOTA, 2002; Dunn, 2000)

작업치료사들과 보조작업치료사들은 아동과 사춘기 아동, 보호자와 협조를 통해 중재 목적을 정의하는 것은 매우 중요하다. 소아 류마토이드 관절염으로 고통받고 있는 Tonya라는 이름을 가진 소녀를 예로 들어, 중요 목적과 사용 가능한 중재 방법들을 쉽게 접근해보자. 소아 류마토이드 관절염(JRA)에 대한 좀 더 세부적인 정보는 18장을 참조하기 바란다. JRA는 만성적인 질병으로 다양한 연령대의 아동에게 발생하기 때문에 질병 진행 과정에 따라 다양한 치료 목적들을 설계할 수 있다.

- **형성과 증진**: 작업치료사와 보조작업치료사는 관절 압박을 증가시키는 신체활동을 피하도록 적절한 조언을 주고, Tonya와 가족들이 신체와 사회적 복지를 증가시키는 나이에 맞는 여가활동을 선택하도록 도움을 주었다.
- **발달** 또는 **회복**: Tonya의 입원 후에, 작업치료사와 보조작업치료사는 Tonya의 근력과 지구력을 회복하는 데 필요한 나이에 맞는 운동 프로그램을 설계한다.
- **유지**: Tonya의 잔존하는 관절 움직임을 유지를 위해 야간에 착용하는 수부 보조기(hand splint)를 Tonya에게 착용시켰다.
- **적응**: Tonya의 중재 목적은 1학년 입학 전에 교실 환경 안에서 가능한 독립적으로 활동하도록 하는 것이다. 보조작업치료사는 문과 사물함의 손잡이를 더 크게 만들어서 독립적으로 사용 가능하도록 하였다.
- **예방**: 작업치료사 감독 아래에 보조작업치료사는 Tonya의 관절 손상을 예방하기 위해 가사 실습 시간(cooking task)에 사용하는 관절 보호기술들을 Tonya와 가족 그리고 학교 선생님들에게 교육하였다.

위에 예에서 볼 수 있듯이 중재 접근은 4 가지 형태로써 자신의 치료적 사용, **작업과 활동의 치료적 사용, 상담과정, 교육과정**을 포함한다. 예를 들어, 보조작업치료사는 야간 수부 보조기를 착용하는 것에 대해 Tonya와 가족의 많은 관심과 질문을 받았다. 이러한 관심과 질문을 해결하기 위해 상담을 하는 동안, 보조작업치료사는 수부 보조기에 대한 불안감을 줄이고, 사용하는 이유에 대한 중요성을 이해하도록 하는 자신의 치료적 사용을 이용하였다. 또한 작업과 활동의 치료적 사용은 기능 활동과 가정 운동 프로그램 안에서 적용되었다.

이러한 예를 통해 중재는 사람 중심으로만 적용하는 것이 아니라 상황에 맞게 환경이나 수행상황에도 맞게 적용해야 한다는 것을 알 수 있다. 근력 강화 프로그램과 보조기 착용은 사람 중심으로 일어나는 중재이다. 하지만 Tonya가 1학년 교실에 차츰 적응하고 쉽게 교실 물건을 사용하게 되면서 작업치료사는 작업 결과에 영향을 주는 환경에 중점을 두게 된다. 보조작업치료사는 관절손상 예방을 위해 Tonya와 가정 과학 교사에게 고등학교 커리큘럼 안에서 가사 실습 시간(cooking task)에 필요한 관절 보호기술을 사용하는 방법을 교육하였다. 이는 일(수행) 중심의 접근에 해당한다. 또한 작업치료사와 보조작업치료사는 최선의 중재의 형태/방향을 결정하는 데 임상적 추론을 사용하였다. 이를 통해 어떠한 수행이 적합한지와 이를 완성하는 데 필요한 수행을 고려하였다. 작업치료사와 보조작업치료사는 얻을 수 있는 중요 목적과 결과가 사람, 일, 환경 가운데 어떠한 점을 더 강조함으로써 이룰 수 있는지를 판단하는 데 실전 규칙과 개인적 경험(지식)을 사용해야 한다. 이어지는 논의는 이러한 중재 방향과 형태에 대해 세부적으로 살펴볼 것이다.

중재 형태(Types of intervention)

작업치료에 사용되는 중재의 형태는 작업치료 실전 기본틀(occupational therapy practice framework; AOTA, 2002)에서 언급된 것처럼 4가지가 존재한다. 다양한 실전 상황에도 불구하고, 중재 형태는 다음의 한 가지에 포함될 것이다–자신의 치료적 사용, 작업과 활동의 치료적 사용, 상담과정, 교육과정. 앞서 Tonya의 주요 목적과 방법들을 예로 들면서, 각각의 중재 형태를 적용해보았다. 다음은 이러한 중재 형태의 세부적 논의를 다룰 것이다.

치료적 자아의 사용

작업치료사와 보조작업치료사는 전체적 관점으로 개인과 가족의 특수성을 인지하고 목표 결과를 이루기 위해서 개별화된 중재를 계획한다. 이러한 중재 속에는 자아의 치료적 사용을 주로 적용하게 된다. 이것은 친해지기 위한 과정이라는 측면보다는 사전에 계획된 중재의 한 부분이다. 치료사는 판단과 인격에 기초하여 대화와 상호작용을 치료적 방법으로 사용한다. 예를 들어 가정 방문 물리치료를 할 때, 대부분의 어머니들은 이러한 치료에 대해 무관심할 것이다. 따라서 작업치료사는 중재 과정 중 의문시되거나 불만족스러운 부분에 대해 어머니와 대화를 해야 한다. 이러한 대화를 통해 어머니는 의문시되거나 불만족스러운 부분을 토로하고, 주로 장애 아동을 돌보는 것에 대해 나머지 가족들이 힘들어 하고 있다고 말 것이다. 이러한 상황에서 보조작업치료사는 예리한 질문을 던지고 부모와 함께 해결책을 상의하고 의논한다. 이러한 상담 과정을 통해 부모들은 다른 가족구성원들이 돌보는 것에 대한 책임감을 가지는 것이 필요하다는 결론을 내리게 될 것이다. 이러한 해결책과 함께 서서히 어머니는 중재 과정에 관심을 보이고 협조적으로 가정 프로그램에 참여할 것이다. 자아의 치료적 사용은 이러한 중재의 모든 측면에서 협조를 유도하는 방법이다.

작업과 활동의 치료적 사용

작업치료사와 보조작업치료사는 아동과 사춘기 아동의 치료 시 발달 정도, 나이, 사회적으로 적절하고 적합한 작업과 활동을 선택해야 한다. 작업치료사와 보조작업치료사는 의미 있는 작업과 활동 선택을 통해 목표한(특정한) 결과를 유도하는 데 중점을 두고 협조적으로 치료를 해야 한다. 예를 들어 손 기술의 제한으로 누르는 동작이 어렵다면 음악 장난감을 가지고 노는 것보다 리모콘을 누르도록 하는 것이 재미와 흥미를 유발할 것이다. 작업치료사와 보조작업치료사는 작업치료 실전 기본 틀에서 언급된 것처럼 아동과 사춘기 아동을 치료할 때 **목적 활동(purposeful activity)**과 **예비 방법(preparatory method)**을 사용해서 작업-기반 중재를 적용한다.

- 작업 기반 중재는 전체적인 치료 목적에 부합되고 나이에 맞도록 아동과 사춘기 아동에게 적용해야 한다. 이러한 접근 형태는 창의적인 요소가 필요하고 평가 동안 예상한 치료 방법과 직접적으로 관련되어진다. 접근 형태와 예상된 치료 방법으로 인해 작업 기반 중재는 개인의 특징을 충분히 반영하고, 환경 안에서 특수화되어진다. 예를 들어 십대 아동이 학교 안에서 사회적 참여를 하는 것이 목적이라면, 작업 기반 중재는 학교 안의 클럽 종류를 조사하고, 참여 가능한 클럽을 선택해야 한다. 사회참여 기술 부족으로 인해 휴식 시간에 적절한 놀이 그룹에 참여하지 못한다면, 친구들과 친밀함을 형성하고, 휴식 시간 동안 적절한 그룹의 구성원으로 참여하는 능력을 향상시키는 것이 중재의 목표가 될 것이다.
- 목적 활동은 특정한 목표 결과를 이루기 위해서 활동에 참여하도록 하는 것이다. 이를 적용하기 위해서는 전체 활동을 작은 단계로 나누어 목표 결과를 설정하고,

시간에 따라 이러한 각 단계의 목표를 이루도록 한다. 예를 들어 목표 결과가 5세된 아동이 독립적으로 옷을 입는 것이라면, 목적 활동은 인형의 옷을 입히고 지퍼를 잠그는 연습부터 시작해야 한다.

- 예비 방법은 목적 활동이나 작업-기반 활동에 앞서 사용된다. 비록 예비 활동은 기능적 목적은 없지만, 치료 시적 전이나 수행 중에 적용할 필요가 있다. 예를 들어, 단체 생활에 대한 두려움을 가진 십대 아동의 경우, 사회적 활동에 참여하기 전에 심리적 이완 기법을 우선 적용해야 한다. 또 다른 예로 이전에 화상을 입은 경험이 있는 5세된 아동의 경우, 인형의 지퍼를 잠그는 수행을 하기 전에, 손가락을 신장시키는 예비 방법을 적용해야 한다. 아동과 사춘기 아동은 목적 활동이나 작업 기반 중재에 참여하기 전에 충분한 예비 활동을 하도록 해야 한다.

작업치료사와 보조작업치료사는 중재 프로그램을 계획할 때 아동과 사춘기 아동에게 심리적 부담감을 주지 않는 범위 내에서 활동과 작업을 선택해야 한다. 수행기술을 연습하는 것이 단기간에 성과를 보일지라도, 중재접근은 사전에 계획한 단계를 순차적으로 거쳐 각 단계가 끝난 후에 확실한 성과를 이루도록 한다. 또한 보조작업치료사는 중재 프로그램 동안 확실한 목적을 이루기 위해서 작업과 활동의 **강도를 높이거나 낮추는 것**이 필요할 것이다. 예를 들어, 점심시간에 아동이 우유병 뚜껑을 여는 것에 두려움을 가지고 있다면, 치료사는 처음에 뚜껑을 약간 열어 놓아서, 아동이 쉽게 우유병 뚜껑을 열도록 한다. 또 다른 예로 한 아동이 숟가락으로 사과 소스를 뜬다면, 시리얼이나 우유를 숟가락으로 뜨게 해서 더 어렵게 작업수행을 하도록 할 수 있다. 이러한 두 가지 예는 통해 보조작업치료사는 활동의 작은 변화를 주어서, 아동이 현재 능력보다 더 좋아지도록 할 수 있다는 것을 의미한다.

상담 과정(Consultation Process)

작업치료사와 보조작업치료사는 중재결과를 극대화하기 위해서 의뢰인과의 상담을 협조적으로 이끌어내야 한다. 상담은 교감과 대화의 과정이 필요하기 때문에 아주 어린 아동보다는 사춘기 아동이나 성인에게 효과적이다. 상담은 새로운 습관이나 일상을 형성하는 결과를 유도하고자 할 때 매우 효율적인 중재수단이다. 상담의 대부분은 학교에서 일어난다.

상담은 협조가 필요한 과정으로 여러 단계가 필요하다. 학교 안에서 상담이 일어나는 과정을 생각해보자.

- *문제 정의*: 보조작업치료사는 3학년 특수 교육 교사의 협조를 이끌어내고 서비스를 제공하기 위해서 매월 상담을 하고 있다. 이 학년의 학생들은 학교 수행능력에 제한을 주는 인지 문제를 가지고 있다. 이번 달에 교사는 식당에서 도움이 필요한 교육을 하고 있다. 교사는 인지장애를 가진 아동들이 식당에서 식판을 들고, 일렬로 줄을 선 후에 배식을 받고 테이블에 독립적으로 앉는 훈련을 하고 있었다.
- *문제 관찰*: 보조작업치료사는 정확한 문제점을 관찰하기 위해서 점심시간에 식당으로 가서 각 아동들이 식판을 드는 과정, 줄과 식탁 사이 거리, 식판을 들고 이동하는 동안 발생하는 문제점 등을 관찰하고 기록한다.
- *문제 해결 토론과 계획* : 보조작업치료사는 감독 작업치료사와 관찰사항에 대한

중재전략을 논의한 후에, 교사와 다시 그에 대한 점을 의논한다. 이러한 논의의 중점은 보조도구 사용, 식탁에 관한 사항, 환경적 이격을 줄이는 방법 등 여러 가지 문제점들이 될 수 있다. 보조작업치료사는 최상의 중재전략을 결정하기 위해 동의와 토론을 통해 협조를 구한다. 중재의 일관성을 유지하기 위해서, 특수화된 단계에 따라 계획된 중재를 기록한다.

- *계획 실천*: 보조작업치료사는 필요한 보조도구와 교실 내에서 필요한 훈련을 제공한다. 교실 안에서 계획을 적용하고 매일 경과 과정을 기록한다.
- *고찰 과정*: 중재 적용 후에 교사와 보조작업치료사는 진행과정에 대해 검토한다. 검토된 사항에 대해서는 필요하다면 수정을 하고, 교사는 보강되어야 할 작업치료 상담이 어떤 것인지를 점검한다.

학생들의 목표 결과를 이루기 위해 교사, 작업치료사, 보조작업치료사는 새로운 습관을 형성하는 것에 대한 중요성을 인지하고 있어야 한다. 학생들의 인지장애로 인해 지속적인 교육과 기술 연습이 필요하고, 이러한 연습을 통해 숙달될 기회를 제공해야 한다. 이러한 책임감 속에, 작업치료사와 교사들은 목표 결과를 도출하기 위해 효율적인 중재 방법을 고안하고 적용하고 검토 후 수정하는 과정이 필요하다.

교육 과정

작업치료사와 보조작업치료사는 아동과 사춘기 아동에게 교육 과정이 필요한 작업치료 서비스를 제공한다(AOTA, 2002). 작업치료사는 3학년 학생들에게 나이에 맞는 자아-관리 기술을 장려하는 방법을 일상 관리 작업자들에게 교육을 실시해야 한다. 보조작업치료사는 키보드 수행에 적절한 의자 종류와 높이에 관한 사항들을 교사들에게 교육할 수도 있다. 이러한 예를 통해, 중재는 치료사뿐만 아니라 아동과 사춘기 아동의 치료에 관여하는 모든 사람들이 참가한다는 것을 알 수 있다. 오히려 치료사는 실제적인 치료보다는 아동과 사춘기 아동에게 영향을 주는 교사들에게 정보를 제공하는 역할이 강조될 수도 있다.

중재의 방향(Direction of Intervention)

작업-기반 모델을 지속적으로 제공하면서, 사람, 수행, 환경중심의 방향으로 중재는 진행된다. 보조작업치료사가 제공한 정보를 기초로 작업치료사는 목표한 작업-기반 결과를 이루기 위해서 최선의 중재 방법을 결정해야 한다. 이러한 결정은 작업의 전체적인 형태와 정보를 포함한다. 또한 필요한 작업과 활동의 분석, 결과와 관련한 주변환경 요소에서 오는 정보 등을 기초로 결정을 하게 된다. 임상적 추론은 결정한 중재가 아동과 사춘기 아동의 작업-기반 중재의 성공적인 결과에 어떠한 영향을 줄 것인지 판단하는 과정이다. 다음의 각 중재 방향에 대해서 생각해보자.

사람 중심 중재

작업치료사는 측정 과정을 마친 후에 아동이나 사춘기 아동의 강도와 도전정도를 결정하고, 수행기술, 수행패턴, 신체기능, 신체구조가 성공적으로 목표한 작업–기반 목적을 달성하는 방향으로 일어나도록 중재를 계획해야 한다. 작업치료 실전 기본 틀(occupational therapy practice framework; AOTA, 2002)의 정의와 ICF 분류에 따르면, 지각과 인지는 정신적 신체기능으로 분류되는 반면에 수행기술은 운동, 처리과정, 의사소통/상호작용 기술을 포함한다.

운동기술(motor skills). 이 범주는 작업치료 실전 기본 틀(AOTA, 2002)에 따르면 자세, 운동성, 협응성, 근력, 노력, 에너지 등으로 분류되는 관찰 가능한 동작 단위로 구성되어 있다. 측정 결과를 통한 목표 결과를 이러한 관찰 가능한 동작 단위로 직접적인 중재를 적용한다면, 선택된 실전모델에 기초한 중재계획에 근력, 협응성, 자세 등을 증가시키는 동작이 포함될 것이다. 따라서 아동과 사춘기 아동의 착의와 단장하기와 같은 작업치료 영역을 완벽하게 수행하도록 할 수 있다. 이러한 운동 기술을 습득하는 데 충분한 시간과 노력이 필요하고, 아동이나 사춘기 아동은 목표한 작업-기반 결과를 이룰 수 있다.

처리기술(processing skills). 처리기술은 작업치료 실전 기본 틀(AOTA, 2000)에 따르면 일상생활 활동을 하는 동안 사용되는 에너지, 지식, 일시적 조직화, 시간 조직화, 적응성 등으로 분류되는 관찰 가능한 작은 단위로 이루어진다. 이러한 수행기술들을 강화하고 발달시키는 중재계획은 아동과 사춘기 아동의 교실활동을 위한 적절한 학교 시설물(supplies)을 선택하고 조직화하여 사용하는 데 도움을 준다. 또한 중재계획은 제한된 시간 안에서 교실 수행을 시작하고 마무리하기 위한 교실환경 내의 암시와 지각 암시에 반응하고 적응하는 데 도움을 준다.

의사소통/상호작용 기술(communication/interaction skills). 아동이나 사춘기 아동은 사회적 상호작용 능력을 제한하는 발달 지연이나 낮은 상호작용 수행기술을 가지고 있을 수도 있다. 예를 들어, 취학 아동은 휴식 시간에 친구와 어울리는 것이 힘들고, 나이에 맞는 게임에서 지게 된다면 공격적으로 변하는 성향이 있다. 따라서 작업치료 중재는 아동이 그들의 분노를 비공격적인 방법으로 표현하도록 해야 한다. 중재목표는 아동에게 인위적인 스트레스 상황을 주고, 이를 극복하는 수행기술을 습득하는 것이다. 이러한 중재 과정을 통해 아동은 새로운 상호작용, 수행패턴, 습관 등을 형성하게 된다. 아동은 화를 조절하는 대응기술이 필요하고 일상에서 경험하는 다양한 상황에서 새롭게 습득한 기술을 사용하는 방법을 배우게 된다.

정신적 신체기능(mental bodyfunctions). 정보처리능력은 다른 정신적 기능처럼 인지와 지각 모두를 포함한다. 비록 작업치료는 선천적인 인지능력을 직접적으로 변화시킬 수는 없지만, 정보처리능력의 향상을 통해 기능적 기술을 수행할 수 있도록 중재 목표를 설정한다. 치료적 중재는 4가지 종류의 시각-인지기능을 목표로 한다.

- **시각기억(visual memory)**은 단기 기억과 장기 기억을 포함한다.
- **시각집중(visual attention)**은 경계, 선택적 집중, 시각 경계, 분리된 집중 등을 포함한다.
- **시각구별(visual discrimination)**은 시각적 특징들을 차이를 인지하고, 분간하고,

분류하는 능력을 포함한다.

- **시각 이미지(visual image)**는 실제로 보지 않고 물건, 동작, 생각을 시각화하는 것을 포함한다.

시각 식별 기술은 물건과 공간 사이의 차이를 감지하는 것을 의미한다. 물건이나 형태 지각은 다음과 같이 분류된다.

- **형태 항상성(Form constancy)**은 다양한 크기, 위치, 배경에도 불구하고 형태를 동일한 것으로 인지한다.
- **시각폐쇄(visual closure)**는 일부 그림을 보고 전체 형태를 인지할 수 있는 능력을 말한다.
- **전경배경(figure background)**은 배경과 멀어진 환경 내에서 물건을 정의하는 능력을 의미한다.

공간지각(spatial perception)은 다음과 같은 능력을 포함한다.

- **공간내 위치(position in space)**는 물건의 회전 방향을 지각하는 능력을 의미한다.
- **깊이지각(depth perception)**은 두 물체 사이의 거리를 판단하는 능력을 의미한다.
- **지리적 지남력(topographical orientation)**는 한 장소에서 원래 위치를 판단하는 능력을 의미한다.

중재전략은 선택한 실전모델을 기초로 아동이나 사춘기 아동이 능력과 보상적 전략을 이루는 활동을 하는 것이다. 각각의 접근은 결점을 극복하는 기술 발달을 위해 사람 중심 중재를 제공을 통해 목표한 작업-기반 결과를 이룰 수 있다.

수행중심 중재

작업치료사와 보조작업치료사는 목표한 작업-기반 결과를 이루기 위해서 수행중심의 중재를 결정할 수도 있다. 예를 들어 보조작업치료사는 선천적 손의 장애로 코트를 잠그는 수행이 어려운 일학년 아동을 치료한다고 하자. 목표한 작업-기반 목적은 아동의 학교 일상생활활동을 독립적으로 수행하는 것이기 때문에, 지퍼를 더 크게 만들어서 아동이 독립적으로 지퍼를 열고 닫도록 할 수 있다. 또한 수행은 아동의 나이에 맞는 ADL 기술을 성공적 수행을 할 수 있는 다른 방법으로 대체할 수 있다.

환경중심 중재

또한 중재는 환경 중심이 될 수도 있다. 위의 일학년 아동의 예처럼, 보조작업치료사는 교실 환경에 적응하는 방법을 토론해서 아동이 컴퓨터를 켜서나 칠판에 글을 쓰는 것과 같은 교실 물건들을 독립적으로 사용하는 방법을 고안할 수도 있다.

교육 규칙(Teaching Principles)

중재 과정 동안, 작업치료사와 보조작업치료사는 종종 아동, 사춘기 아동, 가족에게 교육이 필요할 수도 있다. 적절한 지도를 제공하기 위해서, 작업치료사와 보조작업치료사는 어느 접근이 가장 적절한지와 원하는 결과를 유도할 수 있는지를 고려해야 한다. 선택하고 적용해야 할 교육전략이 다양하게 존재한다. 다음 장은 이들 전략을 적용하는 시기와 장소를 고려하고 다양한 교육의 예를 제공할 것이다.

정황(Context)

정황은 교육전략 중재의 중요한 역할을 담당하고 있다. 작업-기반수행은 **아동**이나 사춘기 아동에게 특정 정황 안에서 사용되는 수행기술이 포함된다. 목표 결과를 위해 다양한 설정과 물건 속에서도 동일한 기술이 필요하거나 **일반화(generalization)**가 필요할 수 있다. 예를 들어, 사춘기 아동이 집에서 식탁을 정리하는 것을 교육할지라도, 이를 일반화시켜 조수로서 레스토랑 식탁을 정리할 수도 있다. 처음에는 운동화 스타일로 신발끈을 묶는 것을 교육하지만 이를 다른 형태의 묶는 기술로 일반화시킬 수 있다.

기술의 일반화를 사용할 때 다양한 설정이 필요하고, 아동과 사춘기 아동이 새로운 정황 속에서 기술을 **전이(transfer)**시키는 방법을 교육하는 것이 필요하다(Toglia, 2003). 기존의 인지 연구를 기초로 **다정황 치료접근(multicontext treatment approach)**은 복합적인 상황과 다양한 정황이 기술을 일반화시키는 능력에 어떤 영향을 주는지를 고려하는 것이다. 비록 이와 같은 접근은 뇌 손상을 가진 사람의 인지 어려움을 강조하도록 설계되었지만, 중재 계획동안 사용될 수 있는 일반화와 관련한 문제들을 정의할 수도 있다: **근거리 전이**, **중간 전이**, **원거리 전이**, **높은 원거리 전이**. 이러한 여러 형태들은 일부 기술을 개개인의 일반화를 위해 경험하는 정황과 물건의 횟수에 기초를 두고 있다. 다양한 전이 수준의 이해를 위해 테이블에 선 자세로 손가락 그림을 그리고 있는 아동을 예로 들어보자.

- 근거리 전이는 아동이 이젤 앞에 선 자세로 붓으로 그림을 그리는 것이다. 아동은 움직이지 않지만 표면은 지금 수평보다 수평에 가깝다. 아동은 여전히 같은 자세이지만, 붓을 들고 종이 위에 그림을 그리고 있다.
- 중간 전이는 아동이 테이블에 앉아서 토스트에 버터를 바르는 상태이다. 아동은 지금 버터를 바르기 위해서 새로운 물건을 들고 있다. 자세는 선 자세에서 앉은 자세로 변화였고, 반대쪽 손은 토스트를 고정하는 데 사용하고 있다.
- 원거리 전이는 아동이 포크를 쥐고 토스트를 먹는 것이다. 아동은 테이블에서 동일한 자세를 취하고 있지만, 버터를 바르지 않고 음식을 포크로 집고 있는 상태이다. 도구를 사용하고 있고, 움직임 패턴은 포크를 입으로 가져가는 섬세한 동작을 취하고 있다.
- 높은 원거리 전이는 아동이 나이프로 토스트를 자른 후에 포크를 사용해서 먹는 과정이다. 아동은 지금 도구를 잡기 위해서 양손을 모두 사용하는 것이 필요하고, 다양한 기능과 움직임을 수행하고 있다. 미국식 자르기를 사용하면, 자르고 나서 먹기 전에 한 손에서 반대쪽 손으로 포크를 옮기는 동작이 필요할 것이다.

이러한 초기 손가락 그림을 그리는 동작에서 차츰 이동하는 과정은 새로운 학습 단계에 필요한 도구를 통한 복잡한 사용을 경험하게 된다. 아동과 사춘기 아동이 새로운 상황에서 일반화를 시도할 때, 이러한 일반화를 위해 필요한 변수들이 얼마나 있는지를 고려하는 것은 매우 중요하다. 아동과 사춘기 아동의 이동 기술이 어렵게 느끼고 있다면 경험 환경 안의 변화 횟수를 줄이는 것이 필요할 것이다.

지시(Direction)

중재 시작 전, 아동과 사춘기 아동의 적절한 이해를 돕기 위해 지시 형태를 결정하는 것이 필요하다. 또한 각각의 아동과 사춘기 아동의 장점 정도, 제한점 처리와 수행에 필요한 동기 정도를 결정해야 한다. 보조작업치료사는 아동이나 사춘기 아동의 성공적 향상을 이끄는 전략을 선택하는 데 이러한 정보를 사용해야 한다. 보조작업치료사는 작업치료사와 상담 후에 구두와 비구두, 복잡성 또는 단순함, 또는 양쪽 모두의 결합 등 가운데 어떤 것을 선택할지를 결정해야 한다.

구두 지시

구두 지시는 작업치료 시 자주 사용되지만, 부작용도 존재한다. 보조작업치료사는 아동이나 사춘기 아동의 언어 이해와 인지능력에 적합한 어휘를 사용해야 한다. 구두 지시를 시작하기 전에, 보조작업치료사는 아동이나 사춘기 아동의 주위를 집중시키고, 구두 지시 내용 중에 불필요한 단어를 제거하여 복잡하지 않은지를 점검한다. 보조작업치료사는 주어진 구두 자극을 아동과 사춘기 아동이 정보를 처리하고 반응하도록 잠시 간격을 두는 것도 도움이 된다. 불필요하거나 관련이 없는 정보가 주어주면 혼란을 초래할 수 있다. 청각 손상 아동의 경우에는 인쇄물과 시각 도구를 사용한 시각적 참여를 구두 지시와 함께 사용해서 주위를 집중하도록 할 수 있다. 또한 아동에게 말하는 사람의 입모양을 자세히 관찰하도록 한다.

문자나 그림 지시

구두 지시를 처리하지 못하거나 언어 차이나 청각장애가 있는 경우에 주로 사용된다. 문자나 그림은 가정 프로그램과 같은 중재 과정 외에 사용되는 지시를 제공할 때 유용하다. 구두적인 지시사항을 아동, 사춘기 아동, 보호자에게 환기시킬 때 문자와 그림 지시는 매우 유용하다. 관리는 지시 단어가 반드시 필요하기 때문에 명료하게 말하고, 아동과 사춘기 아동 및 보호자의 언어 이해와 인지 정도가 일정한 수준을 유지해야 한다. 또한 지시에 사용되는 그림과 도표를 명확하게 이해 가능하도록 그리고, 문화적 차이를 충분히 인정해야 한다.

상황 재현 지시

아동이나 사춘기 아동의 정보를 처리하는 능력에 따라 상황 재현에서 구두 지시 여부를 결정한다. 만약 구두와 상황 재현 지시가 동시적으로 주어진다면, 상황 재현 단계와 일치하는 구두 지시를 하도록 한다.

상황 재현을 할 때 아동이나 사춘기 아동의 관점을 고려해야 한다. 보조작업치료사는 환경 이격을 최소화해서 현실적인 상황 재현이 되도록 한다. 보조작업치료사는 아동이나 사춘기 아동이 거울이나 수평 이미지처럼 상황 재현을 관찰하는지를 고려한다. 아동의 앞에서 이루어지는 상황 재현은 명확하고 근접한 관점을 주시만, **거울 이미지** 속에 공간 지시가 포함된다면 혼란을 초래할 수도 있다. 이러한 상황 재현을 녹화해서 아동과 사춘기 아동 및 보호자들이 다시 볼 수 있는 기회를 제공하도록 한다.

지시의 복잡성

보조작업치료사는 정확한 지시를 내리기 전에 수행되는 작업의 복잡성과 아동의 능력을 이해해야 한다. 작업을 완료하는 다양한 방법이 있지만, 보조작업치료사는 아동이나 사춘기 아동, 보호자의 습관, 패턴, 일상과 가장 근접한 방법을 선택한다. 다단계 지시와 환경적 이격은 수행을 복잡하게 만들 수도 있다. 단계를 단순화하거나 이격을 제거해서 아동과 사춘기 아동의 적극적 참여를 유도하고 성공적 수행을 하도록 한다. 보조작업치료사는 어떤 단계가 필수적이고, 순서가 적절한지, 불필요한 단계 어떤 것인지를 판단을 해야 한다. 수행 방법은 다양하지만, 새로운 습관이나 일상을 습득하기 위해서 일관된 지시가 필요하다.

보조작업치료사는 다단계 지시를 내리기 전에, 후방 사슬과 전방 사슬 중 어떤 것이 유용한지를 결정해야 한다. **전방 사슬(forward chaining)**은 수행단계를 순서대로 가르치는 과정을 의미한다. 예를 들어, 아동에게 신발끈을 묶는 방법을 가르친다고 하자. 아동은 신발끈을 활처럼 만드는 다음 단계 전에 신발끈을 교차하고 고리를 만드는 법부터 배운다. 후방 사슬은 치료사가 직접 동작을 보여주면서 단계를 진행하다가 마지막 단계를 아동이 직접 마무리 하는 기술이다. 신발끈 묶는 것을 예로 들면, 후방 사슬의 경우에는 치료사가 신발끈을 묶는 동작을 보여주고, 활과 고리를 만든 후에, 아동이 직접 만들어진 고리 모양의 신발끈을 잡아당겨 마무리 하도록 하는 교육하는 것이다. 이것을 독립적으로 아동이 할 수 있다면 이전의 두 단계(활과 고리를 만드는 과정)를 해보도록 한다. 이러한 과정을 전체 수행단계를 독립적으로 할 수 있을 때까지 지속한다. 실제로 두 가지 단계가 모두 활용되고 있지만, 치료사는 아동의 상황에 가장 적절한 방법을 택해 적용하도록 한다.

암시(Prompt)

성공적인 수행을 보장하기 위해 수행 전이나 중간에 암시를 제공하는 것은 필수적이다. 암시는 특정한 수행을 완료하기 위해서 아동과 사춘기 아동에게 도움을 주는 신체적, 구두적, 관찰적 자극이다(Orelove & Sobesy, 1996). 암시의 세부적인 빈도와 양은 아동이나 사춘기 아동이 더 이상 필요 없을 때까지 차츰 줄여나간다. 암시는 아동과 사춘기 아동이 수행을 완료하는 데 도움을 주지만 과도한 사용은 해결기술과 숙련발달을 더디게 하는 부작용이 있을 수도 있다.

신체적 암시

필요한 암시의 정도에 따라 **완전한 신체보조(full physical assistance)** 또는 **부분신체보조(partial physical assistance)**가 필요하다(Snell & Brown, 2000). 보조작업치료사는 처음에는 아동이나 사춘기 아동에게 전신보조를 제공하는 **hand-over-hand guidance**를 사용한다. 예를 들어, 치료사는 스푼을 쥐고 입으로 가져가는 아동에게 hand-over-hand 보조를 제공할 수도 있다. 처음에 아동의 손과 손목을 잡고 숟가락을 입으로 가져가는 동작을 보조한다. 아동이 숙달되면, 완전한 신체 암시에서 부분 신체 암시로 넘어간다. 보조작업치료사는 잡기 패턴을 자극하도록 손으로 가볍게 건드리거나 hand-to-mouth 패턴을 촉진하도록 팔을 가볍게 두드리는 정도로만 숟가락을 손에서 입으로 가져가는 동작을 보조한다. 비록 신체적 암시는 새로운 기술을 가르치는 데 가장 유용하지만 가능한 최소한의 정도만 제공한다. 아동이나 사춘기 아동이 수행을 완료하기 위해서 신체 보조가 항상 필요하다면, 작업치료사와 보조작업치료사는 지속되는 신체 보조 암시를 줄이기 위해서 또 다른 보조기술의 사용을 고려해야 한다.

구두 암시

구두 암시(verbal prompts)는 기술의 특정한 단계를 완료하거나 기술을 시작하는 데 필요하다. 구두 암시는 아동이나 사춘기 아동의 기억을 환기하는 데 도움을 주는 단어나 문구를 포함한다. 예를 들어 가위 사용법을 배우는 유치원 아동의 경우 적절한 공간에서 가위를 잡고 있게 하기 위해서 "thumb up"라는 구두 암시를 제공할 수 있다. 보통 질문 형식의 문구인 **구두 힌트(verbal hints)**는 아동이나 사춘기 아동이 스스로 문제해결을 유도하는 암시이다. 예를 들어, 보조작업치료사가 공책의 균형을 잡는 것을 어려워하는 9학년 아동에게 "처음에 먼저 해야 하는 것이 뭘까?"란 질문을 통해 조직화된 기술향상을 유도하는 암시를 줄 수 있다.

관찰 암시

발달을 성숙되면서 아동과 사춘기 아동은 다른 사람이 수행하는 기술을 관찰하고 모방을 통해 배울 수 있다. 보조작업치료사는 아동과 사춘기 아동이 새로운 기술 학습에 도움을 주는 **관찰 시도(observational prompts)**의 다양한 형태를 사용할 수 있다. 치료사가 작업을 수행하고, 아동이나 사춘기 아동에게 이러한 수행동작을 **따라하도록(limitable)** 한다. 특정 단계를 강조하는 **몸짓(gestures)**을 통해 강조를 할 수도 있다. 또한 치료사는 아동이나 사춘기 아동이 사회적 상황에서 수행하는 데 필요한 동작의 행동**모델**(model)이 될 수도 있다.

피드백(Feedback)

기술을 배우거나 수행할 때, 아동과 사춘기 아동은 **내재적 피드백(intrinsic feedback)**과 **외재적 피드백(extrinsic feedback)**을 받는다(Shumway-Cook & Woollacott, 2006). 내재적 피드백은 움직임을 느끼거나 결과를 보는 것과 같은 신체에서 오는 감각 정보이다. 반면에 외재적 피드백은 환경이나 다른 사람에게서 온다.

중재 동안, 작업치료사와 보조작업치료사는 아동이나 사춘기 아동에게 두 가지 외재적 피드백을 준다. **결과지식(knowledge of results; KR)**은 아동이나 사춘기 아동에게 수행의 결과나 성과를 알게 해준다. **수행지식(knowledge of performance; KP)**은 움직임 패턴의 질을 언급하는 외재적 피드백이다(Shumway-Cook & Woollacott, 2006). 예를 들어, 사춘기 아동에게 새로운 전동 휠체어를 사용하는 방법을 가르치는 동안 치료사는 다음과 같은 다양한 조언을 할 수 있다. " 앞을 봐", "경사를 올라갈 때 속력을 더 내" 등은 기술의 특정한 수행을 반영하기 때문에 KP 언급에 속한다. "벽에 부딪치지 않고 회전해봐! 어제 한 것보다 더 좋아졌어!" 등은 전체 성과를 반영하기 때문에 KR 피드백에 속한다. 명확한 조언을 주기 위해 주어진 피드백의 형태를 인지하는 것은 매우 중요하다. 이러한 지도를 하기 위해 보조작업치료사는 아동이나 사춘기 아동의 인지와 발달 정도에 따라 결과지식(KR)과 수행지식(KP)의 상호균형을 이루어야 한다.

치료사는 피드백을 줄 때 조언의 빈도와 타이밍을 고려해야 한다. 처음에는 주기적으로 KP 피드백을 준 다음, 차츰 빈도를 줄여나가는 것이 필요하다. 아동이나 사춘기 아동이 그들 자신의 수행을 관찰하고 외부 피드백 없이 자신의 성과를 판단하는 능력은 중요하다. 자극적인 KP 피드백은 도움도 되지만 반면에 단점도 존재한다. 보조작업치료사는 각 아동이나 사춘기 아동의 피드백에 대한 반응을 관찰하고 성공적인 면을 다시 피드백을 주도록 한다.

학습 전략(Learning Strategies)

다양한 전략들이 학습을 증진시키는 데 사용되고 있다. 초기 학습전략은 아동이나 사춘기 아동의 내부에서 시작되는 기술들이 포함된다. 일부 내부전략의 예는 **구두시연(verbal rehearsal)**과 *자가-인식(self-awareness)*에서 아동이나 사춘기 아동은 기술을 실제로 수행하지 않고, 말로서 주어진 지시를 반복한다. 예를 들어, 사춘기 아동이 춤을 추는 것을 학습할 때, 실제도 춤을 추지 않고 구두로 시각화를 하면서 지시를 반복해서 연습할 수도 있다. 자아-인식전략은 아동이나 사춘기 아동이 수행이 정확하게 일어났는지를 확인하기 위해 자신에게 질문을 던지는 것이다. 예를 들어, 아동이 학교에 가기 위해 가방을 챙길 때 학교 준비물, 숙제, 점심 등을 챙겼는지 자신에게 물어보는 것이다. 또한 아동이나 사춘기 아동이 단계를 순차적으로 반복할 때, 결과의 성과여부를 판단하는 능력은 매우 중요하다. 예를 들어, 아동이 신발을 묶는 것도 중요하지만 본인이 맨 신발끈이 너무 느슨한지를 판단하는 것도 중요하다.

외부 학습전략은 수행을 배우거나 기억하는 데 유용하게 사용된다. **확인목록(check list)**은 아동이 학교에 필요한 물건들을 확실히 챙기는 데 도움을 준다. **기억메모**는 아동과 사춘기 아동에게 다양한 수행을 상기시키는 데 도움을 준다. 교사들은 종종 학생들이 숙제, 과제물, 특별한 사건에 대한 기억을 보조하는 하루 일과 계획표를 작성하도록 한다. 주머니 메모는 학습에 후에 상기하도록 하는 특수한 기술 단계나 중요한 정보를 기록하는 데 사용된다. 이 외에도 다양한 외부 도구가 사용될 수도 있다. 작업치료사와 보조작업치료사는 아동이나 사춘기 아동의 개별적 필요에 대한 도움을 줄 수 있는 외부 학습전략을 알아보는 것에 대한 책임감을 가지고 있어야 한다.

또 다른 학습전략 형태로 성공적으로 학습하였는지를 인지하고 관찰하는 능력인 **초인지(metacognition)**를 들 수 있다(McDevitt & Ormord, 2004). 아동과 사춘기 아동이 성숙하면서 수행을 배우는 많은 방법과 그것을 성공적으로 완료하는 인지방법이 있다는 것을 알기 시작한다. 예를 들어, 저학년 학생들은 학습전략의 다양한 형태에 노출되어 있다. 학급 교사들은 여러 번 단어를 적거나, 단어를 가지고 문장을 만들거나, 단어 게임과 활동을 하는 것과 같은 다양한 구조화된 숙제들을 통해 매주 단어를 암기하는 것에 대한 도움을 줄 수 있다. 아동이나 사춘기 아동이 성공적 문제해결 전략을 알도록 돕는 것은 작업치료사들과 보조작업치료사에 의해 사용된 또 다른 학습전략이 될 수 있다. 확인목록을 제공하는 것보다 오히려 "처음에 무엇을 해야 할까? 이러한 상황이라면 무엇을 해야 할까?"와 같은 질문을 통해 자신만의 조직화된 목록을 만들도록 한다. 보드 게임을 할 때, 아동이나 사춘기 아동이 말을 움직이기 전에 다양한 선택을 생각해보고, 최선의 수를 선택하도록 해서, 무작위 선택으로 인한 시행착오를 최소화하도록 한다. 이러한 기술들을 적용할 때, 보조작업치료사는 아동이나 사춘기 아동의 발달 나이와 인지 능력을 고려한다.

요약(Summary)

아동과 사춘기 아동의 5가지 중요한 작업치료 목적이 있다. 여기에는 1) 작업 기회 창조나 증진도 포함된다. 2) 작업을 수행하는 능력의 성취, 회복, 유지 3) 수행과 환경을 수정하거나 적응을 통한 일생생활 수행참여 4) 작업참여를 제한하는 장벽의 영향 예방하기 5) 작업적으로 풍성한 환경을 설계하기(AOTA, 2002; Dunn, 2000). 이러한 목적의 각각은 작업-기반환경이 일어나는 사람, 수행, 환경 중심의 중재를 통해 이룰 수 있다.

선택된 작업-기반의 결과에도 불구하고 작업치료 중재의 4가지 형태가 있다. 여기에는 자신의 치료적 사용, 작업과 활동의 치료적 사용, 상담과정, 교육과정이 포함된다. 작업과 활동의 치료적 사용을 적용할 때, 작업-기반 중재, 목적 있는 활동, 예비 방법 등이 사용된다.

중재를 적용할 때 다양한 교육규칙이 사용될 수 있다. 이러한 기술로써 지시, 암시, 피드백의 적절한 형태를 선택하는 것이 포함한다. 활동 정황은 대체되거나 새로운 학습 전략이 소개되는 것이 필요하다. 아동, 사춘기 아동에게 발달학적으로 적절한 환경과, 의미 있고 자극을 주는 전략을 사용하라.

핵심요점 재검토(Reviewing Key Points)

1. 작업치료 중재의 다섯 가지 주요 목적을 적고 각 목적에 해당하는 예를 들어보아라.
2. 다음의 시각 식별 기술을 정의하고 예를 들어보아라-깊이지각, 전경배경, 형태 항상성, 지리적 지남력, 공간 내 위치, 시각폐쇄
3. 인간, 환경, 수행 중심의 중재를 어떻게 할 것인지를 설명하고 예를 들어보라.
4. 신체적, 구두적, 관찰적 암시가 아동과 사춘기 아동의 경우에 어떻게 적용되는지를 설명하고 예를 들어보라.
5. 다정황 치료접근을 설명하라.

중요 요점 적용하기(Applying Key Concepts)

1. 주위 파트너와 함께 다단계 수행이 필요한 선물 포장 매듭을 만드는 과정을 준비하라. 이와 같은 수행에 필요한 단계를 분석하고 결정하라. 파트너에게 이러한 수행을 보조하는 구두 지시를 해보고 이러한 지시에 대한 명료한 피드백을 해보라.

2. 다양한 규칙이나 연속된 단계가 필요한 새로운 게임이나 스포츠를 배워라. 새로운 기술을 배우는 데 필요한 전략은 무엇인가? 다른 학급의 친구들과 비교해보아라.
3. 작업치료 중재 과정을 관찰해보고 이러한 관찰에 기초해서 중요한 결과나 각 중재 과정에서 사용된 치료 중재를 판단해보라. 중재 동안 사용된 작업-기반 활동, 목적 있는 활동, 예비 방법을 분석하라. 관찰한 교육전략이나 학습전략을 기록해보고 학급의 친구들과 비교해보아라.

참고 문헌(References)

American Occupational Therapy Association (2002). *Occupational therapy practice framework: Domain and process.* American Journal of Occupational Therapy, *56*(6), 609–639.

Dunn, W. (2000). *Best practice occupational therapy: In community service with children and families.* Thorofare, NJ: SLACK.

McDevitt, T. M., & Ormrod, J. E. (2004). *Child development: Educating and working with children and adolescents (2nd ed.).* Upper Saddle River, NJ: Pearson Prentice Hall.

Orelove, F. & Sobsey, D. (1996). *Educating children with multiple disabilities: A transdisciplinary approach* (3rd ed.). Baltimore, MD: Paul H. Brooks.

Schneck, C. (2005). Visual perception. In J. Case-Smith, *Occupational therapy for children* (5th ed.) (pp. 412–445). St. Louis, MO: Elsevier Mosby.

Shumway-Cook, A., & Woollacott, M. (2006). Motor control: Translating research into clinical practice. (3rd ed.). Baltimore: Lippincott, Williams and Wilkins.

Snell, M. & Brown, F. (2000). *Instruction of students with severe disabilities.* (5th ed.). Upper Saddle River, NJ: Pearson Prentice Hall.

Toglia, J. (2003). Multicontext treatment approach. In E. Crepeau, E. Cohn, & B. Boyt Schell (Eds.), *Willard & Spackman's occupational therapy.* Philadelphia, PA: Lippincott, Williams & Wilkins.

제 11 장

작업치료 과정과 결과에 대한 문서화

Documenting the Occupational Therapy Process and Outcomes

핵심용어

평가 보고서(Evaluation report)
목표(Goals)
개별교육프로그램[Individualized Education Program(IEP)]
개별가족서비스계획[Individualized Family Service Plan(IFSP)]
중재계획(Intervention Plan)
서술적 기록(Narrative note)
목표(Objectives)
결과(Outcome)
경과 보고서(Progress note)
의뢰, 위탁(Referral)
노트(SOAP note)

목표

- 문서화 과정에 대해 이해하라.
- 문서화 과정에 있어서 클라이언트, 작업치료사, 보조작업치료사, 또 다른 팀 구성원들의 역할을 명백히하라.
- 작업치료 중재의 결과를 확인하고 평가하기 위해 문서를 어떻게 사용하는지 검토하라.
- 다양한 형식의 문서를 설명하고 확인하라.
- 작업기반의 문서를 어떻게 쓰는지 학습하라.

소개(Introduction)

작업치료 과정의 전반에 걸쳐 작업치료사와 보조작업치료사에게 문서 업무가 필요하다. 이 장에서는 문서화 업무의 목적을 소개하고 아동과 청소년들을 대상으로 하는 세팅 특유의 문서 형식들을 검토한다. 이러한 세팅에서 클라이언트라 함은 아동이나 청소년으로 구성된 개인 혹은 집단, 그들의 부모, 보호자, 선생님 같은 돌보는 사람(caregiver)을 지칭함을 기억하는 것이 중요하다.

문서화의 목적(Purpose of Documents)

정확한 서면(書面) 기록은 작업치료사와 보조작업치료사에 의한 업무를 나타낸다. 실제 세팅에서 작업치료사와 보조작업치료사들은 정확하게 문서화한다.

- 작업적으로(작업치료적으로) 근거를 둔 목표에 대한 클라이언트의 경과를 측정하고
- 측정된 경과를 바탕으로 중재를 결정하며
- 클라이언트의 상태를 다른 팀 구성원들과 공유하고
- 작업치료 업무에 대한 재원의 변제(辨濟)를 요청하며
- 작업치료의 효과를 평가하기 위해

작업치료사와 보조작업치료사들은 최상의 임상(臨床)을 유지하기 위하여 자료를 수집하기 위한 연구조사를 시행할 때나 법적인 테두리 안에서 공식적 업무를 수행할 때 문서를 사용할 수도 있다. 문서의 사용이라는 것과 상관없이 작업치료 수혜자와 그 결과를 정확하고 명백하게 문서화하는 것이 중요하다. 문서에 사용되는 언어는 전문적이고 구체적이며 객관적이고, 그 문서를 사용하는 사람이 이해할 수 있어야 한다.

역할에 대한 기술(記述)(Role Delineation)

작업치료 과정의 전반에 걸쳐 문서화에 있어서 종종 작업치료사와 보조작업치료사의 책임에 대한 관점이 다를 수 있다. 보조작업치료사가 보고서를 작성한다고 할지라도 작업치료사는 고유의 업무로써 작업 프로파일, 작업수행 분석, 중재 목표 등이 포함된 클라이언트의 초기 평가 작성에 대한 주된 책임이 있다.

보조작업치료사는 흔히 중재 과정에 참여하고, 현재 **중재계획(intervention plan)**과 그 계획에 따른 클라이언트의 경과에 대해서 기록해야 한다. 작업치료사와 협력하여 보조작업치료사는 중재 세션 동안 기록한 관찰내용에 기초하여 중재를 결정한다. 다른 팀 구성원들이 작성한 문서는 작업치료 이외의 영역에서의 정보들을 제공한다. 마찬가지로 작업치료 기록은 클라이언트에 대한 작업치료 중재의 결과를 다른 팀 구성원들에게 알려준다. 문서는 모든 팀 구성원간의 의사소통 수단이 된다.

문서의 종류(Types of Documentation)

문서화하는 것은 다른 여러 환경 속에서 작업치료 과정 전반에 걸쳐 필요하다. 이러한 문서들이 다양한 임상환경에 따라 그 구체적인 이름이 다를지라도 문서화하는 데 있어서 근본적인 기능은 평가결과를 설명하고, 중재계획을 수립하며, 치료에 대한 경과를 기록하고 그 결과를 정리하는 것이다. 더욱이 서면(書面) 기록은 의사나 다른 전문가들로부터 또는 그들에게 **의뢰(refferals)**하는 데에 있어서 필요하고, 부모의 동의나 승낙 등에도 필요하다.

평가보고서(evaluation reports)는 아동이나 청소년들에게 수행되는 표준화 또는 비표준화된 평가에 대한 요약과 분석, 작업 프로파일, 결과, 중재계획 등이 포함된다. 보고서가 작업치료사에 의해 써진다 하더라도 그 과정에 보조작업치료사가 개입할 수 있다. 아동이나 청소년들을 대상으로 업무를 수행할 때, 평가 보고서는 작업치료가 의료시설, 학교, 사회 또는 가정환경 안에서 행해져야 하는지 그 필요성을 결정하는 데 사용되어지기도 한다. 작업치료사와 보조작업치료사는 평가 보고서에 있는 정보를 통하여 작업적 장벽, 환경적 요구 흥미 등을 고려한 중재 계획을 수립한다.

중재계획은 예상되는 중재결과를 서면으로 기록하고, 목표 달성을 위해 구체적인 장기 계획과 단기 목표를 규정한다. 세팅에 따라 작업치료 중재계획은 평가 보고서에 포함되거나 문서상에서 독립될 수 있다. 학교환경의 세팅에서, 작업치료 중재계획은 **개별교육프로그램(individualized education program; IEP)**의 부분이 될 수 있다. 또한 유아들에 대한 초기 중재 프로그램에서는 **개별가족서비스계획(individualized family intervention plan; IFSP)**의 부분으로, 병원에서는 학제(學際)간 치료계획의 부분이 될 수 있다. IEP와 IFSP에 대한 연방법의 규정에 따라 이 장(章)의 후반부에서 좀 더 자세히 다루도록 하겠다.

경과 보고서(progress notes)는 중재 과정의 경과를 기록하는 데 사용된다. 작업치료사와 보조작업치료사에 의해 시행된 중재와 계획된 결과에 대한 아동이나 청소년의 현재 상태를 기록한다. 세팅이나 재원(財源), 중재기간 등에 따라 보조작업치료사는 매일, 매주, 매달 한 번씩 경과 보고서를 쓸 것이다. 병원이라면 일 단위, 월 단위로 쓸 것이고, 교육환경이라면 학교의 통지표 주기에 따라 분기별로 쓸 것이다. 작업치료사는 보조작업치료사가 쓰는 경과보고서의 부분을 결정하고 감독할 의무가 있다.

퇴원 요약서는 작업치료가 종료된 시점에 쓰고, 작업치료 중재전략과 달성한 결과, 중재 기간 등에 대해 요약해서 쓴다. 또한 이 보고서는 때에 따라 다른 세팅에서의 작업치료가 지속적으로 필요할 때 추천장(推薦狀)이나, 권고서(勸告書)의 역할을 하기도 한다.

결과 전개(展開)(Outcome Development)

작업기반의 중재 계획을 수립하기 위해 작업치료사는 평가과정을 통해 얻은 정보들을 분석하고 종합하며, 구체적으로 클라이언트에게 초점을 맞춘 작업 프로파일을 작성한다. 평가과정에 도움이 되도록 작업치료사는 보조작업치료사에게 구체적인 평가절차를 완성하도록 요청하고, 아동과 청소년의 수행 능력에 대한 구술(口述) 또는 서면(書面)상의 보고서를 제공할 수 있다(AOTA, 2004). 아동과 청소년, 돌보는 사람(caregiver), 그리고 다른 전문가들과의 협력관계에서 작업치료사와 보조작업치료사는 작업수행에 관계된 적절한 결과를 확인한다. '*작업치료 시행체제: 영역과 절차(Occupational Therapy Practice Framework: Domain and Process)*'에서 작업치료 특유의 결과들에 대한 다양한 유형을 설명하고 있다(AOTA, 2002). 아동이나 청소년들에 관한 사항은 다음과 같다.

- 작업수행 수준의 유지나 향상
- 작업치료 서비스에 대한 만족
- 작업역할 수행능력의 유지나 증진
- 작업적인(작업치료적인) 도전 과제에 대한 부수적인 적응능력
- 건강과 보건상태의 유지나 향상
- 삶의 질 유지나 향상

예를 들어, 발달장애가 있는 아동이나 청소년에게는 작업수행에서의 기술향상은 중재의 결과가 될 수 있다. 그리고 퇴행상태에 있다면 현재 수행수준의 유지가 희망하는 결과일 수 있다. 심리사회적인 문제가 있는 아동이나 청소년에게는 건강과 보건관리 향상이 적절한 결과가 될 것이다. 아동, 그들의 부모 또는 돌보는 사람(caregivers)으로부터의 피드백에 근거한 클라이언트의 만족 또한 목표한 척도가 될 수 있다.

결과는 잘 써진 개별 목표에 의해 가장 잘 평가된다. **목표(goals)**를 세우는 것이 작업치료사의 업무라고 하더라도 흔히 보조작업치료사가 직접적으로 중재하면서 부분적으로 그 과정에 참여한다.

목표를 세우면서 유념(留念)하고 있어야 하는 사항들은 다음과 같다.

- 클라이언트의 인지적, 신체적, 정서적 기능 수준
- 발달적으로 적절한 클라이언트의 기능 가능성
- 기능이 수행될 환경

목표는 아동이나 청소년에게 주어진 역할을 성공적으로 수행하기 위해 필요한 작업과 관계된 구체적인 결과에 초점을 맞추어야 한다.

중재계획은 goal과 objective라는 두 개의 결과 척도를 내포한다. **goal**과 **objective**라는 용어를 종종 호환하여 사용하기도 하지만 실제 두 용어 사이에는 뚜렷한 차이가 있다.

Goal은 전반적 관점에서의 결과를 반영하고, 보통 장기간에 걸친 성취를 의미한다. 흔히 이 용어는 장기 목표라 불린다. 장기 목표의 예로 '클라이언트가 아침에 독립적으로 20분 안에 옷을 완전히 입을 수 있다' 같은 것을 들 수 있다.

장기 목표의 경과를 측정하기 위해서 그 목표를 뒷받침하는 단기 목표(objective)가 세워진다. 단기 목표는 장기 목표에서의 예상 결과를 성취하기 위해 필요한 단계에 대한 기준이 된다. 하나의 장기 목표에 대해 최소 두 개의 단기 목표가 뒷받침되어야 한다. 목표(objective)는 장기 목표의 결과에 영향을 주는 중재 세션을 정하는 데 도움이 된다.

많은 아동들과 청소년들에게 같은 장기 목표가 세워진다 하더라도 그들 각각의 단기 목표는 고유의 것들이다. 목표(objective)는 장기 목표에 대한 환경적 요구에 따른 아동이나 청소년들 각각의 구체적인 강점과 차이점들을 반영한다. 다음의 두 청소년들에 대한 장기적인 옷 입기 목표에 대해서 생각해보라.

Peter는 단추로 잠그는 셔츠를 입고, 넥타이를 매며, 끈으로 묶는 예복용 구두를 신어야 하는 보수적인 교복을 착용하는 고등학교에 다니고 있다. 이 남학생은 손 협응에 문제가 있어서 아침에 학교를 가기 위해 준비하면서 혼자서 옷입기를 하는 데 어려움이 있다. 이 학생에 대한 중재계획은 다음과 같다.

단기 목표 1 : Peter는 5분 안에 셔츠의 버튼 7½″ 중 6″를 독립적으로 잠글 수 있다.
단기 목표 2 : Peter는 5분 안에 독립적으로 타이를 묶을 수 있다.
단기 목표 3 : Peter는 주 7일 중 5일은 아침마다 독립적으로 신발끈을 묶을 수 있다.

작업치료사와 협력하여 보조작업치료사는 Peter가 옷입기 작업을 수행하는 데 필요한 손 협응능력을 향상시키기 위한 중재계획을 세운다. Peter가 수행하는 속력, 정확도, 빈도는 경과를 측정하는 데 사용된다.

Marko는 복장 규제가 없는 고등학교에 다니고 있어서 청바지와 티셔츠를 입고, 스니커즈를 신는 것을 좋아한다. 이 학생은 과제를 순서대로 나열하고 도구의 앞과 뒤를 구별하는 데 어려움이 있어서 옷을 입는 데에 도움이 필요하다. Peter처럼 Marko의 장기 목표는 독립적으로 옷을 입는 것이다. 하지만 그의 목표(objective)는 나열하고 정돈하는 것에 초점이 맞춰져 있다.

단기 목표 1 : Marko는 5번의 시도 중 3번을 티셔츠의 앞면을 구별하여 정확히 입을 수 있다.
단기 목표 2 : Marko는 8번의 시도 중 4번, 독립적으로 신발끈을 묶을 수 있게 그림이나 열을 수행할 수 있다.

이 목표들을 성취하기 위해 작업치료사와 보조작업치료사는 앞-뒤 구별, 정렬, 순서화 등의 Marko가 가진 인지적 문제에 초점을 맞춰 중재 방법을 선택한다.

목표의 평가(Evaluation of Goals and Objectives)

이견(異見)을 가진 많은 학자들이 목표를 세우고 평가하는 방법을 제안했다. 머리글자를 따서 만든 'SMART'는 소아에 대한 작업기반의 잘 써진 목표를 세우는 하나의 접근방법이다(Sames, 2005). 'SMART'라는 용어는 '구체적(**S**pecific)이고 측정 가능(**M**easurable)하며, 성취 가능(**A**ttainable)하고 관계(**R**elated)가 있고 시간의 제한(Time-lined)이 있다'라는 것을 의미한다. 잘 쓴 목표를 세우기 위한 가이드를 위해서 다음의 질문들을 제시한다.

Specific : 목표를 읽는 모든 사람들이 어떤 것이 측정되는 것인지를 이해하도록 목표가 정확하고 명백한가? 어떤 적응사항이나 상황, 상태가 고려되어야 한다면 그 내용들을 목표에 내포하고 있는가?
Measurable : 목표에 경과를 측정하기 위한 방법이 드러나는가? '향상' 같은 모호한 용어 대신, '4번의 시도 중 2번' 같은 측정 가능한 용어가 포함되었는가?
Attainable : 이 목표는 아동이나 청소년의 신체적, 정서적, 인지적 수준에서 세워졌는가?

Related : 이 목표는 아동이나 청소년의 작업 수행과 연관되어 세워졌는가? 아동이 이 작업수행에 참여하는 환경에 적절한 목표인가?
Time-lined : 그 아동이나 청소년이 목표를 성취하게 될 때를 나타내는가?

여기에 SMART 방법으로 쓴 목표의 예를 몇 개 들어본다.

- 학기말까지 주 5일 중 4일, 교실에 들어간 후 5분 안에 외투를 벗어서 정리하고, 도시락을 찬장에 정리하는 등 아침에 늘 하는 일을 순서대로 수행할 수 있다.
- 6개월 안에 이 아동이 주 5일 중 4일, 휴식 시간이나 자유시간에 친구들과의 놀이를 시작할 수 있다.
- 2개월 안에 10번 시도하면 8번을, 하지 보조기를 착용하고 벗을 수 있다.
- 4개월 안에 구두 지시나 조언 없이, 매주(每週) 칠판에 적힌 낱말 문제 15개 중에서 12개를 읽기 쉽게 따라 적는다.
- 3개월 안에 4번의 사건이 일어나면 3번을, 자신의 화를 완력(腕力)으로 표현하지 않고 말로 표현한다.

문서화의 유형(Format of Documentation Notes)

다양한 임상환경과 재원에 따라 다른 형식의 문서를 사용하지만 모두 정확하고 명백한 문서를 요한다. 병원이나 외래 진료소, home health agency 같은 의료시설에서는 흔히 작업치료 서비스를 기록하면서 **SOAP 노트(SOAP note)**나 **서술적 기록(narrative note)**을 사용한다. 학교를 근간으로 하는 임상에서는 개별교육프로그램(IEP)의 지침을 따라야 한다. 영유아를 위한 초기 중재 프로그램은 개별가족서비스계획(IFSP)을 고수(固守)할 필요가 있다.

SOAP 노트 형식(Soap Note Format)

SOAP 형식은 의료 기록을 체계화하기 위해 고안되었고, 병원 세팅에서 정식으로 사용한다. 이 기록의 각 항목들은 특정 문자로 표지(標識)되고 그 의미는 다음과 같다.

*주관적 정보(**S** stands for subjective)*. 관찰에 의하지 않은 정보나 아동, 가족, 돌보는 사람(caregiver) 같은 의료인이 아닌 사람들로부터의 의견 등을 의미한다. 여기에는 종종 "팔을 움직일 때 아파요"라든지 "그것을 만지기 싫어요" 같은 중재결과에 연관된 관련 인용 문구를 포함한다.

*객관적 정보(**O** stands for objective)*. 아동이나 청소년이 중재 세션에서 수행하는 것을 관찰하거나 목표, 성취 수준에 이르기 위해 치료사가 행하는 것 등에 대한 관찰 가능한 정보를 말한다.

*사정(査定)(**A** stands for assessment)*. 아동이나 청소년에 대한 특정 목표에 따른 경과에 대한 판단을 반영한 진술을 말한다. 또한 목표를 성취하는 데에 방해가 되는 문제점을 기록하는 부분이다.

*계획(**P** stands for plan)*. 계획은 작업 기반의 한정된 결과와 다음 세션의 중재를 상술

(詳述)하는 구체적이고 명확한 정보를 담는다. 흔히 작업치료 서비스의 빈도와 지속 기간을 나타낸다.

서술적 기록 형식 (Narrative Note Format)

서술 기록은 모든 관련 정보를 간략히 서술한다. SOAP 형식과 달리, 객관적인 정보와 주관적인 정보가 같은 단락에 섞일 수 있고, 판단에 대한 진술이 들어갈 수 있다. 문체의 명쾌함을 더하기 위해 작업 수행 문제나 영역별로 정보들이 이어진다.

일반 지침(General Guidelines)

형식의 구별 없이 3인칭으로 문서를 쓰는 것이 중요하다. 3인칭으로 말한다는 것은 '치료사', '아동', '부모', '교사', '그들', '그들의' 같은 용어를 사용하는 것이다. '나', '나를', '나의', '우리의' 같은 1인칭 용어를 사용하지 않아야 하고 '너(당신)'나 '너의(당신의)' 같은 2인칭 용어의 사용도 피해야 한다. 각 기관에서는 기록을 가능한 한 요약하여 쓸 수 있도록 기관별로 용인(容認) 가능한 약어를 채택한다. 필수 기록 횟수는 각 기관의 주요 재원 당국에 따라 정해진다.

어떠한 형식이라 해도 그 문서에는 같은 정보가 기록된다. 아래에 SOAP 형식과 서술 형식 모두를 사용한 어느 문건에 대한 중재 세션의 예를 든다.

작업치료 중재 세션

중등도의 뇌성마비 진단을 받은 6세의 Nakoma는 맞춤형 전동 휠체어를 장만했다. 의사는 작업치료 중재로 휠체어 사용 교육을 처방했다. Nakoma의 부모는 지역의 아동병원 외래 클리닉에서 작업치료를 받는 것으로 결정했다. 작업치료사는 평가를 시행하고 Nakoma의 신체적, 인지적 능력에 맞게 휠체어를 개조하기로 했다. 하지만 Nakoma의 당시 상태로는 휠체어를 잘 조작하는 데 무리가 있었다.

첫 중재 세션에 부모와 아동이 휠체어를 가지고 보조작업치료사를 찾았다. 부모는 그 휠체어를 사용하는 데에 위험이 따른다는 생각을 전했다. Nakoma가 집에서 휠체어를 사용하는 모습을 보았을 때 지속적으로 가구나 벽, 다른 가족들에게 부딪치는 것을 보았다는 것이다. 보조작업치료사는 Nakoma가 휠체어를 안전하게 조작할 수 있게 할 것이라 설명하고, 중재 세션동안 부모가 함께 있기를 권했다.

소개를 하고 나서 보조작업치료사는 휠체어를 타고 안전하게 멈추는 법과 간단한 회전을 교육할 것이라 설명했다. 그 치료사는 부모에게 어떻게 휠체어 속력을 낮추는지 보여주고, Nakoma가 물체에 부딪치기 전에 멈추기 위한 기술이 요구되는 게임을 함께 했다. 처음에는 Nakoma가 조작용 손잡이에서 손을 뗄 때 두 손을 번갈아 잡는 보조가 필요했지만, 7번의 반복 연습 후에는 물체에 부딪치기 전에 휠체어를 견실히 멈출 수 있게 되었다. 치료 세션이 진척됨에 따라 치료사는 점차 장애물 코스를 변화시켜서 Nakoma가 휠체어 방향을 전환하고, 좌우로 크게 회전할 수 있게 되었다. 세션이 종료될 때, 부모에게는 어떻게 휠체어 속력을 조절하는지, 그리고 교육을 하는 동안 어떻게 언어적, 신체적 지시를 주는지에 대한 유인물이 주어졌다. 부모는 Nakoma가 휠체어를 타고 연습할 수 있게 하였고, 다음 주의 후속 치료를 예약했다.

중재 기록(Intervention Documentation)

SOAP 형식

S : 부모는 아이가 집에서 가구나 벽, 사람에 부딪쳐서 휠체어를 사용하기에 위험하다고 했다.

O : 부모는 휠체어를 간단하고 안전하게 조작하는 기술을 가르치는 작업치료 중재 세션에 참가했다. 그 아동이 집 안팎에서 연령에 맞는 일상의 활동에 참여할 수 있기 위해 휠체어 안전과 조작이 필요하다. 교육을 받은 후에 아동은 휠체어의 전진을 멈출 수 있고, 오른쪽 왼쪽으로 크게 도는 것을 배웠다. 또, 엔진 스피드가 조절되었다. 부모는 휠체어 조정(調整)에 대한 유인물을 받고 교육받은 기술에 대한 보수교육을 받았다.
일상에서 아동이 휠체어를 사용하도록 제안되었다.

A : 교육받은 대로 아동은 전동휠체어를 안전하게 조작하는 자신의 능력을 향상시켰다. 이제는 휠체어를 멈출 수 있고 크게 회전할 수 있게 되었다. 추가 교육을 통해서 자신의 연령대에 맞는 휠체어 조작 기술을 독립적으로 수행할 수 있어야 하겠다.

P : 1주일 안에 보다 작게 회전하고, 후진할 수 있으며 집 안팎에서 안전하게 사용할 수 있도록 교육하기 위한 후속 교육 세션 예정을 잡는다. 2주 안에 외래 서비스를 종결한다.

서술 기록

아동과 부모는 이날 새로 구입한 맞춤형 전동휠체어를 아동이 안전하게 조작하지 못하는 것에 초점을 맞춘 기술을 훈련하는 작업치료 중재에 왔다. 휠체어 안전과 조작은 아동이 집 안팎에서 자신의 연령에 적합한 일상생활활동에 참여하는 데 필요하다. 처음에 부모는 이 아동이 휠체어를 멈추지 못하고 집에서 사물과 사람들에게 부딪쳤기 때문에 안전을 걱정하였다. 치료사는 휠체어의 속력을 조절하였고, 부모에게 휠체어 조정에 대한 유인물을 제공하였다.

교육 후에, 아동은 견실히 휠체어를 멈출 수 있게 되었고 안전하게 큰 회전을 할 수 있게 되었다. 부모는 중재 세션을 보강하는 지침서를 받았고, 아동은 실제 일상에서 휠체어를 사용하게 되었다.

일주일동안 지속하여 휠체어 조작과 작은 회전, 후진, 집 안팎에서의 안전한 사용방법 같은 기술에 초점을 맞춘 후속 교육 세션이 계획되었다. 2주 안에 외래 작업치료 서비스의 종결을 기대한다.

개별교육프로그램(IEP)

학교 환경에서의 문서는 특별 관리를 필요로 하는 아동과 청소년들에게 행해지는 업무 서비스에 대한 지침과 법률을 제공하는 연방법에 따른다. 3세부터 21세의 아동을 위한 학교를 근간으로 하는 세팅에서는 작업치료가 관련 서비스로 여겨진다. 이는 학교 프로그램에서 작업치료 서비스에 앞서 특수 교육 서비스가 우선적인 권한이 있음을 의미한다.

개별교육프로그램(IEP)은 [정규 또는 임시, 특수 교사와 교장, 학교의 관재인(管財人) 같은] 교육자, 학교에 속한 심리학자, (언어, 물리치료사, 작업치료사 같은)치료사, 부모 또는 보호자, 그리고 학생으로 구성된 팀으로 진행된다. 초기 평가결과로 한 학생에게 3년간 특수교육 서비스를 제공하기는 하지만 IEP는 적어도 1년에 한 번은 그 학기 중의 특별한 난점이나 요구 등을 반영하여 쓰여야 한다.

모든 평가와 더불어, 학교를 근간으로 하는 작업치료 평가는 작업치료사에 의해 쓰여지지만 필요하다면 보조작업치료사가 이 보고서에 관여할 수도 있다. 아동에 대한 연간(年刊) 목표는 교과과정으로서, 그 아동이 가지는 학생으로서의 역할과 그 역할을 성공적으로 수행하기 위해 필요한 작업수행 기술을 반영한다. 여기서 흔히 혼동이 초래되기도 하지만 간단히 말하면, 작업치료에 의한 중재 영역은 그 아동이 해당 학기동안 특정 학교 환경에서 학생으로서의 역할을 수행해야 함을 반영해야 한다.

그림 11.1 ■은 22장에 있는 사진 속의 Nikki라는 아동에 대한 IEP이다. 2학년생으로서 Nikki에게 필요한 것을 반영하여 측정 가능한 용어로 쓰여진 1년간의 목표에 주목하라. 작업치료는 관련 서비스로 포함되어지고 주로 연간 목표 3과 4를 다룬다.

개별교육 프로그램

학생성명: Nikki
연령: 8세 **학년**: 2학년
학교: 케네디 초등학교
평가일: 2007년 1월 12일

개별교육프로그램의 팀원
- *Johnson*: 할머니이자 법적보호자
- *Hazel*: 2학년 담임선생님
- *Alvarez*: 2학년 학습보조 선생님
- *Bell*: 케네디 초등학교 교장선생님
- *Schmidt*: 작업치료사

현재 교육수행 수준
Nikk는 8세 2학년으로 학급에서 수학과 읽기과목에서 보조학습 서비스를 받고 있다.
현재 수학은 1학년 수준으로 100까지 셀 수 있고 10씩 띄어세기를 50까지 할 수 있다.
수 모으기를 하지 않고 더하기 빼기를 할 수 있다. 현재 읽기 능력은 1학년 수준이다.
모든 문자나 자음은 이해하나 장모음, 단모음의 이해는 어려워한다. 읽기 이해능력은 완전한 스토리를 이해하기 위해 잦은 반복이 필요하다. Nikki는 글쓰기에 어려움이 있고, 종종 읽기 어려울 만큼의 글씨가 있고, 자주 좌절한다. 수업내에는 협력하나 쉬는 시간에 친구와 함께하는 것과 방과후 활동의 참여는 어렵다.

연간 목적 측정(수준 또는 단기 목표 포함)
목표 1: 학생은 2학년 수준의 읽기를 할 수 있다.
 목적 1a: 학생은 장모음의 단어를 10번 중 7번은 이해할 수 있다.
 목적 1b: 학생은 단모음의 단어를 10번 중 5번은 이해할 수 있다.
 목적 1c: 학생은 적절한 읽기 수준에서 듣고 이해하기 질문에 10번 중 5번은 정답을 말할 수 있다.

목표 2: 학생은 2학년 수준의 수학을 풀 수 있다.
 목적 2a: 학생은 두 자리 수를 재구성하여 5번 중 4번은 실수 없이 더할 수 있다.
 목적 2b: 학생은 두 자리 수를 재구성하여 5번 중 3번은 실수 없이 뺄 수 있다.

■ **그림 11.1**
개별가족서비스계획(individualized Family Service Plan; IEPS) 예.

목적 2c: 학생은 2씩, 5씩 띄어세기를 50까지 5번 중 4번은 실수 없이 할 수 있다.

목표 3: 학생은 학급 과제에서 알아볼 수 있는 글씨체로 쓸 수 있다.
목적 3a: 학생은 대, 소문자를 10번 중 9번은 정확한 형태로 쓸 수 있다.
목적 3b: 학생은 대, 소문자를 10번 중 8번은 인쇄된 선 안에 적절한 크기로 쓸 수 있다.
목적 3c: 학생은 실수한 글씨를 7번 중 5번은 종이의 찢어짐 없이 지울 수 있다.

목표 4: 학생은 연령에 적절한 사회경쟁 기술을 행할 수 있다.
목적 4a: 놀이터에서, 학생은 5일에 3일은 그룹 참여를 시작할 수 있다.
목적 4b: 다른 사람과 이야기 할 때, 학생은 5번 중 3번은 적정할 목소리 톤과 눈맞춤을 유지한다.
목적 4c: 학생은 그룹에 참여하여 그의 의견이나 아이디어를 표현함으로써 5번 중 2회는 의사결정을 할 수 있다.

특수교육과 부가서비스
특수교육
- 시작날짜: 2007. 1. 16
- 위치: 정규교육 교실
- 빈도: 주 5일
- 시간: 1일 45분

작업치료
- 시작날짜: 2007. 1.16
- 위치: 정규교육 교실, 놀이터, 급식실, 클럽 방
- 빈도: 주 2회
- 시간: 주 60분: 상황별로 적절한 개별, 그룹세션, 상담

아동의 부모는 연간 목표를 향한 아동의 진전 정보를 어떻게 얻을 것인지, 아동의 진전이 올 연말까지 달성되기 충분한지?
아동의 진전이나 불충분한 진전 상태는 각 학년별로 기록된다. 보고서는 학생진전 보고서에 함께 첨부될 것이다.

아동은 정규교육 교실 내 참여하는가? 예
만약 그렇지 않다면 정당화하라:

학생은 광역 학생성취도 평가에 참여할 것인가? 예
만약 그렇지 않다면 정당화하라:

광역 학생성취도 평가에 적응하기위한 조절이 필요한가? 예
만약 필요하다면, 조절 목록이다:
1. 읽고 이해하기 세션은 읽어주기
2. 쓰기 세션은 학생 기록해 주기

아동은 16세거나 그 이상인가? 아니요
만약 그렇다면 IEP 내에 변환된 목표가 있나요? n/a

■ **그림 11.1**
IFSP 예 *(계속)*

개별가족서비스계획(IFSP)

흔히 신생아부터 3세 사이의 영유아들에게는 조기 중재 프로그램을 통한 작업치료 중재가 주어진다. 다방면에서의 팀 평가결과와 부모로부터의 정보를 바탕으로, 발달의 지연을 보이거나 그러한 위험이 있는 영유아의 작업적 요구와 발달적 결핍 등에 초점을 맞춰 IFSP가 전개된다. 목표는 아동 중심적이고 가족에 의해 우선 사항을 결정한다. IFSP는

법률상의 문건이고 최소 6개월마다 갱신되어야 한다.

그림 11.2 ■는 IFSP이다. 형식과 가족중심의 수행을 반영한 이 문서상의 용어에 주목하라. 첫째로 가족과 아동의 강점과 요구를 우선시하여, 초기 중재팀이 어떻게 그 목표를 성취할 수 있도록 도와줄 것인지에 따라 고안되었다.

Birth to 3

__________________ 주 출생에서 3세까지 서비스

개별가족 서비스 계획
(Individualized Family Service Plan)

아동명: ____________________

출생일: ____________________

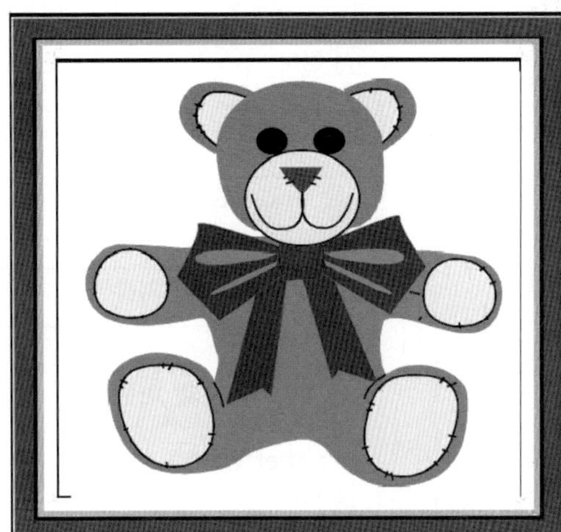

서비스 협력자:

전화번호: ____________________

의뢰 날짜: __________

초기 IFSP 날짜: __________ 다음 IFSP 검토일: __________

IFSP 예정일: 1) ______ 2) ______ 3) ______

4) ______ 5) ______ 6) ______

7) ______ 8) ______ 9) ______

HFS 90.10(7); HFS 90.10(5)(e)
Revised: 6/06

■ 그림 11.2
IFSP 예. *(계속)*

Birth to 3

______________ 에 대한 모든 것 날짜: ______________

아동과 함께 하는 분: 관계:	다른 부모/보호자 이름:
주소:	주소:
집 전화 번호:	집 전화 번호
다른 전화 번호:	다른 전화 번호:
E메일:	
다른 부모/보호자(만약 위와 다르다면) 주소: 전화번호:	
부모의 모국어:	아동의 모국어:
일과를 함께 보내는 사람: ☐ 엄마 ☐ 아동 돌보는 사람: ____________ ☐ 아빠 ☐ 타인(상세히 기록) ____________ 형제자매	
다른 주요 사람이나 정보	
주 의료제공자/의료기관	

아동/가족의 현재 이용하는 서비스와 프로그램

☐ Badger Care	☐ Health Dept.	☐ SSI
☐ CYSHCN	☐ Health Start	☐ Support Groups
☐ Dept. of Human Services	☐ Katie Bechett	☐ W2
☐ Family Resource Center	☐ Library	☐ WIC
☐ Family Support	☐ Medical Assistance	☐ YMCA
☐ Head Start	☐ MUMS	☐ Other ________

우리가 다음의 프로그램에서 원하는 정보는: ______________

■ 그림 11.2
IFSP 예. *(계속)*

Birth to 3

당신의 가족에 대해 알려주세요 *날짜: ______________

당신의 아이와 가족을 위해 지금 잘 되어가고 있는 것은 무엇인가요? (예, 활동, 일상, 일과 관계)	당신 가족이 더 많이 배우고자 관심과 흥미가 있는 것은 무엇인가요?
당신 가족에게 도움을 주는 지지자나 타인:	아이와 가족이 함께 할 수 있는 즐거운 활동들은 어떤 것이 있나요?
향후 6개월 내에 당신은 아동과 가족에게 어떠한 일이 있기를 바라나요?	어떠한 활동이나 시간들이 당신 아동이나 가족에게 어렵고 스트레스가 되나요?

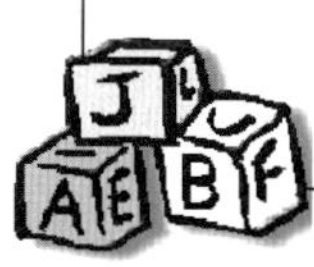

*HFS 90.09(2)

■ **그림 11.2**
IFSP 예. *(계속)*

Birth to 3

모든 발달영역의 요약*

조기 중재 팀 보고서와 IFSP를 위해 사용. 도구, 전략, 그리고 위치 포함)

이름 ______________________ 날짜 ________________

생일 ______________________

나이 ______________________ 교정 연령 ____________

신체 발달
건강(의료, 치아, 영향 포함)
시각/청각(훑어보기, 안경, 보청기, 귀감염 이력)
미세근육 운동(손과 상지의 사용, 감각)
대근육 운동(움직임의 질과 기능, 장비/보조기)

*HFS 90.08(7)(h); HFS 90.08(7)(c); HFS 90.08(7)(h)(1); HFS 90.10(5)(a)

■ **그림 11.2**
IFSP 예. *(계속)*

모든 발달영역의 요약*

(조기 중재팀 보고서와 IFSP를 위해 사용. 도구, 전략, 그리고 위치 포함)

의사소통(이해력, 표현력, 지적능력, 언어사용)
인지(사고, 놀이기술, 감각)
정서(유지, 보호자에 대한 반응, 감각)
자기관리(먹기, 입기, 화장실 사용, 수면)

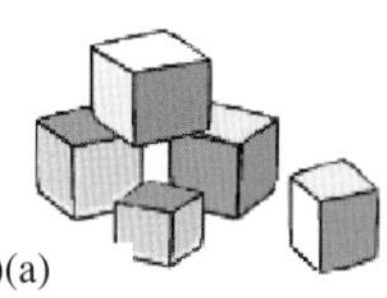

*HFS 90.08(7)(h); HFS 90.08(7)(c); HFS 90.08(7)(h)(1); HFS 90.10(5)(a)

■ 그림 11.2

IFSP 예. *(계속)*

Birth to 3

조기 중재팀 보고서*

위스콘 조기 중재 적격성 결정성

아동 이름: ______________________ 날짜: ______________

(A나 B에 체크하세요)

☐ A 이 아동은 조기 중재 서비스 대상에 적합함
(1번 또는 2번에 체크하세요)

☐1 a) 다음의 영역에서 발달지연 25% 또는 그 이상,
또는 표준편차가 -1.3이다.
____

b) 전형적 발달의 기반:

☐2 발달지연의 결과가 아주 명백한 신체적 또는 정신적 상태에 대한 진단이 있음, 구체적인 상황과 진단 ______________________
총평:
____
____

☐ B 이 아동은 출생에서 3세까지 서비스 자격기준에 적합하지 않음:
6개월된 아동을 re-screen하기 위해 제공됨)
노트: ______________________________

다음 의사소통 자료는 가족에게 유익함:
____

다음 정보는 가족에게 주어짐:
____

조기 중재 팀 미팅에 참여

서명	*제목*
	부모/보호자
	부모/보호자
	서비스 협력자

*HFS 90.08(5); HFS 90.08(6); HFS 90.08(7); HFS 90.08(4)

■ **그림 11.2**
IFSP 예. *(계속)*

아동과 가족의 결과

*날짜: ______________

우리가 원하는 것: (어떤 것이 이루어지고, 변화되기를 바라는가?)
그래서 이것은: (왜 이것이 중요한가?)
무슨 일이 벌써 일어났나? (아동은 현재 무엇을 하나? 어떠한 시도를 했나? 어떠한 일인가?)
우리는 알게 될 것이다. 언제 우리가 성공적일지: (우리가 측정할 수 있는 것은?)

아동과 가족에게 매일의 일상과 활동, 장소 내에서 어떠한 일이 생길까?	기록

재검토일: ________________________________

결과를 바탕으로 진전 설명:

체크하시오: ☐ 성취 ☐ 지속 ☐ 다른 것 ______________

*HFS 90.08(10)(5)(c)

■ 그림 11.2
IFSP 예. *(계속)*

Birth to 3

_______________ 의 발달을 돕기 위한 조기 중재 서비스

출생에서 3세까지 서비스			날짜:		
서비스	시작과 종료일	장소	빈도*	강도	자금 지원
서비스 협력자					

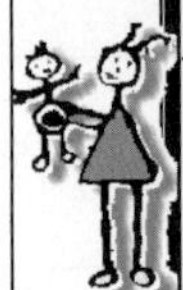

만약 서비스가 자연스런 환경에서 제공되지 못했다면, 자연스런 환경에서 이루어질 수 있도록 단계별 계획을 첨부해 주세요

의료 및 다른 서비스 요구			
지지 요구	누가 도울까	단계	자금 지원

☐ IFSP팀 논의결과 현재 의료 및 다른 서비스는 필요하지 않음.

총평:

____

____

*HFS 90.10(5)(d)

■ **그림 11.2**

IFSP 예. *(계속)*

Birth to 3

팀 서명 페이지

▶ 나/우리는 부모와 아동의 권리에 대한 자료를 받고, 이해하였다.

▶ 이 계획은 나의 아동과 가족에게 중요한 결과를 반영한다.

▶ 나/우리는 아동과 가족을 위한 IFSP의 서비스들이 시행되는 것에 동의한다.

▶ 나는 이 계획이 아래의 모든 팀원들과 공유되는 것에 대해 이해하고 가족을 대신하여 그들과 파트너십을 이루어 일할 수 있다.

부모/보호자 서명 날짜

부모/보호자 서명 날짜

부모/보호자 서명 날짜

▶ 우리는 개별가족계획을 작성하는 데 가족과 함께 상의하고 이 계획이 우리 일의 지침이 되는 것에 동의한다.

다른 IFSP 팀원 이름과 서명	날짜
서비스 협력자:	
팀원:	
팀원:	
팀원:	
팀원:	
팀원:	

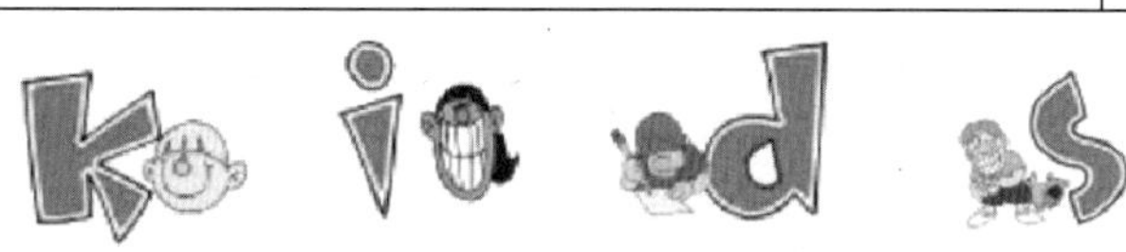

*HFS 90.12(2)(b)

■ **그림 11.2**
IFSP 예. *(계속)*

Birth to 3

______________를(을) 위한 전환 계획 날짜:________

전환은 아동과 가족에게 영향을 주는 어떠한 중요 사건이다. 국가나 주를 이동하거나 프로그램의 변경, NICU에서 집으로 이동, 아동보호상황의 변화, 또는 3세 도달이다. 이 페이지에서는 2세 3개월까지 가입할 수 있다.

이것은 어떤 종류의 전환계획인가? ______________________

당신의 가족은 이 전환계획에서 당신 아이를 위해 원하고 바라는 것은 무엇인가?

____

____

____

전환계획 논의 날짜: ______________________

누가 이 논의에 참석할 것인지, 어떠한 선택이 논의될 것인지?

____

____

____

____

____

____

____

다음 단계

누가 무엇을 할 것인가?	언제?

만약 공교육 시스템에 의뢰한다면:

☐ Family given "Step Ahead at Age 3"

☐ Non-identifying, confidential information forwarded to school district. Date:______

☐ Transition Planning Conference held and Preschool Options discussed. Date:______

총평: ______________________

☐ Referral made at least 90 days before 3rd birthday. Date:______

총평: ______________________

*HFS 90.10(5)(f)

■ **그림 11.2**
IFSP 예. *(계속)*

자연스런 환경이 아닌 장소에서 서비스 제공의 정당화 기록

아동 이름: 날짜:

아동의 자연스런 환경이 아닌 세팅에서 제공된 서비스와 활동 목록:

왜 이러한 결과가 아동의 자연스런 환경에서 이루어지지 않았는지에 대한 팀의 추천, 설명:

어떠한 결과가 이러한 세팅에서 나올까요?

아동의 집과 지역사회 환경 내에서 어떠한 활동들이 제공될 수 있을까요?

언제 아동의 집과 지역사회 환경에서 서비스가 제공되나요?

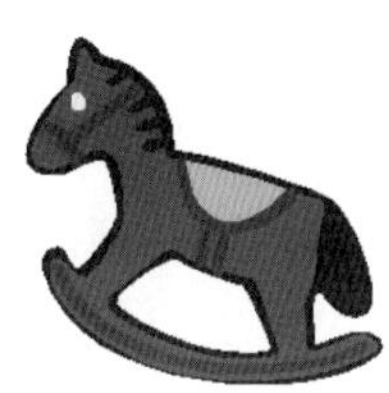

*HFS 90.11(5)(a)

■ 그림 11.2

IFSP 예. *(계속)*

요약(Summary)

작업치료 과정과 결과에 대해 문서화하는 것은 작업치료사와 보조작업치료사의 주요 업무이다. 문서는 연대학적이고 법적인 작업치료 서비스의 기록이 되고, 중재와 보강, 보수(補修)에 대한 정당성을 증명한다. 이로써 작업치료사와 보조작업치료사가 행하는 서비스의 결과에 책임을 지우고, 가족이나 다른 서비스 제공자들과의 의사소통이 용이하게 된다. 문서의 종류와 작성 빈도는 임상 환경에 따라 다양하고, 평가 보고서, 중재 계획, 경과 보고서, 퇴원 요약서, 의뢰서 등의 내용을 포함한다. 하지만 세팅이나 형식, 빈도 등과 상관없이 문서는 정확하고 명확하게 써야 한다. 아동이나 청소년이 집, 학교, 지역사회 같은 그들의 환경 안에서 당면한 일상생활활동을 수행하기 위해 요구되는 능력과 현재의 상태에 초점이 맞춰져야 한다. 문서에 사용되는 용어는 구체적이고 객관적이며, 전문적이고 그 문서를 활용하는 사람들이 이해할 만한 것이어야 한다.

핵심요점 재검토(Reviewing Key Points)

1. 작업치료 서비스에 대한 문서화의 목적에 대해 설명하라.
2. 문서의 종류를 설명하라.
3. 작업치료 서비스에 대해 정확하고 명확하게 문서화하는 방법과 작업치료에서의 목표를 쓰는 방법에 대해 개설(槪說)하라.
4. 작업치료 결과를 평가하는 데에 문서가 어떻게 활용되는지 설명하라.
5. SOAP 노트의 각 부분을 설명하라.
6. SOAP 노트와 서술적 기록, goal과 objective, IEP와 IFSP의 차이점을 설명하라.

중요 요점 적용하기(Applying Key Concepts)

1. Peter와 Marko의 예를 재검토하였을 때, 그들의 장기 목표에 초점을 맞춰 추가로 세울 수 있는 단기 목표는 어떤 것이 있겠는가? SMART로 쓰는 것에 유념하라.
2. Nakoma의 예에서 중재 세션에 대한 세부 내용 중 문서에 기록되지 않은 것이 있다면 무엇이며, 왜 포함되지 않았는지를 말하라. 그리고 누락된 그 정보를 어느 부분에 포함시켜야 하겠는가?
3. Nakoma에 대한 2차 중재 세션을 구상하고 SOAP 노트와 서술적 기록의 두 형식 모두를 사용하여 문서화하라.
4. 파트너와 함께 한 중재 세션을 관찰하고 이를 토대로 중재 기록을 작성하여 동료의 것과 비교해보라. 서로의 문체와 내용 구성에 대해 적절히 비평하라.

참고 문헌(References)

American Occupational Therapy Association (2002). Occupational therapy practice framework: Domain and process. *American Journal of Occupational Therapy, 56*(6), 609–639.

American Occupational Therapy Association (2004). Guidelines for supervision, roles and responsibilities during the delivery of occupational therapy services. *American Journal of Occupational Therapy, 58*, 663–667.

Sames, K. (2005). *Documenting occupational therapy practice.* Upper Saddle River, NJ: Pearson Prentice Hall.

제 12 장

일상생활활동을 위한 중재
Interventions for Activities of Daily Living(ADL)

핵심용어

일상생활활동(Activities of daily living; ADLs)
팔의 첫째방법(Arms first method)
비대칭적 양측 운동(Asymmetrical bilateral movement)
뒤쪽사슬(후방연쇄)(Backward chaining)
물기 반사(Bite reflex)
연결(Bridging)
능력(Capacity)
머리꼬리(Cephalocaudal)
발달규준(Developmental norms)
동적 균형(Dynamic balance)
먹기(Eating)
확립(Establish)
폄근 위치(Extensor positions)
식사하기(Feeding)
굽힘근 위치(Flexor positions)
앞쪽사슬(전방연쇄)(Forward chaining)
초인지(Metacognition)
모델링(Modeling)
회복(Restore)
정적 균형(Static balance)
삼키기(Swallowing)
대칭적 양측 운동(Symmetrical bilateral movements)
혀내밀기(Tongue thrust)

목표

- 일상생활활동을 위한 중재과정에서 작업치료사와 보조작업치료사의 역할을 명백히하라.
- 일상생활활동에 참여하는 아동과 청소년들의 능력을 증진시키는 중재접근법을 설명하라.
- 일상생활활동을 함께 보조하는 또는 완성하게 하는 돌보는 사람(caregivers)을 위한 중재전략을 검토하라.
- 일상생활활동에 참여하는 아동과 청소년들의 능력을 지지하기 위해 과제를 변경하고 환경에 적응시키는 방법들을 검토하라.
- 일상생활활동에 참여하는 아동과 청소년들의 능력을 증진시키는 발달적이고 전후관계상의 관련된 중재전략을 발달시켜라.

소개(Introduction)

이 장에서는 일상생활활동 작업에 아동과 청소년들의 참여를 지지하는 중재들을 기술한다. **일상생활활동(activities of daily living; ADL)**을 수행하는 아동과 청소년들의 능력은 교육, 학교, 그리고 사회적 참여와 같은 다른 작업 영역에서의 참여하는 능력에 기여한다. Rogers and Holm(1994)은 ADLs를 자신의 몸을 돌보는 활동이라 정의한다. ADLs는 목욕하기, 개인위생과 몸단장, 대·소변 관리, 화장실 위생, 옷입기, 먹기와 식사하기, 기능적 이동, 개인기구사용, 성적행동, 잠자기, 그리고 휴식을 포함한다(AOTA, 2002). 작업치료사와 보조작업치료사는 이러한 ADL 작업들에 초점을 맞추는 중재계획을 세우고, 이행하고, 평가하는 데 핵심적 역할을 한다. 작업치료사와 보조작업치료사들은 다음의 목적을 위해 그들의 중요한 추론과 임상적 기술을 이용한다:

- 자신의 일상생활활동을 수행하는 데 있어 아동과 청소년들의 능력을 증진시키기 위해
- 돌보는 사람이 아동과 청소년들을 위한 일상생활활동을 보조 또는 완성할 때 이용할 수 있는 전략에 개요를 그리기 위해
- ADLs 수행에 있어서 아동, 청소년과 돌보는 사람을 장려하기 위해 과제와 환경에 수정을 위해

일반적인 원리(General Principles)

특별한 ADL에도 불구하고, 몇몇 일반적인 원리들은 적용된다. 몇 가지는 ADL을 수행하는 아동, 청소년, 가족구성원, 그리고 돌보는 사람의 기술과 능력에 초점을 맞춘다. 그 밖의 원리들은 과제, 과제변경, 환경, 그리고 환경변경에 전념한다. 아래에 개별적으로 조사되었지만, 이런 원리들 사이에는 중복된 부분이 있다.

ADLs를 수행하는 아동과 청소년의 능력
(Ability of the Children and Adolescents to Perform Their ADLs)

신체적, 사회적, 그리고 문화적 배경은 아동과 청소년들이 ADLs 수행의 때와 방법에 강력하게 영향을 미치기 때문에, 작업치료사와 보조작업치료사는 이런 요인들을 이해하고 고려할 필요가 있다. 예를 들면, 몇몇 지역사회에서는 소아들에게 5세까지 공공장소에서 모유를 수유받는 것을 허용하였다; 다른 공동체에서는 유아들에게 모유수유를 오직 가정의 개인적 공간과 초기 몇 달동안만 허용된다. 어떤 가족들은 아동에게 손가락으로 식사하기(finger feed)를 권장하는 반면에 또다른 가족들은 아동에게 식사도구로 식사하기를 허용한다. 어떤 문화에서는 아동은 화장지를 사용하는 법을 배우지만, 다른 문화에서는 화장실에서 용변 후 물을 사용해 세척하는 것을 배운다. 유사하게, 몇몇 아동과 청소년들은 빗물과 개울을 이용해서 야외에서 목욕하는 것을 배우는 데 반해서, 다른 아동과 청소년들은 욕조와 샤워실을 이용해서 실내에서 목욕하는 법을 배운다. 중재를 시작하기 전에, 작업치료사와 보조작업치료사들은 아동과 청소년들의 ADL 작업에 영향을

주는 이용할 수 있는 신체자원, 사회경제적 상황과 문화규범에 관해 가족과 공동체 구성원들과 주의 깊게 관찰하고 이야기하는 것은 중요하다.

아동과 청소년들을 ADLs를 수행을 위한 기술을 습득하는 데 도움을 주고자 할 때, 작업치료사와 보조작업치료사는 새로운 기술을 **확립(establishing)**하고 이전에 학습된 기술을 **회복(restoring)**하는 데 초점을 맞춘다. 'establish' 용어는 아동과 청소년들이 처음으로 배우는 그러한 기술들을 의미하지만, 'restore' 용어는 아동과 청소년들이 잃어버린 그리고 재학습이 요구되는 기술을 의미한다. 예를 들어, 돌보는 사람이 음식을 먹여주는 뇌성마비가 있는 4세 소녀는 그녀 스스로 스푼을 이용하여 먹고 컵으로 마시는 능력을 확립하기 위해 작업치료 중재를 받을 것이다. 대조적으로, 자동차 사고로 인해 폐쇄뇌손상(closed head injury)을 받은 10세 소년은 스스로 성공적으로 밥을 먹는 능력을 회복하기 위해 작업치료 중재가 필요할 것이다.

작업치료사와 보조작업치료사는 ADLs를 정할 때 **발달규준(developmental norms)**과 아동, 청소년들의 현재 **능력(capacities)**을 고려해야 한다. 발달규준은 기술획득의 진행을 설명하고 측정하며 엄격한 기준이 아닌 지침을 제공한다. 발달규준은 전형적인 발달 순서에서 나이에 적합한 ADL 기술 확립 또는 이전에 학습된 ADL 기술들을 회복하는 데 초점을 맞추는 중재계획을 세우는 데 유용하다. 때때로, 나이든 아동이 이전에 학습된 ADL 작업을 수행하는 능력을 회복하는 데 걸린 시간보다 어린 아동이 ADL 작업을 수행하기 위한 능력을 확립하는 것이 더 오래 걸린다. 이것은 어린 아동이 과제를 수행하기 위해 인지, 감각, 운동, 생리적, 사회적 그리고 감정적 능력의 발달을 동시에 필요로 하기 때문에 나타난다(Christiansen, Baum, & Bass-Haugen, 2005). 대조적으로, 나이든 아동은 이런 몇몇 능력을 이미 획득되었을 것이다. 능력은 아동 또는 청소년들이 과제에 대한 어떤 도움이나 적응없이 ADL을 수용하기 위해 소유하는 능력의 수준이다(WHO, 2001). 이 능력 수준(capacity level)은 질병, 손상, 환경적 영향과 능력 상태에 따라 영향을 받을 수 있다. 심각하게 제한된 운동, 감각과 인지적 능력을 가진 5세 아동은 이런 영역에 능력을 가진 같은 또래 아동에 비해 ADL을 수용하는 다른 능력의 수준을 가진다. 유사하게, 패스트푸드만을 먹는 아동은 좀 더 일반적인 식사를 꾸준하게 한 아동과 같이 같은 발달연령에 식사도구의 사용을 습득하지 못할 것이다.

아동 또는 청소년들의 발달준비와 현재 능력의 평가를 기초로 하여, 작업치료사와 보조작업치료사는 ADLs를 수행하는 능력을 확립하고 회복을 돕기 위해 다양한 접근을 선택해야 한다. 예를 들면, 작업치료사와 보조작업치료사는 아동과 청소년들이 작업을 수행하는 방법을 배우는 것을 돕기 위해 **앞쪽사슬(전방사슬, forward chaining)**, **뒤쪽사슬(후방사슬, backward chaining)**, **모델링(modeling)**, **초인지(metacognition)** 전략과 같은 인지적 접근을 사용할 수 있다. 작업치료사와 보조작업치료사는 지시의 횟수와 복잡성, 신속성과 되먹임 기전 그리고 아동과 청소년들의 인지능력과 가장 적합한 학습 전략들을 고려한다. 이런 전략들은 10장에 설명되어 있다.

작업치료사와 보조작업치료사는 또한 특별히 신경근육뼈대계통 문제를 가진 어린이들의 ADLs의 학습을 증진시킬 때 운동과 감각접근법을 고려한다. 3장에 요약되어 있는 신경발달적, 생체역학적, 감각통합 원리에 의해 작업치료사와 보조작업치료사는 아래와 같이 지도되어야 한다:

- **머리(cephalo)**에서 **꼬리(caudal)**와 몸쪽에서 먼쪽(중간선에서 말초)으로 근육 발달 순서에 따라 운동협응을 촉진하고 ADLs 완성을 조절해야 한다.
- ADLs를 수행할 때 머리, 팔과 다리의 조절된 움직임을 촉진하기 위해 다리이음뼈, 몸통과 팔이음뼈 안정성을 증진해야 한다.
- 엎드림, 네발기기, 무릎꿇기, 앉기, 바로선 자세에서 **역동적 균형(dynamic balance)**과 조절(움직일 때 머리, 어깨, 엉덩이, 발의 조절을 유지하는 것) 전에 **정적 균형(static balance)**과 조절(움직이지 않을 때 머리, 팔이음뼈, 엉덩이, 발의 조절을 유지하는 것)을 사용하는 ADLs 수행을 증진한다.
- 안정성 제공을 위해 앉은 자세 또는 바로선 자세에서 ADLs 수행 시 편평하고, 딱딱한 지면에서 발의 어깨너비 위치를 증진한다.
- 앉을 때 엉덩이, 무릎, 그리고 발목의 90° 굽힘을 장려한다.
- 양손 ADL 활동을 완수하기 위해 비대칭적 **양쪽 움직임(asymmetrical bilateral movements**, 신체의 한쪽 **부분** 팔과 손으로 협응된 움직임을 수행하고 반대쪽 몸의 팔과 손은 다른 움직임을 하는 것)의 발달 전에, **대칭적 양쪽 움직임(symmetrical bilateral movements**, 양쪽 손과 팔의 같은 움직임)의 발달을 증진한다.
- ADL과 관련된 움켜잡기와 펴기 형태 그리고 손안의 다루기 기술을 위한 발달순서를 따른다(부록 C 참조).
- ADLs를 수행할 때 과다긴장 또는 수축된 근육의 이완을 위해 깊은 압박(deep pressure)과 천천히, 부드러운 움직임을 사용하고, 저긴장 근육섬유의 수축을 촉진하기 위해 가벼운 촉각(light touch), 빠른 움직임을 사용해라.
- ADLs를 완성하는 동안 유연한 움직임을 유지하기 위해 관절을 따뜻하게 하고, 근육의 신장을 유지해라.
- 운동 반응을 조절하고 생성시키기 위해 아동과 청소년들의 능력에 기초로 한 물체와 환경으로부터의 감각입력 정보의 양을 조절하라.

더욱이 작업치료사와 보조작업치료사는 아동과 청소년들이 ADLs를 수행할 때 사회적 그리고 감정적 기반 접근법을 이용한다. 클라이언트-중심(client-centered)과 가족-중심 접근을 통합하여 그들의 삶에 의미있고 중심으로 생각하는 아동, 청소년과 가족 구성원에 초점을 맞춘다. 실제와 심리사회적 참조틀 모델을 기반을 둔 작업에 의한 안내는 그들이 자존감, 자아개념, 감정조절, 가족역동성, 동료관계와 큰 공동체내 통합에 영향을 미치는 ADLs을 완성하기 위해 아동과 청소년의 능력과 가족구성원과 돌보는 사람의 지지를 어떻게 해야 하는지를 고려한다. 간호는 아동과 청소년의 능력에 맞는 활동목표의 수준을 등급화하는 것이며 즉 그들의 자발성과 상대적인 숙달감을 최대화시키는 것이다.

돌보는 사람을 위한 전략(Strategies for Caregivers)

아동의 인지, 신체적, 또는 심리사회적 장애에 의존하여, 그들의 가족구성원과 돌보는 사람은 ADLs를 도와주거나 완성시킬 수 있다. 작업치료사와 보조작업치료사가 아동과 청소년의 ADLs 수행의 장 · 단기 결과를 가족구성원과 돌보는 사람과 논의하는 것은 유용하다. 꽤 중요한 질문들을 포함한다:

- 현재 도움의 수준이 아동 또는 청소년들이 그들의 능력 내에서 과제를 완수하는 것을 격려하는 적합한 또는 부적합한 지원의 수준을 제공하는가?
- 현재 도움의 수준이 아동 또는 청소년들이 더 의미있거나 중요한 작업에 참여하는 시간에 긍정적 또는 부정적인 영향을 주는가?
- 현재 도움의 수준이 돌보는 사람 또는 가족구성원에서 그/그녀가 성취하기를 원하거나 필요한 다른 과제와 작업을 완성하는 데 긍정적 또는 부정적으로 영향을 주는가?
- 현재 도움의 수준이 아동 또는 청소년의 성장과 발달, 가족 상호작용과 지역사회 삶의 참여에 긍정적 또는 부정적으로 영향을 미치는가?
- 가족과 지역사회의 가치체계, 자원, 기대와 전통이 가족구성원 또는 돌보는 사람이 할 수 있고, 원하거나 제공해야 하는 도움의 수준에 어떻게 영향을 미치는가?
- 장기간에 걸친 도움의 수준이 가족구성원 또는 돌보는 사람이 할 수 있는 또는 계속할 의지가 있는가?

이런 질문들에는 옳고 틀린 정답은 없다. 질문들은 복잡하다; 정답은 가족구성원과 돌보는 사람의 문화, 사회적 신념, 역할 기대, 자원, 에너지 수준과 건강 상태, 의무 그리고 시간적 요구에 따라 달라진다. 예를 들면, 특별한 요구를 가진 여러 아이들을 가지고, 가족을 위해 일차적인 돌보는 사람과 가족부양자인 그리고 건강 합병증의 증세를 가진 한 부모는 아동의 장기간 독립을 증진하는 것보다 즉각적인 방편과 효율성을 지지하는 선택을 추구할 것이다. 대조적으로, 어른 구성원이 있는 가족 또는 부가적인 도움으로 획득한 재정적 자원이 아동의 작업 선택에 집중할 수 있는 시간과 에너지를 전념할 수 있는 것은 아동의 독립적인 기능을 증진시킬 수 있는 장기적인 선택에 초점을 맞추어 선택할 수 있다. 작업치료사와 보조작업치료사는 가족구성원과 돌보는 사람가 주어진 그들의 환경에서 그들에게 중요한 것과 그들에게 가능한 것을 말하고 말하지 않든지 조심스럽게 수행하는 것이 필요하다.

가족구성원과 돌보는 사람이 이런 질문들을 풀기 위한 도움과 더불어, 작업치료사와 보조작업치료사는 아동과 청소년들에게 ADLs를 어떻게 완수하는지 가르쳐주고 가장 효과적인 접근을 결정하기 위해 가족구성원과 돌보는 사람과 함께 일할 수 있다. 이는 앞에 언급된 인지, 운동, 감각, 사회와 감정적 접근을 포함한다. 작업치료사와 보조작업치료사는 신경근골격계장애를 가진 아동과 청소년들을 위해 ADLs에 도움을 주거나 완성하기 위해 가족구성원과 돌보는 사람에게 더 쉽고 더 안전한 처리와 위치 기술을 추천해 줄 수 있다. 일반적인 기술들은 신경발달과 생체역학 원리를 근거로 한다:

- 아동 또는 청소년들이 조절로 ADL 과제를 성취할 필요가 있는 정중선 안정성을 제공하기 위한 엉덩이, 몸통과 팔이음부위에 충분한 외부적 지지를 제공해라.
- ADL 도구를 아동 또는 청소년들의 몸의 정중선 가까이에 중심을 두어라.
- 아동을 팔다리보다 몸통을 집어올리고 잡아라.
- 아동 또는 청소년의 머리, 팔이음부위와 엉덩이의 중심 유지를 돕기 위해 받침대, 딱딱한 베개와 딱딱한 지면을 사용해라. 필요하다면, 눕히거나 앉혀라.
- 눕히거나 앉힐 때 원시 폄근쪽 긴장도가 남아있다면 아동 또는 청소년을 굽힘근 위치(flexor positions, 굽힘된 팔이음부위, 엉덩이, 무릎과 발목)로 두어라.

- 아동이 엎드린 자세에서 원시 폄근쪽 긴장도가 남아있고 바로 누운 자세에서 원시 폄근쪽 긴장도가 있다면 옆으로 누운 자세로 두어라.
- 아동 또는 청소년을 그들의 눈높이와 정중선에서 활동에 참여시켜라.
- 아동 또는 청소년의 평온을 위해 느리고, 율동적인 움직임, 깊은 압박 쓰다듬기(stroking), 부드러운 음성, 묵음, 무색 또는 둘러싸는 기술을 사용해라.
- 아동 또는 청소년의 의식 수준을 증가시키기 위해 빠른 움직임, 가벼운 촉각, 다양한 음성 패턴과 소리, 밝은 색 그리고 강한 향기를 사용해라.
- 관절 안정성을 제공하기 위해 단단한 수기 압박과 관절 압박을 사용해라.
- 단단한 근육의 이완을 위해 단단하고 꾸준한 압박과 부드러운 회전운동을 사용해라.
- 아동 또는 청소년의 촉각 정보에 대한 감수성을 배려해라; 감각 탐색이 있는 사람을 위하여 강한 촉각 자극을 제공해라; 감각 민감성이 있는 사람들을 위해 천천히 촉각 자극을 안내해라.

그림 12.1 ■은 가족구성원과 돌보는 사람이 아동을 목욕하기, 옷입기, 식사하기 활동을 수행하는 것을 돕거나 격려할 때 통합할 수 있는 다양한 조종(핸들링)과 위치 조절기술을 그림으로 나타낸 그림 시리즈를 포함한다. 그림 12.2 ■는 아동이 ADL 과제를 성취하는 데 필요한 특별한 외적 지지를 제공하는 다른 의자도구의 그림을 보여준다. 특별한 기술과 선택된 위치조절은 아동의 나이와 크기, 근육긴장도와 근육힘의 정도와 과제를 수행하는 능력에 의존한다. 작업치료사는 운동조절이론과 신경발달원리의 지식을 기초로 이용된 조종과 위치조절 기술을 결정한다.

특정한 조종 또는 위치조절 기술의 사용에도 불구하고, 아동 또는 청소년에게 접촉하기 전에 어디에 그리고 어떻게 만질 것인지 알려주는 것은 중요하다. 이것은 아동 또는 청소년들이 접촉 또는 움직임에 대한 준비와 무엇이 일어날지에 대한 약간의 조절을 위한 도움을 준다.

과제와 환경적 변경(Task and Environmental Modifications)

아동과 청소년들은 종종 형제, 자매와 동료들과 유사한 방식으로 과제를 수행하기를 좋아하므로, 작업치료사와 보조작업치료사는 ADLs를 성취하는 데 필요한 때만 과제 수정과 적응기구의 사용을 추천한다. 조작된 손잡이와 확대시킨 물건은 제한된 움켜잡기 패턴을 가진 아동과 청소년들에게 유용하다. 가중된 물건은 근육협응 문제가 있는 아동에게 도움을 주지만, 적절한 근육힘이나 긴장도에는 도움을 주지 않는다. 부드러움, 탄력성 있는 물질, 예를 들면 테리천(terry cloth)과 같이 부드럽고 탄력있는 물질과 플라스틱컵과 같이 큰 입구를 가진 유연한 용기는 유리와 같은 유연성이 없는 물질인 저항성 물질보다 더 쉽게 다룰 수 있다. 끝이 굽은 손잡이(wraparound handles), 유니버셜 커프(universal cuffs), 목조 프레임(wooden frames for objects)은 잡기를 유지하지 못하는 이들에게 외적 안정성을 제공한다. 추가적인 시간은 정보를 처리하는 데 느리거나 더 신중한 아동에게 도움을 준다. 또한 운동 움직임을 계획하고 실행하는 데 느린 아동들에게 유익하다.

작업치료사와 보조작업치료사는 ADLs의 수행에 환경의 영향도 고려해야 한다. 현실적으로 타당할 때, 작업치료사와 보조작업치료사는 계획된 또는 고안된 환경보다 자연스

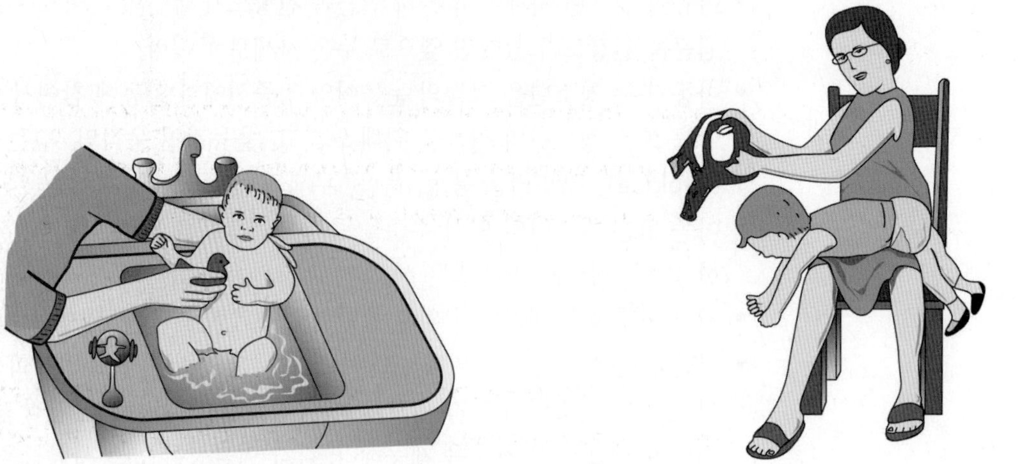

A B

A. 몸통 안정성을 제공하기 위해 작은 욕조 사용

B. 편근쪽 긴장도를 감소시키기 위해 중력 사용.

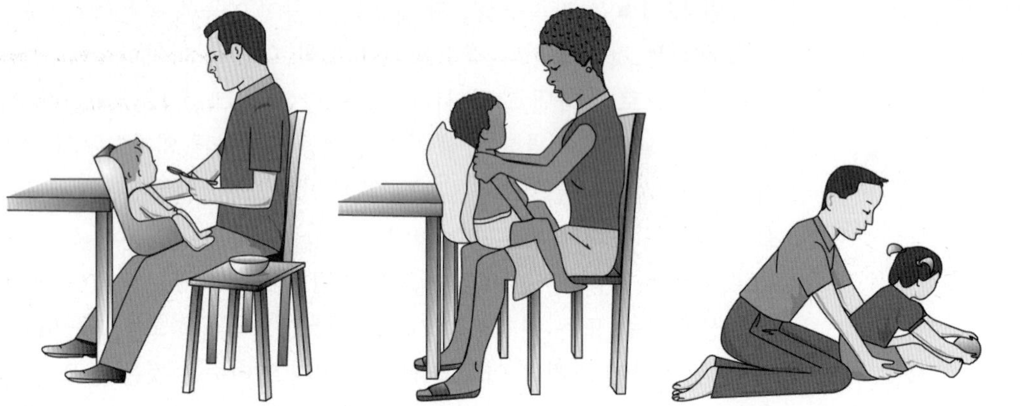

C D E

C와 D. 어깨 내밈과 엉덩이와 무릎 굽힘을 유지하기 위한 외적 지지체를 이용.

E. 엉덩이와 가쪽 몸통 지지를 제공함.

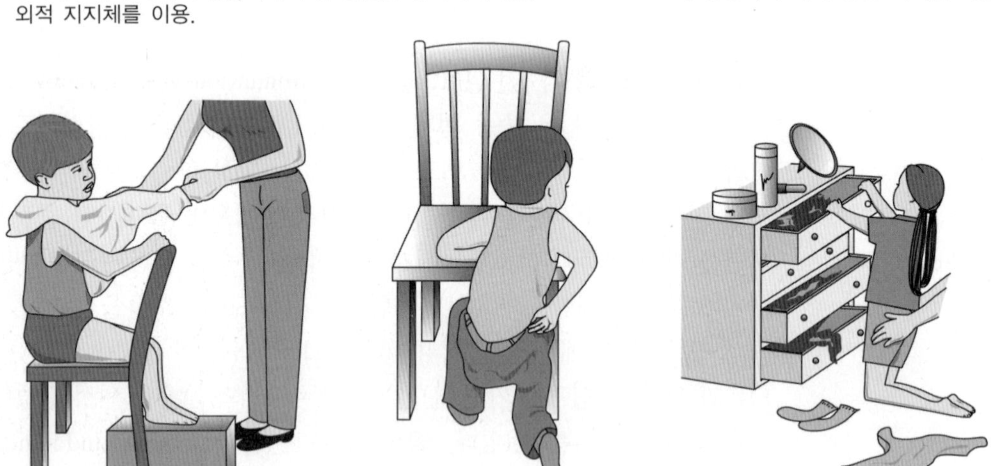

F G H

F, G, H 옷입기 때 부가적인 안정성을 제공하기 위한 가구 이용.

■ **그림 12.1**

ADLs동안 조종(다루기)과 위치조절전략.

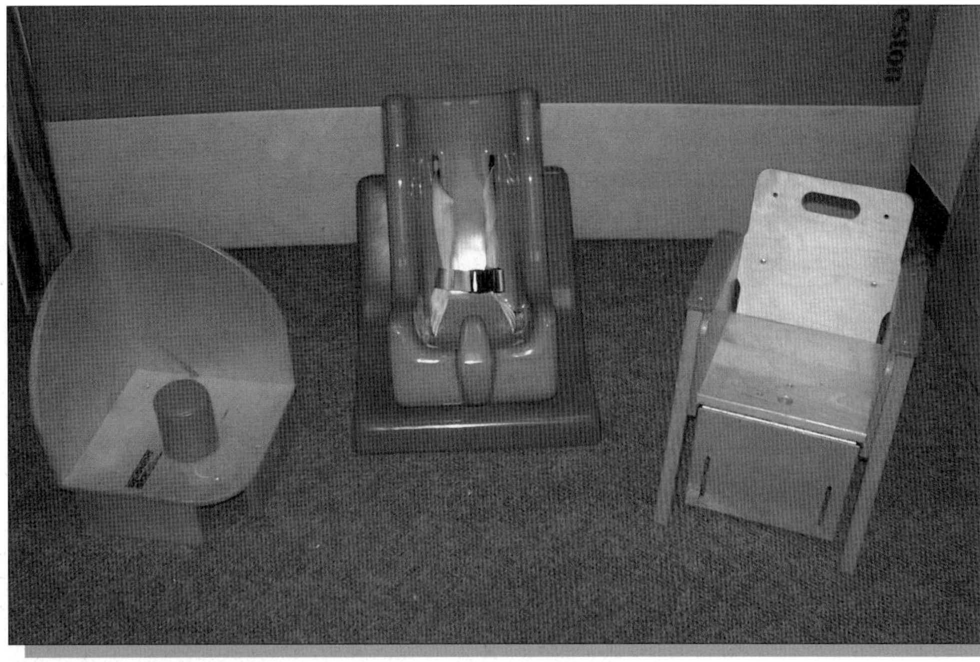

■ 그림 12.2
어린 아동을 위한 적응좌석의 예.

런 환경에서 ADL 기술을 얻도록 아동과 청소년들을 도와야 한다. 예를 들면, 식사하기와 먹기에 관련된 중재를 제공할 때, 작업치료사와 보조작업치료사는 작업치료실보다는 카페 또는 부엌에서 작업하도록 해야 한다. 화장실 활동을 할 때, 작업치료사와 보조작업치료사는 아동과 청소년들이 가정과 학교에서 세면 시설 또는 화장실을 사용할 필요가 있을 때 일정이 동시에 일어나면서 적응할 수 있도록 해야 한다. 수정된 환경보다는 자연스러운 환경을 이용하는 것은 아동과 청소년이 일상의 부분으로써 ADL을 수행할 때 연습 기간에서 실제 시간까지 학습을 전이하는 데 더 나은 효과를 나타낸다.

작업치료사와 보조작업치료사는 또한 환경 내에서의 밝기, 소음, 냄새, 활동 수준과 사생활 정도가 아동과 청소년들에게 장벽 또는 도움이 되는지를 평가해야 한다. 몇몇 아동과 청소년들은 학교 교실과, 탈의실에서의 시끄럽고, 분주한 환경에서 ADLs를 수행할 때 더 안정감 있게 작업을 수행한다. 다른 아동과 청소년들은 조용하고, 평온한 작업 공간이 필요하다. 사생활 문제는 나이 든 아동과 청소년들에게 특히 옷입기, 화장실 활동과 위생 과제를 수행할 때 특별한 중요성으로 받아들일 것이다.

더욱이, 작업치료사와 보조작업치료사는 그들 스스로 환경의 접근성에 대해 관심을 가진다. 그들은 크기, 높이, 형태와 ADLs를 수행 시 사용되어지는 기구와 공급품의 배치 그리고 ADLs 수행을 위한 장소와 통로의 접근성에 관한 정보를 제공한다. 현재 미국 장애인복지법(Americans with disabilities; ADA) 지침에는 아동과 청소년들의 적응시키는 규정이 포함되어 있지 않기 때문에, 작업치료사와 보조작업치료사는 환경적 접근성의 책임을 위해 아동과 청소년의 신체크기, 키, 힘과 이동성 그리고 그들의 청력, 시력과 지각 기술을 고려할 필요가 있다. 부록 F는 적응 기구 구입과 환경적 변경을 위한 온라인 자원목록을 제공한다. 이 온라인 자원의 접근과 관련된 제품 목록을 접근할 수 있지만, 작업치료사와 보조작업치료사는 상업적으로 이용할 수 있는 적응기구와 환경적 수정의 상세한 사진으로 볼 수 있다. 그것들 중에 몇몇은 아동과 청소년의 특별한 요구에 대한 편의를 제공하기에 꼭 맞게 주문할 수 있다.

목욕하기(Bathing)

목욕하기는 몸을 청결하게 하기 위한 용품과 시설을 모으고 관리하고 사용하는 능력을 포함한다; 씻기, 헹구기와 다양한 몸부분을 말리는 능력; 그리고 몸을 청결하게 하기 위해 사용되어지는 장소와 시설물에 들어가고 나오는 것을 포함한다. 이런 장소와 시설물은 침실, 욕실, 부엌, 샤워설비, 욕조, 세면기, 공공시설과 학교 칸막이 샤워시설 그리고 실외 물공급원 등을 포함한다. 유아들은 물을 튀기는 목욕하기 과정에 참여로 시작하게 될 것이다. 유아들은 몸의 부분을 움직이고 씻기, 헹구기와 말리기를 유지하면서 협력한다. 다음 몇 해 동안 유아들은 병뚜껑을 열고 닫는 것, 수건과 비누와 같은 세척용품을 이용하고 몸의 일부분을 씻는 것을 배운다. 4~5세쯤에 이르면, 대부분의 아동은 감독자가 있으면 몸을 씻고, 물의 온도를 조절할 수 있다(Allen & Marotz, 2007). 그러나 신체적, 인지적 또는 감각의 문제 또는 제한된 기회와 자원에 대한 접근 때문에 몇몇 아동과 청소년들은 이런 기술의 발달 또는 재학습, 돌보는 사람으로부터 도움 또는 과제와 환경에서 만들어진 변화에 부가적인 시간이 필요할 것이다. 표 12.1 ■은 적응장비의 예를 설명한다.

■ 표 12.1
목욕하기에 이용되는 적응장비의 예

유형(type)	명칭(name)	설명(description)
샤워의자 (shower chair)	Rifton Equipment에서 생산된 Rifton Blue Wave Bathing System®	이 샤워의자는 욕조스탠드 또는 샤워스탠드에 포함된다. 이것은 가벼운 플라스틱이고 그물의자이며 무릎판, 분리되는 머리받침과 조절되는 몸통, 무릎과 발띠로 구성되어 있다.
목욕의자 (bath chair)	FlagHouse에 생산된 High-Back Corner Bath Chair®; 특별한 사람을 위한	이것은 높은 등받이, 충분한 옆판과 핸들을 가진 작은 목욕의자이다. 유아와 어린 아동이 자주 이용한다.
욕조이동긴의자 (tub transfer bench)	Functional Solution Catalog에서 생산된 Norco Tub Transfer Bench	이것은 조절되는 등받이, 미끄러지지 않는 의자표면을 가진 가벼운 알루미늄 욕조의자이다. 의자높이는 조절되고 250파운드(lbs) 이상을 지지한다
손에 쥐는 샤워기 (hand held shower)	Functional Solution Catalog에서 생산된 Carex Hand Held Shower with Diverter Valve®	샤워기 머리는 전환밸브를 통해 손에 쥐는 장치로 전환한다. 벽에 고정되고 열고 잠그는 밸브가 있다.
긴손잡이로 된 목욕스폰지(long handled sponge)	Sammons Preston Rolyan에서 생산된 Long Scrub Sponges®; 아동 카탈로그에 있음	이들 스폰지는 제한된 뻗기를 가진 사람들을 위해 등, 다리, 발과 발가락에 뻗고 씻기 위한 연장된 손잡이를 가진다.

■ 표 12.1
목욕하기에 이용되는 적응장비의 예 *(계속)*

유형(Type)	명칭(Name)	설명(Description)
목욕매트 (bath mat)	Sammons Preston Rolyan에서 생산된 Safety Bath Mat®; 아동 카탈로그에 있음	플라스틱 목욕매트는 미끄러지지 않는 표면을 제공하여 넘어짐을 방지하는 것을 돕기 위해 흡입컵 형태를 가진다.
흡입비누홀더 (suction soap holders)	InterDesign Forma Suction Soap Holder®	이들 비누홀더는 흡입컵으로 이루어진 세면대 또는 욕조의 옆면에 부착된다. 이들은 제한된 뻗기를 가진 사람들을 위해 다양한 크기로 맞출 수 있다.
목욕장갑 (bath mitts)	North Coast Medical Rehabilitation Catalog에서 생산된 Norco Wash Mitts®	테리천 장갑은 손 위에 적합하고 갈고리와 고리 벨크로®띠로 이루어졌다. 이들은 제한된 손 움켜잡기를 가진 아동과 청소년을 위한 목욕하기를 돕는다.
물온도조절장치 (water temperature control devices)	Kohler K-669-KS MasterShower XⅦ®3/4″ 자동온도조절밸브	이 배관은 화상을 피하기 위해 정확한 수준에 물온도를 맞춘다. 이들은 감각부족, 시각제한 또는 인지문제를 가진 아동과 청소년에게 유용하다.

표 12.2■는 목욕하기에서 아동과 청소년과 작업할 때 사용되는 다른 전략을 설명한다. 아동 또는 청소년이 기술을 수행하는 도움을 주는 방법과 아동, 청소년과 가족구성원이 받아들일 수 있는 방법에 이들 전략을 연합하는 것이 중요하다.

■ 표 12.2
목욕하기 작업과 중재전략

작업	작업적 문제	중재
Rahm은 간호자에 의해 목욕을 받는다.	경직뇌성마비이기 때문에 Rahm은 독립적으로 욕조에 앉을 수 없다.	Rahm에 긍정적으로 욕조에 지지된 앉기 시스템을 이용한다. Rahm의 나이, 장소를 포함한 선택에 의존한다. ● 부력고리 안쪽에 Rahm의 엉덩이 두고 고리의 양쪽 가장자리 위에 다리와 팔을 늘어뜨린다. ● 겨드랑 바로 아래에 측면이 있는 둥글거나 직사각형 모양의 플라스틱 바구니에 Rahm을 둔다. ● 가장자리띠가 있고 낮고 절반이 기울어지는 해변 의자에 Rahm을 둔다. ● 지지되는 크기, 머리와 다리받침대, 의자띠와 가슴띠로 구성된 샤워 의자에 Rahm을 둔다. 손으로 쥐는 샤워 분무기가 있는 샤워실에서 Rahm을 목욕시키기 위해 이 선택들을 이용해라. 미끄러짐을 최소화하기 위해 욕조와 샤워실 안쪽과 주변에 미끄러지지 않는 조각을 이용해라. 온도변화에 결과인 증가된 근육수축과 근육긴장을 최소화하기 위해 욕실에 적외선 등을 설치해라.

■ 표 12.2
목욕하기 작업과 중재전략 *(계속)*

작업	작업적 문제	중재
Moshe는 욕조에서 스스로 목욕을 한다.	감각감수성 때문에, Moshe는 샤워분무기, 온도변화와 머리씻기를 참아내는 데 어려움이 있다.	Moshe을 아래와 같은 방법으로 격려한다. • 그의 피부에 감수성을 떨어뜨리기 위해 목욕 전에 마른 수건으로 그의 머리와 몸을 문지른다. • 손에 쥐는 샤워기에 물의 흐름과 힘을 조절하기 위해 압각감각기를 이용한다. • 견딜 수 있는 온도범위를 유지하기 위해 물온도 조절장치를 셋팅하라 • 머리를 감을 때 물 속에 머리를 뒤쪽으로 기울이고, 머리에 샴푸로 문지르고 거친 압박을 위해 손바닥을 이용하고 물 속에서 머리를 올린 즉시 어깨에 마른 수건으로 둔다.
Sarada는 감독하에 목욕한다.	인지한계 때문에 Sarada는 사용되는 정확한 용품선택, 사용되는 비누의 적절한 양 결정, 모든 몸부위 씻기와 온도조절을 위해 일관되게 하지 못한다	각 단계지시를 제공하기 위해 욕조 또는 샤워실 주변에 시각적 단서카드를 만들고 붙여라. 카드에 시각적 지시와 맞는 샴푸, 컨디셔너, 바디샴푸 용기를 코드로 색칠하라. 펌프가 있는 비누용기를 이용해라. Sarada가 씻는 몸의 부위에 한 번에 용기를 펌프하도록 가르친다. 수도꼭지에 물 온도 조절장치를 설치해라. 적절한 온도 설정을 표시하기 위해 수도꼭지에 점으로 표시해라.
Li는 몸을 씻기 위해 보조를 받아야 한다.	관절굽음증(arthrogryposis) 때문에, Li는 모든 몸의 부분을 뻗을 수 없다.	Li에게 씻고 닦을 때 긴손잡이로 된 목욕스폰지, 줄이 달린 비누와 손잡이가 있는 수건을 사용하는 것을 가르친다.
Josh는 일상적인 기준에서 스스로 목욕하는 장소를 찾을 필요가 있다.	생활환경 때문에 Josh는 더럽고 얼룩진 옷을 입고 학교에 온다.	체육교사가 보조자로서 돕기 위해 Josh를 방문한다. 이 역할로서 그가 체육관 샤워실에서 일주일에 몇 번 짐볼과 다른 장비를 세척하는 책임을 준다. 샤워실에 있는 동안, 그가 자신의 옷을 세탁하도록 한다. 그가 옷을 입기 위해 깨끗하고 건조한 옷의 다음 세트를 가진다.

그림 12.3 ■은 2개 욕조의자의 예를 보여준다. 하나는 어린 아동을 위한 것이고 하나는 나이든 아동을 위한 것이다. 이들 욕조의자는 최대한 앉기 지지체를 제공한다. 그림 12.4 ■는 욕조이동긴의자(tub transfer bench)와 샤워의자의 사진으로 구성되어 있다. 특히 샤워의자는 나이든 아동 또는 청소년이 제한된 신체이동성을 가지거나 지구력을 이용할 수 있다.

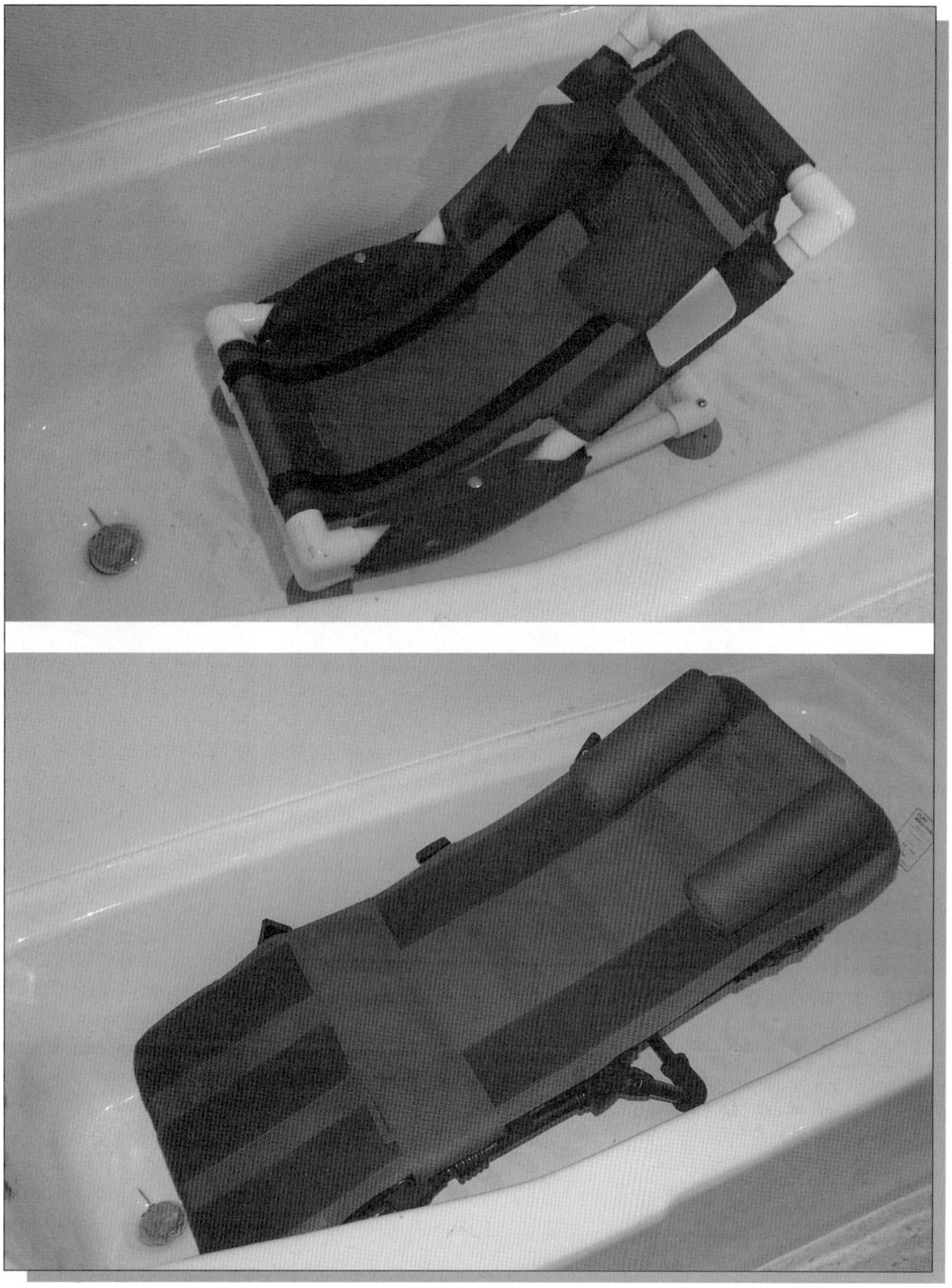

■ 그림 12.3
욕조 의자.

개인위생과 몸단장하기(Personal Hygiene and Grooming)

개인위생과 몸단장은 치아, 눈, 귀, 코, 손·발톱, 피부와 머리카락의 관리를 위해 생활필수품을 모으고, 관리하고, 사용하는 능력을 포함한다. 칫솔질, 치실사용, 치약의 사용,

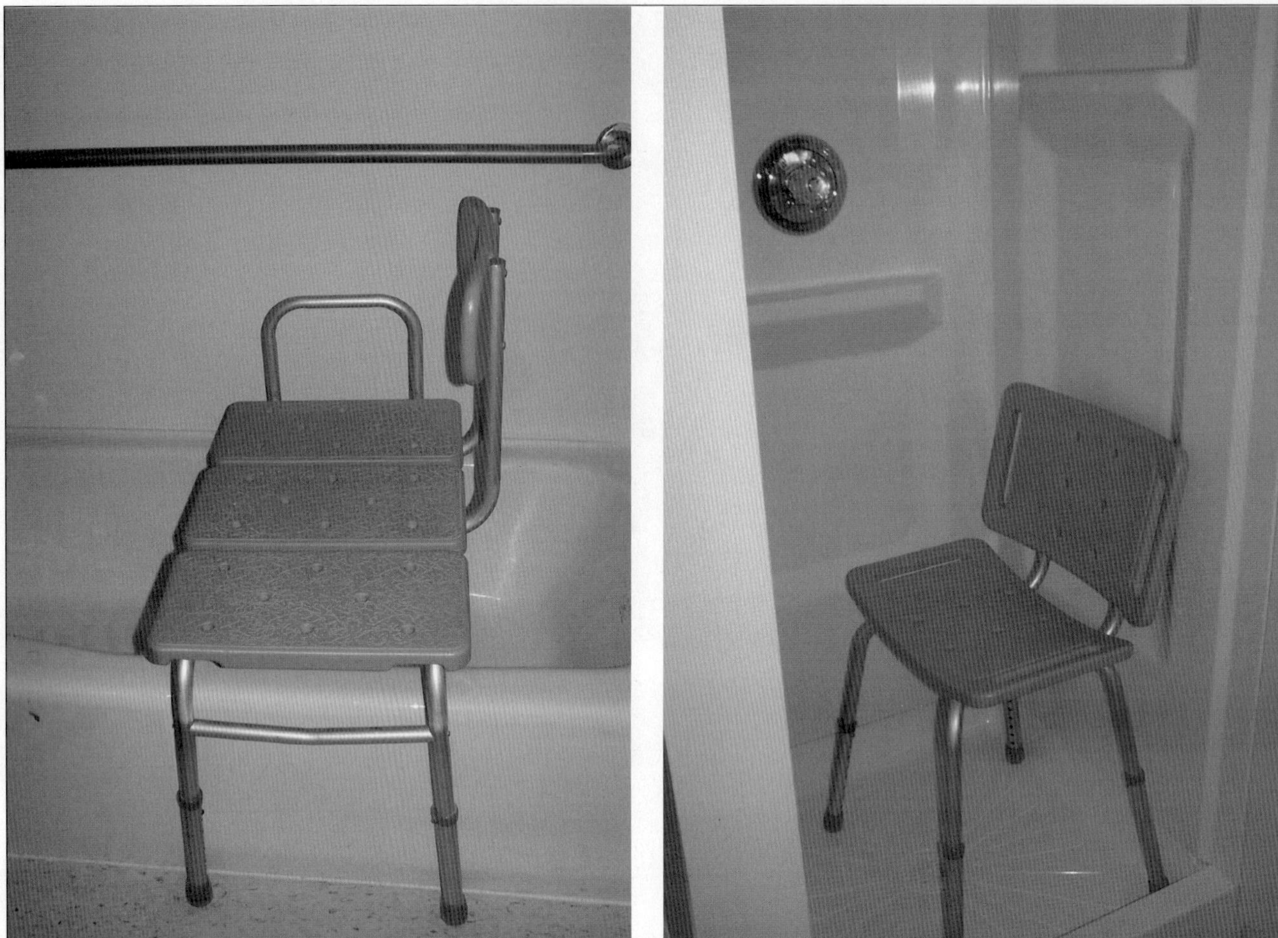

■ 그림 12.4
욕조 의자(a)와 샤워 의자(b).

눈을 헹구기, 귀씻기, 코닦기, 손·발톱을 깎고, 치우는 것, 로션과 데오드란트(방취제)를 바르기, 화장품을 바르고 제거하기, 면도하기, 뽑기와 자르기, 솔질하기, 빗질하기 그리고 머리카락 스타일링 하기는 개인위생과 몸단장 활동이다. 어린 아동은 직접적인 교육과 관찰을 통해 이런 활동을 성취하는 것을 배운다. 큰 아동과 청소년들 또한 동료들과의 대화, 실험, 잡지 읽기와 TV보기에 의해 이런 활동들을 어떻게 하는지 배운다. 가족과 지역사회 내의 문화적, 사회적 규범(규준)은 받아들일 수 있고 받아들일 수 없는 개인위생과, 몸단장에 관한 가능성을 만들어낸다. 자원에 대한 접근 또한 어떻게 아동과 청소년들이 개인위생과 몸단장 활동을 완성하는지에 영향을 끼친다. 예를 들어, 가정에서 어른들을 관찰함으로써, 소년과 소녀는 지역사회와 종교적인 관습과 일치하는 면도하는 방법과 몸의 털을 정돈하는 방식을 배울 수 있다. 소년과 소녀들이 성장함에 따라 동료와 미디어로부터 정보를 받고, 면도와 머리정돈 장치들의 다른 형태에 접근하며, 그들은 어떤 몸의 부분을 면도할 것이고, 어떻게 몸의 털을 관리할 것인지에 대해 시도할 것이다. 다양한 개인 위생과 몸단장 물건들인 칫솔, 치실, 화장지, 면봉, 손톱깍기, 손톱가위, 면도기, 쪽집게, 빗, pics과 스타일링 머리빗을 관리하고 사용하는 능력은 장기간에 걸쳐 발달한다.

■ 표 12.3
개인위생과 몸단장에 이용되는 보조도구의 예

유형(Type)	명칭(Name)	설명(Description)
검사거울 (inspection mirror)	North Coast Medical Rehabilitation Catalog에 쿼드검사거울, 손에 쥐는 검사거울(큰 것과 작은 것)과 스탠드형 거울	거울은 자가검사와 피부붕괴를 확인하는 피부검사할 수 있는 조절할수 있는 손고리, 손가락고리와 연장된 손잡이가 있다.
긴손잡이솔과 빗(long handled brush and comb)	Sammons Preston Rolyan; Pediatrics Catalog에 긴손잡이솔과 빗	연장된 손잡이는 제한된 팔뻗기 또는 손운동으로 인해 도달하기 어려운 영역의 접근을 가능하게 한다.
손톱판 (nail board)	Functional Solution Catalog에 손톱깍기판	손톱깍기와 손톱다듬는 줄(nail file)은 표면을 안전하기 위해 바닥에 2~3개 흡입컵이 있는 플라스틱 바닥에 결합되어 있다. 한 손을 사용하거나 제한된 집는 능력을 가진 아동과 청소년이 이용할 수 있다.
개조된 손잡이를 가진 칫솔 (built-up handled toothbrush)	Beyond Play Catalog에 쉬운잡기칫솔(Easy-Grip Toothbrush®)	크고, 채색되어 개조된 손잡이를 가진 칫솔은 제한된 쥐는 힘을 가진 아동과 청소년에게 유용하다.
치약분배기 (toothpaste dispenser)	Sammons Preston Rolyan; Pediatrics Catalog에 치약분배기(Tooth Paste Dispenser)	플라스틱 분배기는 치약튜브를 유지한다 아동과 청소년은 긴팔레버를 아래로 누름으로서 치약을 분배할 수 있다.
핸즈프리 헤어드라이어 (hands-free hair dryer)	Sammons Preston Rolyan; Pedriatrics Catalog에 핸즈프리 헤어드라이어	스탠드는 테이블 위에 놓고 집게로 한 부분에 헤어드라이어를 고정한다. 감소된 힘, 관절가동범위 또는 관절안정성을 가진 아동과 청소년에게 유용하다.

Compiled by C. Torres, COTA/L, OTS, Towson University.

개인위생과 몸단장 과제를 완성하기 어려운 아동과 청소년들에게 가능성을 주기 위해 작업치료사와 보조작업치료사는 기술을 가르치거나 과제와 환경을 수정하는 전략들을 고려한다. 표 12.3■은 유용하게 이용되는 보조도구 목록을 만들었다. 표 12.4■는 기술을 가르치거나 과제와 환경을 변경하기 위한 전략에 개요를 설명한다. 아동과 청소년의 발달(성장) 연령, 능력, 선택과 요구는 기술을 가르칠 때와 가르치는 것에 영향을 미친다.

대 · 소변 관리와 화장실 위생
(Bowel and Bladder Management and Toilet Hygiene)

대 · 소변 관리는 대 · 소변 압력의 인식, 조임근 조절과 배설주기의 인식을 필요로 한다.

■ 표 12.4
개인위생과 몸단장 작업과 중재전략

작 업	작업적 문제	중재
Tzivia는 그녀의 손톱을 관리하기를 원했다.	제한된 시력 때문에 Tzivia는 안전하게 그녀의 손톱을 깎고 조절하여 다듬는 데 어려움이 있다.	자가 스탠드가 위에 있고 손가락 위에 위치할 수 있는 10배 또는 그 이상에 배율의 확대경을 이용하여 Tzivia를 격려한다. Tzivia는 손가락의 모양 다음에 촉각을 이용하여 손톱을 정돈하기 위해 손톱다듬는 줄 또는 에머리보드를 이용한다. Tzivia는 그녀의 손톱을 다듬기 위해 아래 옵션으로 시도한다: ● 칼라에나멜보다 연마제와 오일로 미세하게 닦는 것을 이용한다. ● 딱딱한 도포제를 사용하지 않고 깨끗한 칼러 연마제를 이용한다. ● 각 손톱바깥 주변에 마스킹테이프(보호테이프) 또는 다른 연마제로 자른 형태를 만든다. 자른 형태는 다듬기가 적용되는 부분에 경계를 제공하기 위해 이용된다.
Alfredo의 부모님은 그의 치아를 보호할 필요가 있다.	물림반사 때문에 Alfredo는 물체가 입 안에 있으면 깨문다. 발작을 조절하는 약 때문에 그의 잇몸은 부어오르고 쉽게 출혈된다.	턱근육을 이완하기 위해 턱관절에 안정되고 일정한 압력을 적용한다. 외부에서 입 안으로 넣어 물을 유지하기 위해 이빨과 잇몸을 닦기 위해 따뜻한 물과 일정한 압력을 이용한다. 잇몸을 마사지하기 위해 유연한 튜브조각을 둘러싸는 천을 이용하라. 치과의사의 추천을 기초로 약은 부어오르고 출혈되는 것을 줄이기 위해 천에 두어야 할 것이다.
Rudy는 면도하는 것을 배우기를 원한다.	Rudy는 일상적으로 스스로 면도하고 면도할 때 얼굴 부분을 빠뜨린다.	Rudy는 수동 면도기보다 배터리 구동 면도기를 사용하도록 권장한다. 시계모양을 이용하여 Rudy에게 위치하는 횟수에 일치하도록 사분면에 그의 얼굴을 면도하는 것을 가르친다.
Clarisse의 부모는 그녀의 머리를 세련되게 하는 것을 원한다.	감각방어 때문에, Clarisse는 그의 부모가 빗질하고 솔질하거나 머리를 다듬을 때 운다.	부모가 머리를 스타일링하기 전에 Clarisse는 몇 분동안 머리 덮개를 문지르고 완전하게 압박한다. 가능할 때 먼저 Clarisse가 솔, 빗 또는 가위를 사용하기 전에 엉크러진 그녀의 머리에 손가락을 이용하라. 솔과 빗을 따뜻하게 하거나 Clarisse가 견딜 수 있는 온도를 찾아라. Clarisse는 부모가 솔질, 빗질 또는 머리를 자를 동안 머리를 유지한다. Clarisse는 빗질과 솔질하는 속도, 방향과 힘을 조절하기 위해 그녀의 손 위에 부모의 손을 둔다. Clarisse가 적절하게 묶을 수 있도록 한 번은 짧게 한 번은 길게 하여 쉽게 유지되는 머리 스타일을 선택하도록 돕는다.

화장실 위생은 화장실로 이동하기와 화장실 활동자세 유지하기를 포함한다; 화장실 활동과 월경 후 세척; 화장지, 탐폰, 위생 냅킨, 카테터, 배변주머니(결장주머니), 그리고 좌약과 같은 천과 용품의 관리를 포함한다(AOTA, 2002). 대부분의 아동은 주간 대 · 소변 조절이 3세에 발달한다. 비록 아동이 당황하거나 화장실 사용을 위해 너무 오래 기다리기 때문에 몇 년 동안 때때로 사고가 지속될 수 있다. 월경 관리를 제외한 야간에 방광기능의 지속적인 조절과 대부분의 화장실 일과의 지속적 관리는 6세 또는 7세까지는 일어난다(Allen & Marotz, 2007).

대 · 소변 압력을 느끼는 것, 조임근 조절 또는 이와 같은 압력을 어떻게 해석해야 하는지 괄약근을 어떻게 해석하고 조절해야 하는지에 대한 감소된 능력은 대 · 소변 관리의 발달을 방해한다. 더욱이, 사람은 습한 것과 건조에 대한 감각수용체가 없고, 다만 온도, 압각, 가벼운 촉각과 통증에 대한 수용체 밖에 없다. 일회용 기저귀 속의 합성수지가 오줌을 체온으로 유지하기 때문에, 일회용 기저귀를 착용한 아동과 청소년들은 배설될 때와 같이 작은 감각 신호를 받는다.

화장실 훈련을 시작하기 전에, 아동과 청소년이 대략 언제 배설을 하는지 하루를 통해 더 많은 시간 또는 일주일 동안을 기록하는 것은 유용하다. 이것은 아동 또는 청소년의 속옷을 매 30분 동안 확인함으로써 이뤄질 수 있다. 배설을 위한 일과를 확립하기 위해, 아동 또는 청소년은 매일 거의 같은 시간에 먹고 마셔야 한다. 합성수지 일회용 기저귀를 면속옷으로 바꾸는 것은 아동과 청소년이 옷이 젖을 때 발생하는 온도 차를 느끼게 도와준다. 아동과 청소년들을 증가된 양의 액체를 마신 30~60분 후에 부과된 방광 압력을 느끼면서 배설과 관련지어 생각할 가능성을 증가시키기 위해 화장실에서 데려다 줘라. 수도꼭지를 틀어놓는 것은 때때로 배뇨를 자극한다. 소변을 볼 때 화장실 소변기 안에 치리어스(Cheerios; 시리얼) 또는 화장지를 넣는 것을 목표로 아이들을 격려하는 것은 방향조절의 발달을 도움이 된다. 손잡이와 물튀김막이(pommels and splashguard)는 화장실 변기 바깥으로 튀어나오는 소변의 양을 줄이는 데 도움을 준다. 야간에 건조 상태를 증진시키기 위해, 취침시각 최소한 시간은 음료를 먹지 않도록 한다. 그리고 나서 밤에 몇 번 화장실로 데리고 가야 한다.

화장실 훈련은 아동 또는 청소년이 화장실을 사용함에 있어서 두려움에 의해 복잡해질 수 있다. 높이에서 화장실 좌석의 위치는 아동과 청소년들이 바닥에서 그의 발을 단단히 고정되어야 하고 앉거나 설 때 발의 어깨너비 자세는 안정성을 제공한다. 발판과 옆 난간은 부가적인 안정성을 제공한다. 몇몇 아동은 변기에 뒤로 향해 앉는 것을 선호하고 화장실 물탱크를 지지의 기반으로 사용한다. 다른 아동은 마루와 가깝게 위치하는 어린이용 변기 의자를 사용하길 선호한다. 수세식 화장실의 물 내리는 소리는 몇몇 아동들을 무섭게 하기 때문에 배설하지 않을 때 물 내리는 연습을 하면 그 소음에 적응하는 데 도움을 줄 수 있다. 몇몇 아동을 위해서, 익숙한 음악을 연주하는 것은 화장실에서 그들에게 더 안정된 느낌을 만들어준다. 다른 아동을 위해서, 윙윙거리는 형광성 빛을 꺼주면 청각과 시각 불안을 줄이는 데 도움을 준다.

화장실 사용 후 세척은 대 · 소변 관리의 필수적이다. 몇몇 아동과 청소년들에게는 다리를 벌리고 몸을 앞으로 구부리고 세척을 하는 일은 쉬운 일이다. 다른 아동들은 그들의 체중을 한쪽으로 이동시켜 손을 뒤로 뻗길 선호한다. 아동과 청소년들은 소변과 대변을 닦을 때 다른 화장지의 사용을 배울 필요가 있다. 소녀들은 특히 비뇨기계 감염의 예방을 위해 앞쪽에서 뒤쪽 방향으로 닦는 방법을 배울 필요가 있다. 더욱이 아동과 청소년들은 세척 과정 동안에 적당한 양의 힘을 적용하는 연습에서 손을 겹치는 지지가 필요할 것이다. 그들은 또한 세척을 하는 데 얼마나 많은 화장지를 사용해야 하는지, 그리고 세척을 위해 얼마나 자주 화장지를 써야 하는지에 관한 지도가 필요할 것이다. 알코올이 없는 세정티슈(alcohol-free wipes)는 처음에는 건조한 화장지보다는 관리하기 쉬울 것이다. 뒤쪽사슬(후방연쇄)는 스스로 세척을 하는 데 인지 제한을 가진 아동과 청소년들을 가르칠 때 앞쪽사슬(전방연쇄) 보다 더 효과적이다. 왜냐하면 뒤쪽사슬은 대변과 소변이 몸의 다른 부분을 더럽히는 가능성을 줄이기 때문이다. 물로 채워진 분출하는 장치 또는 비데의 사용은 화장실 활동 후 세척에 선택적인 옵션이며, 특히 관절가동범위의 제한을 가진 아동이 건조한 화장지보다 물을 사용하는 것이 더 효과적이다. 배설 후 손을 씻는 것은 화장실 위생의 필수적인 부분이다. 아동과 청소년들은 최소한 25초 동안 손목에서 손끝까지 물꼭지 밑에서 손을 씻는 방법을 배워야 한다. 빈번한 언어와 시각적 암시는 손 씻기가 습관이 되는 데 필요할 것이다. 보호자 또한 화장실 위생 훈련과 도움을 제공할 때 일반적인 예방수단 그리고 장갑 그리고 손을 씻는 것을 준수해야 한다.

몇몇 아동과 청소년들은 대 · 소변 배설물을 관리하기 위해 카테터나 배변주머니를 사용한다. 이것은 넘치는 것의 방지를 위해 배변주머니를 언제 비우고 어떻게 해야 하는지 알아야 하며, 감염 예방을 위해 구멍 세척에 대한 방법과 시간 그리고 튜브를 삽입할 때 윤활제를 바르는 방법에 대한 지식을 포함한다. 몇몇 아동과 청소년은 또한 그들의 몸에 따라서 매일의 배설 스케줄을 배운다. 이 정보를 이용하며, 그들은 카테터와 배변주머니를 연속적인 사용보다 간헐적으로 사용한다. 작업치료사와 보조작업치료사는 때때로 그러한 훈련을 제공하기 위해 그리고 학교 또는 지역사회 내에서 환경적 적응 계획을 세우기 위해 간호사와 협력한다.

때때로 9~15세 나이에 대부분의 소녀들은 월경을 시작하고 생리용 탐폰 또는 생리대의 사용을 배울 필요가 있다. 에플리케이터(삽입기)가 있는 생리용 탐폰은 상지 조절 제한이 있는 소녀에게 에플리케이터가 없는 생리용 탐폰보다 사용하기 쉽다. 에플리케이터 끝에 질 윤활제의 작은 양을 두면 질관에 삽입하는 데 도움을 준다. 생리용 탐폰을 사용하는 소녀들은 그들이 요구하는 보호의 수준을 위해 필요한 것보다 가장 작은 크기의 탐폰을 선택해야 하며, 독성 쇼크증후군(toxic shock syndrome)을 위한 경고 표시를 이해해야 한다. 생리대는 많은 보호를 어떻게 결정해야 하는지 결정해야 하는 시각적 신호(cue)가 필요한 소녀를 위해 생리용 탐폰보다 다루기가 더 쉽다. 양옆에 날개가 있는 생리대는 부가적인 안정성을 제공한다. 제한된 인지능력을 가진 소녀들은 매일 생리대에 혈흔이 묻어 있는지 확인하고, 또는 매번 화장실에 갈 때마다 확인하면서 생리대의 교환을 교육할 수 있다. 이런 소녀들은 또한 누출이 발생한다면 어떻게 그들의 옷을 세척해야 할지에 대한 교육에 이익이 될 것이다. 소녀들에게 달력에 월경주기의 빈도와 길이의 기록을 장려하는 것은 언제 그들이 생리용 탐폰, 생리대와 속옷을 휴대해야 하는지 예상하게 하는 데 도움을 준다.

표 12.5 ■는 대 · 소변관리와 화장실 위생에 사용되는 보조기구의 예를 나타내었다. 표12.6 ■은 활동할 때 이용되는 다른 전략을 설명한다.

그림 12.5 ■는 나이든 아동과 청소년이 사용할 수 있으며 양측에 지지대가 있는 개조된 화장실 의자 adapted toilet seats)의 2가지를 예를 들었다.

■ 표 12.5
대 · 소변관리와 화장실 위생에 이용되는 보조기구의 예

유형(Type)	명칭(Name)	설명(Description)
화장실 의자 (toilet chair)	Rifton Equipment에서 생산된 Blue Wave Toileting System®	의자는 화장실 위에 위쪽에 자립성 변기로서 이용되거나 샤워 의자로 사용된다. 큰 것과 작은 것이 있다. 그물안감이 있는 플라스틱으로 만들고 랩트레이(lap tray)를 포함하고 제거할 수 있는 머리받침과 조절할 수 있는 몸통, 랩과 발가죽띠로 되어있다.
유아용 변기의자 (potty chair)	FlagHouse; Special Populations에서 생산된 Smirthwaite Adjustable -Height Potty Chairs®	조절할 수 있는 유아용 변기 의자는 의자, 등패드, 옆패드와 빠르게 풀어지는 토글(toggle) 손잡이가 있다. 의자 안에 본 뜬 플라스틱 오리와 단단한 나무로 만들어졌다. 제한된 운동조절 능력을 가진 사람을 위해 지지대가 있다.
화장실 휴지 보조기구 (toilet tissue aid)	Functional Solutions Catalog에 Toilet Tissue Aid®	스프링 집게는 휴지를 뽑기 위해서 연다. 수평손잡이 또는 수직집게를 잡고 사용하며 제한된 잡기와 뻗기가 있는 사람에게 유용하다.
물튀김막이 (splash guard)	Sammons Preston Rolyan Pediatrics Catalog에 P Splash Guard®	물튀김막이는 화장실 의자의 앞부분에 있고 제한된 조절능력을 가진 아동에게 화장실 안에 소변을 빗나가게 한다.
장운동 자극기와 좌약 삽입기 (bowel stimulator and suppository inserters)	North Coast Medical Rehabilitation Catalog에 Digital Bowel Stimulator and Suppository Inserter®	장운동 자극기는 연장된 끝을 삽입한다. 이것은 장운동을 자극하는 데 도움을 준다. 좌약 삽입기는 곧창자(직장)에 좌약을 넣을 수 있는 스프링이 장착된 끝을 가진다. 두 아이템은 조절가능한 갈고리와 고리손잡이가 있으며 제한된 손사용이 있는 아동과 청소년에 의해 이용된다.
자가-도뇨 거울 (self-catheterization mirror)	Sammons Preston Rolyan; Pediatrics Catalog에 Clinic/ Self-Cath Mirror®	조절할 수 있는 거울은 자가-도뇨동안 시각적 되먹임을 제공하는 위치에 놓여져 있다.
남녀를 위한 이동식 소변기 (portable urinals for men and women)	Functional Solution Catalog에 SPIL-PRUF Urinals®	소변기는 이동할 수 있으며 또는 침대 옆에서 사용할 수 있다. 보통 모델 또는 투명한 모델이 있다.
비데 시스템 (bidets systems)	North Coast Medical Rehabilitation Catalog에 Hygenique Plus Bidet/ Sitz Bath System®	비데는 화장실 이용 후에 자가세척을 위한 글리세린카트리지가 있는 스프레이 막대기가 있다. 제한된 뻗기 또는 운동을 하는 아동과 청소년이 이 기구를 사용할 수 있다.

Compiled by C. Torres, COTA/L, OTS, Towson University.

■ 표 12.6
대 · 소변조절과 화장실 위생 작업과 중재전략

작업	작업적 문제	중재
Priyadarshini는 독립적으로 화장실 사용을 원했다.	감소된 자세 안정성과 근육조절로 인해 Priyadarshini는 표준 화장실 의자에 안전하게 이동과 앉기가 불가능하다.	Priyadarshini는 머리, 몸통, 다리와 발지지를 적절하게 제공하는 변기 위에 화장실 의자를 사용한다. 화장실 의자는 변기시트로 이용할 수 있고 야간에 사용을 위해 침대 근처에 둔다. Priyadarshini가 화장실에 이동할 때 안정된 지지를 제공하기 위해 화장실 양측 벽에 손잡이를 설치한다.
Heinrick는 화장실 사용 후에 스스로 세척하기를 원한다.	Heinrick는 화장실 사용 후에 세척을 위해 엉덩이에 손을 뻗기가 불가능하다.	Heinrick는 쉽게 뻗기 위하여 화장실 휴지 보조기구 사용하고 닦아내기 위해 긴손잡이 스폰지를 티슈로 대신한다. Heinrick가 스스로 세척을 할 수 있도록 집과 학교의 변기에 비데 시스템을 설치한다.
Diana는 자가-도뇨를 원한다.	Diana는 소변찌꺼기를 스스로 제거하기 위해 카테터를 사용한다. 제한된 몸통 이동으로 인해 그녀는 이 과제를 수행할 때 스스로 보기가 어렵다.	Diana가 볼수 있도록 하기 위해 최대각도를 제공하는 자가-도뇨 거울을 사용하도록 교육한다.
Stephen은 가족과 여행할 때 화장실 사용하기를 수행하는 방법을 원한다.	Stephen은 제한된 균형과 안정성으로 인해 집과 학교에 특별한 화장실 의자를 사용한다; 그러나 공동체 내에 공공장소에서 표준화 화장실을 사용할 수 없다.	Stephen은 휠체어에 앉아 있을 동안 공공화장실을 사용하고 비어 있어도 이동식 변기를 휴대한다. Stephen은 그의 몸상태에 따라 마시고 배설하는 시간 사이에 시간주기를 어떻게 판단하는지를 교육한다. 이 정보를 이용하여 실행할 때 여행전 집 또는 학교에서 배설하는 데 충분한 시간을 분배하도록 권한다.

Compiled by C. Torres, COTA/L, OTS, Towson University.

옷입기(Dressing)

옷입기는 옷을 회수하기, 입기, 벗기와 옷, 신발과 액세서리를 단정히 하는 능력을; 지퍼를 조작하기; 활동, 날씨와 시간에 맞는 적절한 옷을 선택하기; 개인 용품, 보조기와 의지(protheses)를 입고 제거하기를 포함한다(AOTA, 2002). 아동은 옷입기를 배우기 전에 옷벗기를 배운다. 4~8개월 사이에 아기들은 모자와 양말을 벗음으로써 옷입기 과정을 시작한다. 옷 속박의 자유를 즐기면서 그들의 첫 번째 옷벗기 활동은 종종 계획되지 않았

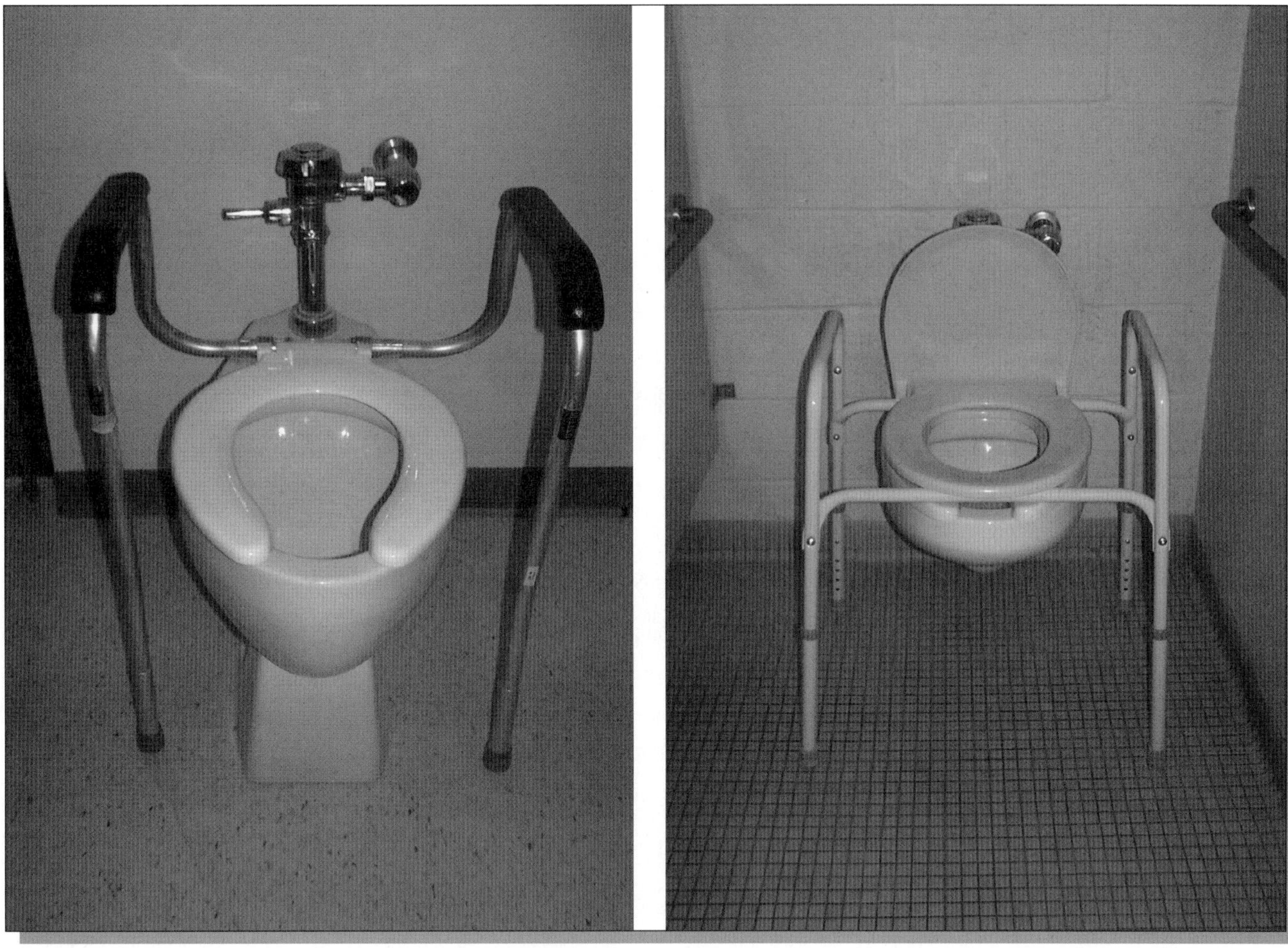

■ 그림 12.5
개조된 화장실 의자.

다. 8~12개월 사이의 아동은 보호자가 그들에게 옷입고 벗길 때처럼 그들의 팔 · 다리를 안쪽으로 뻗고 또는 팔 · 다리를 옷 바깥쪽으로 밀면서 옷입기에 상호작용을 시작한다. 유아기에 들어서면서 비록 종종 부정확하지만, 그들의 신발을 벗고 셔츠나 바지를 입는 활동을 시도하기 시작한다. 2~3세 아동은 단추를 제외하고 독립적으로 간단한 옷을 벗는 것을 배운다. 4세 나이에는 스스로 옷을 입고, 신을 끈으로 묶고, 큰 버튼과 혁대를 관리한다. 5세 아동은 대부분의 기본적인 옷입기 기술, 중간 크기 단추를 조작, 신발끈 매기와 옷이 뒤로 향해 있는 때를 판단한다. 다음 몇 년 동안 그들의 옷 선택의 적절함에 관해 가끔의 지도가 필요하지만, 그들이 입기를 좋아하는 옷의 유형에 대해 더욱 명확해진다. 아이가 중학교에 들어가면서, 종종 특정 그룹의 표준에 적합하길 원하면서 그들의 동료와 비교해서 어떻게 옷을 입어야 하는지 더 관심을 가지게 된다(Allen & Marotz, 2007). 그들은 보석과 스카프와 같은 더 많은 악세사리를 착용하고 지갑과 핸드백를 가지고 다니기 시작한다. 청소년으로써, 그들은 다른 스타일의 옷입기를 시도할 것이며, 또래 소집단 내와 분리된 그들의 정체성을 확립을 찾는다. 옷은 그들 자신의 감각의 외적 태도 표명, 성적 관심, 흥미, 가치, 사회경제적 지위, 정신적과 종교적 신념, 정치적 관점과 성 역할로써의 역할을 한다.

다른 ADL 작업과 유사하게, 아동과 청소년들은 신체적, 인지적 그리고 감각 문제에 직면하고 그들이 경험하는 삶의 상태는 옷입기 기술 습득을 위한 전형적인 순서를 변경시킬 수 있다. 다음의 질문은 작업치료사와 보조작업치료사가 아동 또는 청소년의 수행기술과 수행패턴, 과제요구와 환경의 변경, 또는 옷입기 과제를 도움 또는 완성하기 위한 전략을 보호자가 훈련을 향상시키는 중재에 초점을 결정하는 데 도움이 된다.

- 아동 또는 청소년이 독립적으로 또는 도움을 받고 어떻게 옷 입기를 하는지 학습 또는 재학습을 하기 위해 신체적, 인지적, 그리고 감각 능력을 가지고 있는가?
- 무슨 교육 방법이 아동 또는 청소년들로 하여금 옷 입기 학습을 가능하게 하는가?
- 과제 요구 또는 신체와 사회적 환경을 수정하고 아동 또는 청소년들이 옷입기를 독립적으로 더 쉽게 하는 것은?
- 대안 전략이 옷입기 과제를 수행 또는 도와주기 위해 보호자에게 더 쉬운가?

교수전략 (Teaching Strategies)

만일 아동 또는 청소년이 옷입기를 배우기 위한 신체적, 인지적, 그리고 감각능력을 가진다면, 작업치료사와 보조작업치료사는 자연적인 환경에서 어떻게 다양한 실습 기회를 만들지에 대해 고려해야 한다. 병원 또는 재활환경에서 실습기간은 아침과 저녁일과에 포함할 수 있다. 가정과 학령전 환경에서 실습기회는 활동기간, 화장실과 낮잠 시간, 일과 내에서 옷입기가 조화되어 할 수 있다. 학교에서 체육과 수영시간 그리고 야외 레크레이션을 위한 준비는 실습을 위한 자연적인 기회를 제공한다.

특수 아동 또는 청소년들을 위한 옷입기 과제를 가르치는 데 혼란을 최소화하기 위한 일관된 지시와 단서의 의견을 동의하는 데 관계되는 모든 어른들에게 유용하다. 실행할 때 선택된 방법은 옷입기와 벗기를 위한 아이의 남아있는 움직임의 흐름에 따라 만들어져야 한다. 더욱이 아동과 청소년은 대부분의 시간을 가족과 함께 보내기 때문에, 옷입기 기대와 교육 방법은 가족의 가치와 옷입기 일상에 부합해야 한다.

다양한 교수전략은 아동과 청소년들이 옷입기와 벗기를 배우는 데 더 쉽게 한다. 일반적인 전략은 과제의 성취를 위해 뒤쪽사슬 순서를 이용한 구두와 시각지시 그리고 부드러운 손동작을 포함한다. 구두와 시각적 지시 그리고 촉각단서는 아동과 청소년들이 주요 과제로부터의 방해를 막기 위해 간단하게 유지해야 한다. 많은 이런 자극은 필요한 지지의 양에 응하여 조절되어야 한다. 목표는 아동 또는 청소년이 독립적으로 시작할 수 있게 모든 옷입기 순서의 모든 단계를 제거하는 것이다. 때대로, 시각적 단서 카드는 부가적인 교육 보조물로서 도움을 준다.

탄력성을 가진 옷 또는 늘어나는 허리띠, 커프(cuffs), 옷깃과 늘어나는 섬유로 만든 옷은 입고 벗기에 쉽다. 짧은 소매자락 또는 짧은 다리로 된 옷 그리고 지퍼가 없는 옷은 관리하기가 쉽다. 그들이 붙이는 섬유의 색깔과 대조를 이룬 큰 단추, 버클, 걸쇠(snaps)와 후크로 연습하는 것은 어떻게 그것들을 조작해야 하는지 아동과 청소년들에게 부가적인 촉각, 시각적 단서를 제공한다. 두 가지 대조적인 구두끈의 사용은 아동과 청소년들에게 끈으로 매기와 묶기 위한 시각적으로 순서를 따를 수 있게 도움을 준다.

더욱이, 아동과 청소년들이 셔츠와 자켓을 입고 벗고, 신발끈을 묶는 것을 따라 배울 수 있는 다양한 순서가 있다. 셔츠에서 이런 순서는 **머리우선방법(head first method)**,

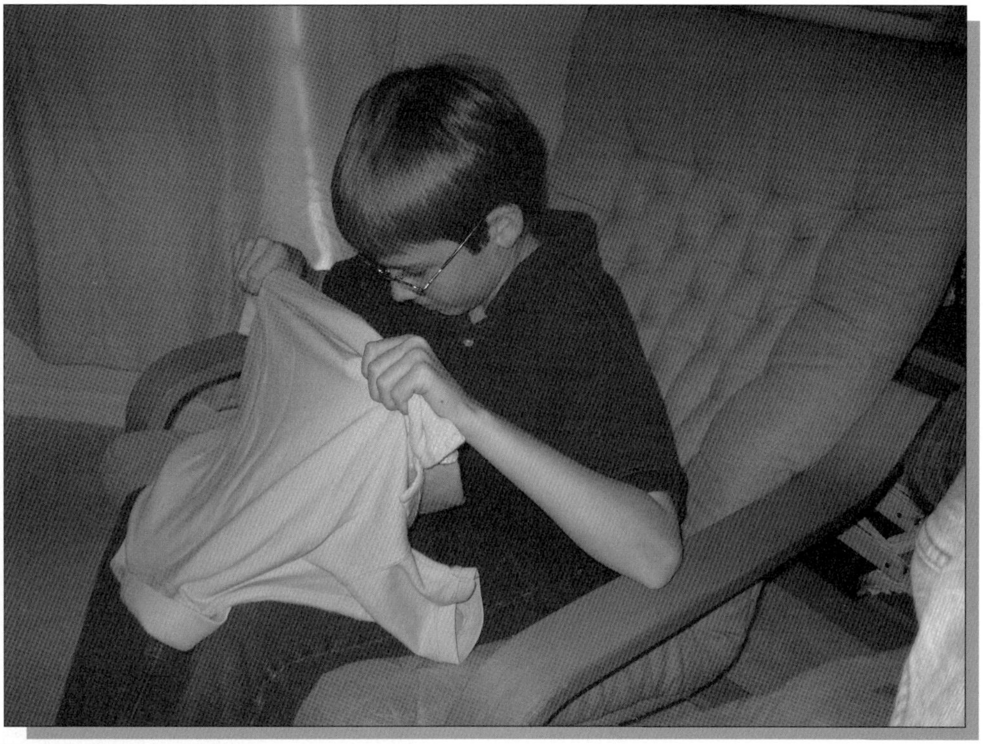

■ **그림 12.6**
셔츠를 입기 위한 머리우선방법.

팔우선방법(arms first method)과 **어깨위방법(over the shoulder method)**을 포함한다. 신발은 **표준매듭방법(standard looping method)**, **이중매듭** 또는 **토끼귀매듭방법(double loop or bunny ear method)**과 **옭매듭방법(square knot method)**를 사용한다. 만약 아동과 청소년들이 앉거나 섰을 때 균형을 유지하지 못하면, 침대에 누워있는 동안에 그들의 바지를 입거나 벗기 위해 옆구르기와 **연결(bridging)**방법의 사용을 배울 수 있다.

머리우선방법

머리우선방법은 잡아당겨서 입는 셔츠, 스웨터와 쟈켓을 위해 사용할 수 있다(그림 12.6■). 이 기술을 이용해서 아동 또는 청소년들은 손으로 옷의 뒤쪽을 모으고 나서, 머리 위로 옷을 당긴다. 옷을 입을 때, 아동 또는 청소년은 옷의 허리부분부터 옷의 목깃까지 주름을 잡는다. 때때로 이 과정을 시작하기 위해 아동은 옷의 허리부분을 그의 허리부분에 놓이게 하고 옷의 목깃부분이 그의 무릎 근처에 두면서 옷을 무릎 위에 얼굴 아래에 옷을 놓는다. 옷을 벗을 때, 아동은 옷의 목깃에서 허리까지 주름을 잡는다.

잡아당겨 착용하는 셔츠, 스웨터와 자켓을 위한 팔우선방법

옷을 입는데 이 방법을 사용하기 위해, 아동은 허리부분 안쪽과 소맷자락 안으로 팔을 미끄러지듯 넣는다. 그리고 나서 아동은 팔을 머리 위로 내뻗고, 옷의 허리부분 구멍 속으로 머리를 넣는다. 그리고 옷을 그의 머리와 몸통에 걸쳐 당겨 내린다. 이 과정을 시작

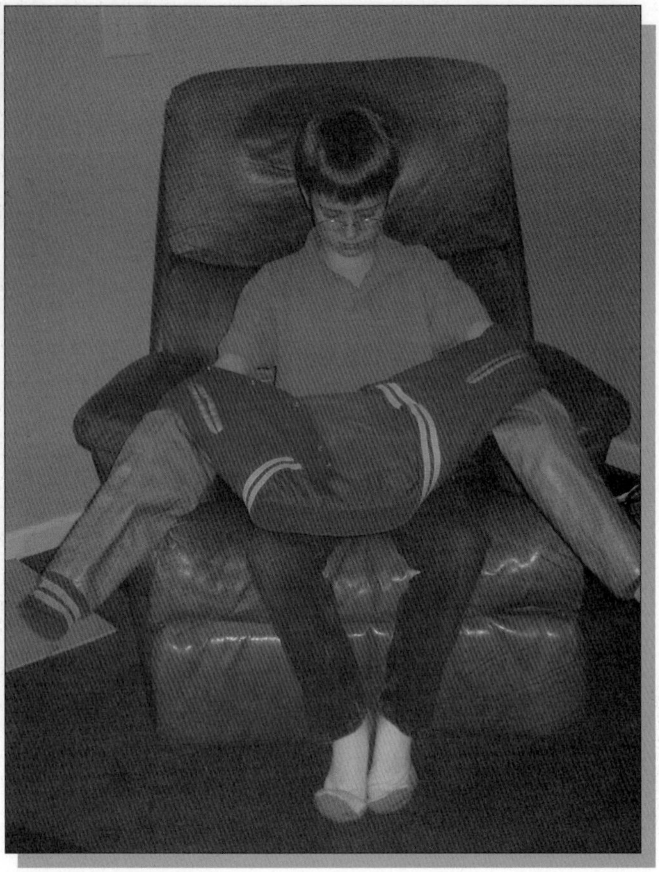

■ 그림 12.7
셔츠를 입기 위한 팔우선방법.

하기 위해, 아동 또는 청소년은 머리우선방법에서 설명한 것과 유사한 방법으로 옷을 무릎 위에 놓아둔다. 팔우선방법을 사용해서 옷을 벗기 위해, 아동은 셔츠 소맷자락을 당기면서 셔츠 소매커프를 세게 끌어당긴다. 일단 팔이 소맷자락으로부터 벗겨지게 되면, 아동은 옷의 허리부분을 잡고 옷을 그의 몸과 머리 위로 들어올린다. 이 방법은 옷이 몸에 느슨하거나 탄성이 있는 재질로 만든 옷일 때 많이 이용한다.

앞쪽 트인 셔츠, 스웨터와 자켓을 위한 팔우선방법

이 방법의 사용을 위해, 아동은 옷의 앞면을 위로 하고 옷깃을 허리 가까이에 그리고 허리부분을 무릎 가까이에 두고 다리 위에 가로질러 놓는다(그림 12.7 ■). 아동은 팔을 소맷자락 안으로 미끄러지듯 넣고 나서, 팔을 머리 위로 내뻗는다. 아동은 옷을 정돈하기 위해 옆과 뒤부분을 끌어당긴다. 이 기술은 나이많은 아동보다 어린 아동에게 더 일반적으로 교육한다.

어깨위방법

앞쪽 아래로 열려진 쟈켓 또는 셔츠를 입기 위해 이 방법을 사용하며, 아동은 팔을 한쪽 소매 안으로 넣는다(그림 12.8 ■). 반대편 손으로 옷깃을 잡고, 그의 목뒤, 다른 어깨

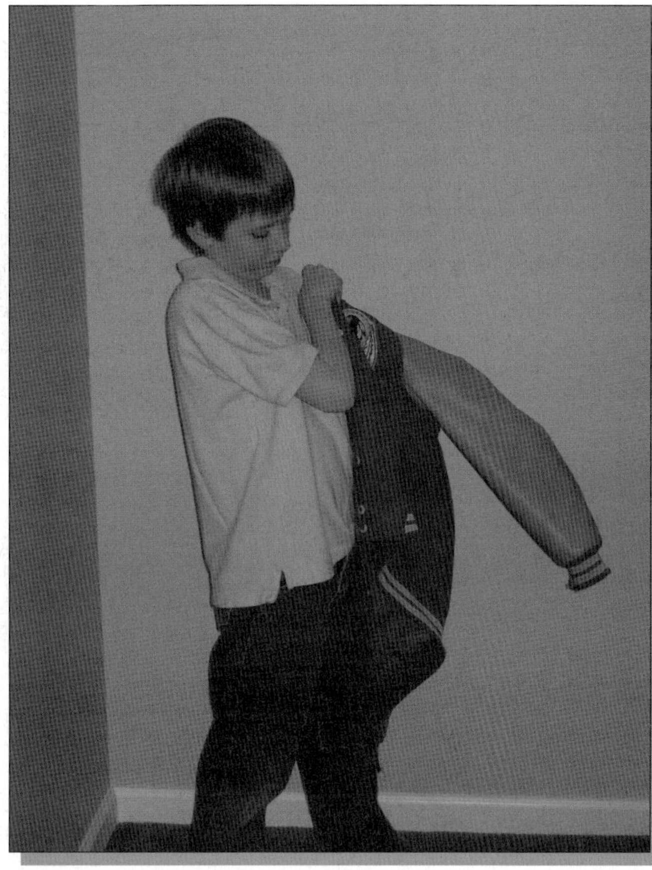

■ **그림 12.8**
셔츠를 입기 위한 어깨우선방법.

쪽 위로 가로질러 옷의 나머지를 가져온다. 그리고 나서 둘째 팔을 둘째 소매로 넣는다. 옷을 벗기 위해, 한쪽 어깨의 쟈켓을 밀어 젖히고, 옷 소맷자락으로부터 팔을 빼내고, 둘째 어깨와 팔을 옷 밖으로 밀어낸다. 만약에 아동이 한쪽 팔이 다른쪽보다 적은 가동성이 있다면, 자켓을 움직이기 힘든 팔을 먼저 넣고, 그리고 옷 벗기에서는 움직이기 어려운 팔을 마지막으로 빼내라.

표준매듭방법

이 방법은 가장 일반적으로 신발을 묶기 위해 사용되는 한 가지이다. (a) 끈의 두 옆면을 가로지르고 매듭짓기, (b) 한쪽 끈으로 고리만들기, (c) 둘째 끈으로 고리의 기저부를 감싸고, (d) 고리가 있는 곳에 교차하기와 교차된 끈의 감싸는 구멍을 통해 둘째 끈을 밀면서 나비매듭을 만드는 것을 포함한다(그림 12.9 ■).

이중매듭방법

이 방법은 신발을 묶는 법을 배우길 시작하는 어린 아동에게 종종 교육한다. 또한 토끼귀매듭방법으로 알려져 있고 이 방법은 (1) 끈들의 두 옆면을 교차하여 매듭짓고, (2) 각 끈에 하나씩, 두개의 고리를 만들고(그림 12.10 ■), (3) 두 고리를 교차하고, (4) 둘

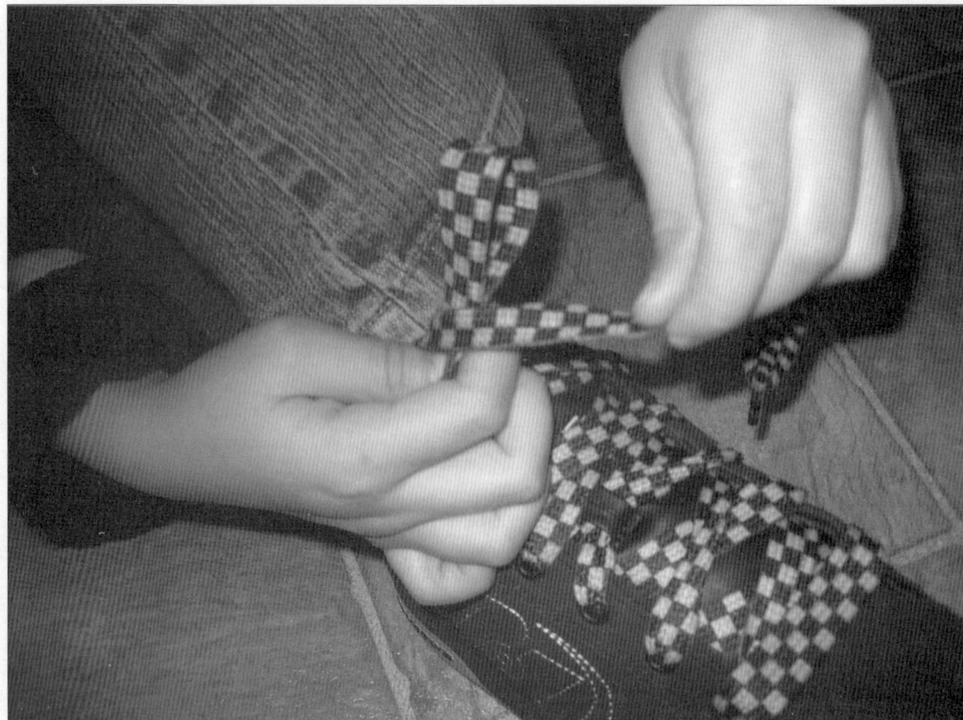

■ 그림 12.9
신발끈을 묶는 표준매듭방법.

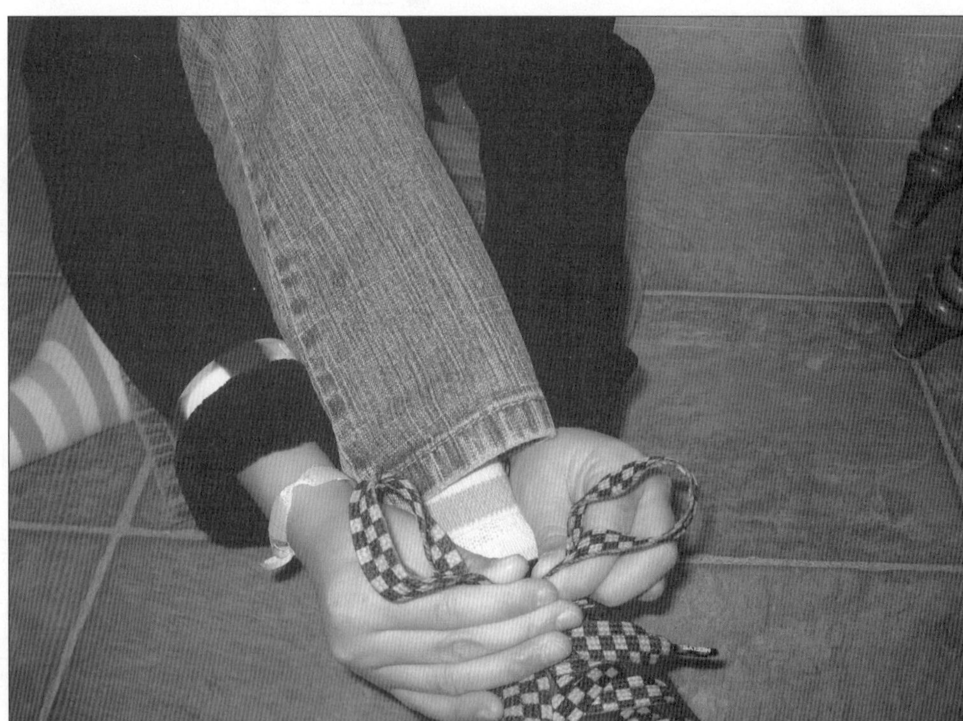

■ 그림 12.10
신발끈을 묶는 이중매듭방법.

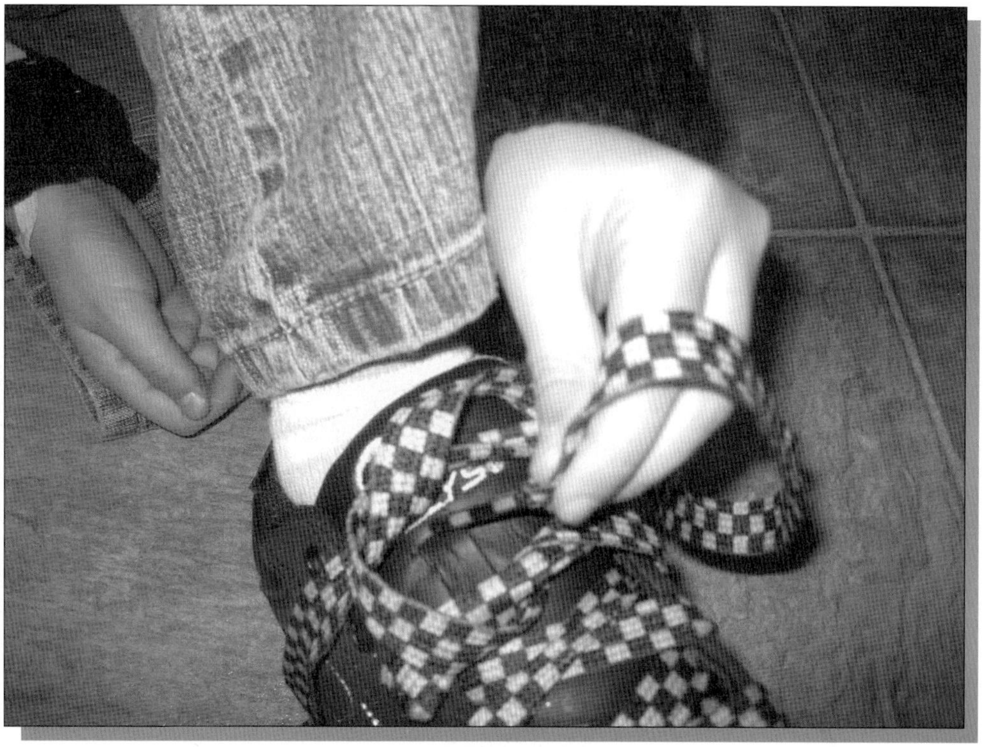

■ **그림 12.11**
신발끈을 묶는 옭매듭방법.

째 고리 뒤로 첫 번째 고리를 밀어넣고, 두 고리가 교차하는 곳의 구멍을 통해 첫 번째 고리를 당김으로써 나비매듭을 만든다.

옭매듭방법

이 방법은 한 손 또는 두 손을 사용하여 신발끈을 묶는 데 사용할 수 있다. (1) 끈의 두 옆면을 교차하고 매듭짓고, (2) 끈의 두 옆면을 교차한 매듭을 두 번째 사각 매듭을 형성, (3) 단단히 고정시킬 때까지 매듭 힘을 조정, 그리고 (4) 정확한 크기의 나비매듭을 형성할 때까지 사각매듭의 중간 구멍을 통해 두 끈의 끝을 밀어넣는다(그림 12.11 ■).

연결방법

이 기술은 바지를 입기 위해 선 자세 또는 의자에 앉기가 힘든 아동을 위한 대안을 제공한다. 아동 또는 청소년은 바지를 (1) 무릎 높이쯤의 침대 맨 윗부분과 옆면에 바지를 놓음으로써, (2) 한쪽면으로 구르고 턱을 향해 엉덩이와 다리의 무릎을 굽힘, (3) 일치하는 바지의 다리 안에 다리의 발을 넣음, (4) 침대의 다른 면으로 구르고 턱을 향해 엉덩이와 다리의 무릎을 굽힘, (5) 동일한 쪽 발과 일치하는 바지의 다리 안에 발을 넣음, (6) 침대 위에 발바닥을 편평하게 놓음으로써 엉덩이와 무릎을 굽히고 등위로 구르게 하면서, (7) 발바닥을 침대 끝에서부터 밀면서 침대에서 엉덩이를 올린다, 그리고 (8) 동시에 엉덩이 위로 허리를 향해 허리띠를 당김으로써 바지를 입을 수 있다. 아동 또는 청소년은 긴 손잡이가 있는 옷입기 막대 또는 구두주걱을 사용함으로써, 그리고 일단 바지

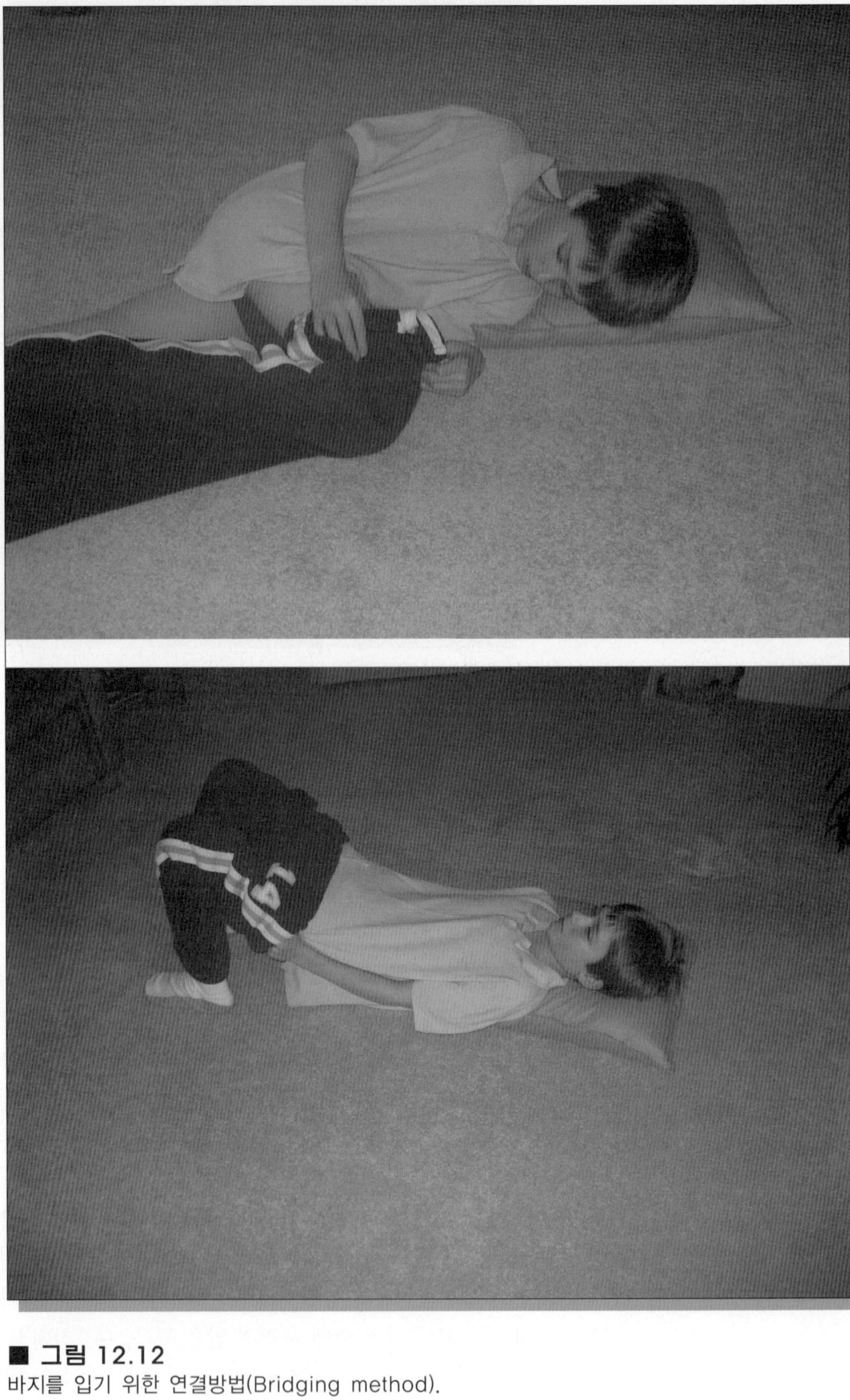

■ 그림 12.12
바지를 입기 위한 연결방법(Bridging method).

지퍼가 잠기면 앉거나 서면서 바지다리를 곧게 할 수 있다(그림 12.12 ■).

교육 과정의 부분에서 다양한 직물에 대한 아동 또는 청소년의 민감성은 고려하는 것이 필요하다. 촉각 과민성을 나타내는 아동은 면직물과 같은 접합선이 거의 없고, 상표

(태그)가 없고, 환기가 되는, 부드러운 직물로 만든 옷에 대해 잘 견뎌내는 경향이 있다. 이런 몇몇 아동은 팔, 다리와 몸통을 덮는 꼭 맞는 속옷 입는 것을 선호한다; 다른 아동들은 묶지 않은 옷을 선호한다. 대조적으로, 촉각 정보를 받는 것을 좋아하는 아동(sensory seeking)은 뒤섞이고 다양한 직물로 된 옷을 입는 것을 원한다. 그들은 움직일 때 팔과 다리로 인해 번쩍이고, 소음과 사각사각하는 소리나는 옷을 선호할 수 있다. 21장은 더 자세하게 감각회피(sensory avoiding)와 감각추구(sensory seeking)에 대해 언급한다.

의복과 옷입기 과제변경 (Clothing and Task Modifications)

의복과 옷입기 과제를 위한 변경은 옷입기 활동을 하는 아동과 청소년에게 도움이 된다. 신체적, 인지적 또는 감각 제한에 도전하는 아동을 위해 변경은 특히 도움이 된다. 변경은 앞서 얘기했던 교육전략을 결합하거나 분리하여 이용할 수 있다. 벨크로(Velcro)는 지퍼 대체물로 쓸 수 있다. 늘어나는 끈과 매듭지은 나비매듭(pretied bows)은 옷감 끈을 대신할 수 있다. 허리에서 엉덩이까지 양쪽에 스냅(똑딱단추, snap) 또는 벨크로 구멍이 있는 바지는 특히, 카테터의 사용 또는 기저귀를 찬 동안에는 바지 앞에 구멍이 있는 것보다 조작하기 쉽다. 하루의 대부분을 의자차에 앉아있는 아동과 청소년들에게는, 연장된 좌석과 짧은 등을 가진 셔츠를 입는 것이 더 편안하다. 넓은 목구멍이 있는 우비는 자켓과 스웨터의 대안이다. D-링과 스스로 뒤를 통해 긴 벨크로를 푸는 것으로써 앞에서 잠그는 브래지어는 뒤에서 잠그는 또는 머리 위로 벗기는 브라보다 더 관리하기 쉽다. 긴손잡이 구둣주걱, 옷입는막대(dressing stick), 집게(reachers)와 단추걸이(button hooks)와 같은 옷입기 보조물들은 쥐기와 손을 뻗기 제한이 있는 아동과 청소년들에게 도움이 된다. 제한된 시력, 의복에 있는 직물 태그 바느질에 제한이 있는 아동과 청소년들을 위해 옷과 어울리기 위한 촉각 단서를 제공한다. 씻고 말리는 과정 동안 양말 또는 옷의 매치를 유지하기 위해 벨크로나 안정핀을 사용하는 것은 유용한 기술이다.

■ 표 12.7
옷입기를 위한 보조기구의 예

유형(Type)	명칭(Name)	설명(Description)
옷입는 막대 (dressing stick)	Functional Solution Catalog에 Dressing Stick™	옷입는 막대는 전형적으로 긴 나무로된 자루와 플라스틱으로 코팅된 갈고리로 한쪽은 "C 모양"이고 다른쪽은 밀고-당기는 고리이다. 옷을 입을 때 셔츠, 바지와 양말에 뻗치고 잡을 때 사용하고 제한된 엉덩이 굽힘과 쥐는 힘이 있는 아동과 청소년에게 도움이 된다.
집게(reacher)	Sammons Preston Rolyan; Pediatrics Catalog에 Easireach II Reacher®	집게는 한쪽끝에 힘껏 당기는(방아쇠) 긴 알루미늄 자루이고 다른쪽 끝은 죔쇠 부분으로 되어있다. 단지 한 손가락이 죔쇠를 능동적으로 열고 닫는 데 필요하다. 집게는 도달할 수 있는 범위 안에 가벼운 물건을 집는 데 유용하다. 옷입기 시 바지와 셔츠를 입는 데 도움을 준다.

■ **표 12.7**
옷입기를 위한 보조기구의 예 *(계속)*

유형(Type)	명칭(Name)	설명(Description)
단추걸이 (button hook)	North Coast Medical Rehabilitation에 Good Grips Button Hook®	단추걸이는 조립되어 부착된 갈고리 또는 철사고리, 고무손잡이로 되어있다. 아동과 청소년이 집게잡기보다 원통잡기로 단추를 조작할 수 있다.
지퍼잡기 (zipper grip)	Sammons Preston Rolyan; Pediatrics Catalog에 Zip Grips®	고리에 플라스틱 손잡이는 지퍼에 부착되어있다. 잡기가 어렵고 작은 지퍼꼬리표를 당기는 데 유용하다.
신발제거장치 (shoe remover)	North Coast Medical Rehabilitation Catalog에 Shoe Remover®	플라스틱 신발 발판은 손으로 신발을 자유롭게 제거하기 위해 바닥 위에 놓는다. 관절가동범위, 동적앉기균형과 엉덩이굽힘에 제한이 있는 사람에게 유익하다.
양말신는 도구 (sock aid)	Sammons Preston Rolyan Coiler, Functional solution Catalog에 Built-up Foam Handles을 가진 Pediatric Sock and Stocking Aid®	양말신는 도구는 양말을 신는 데 도움을 준다. 플라스틱 재료로 만들고 연장된 조립된 손잡이가 있다.
탄력 신발끈 (elastic shoelaces)	Functional Solutions Catalog에 Coilers®	나선 신발끈은 신발을 묶기 위해 필요한 것을 제거한다. 신발끈은 당김으로서 단단하게 하거나 느슨하게 할 수 있다.
긴손잡이 구두주걱(long handled shoehorn)	Sammons Preston Rolyan; Pediatrics Catalog에 Stainless-steel shoehorn	긴손잡이 구두주걱은 신발을 신고벗을 때 사용한다. 조립된 긴손잡이에 연결된 곡선 표면에 긴스테인레스강으로 되어 있다.
옷입기 셔츠 (dressing vest)	FlagHouse;Special Populations에 I Can Dress Myself®	아이는 큰 사이즈 잠금장치(지퍼)를 이용하여 스냅잠그기(똑딱단추잠그기), 단추잠그기, 매듭매기와 지퍼잠그기를 실습하는 조끼를 입는다.
아동용 스탠더 (tumble forms)	Southwest Medical Online에 Tumble Forms 2 Tadpole Pediatric Positioner®	아동용 스탠더는 아동이 ADLs, 놀이 또는 휴식하는 동안 엎드림, 앉음 또는 옆으로 누운 자세를 유지하기 위해 과도하거나 낮은 긴장도를 가진 아동에 도움을 주기 위해 이용한다. 아동용 스탠더는 받침트레이와 거울로 엎드린 상태동안 사용한다.

Compiled by C. Torres, COTA/L, OTS, Towson University.

표 12.7 ■은 옷입기에 사용되는 보조기구의 예를 제공한다.

그림 12.13 ■은 옷입기와 목욕기구이다. 위에서 시작하여 오른쪽으로 돌면 집게, 옷입기 스틱, 양말신는 도구(sock aid), 단추걸이와 목욕장갑(washing mitts)이다.

중증의 신체적 제한을 가진 아동과 청소년에게 옷 입히기는 보호자에게는 부가적인 문제를 일으킨다. 때때로 이런 아동을 침대 위에 누워있는 동안 바지와 반바지를 입히고 벗기는 것이 더 효과적이고, 앉아 있는 동안 셔츠, 쟈켓과 스웨터를 입히고 벗기는 것이 더 효과적이다. 과긴장(hypertonic)과 원시반사가 남아있는 아동에게 옷입기 활동을 할 때는 그들을 옆으로 또는 엉덩이와 무릎을 구부리게 하면 더 쉽다. 이런 아동을 바로 눕힌 자세나 다리를 뻗친 자세는 과도한 근육긴장과 원시반사를 악화시킨다. 앉은 자세에서 이런 아동을 옷입히기 할 때, 그들의 팔을 균형 잡히게, 몸의 정중선에서 옷입기 할 수 있게 엉덩이, 무릎 그리고 발목을 90° 굽힘자세가 더 좋다. 엎드린 자세와 다른 자세 보조기는 옷입기와 다른 ADL 활동동안 아동의 자세 유지를 돕는다. 느리고, 부드럽게 흔드는 움직임은 빠른 당김 또는 미는 움직임보다 편안하게 아동의 몸의 부분을 옷을 입을 때 벗을 때 더 효과적이다. 표 12.8 ■은 다른 옷입기 문제와 가능한 중재전략의 예를 언급한다.

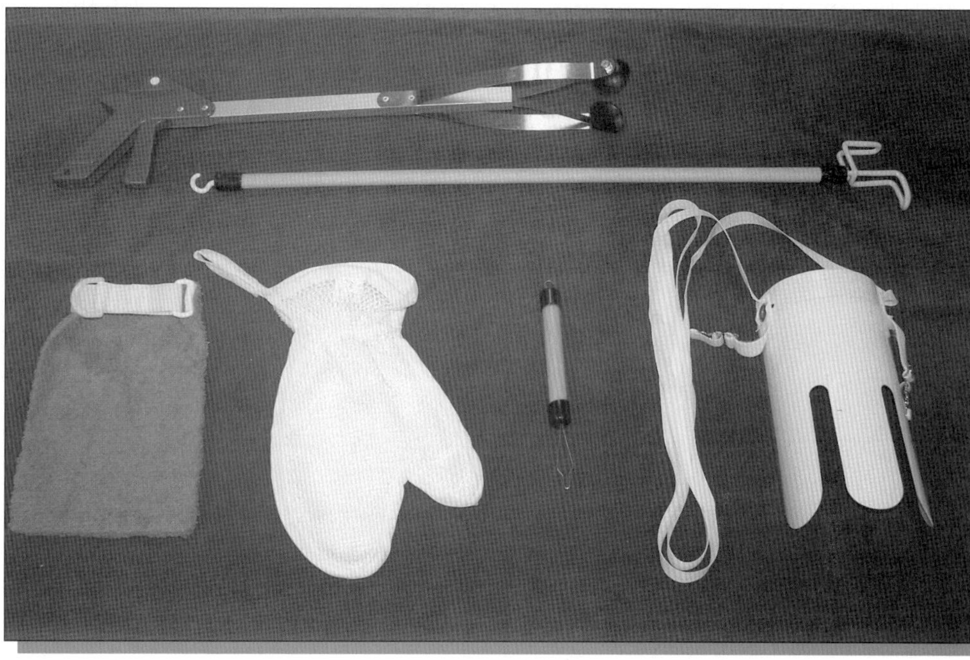

■ 그림 12.13
옷입기와 목욕도구.

■ 표 12.8
옷입기 작업과 중재전략

작업	작업적 문제	중재
Philipe는 스스로 독립적으로 옷입기를 원했다.	몇 달 전 척수손상 이후에 Philipe는 어머니의 도움없이 스스로 옷입기가 불가능했다.	Philipe는 셔츠를 입고 바지를 잠그기 위해 단추걸기와 지퍼잡기를 이용한다. Philipe는 옆구르기 방법을 이용하여 침대에서 바지를 입도록 권유한다. 바지를 올리는 데 도움을 주기 위해 바지에 연장된 고리를 달아준다. Philipe는 양말을 신기 위해 양말신는

■ 표 12.8
옷입기 작업과 중재전략 *(계속)*

작업	작업적 문제	중재
		도구를 이용하도록 가르친다. 양말신는 도구에 쉽게 놓기 위해 더 크고 탄력성이 있는 양말을 이용한다. Philipe는 탄력성 허리부분을 가진 바지와 풀오버(머리 위로 입는) 셔츠를 입는다. 단추와 스냅을 벨크로 파스너(지퍼)로 바꾼다. Philipe는 양말과 바지를 위로 당기고 벗는 데 도움을 주기 위해 옷입기 스틱을 사용한다.
Sarah는 신발끈을 묶고 그녀가 입는 옷을 선택하기를 원한다.	인지적 제한에 의해, Sarah는 신발을 묶거나 어울리는 옷을 선택하는 데 어려움이 있다.	Sarah는 벗고 신기 쉬운 신발과 벨크로파스너가 있는 신발을 신거나 끈매듭보다 탄력신발끈을 사용한다. Sarah에게 후방사슬과 2개의 다른 색과 신발끈을 이용하여 신발을 어떻게 신을 것인가를 가르친다. Sarah에게 기초적인 색과 옷의 패턴을 어떻게 맞추는지를 가르치기 위해 천견본과 잡지의 잘린 샘플을 사용한다. Sarah의 옷이 어울리는 것을 나타내기 위해 색코드 표지를 삽입한다. Sarah가 어울리는 옷에 따라 벽장에 배열하는 것을 도와준다. 그녀가 셔츠와 스커트 또는 바지를 입도록 같은 옷걸이로 연결한다.
Rosalie는 브래지어를 입기를 원한다.	종양이 발달된 Rosalie는 반신마비를 일으킨다. 그녀는 스스로 브래지어를 입기가 불가능하다.	Rosalie는 뒤쪽에서 열리는 브래지어보다 고리가 앞에 있는 앞으로 열리는 것을 이용한다. 그녀는 머리 위로 당길 수 있는 파스너가 없는 브래지어를 사용해야 할 것이다.
Awotwi는 아침 일찍 학교에 가기 전에 스스로 옷을 입는 것이 필요하다.	Awotwi는 새로운 운동과제를 배우는 데 어려움이 있으며 신발을 묶거나, 단추 또는 스냅을 잠그는 것을 배우지 못했다.	Awotwi에게 필요한 기술을 연습하기 위해 큰 크기에 파스너가 있는 옷입기 조끼를 이용한다. 체계적이고 연속적인 방법에 기술을 배우기 위해 전방사슬 또는 뒤쪽사슬 기술을 이용한다. Awotwi가 약간의 단추, 지퍼와 스냅을 가진 옷입기를 권하고 파스너를 조작하기 위해 부가적인 수행능력을 발달할 때까지 권유한다.
Ming의 어머니는 그녀가 옷입는 것을 원한다.	강직 때문에, Ming의 어머니는 그녀에게 옷을 입히는 데 어려움이 있다.	옷입기 시 강직성 긴장도를 감소시키는 데 도움이 되기 위하여 머리밑에 단단한 베게와 팔은 앞으로, 엉덩이와 무릎은 가볍게 굽힌 상태에서 옆으로 눕힌 자세로 Ming을 둔다. 옷입기 시 Ming의 어머니는 Ming을 그녀의

■ 표 12.8
옷입기 작업과 중재전략 *(계속)*

작업	작업적 문제	중재
		무릎에 놓고 옷을 입힌다. Ming이 긴장도를 감소시키고 안정성을 증가시키는 데 도움을 주기 위해 엉덩이를 앞으로, 무릎을 굽히고 발판에 편평하게 발을 두고 대칭적 자세로 둔다. Ming은 쉽게 머리위로 당길수 있는 옷을 입고 최소 파스너와 탄력성 허리부분이 있다. 긴장도를 떨어뜨리는 데 도움을 주기 위해 옷입기 전과 동안 억제기술을 이용한다. 즉, 관절에 깊은 압박, 직선방향으로 Ming을 흔들거나 굴리며 고요하고 진정시키는 목소리로 그녀를 위해 노래한다.

Compiled by C. Torres, COTA/L, OTs, Towson University.

식사와 섭식하기(Eating and Feeding)

섭식하기(feeding)는 자신 또는 다른 사람을 위한 영양과 충분한 액체와 음식을 제공하는 과정이다. **식사(eating)**은 용기 열기, 음식 용기를 조작하기, 액체와 음식을 입으로 가져가기와 입 안으로 액체와 음식을 넣기를 포함하는 일련의 협응된 과제를 포함한다. **삼키기(swallowing)**는 침, 액체와 음식을 입에서 식도를 통하여 위로 보내는 것을 포함한다(WHO, 2001). 섭식과 삼키기는 인간 생존에 필수적이다(AOTA, 2002).

전형적으로, 신생아들은 리드미컬한 빨기-삼키기-호흡 형태를 사용하면서 어머니의 유방 또는 우유병으로부터 우유를 빨면서 영양을 섭취한다(Frick et al., 1996). 그들은 하루에 6~10번 먹을 것이다. 다음 4달 동안, 유아는 입으로 젖꼭지를 안내하기 위해 손을 사용하기 시작한다. 4~8달 사이에, 아기들은 액체에서 농축된 액체로, 농축된 액체에서 부드러운 고체로 진행된다. 그들은 스푼으로 소량의 맑은 음식을 받아들이고, 음식 선호를 나타내고, 스푼 또는 컵에 손을 내민다(Aleen & Marotz, 2007). 처음에는 우적우적 먹거나 수직으로 씹기를 보이고, 8달쯤에는 비스듬하게 씹는 것이 발달된다(Morris & Klien, 2000). 혀 뒤를 향하여 위치한 음식의 삼키기는 더 성공적이다. 잔류반사(residual reflex) 패턴 때문에, 혀뒤쪽 끝에 위치한 음식을 입바깥으로 밀어낼 것이다. 9~12달 동안, 그들의 식사는 단단한 고체의 음식 조각을 포함하여 넓혀진다. 그들은 씹고, 손가락으로 음식을 집고, 컵으로 마시기 시작한다. 12~24개월의 나이에 유아들은 컵으로 마시는 능력에서 다듬어지고 스푼 또는 다른 먹기 용구를 가지고 식사하기 연습을 계속하지만, 그 결과로 어지러워진다(Allen & Marotz). 2세에, 그들은 음식을 저작하기 위해 회전씹기를 이용한다(Morris & Klien). 3세가 되면, 아동은 음식을 찌르고 빨대를 사용하여 마시기 시작한다. 4세 아동은 포크와 스푼, 또는 젓가락을 독립적으로 사용할 수 있고, 칼로 부드러운 음식을 펼치거나 자를 수 있다(Allen & Marotz). 다음

몇 해 동안, 연습과 다른 사람의 관찰을 통해, 대부분의 아동은 모든 음식 용구를 활용하는 능력에서 세련되고, 식사하기와 섭식을 위한 가족과 지역사회 규범을 충실히 한다.

아이의 식사하기와 섭식을 배우는 방법은 신체적, 감각적과 인지적 능력에 의해, 사회적, 신체적 환경에 의해, 문화적 확신에 의해 영향을 받는다(AOTA, in press). 그들이 먹는 음식의 종류와 식사하기 의식 또한 이런 요인에 의해 영향을 받는다. 미국 아동은 칼, 포크와 스푼의 사용을 배운다. 중국 아동은 젓가락을 사용하는 법을 배운다. 산스크리트 아동은 나무젓가락과 몇몇 과일의 딱딱한 껍질로 만든 컵을 사용한다. 이들은 그들의 음식물에 원숭이오렌지, 뿌리와 괴경(tuber; 감자종류)을 포함한다(Arlon, Mack, & Shalev, 2003). 보수적인 유대인 또는 무슬림 전통을 준수하는 아동은 고기와 유제품을 따로 떼어두고 돼지고기를 먹지 않는다. 종교적인 정화의식과 감사의 기도는 종교적인 의식을 지키는 가족의 아동을 위해 먹는 음식에서 선행한다.

비록 아동은 실제로 기술을 습득하는 데 느릴 수도 있지만, 인지 문제를 가진 아동은 독립적으로 또는 보조에 의해 전형적으로 먹기를 배운다. 촉각에 과민한 아동과 청소년은 음식감촉, 온도와 맛에 대해 좁은 범위의 내성으로 발달된다. 중증 정도에 따라, 신체적 문제를 가진 아동은 독립적으로 먹는 것을 배울 것이며 수정된 기술과 적응 기구를 이용해서 먹을 수 있거나 또는 섭식과 식사하기 위해 도움이 필요로 할 수 있다.

신체적 문제를 가진 아동은 협응문제(coordination problems), 제한된 관절가동범위, 감각 제한 또는 사라진 팔과 손 때문에 음식을 입으로 가져가는 데 어려움이 있을 수 있다. 그들은 또한 입 부분의 근육조직의 조절이 힘들 수 있다. 예를 들어, 그들은 입술닫기를 유지하고, 혀로 액체상의 음식을 입 옆과 뒤로 미는 데 어려움이 있을 수 있다. 그들은 또한 **혀밀어내기(tongue thrust)** 또한 **물기반사(bite reflex)**를 나타낼 수 있다. 혀밀어내기는 비정상적으로 발달한 조절되지 않는 혀를 가지고 안에서 밖으로 음식 또는 액체의 밀기이다; 깨물기 반사는 물체가 입 속으로 들어오면 비정상적으로 발달한, 조절되지 않는 턱을 아래로 닫는 것이다.

식사하기의 복잡성과 호흡 또는 질식(chocking), 그리고 영양실조와 관련된 위험성 때문에, 미국작업치료협회(AOTA)는 기초적인 또는 일반적인 섭식과 식사하기 중재를 제공하는 데 필요한 입문(entry level) 지식과 기술에 관한 지침을 확립했다. 같은 자료에 미국작업치료협회는 특수화된 식사하기, 섭식과 삼키기 중재를 제공하기 위해 발전된 지식과 기술을 서술했다(출판중). 증명된 서비스 수행능력을 가지고 참가수준 지식과 기술을 가진 보조작업치료사는 아래와 같은 것을 할 수 있다:

- 식사하기와 섭식하기를 위한 입운동과 위팔운동 조절을 증진한다.
- 식사하기와 호흡시간을 어떻게 하고 입 안에서 음식의 위치가 어딘지를 가르쳐 준다.
- 섭식과 식사하기를 위한 시지각과 수행기술을 장려한다.
- 후각 인식과 구강 민감성 또는 둔감성을 장려한다.
- 식사하기를 장려하는 사회적 상호작용을 증진한다.
- 건강에 좋은 식사시간 습관과 일과를 증진한다.
- 섭식과 식사하기 지지를 위한 조명, 소음 수준, 타이밍, 그리고 위치의 조절을 추천한다.

■ 표 12.9
섭식과 식사하기를 위해 사용되는 보조도구의 예

유형(type)	명칭(name)	설명(description)
자동식사 공급기 (automatic self-feeder)	Sammons Preston Rolyan; Pediatrics Catalog에 Winsford Feeder®	이 자동식사 공급장치는 머리의 적은 움직임에 의해 조작된다. 턱 스위치 또는 플러그 접속 로커 스위치(rocker switch)는 식사하기를 조절한다. 자동스푼/포크는 음식을 모으고 접시/공기순환체로서 음식을 입으로 가져다준다. 식사장치는 높이를 입수준으로 조절할 수 있는 컵받침대(holder)를 포함한다.
개조된 식사의자 (adapted feeding chair)	Rifton Equipment에 Toddler Chair	이것은 등받이 팔걸이, 다리와 발지지대로 구성된 나무의자이다. 선택사항인 식사접시, 지지조끼와 웨지를 포함하고 부가적인 몸통 안정자를 제공한다.
개조된 접시/사발(adapted plates/bowls)	Beyond Play catalog에 Scooper Bowl®	플라스틱 사발은 음식이 엎질러지는 것을 방지하기 위해 한쪽면에 높은 테두리가 있다. 테이블 위에 두거나 흡입컵판을 가진 쟁반을 가지고 있다.
손잡이가 두꺼운 숟가락 (built up handle utensils)	Functional Solutions Catalog에 Good Grips Utensils®	손잡이가 두꺼운 것은 쉽게 잡을 수 있는 유연성이 있고 결합력이 좋게 만들어졌다.
각진 숟가락 (angled utensils)	Beyond Play Catalog에 EasieEaters Curved Utensils®	이것은 포크, 차숟가락, 테이블 스푼, 작은 스푼, 로커나이프와 아이스푼에 이용할 수 있다. 각진 숟가락은 최소 아래팔 엎침과 뒤침을 가진 아동을 위해 디자인되었다. 손잡이는 두껍게 만들었다. 모델은 왼손잡이와 오른손잡이 아동이 이용할 수 있다. 선택적인 안전보호물은 아이의 입 안에 너무 깊이 들어가는 것으로부터 숟가락을 유지하도록 이용할 수 있다.
다목적 커프 (universal cuff)	Sammons Preston Rolyan에 Universal Cuff®	유연성있는 커프는 손의 손바닥 주변에 착용하고 벨크로파스너로 묶여져 있다. 커프의 손바닥에 작은 삽입물은 은식기류, 쓰기도구, 빗 또는 솔을 잡는 데 제한된 쥐는 능력을 가진 아동과 청소년이 이용한다. 삽입물은 손잡이에 다양성을 맞추도록 늘일 수 있다.
코가 닿는 부분이 잘린 컵 (nose cutout Glass)	Beyond Play Catalog에 Flexi Cut Cups®	유연한 플라스틱으로 만들었으며 음료수컵은 코가 닿는 부분을 잘랐다. 컵으로 음료수를 마실 때 제한된 목폄 또는 목근육 조절이 있는 아동과 청소년에게 준다.
손잡이가 있는 음료수컵 (drinking cup with handles)	Sammons Preston Rolyan에 Two Handle Mugs®	음료수컵은 한 개 또는 두 개의 손잡이가 있고 잡기와 물의 흐름을 조절하기 위한 보조물로서 주둥이 뚜껑을 가진다.

■ 표 12.9
섭식과 식사하기를 위해 사용되는 보조도구의 예 *(계속)*

유형(type)	명칭(name)	설명(description)
흔들칼 (rocking knife)	Functional Solution Catalog에 Rocking "T" Knife®	T-모양 칼은 큰 손잡이가 있다. 흔들 움직임에 이용해 음식을 자르기 위해 한 손을 사용하는 아동과 청소년에게 가능하게 한다.
앞치마 (apron)	Community Playthings Catalog에 Tulip Apron®	나일론 앞치마는 식사하기 또는 어지럽히는 놀이(messy play)동안 보통 옷을 보호하기 위해 디자인되었다. 이것은 훅과 고리로 등에서 묶는다.
하베르만 젖병 (haberman feeder)	Beyond Play Catalog에 Haberman®과 Mini-Haberman Feeder	하베르만 젖병은 압착할 때 액체가 분배되는 갈라진 틈이 있는-밸브 젖꼭지를 가진 병이다. 빨기능력이 감소된 입천장갈림증 또는 다른 구강/얼굴이상을 가진 어린 아동을 위해 제작되었다. 삼키기가 어려움이 있는 아동에는 적당하지 않다.
지지된 고정식 의자 (supported stationary chair)	Rifton Equipment Catalog에 Stationary Chair	지지된 고정의자는 자세를 유지하기 위해 지지가 필요한 아동을 위해 최소에서 중간정도에 외부 지지를 제공한다. 안전밸트(lap strap), 높이조절이 가능한 팔걸이와 밸트가 있는 발받침으로 구성되어 있다.
지지된 이동식 의자 (supported mobile chair)	Rifton Equipment Catalog에 Low Back and High Back Mobile Chairs	이 의자는 자세를 유지하기 위해 중간정도에서 최대 지지가 필요한 아동을 위해 몸통, 머리, 다리와 발을 지지를 제공한다. 아래쪽 등모델과 위쪽 등모델이 있으며 선택적인 웨지와 받침대가 있다. 책상의자에 대안으로서 사용할 수 있다.
지지된 유아용 의자 (supported toddler chair)	Rifton Equipment Catalog에 Toddler Chairs	이 유아용 크기 의자는 부가적인 몸통과 다리지지대를 제공한다. 선택적인 받침대와 가슴지지 조끼와 웨지가 있다.
팔받침대 (arm anchor)	Rifron Equipment Catalog에 Arm Anchor®	아래팔안정자는 반신마비를 가진 아동과 청소년이 스스로 식사할 수 있도록 관련없는 팔을 사용할 수 있도록 하며 관련된 팔을 위해 외부적 지지대를 제공한다. 팔걸이는 강력한 흡입컵과 함께 탁자표면에 결합되어 있다; 아래팔과 손은 벨크로 부착된 위치에 있다.
자세지지용 의자 (floor sitters)	Allegro Medical Online에 Tumble Forms Deluxe Floor Sitter®	자세지지용 의자는 운동손상이 있는 아동이 바닥에서 지지된 자세로 앉을 수 있도록 한다. 유아에서 성인까지 다양한 크기이며 엉덩이 각도와 가슴지지를 유지하기 위한 벌림밸트, 엉덩이 밸트와 H밸트를 포함한다.

- 아동의 적절한 좌석과 식사시간 자세를 제공한다.
- 운동과 시각 제한과 시야 무시(visual field neglect)를 위한 보상에 사용되는 음식과 용구의 유형과 위치를 수정한다.
- 턱과 입 조절과 입 안에서의 음식물의 위치를 포함한, 적절한 식사하기 기술을 보호자에게 가르친다.

표 12.9 ■는 섭식과 식사하기를 촉진할 수 있는 보조도구의 예를 제공한다. 표 12.10은 섭식과 식사하기를 증진시키기 위한 약간의 전략을 표시한다.

■ 표 12.10
섭식과 식사하기 그리고 중재전략

작업	작업적 문제	중재
Kristofer의 부모님은 그를 먹이기 위해 병을 사용하기를 원한다.	입술갈림증과 입천장갈림증으로 인해, Kristofer는 젖꼭지주변을 단단하게 막는 것을 형성하지 못하고 정상적인 빨기-삼키기패턴을 이용하지 못한다.	Kristofer의 부모는 Kristofer의 입 안에 동시에 작은 양을 짜내기 위해 하베르만 젖병® 을 어떻게 사용하는지 가르친다. Kristofer의 부모에게 젖을 빠는 데 더 넓은 부분을 제공하기 위해 정상 유아 젖꼭지보다 더 큰 송아지 젖꼭지를 사용하도록 추천한다. 코와 위입술 사이를 몇 회 가벼운 치기로 입술이 닫히도록 격려한다.
Tulio의 부모는 그가 젖병에서 컵과 빨대로 바뀌도록 돕기를 원한다.	Tulio는 그의 입술이 빨대로 빨거나 컵으로 마시는 데 어려움이 있다.	Tulio의 부모에게 다른 형태의 주둥이로 된 컵을 실험하도록 권한다. 주둥이로 마시도록 입을 오므리도록 하기 위해 입과 주둥이 끝에 라임과 레몬과 같은 신 주스의 작은 양을 두고 실험한다. 입의 주변보다 중심에 컵의 주둥이를 둔다. 긴주둥이로 된 것보다 작은 것부터 시작한다. 점차 가느다란 주둥이로 바꾸고 빨대로 바꾸도록 한다. 코가 닿은 부분이 잘린 컵을 사용할 때 Tuilo의 부모에게 순수한 과일과 채소 또는 상업적 농축으로 액체를 더 진하게 하도록 지시한다.
Eli의 보호자는 스푼으로 그가 먹기를 원한다.	Eli는 뇌성마비로 태어났고 변동하는 음색을 가졌다. 그는 혀내밀기, 비대칭긴장목반사(ATNR)과 대칭긴장목반사(STNR)가 나타난다. 그는 식사할 때 입술다물기를 유지하기가 어렵다.	Eli의 보호자는 적절한 머리, 몸통과 제공하기 위해 의자에서 Eli 자세를 가르친다. 의자는 그를 가볍게 목굽힘을 허락하고 똑바르고 대칭적 자세에 몸통을 유지하고 엉덩이, 무릎과 발목이 대략 90° 정도가 되도록 굽히도록 한다. 보호자는 앞쪽 받침대를 이용하고 의자밸트는 적절한 자세를 유지하기 위해 엉덩이 주변에 45° 정도 위치하도록 한다.

■ 표 12.10
섭식과 식사하기 그리고 중재전략 *(계속)*

작업	작업적 문제	중재
		먹고 마실 때 턱안정성과 입다물기를 촉진하기 위해 Eli의 보호자는 앞쪽 또는 옆쪽에서 바깥턱 조절을 하도록 가르친다. 보호자는 위턱아래와 아래턱 주변을 손가락으로 누른다. 원시적인 비대칭긴장목반사와 대칭긴장목반사를 억제하기 위해 보호자는 Eli에게 식사 시 시야 앞쪽과 약간 아래에서 지시한다. 혀내밀기를 억제하기 위해 보호자는 목근처 턱아래에 가볍게 압박을 적용하도록 하고 입에 스푼을 넣을 때 Eli의 혀의 중심을 아래쪽 압박을 적용하도록 한다. 이빨의 에나멜의 손상을 최소화하기 위해 고무로 코팅된 스푼을 이용하도록 지시한다.
Ayla의 부모는 그녀가 액체음식에서 고체음식으로, 바뀌기를 원한다	낮은 근육긴장도와 부드러운 입안운동 계획문제 때문에 Ayla는 음식을 씹는데 약간의 어려움이 있다.	푸딩과 섞어놓은 바나나와 같은 순수하거나 부드러운 음식으로 시작한다. 점차적으로 크래커 작은 조각, 국수 또는 반순수한 음식과 같은 푸석푸석한 음식의 작은 부분을 늘려간다. 씹기를 촉진하기 위해 어금니에 치즈로 둘러싸여 수분이 많은 음식을 두고난 다음 아래 어금니에 직접 두고 턱에 압박을 적용한다
Kimeran의 보호자는 영양가 있는 음식으로 식사하기를 원한다.	Kimeran은 다양한 음식특성, 온도와 맛에 과민하다.	Kimeran에게 입안 민감도를 감소시키기 위해 식용으로 적합하지 않는 입안-운동인형으로 놀이할 것을 권한다. Kimeran이 다른 음식에 냄새를 맡도록 서서히 노출시킨다. 그의 손 안에 음식품목을 잡을 수 있도록 하고 처음에 음식을 먹도록 권하는 것 없이 냄새맡도록 한다. Kimeran에게 입안-운동인형 또는 글리세린면봉으로 입 안과 밖을 문지른다. 그가 좋아하는 음식 또는 주스에 싫어하는 음식을 담근다. Kimeran이 그 음식에 대한 내성이 증가하면 점진적으로 온도, 특성과 맛을 변화시킨다. Kimeran이 점진적으로 온도, 특성과 맛에 변화로 먹게 되면 음식종류를 늘리도록 한다. 한꺼번에 이들 중에 한 음식만 변화시키고 작은 증가가되도록 해라.
Olivia는 식사에 더 적극적인 참여하기를 원한다.	Olivia는 선천적 팔겹핍이며 팔없이 태어났다. 그녀의 할머니는 음식을	Oliva는 자동식사 공급기(automated self-feeder)를 이용한다.

■ 표 12.10
섭식과 식사하기 그리고 중재전략 *(계속)*

작업	작업적 문제	중재
	그녀에게 먹여준다.	식사 공급기는 Olivadml 높이에 맞도록 조절한다. 그녀에게 머리 스위치로 숟가락 위에 음식을 어떻게 모으는지와 입에 음식을 어떻게 가져올 것인지를 가르친다. Oliva에게 스스로 식사하기 위해 그녀의 발가락에 숟가락을 어떻게 잡는지를 가르친다.
Pankaja는 스스로 식사하기를 원한다.	Pankaja는 관절굽음증(arthrogryposis)으로 태어났고 스스로 식사하기를 어렵게 만드는 팔과 손에 관절구축(joint contracture)이 있다.	Pankaja는 숟가락을 잡는 능력을 증가시키고 입에 음식을 가져오도록 각이지고 손잡이를 두껍게 만든 숟가락을 사용한다. Pankaja에게 컵을 잡는 능력없이 손잡이에 손가락을 넣어 컵을 올릴 수 있도록 양측에 손잡이를 가진 컵으로 마시는 것을 권한다.
Jahed는 식사 시 위팔운동조절이 더 발달되기를 원한다.	Jahed는 접시에서 음식을 퍼내고 가는 손잡이로 된 숟가락을 잡기가 어렵다.	엎지르는 것을 줄이기 위해 Jahed의 접시의 테두리에 접시방어대(plate guard) 또는 움푹파진 그릇(scooper bowls)을 붙인다. Jahed가 포크 또는 스푼으로 식사할 때 잡기 위해 더 크고 유연한 표면을 주기 위해 숟가락에 큰거품손잡이를 두거나 큰 손잡이 숟가락을 사용하도록 한다. Jahed에게 파스타와 채소와 같이 더 많은 문제를 가진 음식을 시도하기 전에 오트밀 또는 사과소스와 같은 것은 막대기보다 스푼으로 사용하도록 퍼먹는 음식을 연습하도록 한다.
Genevieve는 음식이 접시에 있는 것을 알기를 원한다.	제한된 시력 때문에 Genevieve는 음식을 보기가 어렵다.	접시와 입사이에 음식이 흘리는 것을 줄이기 위해 흔들스푼(rocker spoon)을 이용한다. 접시에 특별한 주문에서 음식을 놓기 위한 시스템을 확립한다. 예를 들면 위오른쪽 1/4에 샐러드, 아래오른쪽 1/4에 채소 또는 과일, 아래왼쪽 1/4에 고기 또는 생선, 위왼쪽 1/4에 빵을 둔다. Genevieve에게 먹는 음식에 색이 대조가 되도록 접시를 제공하도록 한다. 두 가지 색, 한쪽은 어두운 색이고 다른 쪽은 밝은 색을 가지도록 접시를 사용하도록 고려한다. 접시에 밝은 쪽은 어두운 색의 음식을 두고 어두운 쪽은 밝은 색의 음식을 둔다.

Compiled by C. Torres, COTA/L, OTS, Towson University, and J. DeLany, DEd, OTR/L.

그림 12.4 ■ 는 아동과 청소년이 마시는 것을 돕는 데 사용하는 개조된 컵의 예를 보여준다. 그림 12.5 ■ 는 아동과 청소년이 먹는 데 사용하는 개조된 접시, 칼, 포크와 스푼을 보여준다.

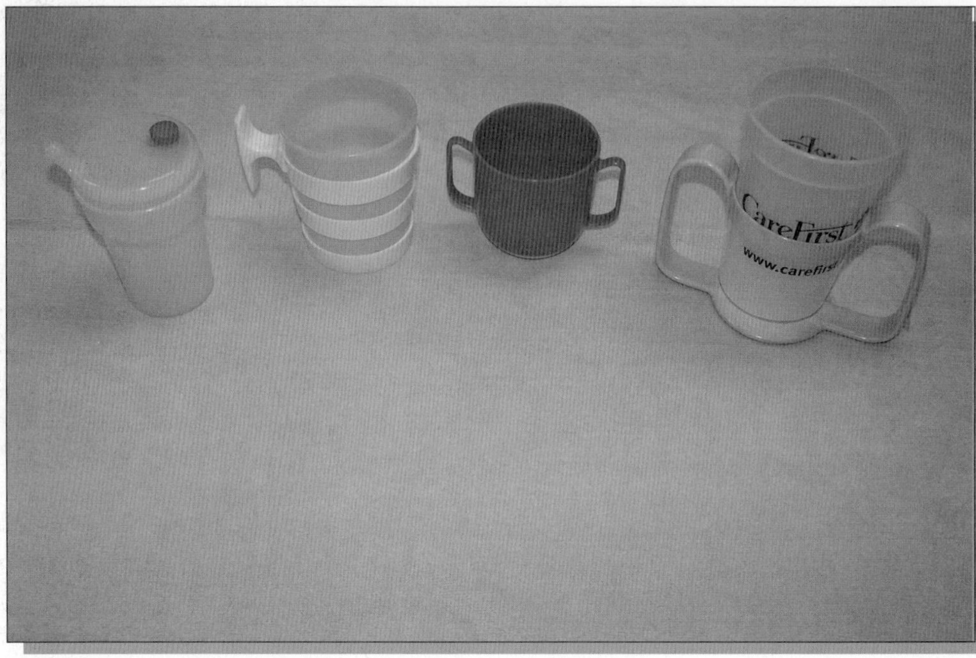

■ 그림 12.14
개조된 컵.

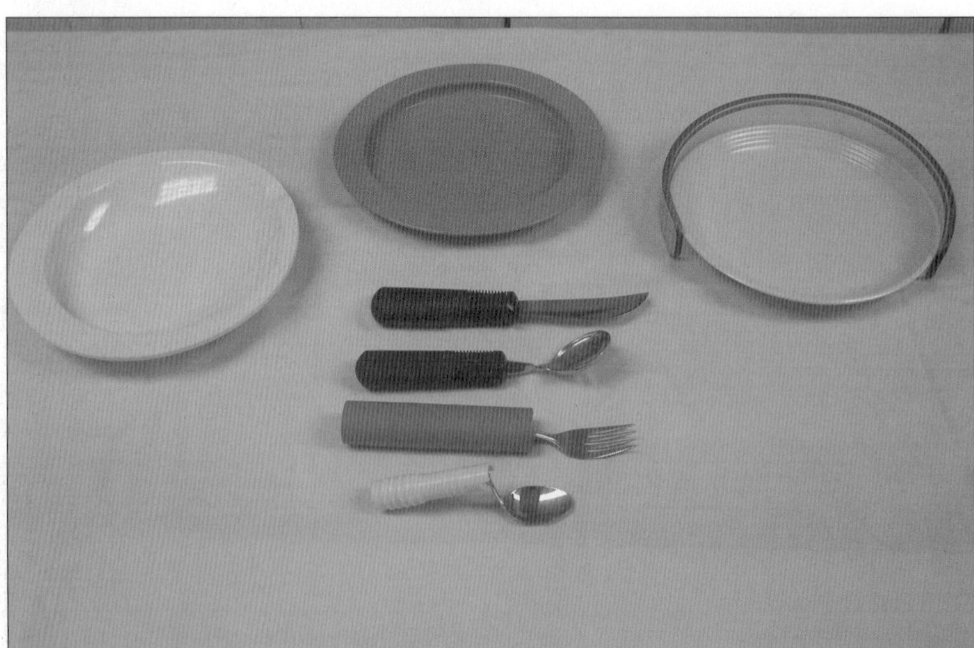

■ 그림 12.15
개조된 접시와 숟가락.

성적 활동(Sexual Activity)

성적 활동은 성적 만족에 기여하는 활동을 포함한다(AOTA, 2002). 아동과 청소년들이 성적 만족을 추구하는 방법과 성 활동에 관해 배우는 방법은 가족, 동료, 그리고 지역사회의 규범과 관습에 의해 강하게 영향을 받는다. 생애 첫 1년 동안, 유아들은 일반적으로 그들의 돌보는 사람에 의해 애정과 접촉을 경험한다. 3~5세의 나이에는, 그들이 사는 문화에 따라, 아동은 생식기의 이름을 배우고, 다른 사람에게 생식기를 보여주는 데 흥미를 보이고, 그리고 옷입기와 화장실 활동동안 사생활을 위한 규칙을 행한다. 그들은 또한 기쁨을 주는 접촉과 애정을 위한 범위를 배우기 시작한다. 다음 몇 해 동안, 그들은 소년과 소녀의 구별을 계속하고, 우정에 관해 배운다. 그들은 또한 수락할 수 있고 수락할 수 없는 사회적 그리고 성적 행동을 구별하기 위해 가족과 사회적인 규범을 받아들이기 시작한다. 그들의 가족과 학교 내의 생활태도를 위한 기준에 따라, 9~11세 나이의 아동은 신체상, 몸의 변화와 관련된 사춘기, 그리고 생식에 관한 성인지향적(adult-directed) 토론회에 참여할 수 있다. 그들은 또한 사생활 범위, 자부심, 완강함 그리고 거절기술, 그리고 성적 남용에 관한 토론회와 학습 활동에 참여할 수 있다. 청소년기로 성장하면서, 젊은이들은 옷과 몸의 움직임을 통해 스스로의 성활동을 경험할 수 있고, 친구와 함께 성적인 연습을 논의할 수 있고, 성 활동에 관한 결정을 내리기 위한 가치를 사용, 성 전염병, 그리고 산아제한과 안전한 섹스 선택권에 관해 배울 수 있다. 그들은 데이트를 할 수 있고, 어떻게 대화하고 사랑을 표현하는지 시험하고, 그리고 출산 선택을 고려할 수 있다(American Academy of Pediatrics, 2001; Couwenhoven, 2001; DeLany & Spottswood, 2000; Suner, Nakamura, & Caulfield, 2003). 18세 나이쯤에는, 그들이 몇 해 동안 성적 존재로써 성적인 신념과 자아의식을 명백히 유지할 수 있지만, 10대의 50%는 적어도 한 번은 성교를 경험한다(Albert, Brown, & Flanigan, 2003).

신체적, 인지적, 또는 정신사회적인 문제 때문에, 특별한 요구를 가진 아동과 청소년들은 전형적인 성교육 프로그램 내에서 해결하지 못하는 성행동과 관련된 부가적인 관심이 있을 수 있다. 옷입기, 화장실 활동, 월경 관리, 그리고 사회적 참여와 같은 다른 개인적인 활동을 해결하는 과정에서, 작업치료사와 보조작업치료사는 아동과 청소년들이 성 활동 관해 배울 수 있게 도와 줄 수 있다. 학교와 지역사회는 이런 아동과 청소년들을 위해 성교육 프로그램을 할 수 있는 작업치료사와 보조작업치료사의 전문 지식을 요구할 수 있다. 성활동과 관련해서 주어진 가족과 문화적인 규범은, 성 관련 교육과 중재를 제공하기 위해 부모의 허락이 요구된다. 이런 교육과 중재 프로그램은 가족과 지역사회 가치에 민감하기에 중요하다.

신체적, 정신사회적, 그리고 학습 문제를 가진 아동과 청소년들은 다른 아동과 청소년들보다 성적 남용에 더 취약하기 때문에, 그들을 보호할 추가적인 경계가 요구된다. 건강관리 전문가로써, 작업치료사와 보조작업치료사는 그들의 의심스러운 성 남용에 대해 그들의 습관 또는 지역사회 환경 내에서 당국에 보고할 책임이 있다. 성 남용의 경고 표시도 포함한다: 난교, 질과 직장 출혈, 비뇨기 감염, 오줌싸기, 성 전염병, 설명할 수 없는 공격 행동 또는 금단증후군(withdrawal), 혼자되는 두려움 또는 특정 사람을 향한 유혹

행동, 특정 권위자에 대한 과도한 승락(over compliance to a particular authority figure), 그리고 도망 행동(Child Welfare Information Gateway, 2006).

작업치료사와 보조작업치료사는 아동과 청소년들이 성 활동에 관해 배우도록 돕는 데 다양한 교육전략을 사용할 수 있다. 장난감 동물 또는 인형으로 가상 연극에의 참여는 어린 아동에게 애정과 접촉, 그리고 개인을 위한 규칙의 일반적인 경계를 배우고 연습할 수 있게 도와준다. 우정에 관한 책의 원본을 수정하고 각색하기 위해서 인형을 사용하면서, 취학 연령대 아동은 완강함(assertiveness)과 거절 기술을 연습할 수 있고, 일반적으로 허용되고 허용되지 않는 사회적인 행동을 구별할 수 있다. 각색을 통해서 그들은 또한 개인적 한계 범위를 어떻게 정의할 것인가 배울 수 있고, 부적절한 성 발달을 말할 수 있다. 사회적 관계에 관한 비평 영화와 희곡은 청소년들에게 건전함과 불건전한 관행, 발생하는 성활동에 대한 조사, 그들의 가치체계의 검사, 그리고 그들의 행동의 결과에 대한 반영들 사이를 구별할 수 있게 돕는다.

인지발달장애 또는 두뇌 외상을 가진 아동과 청소년같이, 학습 문제를 가진 아동과 청소년들과 같이 수락할 수 있고, 그렇지 않은 신체적 접촉과 성활동을 구별하기 위해 명확한 교육과 다양한 연습 기간이 필요할 수 있다. 녹색-노란색-빨간색 원의 색부호화 체계(color coding system)를 사용하는 것은 아동과 청소년이 적절하고, 주의를 촉구하고, 부적절한 접촉과 성활동들을 식별하는 데 도움을 준다. 예를 들어, 누가 키스하기에 적절한 사람인지 가르치기 위해, 보조작업치료사는 녹색 원 안의 그의 가족과 형제 · 자매의 사진, 노란 원안의 가족 친구들 사진, 그리고 빨간 원안의 가게 점원의 사진 속에 아동의 사진을 놓으라고 시킬 수 있다. 유사하게, 자위행위를 위해 어떤 장소가 적절한지 학습을 위해, 보조작업치료사는 녹색 원 안의 그녀의 침실, 그리고 빨간 원 안의 스쿨버스 또는 교실의 사진에 청소년의 사진을 놓게 시킬 수 있다. 보조작업치료사는 아동과 청소년의 인지 능력을 조화시키기 위해 시각 단서 체계의 복잡함을 조절해 줄 수 있다.

이런 구체적인 훈련 수단과는 대조적으로, 신체적 그리고 감각 문제와 만성 건강상태를 가진 청소년은 작은 그룹 성활동에 관한 토론으로 혜택을 볼 수 있다. 그들의 제한점을 고려해볼 때, 그들은 신체적으로 은밀한 관계, 안전한 섹스, 출산(procreate), 그리고 자손 돌보기에 어떻게 그들이 참여할 수 있는지와 같은 개인적인 문제에 대해 논의할 기회를 가지길 원할 수 있다. 온라인 지지 모임은 청소년들을 위해 이런 걱정을 대처한 다른 개개인들에게 이런 질문들을 주장하는 토론회를 제공할 수 있다. 그러나 성활동 촉진의 위험 때문에 합법성과 온라인 토론 모임의 목적을 결정하기 위해 주의가 필요하다.

수면과 휴식(Sleep and Rest)

수면과 휴식은 활동하지 않는 기간이다(AOTA, 2002). 수면과 휴식은 신체와 뇌를 회복하고 치유하게 한다. 유아들은 4~6번 간격으로 나누어, 하루에 평균 14~18시간 잔다. 어린 아동은 하루에 약 12시간 자고, 종종 낮에 낮잠을 취한다. 청소년들은 참여하는 많은 활동들 때문에 하룻밤에 단지 몇 시간만 자고 어떤 날 밤에는 연장된 수면 시간을 가지는 변동이 있을 수 있더라도, 날마다 최소한 8시간의 수면은 도움이 된다(Allen & Marotz, 2007).

몇몇 아동과 청소년들은 수면을 하려고 노력한다. 신체 활동과 휴식의 기간을 구체화하는 규칙적인 하루 일과는 수면의 촉진을 돕는다. 몇몇 아동은 잠자러 침대에 가기 전 30분간의 조용한 시간은 도움이 된다. 다른 아동들은 2시간의 조용한 시간이 필요할 수 있다. 몇몇 아동을 위해, 따뜻한 목욕, 다음의 독서, 또는 어두운 방에서의 악기로 연주되는, 리드미컬한, 부드러운 음악을 듣는 것은 수면을 촉진한다. 무게가 있는 담요, 고정된 적당한 담요, 또는 침대커버의 압력과 중간정도의 따뜻함은 평온한 감정을 갖게 해줄 수 있다. 음식의 카페인 제거와, 취침 몇 시간 전 음식 안먹기, 그리고 따뜻하고 부드러운 약초 차를 마시는 것 또한 유용한 전략이다. 머리 위의 선풍기와 같은 배경 백색 소음(white noise)은 가사 소음에 과감각을 가진 아동에게 도움을 줄 수 있다. 접촉에 과감각을 가진 아동을 위해, 약간의 보풀도 없이 플란넬 솜시트(flannel cotton sheets)는 최고의 편안함을 느끼게 해줄 수 있다. 그들은 또한 몸과 침대 커버 사이의 전체 몸을 덮고 보호층을 만드는 파자마를 덮고 잠을 더 잘 잘 수 있다.

위치와 안전성은 다른 아동을 위한 관심사이다. 근소한 이동성을 가진 아동과 청소년들은 압박 상처를 예방하기 위해 매 몇 시간마다 침대에서 회전되게 할 필요(need to be rotated)가 있다. 양가죽 위에 드러눕게 하는 것 또한 압박 궤양의 최소화를 위해 도움이 될 수 있다. 중증의 강직을 가진 아동과 청소년들은 고정된 베개로 옆으로 누운 자세가 되게 해야 한다. 울혈이 있는 아동은 머리와 몸통을 약간 높게 또는 반 기대게 하는 위치로 수면을 취하면 도움이 된다. 어린 아동은 난간이 있는 어린이용 침대 안에서 안전함을 유지할 수 있는 반면에, 적응(adaptation)은 신체적, 인지적 제한이 있는 나이 든 아동을 위해 필요할 수 있다. 병원침대 난간은 몇몇 아동에게는 충분할 수 있다. 다른 아동은 침대 밖으로 떨어지는 위험을 줄이기 위해 바닥에서의 매트리스가 필요할 수 있다. 밤 동안 돌아다니는 아동을 위해서, 위쪽 반은 열리게 되어 있고 아래쪽 반은 자물쇠가 잠기게 되는 Dutch 문은 적절한 해결책이 될 수 있다. 만약 아동이 집을 떠나길 시작한다면 부모에게 위험을 알려주는 창문과 문 주변의 움직임 탐지기의 설치가 필요할 수 있다. 아동이 집 밖으로 배회를 시도할 때 짖도록 훈련된, 가정용 개는 부가적인 안정성을 제공한다.

요약(Summary)

작업치료사와 보조작업치료사는 ADL 작업에 참여하는 아동과 청소년의 능력에 초점을 맞춘 중재를 계획하고, 이행하고, 검사한다. 중요한 추론과 임상 기술을 사용해서, 작업치료사와 보조작업치료사는 (1) 아동과 청소년이 일상생활활동을 수행하는 데 돕고, (2) 보호자들에게 필요한 도움을 어떻게 제공하는지 조언하며, (3) 아동, 청소년과 보호자의 노력을 지지하기 위해 과제와 환경을 수정한다.

작업치료사와 보조작업치료사는 ADL 중재를 계획하고 이행할 때 아동과 청소년의 발달상, 신체적 능력과 그들의 가족과 지역사회의 사회적 상황을 고려한다. 그들은 지시의 수와 복잡성, 자극의 유형, 그리고 아동과 청소년들의 학습 능력과 가장 적합한 되먹임 기전을 고려한다. 신경발달적, 생체역학적, 그리고 감각통합 원리들이 이끄는 대로, 그들은 기술획득의 증진을 위한 운동과 감각 접근법을 선택한다. 실제와 정신사회 참조의 틀에 작업중심 모델이 이끄는 대로, 그들은 또한 아동과 청소년의 어떠한 능력이 자아의 감각, 그리고 가족과 동료와의 관계에 영향을 주는 ADL을 완수하게 하는지 고려한다. 간호는 과제를 수행하기 위해 아동과 청소년의 능력을 조화시키기 위한 활동의 문제 수준을 등급 매기도록 한다.

중재 과정의 부분으로, 작업치료사와 보조작업치료사는 필요한 보조를 제공하기 위해 가족구성원과 돌보는 사람을 위한 더 쉽고 안전한 처리와 위치 기술을 추천해 줄 수 있다. 아동과 청소년들은 종종 그들의 형제, 자매와 동료와 유사한 방식으로 과제를 수행하길 선호하기에, 그들은 ADLs를 성취할 필요가 있을 때만 과제 수정과 적응기구를 추천한다. 실행할때 그들은 계획된 환경보다는 평상시의 상태로 ADL 기술을 얻도록 아동과 청소년들을 도와준다.

작업치료사와 보조작업치료사는 평상시 또는 계획된 환경 내에서 어떠한 정도의 불빛, 소음, 분위기, 그리고 활동 수준, 그리고 사생활의 정도가 아동과 청소년들에게 장벽 또는 지지가 되는지 평가한다. 환경의 접근성과 관련해서, 그러나 현재 미국장애인복지법(Americans with Disabilities; ADA)지침은 아동과 청소년의 환경적 접근성을 확신하기 위한 아동과 청소년들의 신체크기, 키, 근력, 이동성, 그리고 지각적인 기술을 고려하는, 아동과 청소년을 적응시키기 위한 규정이 포함되어 있지 않다.

핵심요점 재검토(Reviewing Key Points)

1. ADL 작업을 열거하고 정의하라.
   a. 어떻게 유아가 각각의 ADL 작업에 참여하는지 서술하라.
   b. 어떻게 어린 아동이 각각의 ADL 작업에 참여하는지 서술하라.
   c. 어떻게 학령기 아동이 각각의 ADL 작업을 수행하는지 서술하라.
   d. 어떻게 청소년이 각각의 ADL 작업을 수행하는지 서술하라.
2. 아동과 청소년이 ADL 작업수행 배움을 도울 때 고려하는 교육전략들을 서술하라.
3. 아동과 청소년이 ADL 작업수행 배움을 도울 때 고려하는 감각과 운동원리들을 서술하라.
4. 아동과 청소년이 ADL 작업수행을 배움을 도울 때 고려하는 정신사회적 원리들을 서술하라.
5. 아동과 청소년들을 위한 ADL 작업의 도움 또는 완수하는 것을 제공할 때 돌보는 사람을 위해 고려하는 처리와 위치 전략을 요약하라.
6. 각각의 ADL 작업을 완수하길 시도할 때 신체적, 학습, 또는 정신 사회적인 문제를 가진 아동과 청소년들이 경험할 수 있는 네 가지 어려움을 서술해라. 각각의 문제를 서술하고 두 가지 가능한 해결책을 증명하라.
   a. 목욕하기
   b. 개인위생과 몸단장하기
   c. 대 · 소변 관리와 화장실 위생
   d. 옷입기
   e. 먹기와 식사하기
   f. 성적 활동

g. 잠자기와 휴식하기

7. 다음의 ADL 작업수행에 있어 아동과 청소년들을 도와주는 다섯 가지 적응기구와 다섯 가지의 과제수정을 서술해라. 각각의 적응기구의 목적과 어떻게 사용하는지 설명하라. 각각의 과제수정을 위한 목적을 설명해라.
   a. 목욕하기
   b. 개인위생과 몸단장하기
   c. 대 · 소변 관리와 화장실 위생
   d. 옷입기
   e. 먹기와 식사하기

중요 요점 적용하기(Applying Key Concepts)

1. 어린 아동이 수행하는 ADL 작업을 선택하라. 이 작업을 수행하는 데 어려움이 있는 어린 아동을 도와주기 위해 제공하는 10가지 접근법을 열거하라. 아동, 과제수정, 그리고 적응 기구에 초점을 맞추는 접근법을 포함시켜라.
2. 같은 ADL을 사용하여, 이 작업을 수행하는 데 어려움이 있는 청소년을 도와주기 위해 당신이 제공해주는 10가지 접근법을 열거하라. 차이를 비교하고 확장된 주변 상황을 논하라.
3. 세 가지 다른 목록을 검토하라. 각각에 다음의 ADL 작업을 위한 10가지 적응기구를 찾고 서술하라. 각각의 적응기구의 가격을 열거하라.
   a. 목욕하기
   b. 개인 위생과 몸단장 하기
   c. 대 · 소변 관리와 화장실 위생
   d. 옷입기
   e. 먹기와 식사하기
4. ADL 작업을 수행하는 어린아동이나 청소년을 관찰하라. 모든 단계에 과제를 완전하게 수행하는 것을 기록하라. 기록된 바로 단계 다음의 ADL 과제를 수행하기 위해 동료를 가르쳐라. 기록된 지시사항은 명확하게 정확하게 평가하라. 명확하거나 정확하지 않을 경우 재기록하라. 기록된 사항은 부가적인 단계라는 것을 고려해라. 이 부분을 지시사항 목록에 첨가해라.
5. 중요한 ADL 작업을 완성하는 데 어려움이 있으며 신체, 학습 또는 정신사회적 도전을 하는 어린아동 또는 청소년을 관찰하라. ADL 작업을 완성할 수 있도록 보조도구를 제작하거나 과제를 변경하도록 하라.

참고 문헌(References)

Albert, B., Brown, S., & Flanigan, C. (Eds.) (2003). *14 and younger: The sexual behavior of young adolescents.* Washington, DC: National Campaign to Prevent Teen Pregnancy.

Allegro Medical Online (2006). Tumble forms deluxe form sitter. Retrieved December 12, 2006, from http://www.allegromedical.com/tumble-forms-deluxe-floor-sitter-medium-includes-feeder-seat-and-floor-sitter-wedge-186416.html.

Allen, K. A., & Marotz, L. (2007). *Developmental profiles: Prebirth through twelve* (4th ed.). Clifton Park, NY: Thomson Delmar Learning.

American Academy of Pediatrics (2001). Care of adolescent parents and their children. *Pediatrics, 107*(2), 423–435.

American Occupational Therapy Association (AOTA) (2002). Occupational therapy practice framework: Domain and process. *American Journal of Occupational Therapy, 56,* 609–639.

American Occupational Therapy Association (AOTA) (in press). Specialized knowledge and skills in eating, feeding, and swallowing for occupational therapy practice. *American Journal of Occupational Therapy.*

Arlon, P., Mack, L., & Shalev, Z. (2003). *How people live.* New York: DK Publishing.

Beyond Play LLC (2005). *Beyond play: Early intervention products for young children with special needs,* 2005/2006 catalog. Berkeley, CA: Beyond Play.

Child Welfare Information Gateway (2006). *Recognizing child abuse and neglect: Signs and symptoms.* Retrieved December 21, 2006 from http://www.childwelfare.gov/pubs/factsheets/signs.cfm.

Christiansen, C., Baum, C. M., & Bass-Haugen, J. (Eds.) (2005). *Occupational therapy: Performance, participation, and well-being* (3rd ed.). Thorofare, NJ: SLACK.

Community Products, LLC. (2005). *Special education: Classroom furniture for exceptional students,* 2005 catalog. Chester, NY: Community Playthings.

Couwenhoven, T. (2001). Sexuality education. Building a foundation of healthy attitudes. *Disability Solutions, 4*(6) 1–8.

DeLany, J.V., & Spottswood, A. (2000). Pregnancy prevention and support programs for adolescent parents. Chambersburg, PA: Summit Health.

FlagHouse. (2005). *Special Populations* summer 2005 catalog. Hasbrouck Hts., NJ: FlagHouse.

Frick, R., Frick, S. M., Oetter, P., et al, (1996). *Out of the mouths of babes: Discovering the developmental sequence of the mouth.* Hugo, MN: PDP Press.

Morris, S.E., & Klein, M.D. (2000). *Pre-feeding skills.* Tucson, AZ: Therapy Skill Builders.

North Coast Medical, Inc. (2004). *Rehabilitation* catalog 2004/2005. Morgan Hill, CA: North Coast.

North Coast Medical, Inc. (2005). *Functional Solutions* catalog 2005. Morgan Hill, CA: North Coast.

Patterson Medical Products, Inc. (2006). *Sammons Preston Rolyan: Pediatrics: Special needs products for schools and clinics* Fall 2006 catalog. Bolingbrook, IL: Sammons Preston Rolyan.

PlumberSurplus.com, LLC (2006). *Shower and tub rough-in valves.* Retrieved November 20, 2006, from http://www.plumbersurplus.com/ProductDetail.aspx?Prod=46004&Cat=281.

Rifton Equipment (2005). Rifton equipment catalog 2004–2005. Chester, NY: Rifton Equipment.

Rogers, J., & Holm, M. (1994). Assessment of self care. In B. R. Bonder & M.B. Wagner (Eds.), *Functional performance in older adults* (pp. 181–202). Philadelphia: F. A. Davis.

Solomon, J., & O'Brien, J. (2006). *Pediatric skills for occupational therapy assistants* (2nd ed). St. Louis: Mosby

Southwest Medical Online (2006). Positioning products: Tumble forms 2 tadpole pediatric positioner. Retrieved December 12, 2006, from http://www.southwestmedical.com/Pediatric_Products/Positioning_Products/Tumble_Forms_2_Tadpole_Pediatric_Positioner/16673p0.

StorageWorks. (2005). Products: Bathroom and shower organization. Retrieved November 20, 2006, from http://www.storageworks.com/bath.html#.

Suner, J., Nakamura, S., & Caulfield, R. (2003). Kids having kids: Models of intervention. *Early Childhood Education Journal, 31,* 71–74.

World Health Organization (2001). *International classification of functioning, disability, and health.* Geneva, Switzerland: Author.

제 13 장

수단적 일상생활활동을 위한 중재

Interventions for Instrumental Activities of Daily Living(IADL)

핵심용어

- 접근가능성을 위한 선택(Accessibility options)
- 대체 의사소통 방법(Augmentative and alternative communication methods)
- 조정(Calibrate)
- 의사소통 보조장치 사용(Communication device use)
- 지역사회 이동(Community mobility)
- 컴퓨터(Computers)
- 깊이 지각(Depth perception)
- 손잡이 워커(Hand-held walker)
- 수단적 일상생활활동[Instrumental activities of daily living(IADL)]
- 음식 준비 및 뒷정리(Meal preparation and cleanup)
- 개인적 안전(Personal safely)
- 애완동물 기르기(Pet care)
- 자세(Posture)
- 쇼핑(Shopping)
- 지지워커(Support walker)
- 청각장애를 위한 전자통신 기기[Telecommunication devices for the deaf(TDD)]
- 지리적 지남력(Topographical orientation)
- 유니버설 디자인(Universal design)
- 전경-배경 구별(Visual figure-ground perception)

목표

- 수단적 일상생활활동을 위한 중재과정에서 작업치료사와 보조작업치료사의 역할을 명백하게 설명하라.
- 아동기와 청소년기의 수단적 일상생활활동을 위한 중재와 발달적, 환경적 관련성을 설명하라.
- 수단적 일상생활활동을 향상시키기 위한 중재계획을 발전시켜라.

소개(Introduction)

이 장에서는 아동기와 청소년기의 **수단적 일상생활활동(instrumental activities of daily living; IADL)**을 위한 특별한 중재에 관해 이야기하고자 한다. 아동기와 청소년기에도 다양한 환경 안에서 작업을 수행하고 있으므로 각기 다른 배경 내에서 그들이 작업적 기술을 어떻게 일반화하는가에 대해 고려하는 것은 중요하다.

아동기와 청소년기 클라이언트의 수단적 일상생활활동 수행능력을 향상시키고 목표 설정, 수정, 예방을 위한 작업치료 중재는 사람, 과제, 환경에서 직접적으로 이루어지고 있다. 수단적 일상생활활동을 위한 중재를 계획할 때, 작업치료사와 보조작업치료사는 자신을 치료적으로 사용하고 작업과 활동을 치료적으로 응용하며 교육과 상담 서비스를 제공한다. 이는 일상생활활동 중재의 전략과 비슷한 양식이다. 그러나 수단적 일상생활활동의 작업은 일상생활활동의 작업에 비해 복잡하기 때문에 추가적인 계획과 성취하는 데 걸리는 시간이 요구될 수 있다.

수단적 일상생활활동(IADL)

작업치료 실행의 틀(AOTA, 2002)의 정의에 따르면 수단적 일상생활활동은 복잡한 활동과 환경과의 상호작용을 포함한다. 이 단락에서는 **애완동물 기르기, 의사소통 보조도구 사용, 지역사회이동, 음식준비와 뒷정리, 개인 안전, 쇼핑**과 같은 수단적 일상생활활동의 연령과 발달 수준에 적합한 중재전략을 설명하고자 한다. 이러한 중재전략은 또 다른 수단적 일상생활활동의 작업으로 일반화될 수 있다.

애완동물 기르기(Pet Care)

애완동물 기르기를 통해 아동과 청소년은 책임감을 경험한다. 애완동물의 종류에 따라 각기 돌보는 방법도 다르지만 애완동물을 관리하는 일반적인 방법에 초점을 맞추어 설명하고자 한다. 일과적인 과제를 완성하기 위해서는 수행기술의 처리, 신체기능의 중재전략이 필요하다. 중재방법은 과제 적응과 환경의 수정을 포함한다.

애완동물 기르기라는 일과적 과제를 수행하기 위해서는 다양한 수행기술, 수행패턴, 신체기능이 필요하다. 예를 들어, 아동이 애완동물에게 물과 먹이를 줄 때, 어떤 종류의 먹이를 주고 얼마나 자주 먹이를 주어야 하는지 선택하는 수행기술이 요구된다. 만약 먹이를 주다 바닥에 엎었을 때 깨끗이 청소할 수 있어야 한다. 또한 먹이를 준 후 먹이 그릇을 설거지하고 정리하는 수행패턴을 사용한다. 아동의 움직임과 관련된 신경근육골격계통의 신체기능은 먹이에 손을 뻗고, 먹이 그릇을 깨끗이 설거지할 때 필요한 눈과 손의 협응을 가능하게 한다.

만약 아동이 이 과제를 수행하기 힘들다면, 작업치료사는 과제를 분석하고, 아동의 참여에 제한점이 무엇인지 결정한다. 작업치료사의 감독하에, 보조작업치료사는 수행기술, 수행패턴, 신체기능의 발달을 촉진시키는 중재를 제공한다. 만약 아동이 물건의 위치를 찾고 정리하는 것이 어렵다면, 필요한 물건을 색깔별로 정리하는 환경수정 방법을 적용한다. 또한 아동이 자주 사용하는 물건은 캐비닛의 찾기 쉬운 위치에 배치한다. 매일 고양이의 배변 박스를 깨끗이 청소하는 것을 잊어버리는 아동에게는 냉장고에 크게 단서 쪽지를 붙여두어 아동이 상기할 수 있도록 한다. 운동기술의 제한으로 무거운 물건을 들어 옮기는 것에 어려움이 있다면, 애완동물의 먹이를 비닐팩에 나누어 담아 놓도록 한다.

표 13.1 ■ 에 애완동물 기르기 작업에 참여하는 아동을 돕기 위한 중재방법에 대해 소개하였다. 첫 번째 열에는 애완동물의 종류에 따라 아동이 수행하기 원하는 작업에 대해 기술하였다. 두 번째 열에는 아동이 직면한 작업적 도전에 대해 기술하였고, 세 번째 열에는 중재방법에 대해 제안하였다.

의사소통 보조장치 사용(Communication Device Use)

의사소통 보조장치의 사용은 복합적이며, 다양한 종류의 도구가 요구된다(AOTA, 2002). 함께 팀을 이루는 언어치료사는 청력과 말하기의 문제를 가진 아동을 평가하고, 보청기와 같은 기계적 의사소통 보조장치 사용을 선택하여 훈련시킨다. 작업치료사와 보조작업치료사는 아동의 수단적 일상생활활동에서 나타나는 문제점을 인식하고 해결하도록 도와준다.

대체의사소통방법(augmentative and alternative communication methods; AACs)은 언어적 의사소통이 어려운 아동과 청소년에게 필요하다. 의사소통방법은 지원(aided)과 비지원(nonaided) 방법으로 나뉜다. 비지원 방법은 제스추어, 얼굴 표정, 신체 움직임을 이용한다. 지원방법은 기계적 장치를 사용하는 것이다. 그림과 단어로 제시하는 의사소통 보드와 같은 낮은 단계의 장치에서 자동 언어 변환기와 같은 높은 단계의 장치로 다양하게 분류된다. 대체의사소통 시스템을 적용하기 위해서는 작업치료사, 언어치료사, 아동, 가족, 학교의 선생님이 함께 협력해야 한다. SETT실행은 학생(Student),

■ 표 13.1
애완동물 기르기

작업	작업적 도전	중재
14세의 시각장애인 알렉스는 목장의 말을 씻기고 운동시켜야 한다.	외양간 안에서 수도를 찾을 수 없다. 말을 외양간 밖으로 몰고 나올 수 없다.	큰 양동이를 이용할 수 있게 한다. 외양간에서 출입구까지 긴 손잡이를 설치한다.
이분척추증을 앓고 있는 10세 Perdita는 애완견을 먹이를 주고, 씻겨주기 원한다.	휠체어에 앉아서는 손이 닿지 않아 사료를 줄 수 없다. 애완견을 씻길 때 강아지의 몸에 손이 닿지 않는다.	손잡이가 긴 리처를 사용해 낮은 곳에 손이 닿도록 한다. 애완견을 씻길 양동이를 준비하고 작은 테이블 위에 두고, Perdita는 앉아서 애완견을 씻기거나, 손잡이가 달린 욕실의 샤워의자에 앉아서 씻기도록 한다.
다운 증후군인 12세 Terrel은 학교에서 기르는 햄스터에게 먹이를 주고 집을 청소해야 한다.	햄스터의 집을 청소하는 순서를 잊어버린다. 먹이가 담긴 봉지를 열지 못해 엎지른다.	다음 단계를 그림이나 단어로 제시하는 단서 카드를 구성해준다. 쉽게 열리는 용기에 먹이를 담아둔다.

환경(**E**nvironment), 과제 요건(**T**ask demand), 도구 사용(**T**ool available)을 고려하는 것을 말한다(Cook & Hussey, 2002). 즉 아동과 청소년이 가지는 신체적, 인지적, 발달적 능력, 대체의사소통 장치를 주로 사용하는 환경, 아동이 원하는 의사소통방법, 도구의 활용성, 비용, 내구성에 대해 고려해야 한다. 나이가 어린 아동은 주로 실질적인 물건을 사용하여 의사소통한다. 아동이 커가면서 인지능력의 향상으로 실질적인 물체는 그림으로 교체된다. 기호는 더 어려운 방법이다. 컴퓨터 자동화 기술의 발전으로 다양한 기계적 시스템을 이용가능하다. 표 13.2 ■에 아동과 청소년이 이용가능한 의사소통 보조장치에 대해 소개하였다. 다양한 의사소통 보조장치는 웹사이트 http://www.usatechguide.org.에서 구입이나 대여가 가능하다.

작업치료사의 감독 하에 작업치료 보조자는 아이나 청소년의 의사소통을 증진시키기 위한 적응장치를 제공하여야 한다. 예를 들어, 작업치료 보조자는 운동에 심각한 제한이 있는 아이가 사진을 보거나 원하는 것을 표현할 수 있도록 수직으로 위치한 Plexiglas 의사소통 증진 보드에 사진을 두어야 한다. 보드 위에 놓인 것들에서 사진과 단어를 잘 구분하는 것은 아이들이 주시하는 주안점을 명확히 하여 의사소통을 가능하게 한다. 만약 아이가 자신의 팔의 움직임을 어느 정도 조절할 수 있지만 사진을 가리키거나 의사소통 책자의 페이지를 여러 장 넘기는 독립적인 손가락 움직임이 불가능하다면, 작업치료 보조자는 연필을 고정하여 책장을 넘기고 글이나 그림을 가리킬 수 있는 보조도구(universal cuff, hand splint)를 제공하여야 한다. 또한, 작업치료 보조자는 아이나 청소년이 의사소통 증대 시스템을 작동할 수 있도록 전기적 장치의 스위치 표준을 바꾸어야 한다. 예를 들면, 스위치가 너무 작거나 작동시키는데 많은 힘이 든다면 작업치료 보조자는 커다란 스위치나 적은 힘이 요구되는 스위치로 대체하여야 한다. 작업치료 보조자는 신체적으로 다른 차이를 가진 아이나 청소년이 스위치를 작동할 수 있도록 시스템의 재설계를 필요로 할 때가 있다. 만약 아이나 청소년이 자신의 손으로 스위치를 누를 수 없다면 작업치료 보조자는 스위치를 바꾸거나 위치의 변화를 주어 어깨를 으쓱하거나 팔꿈치 끝으로 스위치를 작동할 수 있게 하여야 한다.

운동, 인지, 감각기술의 제한이 있는 아동은 쓰기도구, 전화기, 컴퓨터와 같은 의사소통 장치를 사용하는 데 어려움이 있다. 작업치료의 중재는 기술을 확립하거나 과제를 적응하여 아동과 청소년이 독립적으로 의사소통 장치를 사용할 수 있도록 도와주는 것이다. 평가를 통해 아동의 능력과 참여가능한 작업이 무엇인지에 대해 인지한다. 보조작업치료사는 의사소통 장치를 사용하기 위해 필요한 환경, 수행기술, 수행패턴, 클라이언트 요인이 무엇인지 평가하고 그에 따른 중재를 제공한다. 이 장에서는 컴퓨터, 전화기, 쓰기도구의 사용을 위한 중재전략에 대해 설명하고자 한다. 글씨쓰기에 중재전략에 대해서는 14장에서 언급하도록 한다.

컴퓨터

아동과 청소년은 의사소통뿐만 아니라 레저활동을 위해 **컴퓨터**를 사용한다. 보조작업치료사는 보조공학 전문가와 협력하여 아동에게 필요한 컴퓨터 프로그램이나 컴퓨터 보조장치를 적용한다.

신체적, 인지적 제한을 가진 아동은 컴퓨터를 독립적으로 사용하기 어렵다. 대부분의 컴퓨터 **보조장치(accessibility options)**는 움직임, 시각, 청각을 이용하여 조절하도록

■ 표 13.2
대체 의사소통 방법

의사소통 소프트웨어	설명
EZ Key™	이 소프트웨어는 듀얼 단어 변속기이며, 문장을 소리로 변환시켜준다. 다른 사람과의 의사소통에 어려움을 가진 클라이언트를 위해 사용된다.
Talkinf Screen™	이 스크린은 그림이나 기호를 사용하여 의사소통하는 클라이언트에게 적용할 수 있다. 이 스크린은 개인의 특성에 맞게 맞춤 제작할 수 있다. 또한 생각, 느낌, 아이디어를 표현하기 위한 그림이나 기호를 선택할 수 있다.
Quickpage™	프로그램화된 기호 페이지를 이용해 의사소통을 한다. 사용자가 기호나 그림을 선택하면 다음 페이지에 비슷한 주제나 상황의 문장을 선택할 수 있도록 구성되어 있다. Quickpage는 한 번의 기호 선택으로 빠르게 완전한 문장을 사용할 수 있다는 장점이 있다.
Abbreviate™	축약(abbreviation) – 확장(expansion) 프로그램은 의사소통이나 자판치기가 어려운 클라이언트에게 적용할 수 있다. 흔히 사용하는 단어와 문장으로 구성되어 있고, 축약된 단어를 누르면 단어와 문장이 스크린에 표시된다.
Boardmaker®	의사소통 학습도구는 300개 이상의 그림으로 된 기호로 구성되어 있다. 이는 언어 학습과정을 향상시키기 위해 디자인되었다.
Writing with Symbols	단어처리 프로그램은 그림을 터치하면 단어로 변환된다.
의사소통 시스템	**설명**
PEC— Picture Exchange Communication	아동이 표현하고자 하는 그림이나 기호를 선택한다. 선택된 그림이나 기호는 구두로 표현되어 아동이 표현하고자 하는 바를 알 수 있게 한다.
Communication board	Bliss symbols™, Rebus™, PicSyms™로 구성된 의사소통 매체로 기호를 포인팅하거나 선택하도록 한다. 아동의 능력에 따라 2에서 128개의 반응을 사용할 수 있으며, 일상생활활동, 음식, 놀이, 레저와 관련된 주제로 구성되어 있다.
Big Mac™	둥근 버튼을 누르면 표준화된 몇 가지 음성 메시지가 나온다.
Talk Trac™	단어를 누르면 음성 메시지가 나온다.
Voice Pal™	스위치를 누르면 실제 물건과 연결되어 있다.
Delta Talker™	의사소통 보드를 터치하면 음성으로 전환된다.
Light Talker™	아동이 의사소통 보드를 시각적으로 탐색하여 선택하면, 전기적 음성이 흘러나온다.
Dyna Vox System™	직접적 접촉, 스위치 누르기, 시각적 청각적 훑어보기를 사용한다. 그림이나 제목을 선택하면 통합된 음성 메시지가 나온다.
Dyna Write™	음성 전환 의사소통 장치이다. 키보드에 메시지를 입력하면 소리로 전환된다.
Say-It SAM Tablet/ Say-It SAM Communication™	PDA 의사소통 프로그램 도구이다. 6,000개 이상의 기호로 구성된 의사소통 보드를 사용할 수 있다.

출처: Amy Mateer, OTS, Towson University.

구성되어 있다. 움직임과 협응의 어려움이 있는 아동은 컴퓨터의 전원을 키기 어렵다. 이 경우는 누르기 쉬운 버튼을 적용한다. 시력 저하를 갖는 아동에게는 색깔대비, 크기, 커서를 조절하여 아동이 스크린을 보기 쉽게 한다. 컴퓨터 보조장치는 http://www.microsoft.com/enable 또는 http://www.apple.com/accessibility에서 확인할 수 있다. 아동과 청소년이 컴퓨터를 성공적으로 사용하기 위해서는 마우스, 자판, 스크린, 스피커와 같은 주변기기의 수정이 필요하다. 보조작업치료사는 다양한 종류의 컴퓨터 주변기기를 활용하며, 아동과 청소년의 수행기술, 수행패턴, 신체기능뿐만 아니라 컴퓨터를 사용하는 환경에 대해 고려해야 한다. 표 13.3 ■ 에는 컴퓨터 사용능력을 향상시키는 컴퓨터 주변기기의 적용에 대해 예를 들어 설명하였다.

특수한 소프트웨어의 적용은 의사소통 기술을 향상시킨다. 예를 들어 음성인식 단어 변환 시스템은 신체적 어려움으로 자판을 칠 수 없는 아동에게 적용가능하다. 이 프로그램을 적용하기 위해서는 아동의 호흡 조절과 에너지 단계에 대해서도 평가해야 한다. 단어 예견 소프트웨어는 자판 사용의 정확성이나 속도가 느린 아동에게 적용가능하다. 한 음절을 치면 선택이 가능한 다양한 단어와 문장이 표시되고, 아동이 원하는 단어나 문장을 선택하면 스크린에 표시된다. 소프트웨어의 적용 시에는 새롭게 업그레이드되는 프로그램을 숙지하고 아동에게 적용하는 것이 필요하다.

■ 표 13.3
컴퓨터 주변기구

작업	작업적 도전	중재
척수손상 환자인 16세 Logan은 컴퓨터를 사용하여 학교숙제를 해야 한다.	위팔의 마비로 키보드를 사용할 수 없다.	눈의 움직임을 인식하는 컴퓨터 보조도구를 적용하였다. 단어 재인식 소프트웨어와 키보드스크린은 단어나 문장을 선택할 수 있도록 구성된다.
근이영양증인 13세 Hakeem은 친구들과 함께 컴퓨터 게임을 하고, 의사소통하기를 원한다.	독립적인 손가락 움직임이 어려워 친구에게 이메일을 보내기 힘들다. 컴퓨터 게임 시 키보드의 화살표와 엔터키를 누르기 어렵다.	컴퓨터를 사용하여 친구들과 의사소통할 수 있도록 소리인식 장치를 제공하였다. 화살표와 엔터키를 크게 만들고 키보드 오버레이를 씌워주었다.
청력 감소와 인지능력 저하를 동반한 외상성뇌손상 환자인 12세 Malvina는 컴퓨터의 이야기책을 보고 듣고 싶어한다.	컴퓨터를 켜고 웹 사이트에 접속하는 순서를 기억하기 어렵다. 컴퓨터 모니터에서 흘러나오는 소리를 듣기 어렵다.	말비나가 눌러야 하는 버튼과 과제의 순서를 그림으로 그려 놓은 카드를 모니터 옆에 두었다. 컴퓨터에 외부 소리 증폭기를 설치하였고, 개인 헤드폰을 사용하여 음성을 듣도록 했다.
학습장애와 ADHD 진단을 받은 18세 Sekou는 직업재활 프로그램에서 컴퓨터를 사용하여 자료를 입력할 수 있어야 한다.	오랜 시간 동안 하나의 과제에 참여하기 힘들다. 작업장 컴퓨터의 글자 자판에 관심을 가지는 등 집중력이 쉽게 흐트러진다.	쉬는 시간을 알려주기 위해 세쿠의 컴퓨터에 타이머와 스크린세이버를 장착하였다. 숫자 자판만 있는 키보드를 사용하도록 했다.

출처: Amy Mateer, OTS, Town University.

전화기 사용

아동과 청소년도 전화기를 자주 사용한다. 대개 5세가 되면, 통화에 적절한 대답을 하고 다른 사람에게 통화의 내용을 전달할 수 있다(Allen & Marotz, 2007). 부모들은 종종 어린 아동에게도 할머니나 친척들과 통화하는 기회를 준다. 10대의 청소년들에게 전화는 또래와 상호작용하는 중요한 매개체이다. 그러므로 전화기를 성공적으로 사용하지 못하는 아동과 청소년에게 작업치료사는 적절한 중재를 제공해야 한다.

작업치료사와 보조작업치료사는 아동과 청소년의 성공적인 핸드폰의 사용을 위해 핸드폰 기기의 특수 기능에 대해 이해해야 한다. 예를 들면, 핸드폰의 전화번호부가 수동 선택인지 음성인식이 되는지, 소리의 음량이 얼마나 큰지, 진동모드로 변환할 수 있는지에 대해 파악해야 한다. 청력에 문제가 있는 아동에게는 메시지를 사용하거나 컴퓨터의 메신저를 이용하도록 도와준다. 청각장애를 위한 **전자통신장치(telecommunication devices for the deaf; TDD)**는 청력에 손상이 있는 아동과 청소년에게 유용하다. 이 시스템은 전화 연결망을 통해 다른 사람들에게 메시지를 보낼 수 있다. 전자통신장치는 음성을 시각적 메세지로 전환해준다. 전화를 하는 동안 메세지를 전송하고 받을 수 있다. 아동과 청소년의 전화사용을 어렵게 하는 원인은 다양하지만 **유니버셜 디자인(universal design)**이 소개되면서 이러한 제약점을 해결할 수 있는 적응방법들이 소개되고 있다. 표 13.4 ■ 에 최근 이용하는 방법들을 소개하였다.

쓰기도구

아동과 청소년은 연령과 발달단계에 따라 적절한 필기도구를 사용한다. 어린 아동은 크레파스, 초등학생은 연필과 색연필, 청소년은 펜과 샤프를 사용한다. 만약 신체적 어려움으로 글씨쓰기가 어렵다면 작업치료사는 필기도구를 쥐는 능력을 향상시키거나 쥐기 패턴을 적응시키는 보조도구를 적용한다. 평가와 임상적 추론을 통해 작업치료사와 보조작업치료사는 아동과 청소년이 작업적 목표를 성취할 수 있도록 도와준다.

과제의 수행 시 쥐기의 **자세(posture)**는 중요하다. 물건을 쥐고 조작하기 위해서는 지지면의 안정성이 필요하므로, 보조작업치료사는 아동의 발이 바닥에 닿도록 하고 대칭적인 자세를 유지할 수 있도록 한다. 테이블의 높이는 가슴 아래의 높이로 한다. 엉덩관절, 무릎관절, 발목관절을 약 90° 정도로 굽히고, 팔꿈치는 책상 위에 편안하게 놓으며, 등받이가 있는 의자에 앉도록 한다. 이젤이나 칠판을 사용할 때에는 아동의 중앙에 놓고, 머리, 몸통, 팔다리가 대칭적 자세를 유지하도록 한다. 자세조절과 팔다리의 안정성으로도 필기도구 쥐기가 향상될 수 있다. 보조작업치료사는 다양한 활동수행의 환경에서도 아동과 청소년의 자세가 자동적으로 조절될 수 있도록 격려하는 연령에 적합한 놀이활동을 응용할 수 있어야 한다. 예를 들어 보조작업치료사는 보물찾기 놀이를 응용하기도 한다. 아동의 신체 중심부에 보물을 숨겨 두고, 아동이 보물을 찾는 동안 올바른 신체 정렬을 유지할 수 있도록 한다. 아동과 청소년의 글씨쓰기 목표를 성취하기 위해서 지속적으로 올바른 자세를 유지하는 습관을 기를 수 있도록 도와준다.

아동과 청소년은 효과적인 글씨쓰기를 위해서는 적절한 쥐기 근력을 **조작(calibrate)**해야 한다. 안정된 연필 쥐기는 미끄러짐을 방지하고, 손 안에서의 조작능력과 움직임에 영향을 미친다. 만약 아동이 연필을 쥐고 유지하는 힘이 부족하다면, 보조작업치료사는 연령에 적합한 상지 근력활동을 제공한다. 어린 아동에게는 다양한 형태나 재질의 고무

■ 표 13.4
전화기 사용

작업	작업적 도전	중재
다운 증후군인 12세 Aiyana는 방과 후 교실 프로그램에 도착 후 부모님께 전화를 해야 한다.	부모님 전화번호를 외우지 못한다.	중요한 전화 번호가 적힌 단서 카드를 제공하거나, 부모님의 전화 번호를 단축 번호로 저장해 놓는다.
	핸드폰의 작은 전화버튼을 누르지 못한다.	Aiyana가 주로 사용하는 번호는 발신 음성인식 서비스("엄마"라고 이야기하면 자동으로 전화가 걸리는)로 변환해서 사용한다. Aiyana의 전화기가 음성인식 서비스가 없다면 단축기를 사용하도록 한다.
시각적 제약을 가진 9세 Hakim은 주말에 할아버지께 전화를 드리고 안부를 전하고 싶어한다.	전화번호의 시각적 구별이 어렵다.	화면과 글씨, 버튼이 큰 전화기를 사용하도록 한다. 터치패드 전화기를 사용한다.
	전화벨이 울렸을 때 전화기의 위치를 빨리 찾을 수 없다.	전화벨의 소리를 크게 하고, 무선 전화기를 사용하도록 한다.
근이영양증을 앓고 있는 15세 Ilse는 핸드폰과 집전화를 사용하고 싶어한다.	전화기 버튼을 누르기 어렵다.	발신 음성 인식 서비스를 사용하도록 한다.
	지구력의 감소로 전화를 가지러 가는 시간이 많이 소요된다.	전화벨이 울리는 시간을 가장 길게 설정하고 무선응답 서비스를 사용하도록 한다.
청력에 문제가 있는 16세 Rafal은 규칙적으로 여자친구와 친구들에게 전화를 걸어 이야기를 나누고 싶어한다.	전화벨이 울리는 소리를 잘 듣지 못한다.	전화벨이 울리면 불빛이 나는 전화기를 활용한다.
	수화기의 목소리를 듣는 데 어려움이 있다.	소리증폭 전화기를 사용하거나 컴퓨터 메신저나 문자를 이용하여 친구들과 이야기할 수 있도록 한다.

출처: Amy Mateer, OTS, Town University.

찰흙을 가지고 놀 수 있게 하고, 청소년에게는 마크라메, 빵 반죽하기와 같은 활동을 적용한다. 만약 아동이 필기도구를 쥘 수 없다면, 유니버설 커프(universal cuff), 쓰기 스플린트(writing splint)와 같은 보조도구를 적용한다. 표 13.5 ■에서 적절한 중재방법에 대해 설명하였다.

지역사회 이동(Community Mobility)

아동과 청소년의 지역사회이동 방법은 연령, 능력, 환경에 의존한다. 어린 아동은 자전거, 스쿠터를 사용하는 반면에 청소년은 대중교통이나 자가 운전을 이용한다. 운동 수행능력에 어려움을 가진 아동과 청소년은 워커, 휠체어, 지팡이(cane)를 사용한다. 독립적인 지역사회 이동성을 향상시키기 위해서는 다양한 방법을 적용할 수 있다.

휠체어

움직임이 어려운 아동과 청소년은 작업에 참여하기 위해 휠체어를 사용한다. 휠체어

■ 표 13.5
취기

작업	작업적 도전	중재
학습장애아인 8세 Brandan은 근긴장도가 낮다. Brandan은 혼자 학교 준비물을 챙기고 가방을 싸고 풀 수 있어야 한다.	책가방을 열고 닫지 못한다.	상지의 근긴장도를 증가시키기 위해 학교의 대근육 활동 프로그램에 참가시킨다. 가방을 쉽게 열고 닫을 수 있도록 지퍼나 벨크로로 된 책가방으로 바꾼다.
다운 증후군인 6세 Ossian은 미술활동을 완수해야 한다.	물감을 칠할 때 붓을 제대로 잡지 못한다.	손잡이가 두꺼운 붓을 사용하도록 하거나 손가락을 사용하여 물감을 칠하도록 한다.
	한 손으로는 분무기를 잡고 한 손으로는 반짝이를 뿌리는 활동 시 양손 협응이 어렵다.	반짝이를 섞어서 한 손으로 잡고 사용할 수 있도록 한다.
뇌성마비인 10세 Sosanna는 영어시간에 단어를 옮겨 적어야 한다.	상지의 근긴장도로 인해 연필을 삼점쥐기(tripod grasp) 방법으로 잡지 못한다.	구형쥐기 방법으로 쥐게 하는 연필 홀더 등 필기 보조도구를 적용한다. 만약 경직이 너무 심하다면 컴퓨터의 단어처리 시스템을 이용한다.
근이영양증인 12세 Jiang Li는 버스에서 내려 집 현관문을 여는 방법을 배워야 한다.	상지근력의 약화로 열쇠를 열쇠구멍에 끼우고 문을 여는 데 어려움이 있다.	좀 더 적은 힘으로 열리는 잠금장치로 바꾼다. 재정적으로 가능하다면 디지털 도어락으로 바꾸도록 한다.

출처: Amy Mateer, OTS, Town University.

는 아동의 환경적, 작업적 요구에 따라 조절될 수 있다. 보조작업치료사는 휠체어 선택, 유지, 이용을 위해 휠체어 측정의 기본 원리와 부속품을 이해하고, 각 개인에게 적합한 휠체어 선택을 위해 조언해 줄 수 있어야 한다.

휠체어 선택 휠체어는 앉은 자세의 대칭적 정렬이 중요하며, 엉덩관절, 무릎관절, 발목관절이 약 90° 정도로 굽혀져야 한다. 적절한 휠체어 좌석의 너비, 깊이, 높이, 표면은 골반과 몸통의 정렬에 영향을 준다. 대부분의 소아 휠체어의 좌석은 엉덩이와 허벅지에 체중이 골고루 분산되도록 표면이 단단하며, 아동이 성장하는 것을 고려하여 조절이 가능하도록 한다. 좌석의 너비는 아동의 엉덩이와 허벅지의 가장 넓은 부분의 길이보다 1~2인치 넓게 한다(그림 13.1a ■). 좌석의 깊이는 무릎 뒤가 좌석의 끝이 닿지 않도록 하기 위해 엉덩이에서 무릎 뒤 오금까지의 길이에서 1~2인치 뺀다(그림 13.1b ■). 등받이 높이는 앉은 자세의 균형, 추진력의 방법에 따라 달라진다. 만약 아동이 직접 휠체어의 바퀴를 돌려 운전한다면, 팔의 폄 움직임을 원활히 하기 위해 휠체어 등받이의 높이를 어깨뼈 아래로 한다. 등받이의 높이가 낮을수록 아동의 균형 능력이 더 많이 요구된다. 만약 아동이 전동 휠체어를 사용한다면, 등받이의 높이는 아동의 운동능력을 지지할 수 있어야 한다(Cook & Hussey, 2002). 보통 5세 전후로 휠체어를 사용하기 시작하며, 휠체어 선택 시 아동의 성장을 예측하여 측정하도록 한다. 몇몇의 휠체어는 크기를 조절할 수 있다. 종종 아동의 성장에 따라 휠체어 좌석이나 등받이의 이너를 교체하기도 한다.

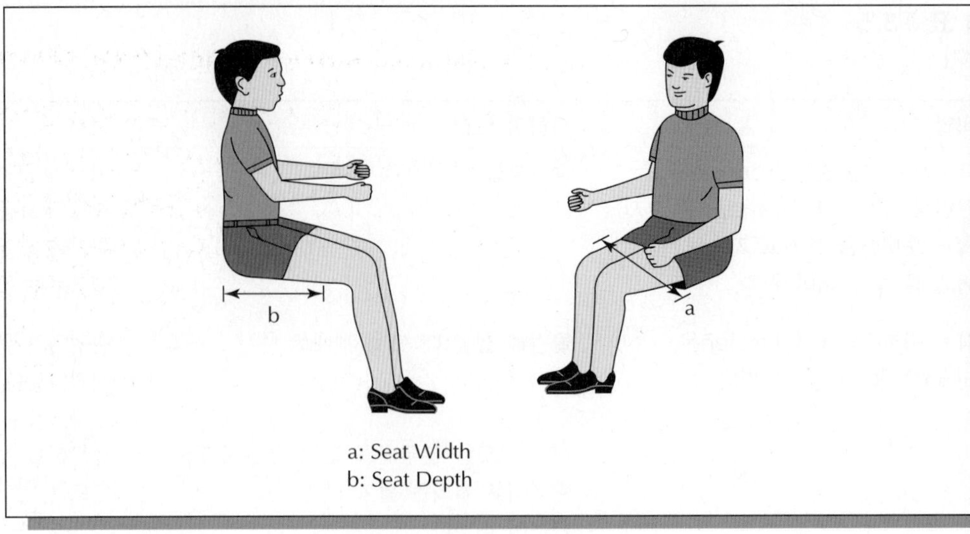

■ **그림 13.1**
(a) 좌석의 깊이 측정 (b) 좌석의 너비 측정.

적절한 휠체어 좌석과 등받이의 측정을 위해서 작업치료사와 보조작업치료사는 의자의 높이를 측정해야 한다. 휠체어를 사용하는 아동이 독립적으로 옮겨 앉기를 성취하기 위해서는 휠체어의 높이가 바닥에 가까워야 한다. 하지만 너무 낮은 휠체어는 어른이 뒤에서 밀기 힘들다. 이에 관해서는 지역사회 세팅, 가족의 선호도, 환경, 아동의 능력을 고려하고 가족과 재활팀 구성원들과 상의하여 결정하도록 한다.

아동의 수행기술, 신체기능의 결손, 환경을 고려하여 수동휠체어나 전동휠체어를 선택한다. 수동휠체어는 대부분 가볍다. 휠체어에 따라 발판의 형태, 팔걸이, 좌석 쿠션, 좌석 벨트, 랩보드, 바퀴의 크기를 선택할 수 있다. 표 13.6 ■ 에서는 다양한 휠체어의 옵션을 설명하였다.

전동휠체어의 적용 시에는 조작하는 방법에 대해 고려해야 한다. 작업치료사와 보조작업치료사는 아동과 청소년의 능력을 평가하고 조작 시 사용하는 신체부위와 조작 장치에 대해 결정한다. 대부분 손이나 머리를 사용하여 조작한다. 조이스틱을 가장 많이 사용하는 손조작 방법으로 전동휠체어의 방향, 속도, 방향전환을 조절한다. 조이스틱은 휠체어의 옆이나 중앙에 설치한다. 머리로 조절하는 것은 누르는 스위치, 움직임 탐지 장치가 있다. 종종 입, 다리, 어깨의 움직임으로 휠체어를 운전하기도 한다. 표 13.7 ■ 에는 아동과 청소년의 성공적인 휠체어 조작 능력을 향상시키기 위한 전동휠체어의 적용에 대해 설명하였다.

휠체어 교육 보조작업치료사는 아동과 청소년이 휠체어를 안전하고 효과적으로 운용할 수 있도록 교육한다. 작업치료사와의 협력하에 보조작업치료사는 아동과 청소년의 지역사회 이동성에 영향을 주는 수행기술, 수행패턴, 신체기능의 결손에 대해 확인해야 한다. 만약 상지의 지구력과 근력의 부족으로 휠체어의 바퀴를 밀 수 없다면, 보조작업치료사는 아동의 연령에 적합한 근력운동 프로그램을 소개한다. 어린 아동에게는 무게가 있는 큰 주머니를 던져 목표 지점에 맞추게 하거나 무거운 블록으로 건물 만들기, 물

■ 표 13.6
수동 휠체어

작업	작업적 도전	중재
중등도 경직형 뇌성마비인 5세 SaQuan은 학교에서 휠체어를 사용하기 위해 준비가 필요하다.	혼자 독립적으로 앉지 못하고, 다리의 근긴장도 증가로 의자에 앉으면 미끄러진다. 휠체어의 프로펠러를 잡지 못한다.	골반부분에 안전벨트를 착용하고, 엉덩관절의 굽힘을 증가시키기 위해 중심부가 파인 의자 쿠션을 사용한다. SaQuan이 쥐지 않아도 밀 수 있는 손잡이를 설치한다.
이분척추증을 앓고 있는 14세 Lisa는 지역사회에서 사용하기 쉬운 새로운 휠체어를 원한다.	낮은 근긴장도로 인해 장거리는 휠체어로 추진할 수 없다. 작은 공간에서는 휠체어를 추진하기 어렵다.	휠체어를 추진하는 데 힘이 적게 들도록 무게가 가벼운 프레임을 사용한 휠체어를 적용한다. 작은 공간에서도 운전하기 쉽게 앞바퀴가 적은 것을 선택한다.
뇌성마비 양하지마비인 10세 Jim은 농촌에 살고 있으며, 손잡이가 달린 의자가 부착된 바퀴가 4개인 오토바이를 사용하고 싶어한다.	농장 주변을 휠체어로 추진하기 어렵다.	압축 공기를 넣은 바퀴가 야외에서 추진하기 쉽다.
척추손상환자인 16세 Palmer는 휠체어 스포츠에 참여하고자 한다.	게임동안 넘어진다. 게임동안 등받이와 팔받침이 팔의 움직임을 제한한다.	휠체어의 안전성을 높이기 위해 휠체어 바퀴의 경사각을 높인다. 스포츠용 휠체어를 제작한다.

감 칠하기와 같은 활동을 적용한다. 좀 더 나이가 있는 청소년에게는 야구와 같은 스포츠 활동이나 마크라메 직조활동 등을 적용한다. 만약 학교 내에서 휠체어 운전 시 안전성이 문제가 된다면, 보조작업치료사는 장애물 통과하기와 같은 활동을 적용할 수 있다. 또한 장애물 코스의 복잡성을 증가시켜 휠체어 기동성의 전략을 발전시킬 수 있다.

■ 표 13.7
전동 휠체어

작업	작업적 도전	중재
근이영양증인 6세 Antone은 친구들과 함께 운동장에서 놀기를 원한다.	근력의 저하로 휠체어를 추진하기 어렵다.	앉은 높이가 또래 아동의 키와 비슷한 휠체어를 선택한다.
C3-4 척수손상 환자인 18세 Pam은 학교 활동에 참여하는 시간을 늘리기 위해 의자에 앉아 있기를 원한다.	엉덩이의 욕창을 예방하기 위해 체중을 이동할 수 없다. 손과 팔의 움직일 수 없어 조이스틱을 조작하지 못한다.	욕창방지를 위해 뒤로 기울어지는 휠체어를 선택한다. 머리와 턱의 움직임을 이용해서 조작할 수 있는 장치를 고려한다.
경직형 뇌성마비인 Manuel은 휠체어를 독립적으로 운전하고 싶어한다.	지지없이는 의자에 똑바로 앉아 있지 못한다. 오른손으로 조이스틱을 조작할 수 있지만, 팔 움직임의 제약으로 오른쪽으로 미끄러진다.	측면에 지지면을 제공하고 좌석벨트를 착용하도록 한다. 대칭적 자세의 유지와 미끄러짐 방지를 위해 조이스틱의 위치를 최대한 신체 중심부에 가깝게 설치한다.

움직임 보조도구(Mobility device)

물리치료사가 움직임 보조도구에 대해 평가하고 적용하지만, 작업치료사와 보조작업치료사는 물리치료사의 교육을 강화하고 작업 영역에서의 보조장치의 적절성과 안전성에 대해 고려한다. 일반적으로 사용되는 아동과 청소년의 움직임 보조장치는 워커(walker), 지팡이(cane), 보행기(mobile stander)가 있다.

보행기(walkers) 어린이와 청소년기 손잡이가 달린 보행기와 지지대가 있는 보행기는 이동을 용이하게 도와준다. 또한 손잡이 보행기는 손잡이가 선 자세를 유지할 수 있도록 해준다. 손잡이 보행기의 돌기부분은 아동이나 청소년에 맞게 크기를 조절할 수 있다. 두 가지 형태의 손잡이 보행기가 존재한다. 전방 보행기는 아동 앞에 위치하고, 후방 보행기는 아동 뒤쪽에 위치한다[그림 13.2(a), (b) ■]. 물리치료사들은 손잡이지지 보행기 선택 시 아동이나 청소년의 적절성을 고려해야 한다. 지지대가 있는 보행기는 신체 부분이나 체중을 지지할 수 있도록 체간주변을 둘러싸고 있다[그림 13.2(c) ■]

지지대가 있는 보행기는 이동 시 하지의 움직임만 필요로 한다. 보행기의 바퀴는 더 크고, 외부와 재질이 다른 바닥에서도 조작이 쉽도록 되어 있다.

지팡이(cane) 아동과 청소년의 작업은 제한적인 시각이나 운동의 어려움으로 장애가 발생하며 독립적인 이동을 위해 지팡이를 사용하기도 한다. 시각적 손상이 있는 아동이나 청소년의 지팡이 사용은 외부 환경으로부터의 최대의 청각과 촉각 정보를 얻기 위해서이다. 특히 숙련된 운동치료사들은 주로 초기 훈련을 담당한다; 작업치료사는 작업의 다양한 영역에 맞추어 기술향상을 위한 전략을 세운다. 지팡이 3부분으로 이루어져 있다−손잡이, 자루, 지지대. 자루와 지지대는 외부 환경의 청각과 촉각을 전달하며 손잡이를 통해 듣고 느끼게 된다. 예를 들어, 아동이 콘크리트에서 잔디밭으로 지면이 바뀌면 소리뿐만 아니라 진동의 변화를 손잡이를 통해 느낄 수 있다. 이러한 정보를 받아들이기

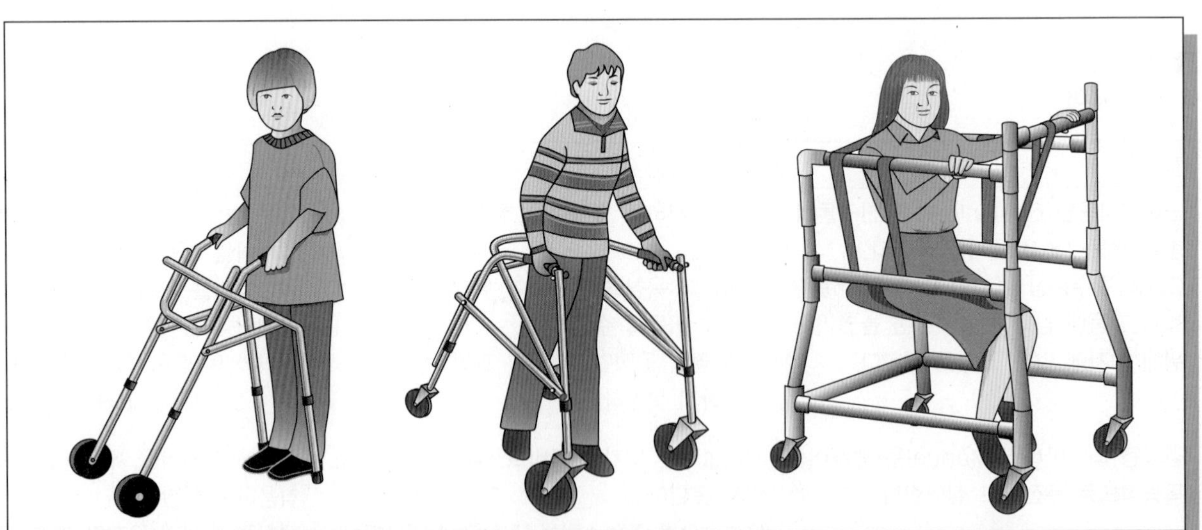

■ 그림 13.2
(a) 전방 보행기 (b) 후방 보행기 (C) 지지 보행기.

위해서는 높은 집중력을 유지해야 하며 지팡이 사용을 학습하는 기간 동안 충분한 연습이 이루어 져야 한다.

아동과 청소년의 신체기능 변화 시에도 지팡이를 사용하게 된다. 물리치료사들은 보행연습 초기에 이동 보조도구 제공하고, 작업치료사들은 일상생활에서 안전한 지팡이 사용을 위한 주의점과 지도를 하게 된다. 지팡이는 다양한 사이즈와 아동에 맞게 높이를 조정한다. 지팡이는 곧은 형태[그림 13.3(a) ■]와 사점지팡이[그림 13.3(b) ■]가 사용되는데 지지의 정도에 따라 나누어진다.

사점지팡이는 기본지팡이보다 더 많은 지지를 해준다. 만약 아동이 지팡이 손잡이를 쥐는 것이 힘들다면 작업치료사는 지팡이 손잡이를 변경해줄 수 있다.

모바일 기립훈련기(mobile stander) 이동이 어려운 아동이나 청소년은 기립훈련기에서 큰바퀴를 밀고 조작하여 움직일 수 있다(그림 13.4 ■).

선 자세에서 하지의 정적인 체중이동이 가능하고 환경을 탐색할 수 있다. 이러한 보조기는 학교환경과 교실에서의 부분적인 활동참여 시 주로 사용된다. 학교에서 근무하는 작업치료사들은 활동참여와 환경 적응을 위해 모바일 기립훈련기와 그 외 기본 기립훈련기, 크러치 같은 보조도구를 적용한다. 또한 치료사들은 학교의 선생님과 학업 보조자에게 자세취하기와 안전을 위한 보조도구 사용의 교육을 실시해야 한다.

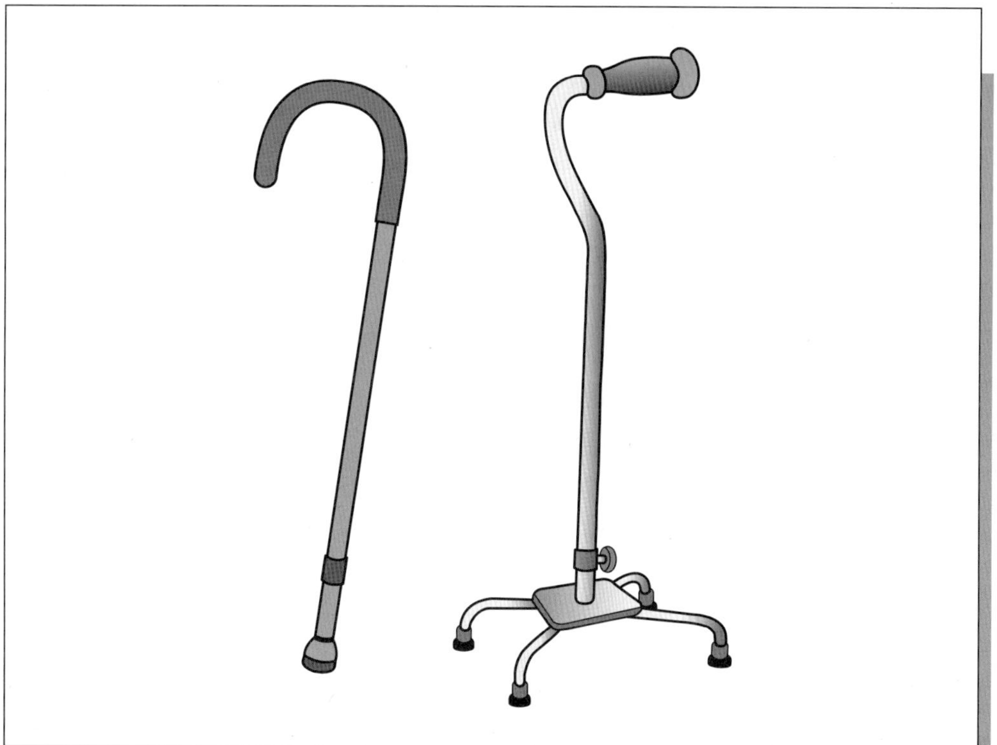

■ 그림 13.3
(a) 곧은 형태지팡이 (b) 사점지팡이.

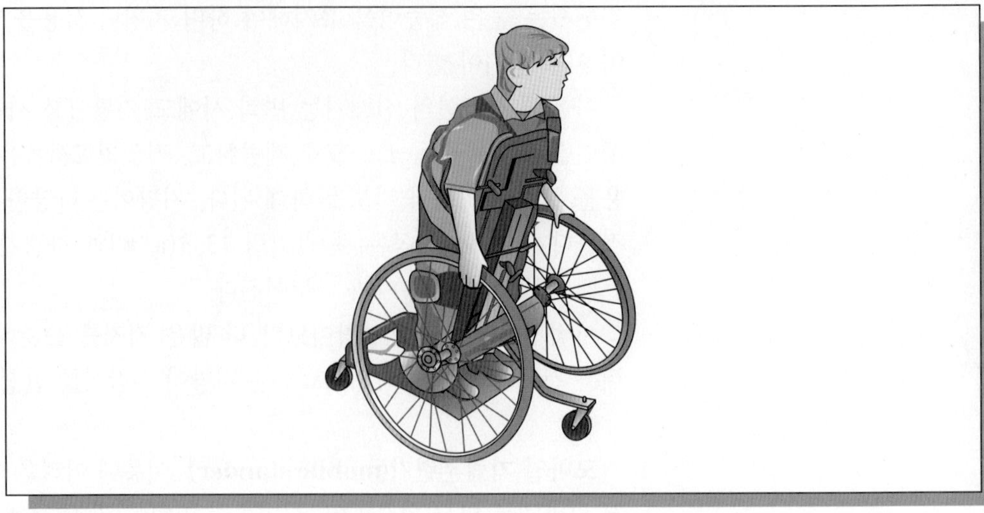

■ **그림 13.4**
모바일 기립훈련기.

승용차 완구

아동과 청소년들은 발달시기에 승용차 완구에 관심이 생긴다. 어린 아이들은 큰 바퀴가 달린 세발자전거나 발로 돌리는 승용차 자전거를 탄다. 청소년들은 두발자전거, 스쿠터, 스케이트보드를 선호한다. 보조작업치료사들은 시중에 나와있는 승용차 완구들을 적용하기에 어려운 아동이나 청소년들을 위해 적용과 대체가능한 도구들을 제안할 필요가 있다. 예를 들어 어린아이가 세발자전거를 타기 위한 균형잡기에 어려움이 있으면 작업치료사는 의자와 조작을 지지할 수 있는 적용을 제시해야 한다. 만약 아이가 발로 페달을 조절할 수 없으면, 손으로 조절할 수 있는 승용차 완구를 추천할 수 있다(그림 13.5■).

표 13.8■에는 놀이시간동안 적용할 수 있는 승용차 완구의 적용과 대체가능한 도구들에 대한 제시가 있다.

자동차

대부분의 청소년들은 운전을 처음 배울 때 아주 기뻐한다. 그러나 감각적 또는 운동적 제한으로 인한 작업적 변화는 기존의 운전면허의 사용이 어려워진다. 그러나 일반 10대들의 88%가 운전을 하는 반면, 자동차 개조와 운전 적응 프로그램은 장애아동의 46%에서만 있는 것으로 나타났다. 작업치료사는 운전을 배우는 데 운동적 감각적 제한으로 어려움을 가지는 청소년을 위해 도움을 제공해야 한다.

운전석의 의자, 운전 시스템, 손-발 조절 시스템의 개조는 많은 승용용구에 제안을 할 수 있을 것이다.

- 파워 조절장치와 파워 브레이크는 신체 제한으로 있는 사람의 시스템 조작을 감소시킨다.
- 왼쪽 발로 누르는 엑세레이터는 오른쪽 하지 사용이 어려운 이용자에게 도움이 된다.

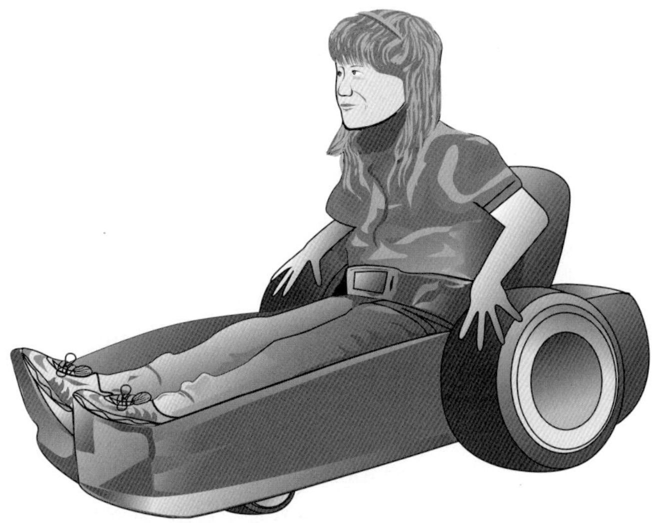

■ 그림 13.5
세 바퀴가 달린 카터를 사용하고 있는 아동.

■ 표 13.8
승용차 완구

작업	작업적 도전	중재
발달지연 6세 아동인 Trey는 정원에서 동생과 함께 큰 바퀴를 가진 자전거를 타고 싶어한다.	좌석에 도움 없이 앉은 자세를 유지하는 것이 어렵다. 작은 구조로 인해 패달 또는 손잡이를 잡지 못한다.	기존 의자에 벨트를 사용해 체간의 측면을 지지하도록 한다. 페달에 블록을 사용해 거리를 줄이고, 손잡이를 연장시켜 잡을 수 있도록 한다.
소아류마티스관절염을 앓고 있는 8세 Rylee는 4월에 열리는 퍼레이드에서 자전거 바구니를 예쁘게 꾸며서 타고 싶어한다.	자전거를 타는 동안 핸들을 쥐고 있을 수 없다. 자전거 바구니에 물병을 담을 수 없어 뒤로 착용하는 가방을 사용해서 어깨 관절에 무리가 생긴다.	핸들의 커브를 증가시켜(두껍게 만들어) 손잡이를 잡고 있는 동안 관절의 무리를 줄인다. 물병을 담을 수 있는 장소를 자전거 앞 바구니가 아닌 옆으로 메는 가방을 사용하도록 한다.
다운 증후군 12세 Alexander는 자전거를 타고 거리를 안전하게 달리고 싶다.	운전하는 도로에서 사용되는 규칙을 이용하기 힘들다. 헬멧을 혼자 착용하는 것이 힘들다.	핸들 부분에 아동이 움직이는 도로의 규칙을 기록하여 볼 수 있도록 한다. 기존의 헬멧보다 조작하기 용이한 헬멧을 찾아보고 바꿔준다.
자폐아동인 3세 Gee는 발을 사용해서 움직이는 승용 장난감을 사용하고 싶다.	교차적인 발 움직임이 나타나지 않음 장난감에서 내리고 싶을 때 울음으로 표현한다.	교차적인 발 움직임을 할 수 있도록 엉덩이와 다리를 보조해준다. 장난감에서 내리고 싶을 때 내리고자 하는 의사표현을 할 수 있도록 알려주고 표현을 하면 보상을 한다.

- 오른쪽 손으로 조절하는 신호조작은 오른손만 사용 가능한 이용자에게 용이하다.
- 발로 누르는 페달을 높게 위치하여 브레이크와 엑셀레이터를 장치하면 기본 길이보다 짧게 조절이 가능하다.
- 와이퍼, 신호조절장치, 라이터 스위치와 같은 손조절장치를 브레이크나 엑셀레이터로 조절이 가능하다.
- 바퀴 조절은 spinner knobs, 절단자 링, tri-pin 등으로 적용할 수 있다.
- 이용자들 위한 의자는 균형과 자세조절, 안정성을 제공할 수 있다.

www.adaptivedriving.com, www. infinitec.org, www.aota.org와 같은 홈페이지에서 그 외 차량 개조와 관련 정보를 받을 수 있다. 비록 차량 개조는 가격이 비싸지만 개인에게 익숙하고 좋은 환경을 제공할 수 있다. 일반적으로 자동차를 구입하거나 빌린 경우 $1,000를 상환받을 수 있다. 직업재활단체와 자선단체에서 재정지원을 받을 수도 있다. 운전재활프로그램은 학원이나 외래재활을 통해 제공되며 청소년의 작업적 변화를 가져올 수 있다.

공공이동수단의 접근

아동과 청소년은 지역사회에서 공공이동수단을 사용한다. 미국장애인법(ADA)에 따르면 지방자치제에서 장애아동에게 공공이동수단을 제공하거나 변경해주도록 하고 있다. 운송회사들은 휠체어가 탈 수 있는 리프트를 버스에 설치했다. 또한 접근성이 용이하도록 입구를 바닥 가까이 낮추거나 탑승구를 넓히는 모습도 보인다. 친구들과 함께 야구게임을 하기 위해 버스에 타야 하는 10대를 위해 휠체어 리프트에 공기압을 사용한 보드와 같은 장치와 승차 후 안전을 위한 휠체어 잠금장치를 설치한다. 지방자치단체에서는 대체 시스템으로 청소년들이 전화번호를 익히고 스케줄에 따라 탑승하도록 가르치는 것이 필요하다.

신체적 변화뿐만 아니라, 인지적 제한은 아동의 공공이동수단 사용을 제한한다. 공공이동수단은 아이들이 자주 사용하는 버스, 지하철, 기차와 같은 것들로, 안전에 대해 숙지할 수 있어야 하며, 금약을 지불할 수 있어야 한다. 또한 필요하다면 원하는 장소에서 탑승하고, 승차할 수 있어야 한다. 표 13.9 ■ 에는 인지 또는 지각의 문제로 공공이동수단을 이용하기 어려운 아동이나 청소년들을 위한 작업치료적 중재전략이 설명되어 있다.

음식준비 및 뒷정리(Meal Preparation and Cleanup)

식사준비와 설거지의 IADL 구성요소는 가족들의 기대와 아이나 청소년의 능력에 따라 다른 연령 적합성을 가진다. 예를 들면, 시리얼에 우유를 따르거나 땅콩 크림을 빵에 펴바르는 등 간단한 식사준비는 5세정도면 수행이 가능하다(Allen & Marota, 2007). 하지만, 요리사를 고용한 가정이거나, 보호시설에서 배식을 받는 경우에는 이러한 과제수행에 대한 잠재능력은 있지만, 식사준비나 설거지를 해볼 기회도 충분하지도 않고 그 능력이 발달하기가 어려울 수 있다. 식사준비와 설거지 기술의 발달은 아동이나 청소년 가정의 기대, 기회, 문화적 가치에 좌우된다.

식사준비와 설거지는 다양한 단계와 과정을 거치는 많은 활동들을 포함한다. 식사가 준비되어 있다고 하더라도 식사에 필요한 것들을 나르고, 내용물을 먹기 위해 용기를 열거나 닫아야 하며, 식사도구를 조작하여야 한다. 설거지는 그릇과 음식물을 옮기고, 그릇

■ 표 13.9
공공이동수단

작업	작업적 도전	중재
발달장애가 있는 18세 Hannah는 오후 일을 하기 위해 어떻게 버스를 타는지 배울 필요가 있다.	학교에서 가계로 가는 버스의 노선을 알지 못한다.	버스노선과 학교에서 일터까지 가기 위한 버스노선의 주요부분을 습득해야 한다. 버스에 타는 연습을 직접하며 도움의 양을 서서히 줄여나간다. 시간을 엄수해서 수행을 지속할 수 있다며, 독립적으로 수행할 수 있다고 할 수 있다.
	버스 이용을 위한 돈을 적절하게 내지 못한다.	Hannah가 일하러 가는 날마다 버스를 타기 위한 일련의 과정을 준비해 준다. Hannah가 가는 장소에 맞는 색색의 봉투를 준비하고 알려준다. 이러한 시각적 단서는 학교에 가기전 적저한 차비를 선택할 수 있도록 해줄 것이다.
외상성뇌손상 후 인지장애를 가진 20세 Brody, 직업활동을 위한 프로그램에 참여하기 위해 지하철을 타야 함	집에서 훈련 프로그램 장소까지의 방향과 지하철 노선을 기억하지 못한다.	구조화된 단서카드를 사용해서 Brody가 가야 할 장소를 알려준다. 단서 카드에는 가야 할 방향이 기록되어 있으며, Brody가 사용할 수 있다면 핸드폰이나 PDF를 사용해도 좋다.
4세 자폐아동 Rilla, 매일 아침 엄마와 함께 도시로 이동한다. Rilla는 매일 엄마와 함께 발달적 초등학교 프로그램에 참석한다.	이동수단을 이용하는 동안 청각적 자극 처리에 어려움을 가진다.	Rilla에게 이어폰이나 해드셋을 제공하여 소음이 많은 장소에서 사용할 수 있도록 한다.

출처 : Compiled by Amy Mateer, OTS, Towson University.

을 씻고 말리기, 테이블 닦기, 식기세척기 사용을 포함한다. 안전을 위해 어린 아이들은 어른들의 감독이 필요하지만, 청소년들은 스스로 주방기구들을 조작하는 방법을 배워야 한다. 어린 아이들이 주방의 열기구를 사용하지 않는 샌드위치나 분말음료를 준비하거나 어른들의 지시에 따라서 요리를 하는 데 반해 10대 후반의 청소년들은 요리법을 보고 요리를 할 수 있어야 한다. 다른 작업치료 중재전략으로는 아이들과 식사준비와 설거지를 같이 하는 것이 있을 수 있다.

재료 모으기

재료 모으기에 어려움이 있는 경우, 작업치료 보조자는 아동이나 청소년의 성공적인 음식 준비를 위한 다양한 중재전략을 활용한다. 예를 들어, 작업 테이블에서 물건을 옮기는 수행이 제한된 경우 보조작업치료사는 아이를 물건을 옮기기 위한 보조도구 사용을 지도하거나 이동을 돕는 카트와 같은 아이템을 추천할 수도 있다. 만약 음식 재료를 기억하는 데 어려움이 있는 어린이나 청소년은 작업보조자의 도움으로 리스트 작성을 하거나 점검표를 사용하여 활동을 유용하게 할 수 있다. 추가적인 중재의 예는 표 13.10 ■ 에 나열되어 있다.

음식용기 뚜껑 열고 닫기

음식을 준비하는 동안 여러 가지 용기를 열고 닫을 수 있어야 한다. 예를 들어 아이가 우유를 쏟았을 때 그는 플라스틱으로 제작된 나사형태의 뚜껑이나 두꺼운 종이로 만들어진 용기를 조작할 수 있어야 한다. 각각 다른 뚜껑들을 열기 위해서 각각의 다른 운동기술과 인지기술이 필요로 한다. 이런 이유로 장비의 종류, 주어진 환경에 따라 지시 또는 적응시키고 수정하는 것에 대한 작업치료사의 도움이 중요하다. 비록 치료사를 통한 다양한 상황에서의 연습제공, 일반화 습득, 작업치료적 도움이 이루어지지만 어린이나 청소년들은 자연스러운 환경에서 연습한 기술을 오래도록 기억한다.

적절한 중재의 선택은 아동과 청소년들의 중요작업과 목표, 수행기술 또는 IADL의 수행에 방해되는 신체기능의 결손에 따라 작업치료사에 의해 결정된다. 예를 들어, 땅콩버터 용기를 열 수 없는 아동이 있는 경우 작업치료 평가는 아동의 어떤 문제를 파악할 수 있을까? 만약 손가락 근력부족으로 용기를 열 수 없다면, 근력을 증진시키기 위한 프로그램을 계획해야 할까? 어린이나 청소년의 능력 이내에서 과제를 적용해야 할까? 이러한 문제는 양측 손 사용의 제한 때문일까? 그렇다면 양측 손 사용기술을 촉진해야 하는 것일까 아니면 양손협응 과제를 피하는 중재가 필요할까? 신체기능과 관련된 금기사항이 있을 때 아동이나 청소년이 손가락 관절을 사용하지 않고 이 작업을 완료하는 법을 배워야 할까 아니면 손가락의 사용과 손목의 척골편위에 대한 중재가 필요한 것일까? IADL 과제의 복잡성으로 인해 작업치료사의 과제수행에 대한 비판적 시각과 아동과 청소년의 장점과 제한점에 대한 최적의 중재를 실시한다. 표 13.10 ■에 다양한 중재가 제시되어 있다.

식기도구의 조작법

아동 또는 청소년이 식사를 준비하는 데 사용되는 도구의 종류는 다양하다. 아동과 청소년이 주방에서 사용할 수 있는 것들은 칼, 껍질을 벗기는 도구, 깡통따개, 국자, 계량컵, 주걱 등의 종류들이 있다. 유니버설 디자인과 도구를 잡거나 유지가 어려운 아동과 청소년을 도와줄 수 있는 큰 손잡이, 미끌림 방지 손잡이와 같은 상업적 도구를 제시할 수 있다. 시력의 제한이 아동과 청소년들은 브라우식 점자 또는 안전장치가 있는 도구의 도움을 필요로 한다. 표 13.10 ■에는 식기도구의 조작을 위해 사용하는 추가적인 중재 리스트가 제시되어 있다.

간단한 음식과 복잡한 음식

작업치료사는 아동이나 청소년이 요리를 시작하기 전 발달연령, 문화환경 설정 및 복잡성을 고려해야 한다. 요리를 할 때 작업치료사는 요리 도구 사용 시 요구되는 조작뿐만 아니라 활동을 완성하기 위해 필요한 단계의 어려움과 단계별 복잡성을 결정한다. 작업치료사는 아동과 청소년의 근력과 기능에 기초하여 활동을 등급화해야 한다. 요리도구 조작이나 음식 만들기를 시도하기 전에 아동과 청소년은 샌드위치나 샐러드 만들기를 위해 미리 잘라놓은 야채들을 조합하는 것같이 간단한 음식을 준비하는 것을 먼저 배워야 한다. 필요하다면 작업치료사는 글로 쓴 것보다 그림으로 되어 있는 레시피를 사용하여 아동이나 청소년의 발달단계를 고려하여야 할 수 있다. 치료사가 선택한 요리활동은 아동이나 청소년의 기능을 향상시키기 위한 기회를 제공하는 것뿐만 아니라 성공을 제공할

■ 표 13.10
음식 준비와 정리하기

작업	작업적 도전	중재
ADHD를 진단받은 9세 Isabella는 매일 밤 저녁식사를 위해 테이블 세팅을 할 책임을 가진다.	다른 사람의 도움이나 자극없이 접시와 식기를 준비하지 못한다. 식탁에 접시와 식기를 적절한 장소를 기억하지 못한다.	저녁식사를 위한 접시와 식기를 주방의 같은 장소에 항상 비치한다. Isabella가 테이블 세팅을 할 수 있도록 시각적 단서카드를 제공한다.
이분척추를 가진 13세 Jokin은 매일 아침 학교를 가기 위해 집을 떠날 때 점심준비를 끝내야 한다.	매일 점심준비를 위한 준비와 조절을 위한 음식 저장고가 손 닿는 곳에 있지 않다.	점심준비를 위해 필요한 재료들을 저장고와 냉장고에 손 닿는 곳에 놓고 그가 사용하는 워커를 사용해서 이동할 수 있는 곳을 사용한다.
근무력증과 경증정신지체를 가진 16세 Naavah는 가족들과의 저녁식사 준비를 즐겁게 돕는다.	저녁식사를 위한 반찬 준비에 다양한 지시사항을 수행하지 못한다. 재료나 밀가루 반죽을 할 때 믹싱볼을 조절하는 것이 어렵다.	Naavah가 이해할 수 있는 단계별 지도 카드를 사용한다. 각각의 카드는 요리재료와 각 단계에 대한 지시사항이 기록되어 있다. Naavah에게 음식물을 섞을 때 두 손을 사용해서 믹싱볼을 고정하고 다른 손을 움직이는 방법을 알려준다.
청소년 류마토이드 관절염을 가진 11세 Ade는 접시를 정리하고 설거지하는 것을 돕는다.	지구력 부족으로 인해 정리된 접시를 선반에 정리하는 데 시간이 많이 걸린다. 관절가동범위 부족으로 인해 식기세척기에 접시를 꺼내는 것이 어렵다.	Ade에게 더 쉽게 접시 정리를 할 수 있도록 주방에서 사용할 수 있는 스툴이나 의자를 사용하도록 한다. 형제 자매 또는 부모님과 2인 1조 형태로 식기 세척기에서 접시와, 그릇, 컵을 꺼내도록 한다.

출처 : Compiled by Amy Mateer, OTS, Towson University.

수 있도록 등급화되어야 한다. 표 13.10 ■ 에서는 식사에 복잡성을 통합하는 방법을 제시하고 있다.

정리하기

정리하기는 음식 준비의 중요한 부분이다 환경은 어린이 또는 청소년 특별한 요구에 맞게 조정할 수도 있다. 주방에 휠체어에 대한 작업영역을 적응시킬 필요가 있다. 청소용품 또는 대체장비의 쥐기(hand grips)에 적응이 필요할 수 있다. 표 13.10 ■ 이 지역에서 만들 수 있도록 한다.

물리적인 측면 외에, 정리는 아이를 작업을 수행하게 하고 작업이 제대로 완료되었는지 모니터링하는 과정을 필요로 한다. 예를 들어, 청소년기는 요리는 식사 후 세척해하는 것을 알고 있지만 접시가 완전히 씻겼는지 인식할 수 없다. 작업치료의 전략은 세제로 세정하기 전에 접에 모든 표면을 확인하는 것을 가르쳐주는 것이다. 작업치료는 시각과 청각 단서를 제공해서 유용한 습관이 되게 한다.

표 13.10 어린이나 청소년의 식사 준비 및 정리에 작업을 할 때 서로 다른 전략을 사용될 수 있는 것을 설명할 수 있다. 직업 내에 어린이 또는 청소년이 IADL 하나 이상의

측면에 여러 개입 전략을 필요로 수 있다는 것을 알 수 있다. 그것은 또한 아동, 청소년, 그리고 가족들에게 인정받고 기술을 수행할 수 있도록 도와주는 전략을 통합하는 것이 중요하다.

개인의 안전(Personal Safety)

아이들과 청소년들은 성장 전반에 걸쳐 개인의 안전을 위해 차츰 더 많은 책임을 맡게 된다. 이러한 안전기술은 종종 사회적 상황과 매일의 일상생활에서 가장 먼저 배우게 된다. 예를 들어 가족이 공원에 산책갔을 때 어린이는 안전하게 거리를 지나는 기술을 배우기 시작한다. 또한 할아버지와 새집을 만들 때, 아동과 청소년은 날카로운 도구를 다루는 방법에 대해서 정확히 배우게 된다. 학교에서 아이들은 화재 경보음이 울렸을 때 빌딩에서 대피하는 방법을 연습하고, 종종 안전벨트의 중요성과 마약 교육, 낯선 사람에 대한 의식에 관해 연령에 적합한 집회에 참석한다. 하지만 특정 이유에서 몇몇 아이들과 청소년들은 이러한 경험만으로 안전에 대한 학습이 충분하지 않을지도 모른다.

작업치료사 또는 보조작업치료사는 적절한 장비와 지시사항을 제공할 수 있어서 아동과 청소년이 개인의 안전에 관한 나이에 적합한 독립성을 성공적으로 성취할 수 있게 된다. 예를 들어, 아동과 청소년이 횡단보도 신호와 단어, 색깔에 대한 의미를 이해하지 못하고 그 과정을 처리하는 데 한계가 있다면, 그들은 길을 안전하게 건너는 기술을 배우는 데 어려움이 있을 것이다. 보조작업치료사는 멈추고 가는 것에 대한 개념과 색깔, 명칭, 기호들을 통합할 수 있는 나이에 적절한 게임이나 활동을 적용하여 아동과 청소년이 그들의 안전개념을 발달시킬 수 있다. 아동과 청소년에게 개인 안전에 관한 개념을 가르치고 통합시키는 여러 가지 다른 방법들이 있다. 표 13.11 ■은 아동과 청소년의 개인 안전에 대한 독립성을 향상시키는 데 사용되었던 몇몇 중재 방안을 보여준다.

쇼핑과 금전 관리(Shopping and Money Management)

쇼핑과 금전 관리 작업은 다양한 다른 활동을 포함하는 고도의 복잡한 업무이다. 품목을 물색하기 위하여, 아이 또는 청년은 목표를 얻기 위하여 상점 안에 협상하는 방법, 그리고 품목을 지불하는 방법을 인식해야 한다. 이것은 청년의 아이가 쇼핑 목록을 만들 것을, 쇼핑 카트를 안전하게 방향 조종시키는 것, 구입 가격을 산출하거나, 개인 수표를 쓰는 것을 요구할지도 모르다. 대부분의 IADL 작업과 같이 아동과 청소년은 이 작업에 관여시켜 처음에 성인을 모방하는 것에서 점차적으로 쇼핑과 금전 관리 기술을 습득한다. 부모의 쇼핑에 따라가 유아는 놀이가게를 갈 것이다. 더 경험을 한 아동 및 청소년은 일부 가족 식료품류 또는 개인적인 품목을 독자적으로 찾기 시작한다. 처음에, 어린 아동은 구매를 위해 돈을 받고, 청소년들이 충분하게 용돈을 받을지, 또는 방과 후 일해서 번 돈을 구매할 여유가 있게 저축할지 결정해야 하는 동안 "wait for change"라고 말한다. 연습 기회는 아동과 청소년이 유능하게 연령에 맞는 쇼핑 및 금전 관리 활동을 할 수 있도록 유용한 습관을 개발하는 것을 가능하게 한다.

아동과 청소년이 일할 경우, 도전에 마땅히 지급되어야 할 모터는 누구인지 또는 성과 제한 변화, 보조작업치료사는 쇼핑과 금전 관리에 있는 참가를 개량하는 것에 내정간섭을 디자인할 필요가 있을 수도 있다. 아동 및 청소년은 성공적으로 이 IADL 작업에 참가하기 위하여, 나쁜습관을 유용한 습관으로 바꿀 필요가 있을 수도 있다. 특정한 전략

■ 표 13.11
개인안전

작업	작업적 도전	중재
9세 Lebrone은 다운증후군으로 진단받았으며 천식이 있다. 그는 방과 후 트랙프로그램에 참여하길 바란다.	손가락 기민성 문제로 천식에 사용하는 흡입기 조작에 어려움 있다. 바느질과 타이를 묶는 것을 할 수 없다.	스페이서 또는 에어로쳄버의 조작을 가르킨다. 신발 끈을 묶는 방법을 후방 연쇄법을 사용해 가르킨다. 벨크로를 사용한다.
취약 X 신드롬인 12세 Rebecca는 방학동안 가족과 함께 리프팅을 가고 싶어한다.	구명조끼를 착용해야 하지만 조끼의 재질이 거부감을 일으킨다. 안전조끼를 안전하게 착용하지 못한다.	레베카가 받아들일 수 있는 재질을 고른 다음 최대한 편안함을 느낄 수 있도록 안전조끼를 만든다. 색깔별 스트랩을 사용해서 빠르게 착용할 수 있도록 시각적 단서를 제공한다.
8세 뇌성마비 아동 Shane은 독립적으로 휠체어를 움직여 학교 복도를 지나다니고, 내리막 램프를 이동하고 싶어한다.	내리막 램프에서 다른 아이들과 함께 빠르게 이동할 때 멈추는 기능을 기억하지 못한다. 내리막 램프에서 속도조절을 하지 못한다.	복도의 끝부분에 멈춤 표시를 한다. 아이가 그 표시를 잘 이해할 수 있도록 활동과 게임을 사용해서 참여시킨다. 속도조절과 멈춤을 위한 핸들 사용과 휠체어 림 사용을 교육한다.
손 떨림이 있는 16세 Tamara는 청소년을 대상으로 하는 쿠킹클래스를 수료하고 싶어한다.	주방에서 칼을 안전하게 사용하지 못한다. 상지의 따끔거림으로 인해 오븐을 사용하는 요리시 어려움 보인다.	손, 또는 손가락 보호대가 있는 주방용 칼을 적응시킨다. 오븐을 사용하는 요리를 피하고 팔꿈치신전상태로 핫팩을 사용하여 통증을 줄여준다

출처 : Compiled by M. Poague, OTS and T. Hayward, OTAS, Penn State University.

을 토론하기 위하여, 보조작업치료사는 쇼핑가기 위한 준비, 상점 내의 길 찾는 방법, 그리고 구입을 위한 지불과 같은 특정한 과제에 적정연령중재를 제공하는 방법을 고려한다.

준비

어린이나 청소년이 쇼핑을 가고 돈을 지불하기 전에 일어나는 많은 일이 있다. 미리 결정한 품목을 구매하기 위해서는 아동 또는 청소년은 어떤 유형의 상점 또는 인터넷 사이트가 어떤 물건을 판매하는지 알고 있어야 한다. 여러 가지 항목을 구입하려면, 어린이나 청소년은 상점에 가지고 가기 위한 리스트를 만드는 방법을 배워야 할 필요가 있다. 만약 자금이 한정된 경우, 아동이나 청소년은 구입할 물건에 우선순위를 매기거나 돈을 어떻게 유용하게 쓸 지 결정해야 한다. 이 일의 모든 과정에서는 다양한 문제해결 기술을 요구한다. 어린이나 청소년이 처리기술이 제한이 있다면 전반의 과정은 어려울지도 모른다.

의미 있고 적정 나이에 알맞은 쇼핑 작업에 성공적으로 참여하는 것은 복합적인 처리기술을 사용할 수 있는 기회이다. 예를 들면 보조작업치료사는 연령에 알맞은 쇼핑기술을 개발하기 위해 청소년 그룹과 휴일 파티를 계획할 수도 있다. 계획 회의를 하는 동안,

보조작업치료사는 참여 일원이 파티를 위한 활동 또는 음식 선택 시 영향을 미칠 만한 문화의 다양성에 대해 이해해야 한다. 참여 일원이 메뉴와 활동들을 선택한 후에, 보조작업치료사는 쇼핑 목록을 만들기 위해 질문을 하거나 그들이 필요한 제품을 구입하는 것에 대해 토론을 할 수 있도록 보조해야 한다. 보조작업치료사는 그룹 일원을 의견을 지시해야 한다. 보조작업치료사는 파티 예산과 계획된 비용을 비교하고 평가해서 파티 예산에 계획된 항목을 초과하는지 재정상의 문제를 돕는다. 파티 참여자들을 위해 모든 것을 결정해주는 것보다는 알맞은 품목을 구매하기 위해 상점을 인식하고 참여를 위한 전반의 과정을 경험하도록 안내하여 청소년들의 미래의 필요한 쇼핑을 위해 유용한 습관을 개발할 수 있도록 해준다.

상점 안에서 길 찾기

상점에서 쇼핑하기 위해 구입하고자 하는 것의 위치를 찾아내고, 카운터로 옮기는 것과 같이 길을 찾을 수 있어야 한다. 이것은 시각정보처리에 어려움을 느끼는 아동과 청소년에게는 힘든 일이다. **지리적 지남력(topographical orientation)**의 문제를 가진 어린이와 청소년은 상점 주변탐색과 특정부서 또는 출구를 기억하는 것이 어려울 것이다. **거리감각(depth perception)**과 거리판단에 문제를 가진 사람은 물건을 집고 쇼핑주머니에 넣고 계산할 때 힘겨울 것이다. **시지각 인식(visual figure-ground perception)**에 문제를 가진 이들은 선반에 있는 특정 물건을 찾는 것이 어려울 수도 있다.

10장에서 언급한 것처럼, 치료적 중재는 유도된 쪽으로 사람을 회복시키거나 능력을 확립시키거나 적응(adaptation)을 이용하여 과제를 수행할 수 있다. 작업치료 평가는 작업치료와 공동작업으로 중재의 목표, 아동 또는 청소년의 장점과 제한점의 영역 또는 수행기술, 수행패턴, 활동요구 그리고 신체기능을 알아낸다. 표 13.12 ■는 인간, 활동, 환경을 고려한 다양한 나이에 적절한 작업치료와 활동을 제시한다.

금전 관리

어떠한 거래를 완전히 끝마치려면 어떤 유형이든 그 대금에 대한 지불이 이루어져야 한다. 십대의 끝 무렵에, 청소년들은 현금이나 수표를 사용할 수 있다고 예상되며 신용카드를 어떻게 사용하는지 이해한다. 이러한 기술에는 동전과 지폐의 가치에 대한 지식과 인식이 요구되며 수학적 계산능력이 필요하다. 아이들이나 청소년들이 시각이나 인지기능에 제한이 있다면, 보조작업치료사는 금전 관리 기술에 대한 그들의 참여를 높이기 위한 중재설계가 필요하다. 여기에서 중재에 대한 많은 선택사항이 고려된다.

보조작업치료사는 시각적 제한이 있는 아이들이나 청소년들에게 지폐를 구별할 수 있도록 각각의 지폐를 접는 방법을 가르친다(folding each denomination/맹인들을 위해 지폐의 단위마다 다른 표식이 있으며 1$, 5$, 10$ 등 돈 단위마다 접는 방식이 다르다). 보조작업치료사는 확실히 구별할 수 있도록 가르치며 각각의 동전을 구분하여 지갑에 보관하도록 한다. 청소년들은 수표 사용을 위해서 지정된 위치에 올바른 정보를 정확히 서명하는 것을 배워야 한다. 숫자가 튀어나와 있거나 점자를 사용한 계산기가 정확한 계산을 하는 데 사용될 수 있다.

인지와 기억에 제한이 있는 이아들이나 청소년들은 금전 관리에 어려움을 가지는데 작업치료사는 조절 가능한 정도로 과제를 제시하여 도움을 줄 수 있다. 중재방안은 아이들

■ 표 13.12
쇼핑하기

작업	작업적 도전	중재
9세 ADHD Suzanne는 할머니를 위한 생일선물을 준비하고 싶어한다.	무엇을 사야 할지 판단하지 못하고 그 물건을 어디서 사야 할지 결정하지 못한다.	구입목록을 작성하도록 도와주거나 할머니가 원하는 물건을 물어보며, 쇼핑에 앞서 그 물건이 어디 있는지 알려준다.
	어른들과 종종 떨어지거나 잃어버리면 울고 상점 직원에게 도움을 요청하지 못한다.	이름표를 달아주거나, 잃어버릴 것을 대비하여 만날 장소를 가르쳐 준다. 그리고 항상 어른들의 시야에 있도록 지도한다.
척추이분증이 있는 16세 Mannel은 개인물품 구입을 위해 혼자 쇼핑을 하고 싶어한다.	휠체어에 앉아 선반에 있는 물건을 쥐기 힘들다. 실제로 일상에서 휠체어 조작이 힘들다.	물건을 쉽게 잡을 수 있도록 리처의 사용을 가르킨다. 장애물이나 여러 길이 있는 코스에서 휠체어 조작 연습을 미리 시행한다.
12세 자폐아 Kim은 엄마의 식료품 가게를 돕고 싶어 한다.	물건의 위치를 잘 모르고 목적 없이 방황하는 경우 있다. 카트나 사람들과 돌발적으로 부딪히거나 스치게 될 때 당황하고 대처하지 못한다.	유사한 상점을 이용해 물건의 위치를 가르키고, 쇼핑하는 연습을 실시한다. 사람이 붐비지 않는 시간을 이용해 스스로 계산하거나 마감시간 때 상점을 이용하게 한다.

출처 : Compiled by T. Nero, OTS and T. Kelly, OTAS, Penn State University.

의 수준을 고려하여 구성된다. 표 13.13■에서는 금전 관리에 대해 보다 나아간 중재방안이 제시된다.

요약(Summary)

이 단원에서는 아동과 청소년들에게 I-ADL이 필요한 상황에 대해 설명하고 있다. 중재 이전에 작업치료사는 작업수행에서 요구되어지는 상황과 작업수행이 필요한 환경에 대한 조사와 분석을 실시해야 한다. 이러한 정보들은 중재를 위해 작업활동으로 발전될 수 있다.

효과적인 I-ADL수행을 위한 전략은 중재의 핵심 원리를 알아야 하며 작업 영역을 고려하여 성공적인 중재를 위해 중요한 상황들을 반영하여 중재설계가 되어야 한다.

치료를 실시하기 전에 치료방향을 설정하고 결정되어야 한다. 중재는 사람, 과제, 환경의 직접적이거나 간접적으로 반영해야 한다. 치료사는 환자와 보호자와 함께 협동하여 개인의 강점과 약점을 파악한다. 중재의 방향은 모든 치료 결정의 초점에 맞추어진다.

치료가 선택될 때 연령과 정신적 수준을 고려하고 가족의 문화와 믿음에 부합해야 한다. 치료는 일상생활에서 쉽게 접목할 수 있어야 하고 가족과 보호자들의 추가적인 부담이 없어야 한다. 치료사는 환자, 가족과 협동하고 불가능한 전략을 수정하여 접목하는

■ 표 13.13
금전관리

작업	작업적 도전	중재
10세 학습장애 Carlos는 교내 상점에서 일하고 싶어한다.	고객에서 거스름돈을 정확하게 주는 것이 힘들다.	물건 가격을 정확하게 계산하는 것을 가르친다. 물건값을 하나씩 빼는 것보다 모두 합해서 한꺼번에 빼는 방법을 가르친다.
16세 다운 증후군 Marissa는 방과 후 아르바이트 하는 곳에서 자판기 스낵을 사고 싶어한다.	화폐의 가치를 잘 알지 못하고 상품을 구입하기 위해 얼마를 지불해야 할지 모른다. 자판기에 얼마를 넣을지 얼마를 받아야 할지 계산하는 것이 힘들다.	화폐의 가치를 그림카드를 사용해서 교육하고 실제적인 사용을 위해 플래시 카드, 동전을 사용하는 연습을 해본다. 시각적 단서를 사용하여 기억을 위한 물건이나 지갑이나 자판기로 설정하여 환전을 위한 자판기 비상벨 누르는 방법을 가르친다.
양극성 장애가 있는 14세 Jeff는 아침마다 일과와 소비계획을 세우고 싶어한다.	종종 늦잠을 잔다.	하루의 일과를 계획하고 알람을 설정하여 하루 일과에 대한 자기체크리스트를 작성한다.
	일상해서 빈번한 실수를 한다. 그리고 고객이 불평하면 화를 낸다.	역할수행을 통해 화를 다스리고 사회적 소통능력을 향상시킨다.

출처 : Compiled by A. Fryer, OTS and S. Round, OTAS, Penn State University.

것이 중요하다. 성공적인 중재를 위해 모두가 주체적인 입장으로 참여해야 한다.

장애에 대한 강조나 손상에 대한 주의를 상기시키는 것보다, 선택 가능하고 응용 가능한 전략을 세우는 것이 좋다. 유니버설 디자인의 원리에 따라 많은 사람들의 특별한 요구를 충족할 수 있게 이용 가능해야 한다.

핵심요점 재검토(Reviewing Key Points)

1. I-ADL을 정의하라. 유아, 학령기, 청소년기 연령에 따른 적합한 예를 제공하라.
2. 사람, 활동, 환경에 대한 직접적인 중재가 의미하는 것을 설명하라.
3. 다음의 것을 제시하고 정리하라.
   - 의사소통 장비사용
   - 지역사회 이동
   - 애완동물 관리
   - 식사준비, 설거지
   - 안전관리
   - 쇼핑

중요 요점 적용하기(Applying Key Concepts)

1. 유아들에게 적절한 IADL을 선택하라. 제공가능한 10가지 IADL 제시하라. 사람, 활동, 환경에 대한 기억을 하라.
2. 청소년에게 위와 같은 IADL 10가지를 적용하라. 차이점을 비교하고 환경을 확장하여 토의하라.

참고 문헌 (References)

American Occupational Therapy Association (2002). Occupational therapy practice framework: Domain and process. *American Journal of Occupational Therapy, 56*(6), 609–639.

Allen, E., & Marotz, L. (2007). *Developmental profiles: Pre-birth through twelve* (5th ed.). Clifton Park, NY: Thomson Delmar Learning.

Cook, A., & Hussey, S. (2002). *Assistive technologies: Principles and practice* (2nd ed.). St. Louis, MO: Mosby, Inc.

Schneck, C. (2005). Visual perception. In J. Case-Smith, *Occupational therapy for children* (5th ed.) (pp. 412–445). St. Louis, MO: Elsevier Mosby.

Vogtle, L.K., Kern, D., & McCauley, A. (2002). Differences in perception of social function between adolescents with and without disabilities. Abstract. *Developmental Medicine and Child Neurology*, Supp. 83, 16.

제 14 장

교육을 위한 중재
Interventions for Education

핵심용어

교육의 참여(Academic participation)
교육(Education)
환경(Environment)
설립(Establish)
윤곽의 두드러짐(Figure-ground)
공식교육 참여(Formal education participation)
상태의 항상성(Form constancy)
함유(Inclusion)
개인 교육 프로그램(Individualized education program)(IEP)
최소한의 제한적인 환경(Least restrictive environment) (LRE)
대세(Mainstream)
유지(Maintain)
비학문의 참여(Nonacademic participation)
사람(Person)
공간에서의 위치(Position in space)
예방(Prevent)
촉진(Promote)
1974년의 재활 행동(504)(Rehabilitation Act of 1974(504))
관련된 업무(Related service)
치료교육(Remediation)
회복(Restore)
충격의 범위(Scope of impact)
직무(Task)
계획의 변화(Transition plan)
과정의 변화(Transition process)
일의 변화(Transition service)
팀의 변화(Transition team)
시각적 주의(Visual attention)
시각적 마감(Visual closure)
시각적인 구별(Visual discrimination)
시각적 기억(Visual memory)
직업적인 준비(Vocational preparation)

목표

- 교육을 위한 중재 과정에서 작업치료사와 보조작업치료사의 역할을 분명히 하라.
- 발전적이고 맥락적으로 관련이 있는 아동과 청소년의 교육 욕구를 해결하는 중재접근법을 설명하라.
- 교육 이행을 위한 중재계획의 발전시켜라.

소개(Introduction)

이 장에서는 어린이와 청소년이 교육에 참여하게 할 수 있게 하기 위해 일에 기초를 둔 중재에 대해서 설명하였다. 교육은 공식적인 교육 참여와 비공식적인 교육 둘 다 포함되었다(AOTA, 2002).

학업에 기초를 둔 실행(School Based Practice)

아동과 청소년의 공적인 학교교육에 영향을 주는 중재는 최초로 학교의 배경 안에서 발생한다. 교육체계 안에서 작업치료가 어떻게 시행되는지 이해하기 위해서는 현재의 특별한 교육정책을 재검토하는 것이 필요하다. 작업치료는 연방법에 의해 권한을 위임받았고, 학생들을 위해 양질의 서비스를 수행하기 위해 특수교육의 특별한 지침을 따라야 한다. 법률은 새로운 권리 아래 자주 재개정되고, 재위임된다. 부록 D에는 특수한 것을 필요로 하는 어린이와 청소년을 위한 연방법이 속해져 있는 역사적인 표를 제공한다.

처음으로 의회에 의해서 모든 *장애를 가진 아이를 위한 교육 행동*(PL94-142)이 통과되었고, *개인과 함께 하는 장애교육 증진행동(IDEA)*과 뒤쳐지는 아이는 없다라는 행동(NCLB) 아래 특수교육 프로그램이 현재 권한을 위임받았다. 연방지침은 장애를 가진 모든 어린이(3세에서 21세)들이 무료로, **최소한의 제한적 환경(LRE)**에서 적절한 교육을 받고 자격을 부여할 수 있도록 지침한다. LRE 지시사항에 따르면 장애를 가진 학생들은 가능하면 언제든지 장애가 없는 동료들과 함께 교육을 받을 수 있다. 장애를 가진 학생들이 일반 교실 안에서 교육을 받는 것도 포함되어 있다. 개인적인 욕구를 충족시키기 위해, 학교 시스템은 다음의 환경에서 도움을 지속적으로 제공해야 한다.

- *일반교실*: 장애를 가진 학생은 일반교실 선생님으로부터 교육을 받는다. 이것이 포함된 반 편성은 단지 종종 정규 교육 과정의 변화를 요구한다.
- *자문과 일반교실*: 일반교육 교사는 특수교육 교사와 다른 팀 회원으로부터 적절한 자문을 받아 교육해야 한다. 이것이 포함된 환경을 말한다.
- *보충교육과 봉사가 있는 일반교실*: 장애를 가진 학생들은 특수교육 교사와 다른 팀 회원의 중재를 제공받고 일반교육 교실에서 모든 교육을 받을 수 있다. 이것은 종종 "밀고 들어가기(push-in)" 도움이라 일컬어지고 이것이 포함된 환경을 말한다.
- *맞춤교실*: 하루 동안, 장애를 가진 학생이 다른 방의 특수교육 교사나 다른 팀 멤버로부터 교육을 받기 위해서 일반 교실을 떠난다. 이것은 종종 "빼내기(pull-out)"라 일컬어지고, 포함되지 않은 환경이라고 한다.
- *자급자족할 수 있는 특수교육교실*: 일반 교육 건물 안에 장소가 제공되어지고, 장애를 가진 학생은 다른 특수교육 학생들과 함께 특수교육 교사로부터 교육적인 가르침을 받을 수 있다. 이러한 포함되지 않은 환경 안에서, 장애를 가진 학생들은 음악, 체육, 미술같은 비학문적인 교육을 위해 일반 학생들과 함께 종종 일반학급에 편입되어진다. 그들은 또한 일반학급에 편입되어 초등학교 수준의 교과목을 완벽하게 이행할 수 있다.

- *개별학교*: 장애를 가진 학생들이 특별히 디자인된 시설에 참여해서 개별화된 교육 프로그램에서 정한 모든 교육 및 관련된 서비스를 받는 주간 프로그램.
- *기숙학교*: 특별히 훈련된 교직원과 관련된 서비스 제공자들 및 교사들이 교육 및 관련된 서비스를 24시간 제공하는 학교(Heward, 2006).

작업치료사와 보조작업치료사들이 교육환경에서 다양한 교육모델의 중재를 제공해 주기를 요구받기 때문에, 이러한 다양한 환경을 이해하는 것은 중요하다.

연방법 아래, 작업치료는 학생들의 특수교육 프로그램을 지지해주는 **업무**로 간주되어진다. 작업치료 과정은 학생으로서 어린이 혹은 청소년의 역할을 제기한다. 11장에서 논의된 바와 같이, **개별교육프로그램(individual education program; IEP)**은 특별교육프로그램이 필요한 각각의 어린이 혹은 청소년을 위해 개발되었다. 개별화된 교육프로그램은 작업치료, 중재 목적, 목표를 문서화했다.

특수교육을 받을 수도 없는 장애 학생들은 1974의 **재활행동(504)**의 504 조항을 통해서 작업치료를 받을 수 있다. IEP와 달리 504조항 아래 서비스는 현재 학교를 다니는 학생과 졸업생 모두에게 장려된다. 504조항에 일치하게, 작업치료사와 보조작업치료사는 학생을 직접적으로 중재하는 것을 제공할 수 있고, 혹은 환경적으로 적응할 수 있게 만들 수 있다(AOTA, 2004).

공식적인 교육 참여(Formal Education Participation)

작업치료 실무지침서(AOTA, 2002)에는 공식적인 교육이 **학문의 참여(academic participation)**, **비학문의 참여(nonacademic participation)**, **직업의 준비(vocational preparation)**를 포함한다고 정의한다. 이것의 포괄적인 정의는 교실에 기초한 학습 과제를 마칠 수 있는 능력보다 더 많은 것이 포함된 모든 공식적인 교육의 참여를 강조한다. 교육과 관련되어 직업적으로 필요하여 요구되는 것은 학교 환경에서의 다양한 전후관계 상황에서 수행기술과 수행양식을 이용할 수 있는 학생이다. 전후관계적인 상황은 학생회의 체육과 미술 프로그램, 휴교, 학과 이외의 활동, 여행을 포함한다. 학교환경은 복도, 식당, 도서관, 강당, 체육관, 실내수영장, 샤워실, 야외활동장소, 통학버스, 야외수업환경을 포함한다. 수업을 배우고, 친구들과 교류를 하고, 주어진 정황들과 환경에서 재료를 사용하고 조절하고 하는 것들을 어떻게 하는가는 중요하다. 자물쇠와 문을 조작하고 잠그는 것을 기억하고, 사물함에서 소지품을 넣고 꺼내는 것을 정리하고, 책과 코트를 같이 들고 가는 동안 균형을 유지할 수 있어야 한다. 그들은 또한 시끄럽고 부산한 복도에서 일을 처리하는 동안 적절하게 일 처리를 조절하는 것이 필요하다. 이러한 혼잡한 상황에서 다른 기술과 패턴을 수행하지 못하고, 자기만의 방책을 강구하는 것이 어려우면 다른 학생들과 모든 수업을 참여시키는 것을 제한해야 한다.

몇몇 기술, 패턴, 습관들은 단지 몇 가지 일을 수행하는 데 필요한 반면 다른 것들은 더 **넓은 범위(scope of impact)**에 효과적일 수 있다. 예를 들면 자물쇠를 잠그는 데 힘들어하는 유치원생은 옷을 입는 것도 힘들어하지만, 처리기술과 조직화된 양식에 어려움을 갖는 유치원생은 다양한 일을 수행하는 데 어려움을 겪을 것이다. 자물쇠를 잠그는 데 힘들어하는 유치원생은 더 쉽게 사용할 수 있는 잠그는 기구를 사용할 수 있고, 혹은 옷을 입는 동안에는 잠그는 시간이 더 소요될 것이다. 교실 기구와 업무는 자물쇠를 조작하는 것이 포함되어 있지 않기 때문에, 자물쇠를 잠그는 속도가 줄어든 것은 그의 학교생활에 영향을 미치는 것이 제한적이다. 반대로, 처리기술과 조직화된 양식은 더 넓은 영향을 줄 것이다. 예를 들면, 처리하고 조직화하는 데 어려움을 겪는 유치원생은 일상적인 학교생활을 시작하고 마치고, 학습재료를 가져오고 되돌려 놓는 일, 교실을 청소하는 것들이 그의 능력으로는 학교에 있는 동안은 과제가 될 것이다. 이러한 처리의 어려움은 특별한 학업적 문제는 아니지만, 일과 학업에 넓은 범위에 영향을 미치기 때문에, 그들은 작업치료 중재에 중점적으로 초점을 맞춰야 할 것이다.

작업치료에 기초한 중재(Occupation-Based Intervention)

작업치료에 기초한 중재는 어린이와 청소년들이 교육에 모두 참여할 수 있도록, 그들의 능력을 촉진시키기 위해 고안되어 **사람(person)**, **학업(task)**, 환경에 관리되었다. 특별한 중재는 작업치료평가의 결과에 기초를 하고 있고, 학생, 가족, 교직원이 협력할 수 있도록 선택되어졌다. 이 과정을 진행하는 부분에서 작업치료사와 보조작업치료사는 새로운 기술 혹은 방법을 부활시키거나 수립하는 것에 초점을 맞추거나, 업무에 적응시키거나, 환경을 변화시키거나, 혹은 이 세 가지 영역 모두에 참여하게 해서 가장 효과적으로 원하는 결과에 학생들이 도달할 수 있게 도와주어야 한다. 새로운 기술이나 방법을 부활시키거나 수립할 때, 작업치료사와 보조작업치료사는 학생들의 근본적인 장애를 이해하고, 이러한 영역에 집중하기 위한 중재를 구조화해야 한다. 적응할 수 있는 접근법은 업무를 수행하는 학생들의 현재 능력을 이용하는 것에 초점을 맞춰야 하거나, 혹은 결과를 달성할 수 있게 환경이나 업무를 자주 변화시키는 것이다. 최고의 실행 모델은, 효율적이고 효과적인 방법으로 이러한 서비스를 제공하기 위해서 작업치료사, 보조작업치료사와 다른 교육기관의 구성원들이 협력하여 일하는 것이다.

사람에 직접적인 중재

장애를 가진 학생은 운동, 처리능력, 대화력의 부족 혹은 세 가지 모두의 부족으로 인해 공식적인 교육 참여에 제한을 경험할 수 있다. 작업치료 중재는 이러한 어려움을 **치료하거나(remediate) 회복시키고(restore)** 혹은 이러한 것들이 발생하는 것을 **막기(prevent)** 위해서 학생의 IEP를 종종 포함시킨다. 이처럼, 작업치료 중재는 교육과 관련되어 수행하기 위한 학생들의 **능력증진(promoting establishing)**, 설립, 회복, 혹은 **유지하는(maintaining)** 데 초점이 맞춰져있다. 예를 들면, 의학적인 문제로 학생 손힘의 부족으로 인해 수업을 마칠 동안이나 장시간 연필을 쥐는 데 방해를 받을 수 있다. 작업치료사와 보조작업치료사는 약한 손 근력을 강화시키고 연필 쥐는 능력을 회복시키기 위해 작업치료에 기초한 활동 프로그램을 짜야 한다. 보조작업치료사는 많은 과제를 하기 위해 키보드나 목소리를 이용한 워드프로세싱 같은 새로운 기술을 학생들이 배울 수 있도록 제안해야 하고, 간결한 과제를 위해 연필 사용을 제한한다. 다른 예로는, 작업치료사나 보조작업치료사는 학생이 학교 과제를 마칠 수 있도록 유용한 방법을 증진시키기 위해 중재를 제공해야 한다. 예를 들면, 보조작업치료사가 능력을 체계화시키는 데 제한이 있는 고등학교 학생을 도와주어 자주하는 일상적인 일을 마칠 수 있게 할 수 있다.

자극이 과도하거나 적기 때문에 일에 집중하기 어려운 학생이 있다면, 작업치료사가 보조작업치료사에게 감각을 조절하는 원리를 구체화할 수 있게 지시하여 학생이 업무를 집중할 수 있도록 유지한다. IEP의 지시사항에 따르면, 작업치료사는 사회생활 능력이 떨어지는 초등학교 학생이 원만한 친구관계의 부족으로 모둠에 주어진 일을 수행하기 위해 애쓰고 있는 것에 도움을 줘야 한다고 한다. 보조작업치료사는 교실생활을 하는 데 필요한 사회적 협응 능력과 더 큰 사회적 고립을 막기 위한 기회를 제공해주어 사회적 능력이 있는 그룹에 포함시킬 수 있어야 한다.

표 14.1 ■은 학교 환경 안에서 학생들에게 가르쳐줄 수 있는 추가된 중재안을 제공한다. 표는 단으로 나뉘어져 있다. 첫 번째 단락은 학교수업에 참여하는 아동이나 청소년을 간략하게 묘사하여 보여주고 있다. 두 번째 단락은 학생의 수업과제에 대해 간략하게 정리해 놓았다. 세, 네 번째 단락은 보조작업치료사에 의해서 이용되어지는 중재의 공급에 대해서 제공하고 있다.

업무에 직접적인 중재

작업치료 중재는 학생들이 학교를 다니면서 교육적이고 일상적인 많은 일에 몰두하는 동안 직접적으로 적용될 수 있다. 작업치료사와 보조작업치료사는 학교나 다른 교육적인 활동, 학교에 관련된 업무의 일상생활활동과 기구를 이용한 일상생활활동, 사회참여활동, 그리고 예비직업 교육활동에 적용하게 만들 수 있다. 이러한 적용들이 장애를 가진 학생들이 그들의 교육 과정에 참여할 수 있고 성공할 수 있게 한다. 표 14.2 ■에 업무에 직접적인 중재의 예를 들었다.

환경에 직접적인 중재

학생들의 배움은 복도, 학교식당, 교실, 운동장같은 다양한 학교 환경에서 일어나기 때문에, 작업치료사와 보조작업치료사는 부분적인 중재계획 또한 고려해야 할 필요가 있다. 학교 환경은 학생들의 참여 능력을 도와주거나 방해하는 특징을 나타낸다. 예를 들면 복잡한 고등학교에서 하루를 시작하는 것은 사회적 협응능력을 증진시킬 수 있다. 반면에, 큰 소음은 아침 수업에 자료를 준비하는 데 방해할 수 있다. 여러 층으로 이루어진 옥외 운동장은 몇몇 어린이들은 오르고, 뛰고 혹은 탐험을 하는 반면에 다른 어린이들은 한 층에서 다른 층으로 휠체어를 미는 데 방해를 받을 수 있다. 학생의 참여를 증가시키기 위해서, 작업치료사와 보조작업치료사는 학생의 능력에 맞게 환경을 변화시키거나 적합하게 할 필요가 있다(Hemmingsson & Borell, 2000). 표 14.3 ■은 교육과정에서 학생의 참여를 증가시키기 위해 다른 환경을 어떻게 변화시키거나 적합하게 할 수 있는지의 예를 제공하고 있다.

현재의 사람, 업무, 환경에 직접적인 중재

아동과 청소년이 그들의 학업에 어려움을 겪고 있을 때, 작업치료사와 보조작업치료사는 한 영역보다는 현재의 사람, 업무, 환경에 직접적으로 가장 좋은 중재를 선택해야 할 것이다. 예를 들면, 14.3 ■에 나온 시나리오처럼, 작업치료사와 보조작업치료사는 Miles가 그의 걱정을 관리하기 위해 안정을 취하는 방법을 가르쳐주고, 회전식 다이얼 자물쇠보다는 디지털 자물쇠를 공급해주어야 한다. William에 대한 시나리오는, 작업

■ 표 14.1
사람에 직접적인 중재

작업	작업적 도전	중재	
Markel, 시력에 제한이 있는 4세 아이로 특별함이 요구되는 조기 유치원에 다닌다.	간식 시간에 스스로 먹을 수 없다.	물놀이나 미술 시간에 따르고 떠내는 연습을 Markel이 할 기회를 제공한다.	간식 시간에 아이가 스스로 손으로 주스를 따르고 Jello의 도움으로 퍼낼 수 있도록 말로 지시한다.
Linda 6세의 소아마비 아이, 이웃 학교에 있는 정규교육 과정의 1학년에 다니고 있다.	컴퓨터 키보드를 사용할 때 손가락이 따로 움직일 수 없다.	자유 시간 동안, Linda가 손가락인형, 엄지도장놀이, 손가락으로 가리키는 놀이처럼 손가락을 따로 움직일 수 있게 하는 움직임에 몰두할 수 있게 한다.	Linda에게 개개의 손가락이 펴지고 지지할 수 있는 손 보조기를 제공한다.
Trica, 5세 발달 유치원에 다님	혼자 일을 하는 데 어려움이 있고, 빨리 좌절하고, 울며 과제를 던지고 파손을 한다.	Trica에게 감정대로 단어를 사용할 수 있도록 가르친다; 그녀에게 동료들이나 다른 도우미에게 도움을 요청할 수 있는 방법을 가르친다.	Trica가 동료와 함께 과제를 일찍 할 수 있도록 짝꿍을 만든다.
Geisha, 9세의 주의력 결핍과다행동장애 아동, 시골학교의 4학년	주의가 산만하고 말이 자주 바뀌어 또래 집단의 과제에 참여하기 어렵다.	Geisha가 또래 내에서 일하는 동안 사회적 기술의 되먹임을 제공해주고, 그녀의 흥분 상태를 변하게 해준다.	Geisha를 도와 주위가 산만한 것을 인정하게 하고, 일에 초점을 맞추는 습관을 기르게 한다.
Lee, 10세 행동에 문제가 있는 아이를 위한 학교 5학년생	스트레스를 관리하는 데 어려움이 있고 교실에서 돌출행동이나 어린이들과 싸운다.	Lee에게 스트레스를 관리하고 휴식을 취하는 법과 싸움을 피하기 위해 말로 자기 주장하는 법을 가르쳐야 한다.	Lee를 도와 스트레스 때문에 유발되는 것과 스트레스의 위험표시로 나타나는 신체적 반응을 인식할 수 있게 한다.
Anthony, 다운증후군 12세, 특수학교에 7학년 재학 중	식판에 음식을 올려놓지 못하고 지정된 테이블에 옮기지 못한다.	하루 종일 Anthony에게 식판에 음식을 옮길 기회를 제공해 준다. 식당의 다른 장소에 물건을 옮기고 놓는 법을 시험하게 한다.	Anthony에게 미리 표시해 놓은 식판에 음식을 따라 놓을 수 있게 가르친다.
Tia, 소아류마티성관절염 16세, 큰 도시의 고등학교 11학년	학교 사물함의 자물쇠 결합을 조작할 수 없다.	Tia에게 손가락과 손목 움직임을 유지할 수 있는 마크라메, 보석 만들기나 카드놀이 같은 것에 열중할 수 있도록 용기를 준다.	Tia에게 그녀의 어려움을 해결할 수 있도록 용기를 주고, 쉽게 조작할 수 있는 자물쇠를 선택할 수 있게 한다.

■ 표 14.2
업무에 직접적인 중재

작업	작업적 도전	중재	
Khadijah, 학습장애를 가진 7세, 시골의 작은 학교 2학년	종이를 원하는 대로 자르거나 붙일 수 없다.	Khadijah에게 미리 잘린 재료를 준다.	자르거나 붙이는 것보다는 그녀가 선을 그릴 수 있게 하기 위한 종이를 적용한다.
Bryce, 다운 증후군 6학년, 정규 수업 체육에 참여한다.	주어진 시간에 옷을 못 갈아입는다.	학교에서 체육복을 입을 수 있도록 허락하여 한 가지 옷을 제외한다.	머리에서부터 뒤집어쓰는 셔츠와 잡아당겨 입는 바지를 사용해 잠그는 모든 장치를 제거한다. Velcro 운동화를 선택한다.
Inderbir, 강직성 소아마비 9학년, 정규 역사 수업에 등록되었다.	선생님의 질문에 답하기 위해 손을 들 수 없다.	그가 대답을 원할 때 Inderbir가 누르면 불이 들어오는 스위치를 설치한다.	대신 손을 들어줄 친구를 배정한다.
Lottie, 관절구축증을 가진 4세아, 조기 유치원에 참여한다.	미술 시간에 가위질을 하기 위해 손가락을 필 수 없다.	Lottie에게 자동으로 열리는 가위를 제공한다.	Lottie에게 자르거나 미리 잘린 것보다는 종이를 찢을 수 있게 하기 위한 과제로 변경한다.
Reona, 감각조절 장애를 가진 6세, 다양한 연령층이 있는 유치원에 다님	손이나 손가락에 끈적거리는 물질을 참을 수 없다.	물풀 보다는 딱풀을 제공한다.	손으로 그리는 그림보다 붓으로 그리는 그림으로 대체한다.

치료사와 보조작업치료사는 현관문을 추측하고 알아차리는 방법을 만들 수 있어야 하거나, 친구의 손보다는 복도의 링을 잡는 법을 알려줘야 한다. 모둠 과학 과제를 마치기 위해 처리력, 운동능력, 사회적 능력에 장애가 있는 학생과 함께 일을 할 때, 작업치료사와 보조작업치료사는 아래 사항을 해야 한다:

- 취하는 것과 모둠에서 대화하는 방법을 변화시키는 것을 가르쳐야 한다.
- 일련의 단계를 변화시켜야 한다.
- 과학적 장비를 사용한다.
- 작업 장소를 재구성한다.
- 배경의 소음과 시각적 자극을 변화시킨다.

작업치료사와 보조작업치료사는 한 가지 혹은 여러 가지 단계를 이용하기 위해 결정할 때, 학생의 능력과 필요로 하는 것과 효과적이고 효율적인 중재 단계를 고려해야 한다. 그들은 또한 지도 도우미, 움직임 전문가, 상담사, 언어병리학자가 제공해주는 서비스를 개인적으로 이용할 수 있는 것을 고려해야 한다.

■ 표 14.3
환경에 직접적인 중재

작업	작업적 도전	중재
Rhonda, 16세, 양측마비성 소아마비 고등학교 2학년생, 양측에 지팡이를 사용하여 걷는다.	Rhonda는 친구들과 함께 소풍용 의자에 앉을 수 없다.	탁자의 한쪽에 있는 의자와 함께 있는 점심용 벤치를 교체한다. 만약 테이블에 벤치가 붙어 있다면 테이블의 끝에 의자를 가져다 놓도록 요청한다.
Athea, 자폐증이 있는 3학년. 시골에서 학교버스를 탄다	Athea는 소리에 상당히 민감하다. 버스에 탈 때 그녀는 흥분하고 아동용 판에서 더 많이 울고 소음은 증가한다.	소음 정도가 약한 첫 번째 줄 좌석을 비워 논다. 버스를 타는 동안 Athea의 버스 의자에 음악이 나오는 헤드셋을 설치한다.
William, 시력장애를 가진 유치원생, 대도시의 이웃학교에 다닌다.	William이 학교에 도착했을 때, 그의 교실을 찾지 못한다. 그는 그의 방식으로 배울 수 있고, 복도를 걸어내려갈 때 다른 사람의 도움이 필요하지 않다.	William의 교실로 안내하기 위해 복도를 따라 촉각적인 표시를 해놓는다. William이 어디에 있는지 알 수 있도록 밖의 핵심 장소에 말하는 액자를 놓는다.
Miles, 취약 X 증후군을 가진 7학년, 큰 중학교에 다니고, Miles는 옆에 다른 사람이 서 있을 때, 그의 사물함을 이용해야 한다.	초조해지고 그의 사물함을 이용할 수 없거나 회전식 자물쇠를 열지 못한다.	한쪽에 한 사람만 있게 복도 끝에 Miles의 사물함을 배정한다. 수업이 바뀌기 시작할 때와 복도가 한산할 때 Miles의 사물함을 이용할 수 있도록 허락한다.

교육적인 활동과 업무: 손 글씨, 도구사용, 모둠참여

(Educational Activities and Tasks: Handwriting, Tool Usage, and Group Participation)

학교생활을 통해 어린이와 청소년은 손 글씨, 도구사용, 모둠참여가 포함된 다양한 업무와 활동에 몰두한다. 학생들은 과학, 언어, 사회뿐만 아니라 실험이나 미술 수업 그리고, 방과 후 클럽 활동과 체육 활동을 하는 동안 쓰고, 도구를 사용하고, 모둠활동에 참여한다. 글쓰기, 도구 사용, 모둠참여는 다양한 실행능력, 실행패턴, 그리고 습관의 통합이 요구된다. 이러한 영역에서 어려움을 겪는 학생들은 필요한 기술, 패턴, 습관을 개선하고 혹은 업무를 수정하고 환경을 변화시키는 것을 작업치료사의 중재에 의해 도움을 받을 수 있다. 아래의 몇 가지 중재는 손 글씨, 도구 사용 사회적 기술에 사용되는 것들이다.

손 글씨

학교생활에 기초한 작업치료가 종종 인용되는 이유는, 장애를 가진 아동과 청소년에게 손 글씨는 종종 어려운 과제가 된다. 작업치료 평가, 또래의 학생, 작업치료사에 의해 선택된 개념적인 기준의 결과를 바탕으로, 중재전략이 운동 혹은 처리기술, 손 글씨 업무나 가르침, 혹은 글씨쓰기 예행연습을 통해 손 글씨의 어려움을 예방하는 데 기초를 두고 설립하는 데 초점을 맞춰야 한다. 이러한 모든 접근법은 상당히 복잡하고 각각의 방법들이 서로 합쳐져 사용될 수 있다.

글씨쓰기 예행연습. 연방법의 명령에는 장애를 가진 미취학 아동을 위한 서비스가 포함되어있기 때문에, 작업치료사와 보조작업치료사는 글씨쓰기 예행연습에 지연이 있는 미취학 아동을 위한 중재전략을 제공해야 한다. 어린 아동들은 많은 글쓰기 연습하는 것을 기대할 수 없는 반면에 대부분의 유치원 교육과정에는 간단한 글씨체와 기하학적 모양을 흉내내거나 따라하기; 성 쓰기, 간단한 미로찾기, 점연결하기, 색칠하기; 손가락 도장; 마커펜, 크레용, 혹은 붓으로 그림 그리기가 포함되어있다. 이러한 환경에서, 작업치료사에 의해 지도되어지는 보조작업치료사는 연령에 적절한 활동을 통해서 글쓰기 연습을 미취학 아동에게 할 수 있도록 제공하고, 유치원 교사에게 상담을 제공한다. 최고의 실행 방법은, 작업치료사와 보조작업치료사가 학생이 지속적인 교육을 받을 수 있도록 부모와 선생님과 같이 협력해서 일을 하는 것이다.

작업치료 평가와 교육 단체의 상담 결과를 기초로 해서, 작업치료사는 운동 혹은 처리 능력에 장애가 존재한다면, 새로운 기술습득을 해야 하는지 혹은 요구되는 일에 적용을 해야 되는지에 초점을 맞추어 중재를 해야 한다. 작업치료사와 보조작업치료사는 의미있고, 나이에 맞고, 확인되어진 문제에 초점을 맞추어 문화적으로 감각있는 중재를 제공해야 한다. 예를 들면, 미취학 아동이 또래에 맞는 색칠을 하는 데 어려움이 있고, 과제를 완성하기 전에 자주 포기한다면, 선생님은 아이를 작업치료평가에 의뢰해보아야 한다. 손에 크래용을 쥘 수 없는 문제가 있다면, 보조작업치료사는 학생이 쥘 수 있도록 하기 위해 손의 움직임 훈련을 제공해야 한다. 색칠 놀이를 할 정도의 손힘이 부족하다면, 보조작업치료사는 일하는 곳의 중간부위에서 반죽, 욕조에서의 쥐어짜는 장난감 놀이같이 연령에 적합한 활동을 선생님이 할 수 있도록 제안해야 한다. 시력이 문제가 되어 미취학 아동이 배경으로부터 바깥쪽의 선 그리는 것을 구별하는 능력에 방해를 받는다면, 보조작업치료사는 방법을 습득하기 위해 모양의 배경 움직임을 제공해주거나 원 모형의 가장자리를 들어올리는 것을 제안할 수 있다.

표 14.4 ■는 취학 전 환경에 사용될 수 있는 추가적인 중재의 내용을 제공한다. 표는 단락으로 나뉘어져 있다. 첫 번째 단락은 미취학 아동이 글쓰기 예행연습에 몰두하고 있는 것을 나타낸다. 두 번째 단락은 미취학 아동의 장애를 나타낸다. 세, 네 번째 단락은 보조작업치료사가 할 수 있는 중재 혹은 교실의 교직원이 제안할 수 있는 것을 나타낸다.

시각 처리 능력. 글쓰기는 처리 문제로 인해 어려울 수도 있다. 표준화, 비표준화, 공식적인 측정 검사가 포함된 작업치료평가로 학생의 글쓰기 능력에 방해가 되는 시지각 결손을 검사할 수 있다. 작업치료 중재는 시각 처리 능력을 확립시키거나 학생이 글씨를 잘 쓰려고 하는 노력을 최소화시키는 데 초점이 맞춰져 있다. 10장에 이러한 기술을 나타냈다.

- **시각적 기억(visual memory)**은 학생들이 각각의 글자 쓰는 것을 회상하는 데 도와준다. 또한, 이것은 단어의 글자 조합을 상기시켜 학생들이 다시 쓰는 속도를 증가시킨다.
- **시각적 주의(visual attention)**는 글쓰기를 하는 동안 다른 두 가지 일 사이에 주안점이 나뉘어졌을 때 민감함을 포함한다. 시각적 주의는 학생이 글쓰기를 할 때, 다른 학생이나 선생님의 질문에 의해서 순간적으로 방해를 받을 때 돌아올 수 있게

■ 표 14.4
글씨쓰기 예행연습의 직접적인 중재

작업	작업적 도전	중재	
Drylene, 시력에 제한이 있는 5세 미취학 아동, 특별 미취학 프로그램에 참여	시력 이상으로 그림을 그리거나 글씨를 쓸 수 없다.	모양과 글쓰기의 경계를 제공하기 위해 스텐실과 천을 사용한다.	3차원의 직물로 된 모양과 글씨를 사용해서, 기억놀이를 한다.
Noah, 다운 증후군의 4세 미취학 아동, 낮에 이웃이 돌봐준다.	크레용이나 마커펜을 이용해서 종이에 표시를 낼 정도의 충분한 압력을 낼 수 없다.	Noah가 표시를 할 때 손과 말로 도움을 준다.	Noah가 과자용 칼, 구슬, 손가락을 반죽에 누를 수 있도록 격려한다.
Sedrik, 자폐증세를 보이는 3세의 미취학 아동, 조기 프로그램에 참여한다.	손가락 그림 놀이나 촉각의 경험에 참여하는 것을 거절한다.	촉각의 경험을 시작하기 전에 손바닥에 큰 압력을 가한다.	Sedrik이 가장 좋아하는 장난감에 촉각적인 공급을 증가시킨다. 점차적으로 그가 촉감 활동에 빠져들 수 있도록 용기를 준다.
Alisa, 뇌성마비의 미취학 3세, 미취학 발달 프로그램에 참여	그녀의 손목을 자연스럽게 펼 수 없기 때문에 크레용과 마커펜을 어렵게 조절한다.	손으로 쥘 수 있는 큰 잉크 도장을 사용하고, 종이를 수직으로 들게 해서 스스로 손목을 펼 수 있도록 촉진시킨다.	Alisa가 손목을 펴는 것을 촉진하기 위해서 수직면에 그림을 그릴 수 있게 용기를 준다.
Dante, 발달장애의 미취학 5세 아이, 구분되지 않은 미취학 발달 프로그램에 다님	'+', 'x' 같은 모양과 대각선을 흉내내거나 따라 그릴 수 없다.	지팡이나 리본을 이용해서, Dante가 공기 중에 모양이나 대각선을 그릴 수 있도록 도와준다.	장난감 차를 이용해서 Dante가 대각선 움직임으로 구성된 길을 따라가도록 용기를 준다.
Vanesa, 주의력결핍 과다행동장애를 가진 미취학 4세 아이, 조기 프로그램에 참여	임무에 집중할 수 없기 때문에 수평선이나 수직선을 그리지 못한다.	글쓰기 연습을 하기 전에, Venesa가 치료용 공에서 뛰거나 작은 걸음으로 점프를 하게 하여 그녀의 감각입력을 조절할 수 있도록 용기를 준다.	큰 질감의 손가락 그림과 반짝이지 않는 종이에 밝은 색 마커펜과 크레용같은 것으로 다양한 감각의 경험을 하여 선을 긋는 것을 발달시킬 수 있도록 용기를 준다.

한다.

- **시각적 구분(visual discrimination)**은 글자와 단어 사이에 차이와 공간적 관계를 알 수 있게 도와준다. 시각적 구분은 아래와 같은 기술을 포함한다.
  - **형태의 항상성(form constancy)**은 크기, 글씨체, 배경의 변화에 상관없이 같은 글씨라면 학생들이 기억하는 데 도움을 준다.
  - **시각적 종결(visual closure)**은 글자나 단어가 칠판 위에서 부분적으로 지워지거나 종이에 복사가 완벽하게 안되었더라도 학생들이 알아볼 수 있게 한다.
  - **윤곽의 두드러짐(figure ground)**은 지저분한 배경이 보이거나 잘 지워지지 않은 칠판에 써졌을 때 학생들이 글자나 단어를 쓸 수 있게 한다.

- **공간에서 위치(position in space)**는 학생들이 글자의 방향이 변하는 것을 인식하고, 종이에 있는 선과 관련된 글자를 배치하고, 문장 안에서 단어 사이의 거리를 돕는다(Schneck, 2005).

평가를 마친 후에, 작업치료사는 보조작업치료사가 학생의 시각처리능력에 기초하여 만들거나 강화시키는 데 초점을 맞추어 나이에 맞는 중재를 디자인할 수 있도록 추천한다. 이러한 중재는 특별한 시각처리능력을 연습하고, 시각처리의 어려움을 위해 채택된 새로운 전략을 세울 기회를 제공한다. 작업치료사는 또한 보조작업치료사에게 시지각력이 요구되는 것을 줄이기 위한 손 글씨 쓰기를 채택하도록 요구할 수 있다. 손 글씨쓰기의 어려움때문에 작업치료 평가를 의뢰받은 학생들은 글쓰기 과정에서 종종 좌절하거나 흥미를 잃어버린다. 그러므로, 요구되는 결과를 얻을 수 있을뿐만 아니라 학생들의 활발한 참여를 하고 수업에서 자신감을 향상시킬 수 있기 때문에 창조적인 중재 기간은 필요하다.

ALEX

Alex, 느린 속도와 글자 읽기를 어려워하기 때문에 글쓰기 수업의 숙제를 마치기 어려워하는 2학년 학생이고, 작업치료평가를 의뢰했다. 평가결과의 분석은 Alex는 문자의 형태를 만드는 방법을 기억하는 것을 어려워한다고 보여주고, 자주 그의 책상에 글쓰기 표를 제공해주는 것이 필요하다고 한다. 책에 있는 글씨를 쓸 때, 쓰기 시작하기 전에 문장을 읽는 것이 아니라 단지 한 번에 한 단어를 기억한다. 그는 부조화하게 글자 형태를 만든다. 종종 글자 견본처럼 보이는 글자를 만들기 위해 획이나 짧고 불규칙한 곡선을 자주 추가한다. 그는 자주 글씨를 지워서 글씨쓰는 속도를 줄이고 그의 종이에 얼룩이 남게 한다. 작업치료사는 시각적 기억에 어려움이 있는 Alex가 글자를 잘못 쓰고 그것을 지우는 것이 필요할 때 그가 인식할 수 있도록 나이에 맞는 적절한 시각적인 구별력을 발달시켜야 한다. 부모와 선생님과 결과를 공유한 후에, IEP 팀은 Alex의 현재 학교 IEP에 작업치료 서비스를 추가해야 한다.

작업치료 중재는 다양한 방법으로 제공되어진다. 선생님과 부모를 만나는 동안, 작업치료사와 보조작업치료사는 그의 손 글씨 쓰는 능력이 시각적 기억의 부족에 의해 영향을 받는다고 설명을 하고, Alex가 그의 시각적 기억을 증진시킬 수 있는 게임과 운동에 집중할 수 있도록 격려하라고 선생님과 부모에게 제안한다. 보조작업치료사는 집과 학교에서 사용할 수 있는 기억력 게임과 빠르게 기억할 수 있는 행동 목록을 제공한다.

정확한 글씨 형성의 어려움에 대처하기 위해서, 보조작업치료사는 그의 글씨 형성 기억을 강화하기 위해서 다감각을 경험할 수 있게 제공한다. 손 글씨 쓰기는 따분해 보인다고 생각하기 때문에, 보조작업치료사는 면도크림, 젤펜, 색깔 있는 분필같은 다양한 매체를 이용해서 특별한 글자와 글자를 조합하는 일을 한다. 보조작업치료사는 그의 수업과제를 열심히 한 것에 대해 Alex의 노력과 용기에 칭찬을 한다.

Alex의 어려움을 이해한 후에 선생님의 가르치는 방법이 Alex가 필요한 것을 충족시키는 것으로 변화했다. 칠판에 글씨를 옮겨 적기 전에, 한 학생이 문장 안의 각각의 단어를 가리키는 동안 그녀는 문장을 큰 소리로 읽는다. 문장을 프린트하는 대신 모사하기 위해 각각의 학생들이 글자나 단어 전체를 자른 것을 제공해주어 학생들이 문장을 구성하여 그녀의 모사 활동이 자주 바뀐다.

다양한 시지각력이 글쓰는 능력에 영향을 준다. 표 14. 5■는 시지각의 어려움을 개선하는 중재전략의 예를 추가로 제공한다.

운동능력. 처리 능력과 함께, 운동능력은 손 글씨 쓰기를 완성하는 데 매우 중요하다. 손 글씨쓰기는 학생의 자세, 어깨, 상환 손목의 안정성, 손의 움직임 능력, 양쪽의 협응에 의해 영향을 받는다(Benbow, 1999). 증거에 기초한 연구에 따라면, 연필을 쥐는 형태보다 엄지와 다른 손가락의 섬세한 조절이 포함된 손의 움직임 능력이 손 글씨쓰기에서 글자의 형태에 영향을 더 준다(Cornhill and Case-Smith, 1996; Rosenblum, Goldstand & Parush, 2006). 13장에서 논의된 연필잡기는, 2학년에 습관이 형성되고, 바뀌기 어렵다. 최고의 실습 지침서에 따르면 손이 아프거나 혹은 쓰여진 인쇄물의 시야를 가리지 않는다면 형성된 쥐는 패턴을 바꾸기보다 계속 유지하는 것이 더 좋다. 평가의 결과와 의학적 판단에 기초하여, 작업치료사는 손 글씨 쓰기와 손 글씨쓰기가 적용되는 과제에 필요한 운동력 중재를 회복할 것인지 혹은 만들 것인지에 대해 초점을 맞춰 결정해야 한다. 작업치료사가 이러한 결정을 한 번 하면 보조작업치료사는 나이에 맞게 작업치료에 기초한 중재를 디자인할 수 있다.

MIA

Mia는 학습 도우미 선생님으로부터 도움을 받는 3학년 학생이며, 선생님이 손 글씨가 불명료하고 속도가 느린 것을 걱정하기 때문에, 작업치료평가를 의뢰받았다. 수업시간 동안 보조작업치료사가 Mia를 관찰한 것에 의하면, 자주 책상 위에 구부정하게 구부리고, 의자에서 다리를 흔든다고 한다. Mia는 그녀의 비우세 손으로 종이나 연습장을 잡지 않고 책상 주위를 움직이게 내버려둔다. 글 쓰는 표면이 움직이면, 종이 위의 연필 표시를 놓치게 되고, 공간과 선의 비율에 맞게 글씨를 쓰지 못한다. 지울 때, 연필을 잘 잡기 위해서 양손을 다 사용하며, 종종 연필을 책상 위에 떨어뜨린다. 그녀는 다 지운 후에 자주 손목과 상완의 정렬을 변경하고, 그 다음 비우세손을 쥐는 것을 돕기 위해 사용한다.

작업치료평가 분석은 Mia는 또래에 맞는 시지각력을 갖고 있다 한다. 그러나, 그녀의 상지 근력, 손을 움직이는 능력, 양손의 협응력이 잘 발달되지 않았고, 이것들이 연필을 조절하는 능력을 방해한다. 게다가, Mia의 기본적인 앉는 자세가 상지의 좋은 조절력을 방해한다.

부모님, 선생님, 도우미 선생님과 함께 회의를 하는 동안, 작업치료사는 평가결과를 설명했다. 그들은 공동으로 IEP에 있는 작업치료 서비스를 더하기를 결정했다. 작업치료사와 부모님은 Mia의 모든 상체 근력을 증가시킬 수 있는 나이에 맞는 방과 활동, 앉는 자세를 좋게 하기 위한 숙제 장소를 적응시키는 방법, 양손을 사용할 수 있도록 하는 가정 활동에 대해 토의했다.

■ 표 14.5
시각처리 어려움을 위한 중재

작업	작업적 도전	중재	
		도입 혹은 회복	적응
Victoria, 5학년 10세 아동, 학교 글쓰기 과제를 마치는 것이 필요하다.	Victoria는 글쓰기 과제를 완성하기 위해 펜글씨보다는 인쇄물을 사용한다. 그녀는 학교의 다른 구역으로 이동하기 때문에, 펜글씨에 대한 지도를 받을 수 없었다. 프린트물의 단어 사이의 간격이 좁고 글자의 배치가 일정하지 않기 때문에 읽기 어려웠다.	Victoria의 공간과 선의 인지력을 증가시킨다. 잉크 도장과 스티커를 사용해서 지정된 선 사이, 위, 아래에 도장이나 스티커를 정확하게 위치시키는 과제를 하게 한다.	손으로 쓴 인쇄물을 없애고 Victoria가 손으로 글씨를 쓸 수 있도록 지도한다. Victoria가 컴퓨터 타자 연습을 할 수 있도록 한다.
Tobias, 6세의 1학년, 연습문제를 혼자 마쳐야 한다.	연습문제가 주어졌을 때, 식별력의 어려움 때문에 그의 이름이나 답을 정확한 장소에 쓰는 것을 도와주어야 한다.	"Where's Waldo?™"같은 숨은 그림 게임을 마칠 기회를 Tobias에게 제공한다. Tobias가 좌절하지 않고 도전하기 위해서 식별하는 활동의 등급을 조정한다.	연습문제의 장식이나 불필요한 정보를 제거한다. Tobias에게 연습문제를 주기 전에 각각의 문제가 시작되는 곳에 그의 이름 쓸 곳을 강조한다.
Gil, 8세의 3학년, 필기체를 읽고 써야 한다.	Gil은 인쇄물을 필기체로 변화하는 것을 어려워한다. 형태의 항상성 문제 때문에 그는 필기체 글씨와 손으로 써진 것의 유사성을 연계시키지 못한다.	Gil에게 형태의 항상성 능력을 발달시킬 수 있는 기회를 제공한다. 특정한 모양이 포함된 콜라주를 만들 수 있도록 도와준다. 특정한 모양의 물체를 찾아 운동장, 복도, 체육관을 조사한다.	Gil에게 인쇄체와 함께 필기체가 관련됐다는 것을 도와준다. 필기체와 인쇄체를 매치시키는 연습을 하기 위해서 Go Fish™ 나 Memory!™ 같은 카드 게임을 사용한다.
Janelle, 7세의 2학년, 종이로부터 글씨를 옮겨 적는 것이 필요하다.	Janelle은 시각적 종결 문제 때문에 글씨를 옮겨 적는 것이 어렵다.	Janelle이 시각적 종결력을 개발하기 위해서 게임이 몰두할 수 있도록 격려한다. 조각그림이나 점 연결하는 것을 제공하고 퍼즐을 완성하기 전에 무슨 그림인지 생각할 수 있도록 한다. 나무못 말판을 사용하여 글자와 단어를 만들거나 혹은 밝은 빛 장난감을 사용할 수 있도록 한다. 글자나 단어를 암송하면서 손가락으로 따라가도록 한다.	각각을 사용하기 전에 종이에 표시된 것을 완전히 지울 수 있도록 선생님을 장려한다. 자연 빛이나 천정의 불빛으로부터 반짝이는 모든 것을 제거한다.

작업치료사에 의한 직접적인 중재는, 보조작업치료사가 교실 환경 안에서 손 글씨 쓰기 속도와 읽는 법을 증가시키는 데 IEP 목적에 초점을 맞춘다. 그녀는 Mia가 더 좋은 자세를 유지하고, 바닥에 발을 편평하게 놓을 수 있도록 의자와 책상을 조절할 수 있도록 선생님을 돕는다(Erhadt & Meade, 2005). 보조작업치료사는 Mia가 손의 조작력과 양손의 협응을 확립시킬 수 있는 활동에 몰두하고, 즉각적인 증가를 확신하기 위한 몇몇 교실 업무에 적응할 수 있어야 한다. 예를 들면, 그녀는 종이를 정리하기 위한 클립보드의 사용을 가르친다. 그녀는 또한 Mia의 비우세손을 보조로 사용하기 위해 그녀가 용기를 낼 수 있도록 책상 위에 시각적 기억자료를 첨부한다. 실내에서 쉬는 시간 동안, 보조작업치료사는 Mia와 그의 친구들과 함께, 복도의 벽화를 완성할 수 있도록 그들의 우세 손으로 그림을 그리고 색칠하는 동안 비우세손으로 스텐실을 고정하도록 요구한다. 보조작업치료사는 Mia가 팔을 뻗거나 어깨 높이 위로 올리도록 하기 위하여 벽화 용지의 위치를 이용해서 상지근력을 키우도록 용기를 준다. 보조작업치료사는 Mia의 손의 조작력 발달을 촉진시키기 위해 벽화를 오직 그들의 손가락으로 공과 금속판을 쥐고 조작하여 완성하도록 지시한다.

다양한 방법으로 운동력을 확립하거나 과제로 글쓰기 능력을 증가시킬 수 있는 것을 채택할 수 있다. 표 14.6■에 추가적인 예를 나타냈다.

손 글씨 쓰기 교육 혹은 과제의 채택

각각의 학교 시스템은 연속적으로 글쓰기를 하기, 학생들이 즐길 수 있거나 연습장에 활용하기, 필사본에서 필기체 쓰기로 바뀌는 것을 제안한 특별한 손 글씨쓰기 과정이 있다. 교육과정을 따르고 기준점을 제시하여, 개개의 선생님들은 전체 그룹을 지도하고 연습할 기간을 전형적으로 제공한다. 교육과정이 선택되었음에도 불구하고, 어린이들이 기술을 개발하고 글쓰기를 성공적으로 완성하는 습관화를 위해 적절한 시간과 교육이 제공되어져야 한다.

같은 학년 수준의 연습장 연습을 통해서 손 글씨 쓰기 기술이 없는 학생을 위해, 개인적인 학습 스타일을 반영하여 교육방법이 변경되어야 할 것이다. 작업치료사와 보조작업치료사는 교실에서의 교육은 비록 책임이 없지만, 과제를 분석할 수 있어 현재의 교육 과정을 변화시키거나, 학습능력을 조정하기 위해 추가적으로 요구되는 사항을 교실의 선생님을 위해 도울 수 있다. 예를 들면, 보조작업치료사는 선생님에게 글씨의 위치와 공간을 잘 알지 못하는 학생을 위해 돋아지거나 강조선이 있는 종이를 사용하도록 추천할 수 있다. 또한, 보조작업치료사는 칠판에 글씨를 쓸 때 기준선 밑에 글씨를 쓸 때는 다른 색 분필을 사용하여 글자의 위치를 강조하도록 선생님에게 제안할 수 있다.

학생의 일을 방해하도록 요구되는 활동을 줄이기 위해 손 글씨쓰기 과제가 변경되어질 수 있다. 작업치료사와 보조작업치료사는 주어진 쓰기 과제의 변화를 요구하는 특별한 학생의 원인을 선생님과 관리자가 이해할 수 있도록 도와야 한다. 예를 들면, 관절의 스트레스를 줄이기 위해 작업치료사와 보조작업치료사는 소아 류마티스 관절염이 있는 학생에게 전체 문장보다는 단지 핵심 단어로 쓰기를 하도록 추천한다. 작업치료사와 보조작업치료사는 또한 움직임이 어려운 어린이는 전체 답을 하기보다는 피해가거나, 혹은 예측할 수 있는 워드프로세싱 프로그램을 사용하도록 추천한다(Haldey-More et al., 2003).

■ 표 14.6
움직임의 어려움을 위한 중재

작업	작업적 도전	중재: 도입 혹은 회복	중재: 적응
Fatia, 근긴장도가 낮은 8세의 2학년, 정규수업 교실에서 교육적인 도움을 받아야 한다.	그녀는 종이에 글씨를 쓰기 어렵고, 그녀의 손 글씨는 불명료하고, 읽기가 어렵다. 그녀는 엄지손가락과 검지를 편 채로 연필을 높게 잡는다. 단지 그녀의 손가락 끝으로 연필을 잡는다. 그녀의 손목은 굽혀 있다. 그녀는 연필을 조절하기 위해 팔 전체를 쓴다.	글을 쓰는 동안 탄산지를 제공한다. 복사지에 표시가 날 수 있도록 충분히 눌러 쓰라고 Fatia에게 지시한다. 수공예 동아리 활동에 참여하게 해서 세 손가락 집기를 쓸 수 있도록 요구한다. 예) 양각으로 장식된 감사카드, 북마크 새기기 Fatia와 친구들에게 조그만 분필을 이용해서 칠판에 손 글씨 쓰기를 완성하게 한다. 이것은 손목을 펴고 세 손가락 집기를 하는 데 용기를 준다.	Fatia에게 #2 연필보다 납으로 싸인 공학적 연필을 제공한다. 이것은 힘들 더 들이지 않고 종이에 확실한 표시를 할 수 있다. 연필을 잡게 하는 것은 Fatia가 좀 더 성숙된 잡기를 하는 데 용기를 준다. 기울어진 클립보드에 있는 Fatia의 종이 위치는 글씨를 쓰는 데 그녀의 손목을 펴지게 한다.
Troy, 소아류마티스 관절염을 가진 6세아, 발달 유치원에 다님	Troy는 종이를 가로지르는 동안 마커펜의 쥐는 것을 유지하지 못하거나, 손에서 빠져나가는 것을 막지 못한다. 그는 과제를 아주 늦게 마치고, 그의 친구와 문제가 생기면 자주 운다.	Troy에게 반죽 놀이를 하면서 글자 모양을 만들게 한다. 플라스틱 칼로 글자를 자르게 한다. Troy에게 일에 속도를 내게 하기 위해서 일을 간단화 할 수 있는 기술인 불필요한 부분을 없애는 것 같은 걸을 가르쳐준다. Troy에게 좌절감을 느낄 때 울기보다는 말로 표현하도록 용기를 준다.	Troy에게 손잡이를 만들 수 있는 크레용과 마커펜을 제공한다. 적게 쓰고, 색칠하는 것이 요구되기 위해 지시를 채택한다. 즉, 그림 수정에서 색깔보다는 선을 수정한다.
Sasha, 관절구축증을 가진 10세아, 5학년에 다닌다.	Sasha는 5학년 책과 연습장에 맞는 작은 글자를 쓸 수 없다. 그녀는 어려운 손 글씨 쓰기에 집중해서 쓰려고 하지 않고, 답을 모르는 체 하고, 빈 칸을 비워놓는다.	Sasha가 특별하게 정해진 영역 안에 글씨 쓰는 연습을 하도록 지시하고, 글쓰기 위한 공간을 점차 줄인다. 선생님의 허락 하에 Sasha가 자주 쓰는 글자를 약자로 만들도록 돕는다. Sasha가 긴 글쓰기 과제를 위해 글쓰기 도우미를 요청하도록 용기를 준다.	교실 도우미에게 글쓰기 위해 증가된 공간을 허락하는 워크북 문서를 채택하도록 지시한다. 워크북 문서를 워드프로세스 프로그램에 스캔해 넣어 답을 타이핑해 Sasha가 숙제를 끝마칠 수 있도록 허락한다.

교실 도구

학년에 따라, 학생들은 교실환경에 따라서 다양한 도구들을 사용한다. 어린 학생들은 가위, 풀, 붓, 수학적인 도구를 자주 사용한다. 중학교에서는, 학생들이 수학 시간에 콤파스, 각도기, 자가 도입되고, 글쓰기 과제를 할 때, 잉크펜이 사용되어진다. 고등학교 과학시간에는 생물 실험시간에 현미경이나 해부용 칼이 사용되어지고, 화학 시간에는 분젠버너, 실험용 튜브, 플라스크가 사용된다. 미술, 체육, 음악 시간에 맞추어 모든 학생들이 다양한 미술적 도구와 재료, 음악 기구, 체육 교육 장비가 접하게 된다. 작업치료사와 보조작업치료사는 학생들이 적절한 교실 도구를 사용할 수 있는 수행기술과 수행패턴을 확립할 수 있도록 자주 돕거나 학생이 특별한 도구를 더 쉽게 사용할 수 있도록 채택한다.

ESTELLE

Estelle, 근이영양증 때문에, 운동성에 변화가 온 고등학교 학생으로 화학시간에 실험을 하기가 힘들다. 그녀는 실험 파트너이지만, Estelle은 수동적인 관찰자나 사건의 기록자보다는 가능한 많이 실험에 참여하고 싶어한다. 작업치료사는 화학 선생님과 인터뷰, 실험실 환경의 학생을 관찰하고, Estelle의 근력과 협응력을 평가한다. 인터뷰와 관찰을 토대로 작업치료사는 움직임의 어려움은 바뀌어질 수 없다고 결정했다. 화학 선생님은 자주 쓰이는 실험기술과 물질의 목록을 제공했다. 보조작업치료사는 Estelle이 실험에 좀 더 많이 참여할 수 있도록 교실 화학실험을 채택한다. Estelle이 실험하는 장소는 실험용 튜브 용기가 제공되고, 화학 약품을 쉽게 따를 수 있는 용기에 놓고, 실험용 의자에서 균형을 잡기보다 그녀의 휠체어에서 일할 수 있게 하기 위해 실험대를 낮게 한다. Estelle이 그녀의 실험 파트너와 그녀의 운동 제한에 대해 토의할 수 있도록 용기를 주고 그녀가 독립적으로 실험을 마칠 수 있는 기술이 무엇인지 설명한다.

교육과정에서 최대한 참여하기 위해 학생의 능력을 최적화하기 위해 교실의 도구를 많은 변화를 시킬 수 있다. 표 14.7 ■ 에 추가적인 중재의 예를 제공한다.

사회력과 그룹의 참여

미국의 학교 체계 안에서는, 학생들은 그룹 형태로 최초로 교육을 받는다. 사회력과 그룹 참여의 기대되는 수준은 아이들의 연령과 사회적 기준에 기초한다. 유치원과 초등학교 저학년일 때, 학생들은 그룹 안에서 말을 하기 전에 손을 들고, 한 교실에서 다른 교실로 이동할 때는 한 줄로 가고, 교실이나 운동장의 장비를 이용할 때는 순서를 지키는 것과 같은 교실의 규칙을 배운다. 나이 어린 어린이들은 그룹 안에서 장난감을 나누는 것을 배우고, 나이가 든 학생들은 선생님의 지도가 있든 없든 배움의 목표를 달성하기 위해 그룹 안에서 협력하여 일하는 것을 배운다. 교실의 선생님들은 단체 학습을 경험하게 디자인하고 교실의 일과와 규칙을 만들어서 사회력과 그룹 참여를 증대시키도록 용기를 준다.

많은 이유들로, 학생들은 교실환경 안에서 모든 그룹 활동의 참여와 혹은, 적절한 사회력을 보여주는 것을 어려워한다(Mancini & Coster, 2004). 휠체어에 앉아 있는 학생은 토론 수업에서 손을 들고 답변을 제시할 자부심이 부족할 것이다. 주의력결핍과다행

■ 표 14.7
교실의 도구를 설치하거나 수정하기 위한 중재

		중재	
작업	작업적 도전	도입 혹은 회복	적응
Paul, 뇌성마비 5세아, 시골의 작은 유치원에 다닌다.	Paul은 손가락과 엄지의 굽힘 제한 때문에, 가위를 열 수는 있지만 닫을 수는 없다. 그는 필요한 운동능력을 가지고 있지만 종이를 잡기 위해서 거의 비우세 손을 자발적으로 사용할 수는 없다.	그의 비우세 손을 보조로 사용하는 지속적인 습관을 만들기 위해 Paul이 양 손을 쓰는 것에 몰두하도록 용기를 준다. 예로, 건물 블록 장난감으로 그의 비우세손을 지속적으로 사용할 수 있도록 요구하고, 그의 비우세손을 쓰기 위해서 비우세손으로 종이를 잡고 스텐실을 사용하여 감사 카드를 장식한다.	한 쪽이 아래쪽에 부착되어 쉽게 열 수 있는 폐쇄형 가위를 사용할 수 있게 지도한다.
Kylie, 저시력을 가진 12세, 대수학 I을 함. 모든 학생들이 계산기를 사용해서 대수학 문제를 풀 것이라 기대한다.	Kylie은 수학 문제를 이해하지만, 낮은 명암과 작은 버튼으로 인해 학교에서 제공한 계산기를 사용할 수 없다.	크기가 큰 학교 계산기를 사용하고, Kylie이 키의 위치와 기능키의 위치를 기억하도록 돕는다.	똑같은 계산 단계를 프로그램할 수 있고, 그녀의 저시력에 맞고 교실 선생님의 필요를 충족시키는 계산기를 Kylie에게 제공한다.
Kendall, 폐쇄성 머리 상처를 가지고 있는 10세아, 교실 책상에 앉아 있고 가장자리를 들어올려줄 회수 가능한 학교 용품이 필요하다.	Kendall은 그의 오른쪽 상지의 섬세한 운동 동작은 사용할 수 있지만 관절가동범위, 쥐기, 왼쪽 상지를 펴는 것이 심각하게 제한된다.	Kendall에게 양손을 사용하는 데 몰두할 수 있도록 기회를 제공해 주고, 움크린 자세에서 하루 종일 앉아 있지 않게 하기 위해 왼쪽 상지의 자세를 제공한다.	그의 책상 오른쪽 바깥의 수평상의 장소에 보관된 책이나 연습장이 닿을 수 있도록 책상을 개조한다. 다른 학교 도구를 위해 의자의 팔걸이에 맞는 가방을 제공한다. 물건들이 보관 장소에 모두 맞지 않는다면 아침과 오후에 교실 도우미가 오른쪽의 책과 도구들에 접근할 수 있도록 도와 줄 수 있다.

동장애를 가진 학생은 환경 안에서 그의 목소리를 조절하기 위한 사회적 단서를 찾지 못할 것이다. 병원생활을 오래 한 학생들은 친구들과 어울려 활동하고 급우들과 친밀감을 만드는 데 제한적이다. 작업치료사나 보조작업치료사는 학교환경 안에서 제한적인 어울림이 학생의 참여를 방해할 때는 중재를 제공해야 할 것이다.

CALVIN

Calvin은 주의력결핍과다행동장애를 가진 8세 3학년이고, 수업시간이나 휴식 시간에 친구들과 잘 어울리지 못한다. 그의 충동적인 행동은 약과 행동 중재로 조절이 가능하지만, Calvin은 나이에 적절한 사회력을 보여주지 못하고 친구들이 멀리하기 시작한다. 그는 짝꿍이나 작은 모둠에서 함께 일하기 어렵고, 미술 재료를 나누지 않고, 다른 사람이 토론을 하는 동안 방해를 한다. IEP의 연간 검토를 하는 동안 법적 보호자인 그의 조부모들과 선생님이 사회적 상호협력을 위한 작업치료 평가를 요청했다. 작업치료사와 보조작업치료사는 다양한 사회적 상황에서 Calvin을 관찰했다. 선생님, 조부모님, 어린이를 인터뷰하고, 사회적 행동을 조사했다. 평가의 결과로 친구들의 나머지가 협동적인 놀이를 더 좋아하는 동안 Calvin은 자주 비슷한 수준의 놀이 실력을 사용한다. 그는 그의 동료들로부터 사회적 신호를 집어내지 못하고 그의 부정적인 영향을 알지 못한다. 그의 친구들은 그가 그의 순서를 기다리지 않고, 게임이 끝나기 전에 자주 이탈하여 그의 편에 벌칙이 생기기 때문에 그를 운동장 놀이에 포함시키지 않는다. 평가의 결과가 토론되어진 것에 따르면, 팀은 그의 늦은 사회적 상호능력에 초점을 맞추기 위해 Calvin의 현재 IEP에 작업치료 서비스를 추가하기로 결정했다.

IEP 모임 동안 작업치료사, 선생님, 그리고 조부모님은 집과 학교에서 Calvin의 사회력을 발전시키기 위해 용기를 주는 방법에 대해 토론한다. 조부모는 가족 그룹활동에 참여시키기 위해 Calvin을 격려하고 Calvin의 행동에 피드백을 제공하기로 동의했다. 선생님과 작업치료사는 교실에서 Calvin의 능력을 발전시키기 위한 전략을 토론한다. 교실 선생님은 원 안에서 사회자와 함께 학급 토론을 실시하기로 결정했고, 그들의 의견을 나누기 전에 원 주위를 둘러보고 모든 어린이에게 용기를 주기 위해 토론용 바톤을 사용한다. 안에서 쉬는 동안, 선생님은 특별한 규칙이 있고 요구사항이 변하는 보드 게임에 몰두하도록 학생들을 격려한다. 좋은 사회적 역할 모델이 되는 학생의 그룹과 함께 Calvin을 참여시킨다.

Calvin은 작업치료사가 사회력을 향상시키기 위해서 계획된 주간 친구들 모임에 참여한다. 보조작업치료사는 과제와 학생들이 재료와 생각을 나누도록 요구되는 비경쟁적인 놀이를 구성하고, 사회적으로 받아들일 수 있는 행동을 사용하도록 디자인한다. 그룹 안에서 그녀는 학생들을 도와 질문하고 지시를 제공하는 방법, 대화를 시작하기, 다른 사람의 질문에 반응하고, 차례로 말하는 것을 배운다. 그녀는 그룹에 가입하고 탈퇴하는 방법을 연습할 기회를 제공한다. 그녀는 "좋은 친구들"이라는 그림을 그리도록 학생의 부탁에 의해서 각각의 세션을 끝낸다.

비학문의 참여(Nonacademic Participation)

아동과 청소년들은 흥미로운 다른 것을 탐구하는 것과 같이 다양한 비학문적인 배움에 참여한다. 어린 아동들은 자주 지역 놀이 센터에서 수영이나 구르기 수업에 참여하거나 도서관에서 이야기 시간을 참여한다. 학령기 아동들은 지역 극장의 드라마 수업, 어린이 박물관의 과학 클럽 가입, 민족 프로그램에서 그들의 문화적 배경에 대해서 배운다. 청소년은 종종 지역 상가에서 모델 수업, 지역에서 운전자 교육, 청소년 리더십 프로그램

■ 표 14.8
비학문적인 참여의 중재

작업	작업적 도전	중재
Analiese, 뇌성마비를 가진 15세, 고등학교에서 응원부에 가입하길 원한다.	움직이는 동안 공을 떨어뜨리지 않고 쥘 수 없다. 휠체어에서 일반적으로 할 수 있는 것에 대해 이해한다.	움직이는 동안 고정될 수 있도록 벨크로를 연결하고 손잡이를 쉽게 쥘 수 있도록 고친다. Analiese가 현재의 응원연기를 분석하고 휠체어에서 할 수 있는 팔의 움직임을 확인할 수 있도록 도와준다.
Rhphael, 자폐증과 감각조절이 어려운 6세 아이, 하루동안 하는 동물원에서 지원하는 캠프에 참가하길 원한다.	한 활동에서 다른 활동으로 옮기는 것이 어렵다.	Rhphael에게 하루동안 하는 활동하는 그림 차트를 보여준다. 움직이기 몇 분 전에, Rhphael에게 차트에 나온 대로 움직이도록 한다.
	그의 손이 낯선 사람에 의해 잡거나 닿으면 부정적으로 반응한다.	파트너의 손을 잡기보다는 매듭지어진 줄의 매듭을 잡고 그룹에 머무르게 한다. 필요할 때는 가볍게 말고, 덜 공격적이기 때문에 단단하게 잡는다.
Zach, 주의력결핍과다 행동장애를 가진 10세, 가라데 프로그램에 가입하길 원한다.	다른 어린이들에 의해 쉽게 혼란스러워한다. 지시사항을 따르기가 힘들다.	지도자에게 Zach를 그의 옆에 아무도 없는 앞줄에 세워줄 것을 제안한다. 지시가 설명을 충분히 반영하도록 구체화해야 한다.
	움직임을 시도하는 것은 안전하지 않고 충동적인 행동은 그의 능력을 넘어선다.	야외 수업에서 하는 Zach가 하기 어려운 가라데 동작의 목록을 만든다. 교실 안에서 그의 장소에서 가까운 곳에 목록을 붙이고 움직임을 시도하기 전에 그와 목록을 상담을 지시한다.
Maria, 주의력결핍과 다행동장애를 가진 16세, 지역에서 운전교육 코스에 참여하길 원한다.	바퀴 뒤에 있을 때, Maria는 그녀는 길을 보는 것과 자동차를 조절하게 집중력을 둘로 나누는 것을 어려워한다.	그녀가 차량통행 없이 운전을 배울 수 있는 차의 가상 운전이 포함된 운전학교에 참여하도록 제안한다. 가능하지 않다면, 자동차의 움직임 없이 신호를 변경하고 다른 필요한 것을 조절하도록 연습하게 한다. 이러한 기술이 습관화되고 그녀를 혼란스럽게 하지 않는다면 Maria에게 더 많은 실습을 제공한다.
	Maria는 차를 출발할 때 혹은 차선을 변경할 때를 결정하는 것을 어려워한다.	승객이 됐을 동안, Maria가 행동을 하기 위해 안전할 때 구두로써 결정하는 연습을 시킨다. 그녀의 결정을 돕기 위한 시각적 단서를 설명한다. 그녀의 판단에 의존해서 시작하게 하기 위해 그녀의 결정에 피드백을 점차적으로 줄인다.

에 참여한다. 이익에 관계없이, 작업치료사와 보조작업치료사는 장애가 있는 어린이와 청소년에게 흥미 있는 프로그램에 참여할 수 있도록 중재전략을 제공할 필요가 있다.

일의 영역이 다르다 하더라도, 활동의 전후 관계에 의해서, 작업치료 평가의 분석, 아동과 청소년, 부모 혹은 보호자와의 상담에 의해서 중재의 필요성이 결정되어야 한다. 각각의 아동과 청소년의 특별함에 따라, 아동과 청소년의 특별한 관심에 의해서 디자인된 각각의 중재는 흥미로운 분야에 다양하게 있다. 표 14.8 ■은 정규교육 활동에서 사용되는 중재의 예를 보여준다. 목록을 읽는 동안, 많은 작업치료 중재가 요구되는 다른 가능한 관심 영역과 상황을 고려한다.

고등학교로부터의 변화(Transition From High School)

IEP의 자격이 있는 모든 학생은 고등학교로부터의 변화를 위해 글쓰기 계획이 요구된다. 이것은 학생이 16[614(d)(1)(A)(i)(VIII)]세에 도달할 때 적절하게 IEP의 부분인 IDEA에 의해서 지시된다. 스케줄을 알파벳순으로 하는 것처럼 대부분의 학교가 수립된 절차에 따라 IEP 회의 스케줄을 나누기 때문에, 학생의 생일을 기록하고 적절한 방법으로 화재의 변화에 초점을 맞추는 것을 IEP가 책임지는 것은 개인에게 중요하다. IEP는 학생이 16세에 도달하기 전에 수 개월동안 개발되어졌다. 그러나 그것이 제 날짜에 효과를 보려면 변화계획에 쓰기 과제가 포함되어야 한다. 변화계획은 고등학교 학생으로서의 일상생활로부터 대학생, 종업원, 견습생 혹은 다른 졸업 후의 역할이 변하도록 학생을 도와주어야 할 필요가 있다. **변환계획(transition plan)**은 이후의 직업훈련, 고용, 고등교육, 혹은 졸업 후의 직업에 초점을 맞춰야 한다(Rockwell, 2006). 이러한 통계는 협동적인 계획이 필요한 것을 놀랍게 보여준다.

- 장애가 없는 사람이이 고등학교 낙제율이 9%와 비교해 볼 때 장애가 있는 사람은 21%다.
- 장애가 있는 사람의 35%가 정규직 혹은 시간제로 고용되는 것에 비교하면 장애가 없는 사람은 78%에 달한다.
- 장애가 있는 사람의 26%의 한 해 가정 수입이 $15,000 아래인 것에 비교하면, 장애가 없는 사람은 9%만 해당한다(NOD, 2004).

2004년에 재공인된 IDEA의 **변화 서비스(transition services)**의 정의에 따르면 장애를 가진 아동을 위한 활동의 협력하는 방향은

- 적합한 과정의 결과 안에서 디자인되고, 학업을 증진시키고 졸업 후 교육, 직업교육; 통합 고용(지원된 고용 포함), 지속적인 성인 교육, 성인 서비스 독립적인 삶, 혹은 사회참여를 포함하는 학교부터 졸업 후의 활동까지 아동의 활동을 촉진시키기 위해 장애를 가진 아동의 기능적 활동에 초점을 맞춘다.
- 개인적 아동의 요구 사항, 아동의 힘, 선호하는 것과 흥미에 기초를 둔다.
- 훈육, 관련된 서비스, 사회경험, 고용의 개발과 학교 졸업 후 삶의 목표와 적절할 때, 삶의 기술과 기능적 직업평가의 획득을 포함한다.

학생과 부모 혹은 법적 보호자들은 변화팀의 핵심 구성원이다. 변화팀은 학생 모임과 삶의 목표를 달성하게 돕는 희망의 팀을 의도해야 한다. 게다가, 학생과 부모나 혹은 법적 보호자 외에, 변화팀은 선생님, 치료사 그리고 학생, 그의 능력 그리고 그의 요구사항과 친숙한 다른 것들과 같이 학교로부터 개인적인 것들을 포함해야 한다. 변화의 팀에 포함된 작업치료사와 보조작업치료사는 함께 하기 위해 학교에 기초한 서비스를 공급할 필요가 없다. 환경에 기초한 지역사회 작업치료 전문가는 학생에 대한 그들의 지식이 변화계획 진행하는 데 공헌을 한다면 팀에 참여해야 할 것이다. 가족구성원 또한 의학적 기초가 있는 작업치료 전문가와 함께 중요한 관계를 발전시키고 그들을 팀에 합류시키길 원한다. 변화과정 혹은 졸업한 후에 학생을 도울 수 있는 지역사회 서비스의 대표도 포함되

어야 한다. 학생과 그의 가족은 종교 지도자 혹은 청년 단체의 리더같이 학생에 대해 잘 알고 있는 다른 개인도 변화계획 과정에 참여시키도록 요청한다. 팀에는 현재 혹은 잠재적인 고용주들을 참여시킨다. 변화팀의 발전 목표는 학생의 성공에 투자되고 조언의 능력 안에서 충분히 행동할 정도로 학생과 지역사회를 잘 아는 개인의 집단으로 구성한다. 부모와 학교 사람들은 적절한 시기에 IEP 모임을 위해 팀의 구성원을 초대하고, 학생의 미래를 위한 계획의 토론을 준비하기 위해 변화과정에 대해 그들에게 적절한 정보를 제공한다. 문서화된 변화 계획은:

- 학생의 요구와 능력을 고려한다.
- 교육과 기능적인 성취에 초점을 맞춘다.
- 학생의 목적을 이루기 위한 체계와 서비스를 정한다.
- 학생이 직업적인 목표와 삶의 목표를 충족시키도록 가능하게 한다.

변화단계(transition process)의 3가지가 있다.

1. 학생의 미래를 위해 장기적인 계획을 세워야 한다. 이것은 단기와 장기 결과 모두를 포함해야 한다. 몇몇 학생들은 그들의 성인 삶을 위해 무엇을 해야 하는지 알 수 있어야 한다.
2. 학생의 현재 환경부터 미래에 꿈꾸는 삶까지 학생이 취할 수 있도록 명문화시킨 계획을 발달시켜야 한다. 명문화된 계획은 특별한 단계와 각각의 단계의 누락은 특별한 개인의 책임을 확인한다.
3. 계획을 실행하고 만들어진 일정의 진행을 검토한다. 팀의 구성원들이 수립된 계획의 진행에 대해서 서로 대화할 필요가 있다. 이것은 IEP의 검토에 의하거나 팀에서 결정된 다른 방법에 의해서 행해져야 한다. 진행 경과는 공식적인 IEP 모임 직후에 기록되어야 한다. 변화 계획은 각각의 IEP 모임 직후에 필요에 의해 갱신되어져야 한다. 변화 계획은 학생을 위한 다른 추가적인 교육이 포함되어 고용과 관련된 특별한 목표가 포함되어야 하고, 이러한 특별한 목표를 만족시키기 위해 요구되는 것을 공급해야 한다. 게다가 변화 계획은 가정의 목표, 여가 목표, 지역사회 목표에 초점을 맞춰야 한다(Case-Smith, 2005). Angela의 학습 예를 이 과정으로 명백히 한다.

ANGELA

Angela, 16세, 중 도시의 고등학교에 정규수업과 생활 기술반에 모두 참여한다. 생활 기술반의 부분으로 일주일동안 아침에 두 번 지역 가정이 소유하고 있는 식당에서 샐러드 바를 채우고, 은그릇에 냅킨 뭉치를 둥글게 말고, 각각의 테이블에 조미료 그릇을 다시 채운다. 그녀는 몇 달동안 이 환경에 성공적으로 고용되었다. Angela는 그녀의 일을 즐긴다. 그녀는 고등학교 졸업 후에도 이 식당에서 일할 수 있기를 희망하고 주인도 그녀가 계속 일하려는 의지를 알고 있다. Angela의 목표는 그녀가 벌써 일하는 것 외에 음식 제공자가 되는 것이다. Angela는 아파트에 살기 원하고 지역사회에서 이동을 위해 대중교통 수단을 사용하길 원한다. 일하는 것 외에, Angela는 그녀의 가족들이 다니는 교회에서 후원하는 학생 볼링 리그에서 활동한다. 그녀는 볼링을 즐기고 고등학교 졸업 후에 성인 리그에 참여하길 원한다. 한 달에 한 번 저녁에 그녀는 교회에서 후원하는 어린이 활동 그룹을 돕는다. 그녀는 어린이들과 함께 하는 것을 즐긴다. Angela의 가족은 그녀의 목표를 지지하고 실현 가능하다고 믿는다.

변화팀은 그녀의 지난 IEP에 의해서 발전되었다. 구성원에는:

- Angela와 그녀의 부모들
- 생활 기술반 선생님
- Angela가 일하는 식당의 주인
- 지역사회에서 온 직업 재활 상담가
- 학교에 고용된 보조작업치료사
- 그녀의 교회에 있는 청년 목사

변화팀은 Angela의 IEP를 위한 변화 계획을 썼을 때, 5가지 목표 영역에 초점을 맞췄다.

- *가정*: Angela가 살고 싶어하는 곳이 어디이고 이 지역에서 실현가능한가?
- *고용*: Angela가 긴 기간 동안 어떤 일을 하고 싶어하고 그것이 이 지역에서 가능한가?
- *교육*: Angela가 선택한 직업에 고용되기 위해 갖춰야 할 더욱 깊이 훈련해야 할 기술이나 특별히 배워야 할 교육 프로그램이 무엇이 필요한가?
- *여가*: 자유 시간에 어떤 것을 하고 싶어하나? 성인이 되었을 때 이러한 활동들이 그녀가 요구하는 것을 만족시켜주나? Angela가 다른 여가 시간을 찾기 위해 기회를 필요로 하나?
- *지역사회*: 독립적인 성인으로써 Angela가 필요로 하는 서비스와 방편은 무엇일까? 그것들을 이 지역사회에서 이용할 수 있나? 그것들을 독립적으로 이용하기 위한 기술이 있나?(Wehman, 2006; Case-Smith, 2005)

변화팀은 IEP 회의 동안 명문화된 각각의 특별한 목표를 책임지고 감독하도록 할당한다. 다양한 팀 회원의 전문성과 학생의 요구를 만족하는 것에 기초해서 책임을 할당한다. 작업치료사와 보조작업치료사는 아래 것을 책임진다.

- 현재의 작업적 수행 능력을 평가
- 학교와 지역사회 환경의 직접적인 중재
- 다른 서비스 제공자들과 상담
- 변화팀의 관리

표 14.9 ■ 는 Angela의 변화 계획이라 가정하고 작업치료사와 보조작업치료사의 가능한 책임에 대해 서술했다. 작업치료사와 보조작업치료사는 이러한 영역의 모든 것을 즉시 시작하는 것보다 목표 달성을 위해 필요한 시간표에 따라서 순서를 정해야 한다.

요약(Summary)

학교 환경에서 중재를 제공할 때, 작업치료사와 보조작업치료사는 연방법의 지침을 고수하고, 실행력, 패턴과 어린이 혹은 청소년의 학생으로써의 역할과 관련된 신체기능에 초점을 맞춘다. 16세까지 학교부터 일할 때까지 변화계획이 IEP에 추가되어야 하는 작업치료 서비스가 IEP나 504 계획 하에 제공되어야 한다.

나이에 맞는 작업치료에 기초한 중재는 사람이나 일, 환경 혹은 세 가지 모두에 영향력을 주기 위해 디자인되고 지시되어야 한다. 작업치료사와 보조작업치료사는 선생님, 도우미, 지원 직원 , 가족 구성원, 그리고 학생과 함께 협력해서 일한다. 작업치료사와 보조작업치료사는 교육, 학교와 관련된 일의 일상생활활동과 기구를 이용한 일상생활활

■ 표 14.9
작업치료사를 위한 재활 가능성

활동의 영역	직업적 목표	작업치료 변화계획의 책임
가정	Angela는 고등학교를 졸업하고 취업할 때까지 아파트에서 살기 원한다.	아파트에서 살기 위한 일상생활활동 및 도구를 이용한 일상생활활동을 평가한다. 필요한 기술을 발달시키기 위한 직접적인 중재를 제공한다.
고용	Angela는 그녀의 생활 기술반에서 현재 일하고 있는 가족 소유의 식당에서 음식 제공자로 일하고 싶어한다.	음식 제공자로 필요한 자세한 직업적 설명을 검토하기 위해 직업재활 사무실과 상담한다. 직업에 대한 설명이 존재하지 않는다면 음식 제공자의 필수 기능의 활동을 분석한다. 수업 과정을 포함하기 위해 생활 기술반 선생님에게 필수 기능의 정보를 제공한다.
교육	Angela는 성공적인 음식 제공자가 되길 원한다.	음식 제공자의 필수적인 기능 훈련을 제공하기 위한 최고의 방법을 결정하기 위해 생활 기술반 선생님과 상담한다.
여가	Angela는 성인 볼링팀의 회원이 되길 원한다. 그들의 활동 그룹 안에 나이 어린 어린이들과 계속 일하기를 원한다. 그녀는 다른 어떤 여가에 흥미를 갖지 않는다.	Angela에 적절한 다른 여가를 추구하게 하기 위해 흥미로운 사항을 관리한다. 개인적인 여가 활동과 추가적인 그룹 활동에 필요한 기술을 개발하기 위해 직접적인 중재를 제공한다.
지역사회	Angela는 지역의 대중교통을 사용하길 원한다.	대중교통을 사용하기 위한 Angela의 현재 기능적 능력을 평가한다. 대중교통을 사용하기 위한 그녀의 능력을 발전시키고 개발하기 위해 지역사회 환경 안에서 일한다.

동, 사회적 활동을 증가시키기기 위해 자주 중재를 제공한다. 협동적인 상담과 개인 혹은 그룹의 중재는 실행력과 실행패턴, 일과의 창안, 특별한 것이 요구되는 학생들이 그들의 교육에 좀 더 많이 참여하기 위한 환경이나 과제의 조절을 도입하거나 혹은 회복하는 데 중점된다. 작업치료사와 보조작업치료사는 어린이 혹은 청소년의 육체, 인지, 정신사회적으로 필요한 것들을 알아야 하고, 중재 서비스 안에 이러한 것들을 포함시켜야 한다.

핵심요점 재검토(Reviewing Key Points)

1. 업무로써 교육을 정의한다. 공식적이고 비공식적인 교육의 예를 들어보라.
2. 최소한의 제한적인 환경(LRE)의 개념을 설명하라.
3. 차이점을 비교 설명하라:
   - "넣기"와 "꺼내기" 서비스
   - 주류와 포함
   - IEP와 504 계획

4. 교육적인 환경 안에서 연방법에 영향을 받는 작업치료 서비스 개요를 말하라.
5. 사람, 업무 혹은 환경에 직접적인 교육적 중재의 예를 든다. 이러한 중재를 사람, 업무, 환경에 지시하는 예를 들어보라.
6. 손 글씨 쓰기에서 운동과 처리 능력의 영향에 대해 토론하라.
7. 손 글씨 쓰기 과제에 직접적인 중재 전략을 확인하고 설명하라.
8. 도구 사용을 발달시키기 위한 직접적인 중재전략을 확인하고 설명하라.
9. 그룹 참여를 발달시키기 위한 직접적인 중재전략을 확인하고 설명하라.
10. 변화 계획에 포함된 목적과 절차를 설명하라.
11. 변화 계획에서 작업치료사와 보조작업치료사의 가능한 역할을 확인하라.
12. 변화의 다섯 가지 목적 영역을 나열하라. 각각의 목적의 예를 들어보라.

중요 요점 적용하기(Applying Key Concepts)

1. 학교 환경에서 일하는 작업치료사나 보조작업치료사를 인터뷰하라. 얼마나 자주 발전적인 변화에 자주 초점을 맞추고 제공하는 중재가 무엇인지 결정하라. 사무 업무, 담당 건수, 추가적인 의무의 용어 안의 환경에서 요구되는 것에 대해 문의하라. 가능하다면, IEP를 검토하고 작업에 기초한 목적과 목표를 토론하라.
2. 교실 환경 안에서 작업치료사와 보조작업치료사의 일을 관찰하라. 당신이 이해하고 있는 임상에 기초한 중재와 비교해서 무엇이 다른가? 비슷한 것은 무엇인가? 당신이 관찰한 선생님, 학생들, 치료사 사이에서 무엇을 상호협력하나?
3. 표 14.4 ■를 참조하고 중재전략을 다시 읽는다. 제안된 중재들이 사람이나 업무, 환경에 지시되는지 결정하라.
4. 표 14.9 ■를 참조해서 Angela의 몇 가지 변화 목적에 초점을 맞추어 중재 단계의 순서를 디자인하라.

참고 문헌(References)

American Occupational Therapy Association (2002). Occupational therapy practice framework: Domain and process. *American Journal of Occupational Therapy, 56*(6), 609–639.

American Occupational Therapy Association (2004). Occupational therapy services in early intervention and school-based programs. *American Journal of Occupational Therapy, 58*(6), 681–685.

Benbow, M. (1999). *Fine motor development: Activities to develop hand skills in young children.* Columbus, OH: Zaner-Bloser, Inc.

Case-Smith, J. (2005). *Occupational therapy for children* (5th ed.). St. Louis, MO: Mosby, Inc.

Cornhill, H., & Case-Smith, J. (1996). Factors that relate to good and poor handwriting. *American Journal of Occupational Therapy, 50,* 723–730.

Erhardt, R., & Meade, V. (2005). Improving handwriting without teaching handwriting: The consultative clinical reasoning process. *Australian Occupational Therapy Journal, 52* (3), 199–210.

Hadley-More, D., et al. (2003). Facilitating written work using computer word processing and word prediction. *AJOT, 57* (2), 139–151.

Hemmingsson, H., & Borell, L. (2000). Accommodating needs and student environment fit in upper secondary schools for students with severe physical disabilities. *The Canadian Journal of Occupational Therapy, 67*(3), 162–175.

Heward, W. L. (2006). *Exceptional children: An introduction to special education* (8th ed.). Upper Saddle River, NJ: Pearson Prentice Hall.

Individuals with Disabilities Education Improvement Act of 2004. P. L. 108–446.

Mancini, M., & Coster, W. (2004). Functional predictors of school participation by children with disabilities. *Occupational Therapy International,* 11 (1), 12–25.

National Organization on Disability (2004). *2004 N.O.D./Harris Survey Documents Trends Impacting 54 Million Americans.* Retrieved January 6, 2006, from http://www.nod.org/index.cfm?fuseaction=page.viewPage&pageID=1430&nodeID=1&FeatureID=1422&redirected=1&CFID=6327008&CFTOKEN=83972026.

Rosenblum, S., Goldstand, S., & Parush, C. (2006). Relationships among biomechanical ergonomic factors, handwriting product quality, handwriting efficiency, and computerized handwriting process measures in children with and without handwriting difficulties. *American Journal of Occupational Therapy, 60*(1), 28–39.

Rockwell, D. (2006). Transition services under IDEA: What is OT's role in the high school setting? *OT Practice, 11*(13), 15–17.

Schneck, C. (2005). Visual Perception. In J. Case-Smith. Occupational therapy for children (5th ed.) (pp. 412–445). St. Louis, MO: Elsevier Mosby.

Wehman, P. (2006). *Life beyond the classroom: Transition strategies for young people with disabilities* (4th ed.). Baltimore: Paul H. Brookes Publishing Co.

제 15 장

놀이, 레저, 사회참여의 중재
Interventions for Play, Leisure, and Social Participation

핵심용어

연합 그룹 상호작용(Associative group interactions)
애착(Attachment)
경쟁놀이(Competitive play)
구성놀이(Constructive play)
협력 그룹 상호 작용(Cooperative group interactions)
자기중심적 협력 그룹(Egocentric cooperative groups)
탐험놀이(Exploratory play)
상상놀이(Fantasy play)
기능적 놀이(Functional play)
규칙이 있는 게임(Games with rules)
대동작 놀이(Gross motor play)
레저 작업(Leisure occupation)
방관자적 놀이(Onlooker play)
병행 그룹 상호작용(Parallel group interactions)
놀이(Playfulness)
놀이 작업(Play occupation)
관계놀이(Relational play)
거친 신체놀이(Rough-and-tumble play)
사회적 역량(Social competency)
사회참여 작업(Social participation occupations)
사회적 놀이(Social play)
단독놀이(Solitary play)
상징놀이(Symbolic play)
몰입되지 않은 놀이(Unoccupied play)

목표

- 놀이, 레저 그리고 사회적 참여로써 작업을 정의하라.
- 발달과 환경에 적절하게 아동이나 청소년의 요구에 맞는 놀이, 레저 그리고 사회적 참여를 다룰 수 있는 중재접근법을 설명하라.
- 놀이, 레저 그리고 사회적 참여를 향상시키기 위한 중재를 제공하기 위해 작업치료사와 보조작업치료사 어떻게 할 수 있는지 명확히하라.
- 놀이, 레저 그리고 사회적 참여를 향상시키기 위한 중재를 제공할 때 작업치료사와 보조작업치료사가 고려해야 하는 개인적으로 환경적으로 그리고 과제와 연관된 요인들을 검사하라.

소개(Introduction)

1장에서 놀이, 레저, 사회참여의 정의에 대해서 알아보았다. **놀이(play occupation)**는 즐거움(pleasure) 또는 재미(amusement)를 주고 호기심과 창의성을 자극하며 기분전환을 제공하는 탐색적이고 참여적인 활동이다. 놀이는 폭풍우 후에 웅덩이에서 점프를 할 때와 같이 충동적일 수 있으며 또는 농구를 하는 것과 같이 조직적일 수 있다. **놀기를 좋아하(playfulness)**는 아동이나 청소년들은 내적으로 동기를 가지고 있으며 내적 조절을 느끼며 놀이를 하는 동안에는 현실을 일시적으로 중지시킨다(Bundy, 1993). 그들은 즐거우며 호기심이 가득하고 창의적이며 완전히 놀이에 빠져 있다(Knox, 1996). 이러한 놀이는 어린 아동들이 파자마와 망토를 두르고 영웅을 흉내내거나 초등학생들이 오래된 판지와 잡동사니들을 모아 요새를 짓는 것들에서 볼 수 있다. 작업치료 문헌들에서 아동의 일차적인 작업으로 바라봄으로써 놀이는 신체적, 인지적, 언어적, 사회적 발달을 촉진한다(Bundy, 1992; Nevill-Jan, Fazio, Kennedy, & Snyder, 1997).

레저(leisure occupation)도 또한 탐색적이고 참여적인 활동들을 포함한다. 의무적이지 않기 때문에 호기심이나 흥미를 만족시키거나 즐거움이나 학습하고 창의적 기회를 제공하기 위한 자유로운 시간에 행해진다. 레저와 놀이를 구분하는 것은 나이와 관련이 있다. 놀이는 아동이 자유롭게 선택한 활동을 설명하는 데 좀 더 자주 사용되며; 레저는 청소년이나 성인에서 즐겁고 자유로운 시간에 연관될 때 좀 더 자주 사용되는 용어이다(Christiansen, Baum, & Bass-Haugen, 2005; Parham & Fazio, 1997). 어린 아동들은 인형, 찰흙, 기차 등을 이용해 놀이를 하고; 청소년들은 인형을 모으고 도예를 하거나 기차 미니어처를 만든다.

사회참여작업(social participation occupations)은 사회라고 인식되는 조직화된 형식 안에서 가족, 친구, 동료, 공동체 구성원들과의 상호작용을 포함한다(AOTA, 2002, nd; Mosey, 1996). 가족의 결혼에 참석하고 친구와 아이스크림 가게에 가고, 공동체 퍼레이드에 참여하는 것이 사회참여 작업의 한 예이다. 혼자 또는 다른 사람과 함께 하는 놀이나 레저와 대조적으로 사회활동 참여는 다른 사람들과의 상호작용을 포함한다. 성공적일 경우 이러한 상호작용은 그들의 문화적 규범이나 역할을 반영하는 사람들 사이의 친밀함이나 유대감으로 특징지을 수 있다(Christiansen, Baum, & Bass-Haugen, 2005).

아동이나 청소년의 일상적인 삶에서 놀이, 레저, 사회참여 작업은 종종 중복되거나 다른 것들과 혼동될 수 있다. 예를 들면, 한 무리의 친구들이 버스정류장에서 집으로 걸어가면서 미식축구 카드를 교환하였고 공터에서 미식축구를 하며 시간을 보내기로 결정하였다. 축구게임을 가장 좋아하는 친구가 미식축구를 하는 것을 처음에는 별로 내켜하지 않았다. 그러나 그의 친구들이 게임에 참여하기를 격려하였고, 그는 그렇게 하였다. 친구들은 날씨가 좋으면 다음 날 다시 게임을 하기로 하였다. 카드 교환, 비공식적인 게임하기, 레저 시간을 보내기 위한 방법을 결정하기, 친구들의 그룹에 사회적으로 참여하기 등의 모든 것이 즉석에서 이루어진 미식축구 게임이 모두 들어간다.

사회참여 작업, 놀이, 레저는 다른 사람과 하게 될 경우 **사회적 역량(social competency)**을 필요로 한다. Williamson과 Dorman(2002)은 아동이나 청소년의 능력으로써 사회

적 경쟁을 다음과 같이 정의하였다:

- 사회적 환경의 요구를 구분한다.
- 상황에 필요한 언어적, 비언어적 기술을 결정한다.
- 사회적 규범에 적절하도록 유동성 있는 방법으로 이러한 기술들을 실행한다.
- 다른 사람들의 반응을 효과적으로 인식한다.
- 이러한 피드백에 맞게 조절한다.

아동이나 청소년들은 그들이 상호작용하고 있는 사람들 중에서 사회적으로 유능한 사람들을 관찰하고 본받으면서 사회적으로 유능하게 되는 것을 배운다. 그들은 그들의 행동, 의사소통, 친사회적 행동하기, 사회적 결정하기 등을 효과적으로 조절하기 위해 인지적, 사회적 기술을 통합하고 적용할 수 있다. 그들은 사회적 상황에서 다른 사람들을 포함할 수 있고 인사를 하며 칭찬을 할 수 있으며; 부정적인 피드백을 주고받으며; 정보를 찾으며 제공하며; 갈등을 처리하고; 사회적 교환에 연루되었을 때 적절하게 끝낼 수 있다(Williamson & Dorman, 2002). 위의 즉석에서 이루어진 미식축구 시나리오에서 사회적 역량이 있는 친구들은 모든 사람을 포함할 수 있는 활동을 찾을 수 있다. 그들은 게임을 어디서 하고 어떻게 하는지를 협상함으로써 모든 참가자들의 관점을 경청하고 존중할 수 있다. 그들은 공격적이지 않는 태도로 피드백을 줌으로써 그들의 놀이 수준을 향상시키고 게임 규칙을 적용하는 데 있어서의 논쟁을 해소하며, 게임의 참여를 부드럽게 끝낸다. 게임을 통해서 그들은 즐거움과 경쟁 사이의 균형을 적절하게 유지한다.

놀이, 레저, 사회참여 작업의 수준과 유형

(Levels and Types of Play, Leisure, and Social Participation)

5, 6, 7, 8장에서 아동들과 청소년들이 발달적인 측면에서 관련 있는 놀이, 레저, 사회참여 작업의 예를 보여주었다. 놀이, 레저, 사회참여 작업은 다른 사람들과의 상호작용 수준과 활동의 유형에 따라 나눌 수 있다.

사회적 상호작용의 수준

초기에 영아(infants)는 몰입되지 않은 놀이(unoccupied play)에 참여한다. 그들은 짧게 다른 사람과 그들의 환경에서 일어나는 활동을 바라보거나 또는 신체를 이용한 놀이나 대동작 활동에 참여한다. 영아가 유아(toddler)로 발달하게 되면 그들은 다른 사람들의 존재를 좀 더 잘 인식하게 되고 좀 더 오랜 시간 다른 사람이 놀이하는 것을 바라보기 시작한다. 이것을 **방관자적 놀이(onlooker play)**라고 한다(Williamson & Dorman, 2002). 유아들이 놀이에 참여하려고 하는 초기의 노력은 짧고 초보적이다. 따라서 그들의 형제, 자매들이 블록을 쌓고 크레용으로 색칠을 하는 것을 몇 분 동안 본 후에 유아들은 단순히 블록을 두드리거나 그림 위에 낙서를 한다.

2세정도가 되면 아동들은 그들 자신과 놀이를 하면서 시간을 보낸다. 이것은 **혼자놀이(solitary play)**이다. 그들의 세계를 탐험하고자 하는 열정으로 그들은 냄비를 두드리거나 나뭇잎 위를 구르거나 가사 용품이 들어있는 용기 안으로 들어간다.

2~3세 사이에 아동들은 **평행그룹(parallel level groups)**에 참여하기 시작한다. 이것은 다른 아동의 옆에서 놀이를 하고 사회화하는 능력이지만 다른 아동들과 직접적으로

상호작용하지는 않는다. 예를 들어 아동들은 같은 방에서 다른 아동의 근처에서 놀이를 하지만 아동들은 각자 다른 장난감을 가지고 논다(그림 15.1 ■ 참조).

3세반 정도의 아동들은 신체적으로 가까이 있고 비슷한 활동을 하고 있는 아동에게서 장난감이나 물건들은 빌리거나 공유하기 시작한다. 이러한 과정을 통해 아동들은 순서에 대해 배우기 시작한다. 이것은 **연합그룹(associative group interaction)**이다. 예를 들어, 모래 상자 안에서 아동들은 번갈아 가면서 모래 장난감을 가지고 놀며 구멍에 그것을 넣었다 빼곤 한다. 같은 장난감을 가지고 놀려는 짧은 노력이 보일 수 있다(Cronin & Mandich, 2005).

초등학생 정도 되면 아동들은 자기중심적 **협동그룹(egocentric cooperative group)**에 참여하기 시작한다. 즉, 아동들은 이러한 협동을 통해 그들 개개인의 요구를 만족시킬 수 있다는 것을 깨달았기 때문에 다른 아동들과 협동한다. 이러한 면은 야구 게임을 할 때 공격을 하기 위해서 아동들이 교대로 수비를 하는 것에 동의하는 것을 보면 알 수 있다. 중학생 정도가 되면 아동들이나 청소년들은 협동 그룹에 참여하는 방법을 배우게 된다. 이 정도 수준이 되면 아동들은 그룹의 규칙을 정하고 지키며, 일을 분배하고, 일반적인 과제를 수행하기 위한 역할을 갖게 된다. 이 시기는 아동들이나 청소년들이 교과 외 활동과 청년회에 참여할 시기이다. 그룹에 속하고자 하는 욕구와 그룹 정체성에 대한 인식은 놀이, 레저, 사회활동의 중심적인 부분이다(Vander Zanden, Crandell, & Crandell, 2003).

아동이나 청소년은 발달하면서 그들이 사회적 상호작용의 초기 수준에서 참여하였던 능력을 잃지 않는다. 전형적으로 그들은 사회적 상호작용의 각각의 수준에서 수행하였던

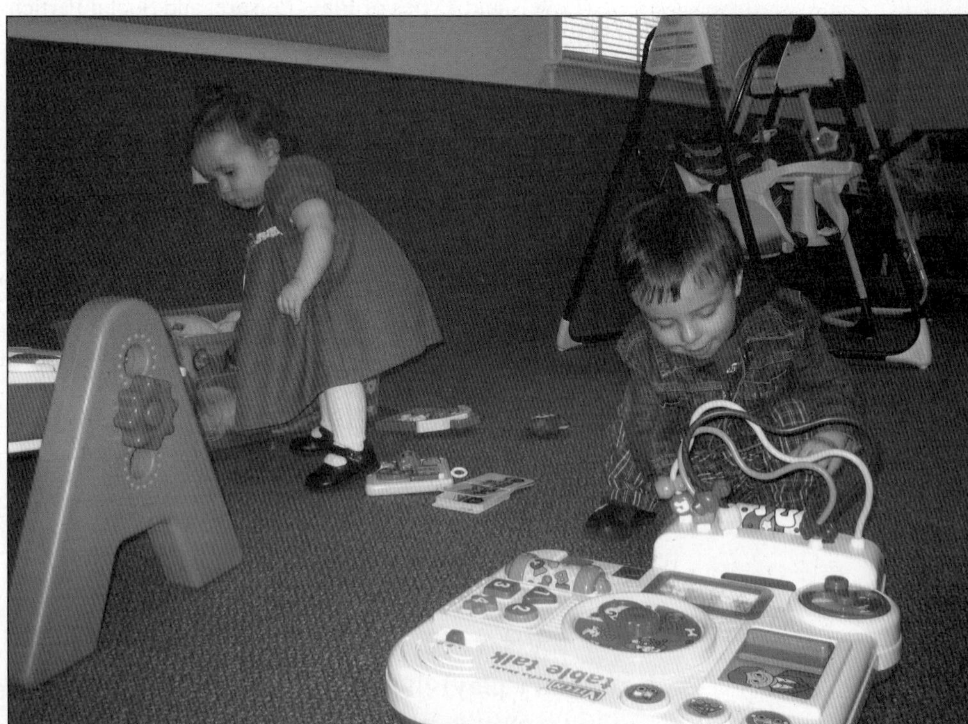

■ 그림 15.1
평행놀이.

활동의 유형과 복잡성의 레퍼토리를 확장시킨다. 따라서 밴드에서 동료들과 함께 연주를 하는 청소년은 콘서트에서 관람자로써 즐길 수 있다. 비슷하게 청소년들은 몇몇의 호른 연주자들과 같은 공간에서 트럼펫을 연주하면서 평행 그룹의 기술을 사용할 수 있고 또는 다른 연주자들과 음악 악보를 공유함으로써 연합 그룹의 기술을 사용할 수 있다.

놀이, 레저, 사회참여 작업의 유형

영아들은 언어적, 촉각, 시각, 운동 감각, 감정적인 방법을 통해 그들의 부모나 보모와 사회적 놀이(social play)를 한다. 이러한 사회적 상호작용의 한 부분으로 그들은 소리를 내며 좋아하거나 미소짓고, 흐느끼거나 운다. 그들은 시각적으로 촉각적으로 그들의 부모나 보모를 탐색하고 흥분했을 때는 움직임이 증가하고 고통스러울 때에는 몸을 꿈틀거리며, 만족했을 때에는 평화롭게 뒹군다. 이러한 사회적 상호작용이 긍정적이고, 자주 일어나며, 예측가능하다면 이것들은 영아들에게 있어서 주변 환경을 탐색하도록 하면서 안전감과 자유로운 느낌을 촉진한다. 감정적 결속을 지키게 하는 **애착(attachment)**은 이러한 사회적 상호작용을 통해 아동과 부모 또는 보모 사이에서 발달한다(Williamson & Dorman, 2002). 이와 같은 시기에 영아들은 감각과 운동 경험을 일으키는 활동들을 찾고 반복하면서 **탐험적 놀이(exploratory play)** 또는 감각운동놀이(sensorimotor play)에 참여하기 시작한다(Case-Smith, 2005). 자신의 손을 빨고, 손과 발을 탐색하고 다리를 차거나 팔을 흔들고, 모빌을 흔들고, 자신의 소리를 실험해본다(그림 15.2 ■ 참조).

12~18개월 사이에 아동들은 **기능적 놀이(functional play)**와 **상관놀이(relational play)**를 한다. 기능적 놀이는 현실에 기초하며; 아동들은 물건이 디자인된 목적에 맞도

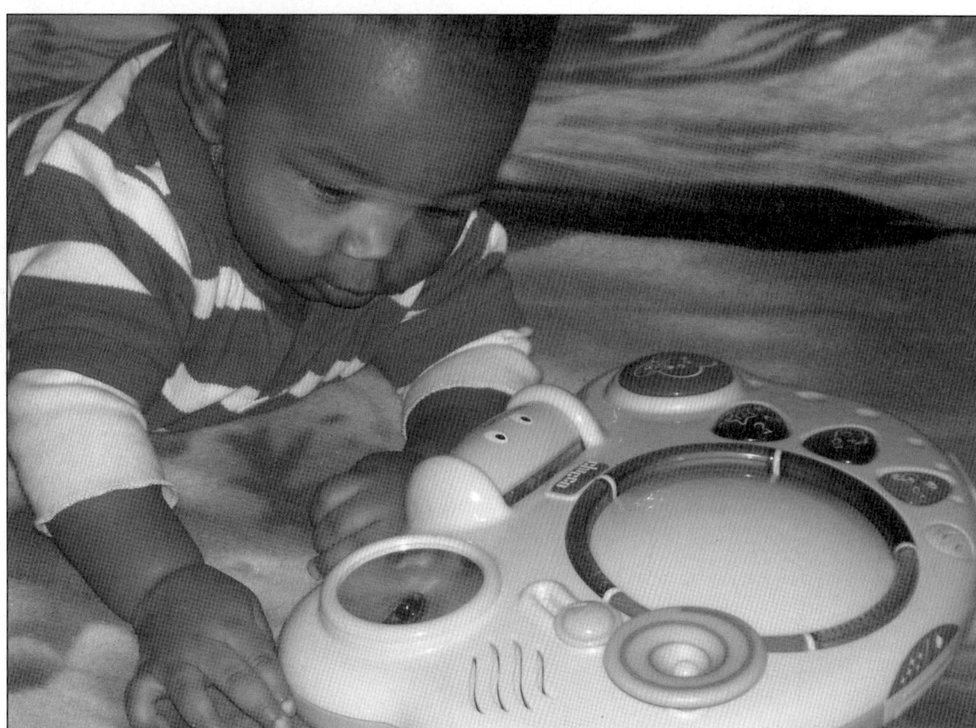

■ 그림 15.2
감각운동놀이.

록 사용한다. 그들은 컵이나 숟가락을 자신의 입으로 가져오거나 장난감 진공청소기를 카펫 위에서 민다. 상관놀이에서 아동들은 동물 장난감을 마차에 넣고 마차 끌기 또는 식기장에 접시를 넣는 것과 같이 연관된 동작을 혼합한다(그림 15.3 ■ 참조).

같은 기간에(12~18개월) 아이들은 공간과 사물(objects)의 성질(textures)을 탐구하는 **큰 동작의 운동놀이(gross motor play)**를 하며 의미 있는 시간을 보낸다. 아이들은 달리기, 흔들기, 회전하기와 같은 고유수용감각과 전정감각 입력을 제공하는 전신(몸 전체)의 움직임을 할 때 즐거워한다. 그들은 또한 물과 모래놀이와 같은 촉감을 탐구하는 놀이를 즐긴다(Smith 사례, 2005)

표현언어와 인지적 능력이 발달함에 따라 2~3세의 아동들은 **상징놀이(symbolic play)**를 시작하면서 그들의 상관놀이의 영역을 확장시킨다. 그들은 물건들은 새로운 방법으로 사용하고 상상의 역할을 한다(Case-Smith, 2005; Feldman, 2004). 예를 들면, 종이를 자른 것이 새가 되고 또는 아동이 개의 가족이 되기도 한다. **구성놀이(constructive play)**는 아동이 그리고 퍼즐을 이용하고 간단한 블록을 쌓기 시작하면서 발생한다(그림 15.4 ■ 참조). 사회적 놀이는 평행적 그리고 연합적 수준의 상호작용을 포함하면서 진보한다. 2~3세에 아동은 주변의 아동과 놀이를 할 수 있고; 몇몇은 물건이나 장난감을 공유한다(그림 15.5 ■ 참조).

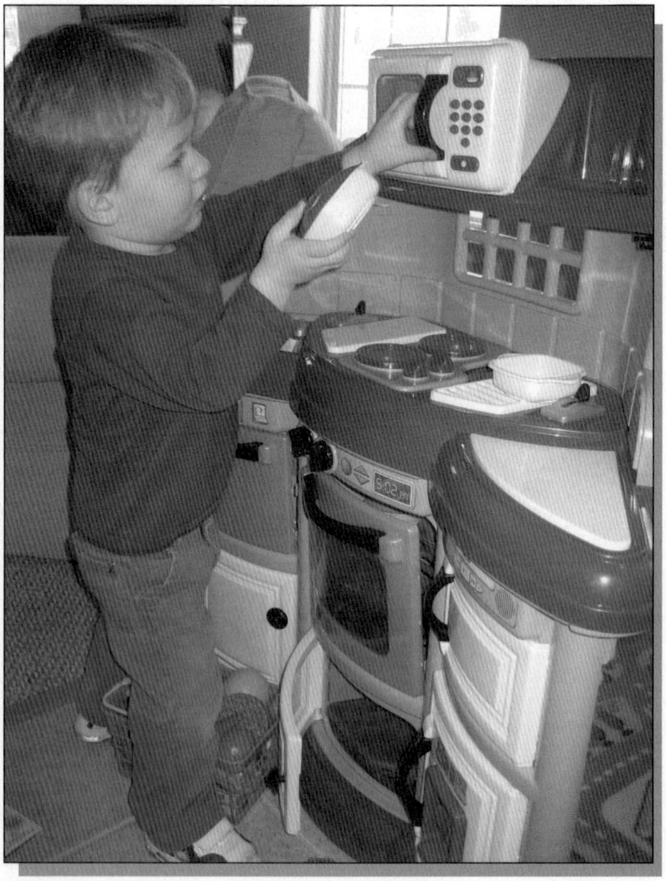

■ 그림 15.3
관계놀이.

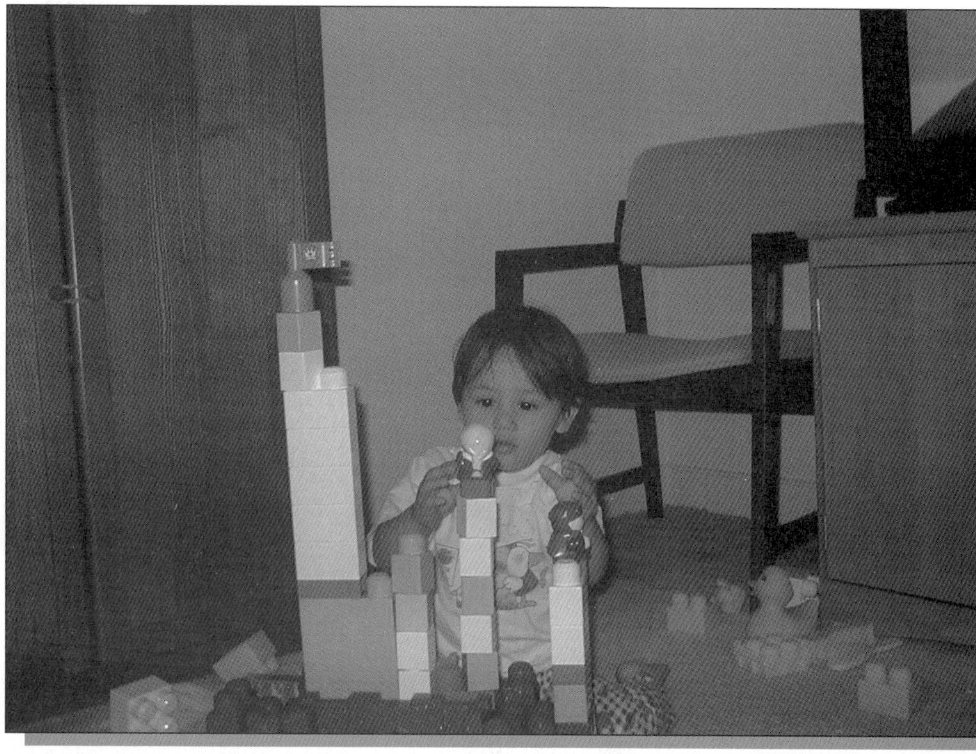

■ 그림 15.4
블록을 이용한 구성놀이.

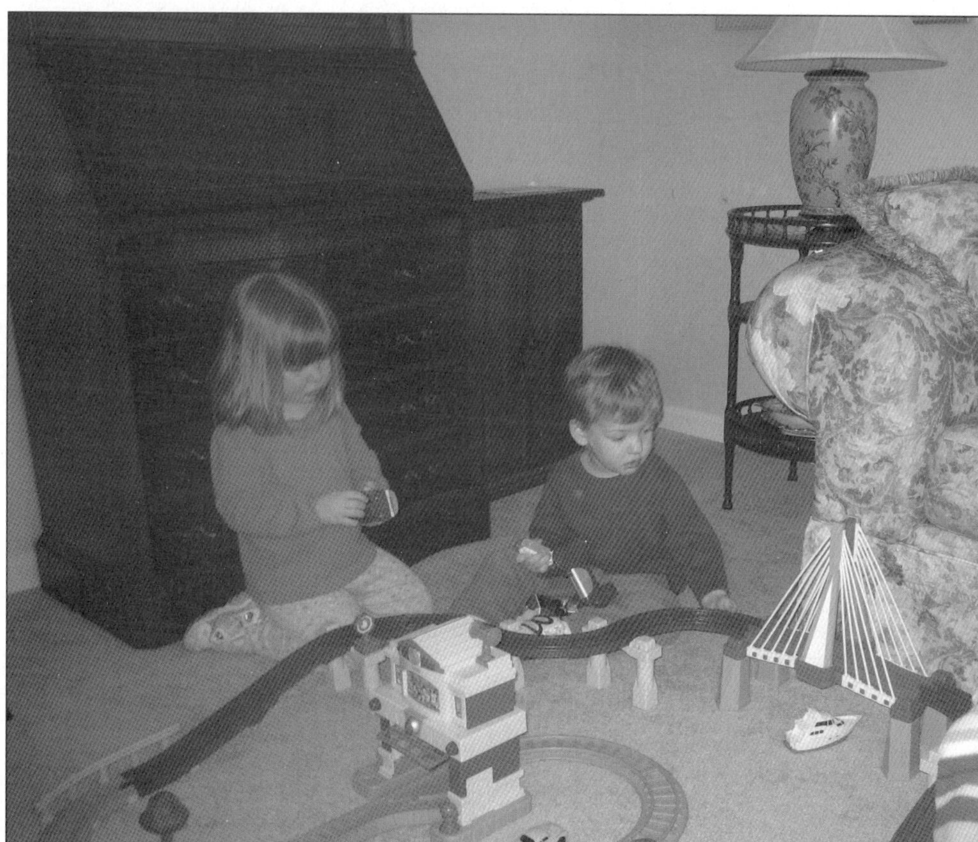

■ 그림 15.5
기차놀이 세트를 공유하는 아동들.

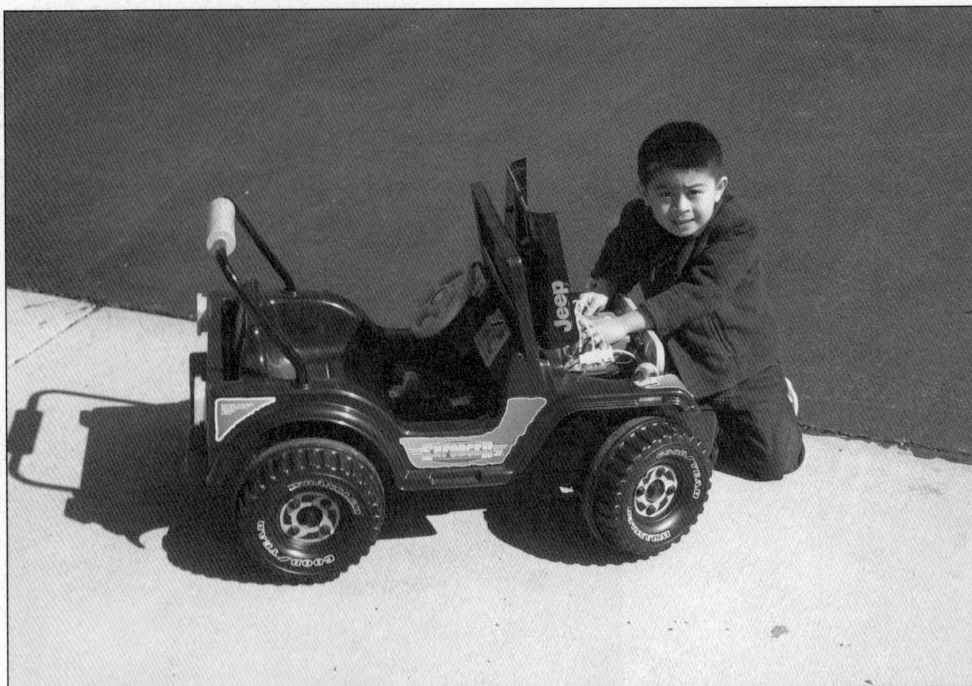

■ 그림 15.6
지프를 고치고 있음.

3~5세 사이에는 상징놀이가 **환상** 또는 **사회극적 놀이(fantasy** or **sociodramatic play)**로 진보한다. 아동들은 자신들의 상상의 캠핑 여행에서 담요는 텐트가 되고 막대기는 낚시 도구가 된다. 장난감 지프차는 자동 기계의 상상의 역할에서 버팀목이 된다(그림. 15.6 ■ 참조). 대동작 놀이는 운동장의 놀이기구를 올라가서나 언덕에서 썰매를 타거나 모래 언덕에서 구르는 것과 같이 **좀 더 거친 신체놀이(rough-and-tumble play)**를 포함한다. 구성놀이(constructive play)는 좀 더 복잡해져서 아동들은 물건들을 쌓기 위해 돌이나 레고(Legos), 인터라킹 퍼즐(interlocking puzzles), 미술 도구 등을 이용한다. 이 시기동안 아동들은 수건돌리기(ring-around-the-roise, duck-duck-goose)와 같이 **규칙이 있는 단순한 게임**에 참여하기 시작한다(Case-Smith, 2005).

6세 정도 되면 아동들은 몇 가지 규칙을 지켜야 하는 컴퓨터 게임이나 보드 게임을 한다. 카드 게임을 할 때처럼 지켜야 하는 숫자나 색의 순서가 있거나 장기놀이를 할 때 조각을 앞, 뒤로 움직여야 하는 무늬가 있을 수 있다. 승부가 아닌 참여에 의의를 둔다면 대부분의 아동들은 어느 정도의 경쟁이나 협동이 필요한 게임에 참여할 준비가 되어 있다. 어떤 문화에서는 **경쟁놀이(competitive play)**를 중요하게 여기지 않지만 어떤 곳에서는 아동들을 구조화된 운동 프로그램에 참여하도록 하면서 이것을 장려한다. 6세 정도의 아동들에게 가장 성공적인 이러한 아동 운동 프로그램은 참여하는 모든 아동들이 경기 동안 자주 승리를 경험할 수 있는 체계로 구성되었다.

아동들의 인생에서 초기 6년 동안 발달하는 놀이에 대한 흥미의 유형은 아동들이 자라면서 즐기는 놀이, 레저, 사회참여 작업 유형의 기초로서 작용한다. 예를 들어, 구성놀이를 즐기는 아동들은 아마도 인지와 신체적 능력이 발달함에 따라 복잡한 모형을 디자인하거나 크래프트 프로젝트를 하는 데 흥미를 보일 것이다. 환상 또는 극적 놀이는 음악이나 연극에 대한 관심으로 발전할 것이다. 탐험놀이는 아마도 하이킹이나 오리엔티어링과 같은 레저 활동으로 나타날 것이다. 대동작 놀이를 기본으로 한 전정 자극과 고유수용성 자극에서 즐거움을 얻거나 경쟁을 즐기는 아동들은 경쟁적인 운동 프로그램에 활발하게 참여할 것이다. 간단한 보드 게임과 컴퓨터 게임은 전략, 기억, 움직임에 대한 계획, 다른 사람의 움직임에 대한 예측 등을 요구하는 장기와 같은 좀 더 복잡한 것으로 발달할 것이다. 사회적 놀이를 즐기는 아동들은 파티, 페스티발, 청년 그룹과 같은 사회적 기능이 있는 조직을 만들거나 참여할 것이다. 레저 활동을 나누는 데에는 일정한 체계가 없지만 일반적으로 인용되는 카테고리는 다음과 같다: 미술(arts), 크래프트(crafts), 취미(hobbies), 요리(cooking), 나무공예(woodworking), 정원가꾸기(gardening), 비디오 게임(video gaming), 야외 레크레이션(outdoor recreation), 운동(sports), 춤(dance), 독서(reading). 사회참여 작업은 공동체 기능, 종교적 기능, 가족 기능으로 구분할 수 있다. 가족, 학교, 종교, 공동체 그룹에 참여하는 것은 아동과 청소년이 그들의 흥미를 확장시키고 그들의 놀이, 레저, 사회기술을 진보시킬 수 있다.

놀이, 레저, 사회참여 환경의 영향
(Influence of Context on Play, Leisure, and Social Participation)

아동이나 청소년의 놀이, 레저, 사회참여 작업을 다루기 위한 치료를 할 때 작업치료사는 환경을 고려해야 한다. 1장에서 다루었듯이, 이러한 환경들은 신체적, 사회적, 문화적, 개인적, 영적, 시간적, 가상의 환경을 포함한다. 아동이나 청소년들에게 있어서 가능한 놀이, 레저, 사회참여 작업에 영향을 주고, 어떻게 이러한 작업에 참여할 수 있는지에 영향을 준다.

신체적 환경

신체적 환경은 아동이나 청소년이 다양한 놀이, 레저, 사회참여 작업에 노출되고 이러한 작업에 참여할 수 있도록 하는 도구들에 영향을 준다. 바다 근처에 사는 아동이나 청소년들은 모래성 쌓기, 해변 산책, 서프보드 타기, 바다낚시, 모래밭 주행용 소형차 타기 등에서 좀 더 많은 기회를 가진다. 산 근처에 사는 아동들은 계곡에서 놀기, 등산, 하이킹, 사냥, 캠핑 등에서 좀 더 많은 기회를 가진다. 반면에 도시에 사는 아동들은 돌차기 놀이, step-ball, wire ball, double-Dutch 등의 놀이를 하거나; 박물관을 관람하고; 음악 콘서트나 도시 박람회에 참여한다.

사회적 환경

사회적 환경은 놀이, 레저, 사회참여 작업동안에 따라야 하는 행동의 규준을 세울 수 있게 한다. 예를 들어 친구의 생일 파티라는 사회적 환경 안에서 아동이나 청소년들은 신체적 게임을 하거나 음악에 맞춰 춤을 추고 피자를 먹는다. 조부모를 위한 생일 파티라는 사회적 환경 안에서는 아동이나 청소년들은 저녁 식사 테이블에 조용하게 앉아서 예의바르게 대화를 해야 한다. 공공장소에서는 낯선 사람들과는 적당한 거리를 유지해야 하며; 이웃간의 파티에서는 그들이 만나는 모든 어른들과 이야기를 나누도록 기대되며, 인사를 할 때에는 어른의 성을 불러야 한다.

문화적 환경

문화적 환경은 적절하다고 여겨지는 놀이, 레저, 사회참여 작업의 형태에 영향을 준다; 예를 들어 암만파(Amish) 가족의 아동들은 수제의 전기를 이용하지 않는 장난감을 가지고 논다. 아메리카 원주민(Native American)의 아동들은 종교적 의식을 준비하기 위해 구슬세공, quillwork(호저의 바늘 또는 새의 깃대를 이용한 장식 공예)을 하면서 대부분의 시간을 보낼 것이다. 정통 유대교(Orthodox Jewish)의 가족의 남, 여 청소년들은 같은 성별의 사람들과만 춤추고 수영한다. 자메이카 공동체의 아동들은 밴드의 한 부분으로써 철제 드럼을 연주하는 것을 배우지만 멕시칸 공동체의 아동들은 길거리 음악단의 음악에 맞춰 춤추는 것을 배운다(Arlon, 2004).

개인적 환경

연령, 성별, 사회경제적 수준은 놀이, 레저, 사회참여 작업 동안 이용 가능한 물건의 종류와 감독의 수준에 영향을 준다. 예를 들어 어린 아동들은 좀 더 보호된 장소에서 보호자나 형제들의 감독 아래에서 놀이를 해야 한다(그림 15.7 ■ 참조).

반면에 청소년들은 종종 보호자의 보호를 벗어나 그들의 공동체 안에 있는 다양한 환경 안에서 사회화되어야 한다. 소녀들은 분홍, 라벤더, 노랑과 같은 파스텔 톤으로 칠해진 인형을 가지고 놀며, 소꿉놀이나 좀 더 세밀한 활동들에 참여한다. 소년들은 파랑, 빨강, 초록과 같은 원색으로 칠해진 장난감을 가지고 놀며, 탐험적이고 큰 움직임이 있는 활동들에 참여한다. 재정 자원에 제한이 있는 아동이나 청소년들은 좀 더 비용에서 자유로운 놀이나 레저 활동을 하기 쉬우며, 재정 자원이 풍부한 아동들은 값비싼 장난감을

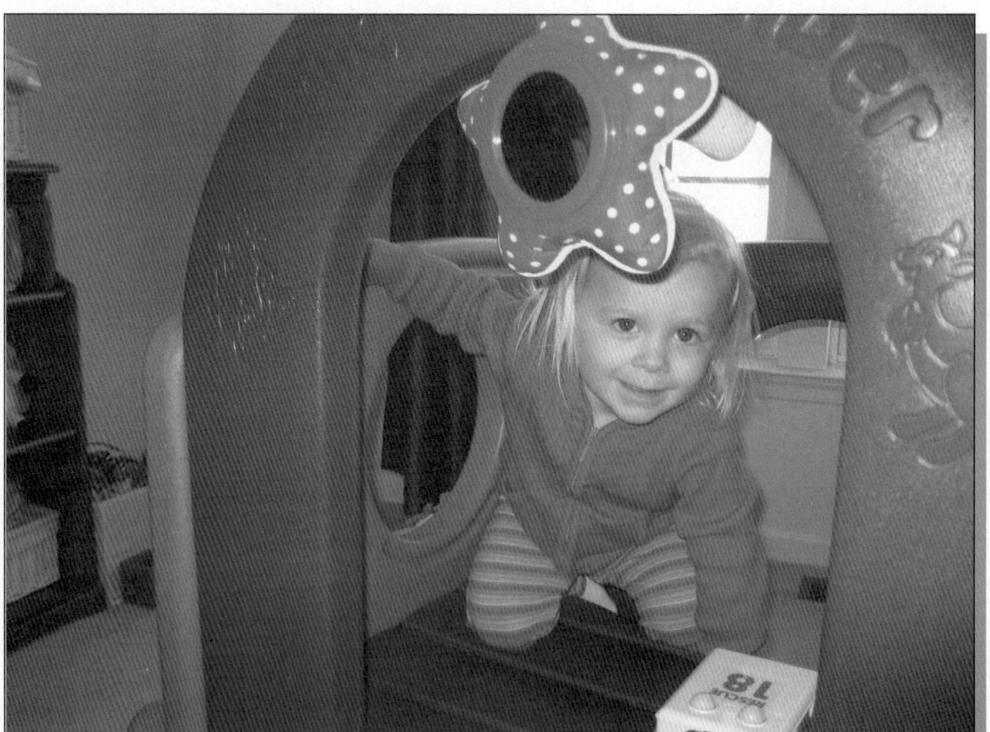

■ 그림 15.7
보호된 공간안에서의 놀이.

가지거나 비용이 많이 드는 취미를 갖기 쉽다. 몇몇 청소년들은 자신들의 레저 취미를 충족시키기 위해 시간제 노동을 할 것이다. 이러한 노동은 시간을 들어야 하기 때문에 이렇게 하는 청소년들은 레저 활동을 추구하는 것이 가장 우선시될 것이다.

영적인 환경

영적인 환경은 적절하다고 여겨지는 놀이, 레저, 사회참여 활동에서 사용하는 물건의 선택에 영향을 준다. 또한 이러한 활동들에 참여할 때에도 영향을 준다. 발렌타인이나 크리스마스 장식은 기독교적 신념을 반영하고 색채 모래 그림은 나바호(Navaho) 신념을 반영하며 dreidel 같은 장난감은 기독교점 신념을 나타낸다. 유대교 아동이나 청소년들은 그들의 가족과 함께 안식일은 축하하기 위해 금요일 밤과 토요일을 지켜야 하며 교회에 나가야 한다. 무슬림의 아동들은 하루에 몇 번씩 동쪽을 보고 기도를 해야 한다. 기독교를 믿는 집안의 아동들은 토요일이나 일요일에 교회에 나가야 한다.

시간적 환경

시간적 환경에는 내적, 외적 시간 공간이 포함된다. 이것들은 아동이 참여하는 놀이, 레저, 사회참여 작업에서 빈도, 지속 기간, 날 또는 계절의 시간 등에 영향을 준다. 어린 아동들은 아침과 정오 동안에 짧게 그리고 잦은 간격으로 놀이를 하기 쉽다. 초등학생들은 늦은 오후에 몇 시간씩 놀이, 레저, 사회참여 작업을 할 수 있다; 청소년들은 가족과 공동체의 귀가 시간에 따라 늦은 오후에서 저녁 때까지 참여할 수 있다. 아동이나 청소년들은 그들의 의무와 자원에 따라 토요일이나 일요일까지 자신들의 놀이, 레저, 사회활동 추구에 자발적이고 연속적인 스케줄로 시간을 확장시켜 참여할 수 있다. 적당한 온도와 긴 햇빛은 야외 활동에 도움을 준다. 극단적인 온도와 짧은 햇빛은 실내 활동의 양을 증가시킨다.

가상의 환경

전자 매체에 접근으로 증가하면서 생성된 가상의 환경은 놀이, 레저, 사회참여의 시간적 공간적 차원을 변화시켰다. 아동이나 청소년들은 인터넷을 통해 게임을 하고 다른 사람들과 거의 즉각적으로 메시지나 이메일을 통해 의사소통할 수 있다. 이러한 방법들은 아동이나 청소년들이 메시지를 받고 대답할 수 있도록 하며 그들의 게임을 좀 더 편한 시간대에 할 수 있도록 저장할 수 있게 한다. 이러한 방법들은 다양한 지역의 공간을 넘어 실시간으로 의사소통할 수 있도록 하기 때문에 아동이나 청소년들은 그들의 지역 밖에 살고 있는 사람들과 개인적인 상호관계를 형성하고 유지할 수 있도록 해준다.

놀이, 레저 그리고 사회참여 중재
(Play, Leisure, and Social Participation Interventions)

놀이, 레서, 사회참여는 다른 목표를 성취하기 위한 방법이나 치료중재의 결과로 이용할 수 있다. 치료중재의 방법으로써 이러한 작업들은 아동이나 청소년들이 경험할 수 있는 수행기술, 수행패턴, 신체기능 또는 다른 작업 영역들에서의 문제들을 절명하는 데 도움을 줄 수 있다. 예를 들어 치료중재 계획에 대해 치료사와 문제해결을 한 후에 보조 작업치료사는 어린 아동이 옷 입는 기술을 배울 수 있게 옷입기 놀이를 하거나 구강 위생

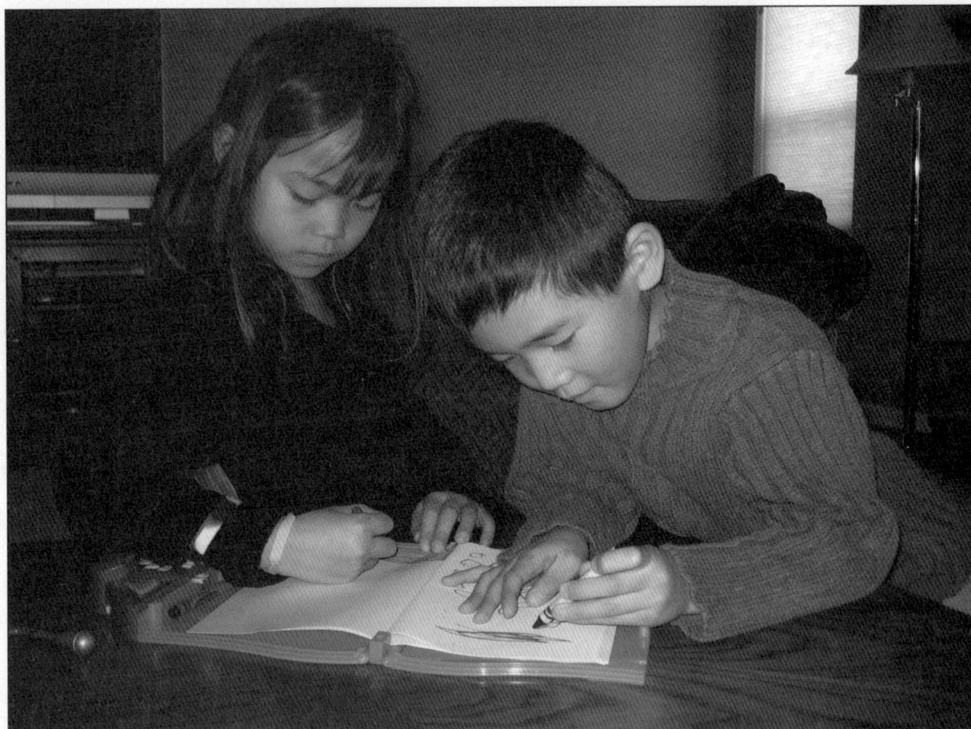

■ 그림 15.8
시각 운동 기술의 발달.

에 필요한 기술의 이해를 위해 치과의사 놀이를 할 수 있다. 보조작업치료사는 좀 더 나이가 있는 아동과 시각-운동 기술을 발달시키기 위해 크래프트를 할 수 있고 또는 고등학교 학생들과는 문제해결 능력과 협상 능력을 기르기 위해 그룹을 구성하는 활동을 할 수 있다(그림 15.8 ■).

이러한 치료중재를 계획할 때 작업치료사와 보조작업치료사는 놀이, 레저, 사회참여의 발달적 적합성과 이러한 작업동안 사용되는 기술들이 문제가 있는 영역으로 전이가 될 수 있는지 고려해야만 한다.

놀이, 레저, 사회에 참여할 수 있는 능력이 치료중재의 결과일 경우에 작업치료사와 보조작업치료사는 아동이나 청소년들의 기술, 흥미, 재미, 사회적 역량; 환경적 지원; 과제 수정 등에 초점을 맞추어야 한다. 예를 들어 작업치료사의 지도 아래에 보조작업치료사는 어린 아동과 유치원에 다니는 데 필요한 연합놀이 기술을 발달시키기 위한 놀이를 할 수 있고 또는 학령기 아동의 아동과는 유스 프로그램(youth program)에 필요한 사회적 역량을 배우기 위한 치료를 할 수 있다. 이환 계획의 한 부분으로써 청소년과 함께 협력을 할 경우에 보조작업치료사는 공동체의 레저 활동을 설명할 수 있다. 공동체 레크레이션 프로그램의 상담자로써 보조작업치료사는 운동장의 놀이기구와 운동장의 경주로의 이용 가능성에 대해 고려해야 한다. 이러한 치료중재를 계획하는 데 작업치료사와 보조작업치료사는 다음의 것들을 고려해야 한다:

- 아동이나 청소년의 현재 기능 수준
- 놀이, 레저, 사회에 참여하기 위한 아동이나 청소년의 열망

- 이러한 작업에 참여하기 위한 과제
- 작업에 참여하기 위한 환경
- 참여를 촉진시키기 위한 작업치료사와 보조작업치료사와의 상호작용(Williamson & Dorman, 2002)

4장에서 설명했듯이, 작업치료사는 치료중재의 모든 측면에서 일차적인 책임감을 갖는다. 보조작업치료사는 작업치료사에 의해 위임된 치료중재의 측면을 적용할 때에 책임감을 갖는다. 이것을 효율적으로 하기 위해 작업치료사와 보조작업치료사는 아동이나 청소년의 성장과 발달 및 놀이, 레저, 사회활동 참여의 복잡성과 범위, 환경의 영향을 에 대한 지식을 알고 있어야 한다. 치료사들이 고안하는 치료중재들은 개인적 요소(person factor), 환경(environment), 과제(task) 등에 대해 설명한다.

개인적 요소에 집중한 치료중재(Interventions Directed at Person Factors)

수행 기술, 수행 패턴, 신체 기능

주의 깊게 계획을 세우고 활동을 분석하면서 작업치료사와 보조작업치료사는 놀이, 레저, 사회활동 참여에서 몇 가지 목표를 달성할 수 있다. 그들은 놀이, 레저, 사회활동 참여 활동을 신체적, 인지, 사회-감정적, 의사소통 기술과 패턴의 복합적인 발달을 촉진시키기 위해 사용할 수 있고 또는 아동이나 청소년들이 잃어버린 기술과 패턴들을 다시 획득하는 것을 도울 수 있다. 그들은 아동이나 청소년의 능력이 좀 더 생길수록 추가적인 도전을 할 수 있도록 이러한 작업들의 복잡성을 업그레이드 할 수 있다. Jin의 다음 이야

JIN

Jin은 남자 청소년으로 스키 사고로 폐쇄성 두부 손상을 당했다. Jin은 현재 기억, 판단, 문제해결, 자기 조절과 같은 정신적 기능에 어려움을 겪고 있다. 그는 또한 미세 동작 조절, 양측 통합을 포함한 움직임 기능에도 어려움을 겪고 있다. 보조작업치료사는 활동 요구를 분석할 수 있는 그녀의 능력을 이용하여 Jin이 흥미를 보이는 카드 게임을 선택하였고 그의 수행 문제를 분석하였다. 그녀는 적은 수의 규칙만을 기억해도 되고 차례를 아주 짧은 시간만 기다리면 되기 때문에 War라는 카드 게임을 선택하였다. Jin은 카드 더미에서 한 장을 집어서 앞면이 보이도록 뒤집어 놓으면 된다. 그 후에 그녀도 카드 한 장을 집어서 탁자 위에 뒤집어 놓는다. 그러고 나서 Jin은 두 장의 카드 중에 어떤 카드가 더 높은 것인지 구분해야 한다. 그녀는 누가 이겼는지 Jin이 결정할 수 있도록 힌트를 주어야 한다. 이러한 전략들은 Jin이 성공할 수 있도록 돕는다.

Jin이 정신적 기능과 미세 동작 기능을 조금이 다시 얻을수록 보조작업치료사는 카드 게임을 Uno로 업그레이드 하였다. 그려는 이제 그가 다른 사람과 게임을 하도록 한다. Jin은 다른 사람과 의사소통을 해야 하며 그의 손에 카드를 잡고 있어야 하고, 숫자와 색깔의 순서에 집중해야 하며, 카드의 숫자 규칙은 내려놓거나 집어야 한다. 그는 좀 더 오랜 시간 자신의 순서를 기다려야 하며, 카드의 지시 사항에 따라 그의 순서를 건너 뛸 수도 있다.

Jin이 인지와 운동 기능을 추가적으로 더 얻을수록 보조작업치료사는 카드 게임을 Casino로 한 번 더 업그레이드 하였다. 그녀는 그가 그의 파트너와 함께 다른 사람들과 게임을 하도록 하였다. 현재 Jin은 그의 손에 있는 카드를 보면서 이길 수 있는 방법을 찾기 위해 그의 상대가 경기하는 것을 기억해야 한다. 이 게임은 좀 더 높은 기억력, 예측, 판단의 정신 기능을 필요로 한다. 또한 미세 동작과 양측 통합, 상대편이 하기를 기다리는 능력, 그의 파트너와 함께 그의 움직임을 조직화하는 능력을 필요로 한다.

기는 보조작업치료사가 몇몇 재활의 목표를 이루기 위해 레저 활동을 카드 게임을 이용한 방법을 설명한다.

카드를 이용한 작업을 기본으로 한 활동을 실제로 하기 전에 보조작업치료사는 Jin을 예비의 그리고 목적 있는 활동에 참여하도록 할 수 있다. 집기능력과 양측 협응능력을 향상시키기 위해 Jin은 포커칩을 집어서 우세손에서 비우세손으로 옮겨잡을 수 있다. 그는 또한 카드 뽑기, 버리기, 섞기 등은 연습할 수 있다. 그가 조작하기에 일반적인 카드가 너무 어렵다면 더 큰 카드를 이용하거나 그의 정중선에서 팔을 뻗어 닿을 수 있는 위치에서 버리기 쉽도록 discard pile을 놓는다. 정신적 기능을 위해 Jin은 카드 게임의 각각의 단계를 개별적으로 연습해 볼 수 있다. 그녀는 Jin이 게임의 기본적인 규칙이 적혀 있는 그림 카드나 안내 카드를 큰 소리로 읽어보게 하거나; 순서를 알 수 있도록 시계를 사용하거나; 판단 능력을 향상시키기 위해 실제 게임을 하기 전에 가능한 움직임을 연습해 볼 수 있다. 이러한 예비의 그리고 목적 있는 활동과 작업을 기본으로 한 활동을 하는 동안 보조작업치료사는 환경 안에서 성공적인 참여에 필요한 적절한 힌트와 피드백을 제공한다.

재미

작업치료사와 보조작업치료사는 놀이를 통해 아동과 청소년들에게 재미를 주어야 한다. 외상성의 삶의 경험이나 환경적인 빈곤때문에 놀이에 참여할 기회가 적었던 아동이나 청소년들은 재미를 발달시킬 수 있는 기회를 얻을 수 있다. 호기심, 창의성, 자발성, 즐거움, 재미와 관련된 내적 조절감각은 아동이나 청소년들이 다른 일상생활의 요구를

SHIVA

Shiva는 그녀의 생애 첫 2년 동안을 고아원에서 보냈다. 그녀의 기본적인 영양과 의복에 대한 관리보다 더 많은 보호를 해주기에는 직원의 수가 적었기 때문에 그녀는 대부분의 시간을 유아용 침대에서 보냈다. 현재에는 입양이 되어서 Shiva는 중산층을 위한 유치원에 다니고 있다. 치료중재 계획의 한 부분으로써 작업치료사는 놀이에 대한 측면에 있어서 유치원 교사와 부모와 상담을 하였다. 보조작업치료사는 몇 주간 창의성 있는 놀이 시간 동안에 교실에서 Shiva와 함께 생활하였다. 놀이의 발달 연속을 따를 수 있도록 그는 Shiva가 사회적 놀이와 감각 운동놀이에 참여하도록 하였다. 이 놀이를 하는 동안 그는 자발성, 창의성, 즐거움을 만들 수 있도록 하였고 Shiva가 그녀가 즐거워하는 놀이를 주도하여 이끌 수 있도록 하였다. 서로 웃긴 얼굴을 만들고 모래 언덕을 기어가거나 물을 튀기거나 베개를 굴리며 놀았다.

Shiva가 이러한 종류의 놀이를 좀 더 자주 시작함에 따라 보조작업치료사는 기능적인 놀이와 연관놀이를 소개하였다. 그는 Shiva가 양동이와 삽을 이용하여 모대 언덕에서 놀고, 물을 뜨고 쏟을 때에 컵을 이용하거나 다양한 순서를 베개를 줄 세우는 놀이를 하도록 하였다. 대동작 놀이의 발달을 촉진하기 위해 보조작업치료사는 Shiva가 모래가 든 양동이를 다른 모래 언덕으로 옮기거나 베개를 뛰어넘도록 하였다. 그는 평행 수준의 사회적 기술을 향상시키기 위해 이러한 활동들에 다른 아동들을 참여시키기도 하였다.

그녀가 진전을 보이는 것을 지속하도록 Shiva를 지원하면서 보조작업치료사는 상징놀이와 구성놀이를 소개하였다. 인형과 동물 모형을 추가하여서 장난감 사람들과 동물을 위한 모래성과 물 미끄럼틀 등을 구성하는 방법을 보여주었다. 연합 수준의 사회적 기술을 촉진시키기 위해 그는 Shiva가 모래와 물에서 노는 동안에 다른 두 명의 아동들과 공간과 장난감을 공유하도록 하였다.

다루는 방법에서 유연성을 기를 수 있도록 해준다(Knox, 2005; Morrison & Metzer, 2001). 다음에 오는 Shiva의 이야기는 작업치료사와 보조작업치료사가 어떻게 어린 아동에게 재미를 제공하는지 설명해준다.

이러한 활동을 하는 동안 보조작업치료사과 Shiva의 행동들을 조심스럽게 관찰하였다. 그는 작업치료사에게 Shiva가 자신의 몸을 움직이는 방법, 감각자극에 반응하는 방법, 그녀의 놀이활동을 계획하는 방법 등에 대해 보고를 하였다. 그는 Shiva의 놀이 선호도, 놀이 유형, 감정적 반응, 다른 아동들과의 상호관계 등에 대해서도 보고를 하였다. 이러한 정보를 이용해서 작업치료사와 보조작업치료사는 Shiva의 발달을 촉진할 수 있는 최상의 접근법과 과도한 자극과 부정적인 결과를 방지할 수 있는 방법에 대한 문제를 해결하였다.

사회적 역량

사회적 역량은 작업치료사와 보조작업치료사가 놀이, 레저, 사회활동 참여를 하는 동안 다루어야 하는 또 다른 분야이다. 사회적 역량에 문제가 있는 아동이나 청소년들은 다음과 같은 어려움을 경험한다:

- 연령에 적절한 사회적, 놀이 행동
- 감정적, 행동적 자기 조절
- 언어적, 비언어적 의사소통 교환
- 역량 있는 친사회적 기술
- 친사회적 기술과 사회적 의사결정(Williamson & Dorman, 2002).

다음에 나오는 3학년인 Alexi의 이야기는 사회적 역량에서 문제를 보이는 아동들의 행동을 보여준다.

ALEXI

Alexi의 아버지는 아들이 또래 아동들과 잘 놀지 못한다며 작업치료 평가를 의뢰하였다. 작업치료사의 지도 아래에서 보조작업치료사는 방과 후 프로그램 동안 Alexi를 관찰하였다. 보조작업치료사는 Alexi가 활동을 하는 동안 다른 아동들에게 어떤 활동을 하는 것인지 어떻게 하는 것인지를 말하려 한다고 기록하였다. 아동들이 그들의 눈을 돌리며 그들 자신의 활동을 선택하려는 이유를 말하면 그는 그들의 생각이 어리석다고 하였다. 아동들이 그에게서 떨어지려 할수록 그는 그들에게 그가 말한 대로 하도록 요구하였다. 직원이 Alexi의 이러한 행동들에 대해 언급하자 그는 소리지르며 다른 방으로 도망갔다. 후에 보조작업치료사는 Alexi가 유치원 테이블에서 그나 방금 만든 블록 구조를 두드리고, 그나 어떤 것도 제대로 할 수 없다고 중얼거리는 것을 관찰하였다. 보조작업치료사는 작업치료사에게 관찰한 행동들에 대한 보고서를 작성하였다.

그 후에 작업치료사는 가족 모임에서 사촌들과 상호작용할 때와 교실활동 동안에 친구들과 상호작용하는 것에서 비슷한 행동을 보인다고 보고한 Alexi의 아버지와 학교 관계자를 만났다. 그 결과 Alexi는 좀처럼 놀이를 위해 사촌이나 친구의 집에 초대를 받지 못한다.

자료를 분석한 후에 작업치료사는 보조작업치료사와, Alexi의 아버지를 만나서 치료 중재계획을 계획하였다. 그들은 다양한 교육, 모델링, 코칭, 피드백 방법을 이용하여 Alexi가 역량있는 사회적 기술을 발달시키는 것을 돕기로 하였다. 표 15.1 ■에 작업치료사와 보조작업치료사가 Alexi의 사회적 역량의 문제점을 다루기 위한 치료중재전략의 목록이 나와 있다.

■ 표 15.1
사회적 역량 문제를 다루기 위한 치료중재 전략

어려움이 있는 영역	치료중재전략
사회적, 놀이활동의 지연	Alexi가 다른 친구들과 평행, 연합 수준에서 상호관계를 성공적으로 할 수 있도록 몇 명의 다른 아동들과 놀이를 할 수 있도록 한다. 이 수준에서 그가 친사회적 기술을 보인다면 자기중심적 협동 수준으로 나아가도록 한다. 좀 더 진보된 수준에서 어떻게 상호관계를 갖는지 시범을 보이거나 힌트를 주도록 한다. 다음 수준의 사회적 상호관계를 따라할 수 있는 다른 아동의 곁에 Alexi가 있도록 한다. 활동의 순서는 친숙한 것에서 새로운 것, 성취하기 쉬운 것에서 약간은 도전적인 것까지 포함하는 것으로 계획을 세운다. 이러한 활동들에서 그가 안정감을 느낀다면 좀 더 새로운 과제로 진행한다.
자기조절의 어려움	Alexi가 목소리의 높이, 활동의 수준, 감정적 반응 등을 조절하는 방법을 모니터하고 조정할 수 있는 방법을 배울 수 있도록 "acting" 게임을 계획한다. 길고 느린 호흡, 흔들의자에서 천천히 움직이기, 찌그러트리는 장난감을 리듬있게 누르기, 또는 그의 팔이나 다리를 천천히 문지르기 등을 통해 스스로 진정시킬 수 있는 방법을 알려 준다. 활동을 하는 동안 비위협적인 방법으로 Alexi에게 피드백을 제공할 수 있는 cuing system을 개발한다. 다른 비언어적인 힌트에 집중하고 해석할 수 있도록 "I saw something..."을 하도록 한다. 활동 사이를 시작하고 끝내고 전환하는 동안에 Alexi가 예측하고 시간을 조절하는 전략을 배울 수 있도록 한다.
의사소통의 어려움	대화를 어떻게 시작하고 유지하며 중간에 주제를 바꾸는지 연습하도록 꼭두각시를 이용한다. 질문, 비평, 설명, 순서 지키기 기술 등을 배울 수 있도록 언어를 기본으로 한 보드 게임을 한다. 스토리텔링 기술을 배울 수 있도록 큰 소리고 시, 노래, 짧은 이야기 등을 Alexi가 읽도록 한다. Alexi가 설득과 협상기술을 연습하도록 2분 정도의 토론을 준비한다.
제한된 친사회적 기술	다른 사람들과 인사하고 보완하는 방법을 연습할 수 있도록 인사 카드를 준비한다. Alexi가 다른 사람들에게 피드백을 주고받을 수 있고 갈등을 협상할 수 있도록 가벼운 촌극에서 역할놀이를 하도록 한다. 주워 모으기 게임을 다 할 수 있도록 도움을 요청하고 정보를 제공하는 것을 연습하도록 한다.
제한된 사회적 의사결정 기술	그림을 이용하여 아이디어를 프레인스토밍하고 이러한 아이디어들의 결과와 영향을 생각하고 실행할 수 있는 아이디어, 아이디의 결과를 평가할 수 있도록 의사결정 나무를 만들도록 한다. 일반화, 선택, 추가 사항의 평가 등을 배울 수 있도록 Alexi에게 다른 방법의 같은 이야기를 그리도록 한다.

물리적 환경에 집중한 치료중재
(Interventions Directed at the Physical Environment)

개인적 요소에 더해서 작업치료사와 보조작업치료사는 놀이, 레저, 사회활동 참여를 촉진하기 위한 치료중재 계획을 세울 때 물리적 환경을 고려하는 것이 중요하다. 아동과 청소년들은 그들을 둘러싸고 있는 물리적 환경에도 반응한다. 치료중재동안 작업치료사와 보조작업치료사는 아동이나 청소년들이 그들의 신체적, 인지적, 정서적 행동들에 구조적으로 집중할 수 있도록 이러한 공간을 정렬할 수 있다. 좁은 공간은 앉아서 하는 놀이, 레저를 촉진하는 반면에 넓은 공간은 대동작이나 거칠거나 뒹구는 놀이를 촉진한다. 차분한 색, 부드러운 소리와 가구와 함께 연한 조명이 있는 환경은 진정시키는 효과가 있다. 밝은 조명과 함께 선명한 색, 다양한 물건, 활기 있는 소리가 있는 환경은 각성을 높이는 효과가 있다. 이러한 정보를 이용하여 작업치료사과 보조작업치료사는 도서관에서 스토리텔링과 독서 활동에 조용하게 참여하는 것을 촉진하기 위해 억제된 색, 수조, 폭포 소리, 빈백 의자 등의 사용을 추천한다. 시각적으로 좀 더 안정감을 느끼는 것을 돕기 위해 작업치료사와 보조작업치료사는 신체적 레이아웃으로써 촉각적, 시각적 힌트를 제공하도록 넓은 공간을 작은 공간으로 나누는 것을 제안하였다. 앉아 있는 것을 좋아하거나 비만이 있는 아동들의 활동을 촉진하기 위해 작업치료사와 보조작업치료사는 선명한 색, 빠른 박자의 음악, 탐색을 유혹할 수 있는 물건들이 있는 개방된 공간을 이용할 것을 제안하였다.

공간에 있는 사람의 수, 온도, 향기도 아동이나 청소년의 행동에 영향을 미칠 수 있다. 어떤 아동에게 적절한 자극의 수준이 어떤 아동에겐 과도하거나 적은 자극일 수 있고 이것은 놀이, 레저, 사회활동의 성공적인 참여의 정도에 영향을 미친다.

어떤 아동들은 따뜻한 온도, 라일락 향기, 적은 사람들 속에서 평정을 느낀다; 그들은 아마도 시원한 온도, 시트러스 향, 많은 사람들 속에서는 기운이 나는 것을 느낄 것이다. 다른 아동들은 이러한 같은 자극들에서 흥분될 수도 있다. 소수의 아동들은 향수, 향초, 샴푸, 비누, 로션 등에서 나는 몇몇의 향에서 생명을 위협하는 알러지 반응을 경험할 수 있다. 작업치료사와 보조작업치료사는 다양한 물리적 환경에서 아동의 반응을 잘 관찰해야 한다. 이러한 정보에 대한 분석을 기본으로 작업치료사와 보조작업치료사는 환경에서 가장 적절하고 체계적으로 조절한 물리적 환경의 양, 유형을 결정할 수 있다. 이러한 조절을 통해 그들은 아동들이 그들의 행동을 놀이, 레저, 사회활동 참여에 성공적으로 참여할 수 있도록 조절할 수 있도록 도울 수 있다. 표 15.2■는 중요한 물리적 환경 요인들을 요약하였다.

작업치료사와 보조작업치료사는 또한 이러한 공간 안에서 안전을 고려해야 한다. 신체적, 인지적, 사회-감정적 도전들이 필요한 아동들뿐만 아니라 모든 아동들에게 많은 안전 절차들이 적용된다. 예를 들어, 작은 물건을 삼키거나 물건이 목에 걸릴 가능성이 있기 때문에 어린 아동이나 물건을 삼키는 버릇이 있는 아동들에겐 그들의 주먹보다 작은 장난감을 주어서는 안 된다. 탁자와 조리대는 깨지지 않는 표면이어야 하고 모서리는 둥글게 해야 한다. 페인트칠한 표면은 납이나 나무 조각이 없어야 한다. 플라스틱 가방은 구멍이 뚫려 있어야 한다. 여러 아동들이 공유하는 작업 표면과 물건들은 매일 소독을 해야 한다. 전기 콘센트는 뚜껑으로 덮여 있어야 하며 전기 코드는 동선에 있다면 제거해야 하고 날카롭고 위험한 물건은 밀폐된 통에 보관해야 한다. 운동장과 체육관의 기구들

■ 표 15.2
물리적 환경(Physical Environments)

물리적 환경 지원	물리적 환경 요인
진정시키는 환경 만들기	연한 조명, 차분한 색, 달래는 듯한 소리, 부드러운 가구, 제한된 물건을 제공한다. 외부의 소음을 줄이기 위해 헤드폰을 사용하고 시각적 자극의 강도를 줄이기 위해 선글라스를 사용한다.
각성을 높이는 환경 만들기	밝은 조명, 선명한 색, 활기찬 소리, 다양한 물건을 제공한다.
안정감과 질서의 느낌 촉진하기	경계가 생기도록 넓은 공간을 작은 단위로 나눈다; 친숙한 물건을 제공한다. 물건들을 이용해 친숙한 장소로 만든다.
신체적 활동 촉진하기	빠른 박자의 음악을 들려준다. 움직임을 위한 열린 공간을 만들어준다; 탐색을 유발하는 물건들을 제공한다.

은 금속보다는 단단한 플라스틱이나 목재로 만들어야 한다. 목재로 만들어진 기구일 경우에는 가시가 생길 수 있는 부분에 대해서 주의를 기울여야 하며 특히 알레르기 반응을 일으킬 수 있는 목재로 만든 가시에 주의해야 한다. 놀이를 하는 표면은 떨어졌을 때 충격을 흡수할 수 있도록 고무 매트나 잔디 또는 다른 물건들로 덮여 있어야 한다. 접촉 운동, 거칠게 뒹구는 놀이, 크래프트나 요리하기 등의 유형에 따라 아동과 청소년들은 적절한 눈, 머리 보호 장치, 갑옷, 마우스가드, 귀마개, 안전 조끼 등을 입어야 한다.

작업치료사와 보조작업치료사는 신체적, 인지적 또는 사회-감정적 장애가 있는 아동이나 청소년들과 작업을 할 때에는 안전에 대해 추가적인 집중을 기울여야 한다. 신체적 장애가 있는 아동들은 근력, 협응능력, 감각의 정확성 또는 잠재적인 위험에서 적절하게 자신을 보호하는 반응 시간 등이 다른 아동들에 비해 충분하지 않다. 인지적 장애가 있는 아동들은 안전위험요인을 판단하고 안전 절차를 따르는 데 어려움을 겪는다. 사회-감정적 장애를 가지고 있는 아동들은 자기조절 문제에 어려움을 겪거나 자기비난이나 자살의 가능성이 있다. 표 15.3 ■은 중요한 안전요인들에 대해 요약하였다.

작업치료사와 보조작업치료사는 또한 장애가 있는 아동이 신체적으로 접근할 수 있는 운동장, 공원, 공동체 종합시설, 학교와 같은 공공장소에 대해서는 작업을 해야 한다. 그들은 이러한 일을 사회적 상황의 개선을 위해 공식적인 능력을 이용하여서 또는 시민으로써 그들의 지식을 이용하여 할 수 있다. 공립 또는 사립학교의 직원으로써 그들은 운동장의 기구들의 안전성과 접근성을 평가하고 건물 주인과 같은 사람들과 문제점들에 대해 의견을 나눌 수 있다. 운동 기구 회사의 상담가 역할로써 그들은 접근성 있는 다자인 수정을 제안할 수 있다. 공동체 위원으로써 그들은 극장과 식당의 접근성을 촉진시킬 수 있다. 선거권을 가진 시민으로써 그들은 공공 공원의 안전과 이용성의 문제에 대해 토론하기 위해 주와 연방정부의 구성원들과의 미팅을 조직할 수 있다. 이렇게 하기 위해서 작업치료사와 보조작업치료사는 ADA(Americans with Disabilities Act) 안내를 따르는 지역, 연방 건축 법령에 익숙해져야 한다. 이 안내에는 입구, 출구, 복도, 신호, 작업 표면, 욕실, 식수대, 게시판, 제어반, 주차장, 통신수단, 교통수단 등에 대한 안내가 들어있다. 이러한 법령들은 성인의 신체를 기준으로 하였기 때문에 아동의 신체에 맞도록 수정이 필요하다. 표 15.4 ■는 접근성을 높이기 위한 수정 방법에 대한 몇 가지 예를 제시한다.

■ 표 15.3
안전 주의사항

안전 문제	안전 행동
목에 걸림, 삼킴의 위험	삼키는 습관이 있는 아동의 경우, 삼킬 가능성이 있는 작은 물건은 모두 아이의 손이 닿지 않는 곳에 둔다. 약물과 독성이 있는 물건은 어린이에게 안전한 용기에 넣어서 캐비닛에 보관한다. 커튼 줄은 아동의 머리 높이보다 높게 보관한다.
충돌과 낙상의 가능성	탁자와 다른 작업 표면의 끝을 둥글게 한다. 유리로 된 탁자의 표면을 나무나 단단한 플라스틱으로 교체한다. 창문에 안전유리를 설치한다. 울타리는 적어도 3피트 높이로 설치하고 울타리 사이에 최대 3인치의 세로 널빤지를 설치한다. 미끄럼방지 표면이나 미끄럼 방지 안전 길을 만들고 동선 범위에서는 눈이 부시지 않는 조명을 사용한다. 학교의 복도와 같이 교차로에 안전주의 표시를 설치한다.
페인트 삼킴	납 성분이 없는 페인트, 모래를 사용하고 칠이 벗겨진 부분은 다시 페인트칠을 한다.
감염의 확산	소독제를 이용하여 모든 표면을 매일 닦는다. 활동과 활동 사이, 식사 전, 후, 화장실 사용 후 손을 꼭 닦는다.
질식의 위험	얼굴과 코를 덮을 수 있는 플라스틱 가방에 구멍을 뚫어 놓는다.
감전의 위험	GFCI 보호 콘센트와 뚜껑이 있는 콘센트를 설치한다. 동선 범위에 있는 전기선은 제거한다.
베일 수 있는 위험	날카로운 도구는 모두 안전 재킷에 넣어서 캐비닛에 보관한다.
운동장이나 체육관에서의 위험	단단한 플라스틱, 가시가 없는 목재, 충격 흡수 처리된 표면을 사용한다.
스포츠 또는 대동작 놀이의 위험	헬멧, 무릎 보호대, 팔꿈치 보호대, 정강이 보호대와 같은 보호 장구를 적절하게 착용한다.
크래프트 또는 취미와 관련된 위험	고글, 귀마개, 안전 장갑, 앞치마, 안전화와 같은 보호장구를 착용한다. 장신구를 빼고 헐렁한 옷을 단단하게 여며 입는다.

한 환경에 대한 예들은 다른 환경에도 적용할 수 있다.

과제에 집중한 치료중재의 예(Examples of Interventions Directed at the Task)

작업치료사와 보조작업치료사는 또한 과제에 대해 중재를 해야 한다. 하이-로우-테크 수정의 지식을 이용하여 그들은 아동들이 놀이, 레저, 사회활동에 참여할 수 있도록 활동 요구의 정도를 평가하고 등급화하여야 한다. 그들의 중재는 아래의 것들에 집중한다.

- 도구, 재료 또는 기구를 수정함
- 순서, 단계의 수, 과제 완성 시간을 조정함
- 과제에 참여하는 데 필요한 신체적, 인지적, 사회 감정적 요구를 변화시킴

■ 표 15.4
놀이, 레저, 사회활동 참여를 위한 접근 가능한 환경

환경	접근성을 높이기 위한 수정
운동장	탁자 높이의 수도와 모래 탁자를 설치한다. 올라가는 기구를 위해 램프를 설치한다. 휠체어가 접근할 수 있는 플랫폼 그네와 미로를 설치한다. 그늘이 생기는 놀이 기구와 휴식 장소를 만든다. 휠체어를 이용해도 사용할 수 있는 농구, 테니스, 셔플보드, 배구 코트를 만든다.
국립공원	휠체어가 접근할 수 있는 자연 길, 낚시터, 보트 론치를 설치한다. 가이드로프, 휴식 장소, 안내 표시를 설치한다. 응급 전화부스를 설치한다. 개조된 스포츠 대여 기구를 구비한다.
놀이공원	성별에 상관없이 접근 가능하고 보호자가 필요한 도움을 제공할 수 있도록 교환방, 욕실을 설치한다. 아동을 잃어버렸을 때 쉽게 찾을 수 있게 신분확인증을 제공한다. 신체적 의학적 필요에 있어서 특별한 관리가 필요한 아동들이 날씨에 관계없이 휴식할 수 있는 장소를 디자인한다. 탈 것에서 특별한 관리가 필요한 아동들은 수용할 수 있는 지지 의자를 디자인한다.
리조트	외부로 돌출된 개조된 활강코스나 크로스 컨츄리 코스를 디자인한다. 모래, 진흙 표면 등의 모든 지형에서 이용 가능한 휠체어를 제공한다. 수영장에 들어가고 나올 수 있도록 미끄럼방지 램프나 수압 승강기를 설치한다. 특별한 도움이 필요한 아동들을 위해 신체 부양 장치를 제공하고 얕은 구역을 만든다.
교회 공동체 종합시설 극장	교회나 극장의 다양한 곳에 접근 가능한 의자를 디자인한다. 시각이나 청각에 제한이 아동들을 수용할 수 있도록 소리, 빛, 문자 메시지 시스템을 설치한다.
식당	동선이 덜 복잡한 곳에 휠체어가 접근 가능한 탁자를 설치한다. 시각에 제한이 있는 아동을 위해 추가적인 조명이나 확대경을 제공한다. 메뉴판이 그림으로 그려진 것을 제공한다. 개조된 숟가락, 컵, 접시, 식기구를 제공한다.
쇼핑 센터	쇼핑 구역의 넓이를 넓게 디자인한다. 움직임에 민감한 문과 욕실 도구를 설치한다. 드레싱룸에 조절 가능한 의자와 도움 요청 버튼을 설치한다. 입구에 차양을 똑바로 세운다. 조용한 놀이방과 독서 구역을 만든다.

- 신체의 대안적인 부분을 이용하여 과제를 완성할 수 있도록 과제를 수정함(AOTA, 2002)

도구, 재료 또는 기구의 수정

의자에 등 지지대, 안전벨트, 발 스트랩을 설치하는 근긴장도가 낮은 아동과 근육협응 능력에 어려움이 있는 아동이 체육관에서 그네나 글라이더를 이용할 수 있다. 글로브나 공에 벨크로(Velcro)®를 더하면 잡기 게임을 하는 동안 미세 동작에 어려움이 있는 아동을 도울 수 있다. T-ball 스탠드를 이용하면 던져진 야구공을 눈으로 따라가고 빠르게 치는 데 어려움이 있는 아동이 성공적으로 공을 치는 것을 도울 수 있다. 부드럽고 단단한 물질로 만든 도구는 촉각이 예민한 아동들이 미술과 크래프트 활동하는 데 도움을 줄 수 있다. 낚싯대의 릴에 스프링이 달린 캐스트나 되감기 단추는 아동이 제한된 운동조절 능력으로도 낚시를 할 수 있도록 할 것이다. 큰 글씨로 쓰인 메뉴판은 시각에 제한이 있는 아동들이 식당에서 친구들과 음식을 주문하는 것을 가능하게 한다.

순서, 단계의 수, 과제 완성 시간의 조정

뒤로 가는 움직임을 제외시키고 순서를 건너뛰는 것은 제한된 인지능력이나 인내력이 낮은 아동들이 Mother May I?, Red Light-Green Light, Chutes and Ladders®와 같은 게임에 참여할 수 있게 한다. 정보처리 능력 속도가 느린 아동들에게는 시간제한을 늘리거나 없애는 것이 Charades®, Boggle®, Trivial Pursuit®과 같이 의사결정과 기억 회상 능력이 필요한 게임에 참여할 수 있도록 해준다.

과제에 참여하는 데 필요한 신체적, 인지적, 사회 감정적 요구의 변화

소아 류마티스 관절염이 있는 아동들이 그들의 형제들과 X-Box® 게임을 할 수 있도록 조종 장치에 빌트업 손잡이를 설치해준다. 독립적인 손가락 움직임이 어려운 아동들을 위해 컴퓨터 게임을 할 때 작은 조종 장치 위에 단추를 눌러야 할 경우 터치 스크린을 설치해 줄 수 있다. 과제를 마쳤을 때 주어지는 보상을 개인에게 주기보다는 팀 전체에게 주면 자존감이 낮은 아동들이 성공을 경험할 수 있도록 해준다. 자기 조절에 어려움을 겪는 아동들의 경우 붐비지 않은 시간에 짧은 간격으로 쇼핑을 가는 것이 아동들이 환경과 사회적 요구를 다루는 데 도움을 줄 수 있다.

신체의 대안적인 부분을 이용하여 과제 수행

근력에 제한이 있는 아동들의 경우 앞으로 나아가기 위해 상, 하지를 모두 이용해야 때에는 팔이나 다리의 추진 메커니즘을 이용하는 타는 장난감이 도움이 된다. 편마비 아동들의 경우, 카드 홀더를 이용하면 친구들과 포커게임을 할 수 있다. 바느질 크래프트를 하기 위해 필요한 안전성을 플라스틱이나 나무틀을 이용하면 편마비 아동들이 한 손으로도 바느질을 할 수 있도록 도와준다. 마우스가드가 있는 색칠 붓을 이용하면 상지 장애나 무정위형 뇌성마비 아동들이 색칠을 하는 데 도움을 줄 수 있다.

요약(Summary)

놀이는 기쁨, 재미를 제공하고 호기심과 창의력을 자극하며, 기분전환을 제공하는 탐험적이고 참여적인 활동들이다. 레저도 또한 탐험적이고 참여적인 활동들이다. 이것들은 의무적이지 않기 때문에 자유로운 시간에 호기심, 흥미를 만족시키기 위해, 즐거움을 제공하기 위해, 학습과 참의적인 기회를 제공하기 위해 이루어진다(Parham & Fazio, 1997). 놀이와 레저는 종종 나이를 기준으로 나누어진다. 사회참여 작업은 사회라고 인식되는 조직화된 형태를 가진 가족, 친구, 동료, 공동체 구성원들과의 상호작용을 포함한다(AOTA, 2002; AOTA, nd; Mosey, 1996). 아동과 청소년의 일상적인 삶 안에서 놀이, 레저, 사회참여 작업은 자주 중첩되며 다른 것들과 혼합된다. 아동과 청소년들은 이러한 작업에 참여할 수 있도록 사회적 역량이 있어야 한다.

놀이, 레저, 사회참여 작업은 다른 사람과 상호작용하는 수준과 활동의 종류에 따라 나눌 수 있다. 상호작용의 수준은 혼자놀이, 방관자적 놀이, 평행, 연합, 자기중심적 협력, 협력놀이로 나눌 수 있다. 놀이의 종류는 사회적, 탐험적, 기능적, 관계, 거친 신체적, 대동작, 규칙을 기반으로 한 놀이 등으로 나눌 수 있다. 레저 활동 추구를 구분하는 데 정해진 시스템은 없지만 흔하게 인용되는 분류에는 다음이 있다; 미술, 크래프트, 취미, 요리, 나무 작업, 정원가꾸기, 비디오 게임, 야외 레크레이션, 독서. 사회참여 작업은 가족, 친구, 종교, 공동체의 참여에 따라 나눌 수 있다. 아동이나 청소년의 성장과 발달 수준뿐만 아니라 그들이 살고 있는 환경은 그들이 참여하는 놀이, 레저, 사회참여 작업의 수준과 종류에 영향을 미친다.

작업치료사와 보조작업치료사는 놀이, 레저, 사회참여 작업을 다른 목표를 성취하기 위하여 이용한다. 이들은 또한 이것들을 치료중재의 결과로 볼 수 있다. 특히, 이들은 이러한 작업들을 수행기술, 수행형태, 신체기능 또는 작업의 다른 영역에서 아동이나 청소년이 경험하는 문제들을 설명하는 데 이용할 수 있다. 작업치료사와 보조작업치료사는 아동이나 청소년이 놀이, 레저, 사회 참여에 참여하는 능력을 촉진시키기 위해 치료중재 방법을 디자인한다. 이러한 작업의 참여가 치료중재의 결과일 경우 작업치료사와 보조작업치료사는 아동이나 청소년의 기술, 흥미, 재미, 사회적 역량; 환경적 지지; 과제 수정에 초점을 맞춘다.

치료중재의 방법이거나 치료중재의 결과이든간에 작업치료사와 보조작업치료사는 아동이나 청소년의 성장과 발달; 놀이, 레저, 사회적 작업; 이러한 작업에 영향을 미치는 환경에 대한 철저한 이해가 필요하다. 치료사들은 아동이나 청소년의 현재 기능 수준과 그들이 놀이, 레저, 사회참여와 같은 작업에 참여하려는 열망에 대해 고려할 필요가 있다. 치료사들은 또한 이러한 작업들과 작업에의 참여를 위한 환경에 대해 분석하고 조절할 수 있어야 한다. 마지막으로 작업치료사와 보조작업치료사는 놀이, 레저, 사회참여 작업을 촉진시킬 수 있는 치료적 상호관계에 참여할 수 있는 자신들의 능력을 평가해야 한다.

핵심요점 재검토(Reviewing Key Points)

1. 놀이, 레저, 사회참여 작업들을 정의하고 구분하라.
2. 놀이의 여러 종류에 대해 설명하라.
3. 사회적 상호작용의 여러 수준에 대해 설명하라.
4. 재미에 대해 설명하고 놀이, 레저, 사회활동 참여에서 이것의 중요성에 대해 설명하라.
5. 사회적 역량이 의미하는 것에 대해 설명하고 이것이 왜 놀이, 레저, 사회참여 작업에서 중요한지 설명하라.
6. 환경이 아동이나 청소년의 놀이, 레저, 사회참여 작업에 어떤 영향을 미치는지 설명하라.
7. 어떻게 놀이, 레저, 사회참여 작업이 치료중재 목표를 성취하기 위한 방법인지

또는 치료중재의 목표인지 명확히 하라.

8. 놀이, 레저, 사회참여 작업에 대한 치료중재를 할 때 고려해야 할 개인적, 환경적, 과제와 연관된 요인들에 대해 설명하라.

중요 요점 적용하기(Applying Key Concepts)

1. 부모나 보호자가 1~3세 아동들과 놀이를 하는 데 이용할 수 있는 유인물을 고안하라.
   a. 유인물에는 놀이가 어떻게 다른 종류의 놀이와 사회적 상호작용의 수준을 촉진하는지 설명하라.
   b. 유인물에는 특별한 관심이 필요한 아동의 참여를 위해 부모나 보호자가 할 수 있는 환경이나 과제 수정에 대한 제안들을 제공하라.
2. 부모나 보호자가 3~5세 아동들과 놀이를 하는 데 이용할 수 있는 유인물을 고안하라.
   a. 유인물에는 놀이가 어떻게 다른 종류의 놀이와 사회적 상호작용의 수준을 촉진하는지 설명하라.
   b. 유인물에는 특별한 관심이 필요한 아동의 참여를 위해 부모나 보호자가 할 수 있 는 환경이나 과제 수정에 대한 제안들을 제공하라.
3. 6~12세 아동들을 위한 방과 후 프로그램을 조직화하는 계획을 세워보라.
   a. 아동이 참여할 수 있는 놀이, 레저, 사회참여 작업에 대해 설명하라. 이러한 활동들을 포함한 이유를 설명하라.
   b. 이러한 활동을 위한 환경들에 대해 설명하라. 이러한 환경들이 아동의 활동 참여에 어떠한 영향을 미치는지 설명하라. 특별한 관심이 필요한 아동들을 위해 이러한 환경을 수정하는 방법에 대해 설명하라.
   c. 이러한 활동을 하는 데 반드시 숙지해야 할 안전 사항에 대해 설명하라. 특별한 관심이 필요한 아동들에 있어서 더 고려해야 할 추가적인 안전사항에 대해 설명하라.
4. 청소년이 놀이, 레저, 사회참여활동을 하는 모습을 묘사하는 비디오나 텔레비전을 본다. 어떤 장면에서 청소년들이 사회적 역량을 보이는지 설명하라. 어떠한 장면에서 청소년들이 문제가 있는 사회적 역량을 보이는지 설명하라. 이러한 청소년들이 사회적 역량을 갖추는 것을 돕기 위한 전략에 대해 설명하라.

참고 문헌(References)

American Occupational Therapy Association (2002). Occupational therapy practice framework: Domain and process. *American Journal of Occupational Therapy*, 56, 609–639.

American Occupational Therapy Association (nd). Occupational therapy practice framework: Domain and process (2nd ed.). Draft.

Arlon, B. (Ed). (2004). *How people live*. New York: DK Publishing.

Bundy, A. C. (1992, June). Play: The most important occupation of children. *Sensory Integration Special Interest Section Newsletter, 15* 1–2.

Bundy, A. (1993). Assessment of play and leisure. Delineation of the problem. *American Journal of Occupational Therapy, 47*, 217–222.

Case-Smith, J. (2005). *Occupational therapy for children* (5th ed.). St. Louis: Mosby.

Christiansen, C., Baum, C. M., & Bass-Haugen, J. (Eds.) (2005). *Occupational therapy: Performance, participation, and well-being* (3rd ed). Thorofare, NJ: SLACK.

Cronin, A., & Mandich, M. (2005). *Human development and performance throughout the lifespan*. Clifton Park, NY: Thomson Delmar Learning.

Feldman, R. (2004). *Child development* (3rd ed.). Upper Saddle, NJ: Pearson Prentice Hall.

Knox, S. (2005). Play. In J. Case-Smith (Ed.), *Occupational therapy for children* (5th ed., 571–586). St. Louis: Mosby.

Knox, S. (1996). Play and playfulness in preschool children. In R. Zemke and F. Clark (Eds.), *Occupational science: The evolving discipline* (pp. 81–88). Philadelphia: F. A. Davis.

Morrison, C., & Metzer, P. (2001). Play. In J. Case-Smith (Ed.), *Occupational therapy for children* (4th ed., 528–544). St. Louis: Mosby.

Neville-Jan, A., Fazio, L. S., Kennedy, B., & Snyder, C. (1997). Elementary to middle school transition: Using multicultural play activities to develop life skills. In L. D. Parham & L. S. Fazio (Eds.), *Play in occupational therapy for children* (pp. 35–51). St. Louis: Mosby.

Mosey, A. (1996). *Applied scientific inquiry in the health professions. An epistemological orientation* (2nd ed.). Bethesda, MD: American Occupational Therapy Association.

Parham, L. D., & Fazio, L. S. (Eds.) (1997). *Play in occupational therapy for children*. St. Louis: Mosby.

Vander Zanden, J. Crandell, T., & Crandell, C. (2003). *Human development* (7th ed. rev). Boston, MA: McGraw-Hill.

Williamson, G. G., & Dorman, W. (2002). *Promoting social competence*. San Antonio, TX: Therapy Skill Builders.

제 16 장

지적장애 및 발달장애를 가진 아동과 청소년기

Children and Youth with Intellectual and Developmental Disabilities

핵심용어

근거이론의 틀 취득(Acquisition frame of reference)
적응행동(Adaptive behavior)
미국정신지체협회(AAMR)
환축관절(Atlanto-axial joint)
발달지연(Developmental delay)
다운 증후군(Down syndrome)
확장적 지지(Extensive support)
가족중심적(Family focused)
태아알콜 증후군(Fetal alcohol syndrome)
프래자일 X 증후군(Fragile X syndrome)
개별화교육프로그램(IEP)
개별화가족서비스계획(IFSP)
간헐적지지(Intermittent support)
IELP 시스템(IELP System)
제한적 지지(Limited support)
정신지체(Mental retardation)
경도 정신지체(Mild level of mental retardation)
중등도 정신지체(Moderate level of mental retardation)
전반적 지지(Pervasive support)
최고도 정신지체(Profound level of retardation)
노 · 자뼈 유착(Radioulnar synostosis)
고도 정신지체(Severe level of mental retardation)
혈관협착(Vascular stenosis)
윌리암스 증후군(Williams syndrome)

목표

- 정신지체와 태아 알콜 증후군, 다운 증후군, 프래자일 X증후군에 대해 알아보라.
- 가족과 환경의 배경 안에서 아동과 청소년의 일상의 작업이 인지장애에 어떻게 영향을 주는지 알아보라.
- 인지적 장애를 가진 아동과청소년들이 일상적인 작업에 참여할 수 있게 하기 위한 능력을 지지해주는 작업치료 중재에 대해 알아보라.
- 작업치료사와 보조작업치료가 중재과정동안 어떻게 문제를 해결하는지 알아보라.
- 인지장애를 가진 아동과 청소년에게 서비스 제공을 위해 작업치료사와 보조작업치료사는 가족 및 여러 전문가들과 어떻게 일하는지 알아보라.

소개(Introduction)

이 장은 정신지체와 **정신지체(mental retardation)**를 포함한 몇몇 증후군–**다운 증후군(Down syndrome)**, **태아알콜 증후군(fetal alcohol syndrome; FAS)**, **프래자일 X 증후군**, **윌리암스 증후군(Williams syndrome)**의 개요를 포함한다. 인지적, 신체적, 사회적 어려움은 정신지체와 연관되고, 그것들과 관련된 상태(조건)는 첫 번째로 토론되어진다. 작업의 목표를 알아보기 위한 작업치료 중재의 검사는 정신지체를 계속 관찰해보는 것과 관련된다.

정신지체(Mental Retardation)

정신지체는 연령에 적절한 지적기능과 18세(AAMR, n.d.) 전에 시작되는 **적응행동(adaptation behavior)**의 많은 제한들로 특정지어진다. 정신지체를 가진 아동과 청소년을 위한 지적 기능의 결함은 다음을 포함해야 한다.

- 기억력 저하(poor memory)
- 학습 진도부진(slow learning rates)
- 집중력 문제(attention problems)
- 추론 능력, 새로운 상황과 다른 설정(setting)에서의 지식과 일반화 능력의 부족
- 과제의 순서화와 시작하는 방법을 인지하는 것에 대한 어려움
- 추상적 개념, 판단력, 분류, 그리고 문제해결에 대한 어려움(Heward, 2006).

적응행동의 결함은 '개념적, 사회적, 그리고 그들의 일상생활에 있어 기능을 조정하는 사람들에 의해서 학습되어지는 수행기술' 의 수행에 어려움을 포함한다(Luckasson et al., 1992, p.73). 먹는 것, 입는 것, 단어사용, 동료와의 의사소통을 하기 위한 몸짓, 놀이를 위한 가지각색의 도구 조작, 그리고 학교에 대한 판단력을 기르는 것이 적응행동이다. 왜냐하면 정신지체를 가진 아동과 청소년의 인지적 능력을 평가하는 것은 어렵고, 오히려 적응행동적 평가가 지적과제들보다 자주 사용되기 때문이다(DSM-IV, 2000). *Vineland Adaptive Behaviors Scales(Vineland-II)*(Sparrow, Cicchetti, & Balla, 2006)와 *Denver Developmental Screening Test(DDST-II)*(Frankenburg, Dodds, Archer, Shapiro, & Bresnick, 1992)와 같은 몇몇의 평가도구들로 적응행동은 자가도움(self-help), 소운동 조작, 대근육 운동 움직임과 이동성, 그리고 사회적 의사소통에 따라 분류되어진다.

정신지체를 정의하는 방법은 오랫동안 토론되고, 변화되어왔다. 전통적으로 **경도(mild)**, **중등도(moderate)**, **고도(severe)**, **최고도(profound)**라는 용어는 IQ 검사에 의한 평가로서 지적 손상의 정도나 수준을 분류하기 위해 사용되어 왔다. 경도(mild) 정신지체는 IQ가 대략 55~70정도이며, 3~7등급 수준의 학습기술을 배울 수 있는 능력을 의미한다. 중등도(moderate) 정신지체는 IQ가 대략 40~55 정도 범위이며, 2등급 수준의 학습과제(academic tasks)를 수행할 수 있는 능력을 의미한다. 고도(severe) 정신

지체는 대략 25~40의 IQ를 가진다. 이 범위에 속하는 아동과 청소년은 기본적인 의사소통 방법과 자기관리 과제를 수행하는 방법을 배울 수 있다. 최고도(profound) 정신지체는 25 이하의 IQ를 가진다. 이 범위의 아동과 청소년은 지역사회에서 생활하기 위해 확장적 지지(extension support)를 필요로 한다(Behrman, Kliegman, & Jenson, 2004).

최근 정신지체의 손상 수준을 고려할 때의 초점은 IQ 점수에서 일상의 상황에 효과적으로 기능하는 것을 필요로 하는 지지와 적응의 수준으로 바뀌었다(Thies & Travers, 2006). **미국정신지체협회(American Association of Mental Retardation; AAMR)**는 정신지체의 경도, 중등도, 고도, 최고도로 분류하는 것을 삭제했다. 대신에 환경의 중요성과 주요한 삶의 행동을 위해 사람이 필요로 하는 지지(support)의 양을 고려하기로 했다(Thies & Travers, 2006).

비록 정신지체가 아동과 청소년의 일상생활의 많은 관점에 강한 영향을 줄지라도 환경적 지지는 영향의 정도에 영향을 미칠 수 있다. 환경 내에서의 긍정적 상호작용은 정신지체를 가진 아동과 청소년들이 더 독립적이고, 개인적 관계의 발달, 사회에 기여하기, 그리고 학교와 지역사회에 참여할 수 있도록 해준다(AAMR, 2004).

지지의 중요성의 초점은 정신지체를 가진 아동과 청소년의 필요를 이해하기 위해 'ILEP system'이라 불리는 '상호교대적 틀(alternative framework)'을 만들었다. **ILEP system**(as cited in Heward, 2006)은 4가지 수준 또는 아동과 청소년이 필요로 하는 지지의 정도를 정의했다. 이 4가지 수준은 간헐적(intermittent), 제한적(limited), 확장적(extensive), 전반적(pervasive)이다. 많은 학문분야에 관계되어 있는 팀은 학교, 집, 지역사회, 그리고 생산활동(재가-환경)에서 기능이 증진되기를 필요로 하는 지지의 정도를 평가한다(Heward). 미국정신지체협회(AAMR)는 이러한 지지의 정도를 다음과 같이 정의했다.

- **간헐적 지지(intermittent support)**는 기초적인 것을 필요로 하는 것을 제공하는 것이다. 지지는 단기간이고, 전형적으로 마치 형제 · 자매의 출생 또는 새로운 학교로 입학하는 것같이 삶의 기간이 변화하는 동안 필요로 하는 것이다.
- **제한적 지지(limited support)**는 간헐적 지지보다 더 집중적이지만, 팀원들의 도움은 거의 필요로 하지 않고, 다음 단계의 지지보다 적은 재정적 자원을 필요로 한다. 또한 특별한 목표의 성취를 관리하고, 결정하는 시간이다. 예를 들어, 아이가 걸스카우트나 보이스카우트에 참여하기 위해 몇 달 동안 제한적 지지를 필요로 하는 경우이다.
- **확장적 지지(extensive support)**는 일이나 집에서처럼 최소한의 몇몇 환경에서 정기적이거나 일상적으로 곤란한 개인적인 일들을 포함한다. 학급보조자(classroom aide)는 선택적인 의사소통 시스템, 화장실 사용하기, 그리고 옷입기 과제들을 위해 매일 보조를 제공해야 하는 경우이다.
- **전반적 지지(pervasive support)**는 매우 집중적이고 일정한 지지이다. 이것은 아동과 청소년을 위해 모든 환경에 걸쳐 제공되며, 잠재적으로 삶을 유지하는 데 있어 활력을 갖는다. 예를 들어, 자기관리(self-care), 먹기(feeding), 그리고 건강관리(health management)의 모든 면을 위해 학교와 집에서 전문적인 지지를 포함하는 경우이다(Heward, 2006).

보통 정신지체는 신뢰가 가는 지능검사로 검사할 수 있을 때까지 어린 아동들에게는 진단내리지 않는다. 종종 아동이 학교에 들어갈 때까지 진단하지 않는 경우도 있다. 처음에 적응 행동의 결손과 발달지표(milestones)의 지연을 보이는 어린 아이들은 아마도 **발달지연(developmentally delayed)**으로 진단내릴 수도 있다. 이 시기 동안 전문적인 다양성은 특별한 중재를 제공하기 위해 아동과 상호작용을 해야 한다.

초기 중재 서비스, 선생님, 작업치료사, 보조작업치료사, 물리치료사, 언어병리학자의 일부는 아이들의 발달을 촉진하는 데 중요하게 기여한다. IDEA 지시(mandates)에 일치된 초기 중재 서비스는 강도(strength)와 각각의 개인 가족들의 요청을 칭찬하기 위해 **가족 중심적**이다. 아동이 학급연령(school age)이 되고, 더 정확한 진단과 중재 서비스들을 받을 때 교육적인 프로그램의 일부로 지속될지도 모른다. 11장에서는 **개별가족서비스계획(individualized family service plan; IFSP)**의 일부인 초기 중재 서비스와 **개별화교육프로그램(individualized education program; IEP)**의 부분인 교육에 관계된 중재에 대해 설명한다.

또한 정신지체는 다운 증후군, 태아알콜 증후군, 프래자일 X 증후군, 윌리암 증후군과 같은 다른 건강 상태의 특징일 것이다. 아래의 내용들은 각각의 조건들에 대한 자세한 설명이다.

다운 증후군(Down Syndrome)

'삼중 염색체 21형(trisomy 21)' 이라고도 하는 다운 증후군은 21번 염색체가 1개 많은 것이 원인이다. 다운 증후군은 정신지체가 유전되는 가장 대표적인 원인 중의 하나이다(Heward, 2000). 대략 600~800명당 1명정도 발생하고, 신체적, 정신적 문제들을 가진다(Behrman, Kliegman, & Jenson, 2004). 염색체가 추가된 원인은 아직 확실하게 밝혀지지는 않았다. 몇몇의 경우, 엄마가 보균자(carrier)인 경우가 있다. 또 다른 경우, 부모의 어느 쪽도 난자나 정자의 세포핵 안에 비정상적인 염색체수를 갖지 않는다; 여분의 염색체는 세포분열동안 자발적으로 발생한다. 엄마의 연령도 다운 증후군의 발생에 큰 영향을 준다. 엄마가 20대 미만일 경우 대략 200명 중 1명 정도 발생하지만 40대 이상일 때는 40명당 1명꼴로 발생한다(Reed, 2001).

다운 증후군을 가진 대부분의 아동과 청소년의 공통적인 신체적 특징은 얼굴에서 관찰할 수 있다. 넓거나 납작한 얼굴, 작은 코, 눈꼬리가 치켜올라간 눈, 정상보다 크게 보이는 혀, 작은 입, 그리고 비정상적인 모양으로 정상 아동보다 아래쪽에 위치한 귀를 가진다. 게다가 작은 손과 짧은 손가락도 포함된다(Tocci, 2000).

또다른 공통적인 신체적 특징은 몸 전체의 낮은 근긴장도이다. 또한 혀에서도 낮은 근긴장도를 보인다. 낮은 근긴장도는 혀내밀기(protrusion)와 또렷한 발음으로 말하기, 먹기에 어려움을 준다(Tocci, 2000). 게다가 휴식을 취하고 있는 동안의 낮은 근긴장도는 손기술의 발달은 물론 네발기기(crawling), 앉기, 걷기같은 전형적인 발달지표(milestones)를 방해한다. 이러한 운동지연은 의사소통과 인지적 도전과 더불어 놀이의 발달, 자기관리 기술, 그리고 다른 작업들에 영향을 미친다(Tocci). 모든 다운 증후군 아동과 청소년이 이러한 신체적 특징들을 모두 가지는 것은 아니지만 보통 낮은 근긴장도, 치켜올라간 눈, 작은 귀를 가지고 있다(Heward, 2006).

게다가 다운 증후군 아동과 청소년은 심혈관 문제, 면역체계의 문제, 호흡기 합병증,

갑상선 문제, 위장 문제, 그리고 백혈병을 포함한 또다른 다양한 건강 문제들이 있다(Roizen, 2002). 또한 그들은 시력교정이 필요할 수도 있다.

잠재적으로 **환축관절(atlano-axial joint; AA joint)** 탈구는 다운 증후군 아동과 청소년에게 중요한 문제로 존재한다. 1번, 2번 경추의 불안정성은 척수손상의 결과를 가져올 수 있다, 이런 불안정성을 가진 아동과 청소년들의 약 1~2%는 2개의 척추가 서로 따로 움직이게 되는 추가적인 문제들을 가진다. 이런 상태는 척수를 통해 움직이는 신경에 압박을 가하고, 목의 통증, 목 근육의 일정한 수축, 그리고 보행의 어려움의 원인이 될 수 있다. 따라서 일상적으로 이런 상태를 보이는 아동과 청소년은 약 5세 정도에 X-ray 검사를 받는다. 만약 문제점이 발견된다면, 정형외과 의사는 척추의 융합을 실시해야 한다. 이런 상태의 아동과 청소년은 학교에서 하는 어떠한 운동에도 참여하지 말아야 하고, 재주넘기나 트램폴린 같은 목에 염좌를 가져올 수 있는 다른 체육활동을 하지 말아야 한다(Tocci, 2000).

태아알콜 증후군(Fetal Alcohol Syndromes)

태아알콜 증후군(FAS)은 ARBD(alcohol related birth defect)라고도 하며, 정신지체를 발생시키는 원인이며, 기형아 원인의 3번째 원인이다. FAS는 세계에서 1,000명당 1~2명정도 발생하며, US에서 매년 1,200명정도 출생한다(Behrman, Kliegman, & Jenson, 2004). 이것은 여성이 임신을 했을 때 과도한 알콜섭취로 발생한다. FAS와 연관된 합병증의 특징과 범위는 엄마가 섭취하는 알콜의 양과 관계가 깊으며, 특히 임신 3개월 때 알콜을 남용하는 것과 관계가 깊다(Thies & Travers, 2006). 임신한 동안 여성의 과도한 알콜섭취는 발달하고 있는 태아(9주 후의)의 가장 예민한 기관인 뇌와 기관 및 세포에 손상을 준다. 따라서 영구적인 태아기의 알콜 노출은 지적기능과 다른 신체기능을 손상시킨다. 태어났을 때 뚜렷하게 관찰되는 정신적, 신체적 손상의 연속, 그리고 취학 연령까지 발견되지 않는 미묘한 학습 문제들을 갖는다(Coles et al., 1991).

아래 3가지 특징은 임신 중 엄마의 알콜섭취로 인한 FAS를 진단내리는 데 사용된다.

- 성장결핍장애는 출생 시 적은 체중, 오랜 시간에 걸친 체중의 부족, 체중의 불균형
- 출생 시 작은 뇌의 크기, 비정상적인 뇌 구조, 소근육 운동기술의 약화, 감각신경 저하, 좁은 지지면(BOS)의 보행과 균형 감소, 눈-손 협응저하, 정신지체, 그리고 다른 인지적 손상들을 포함한 중추신경계 문제들
- 얼굴의 중간이 편평(midface)하고, 얇은 윗입술 등의 비정상적인 얼굴 패턴이 특징(Thies & Travers, 2006).

FAS 신생아는 전형적으로 임신기간이 짧다. 아이가 자랄 때처럼, 두개안면기형, 소두증, 얼굴의 중간이 편평(midface)하고, 얇은 윗입술, 체중, 신장의 차이, 그리고 머리둘레의 차이는 더 뚜렷하게 보인다. 작은 관절과 비정상적인 사지는 움직임 시 약간의 제한이 있고, 손바닥의 주름이 바뀐다(Behrman, Kliegman, & Jenson, 2004).

비록 많은 신체적 합병증이 나타나지만, 태아알콜 증후군은 보통 FAS와 연관된 인지적 합병증을 갖는다. 알콜은 뇌에 필요한 영양소를 빼앗으며, 지적능력과 중추신경계 문제와 관련된 결과로 나타난다. 발달지연과 정신적 결함은 경미한 정도에서 심한 정도까지의 FAS가 가지는 공통적 특징이다(Behrman, Kliegman, & Jenson, 2004).

게다가 출생전 과도하게 알콜에 노출된 아동과 청소년은 정신사회적 기술과 전-사회적(prosocial) 행동들에 어려움을 갖는다(Thies & Traver, 2006). 그들과 부모들은 전문적인 정신건강의 중재를 필요로 한다. 그 아동과 청소년은 부적절한 공격성, 집중시간과 규칙을 따르는 능력의 부족, 충동과 주의산만함, 불안감의 증가, 도전과제에 부딪쳤을 때 마지못해 하는 것, 그리고 사회기술의 저하 등을 보일 수도 있다(Thies & Traver). 엄마는 알콜남용과 아이를 위해 건강하지 못한 생활환경을 바꿔야 하고, 약물남용에 대한 상담과 재활이 필요할 것이다. FAS를 가지고 태어난 아동과 청소년의 예후는 엄마의 알콜 중독성의 관리에 의해 영향을 받으며, 아이의 다양한 생물학적 체계에 영향을 준다. 임신 후에 흡수했던 알콜을 배출하기 위해 엄마와 상담하는 것은 FAS를 예방할 수 있는 방법이다(Behrman, Kliegman, & Jenson, 2004).

프래자일 X 증후군(Fragile X Syndrome)

프래자일 X 증후군은 남아에게서 더 많이 나타나지만 여아 · 남아 양쪽에서 정신지체와 학습문제들을 야기하는 유전성 질환이다. 이것은 남아의 경우 대략 3,600명당 1명, 여아는 4,000~6,000명당 1명꼴로 발생한다. 프래자일 X 증후군은 정신지체의 가장 공통적인 유전적 특징이고, 다운 증후군 이후 정신지체가 나타나는 공통적인 임상적 특징이 있으며, 자폐의 원인으로 가장 많이 알려져 있다. 프래자일 X 증후군 아동과 청소년은 종종 언어지연과 긴 얼굴, 두드러진 턱과 이마, 그리고 크고 두드러진 귀를 포함한 독특한 얼굴 특징들을 가진다. 또한 이러한 특징들은 승모판의 탈항, 관절의 과신전, 그리고 편평한 발이 특징이다(Behrman, Kliegman, & Jenson, 2004; National Fragile X Foundation, 2006).

프래자일 X 증후군의 원인은 성장하고 있는 태아의 세포핵 안에서 X 염색체의 반복적인 돌연변이때문이다. 이 돌연변이는 정상적인 뇌기능을 위해 필수적인 단백질의 정상적인 생산을 방해한다(Heward, 2006). 합병증을 가진 다른 아이들은 언어나 말하기 또는 보행에 지연을 보이지 않고, 자랄 때까지 확인되지 않지만 몇몇의 유아(infant)는 태어나자마자 프래자일 X 증후군을 진단받는다(National Fragile X Foundation, 2006).

인지적, 행동적, 언어의 합병증들의 범위는 X 염색체의 돌연변이와 아동의 성별에 의해 의존한다. 프래자일 X 돌연변이를 가지고 태어난 여아의 30%는 85에서 그 이상의 IQ를 가지며, 70%는 경도(mild)의 정신지체나 경계선(borderline)에서 85보다 낮은 IQ를 가진다. 이 경우 간헐적 또는 제한적 지지를 필요로 한다(National Fragile X Foundation, 2006). 반대로 프래자일 X 증후군을 가진 남아는 여아보다 이른 시기에 진단을 받으며, 일반적으로 여아보다 더 영향을 받는다. 프래자일 X 증후군을 가진 남아의 약 80%는 경계선(borderline) 또는 경도(mild)의 정신지체 범위에서 10~15%의 점수로 인지적으로 지연이 되며, 중등도(moderate) 또는 고도(severe) 범위에 있는 나머지 아이들은 확장적 지지를 필요로 한다. 몇몇의 남아는 지적능력의 정체기를 보이며, 사춘기 이후 지속적으로 IQ가 감소된다. 왜냐하면 프래자일 X 증후군은 퇴행성 질환은 아니지만, 학습이 지연되게 하는 신경학적 변화들과 청소년기의 추상적인 학습의 어려움, 학습의 비율의 감소가 나타나기 때문이다(National Fragile X Foundation, 2006).

프래자일 X 증후군의 많은 아이들은 확실한 행동적 특징을 보인다. 이 아이들은 애정이 깊은 편이고, 긍정적인 유머감각을 가진다. 그러나 그들도 다양한 행동적 도전들에 어려움을 느낀다. 남아의 80~90%는 충동적이고, 주변을 어지럽힌다. 남아의 90%는 촉각방어, 구강운동방어, 눈맞춤의 저하를 포함하는 감각처리과정에 문제를 갖는다. 그들은 자신의 손을 펄럭거리고, 피부, 옷, 물건들을 씹기도 한다(National Fragile X Foundation, 2006). 여아들은 남아들보다 과잉행동을 덜 보이지만 종종 과제에 대해 부주의한 편이다(National Fragile X Foundation).

게다가 프래자일 X 증후군의 몇몇 아동과 청소년은 끊임없이 말하고, 스스로 대화하는 모습을 보인다. 그들은 사회적 접촉, 부끄러움, 걱정, 우울 등에 더 어려움을 느끼는 경향이 있다(National Fragile X Foundation, 2006).

윌리암 증후군(Williams Syndrome)

윌리암 증후군(WS)은 약 20,000명 중 1명 정도 나타나는 드문 유전적 증후군이다. WS가 유전적 증후군으로서 분류된 것은 1993년 이후였다. 이 증후군은 엄마쪽 유전자나 기형학적인 요인들에 기인한다고 가정되었다(Pober, 2001). WS의 경우, 7번 염색체에 이상이 있다는 것은 1993년 유전적 연구에 의해 밝혀졌다. 혈관벽과 일반적인 결합조직에 강함과 탄성에 관련하는 중요한 단백질 공급원인 엘라스틴(elastin) 유전자가 없는 것이 특징이다. 태아가 발달하는 데 있어 엘라스틴 단백질의 부족은 혈관이 좁아지는 상태인 **혈관협착증(vascular stenosis)**을 포함하는 다양한 문제점들을 야기한다. 심혈관질환은 약 80%의 아동과 청소년에게서 발생한다(Pober).

WS 아동과 청소년에게 공통적으로 나타나는 다른 특징들은 다음과 같다.

- 과도한 쾌활함, 행복함, 그리고 지나친 친절함
- 타인에 대한 배려 부족
- 집중력과 충동성에 문제를 가지는 과잉행동
- 좌절과 괴롭힘(놀림)에 대한 인내심 부족
- 큰 소리에 두려움을 느낌
- 엘핀(꼬마요정)같은 얼굴 생김새

WS는 출생과 출생 후에 기관(organ) 체계에 영향을 주는 다중체계(multisystem) 질환이다. WS의 정확한 인식(recognition)과 진단은 의학적 합병증과 발달상의 야기되는 문제에 밀접한 관련이 있기 때문에 필수적이다. WS를 가진 많은 유아(infant)들은 빨기와 삼기기의 협응에 어려움을 갖는다. 구역질, 숨막힘, 구토같은 문제들과 고형 음식을 변화시키는 데 어려움을 갖는다. 발생할 수 있는 의학적 문제들은 대동맥판 협착증, 혈관질환, 폐동맥 협착증, 고혈압, 고칼슘혈증, 안과적 문제, 내장의 문제, 신장기형, 신경학적 문제, 재발 가능한 이염증막, 그리고 불안 등을 포함한다(Pober, 2001). 더욱이 근골격계 문제는 WS 아이들의 공통점이다. 대부분의 아동과 청소년은 협응운동(motor coordination)에 손상이 있고, 움직임에서 어눌함을 보인다. 그들은 균형의 문제만큼 대근육과 소근육의 어려움을 보인다(Semel & Rosner, 2003). 근긴장도(muscle tone)는 어릴 때는 저긴장(hypotonic)이었다가 청소년과 성인으로 자라면서 과긴장(hypertonic)으로 변한다(Semel & Rosner). 과긴장의 결과로 주로 다리에 진행성의 관절 제한과 구축(contractures)이 나타난다. 다른 근골격계 문제들은 척추전만증(lordosis), 척추측만증(scoliosis), 근위부 근육의 약화(weakness)를 포함하고, 아래팔(forearm)을 회전

(rotation)하고 엎침(회외, supination)을 할 수 있게 하는 아래쪽 노뼈(요골)와 자뼈(척골)에 제한을 주는 **요척골유합(radioulnar synostosis)**을 포함한다(Pober).

WS 진단을 받은 아동과 청소년은 약한 정신지체를 가지며, 전형적으로 IQ 검사 결과 경도(mild) 범위 내의 점수를 갖는다. 또한 그들은 간헐적 지지를 필요로 할 것이다. 전반적 지지를 필요로 하는 최고도(profound) 정신지체는 드물다. IQ 연구에서 WS 아동과 청소년의 5~20%는 평균범위보다 낮은 점수를 갖는다고 한다. WS와 관련된 정신지체는 다른 증후군들에서 나타나는 전형적인 특징과 차이가 있다. 전통적으로 정신지체는 인지적 기능의 모든 영역에 일정한 손상을 갖으나, WS의 수준은 변동한다. 아동과 청소년은 약간의 인지적 영역을 평균 또는 평균 가까이 수행할 것이다. 그리고 다른 영역에서의 제한이 나타난다(Crisco, Dobbs, & Mulhern, 1998; Pober, 2001). 이러한 이유로 그들의 전면적인(fullscale) IQ 점수를 기록하는 것은 그들의 특정한 강(strength)·약(weakness)이 확인되지 않으면 아마도 오해하게 할지도 모른다. WS 아동과 청소년은 전형적으로 언어와 의사소통 기술, 일반적인 정보에 대한 장기기억 영역에서 지적으로 뛰어남을 보여준다. 또한 그들은 얼굴 기억하기, 그림(삽화) 해석하기와 같은 의미 있는 정보들을 성공적으로 처리한다. 그들은 시각적 공간 기술, 시각적 운동통합, 언어 주정 기술과 소운동 기술을 위해 노력한다(Semel & Rosner, 2003). 게다가 WS 아동과 청소년은 짧은 집중시간을 갖는다(Semel & Rosner, 2000). WS 아동과 청소년은 그들은 어수선해서 ADHD로 진단될지도 모르기 때문이다. 인지적 기능에 이러한 변화가 오므로써 WS 아동과 청소년들은 그들의 연대적 나이(chronological age) 수준에 맞는 몇몇 작업을 수행한다. 그러나 아직까지 다른 나이에 알맞은 과제를 성취하기 위해서는 노력해야 한다(Pober).

중재(Interventions)

정신지체는 일상생활의 모든 면에 영향을 주는 발달상의 장애이므로, 중재는 초점과 함께 가족 전체, 그리고 아동과 청소년의 발달같은 지역사회와 관련된 서비스의 변화, 교육, 건강의 전념을 포함한다. 다른 누군가와 협응하여 일하는 것과 건강, 교육은 이러한 발달단계를 통해 아동과 그의 가족들에게 통합된 서비스를 전문적으로 제공할 수 있다. 중재는 종종 유아기에 시작되고, 가족 중심인 초기 유년시기에 목표를 집중시킨다.

처음에, 의사와 간호사는 건강과 관련된 합병증, 의학적으로 관계가 있는 문제에 예방을 조화시키는 것, 그리고 중재의 노력에 대해 주의 깊게 모니터링한다. 또한 그들은 신생아의 빠른 성장과 발달을 지지하기 위해 아기에게 더 좋은 관리를 제공한다. 초기 중재자는 유아의 인지적 발달에 자극을 주기 위해 가족들의 도움을 필요로 한다. 작업치료사는 일상생활, 사회적인 면, 그리고 놀이와 관련된 작업들을 할 때, 가족과 다른 아이들과 함께 일한다. 언어병리학자는 유아의 의사소통 필요성에 대해 언급하고, 간호사와 작업치료사는 협력하여 먹기(eating), 섭식(feeding), 그리고 영양에 초점을 맞춘다. 물리치료사가 종종 자세와 이동성에 대해 중재를 제공하는 동안, 유전학적 상담자는 다른 가족 구성원이 운반수단이 되거나 그러한 조건을 갖추는 것을 토론하기 위해 가족과 만난다.

아이들이 나이를 먹는 것처럼, 건강 전문가들은 의학적으로 관련된 중재와 예방 서비스를 지속적으로 제공한다. 학교 세팅(설정)에서 중재는 가족문제에서 교육과 관련된 문제로 그리고 늦은 직업적 훈련과 독립적인 생활기술의 훈련으로 초점이 바뀐다. 아동과 청소년을 돕기 위해 언급된 사회적 감정기술(social-emotional skills)은 그들 자신이 가치 있다고 생각하는 것과 사회적 능력에 대한 의미를 발달시킨다. 그들은 학교와 지역사회에서 다른 사람들과 상호작용 하는 것이 필요하다. 'Special Olympics' 같은 프로그램에 기초한 지역사회는 경쟁하기 위해 아동과 청소년들에게 기회를 제공하고, 지역(local), 정부, 그리고 국가적인 수준에서 그들의 재능을 인정한다. 정신지체 아동과 청소년들을 위한 서비스는 개별적으로 맞춰야 하며, 확실한 진단에 대한 특이한 특징을 고려해야 할 필요가 있다. 예를 들면, 몇몇의 프래자일 X 증후군 아동은 반응을 알아차리는 데 매우 낮은 강도의 자극만이 필요하다. 따라서 중재를 제공할 때는 적절한 반응을 끌어내기 위해 자극의 양을 조절하는 것이 중요하다(Freund, 1994). 왜냐하면 WS 아동과 청소년은 종종 심장과 관련된 합병증, 관절 제한, 그리고 연령에 맞는 기술을 습득하는 데 어려움을 주는 운동과 균형의 문제들을 가지며, 과제와 환경은 아이들을 위해 변형되어야 할 필요가 있기 때문이다. 유사하게 중재의 강도와 적절한 수준을 결정할 때, 다운 증후군 아동과 청소년이 갖는 심장, 폐, 자기면역계, 그리고 근골격계의 합병증을 고려해야 할 필요가 있다.

교육적 중재 전략(Educational Interventions Strategies)

정신지체를 가진 아동과 청소년들을 위한 중재는 종종 학습증진을 위해 확실한 교육용 전략이 포함되야 한다. 10장에서 소개했듯이, 몇몇의 이러한 전략들은 환경(context)을 가르치고, 환경의 연결, 단계의 수등급화, 순서적 단계에 그림 신호로 제공하기, 손으로 손을 잡아서(hand-over-hand) 도움을 제공하는 것을 포함한다. 표 16.1 ■은 약간의 전략들이 학습을 촉진하기 위해 이용할 수 있는 방법을 설명한다.

이 모든 예에서 정신지체를 가진 아동과 청소년들은 새로운 기술을 연습하기 위해 충분한 기회들을 제공하는 것은 중요하다. 진단의 특성에 의해 환경(context)에서 벗어나거나 새로운 기술을 빨리 배우는 것은 어렵다.

작업치료 중재(Occupational Therapy Intervention)

정신지체는 적절한 나이에 작업을 시작해야 하는 아동과 청소년을 위해 필요한 수행기술과 수행패턴의 발달에 부정적인 영향을 준다. 작업치료사와 보조작업치료사는 이러한 수행기술과 수행패턴의 발달을 촉진하기 위해 중재를 제공한다.

작업치료사와 보조작업치료사는 또한 아동과 청소년들이 발달하는 적절한 작업에 참여하는 것을 가능하게 하기 위해 환경과 과제에 적응할 수 있는 전략들을 고려한다. 작업치료적 중재는 집, 지역사회 또는 학교 세팅에서 제공할 수 있다. 작업치료사와 보조작업치료사는 작업치료적 중재를 제공할 때 부모나 주요한 간병인, 그리고 다른 전문가들과 협력한다. 이론의 틀에 기초하는 작업치료에 근거하는 작업치료와 연결하여 작업치료사와 보조작업치료사는 정신지체를 가진 아동과 청소년이 작업을 할 때 종종 이론적 틀을 적용하여 사용한다.

이 이론적 틀(frame of reference)은 이후 기술을 습득하는 동안 복합적인 반복을

■ 표 16.1
교육적 전략

작업적 과제	중재	전략
Brenna, 8세의 다운 증후군. 독립적으로 신발끈을 묶고 싶어한다.	Brenna는 지속적으로 묶는 신발을 신어야 한다. 모든 사람은 신발을 묶는 과정이 확립되는 것에 동의한다.	활동의 환경(context)에서 중재를 가르친다.
	Brenna에게 신발 묶는 것을 시범을 보이고, 어려운 매듭을 당겨야 하는 마지막 단계를 완성할 수 있도록 돕는다. 그녀가 이 과정을 성공할 때, 끈 매듭을 만드는 마지막 전단계까지(next to last)의 과정을 도와야 한다. 그녀가 독립적으로 신발을 묶을 때까지 새로운 과정에 대해 계속 알려준다.	역연쇄(backward chaining)
Levi, 16세의 프래자일 X 증후군. 고등학교 축구팀의 부감독을 하고 있다. 그는 팀의 운동복 세탁하는 것을 배워야 한다.	각 팀의 팀원이 자기자신의 세탁물을 분류할 수 있도록 라커룸에 바구니를 준비한다. 정량의 세제를 사용하고, 옵션이 세팅된 세탁기를 제공한다.	활동을 간단하게 한다.
	Levi에게 세탁방법을 가르친 후 세탁기 위에 단계별로 그림을 붙여 놓는다.	시각적인 단서를 제공한다.
Fiana, 10세의 FAS. 식사시간에 독립적으로 칼을 사용하고 싶어한다.	팬케익이나 와플같이 자르기 쉬운 종류의 아이템을 선택한다. Fiana의 손에 도구를 놓고, 그녀의 손을 잡는다. 자르는 동작을 보여준다. 그녀가 움직임을 시작하고 완료할 때처럼 그녀가 잡는 것을 조절한다.	손으로 손을 잡아서 (hand-over-hand) 도움제공
	음식의 재질을 변화시킴으로써 자르는 과제(음식물)의 사용을 조금씩 증가시킨다.	필요한 중재의 양을 등급화한다.

강조한다. 그것은 새로운 기술을 배우는 것은 충분한 실행이 필요하다는 것을 의미한다. 작업치료 평가와 작업치료 중재 과정동안 작업치료사와 보조작업치료사는 아동과 청소년들의 인지적, 신체적, 지각적, 정신사회적, 감정적 능력, 그리고 실행될 필요가 있는 과제와 과제를 수행하기 위한 환경(context)의 요구를 체계적으로 고려한다. 그 목적은 과제와 환경, 그리고 과제수행을 위한 아동과 청소년의 능력 사이의 정확한 맞춤을 정하기 위한 것이다.

중재는 정신지체의 정도(severity)와 필요한 지지(support) 정도에 기초하여 아동과 청소년의 개별적 학습 능력을 반영하여 개인에 맞게 제공된다. 간헐적 또는 제한적 지지가 필요한 경도(mild)와 중등도(moderate)의 정신지체를 가진 아동과 청소년을 위한 작업치료적 중재는 다양한 놀이, 일, 일상생활활동, 여가활동, 다양한 기술습득과 인지적 학습기술을 사용하는 것을 포함한 수행기술과 패턴을 수립하는 것을 포함해야 한다 (Heward, 2006). 예를 들어, 보조작업치료사는 방과 후 직업 경험의 부분으로 선반을 쌓을 때 종류별로 목록을 정리하는 방법을 경도(mild) 정신지체 청소년에게 가르치기 위해 기술습득 전략을 사용할 것이다. 보조작업치료사는 방과 후 클럽 활동에서 만들고 싶어하는 공예작업의 단계를 순서화하는 방법을 아동들이 배울 수 있도록 하기 위해 인지적 학습 기술을 사용할 것이다. 일상생활활동(ADL)과 기능적 일상생활활동(IADL) 작업을 학습한 중등도(moderate) 정신지체 아동과 청소년들을 돕는 보조작업치료사는 역연쇄(backward chaining) 또는 과제의 단순화(simplification) 접근방법을 고려해야 할 것이다. 확장적 또는 전반적 중재가 필요한 고도(severe) 또는 최고도(profound) 정신지체 아동과 청소년이 일을 할 때, 보조작업치료사는 아동과 청소년이 놀이와 학습을 할 수 있도록 하기 위한 먹기, 자기관리, 장난감 적응하기, 도구, 그리고 의사소통 체계를 늘리기

ANYA

Anya는 고도(severe) 정신지체와 시각에 제한을 가지는 10세된 아이이다. 그녀는 확장적 지지를 필요로 한다. 그녀는 최근 새로운 양육관리장소인 'Good Hope Middle School'로 옮겼다. Anya는 5단어(주스, 과자, 싫어, 먹자, 강아지)를 말할 수 있고, 의사소통보드(communication board)를 사용하기 시작했다. 왜냐하면 그녀는 전체로 잡기패턴을 사용하고, 작은 물건을 손 안에서 조작하는(manipulation)것에 어려움을 가지고 있기 때문이다.

IEP 이후 현재, 'Good Hope Middle School'의 교장과 선생님은 그녀의 예전 학교에서 세웠던 매해의 목표와 특수교육을 받을 교실을 스스로 정할 수 있도록 하는 것을 받아들였다. 부모님, 학급의 특수교육 선생님, 학교 관리자(교장선생님), 언어병리학자, 작업치료사는 1년 목표를 정하고, 토론하기 위해 만났다. 특수교육 교사인 Mario 선생님은 시각적 문제를 가진 학생들에 대해 약간의 경험을 가지고 있다. 그는 IEP 목표 시행을 돕기 위한 보조작업치료사를 요청했다. IEP팀은 Anya의 IEP에 매주 작업치료 서비스를 추가하기로 결정했다. 그들은 작업치료는 목표를 성취하기 위해 필요한 서비스의 방향과 상담을 포함해야 한다고 동의했다. Mario는 '스스로 먹기'를 첫 번째 목표로 세우고 싶다고 의사를 밝혔다.

1. 시각적 대비 증가를 위한 준비(set-up)와 음식위치를 알려주기 위한 언어적 단서(verbal cues)와 함께 Anya는 학교 점심시간에 스스로 먹을 것이다.
   1a. Anya는 음식을 떠서 성공적으로 숟가락을 입으로 가져올 수 있을 것이다(10번 중 8번).
   1b. Anya는 엎지르지 않고 컵으로 마실 수 있을 것이다(5번 중 4번).
   1c. Anya는 포크로 음식을 찍어 입으로 잘 가져올 것이다(5번 중 4번).
   1d. Anya는 한 손은 샌드위치, 다른 손은 다른 음식을 잡고, 그것들을 입으로 가져올 것이다(5번 중 4번).
2. Anya는 학교에 있는 동안 독립적으로 적응된 스위치(adaptive switches)를 사용할 것이다.
   2a. Anya는 부탁했을 때 방의 불을 켜고 끄기, 그리고 독립적으로 문을 열기 위해 벽에 있는 스위치를 사용할 것이다.
   2b. Anya는 필요할 때 독립적으로 오디오 레코더와 간단한 장난감을 켜고 끄기 위해 커진 스위치를 사용할 것이다.
   2c. Anya는 필요에 따라 교육적 활동시 독립적으로 터치스크린 컴퓨터를 사용할 것이다.
3. Anya는 그녀가 원하고 필요로 하는 것을 표현하기 위해 의사소통보드(communication board)를 사용할 것이다.
   3a. Anya는 의사소통보드를 사용하여 간식시간에 먹고 싶은 음식과 음료를 표현할 것이다(5번 중 4번).
   3b. Anya는 의사소통보드를 사용하여 위생관리(hygiene)와 옷입기가 필요하다는 것을 표현할 것이다(5번 중 4번).
   3c. Anya는 의사소통보드를 사용하여 자신의 활동을 선택하고, 몇 개의 옵션을 줄 것이다(5번 중 4번).
4. 감독(supervision) 아래, Anya는 필요한 기초적인 학교 위생을 수행할 것이다.
   4a. 언어적 지시를 주고, Anya는 식사하기 전, 화장실 다녀온 후에 손을 씻을 것이다(5번 중 4번).
   4b. 언어적 지시를 주고, Anya는 필요에 따라 식사할 때 입과 손을 냅킨으로 닦을 것이다(5번중 4번).
   4c. Anya는 화장실가기 과제를 수행할 것이다(5번 중 4번).

■ 그림 16.1
Anya의 IEP 목표.

위해 자세보조기술(implementing positioning techniques)에 초점을 맞춰야 하며, 간병을 위해 올바른 기술과 신체역학을 가족과 간병인에게 훈련시키는 것에도 초점을 맞춰야 할 것이다. 다음의 Anya와 Tyler의 사례연구는 작업치료 중재를 보여준다.

중재를 이용한 사례 연구(Case Studies Applying Interventions)

작업치료사와 보조작업치료사는 Anya가 스스로 먹는 것을 도와주기 위한 중재전략을 토의했다. 보조작업치료사는 점심시간 그리고 시도할 수 있는 다양한 적응 보조도구(devices)가 준비되는 동안 Anya와 반 친구들을 만났다. 보조작업치료사는 음식과 식사하는 것 사이에서 대비를 증가하기 위해 낮은 시각 연상의 리스트를 준비한다(그림 16.2 ■). 그녀는 보조도구(utensil) 사용과 컵을 입으로 가져오기 위한 손으로 손을 잡아(hand-over-hand) 도움을 보여준다. 또한 그는 Anya가 더 쉽게 다룰 수 있는 음식을 선택하는 것을 제안했다(그림 16.3 ■). 그는 선생님과 보조선생님(teacher aide)의 질문에 대답하고, Anya의 진전(progress)을 다시 확인하기 위해 다음 주에 돌아오도록 준비한다.

또한 선생님은 그의 다음 과제는 Anya가 사용하기 위한 적절한 스위치를 확인하는 것이라고 했다. Anay의 제한된 시각을 고려할 때, 보조작업치료사는 밝은 색깔의 스위치

아래의 제안들은 Anya가 스스로 먹기 과제를 더욱 성공적으로 할 수 있도록 도울 것이다.

- 음식이 잘 보이도록 기회를 제공하기 위해 밝고, 조명이 집중되어 있는 장소에 위치하도록 한다.
- 식사하는 동안에 식탁 위에는 필요한 아이템만 놓는다. 마음이 혼란스러워지는 것을 막기 위해 식탁 위에 어지럽게 흩어져 있는 것과 식탁보같은 불필요한 아이템은 피한다.
- Anya의 식사를 준비할 때 역으로 검은색에 흰색 또는 노란색 같은 대조색들을 사용한다. 짙은색의 판 또는 그릇, 컵 또는 유리잔, 그리고 식기류, 더 흰색, 어두운 채색의 식탁용 매트를 사용한다. 깨끗한 유리잔이나 플라스틱 식기류의 사용은 피한다.
- 식탁용 매트와 대조되는 색깔의 짙은색 냅킨을 사용한다.
- 스스로 먹을 때 Anya의 성공률을 증가하기 위해 식판아래 미끄럼 방지 매트를 깔고, 옆에 날개(lip)가 있는 식판이나 가드(guard)를 사용한다. Anya가 일관성있게 성공하기 위해 각각의 식사는 같은 장소에 놓는다. 예를 들어, 항상 그릇의 왼쪽에 냅킨을 놓거나, 그릇의 오른쪽 가장자리 끝에 컵을 놓는 것 등등.
- 만약 음식과 그릇의 색이 비슷하다면 대조되는 색깔의 접시에 음식을 놓는다.

■ 그림 16.2
낮은 시력에 대한 제안.

다음의 제안들은 Anya가 스스로 먹기 과제를 더욱 성공적으로 할 수 있도록 도울 것이다.

- 으깬 감자, 푸딩, 요거트, 사과소스 같은 스푼에 달라붙는 음식을 제공한다. 이런 것은 좀 더 쉽게 먹을 수 있게 해 줄 것이다.
- Anya에게 처음에는 찌르기 쉬운 음식을 제공하고 그 후에 조금씩 어려움을 느끼는 음식들을 제공하도록 한다. 예를 들어, 가벼운 갈색의 감자튀김, 부드럽게 요리된 야채 또는 토스트로 시작한다. 칼을 사용할 때까지 작은 크기의 조각인지 확인한다.
- 처음에는 컵에 적은 양의 농도가 짙은 음료를 준다. 그녀가 흘리지 않고 입에 가지고 갈 수 있다면 양은 조금씩 증가하고, 농도는 감소시킨다.

■ 그림 16.3
음식 선택의 제안.

를 선택한다. 다른 스위치를 사용하기 위해 보조작업치료사는 스위치 사용을 위해 오디오 플레이어를 적응시킨다. 선생님과 보조작업치료사는 Anya가 음악을 들을 때 스위치를 작동할 수 있도록 처음에 손으로 손을 잡아(hand-over-hand) 도움을 제공한다. 시행착오를 통해 보조작업치료사는 선생님이 적절한 스위치와 최적의 위치를 결정하는 것을 돕는다. 선택된 결정으로 보조작업치료사는 더 나아가 학급 교수진이 선택된 스위치에 적응하는 것을 돕는다.

Tyler

Tyler는 다운 증후군을 가지고 태어났다. 유아기에 가족은 집에서 초기 중재 프로그램을 통해 작업치료를 받았다. 작업치료사는 식사하기(feeding), 자세 취하는 기술, 그리고 운동과 놀이기술을 촉진시키는 것에 대해 가족을 참여시켰다. 작업치료 서비스는 Tyler가 연령에 알맞은 작업에 참여할 수 있었고, 가족이 독립적으로 필요했던 수정을 할 수 있게 되어 2세 때 중지됐다. 퇴원하고 Tyler는 지역 YMCA의 유아 놀이시설에 있었고, 그의 4세짜리 누나 Victoria와 함께 다양한 지역사회의 전학령기 활동에 참여했다. Tyler가 4세 때, 엄마는 직장에 고용되었고, Tyler를 위한 주간 서비스(day service)를 필요로 했다. 비록 Tyler가 지역학교(local school)의 반일(half-day) 전학령기 프로그램에 입학을 허락받았지만, 부모들은 하루종일 가능한 환경을 원했다. 따라서 그들을 Tyler를 지역사회 주간보호 센터(daycare center)에 등록하기로 결정했고, 소아가정 건강관리소(pediatric home health agency)를 통해 필요했던 치료 서비스를 받게 되었다.

주간보호에서의 Tyler

Tyler는 지역사회 주간보호센터에 다니는 활발한 4세된 다운 증후군 아이이다. 그의 누나 Victoria는 방과 후 프로그램을 위해 지역사회센터에 동생과 함께 다닌다. 아이들의 아빠는 퇴근 후 집에 오는 길에 아이들을 데리고 온다.

Tyler가 그의 반에서 특별관리가 필요한 유일한 학생이었기 때문에 전학령기(preschool) 선생님은 반에서 Tyler에게 필요한 것들을 제공하는 방법에 대해 토론하기 위해 부모님과 많은 시간을 보냈다. 부모님들은 Tyler의 담당 소아과 의사와 협력하여 작업치료 서비스가 주간보호세팅 활동에 Tyler가 참여하도록 도움을 줄 수 있다고 결정했다. 그들은 짧은 기간 동안 주간보호세팅에 상담 서비스를 제공해주는 전문적인 소아과 서비스가 있는 가정건강관리소(home health agency)를 선택했다.

아래의 표들은 그가 3학년이 되고, 고등학교에 들어갔을 때 그가 주간보호를 시작했던 것처럼, Tyler와 가족들에게 제공되었던 작업치료 중재 서비스를 보여준다.

작업치료사는 부모님을 만나고 집 안에서의 Tyler에 대한 평가를 수행했다. 작업치료사는 소근육과 대근육 운동기술의 표준화된 검사도구인 '*Peabody Developmental Motor Scale*−*2*(PDMS 2)(Folio & Fewell, 2002)' 와 '*Hawaii Early Learning Profile*(*HELP*) *Preschool checklist*' (Vort Corp., 1995)를 실시했고, 자가-도움(self-help) 기술을 평가하는 교과과정에 기초한 평가는 주간보호세팅에서 필요할 수 있다. 평가결과는 테이블 위에서 작은 물건을 집어올리거나 독립적으로 계단을 오르락 내리락하는 것같이 손 안 조작능력과 균형기술을 필요로 하는 작업에 어려움을 느낀다고 했다.

인터뷰 요약

전학령기 교실은 고위영역(High-Scope)의 교육과정을 따른다. 활동은 선생님의 도움을 받아 각각의 아이들에게 맞게, 그리고 아이들 중심으로 분류되었고, 활동 스케줄도 결정했다. 자유놀이로 시작해서 가끔 야외놀이를 지역에서 하기도 한다. 모든 아이들은 아침 circle time에 참여한 후 수케줄에 맞춰 다양한 미술, 과학, 그리고 놀이 활동을 한다.

과자, 점심, 그리고 낮잠시간은 일상 스케줄에 포함된다. 전학령기 교사는 주로 자신이 자주하는 언어적 방법을 통해 가르친다고 한다. 그녀가 사용하는 언어는 간단하고, 뚜렷했다. 전학령기 교사와 보조자는 수업 전에 아이들이 집중할 수 있도록 했다.

전학령기 교사는 Tyler가 매우 힘이 넘치고 다정한 아이라고 했다. 그는 반에서 모든 아이들과 사이좋게 지내며, 교수진에게 매우 공손했다. 그는 타이르면 금새 얌전해졌다. 그녀는 Tyler가 자기관리하는 것을 어려워한다는 것을 알았다. 그는 모자와 코트를 벗을 수는 있지만, 독립적으로 어떤 것을 입지는 못했다. 그는 지퍼를 잡아올릴 수는 있지만 단추를 끼는 것은 할 수 없었다. 그는 오로지 손가락으로 먹고, 스푼을 주면 좌절하는 것처럼 보였다. 그는 간식이나 식사시간 동안 컵을 두드리지만 주전자로 물을 따르는 것은 할 수 없다.

비록 Tyler가 예의바르게 수업을 듣지만 새로운 것을 쉽게 배우지는 못한다고 선생님은 말했다. Tyler는 종종 반복되는 언어적 교육을 하는 동안 실망하게 된다. 테이블 탑 활동을 하는 동안, 그는 항상 같은 장난감을 선택했다. 그는 새로운 장난감을 가지고 놀기 위한 설명이 필요했으며 종종 시범이 필요했다. 아이들이 블록을 쌓고 놀 때, 그는 오로지 만들어놓은 차 주변에서 시끄럽게 블록을 미끄러뜨리고, 쌓을 시도를 하지 않았다. 놀이용 반죽(play dough)을 주었을 때 그는 그냥 작은 조각으로 자르고, 상자 뒤쪽에 넣었다. 그는 가위질을 할 수 없고, 보통 가위질 활동을 피하려고 했다. 손가락으로 그림 그리는 것과 circle time 동안 노래를 부르는 것을 좋아한다.

비록 그가 운동장 주변을 뛰어다니는 것을 좋아하지만 다른 도구들을 사용해서 노는 것에 어려움을 가졌다. Tyler는 세발자전거를 탈 수 없고, 놀이 공간 주변에서 자신의 발로 가는 자동차를 사용한다. 그는 경사로를 기어올라가기 위해 도움이 필요하지만, 독립적으로 미끄러져 내려오는 것은 좋아한다. 그는 공을 던지거나 받는 것을 어려워하지만, 놓친 공을 쫓아다니거나 그 주변에서 뛰는 것은 좋아한다.

전학령기 교사는 Tyler가 친구들과 모든 활동에 잘 참여하기를 원한다. 그녀는 Tyler가 올해 배웠으면 하는 2가지 기술을 얘기했다. 첫째, Tyler가 새로운 장난감과 활동을 탐색하는 놀이기술이 증진되기를 원한다. 둘째, 어른에게 덜 의존하고, 교실 세팅에서는 좀 더 독립적이길 원했다.

■ 그림 16.4
인터뷰 요약.

비록 그가 일반적으로 전형적인 발달을 계속하고 있지만, 그는 종종 4세 수준보다는 3세 수준의 과제를 수행한다. 새로운 과제를 부여받았을 때 Tyler는 신체적 도움이나 손으로 손을 잡아서(hand-over-hand) 하는 도움이 필요하다. 전학령기(preschool)의 첫 번째 프로그램에 앞서, 작업치료사는 전학령기 교사와 그의 관심과 교실 일과, 그리고 스케줄에 대해 인터뷰한다. 그림 16.4 ■는 인터뷰 내용을 요약 정리한 것이다.

작업치료사는 Tyler의 주간보호센터 선생님이 Tyler가 활동에 충분히 참여하기를 원했으나 그녀는 Tyler의 학습 스타일과 교실 환경 내에서 변화를 제공하는 방법을 알지 못한다고 결론지었다. 중재를 안내하기 위해 작업에 기초한 모델과 기술발달을 돕기 위한 이론의 틀을 적용하여(Royeen & Duncan, 1999) '인간수행의 생태학(Ecology of Human Performance)(Dunn, Brown, & McGuigan, 1994)' (Dunn, Brown, & McGuigan, 1994)을 선택하는 것에 대해 작업치료사는 보조작업치료사와 함께 결과를 토론했다(Royeen & Duncan, 1999). 그들은 Tyler가 좀 더 독립적일 수 있도록 주간보호 환경을 수정하는 방법에 대해 논의하기 위해 선생님과의 만남에 참여했다. 보조작업치료사는 놀이기술, 습득전략 사용하기, 그리고 선생님이 Tyler와 상호작용할 수 있는 손으로 손을 잡아 도움(hand-over-hand)을 주는 기술들을 소개하기 위해 Tyler와 함께 일한다. 보조작업치료사는 주간보호 세팅에서 Tyler와 함께 참여한다. 그녀는 그의 놀이 기술을 발전시키기 위해 계획하고, 교실 스태프(staff)에게 교육방법을 시범해 보였다, Tyler가 밀가루 반죽 놀이에 참여하기로 결정하고 작은 조각을 점토에 묻히는 것처럼 보조작업치료사는 반죽을 굴리고, 다른 모양에 밀어 넣는 것을 돕는다. 그녀는 Tyler가 과제를 완성할 수 있도록 밀방망이(반죽하는 방망이)의 사용, 칼을 사용하여 요리하기, 그리고 다른 장난감, 손으로 손을 잡아 도움(hand-over-hand)을 주는 것들을 시범보였다.

5개의 상담수업 시간동안, 작업치료사와 보조작업치료사는 Tyler의 독립심을 증가시키기 위해 실용적인 제안들을 제공하고, 세팅(setting)을 수정한다. 그들은 단순한 과정의 과제를 분류하는 방법, 인지적 지시를 포함한 물리적 신호들을 포함하고, 기술 연습을 위해 매일 복합적인 기회들을 제공한다. 보조작업치료사는 작업치료사가 주간보호 선생님에게 설명을 하는 동안 중재전략을 모델화한다. 이러한 중재가 거의 끝나갈 무렵에 주간보호 선생님은 Tyler가 필요로 하는 것을 제공하는 방법과 교실 세팅에서 요구와 활동들에 적응하기 위한 능력을 보여주었다.

Tyler의 3학년 올라가기(Tyler's transition into third grade)

2학년의 IEP 재검토 회의동안 Tyler의 선생님과 부모님은 그가 3학년으로 올라가는 것에 대해 토의했다. 그의 부모님은 Tyler가 포함된 setting에 계속 있고, 1:1 보조를 제한하는 것을 더 좋아한다고 정했다. 그의 담임 선생님은 3학년이 되어 증가된 독립적인 요구들에 대처하는 그의 능력에 대해 관심을 보였다. 전형적으로 3학년들은 학교 일상생활활동, 학교식당 일과, 그리고 책과 소지품의 조직화와 같은 비교육적인(nonacademic) 범위 안에서 독립적이길 기대한다.

학습에 도움을 주는 선생님은 비록 그녀가 그것들에 대해 알려주려고 노력하지만 Tyler가 아직까지 이러한 상황들에 많은 어려움을 가지고 있다고 느꼈다. IEP팀은 이러한 기대되는 요구와 이러한 요구에 대처하는 Tyler의 현재 능력을 평가하기 위해 작업치료를 받도록 결정했다.

Tyler는 그가 5세 때 지역 국립학교 시스템(local public school system)에서 전학령기 센터에 다니기 시작할 때까지 주간보호를 계속했고, 학교관리 이후에 바꾸었다. 전학령기가 주간보호 교실에서와 비슷한 일상이 계속되었기 때문에 쉽게 변하는 주간보호 교실에서와 비슷한 일과는 전학령기 프로그램과도 쉽게 연결되었다. IEP의 부분으로서 전학령기의 규칙적 교육 이내에서 수학과 독서하기를 위한 학습적 지지를 받는다. 부모의 우선권이었던 것처럼, Tyler는 1, 2학년을 위해 규칙적인 교육과정에 계속 포함되었다.

3학년 교육팀과 회의 후에 작업치료사는 예상되는 단계의 목록을 작성했다. 그녀는 보조작업치료사에게 Tyler가 수업하는 동안 이 지역에서 그의 현재 상태를 체크하기 위해 관찰할 것을 부탁했다. 표 16.2 ■는 그를 관찰한 내용을 요약한 것이다.

모든 관찰과 설명시트들을 모으고, 재검토한 후에 작업치료사는 IEP팀을 위해 요약 보고서를 준비한다. 회의에서 그들은 Tyler의 현재 상태와 어떤 기술이 3학년으로 올라가는 것을 준비하는 데 도움을 줄 수 있는지에 대해 토의했다, Tyler가 새로운 기술을

■ 표 16.2
3학년이 해야 할 일

독립적 기술(Identified skills)	독립(Independent) 예	아니오	비고
개인적 항목			
신발끈 묶기		X	어른의 도움이 필요하다. 부모는 종종 끈이 없는 신발을 사준다.
독립적으로 자켓을 입고 벗는다. 그리고 모든 옷의 잠금 도구를 조작한다.		X	앞쪽의 여는 지퍼를 맞물리고 열고 닫는다. 딱 맞는 청바지는 도움을 필요로 한다.
기억 단위에서 모든 개인의 항목을 저장하고, 검색한다.		X	개인 항목을 찾고 저장하기 위해 언어직 지시를 필요로 하고 개인 항목을 검색한다.
휴지로 코를 풀고 쓰레기통에 버린다.	X		그날 사용하지 않는다. 그러나 선생님은 그가 독립한 상태임을 나타낸다.
연필을 깎는다.	X		반에서 전기 연필 깎기를 사용한다.
독립적으로 화장실을 사용하고 허가를 받는다.		X	일반적으로 허가를 위해 부탁하지만 청바지를 입는다면 교정을 위해 도움이 필요하다.
학교식당 일과			
점심 식권에 사인한다.		X	이 과제를 완성하기 위해 언어적 지시가 필요하다.
점심메뉴를 고른다.		X	모든 항목을 검사하는 것을 잊는다.
쟁반을 옮긴다.	X		힌트없이 모든 항목을 옮길 수 있다.
모든 그릇을 연다.		X	우유팩을 열 때 도움이 필요하다. 독립적으로 포장과 음식 뚜껑을 연다.
쓰레기를 처리한다.	X		정확하게 상자에 버린다.
교실 일과			
책/폴더를 바른 자리에 놓는다.		X	정확한 책과 소지품을 찾는 데 도움을 필요로 한다.
줄이나 교실에 돌아오는 것을 기다린다.	X		일관된 행동
말하기 전에 도움을 위해 손을 든다.	X		일관된 행동
과제를 위해 필요한 자료들을 찾고 모은다.		X	하나는 알아낼 수 있으나 두 개는 할 수 없다. 그는 자신의 교과서는 찾을지 모르지만 그가 필요한 연습장이나 연필을 찾지 못한다.
숙제를 정확하게 상자에 넣는다.		n/a	2학년 일과의 부분이 아니다.
매주 도서관에 책을 반납한다.		n/a	2학년 일과의 부분이 아니다.

■ 표 16.2
3학년이 해야 할 일 *(계속)*

독립적 기술(Identified skills)	독립(Independent) 예	아니오	비고
모임의 규칙을 듣고 따른다.		X	주의 깊게 듣는다. 그러나 다단계적인 언어적 지시를 통해 따르지는 않는다. 일상적이지 않은 가르침을 수행하는 것에 어려움을 갖는다.
자신의 교실과 다른 교실 사이에서 독립적으로 걸어 다닌다.	X		현재 그는 독립적인 상태이다. 그러나 그가 3학년에 들어가면 그의 교실이 K-2부분과 다른 공간에 있을 것이고, 그러면 도움을 필요로 할지도 모른다.
15분동안 책상에서 집중하여 공부한다.	X		만일 과제가 그의 수준내라면 수행할 수 있다. 그렇지 않다면 그는 교실 주변을 보거나 선생님을 찾을 것이다.
15분동안 그룹에 집중해서 공부한다.	X		좋은 사회기술을 가지고 과제에 참여하는 멤버와 협력하여 일한다.

배우기 위해 다양한 기회들을 필요로 한다고 인정하고 작업치료 서비스에는 남은 학교생활을 위한 개인적인 서비스와 상담을 제공하기 위한 IEP가 추가되었다.

이러한 서비스의 한 부분으로서 보조작업치료사는 Tyler에게 신발을 묶고, 바지를 입는 방법을 가르치기 위해 체계적인 과정을 개발한다. 부모님과 선생님은 집과 학교에서 이러한 과정들을 강화시킨다. 담임 선생님은 특정한 상자에 해야 할 숙제를 담고 개인적으로 도서관에 책을 반납하기 위해 요구되는 3학년 일과(일상)를 발전시키기 위해 모든 학생들에게 기회를 제공하는 교실 일상을 바꾸기 위해 지원한다. 보조작업치료사는 Tyler가 이러한 새로운 일상을 배우는 것을 돕기 위해 색깔을 암호화하고, 친구들과의 2인조제(둘씩 짝짓는 방식)를 개발한다. 게다가 보조작업치료사는 조직화 기술과 학교 식당에서 필요한 기술들을 위해 Tyler와 함께 일한다.

중학교에서의 Tyler

Tyler의 8학년 되기

학년이 끝나면서 한해의 IEP 목표들을 평가하고 다음 학년을 위한 추가사항 및 변동사항을 마련하기 위해 Tyler의 부모님, 선생님, 그리고 학교 관계자가 만났다.

Tyler의 부모님은 학교에서 노동 시장으로의 이행 지원에 관한 목표에 대해서 논의하고 8학년의 선택과정과 이용 가능한 교실밖 경험에 대해 논의했다. Tyler는 집에서 요리에 흥미를 보이고 있으며, 몇몇 기초적인 음식 솜씨들을 천천히 배워가고 있는 중이다. 지역 패밀리 레스토랑의 한 주인은 그들에게 더 나아가 Tyler의 일자리에 대해 고려해 볼 것을 권했고, 그의 부모는 그것이 가능한 직업선택이라고 생각했다.

이러한 일자리를 준비하는 그들 돕기 위해 팀은 그의 교육 프로그램에 새로운 두 가지 경험을 포함시키는 것이 도움이 될 것이라고 생각했다. 그들은 Tyler를 8학년의 가족과 소비자, 과학수업에 등록시키는 것을 검토했다. 그러나 그들은 이러한 전통적인 수업, 특히 매주 요리수업에 임하기 위한 그의 능력에 대해 우려를 표시했다. 그의 부모는 Tyler가 집에서 여러 가지 주방도구를 안전하게 사용하는 데 어려움을 갖는다고 말했다. 또한 IEP팀원들은 Tyler가 학교 매점에서 일하는 것을 고려했다. 그러나 그들은 그가 성공적으로 수행할 수 있는 일이 무엇인지 확신할 수 없었다. 부모는 모두가 Tyler의 경험이 성공하길 원한다고 했으나 매년 진행하는 것처럼 그들은 그가 새로운 기술을 배우는 것에 도전하게 되기를 원했다.

성공적으로 3학년이 된 이후에 Tyler는 중학교에 들어갈 때까지 학교에 기초한 작업치료 서비스를 필요로 하지 않았고, IEP는 생활 기술과 관련된 작업을 포함한다. 부모님의 요청에 이행(transition)팀은 Tyler가 13세가 넘었을 때 설립되었다. 비록 IDEA 법률이 16세까지 직업학교(school-to-work) 이행 목표를 명령하지 않더라고 부모님은 IEP팀이 Tyler가 고등학교에 들어가기 전에 이러한 직업적 범위에 대해 교육하는 것을 시작하기를 부탁했다.

작업치료사는 학습지지 선생님이 Tyler를 위해 입학허가수준(an entry level position)을 더 잘 선택하도록 허락하는 과제를 분석하도록 제안했다. 작업치료사는 보조작업치료사가 일주일에 한 번씩 선생님과 학생들이 실제로 요리하는 것을 가르치도록 제안했다. 선생님은 Tyler와 다른 2~3명의 학생들을 보조작업치료사 그룹에 배정하고 그녀는 개별적인 교육을 제공할 수 있고, 필요에 따라 수정할 수 있다. IEP팀은 작업치료사의 제안에 동의했다. 그리고 다음 학년을 위해 이러한 부가적인 서비스를 추가시켰다.

요약(Summary)

정신지체는 종종 유전적 염색체의 이상(태아기의) 기형발생물질, 감염, 그리고 환경적, 영양적 결핍에서 기인한다. 정신지체는 이에 관계없이 발생할 수 있으며 또는 다운 증후군, 프래자일 X 증후군, 윌리암 증후군, 태아알콜 증후군의 일면으로 일어날 수도 있다. 정신지체의 정도는 두 가지 다른 방식으로 규정할 수 있다. IQ와 적응행동 검사에 의하면 경도(mild), 중등도(moderate), 고도(severe), 최고도(profound)로 구분한다.

ILEP 시스템은 필요로 하는 도움의 양에 근거하여 4단계로 구별한다.

작업치료사와 보조작업치료사는 개인의 강도와 과제에 근거하여 일상생활활동, 수단적 일상생활활동, 놀이, 레저, 일의 분야에서의 작업을 바탕으로 한 중재를 제공한다. 습득(획득) 접근은 종종 중재가 충분한 반복, 기술의 등급화, 그리고 간병인과의 즉시 상담을 포함하는 것을 확실하게 하기 위해 작업에 기초한 실행모델과 결합된다. 작업치료사와 보조작업치료사는 종종 정신지체 아동과 청소년의 기능적 능력에 반영하기 위해 과제 또는 환경에 적응한다.

핵심요점 재검토(Reviewing Key Points)

1. 적응행동이 무슨 의미인지 설명하라.
2. 정신지체의 경도(mild), 중등도(moderate), 고도(severe), 최고도(profound) 수준 사이의 차이점을 설명하라.
3. ILEP 체계의 4단계를 설명하라.
4. 정신지체의 염색체 이상에 대해 설명하라.
   ; 다운 증후군, 프래자일 X 증후군, 윌리암 증후군
5. 다운 증후군 아동과 청소년의 환축관절(A-A joint) 탈구의 가능한 위험성에 대해 설명하라.
6. 프래자일 X 증후군 아동과 청소년이 일을 할 때 자극의 수준을 모니터링하는 것의 중요성을 설명하라.
7. 윌리엄 증후군 아동과 청소년이 작업의 5개 항목을 수행하는 데 어려움을 느꼈을지도 모른다. 당신의 답변을 이야기해보라.
8. 태아알콜 증후군에 대해 설명하라.

중요 요점 적용하기(Applying Key Concepts)

1. Anya의 사례연구를 고려해보자. 만일 당신이 중재를 제공하는 학교생활에 기초한 보조작업치료사라면 당신은 기초적인 위생 IEP 목표를 언급하기 위해 어떤 제안들을 할 것인가?
2. 다른 종류의 의사소통보드를 조사하라. 당신은 Anya를 위해 어떤 시스템을 추천할 것인가? 당신의 대답을 정당화하라.
3. Tyler의 사례연구를 고려해보자. 보조작업치료사로서의 역할을 맡는 것, 당신은 학교 식당에서 그가 필요로 하는 것을 제공하기 위해 중재를 어떻게 디자인할 것인가?
4. 학생들 그룹과 함께, 역할은 제한적 지지가 필요한 청소년과 인지적 어려움때문에 간헐적 지지가 필요한 청소년을 위해 작은 요리 그룹을 이끄는 보조작업치료사의 역할을 한다.
   a. 최소한 2개의 차이가 있는 요리도구를 필요로 하는 메뉴를 선택하라. 당신은 어떻게 그 그룹을 지시하는지 논증하라.
   b. 스토브나 오븐 사용을 필요로 하는 메뉴를 선택하라. 당신은 어떻게 안전하게 특별히 강조된 학생을 지시하는지 논증하라.
5. 올림픽과 관련된 비디오를 보라. 어떻게 코치가 운동사건과 도구를 적용하며, 올림픽을 위해 올바른 도전수준을 제공하기 위한 지시들을 적용하는지 분석하라.

참고 문헌(References)

American Association on Mental Retardation (n.d.). *Mental retardation fact sheet*. Retrieved January 29, 2004 from *http://www.aamr.org/Policies/faq_mental_retardation.html*.

American Psychiatric Association. (2000). *Diagnostic and Statistical manual of mental disorders* (4th ed.rev.). Washington, DC: Author.

Behrman, R., Kliegman, R., & Jenson, H. (2004). *Nelson textbook of pediatrics* (17th ed). Philadelphia: Saunders.

Coles, C., Brown, B. T., Smith, I. E., Platzman, K. A., Erickson, S., & Falek, A. (1991). Effects of prenatal alcohol exposure at school age. *Neurotoxicology and Teratology*, 13, 357–367.

Crisco, J. J., Dobbs, J. M., & Mulhern, R. K. (1988). Cognitive processing of children with Williams syndrome. *Dev Med Child Neurol*, 30, 650–656.

Dunn, W., Brown, C., & McGuigan, A. (1994). The ecology of human performance: A framework for considering the effect of context. *American Journal of Occupational Therapy, 48*, 595–607.

Freund, L. (1994). Diagnostic and developmental issues for young children with fragile X syndrome. *Infants and young children*, 6(3), 34–45.

Frankenburg, W. K., Dodds, J., Archer, P., Shapiro, H., & Bresnick, B. (1992).*Denver Developmental Screening Tool* (2nd ed). Denver, CO: Denver Developmental Materials.

Folio, M. R., & Fewell, R. R. (2002). *Peabody Developmental Motor Scales* (2nd ed). Denver: Pro Ed.

Heward, W. (2006). *Exceptional children: An introduction to special education* (8th ed). Upper Saddle River, NJ: Pearson Prentice Hall.

Luckasson, R., Coulter, D. L., Polloway, E. A., Reiss, S., Schalock, R. L., Snell, M. E., Spitalnik, D. N., Stark, E. A. (1992). *Mental retardation: Definition, classification, and systems of support* (9th ed.). Washington, DC: American Association of Mental Retardation.

National Fragile X Foundation (2006). *The NFXF*. Retrieved August 11, 2006, from http://www.fragilex.org.

Pober, B. (2001). Williams Syndrome. In A. Capute & P. Accardo, *Developmental disabilities in infancy and childhood* (2nd ed). *Volume II: The spectrum of developmental disabilities* (pp. 271–279). Baltimore: Paul H. Brookes Publishing Co.

Royeen, C., & Duncan, M. (1999). Acquisition frame of reference. In P. Kramer & J. Hinojosa (Eds), *Frames of reference for pediatric occupational therapy* (2nd ed). Philadelphia: Lippincott Williams & Wilkins.

Roizen, N. J. (2002). Down syndrome. In M.L. Batshaw (Ed.), *Children with disabilities*. Baltimore: Brookes.

Sparrow, S., Cicchetti, D. V., & Balla, D. A. (2006). *Vineland Adaptive Behavior Scales* (2nd ed). Upper Saddle River, NJ: Pearson Assessments.

Semel, E., & Rosner, S. (2003). *Understanding Williams syndrome: Behavior patterns and interventions*. Mahwah, NJ: Lawrence Erlbaum Associates.

Thies, K., & Travers, J. (2006). *Handbook of human development for health care professionals*. Sudbury, MA: Jones and Bartlett.

Tocci, S. (2000). *Down syndrome*. Danbury, CT: Franklin Watts.

Vort Corporation (1995). *HELP for preschoolers: Assessment and curriculum guide*. Palo Alto, CA: Author.

제 17 장

아동과 청소년의 심리사회적 문제

Children and Adolescents with Psychosocial, Emotional, and Behavioral Challenges

핵심용어

식욕부진(Anorexia)
불안장애(Anxiety disorders)
행동장애(Behavioral related disorders)
양극성장애(Bipolar disorder)
신경성 식욕 항진증(Bulimia)
품행장애(Conduct disorder)
조울증(Cyclothymic disorder)
망상(Delusions)
DSM-IV
섭식장애(Eating disorders)
정서-행동장애(Emotional and behavioral disorder)
악화(Exacerbation)
환각(Hallucinations)
조증(Manic)
적대적 반항장애(Oppositional defiant disorder)
긍정적 행동치료중재와 보조체계(Positive Behavioral interventions and supports system)
외상후 스트레스성 장애(Posttraumatic stress disorder)
정신의학적 증상들(Psychotic symptoms)
반응성 애착장애(Reactive attachment disorder)
관계적 공격성(Relational aggression)
정신분열증(Schizophrenia)
분리불안장애(Separation anxiety disorder)
사회적 수행능력(Social competency)
사회적 기술훈련(Social skills training)
각성상태(State of arousal)
폭력 예방 프로그램(Substance abuse)
유해물질 오용(Substance dependence)
유해물질 의존(Violence prevention programs)

목표

- 아동기와 청소년기의 작업수행능력에 부정적 영향을 주는 심리사회적, 정서적, 행동적 변화를 설명하라.
- 어떠한 변화를 통해 가족, 학교, 사회환경 내에서의 아동과 청소년의 일상적인 작업활동에 영향을 줄 수 있는지 설명하라.
- 아동과 청소년이 그들의 일상적인 작업활동에 참가할 수 있는 능력을 보조하기 위해 사용하는 작업치료의 중재방법을 설명하라.
- 치료중재 동안 작업치료사와 보조작업치료사가 어떻게 일을 하는지 설명하라.
- 작업치료사와 보조작업치료가 아동과 청소년에게 이러한 변화를 위한 서비스를 제공하기 위하여 가족과 다른 전문가들에게 어떻게 일하는지 설명하라.

소개(Introduction)

아동기와 청소년기에는 성장과 발달의 일환으로 심리사회적, 정서적, 행동적 문제가 나타난다. 이번 장에서는 이러한 문제들이 복합적인 것이라는 내용에 초점을 맞추고 있다. 아동기와 청소년기에 발생하는 정서적, 행동적 문제점들은 *Diagnostic and Statistical Manual of Mental Disorder*: *DSM-IV-TR*(APA, 2000)에 제시되어 있으며, *Disabilities Education Improvement Act(IDEIA)*의 **정서장애(emotional disorder)**와 **행동장애(behavioral disorder)** 유형에도 포함되어 있다. 이번 장에서는 아동과 청소년의 신체적, 인지적, 사회적 장애와 학습관련장애에 대해 파악해 보고자 한다. 또한 이번 장에서는 이러한 문제점을 가지고 있는 아동과 청소년을 대상으로 수행되는 작업치료 서비스에 대해 중점적으로 파악하고자 한다.

National Institute of Child Health and Human Development에서 수행한 조사에 의하면(2005), 5%의 부모가 자신의 자녀에게 학습의 어려움, 가족이나 교우 관계에 문제가 있는 정서장애나 행동장애가 있다고 응답하였다. 그러나 이러한 장애가 있는 어린이의 65%만이 교육 서비스나 의료 서비스를 받고 있는 것으로 나타났다. 7천 3백만 미국 어린이의 10명 중 1명이 심각한 정서장애가 있는데, 이 중에서 단지 20%만이 전문가의 진료를 받고 있다(House, 2002, U.S. Department of Health and Human Service; DHHS, 2000). 3세와 21세 사이의 아동과 청소년 중에서 6~8%가 정서장애나 행동장애로 인하여 특수교육을 받고 있다(U.S. Department of Education, 2003, 2005). 그러나 재정 한도로 인하여 부적절한 서비스를 제공하는 경우도 있으며, 숙련된 전문가와 지속가능한 프로그램이 부족하고, 부문간 또는 기관간 협력이 부족한 것으로 파악되었다(Federal Interagency Coordinating Council, 2002, Jackson & Arbesman, 2006, Koyanagi & Semansky, 2003).

아동과 청소년이 경험하는 사회심리적, 정서적, 행동적 문제는 단기간 또는 장기간의 환경적 요인과 개인적 요인에서 기인한다. 이러한 요인들에 대해 구체적으로 살펴보면 다음과 같다. 생물학적 또는 유전적 성향, 부모나 보호자와의 적절한 관계형성 실패, 부모의 우울증, 부적절한 양육방법, 아동학대, 성적학대, 유해물질남용, 가난, 개인적 또는 지역사회 차원의 외상과 폭력 등이다. 또한 친구들로부터의 따돌림, 고립감과 소외감으로부터 기인할 수 있다(Center for Mental Health in Schools, 2003). 만성적 요인으로 인하여 보다 장기적으로 부정적인 영향을 받을 수 있다. 고등학교를 졸업한 정서장애 또는 행동장애 청소년의 58%와, 고등학교를 졸업하지 않은 정서장애 또는 행동장애 청소년의 78%가, 범죄로 인하여 감금된 경험이 있다(U.S. Department of Education, 2000). 이는 충동조절의 어려움, 행동결과에 대한 예상의 어려움, 사회적 암시에 대한 이해 부족, 경험을 통한 학습의 어려움 등의 인지적 또는 행동적 어려움으로 인하여 법과 규정에 적응하는 것이 어렵기 때문이다. 법을 위반하여 감금된 경험이 있는 청소년 중에서 33.4%가 해당되는 청소년이 특수교육이 필요한 정도의 학습장애, 정서장애, 행동장애가 있다(Segal, 2006).

U.S. Department of Human and Health Services에서는 정신보건 서비스가 필요한 어린이와 가족들의 고통이 국가적 위기를 초래할 수 있을 정도라는 사실을 인식하고, 아래와 같은 목적을 설정하였다.

1. 어린이 정신보건 문제의 중요성을 대중에게 인식시키고, 정신질환과 관련된 잘못된 인식을 감소시킨다.
2. 어린이 정신보건과 관련하여 과학적으로 입증된 예방법과 치료 서비스를 지속적으로 개발하고, 보급하며, 수행한다.
3. 어린이 정신보건 문제의 필요성을 인식하고, 필요성에 대한 평가방법을 향상시킨다.
4. 정신보건 서비스의 접근성에 있어서 인종적 또는 민족적 차별과 사회경제적 수준에 따른 불평 등을 해소한다.
5. 과학적으로 입증된 치료방법을 포함한 어린이 정신보건 서비스의 인프라를 향상시킨다.
6. 정신보건 서비스의 질적 수준과 접근성을 향상시킨다.
7. 정신보건 문제를 인식하고 관리할 수 있도록 일선 보건전문가를 교육시키며, 과학적으로 입증된 예방법과 치료 서비스에 대해서도 교육시킨다.
8. 정신보건 서비스의 접근성과 질적 수준을 평가한다.

심리사회적 장애와 정서적 장애에 대한 DSM-IV 항목
(DSM-IV Categories of Psychosocial and Emotional Conditions)

DSM-IV에서는 심리사회적 정서적 진단을 위한 기준을 몇 가지 항목으로 구분하고 있다. 이 항목에는 **행동관련장애(behavior related disorder)**, 정신장애, 기분장애, 유해물질관련장애, **불안장애(anxiety disorder)**, **섭식장애(eating disorder)**, 조절장애가 포함된다(First et al., Frances & Pincus, 2002). 이에 대하여 구체적으로 파악해보기로 한다. 정신과 의사와 심리학자들은 적합한 진단과 치료를 위해 개인력, 가족력, 정신상태 검사, 기타검사 결과, 아동과 청소년에 대한 관찰 등을 통하여 자료를 수집한다. 작업치료사와 보조작업치료사는 아동과 청소년들이 학교, 가정, 사회에서의 일상생활에 적응하는 데 있어 위에서 언급한 각종 장애들이 얼마만큼의 어려움을 초래하는가를 인식해야 한다.

행동관련장애(Behavioral Related Disorders)

행동장애

규칙을 위반하고, 다른 사람의 기본적인 권리를 침해하는 **행동장애(conduct disorder)**를 보인다. 행동장애가 있는 아동이나 청소년은 사람과 동물에 대하여 반복적으로 폭력적인 행동을 하며, 물건을 파손하거나 훔치고, 사회규칙을 위반한다(First, et. al., 2002, House, 2002).

반항장애

반항장애(oppositional defiant disorder)로 진단된 아동과 청소년들은 부정적, 적대적, 반항적 행동이 최소 6개월 유지되는 지속적인 패턴을 보인다. 이러한 패턴은 발육 연령에 관계없이 사회활동, 학습활동을 저해시킨다. 행동장애보다는 중증도가 높지 않다. 반항장애가 있는 아동과 청소년은 쉽게 평정을 잃으며, 어른에게 분노를 표출하며, 어른의 요구나 규칙에 공개적으로 저항한다. 자신의 실수나 부정적인 행동의 원인을 다른 사람에게 전이시킨다(House, 2002, Reid & Wise, 1995).

불안관련장애(Anxiety Related Disorders)

분리불안장애

분리불안장애(separation anxiety disorder)를 가지고 있는 아동과 청소년은 보호자나 정서적으로 애착을 가지고 있는 대상과 떨어져 있는 것에 대해 과도한 불안감을 표출한다. 불안의 수준은 해당 발육연령에서의 평균 수준을 능가한다. 분리불안장애를 가지고 있는 아동과 청소년들은 안전하다고 느끼는 익숙한 장소를 떠나는 것에 대해 극심한 불안감을 표현한다. 이러한 증상은 최소 4주 동안 지속되며, 심각한 고통을 야기한다(House, 2002, Reid & Wise, 1995).

외상후 스트레스장애

외상후 스트레스장애(posttraumatic stress disorder)는 전쟁, 납치, 폭력, 가족의 죽음 등의 심각한 외상을 경험한 아동이나 청소년들에게서 발생하는 지속적이면서도 심각한 불안을 의미한다. 불안은 최소 1개월 지속된다. 불안지속 기간에는 과민한 상태를 유지하며, 외상을 다시 경험하거나, 외상과 관련된 자극을 회피하는 등의 증상을 보인다(First et al., 2002, House, 2002).

반응성 애착장애

영아나 어린 아동에게 발생하는 **반응성 애착장애(reactive attachment disorder)**는 보호자로부터 적절한 돌봄과 애정을 받지 못하여 발생한다. 반응성 애착장애가 있는 어린이는 사회적 관계와 대인 관계 형성에 심각한 어려움이 있다. 연령에 적합한 사회적 상호작용에 대한 반응을 보이는 데 어려움이 있다. 과민하거나 양면적인 성향을 보이며, 비차별적이며 비선택적 반응을 보인다(First et al., 2002, House, 2002)

유해물질 관련장애(Substance Related Disorders)

유해물질 의존

유해물질 관련장애는 암페타민, 카페인, 코카인, 환각제, 대마초, 아편, 진정제, 알코올, 니코틴, 흡입제 등의 유해물질에 대한 의도적 또는 비의도적인 장기간 노출에서 기인한다. 부정적 결과에도 불구하고 이를 지속적으로 사용할 경우에, 유해물질에 대한 의존성은 건강문제, 교육적, 사회적 피해를 야기한다. 독성물질에 대한 내성이 발달할 수 있으며, 사용량을 줄이거나 사용을 중단할 경우에는 금단 증상을 경험할 수 있다. 유해물질 의존은 우울증, 충동통제장애, 유해물질남용, 학습장애와 같은 다른 정신장애와 함께 발생할 수 있다(First et al., 2002).

유해물질 남용

유해물질을 남용한 아동과 청소년은 **유해물질(substance abuse)** 사용의 결과로 부적응 행동을 보인다. 유해물질 의존과는 달리, 유해물질 남용은 내성, 금단 현상, 유해물질의 충동적 사용이 발생하는 경우는 없다(First et al., 2002).

섭식장애(Eating Disorders)

신경성 식욕부진증

식욕부진(anorexia)은 신체에 대한 왜곡된 이미지와 체중 증가에 대한 두려움으로 인하여 과도하게 체중이 감소하거나 적절한 체중을 유지하지 못하는 증상이다. 대부분 사춘기 소녀에게서 발생하지만, 10세정도의 어린이도 식욕부진을 경험하기도 한다. 배고픔에도 불구하고 신경성 식욕부진 환자들은 칼로리 섭취를 제한하거나, 과도하게 운동을 한다. 우울증이나 자살의 가능성도 있다. 발레, 체조, 레슬링, 승마 시합과 같이 체중 조절이 필요한 예술이나 스포츠 활동을 하고 있는 청소년들에게서 발생 위험이 높다(House 2002).

거식증

거식증(bulimia)은 높은 칼로리 음식을 과다하게 섭취한 후에 체중 증가를 염려하는 증상이다. 원하는 체중을 유지하기 위해 설사약이나 이뇨제를 복용하거나 구토를 한다. 거식증 환자들은 장기간 굶을 수도 있다. 이로 인하여 전해질 균형이 깨지며, 급성 심장마비를 경험할 수 있다. 거식증이 있는 청소년은 자해행위, 우울증, 자살의 발생 위험이 높다(House, 2002).

정신장애(Psychotic Disorder)

정신분열증

정신분열증(schizophrenia)은 청년기에 발생하는 것이 일반적이지만, 아동기와 청소년기에도 발생할 수 있다. 정신분열증은 악화와 경감의 반복을 특징으로 한다. **악화기간(exacerbation)** 또는 정신분열증의 활성 단계에서 망상, 환각, 부주의한 언행, 사고장애 등을 포함하는 **정신증적 증상(psychotic symptoms)**을 경험한다. **망상(delusion)**은 명확한 증거가 있음에도 이를 부정하고, 실체에 대하여 잘못된 지각을 가지고 있는 상태이다. **환각(hallucination)**은 존재하지 않는 것에 대한 시각적, 청각적, 후각적, 촉각적 지각을 의미한다. 정신증적 증상은 1개월 이상 존재하며, 심한 경우는 6개월 이상 지속되는 경우도 있다. 정신분열증 악화 기간에서는 아동과 청소년이 달성할 수 있는 최상위의 인지적 수준 이하의 기능을 수행한다. 정신분열증의 유형은 망상형, 혼란형, 긴장형, 미분화형, 잔류형으로 구분할 수 있다(First, et al., 2002, House, 2002).

기분장애(Mood Disorder)

주요 우울증

주요 우울증을 경험하는 아동과 청소년은 최소 2주 동안 우울증과 민감한 상태가 지속된다. 우울증 기간에는 과거에 기쁨을 표현했던 일에 대해서도 반응이 없으며, 체중이 감소되거나, 체중 증가가 이루어지지 않는다. 주요 우울증 환자들은 흥분과 불안을 나타내며, 신체적인 불편함을 호소할 수도 있다. 주요 우울증 청소년 환자의 경우는, 억압된 감정을 행동으로 표출할 수 있으며, 유해물질을 오용할 수 있고, 학습에 어려움이 있을 수 있다(House, 2002)

양극성 장애

아동이나 청소년들이 경험할 수 있는 **양극성 장애(bipolar disorder)**는 유형 I, 유형 II, 순환성의 세 가지 유형으로 구분할 수 있다. 양극성 장애가 있는 아동과 청소년은 장애가 있는 기간이나 과거에 정신병 행동을 한 경험이 있다. 양극성 장애가 있는 아동이나 청소년은 우울증이나 조증을 경험한다. **순환성 장애(cyclothymic disorder)**를 가진 아동과 청소년은 1년 이상 우울증과 조증을 경험한다. 양극성 장애가 있는 아동이나 청소년은 과도하게 산만하거나 과잉성욕인 경우가 많다. 양극성 장애 환자들은 사고의 비약, 불안정한 기분 변화, 공격적 행동, 산만함 등을 나타낸다. 양극성 장애 환자들은 우울할 때에는 슬픔을 느끼거나, 늦잠을 자거나, 과식을 하거나 너무 적게 먹고, 학업이나 가정에서의 생활이 어렵게 된다. 양극성 장애로 진단을 받은 아동과 청소년의 90%는 주의력 결핍 과잉행동장애를 가지고 있다(First et al., 2002, House, 2002).

행동장애와 정서장애에 대한 IDEA 분류
(IDEA Classification of Behavioral and Emotional Disturbances)

타인의 학습을 방해하거나 자신의 학습에 집중하지 못하는 장애를 가진 아동이나 청소년들에게 도움을 주고 지원하기 위해 적극적인 활동을 하는 학교들이 있다(Jackson과 Arbesman, 2006). 행동문제나 정서문제를 가지고 있는 아동이나 청소년에 대한 특별한 교육은 IDEA의 행동장애나 정서장애 분류를 기준으로 한다. 이 기준에 의한 서비스를 이용하기 위해서는 장기간에 걸쳐 다음과 같은 조건 중 한 가지 이상에 해당되는 특징을 보여야 한다. 이러한 특징은 학생들의 학습 능력에 부정적인 영향을 주는 요인이다.

- 지적인 요인, 감각적 요인, 건강 요인에 의해 설명될 수 없는 학습능력 부재
- 동료나 교사와의 만족스러운 인간관계를 형성하거나 유지할 수 있는 능력의 부재

- 정상적인 환경에서의 부적절한 행동이나 감정의 표현
- 전반적으로 우울한 분위기의 표현
- 신상 문제와 학업 문제와 관련된 신체적 증상이나 두려움의 증가(NICHCY, 2002)

DSM-IV와 학교 중심 IDEA 분류는 서로 중복되는 경우도 있다. DSM-IV 기준에 의한 행동장애, 불안장애, 정신병적 장애, 기분장애에 해당되는 아동과 청소년은, IDEA의 정서 · 행동장애 분류기준에 의한 서비스를 받을 수 있는 조건을 충족시킨다. 또한 DSM-IV 기준에 의한 유해물질관련장애와 섭식장애가 있는 아동과 청소년은 IDEA의 질환 분류에 의해 IDEA 서비스를 받을 수 있는 조건을 충족시킨다. 이러한 분류에 근거한 자원의 적절성은 지역에 따라 차이가 있는데, IDEA 분류의 신체적, 학습적, 인지적 기준에 의해 정서적, 행동적, 심리적 문제가 있는 것으로 판단된 경우에는, 이를 해결하기 위한 지원을 받을 수 있다. 어떤 지역교육구는 *교육적으로 적절*하다는 의미에 대해 특수교육을 받아야 하는 아동이나 청소년들을 대상으로 하는 서비스라는 협의의 정의를 내리는 반면, 어떤 지역교육구는 학교생활의 일부분을 수행하는 데 어려움이 있는 아동이나 청소년을 대상으로 한다는 광의의 정의를 내리기도 한다. 2004년에 개정된 IDEA(P.L. 108-446)에 의하면, 특수교육이나 개인교육프로그램을 원하지 않는 학습장애와 행동장애가 있는 아동이나 청소년을 대상으로 하는 지원을 허용하고 있다(Jackson & Arbesman, 2006). 학습장애와 행동장애가 있는 아동과 청소년에 대한 지원 프로그램을 시행하기 이전에, 아동과 청소년의 문화적 배경, 사회환경, 인지능력, 발달 연령을 고려하여 지원프로그램의 목적이 적절하게 선정되도록 노력해야 한다(DHHS, 2000).

작업치료 중재(Occupational Therapy Interventions)

DSM-IV 진단을 받았거나 IDEA 범위에 해당되는 아동이나 청소년은 작업치료 서비스를 받을 수 있다. 이와 유사하게, 심리사회적 또는 정서적 장애가 있는 아동과 청소년도 심리사회적, 정서적, 행동적 문제를 개선하기 위해 가정, 학교, 지역사회에서 작업치료 서비스를 받을 수 있다. 증상이 심한 경우에는 병원이나 거주치료센터에서 집중 치료를 받을 수 있다. 작업치료사와 보조작업치료사는 심리사회적, 정서적, 행동적 문제를 개선하기 위한 치료를 목적으로 보호자와 다른 분야의 전문가들과 협력해야 한다. 관련 전문가에는 정신과 전문의, 소아과 의사, 임상심리학자 또는 학교심리학자, 상담전문가, 교사, 학교 간호사와 심리치료 간호사, 영양사, 정신보건 담당자 등이 포함된다.

작업치료 서비스를 제공하기 위해 작업치료사는 아동과 청소년이 일상생활에 얼마나 참여할 수 있는가를 감안하여 작업치료를 제공하고, 치료 결과를 측정하고, 평가하기 위한 계획을 설립한다. 작업치료사는 작업치료 계획 수립에 참고하기 위해 작업치료 모델을 선정하고, 심리사회적, 정서적, 행동적 문제와 관련된 연구결과를 검토한다. 작업치료사의 관리 하에, 보조작업치료사는 작업치료 평가, 중재, 결과에 대해 구체적인 계획을 수립하고 수행한다(AOTA, 2004).

평가과정 동안에 작업치료사와 보조작업치료사는 아동과 청소년의 수행능력을 분석한 자료를 취합하여 작업치료 자료집을 작성한다. 작업치료 자료집은 작업치료사와 보조작업치료사가 다음과 같은 내용을 이해하는 데 도움을 준다.

- 작업치료의 배경, 작업치료 경험, 작업치료의 목적
- 작업치료가 필요한 이유
- 해당 아동과 청소년에 대한 작업치료의 장점과 문제점
- 작업치료 수행에 도움을 주거나 방해가 되는 환경 요인(AOTA, 2002)

관찰, 인터뷰, 평가를 통하여 취합된 정보는 작업치료사가 아동과 청소년의 심리사회적, 정서적, 행동적 문제점을 파악하고, 이러한 문제점이 작업치료에 어떠한 영향을 미칠 수 있는가를 분석하고 판단하는 데 도움을 준다. 아동과 청소년, 보호자, 다른 분야의 전문가들과 업무를 수행하면서, 작업치료사와 보조작업치료사는 작업치료 성과를 향상시킬 수 있는 치료계획을 개발하고 이를 수행해야 한다. 구체적인 행동, 심리사회적, 정서적 문제를 고려하여 수행되는 작업치료는 아동과 청소년의 능력을 회복시키고, 환경을 변화시키고, 건강을 증진시키는 데 중점을 두어야 한다. 치료 방법은 다양한 역할과 여가활동, 예술활동, 사회적 기술훈련, 행동관리 기술, 기술습득 접근방법, 바이오피드백 기술, 스트레스 관리기법, 인지적 학습기술, 역할놀이 등을 포함해야 한다. 결과 측정은 치료의 효과성을 결정하는 데 도움을 준다(Jackson & Arbesman 2006). 일상생활에 참여를 어렵게 하는 심리사회적, 정서적, 행동적 문제를 가진 아동과 청소년들에게 학교중심 프로그램, 지역사회중심 프로그램, 거주식 야외활동 프로그램, 병원중심 프로그램이 어떠한 도움을 주는가에 대해 살펴보면 다음과 같다.

학교중심 프로그램(School-Based Program)

기금으로 운영되는 프로그램의 일환으로, 작업치료사와 보조작업치료사는 관련 전문가들과 함께, 행동장애로 인하여 학교생활에 문제가 있는 초등학교 연령의 아동들을 대상으로 수행되는 3년 기간의 프로그램을 계획하고 수행하기 위해 노력하고 있다. 어린이들은 교실에서 공격적 행동을 한 경험이 있었다. 일부 어린이는 반항장애, 양극성장애, 반응성 애착장애, 행동장애를 진단받았다. 작업치료사와 보조작업치료사는 심리학자, 간호사, 사회사업가, 교사가 포함된 팀을 구성하였다.

팀 구성원들은 전문적인 지식과 숙련된 기술을 보유하고 있다. 심리학자는 인지적 발달과 정서적 발달에 대한 지식을 제공하였으며, 간호사는 경련을 방지하고, 우울증과 정신질환을 예방하는 역할을 담당하였다. 사회사업가는 가정과 학교의 의사소통 경로로서의 역할을 하였다. 교사는 아동의 학습 활동에 집중하였다. 작업치료사와 보조작업치료사는 일상생활에 대한 어린이의 능력과 욕구에 대한 전문적인 지식을 제공하였다.

프로그램의 단기적 목적은 자기통제 행동을 증진시키고, 정서적으로 자기조절이 가능하도록 하며, 사회적 문제를 해결하는 기술을 향상시키고, 학술적 근거를 제공하는 것이다(Conduct Problems Prevention Research Group, 2002). 프로그램의 장기적 목적은 만성적인 학습장애를 감소시키고, 문제 학생들이 청소년기에 만성적인 범죄와 반사회적 행동을 경험하지 않도록 하는 것이다(Conduct Problems Prevention Research Group, 2002).

치료 프로그램을 시작할 때, 팀 구성원들은 아동들의 학습능력, 사회화 능력, 정서적 능력에 대한 일련의 평가를 수행해야 한다. 평가의 일환으로, 작업치료사와 보조작업

치료사는 학교와 가정에서의 일상생활을 수행하는 데 있어 아동의 행동양식을 파악하기 위하여 부모와 교사를 면담해야 한다. 작업치료사와 보조작업치료사는 해당 아동을 학업 시간, 휴식 시간, 점심시간 동안에, 또래 집단에서의 상호작용, 갈등해결, 협상기술에 대하여 지속적으로 관찰해야 한다. 또한 혼란스러운 행동이나 공격적 행동이 발생한 환경과 원인에 대해 기록해야 한다.

사회적 강화 집단

작업치료사와 보조작업치료사는 심리학자들과 협력하여, 해당 아동을 위해 격주로 사회적 강화 집단 프로그램을 수행해야 한다. 사회적 강화 집단은 유치원부터 2학년까지, 3학년부터 4학년까지, 5학년부터 6학년까지의 세 집단으로 구성된다.

각 집단에는 친구 역할을 수행하며 잠재적으로 친구관계를 형성할 인원이 포함되어 있다. 각 활동은 아동이 그림과 물체를 공유하고, 잘 할 수 있는 것이나 기분이 좋게 만드는 것에 대한 그림을 그리는 것으로 시작된다. 이야기를 듣거나 비디오를 본 다음에, 아동은 사회적 행동과 감정을 조절하는 효과적인 방법에 대한 사례를 인식하게 된다. 또한 반사회적 행동과 부적절한 감정조절 방법에 대해 인식하게 된다. 이야기나 비디오의 각 사례를 통하여 등장인물이 어떻게 감정을 느끼며, 어떻게 생각하고, 그러한 행동을 한 이유가 무엇인지를 인식하게 된다. 부정적 행동 또는 적절하지 못한 감정조절을 보인 등장인물을 통해서도 어린이들은 교훈을 얻게 된다. 이야기나 비디오의 내용을 변화시킨 역할 놀이를 함으로써 보다 효과적인 방법을 발견할 수 있다. 놀이 활동, 미술 활동, 사회적 활동을 통하여 사회적 문제 해결방법, 행동조절 방법, 정서조절 기술을 습득하게 된다.

신체적, 인지적, 정서적 발달에 대한 지식과 작업치료에 대한 지식을 결합시킴으로써, 작업치료사, 보조작업치료사, 정신과 전문의는 해당 어린이가 가지고 있는 문제의 심각성에 따라 어떠한 방법을 제공해야 하는가를 결정하게 된다. 작업치료사, 보조작업치료사, 정신과 전문의가 해당 어린이를 대상으로 치료 프로그램을 제공할 경우에 사진을 활용하는 것이 바람직하다. 사진을 활용하여 해당 아동이 어떠한 행동을 했으며, 어떻게 느끼고, 어떻게 행동을 조절하는가를 판단하고, 이를 종합하여 결론을 내릴 수 있다.

교육

심리학자, 작업치료사, 보조작업치료사는 해당 아동의 학습 능력을 증진시키기 위해 교사와 협력해야 한다. 심리학자는 명확한 규칙을 바탕으로 하며, 사회적 행동을 증진시키고, 부정적인 행동을 근절시킬 수 있는 행동조절 프로그램을 수립해야 한다. 관찰과 인터뷰를 통하여 수집된 자료를 활용하여, 작업치료사와 보조작업치료사는 공격적 행동과 산만한 행동을 최소화 할 수 있도록 교실환경을 변화시키고, 좌석 배치를 변화시켜야 한다. 이와 관련하여, 다음과 같은 활동이 수행되어야 해야 한다.

- 교과 일정을 게시하고 토의하기
- 교실 행동 규칙을 게시하고 검토하기
- 교실에서의 행동을 사회적 행동 영역과 명확하게 구별할 수 있는 일로 구분하기
- 해당 아동에게 조용하고 독립적인 공간을 제공하기

- 두 개의 쉬운 과제 사이에 어려운 과제를 섞어서 구성하기
- 정형화된 수업 과정에 신체적인 움직임을 가미하여 변화를 주기
- 해당 아동을 보조하고 조용한 환경을 제공할 수 있는 친구를 포함시킨 소규모 집단을 해당 아동 주위에 배치하기
- 문제가 해결된 경우에 해당 아동과 교사가 신호를 주고받을 수 있는 신호체계를 수 립하기
- 교실 안에서 격한 감정이 발생한 상황에서 아이 스스로가 빠져나올 수 있는 공간을 제공하는 보건실 또는 심리치료실과 같은 안전한 공간 만들기

교실의 담임선생님과 함께 작업치료사는 작은 단위로 활동을 나누고, 과제를 완성하였거나 성공하였을 경우 즉시 피드백을 제공하는 전략을 개발하여야 한다.

지역사회 중심 가정폭력 대비 프로그램
(Community-Based Domestic Violence Program)

작업치료사와 보조작업치료사는 어린이가 위기상황에서 벗어나는 것을 지원하고, 자문활동을 하며, 장기적인 보호 장소를 제공하는 등의 가정폭력에 대비한 프로그램을 제공해야 한다. 범죄 피해자국에서는 가정폭력을 협박을 하거나 위협을 가하고, 피해를 주며, 괴롭힘을 통하여 친밀한 관계에 있는 사람을 통제하는 강압적인 행동으로 정의하고 있다(2002, ¶ 8). 작업치료사와 보조작업치료사는 성인을 대상으로 하는 가정폭력 피해자 프로그램과 더불어, 가정폭력을 목격한 아동과 청소년을 대상으로 하는 프로그램도 제공하고 있다. 가정폭력을 목격한 아동과 청소년은 신체적 또는 정서적인 학대를 경험한 것이다. 가정폭력을 목격한 대부분의 어린이들은 불안하며, 불면증이 있고, 사회활동에 참여하지 못한다. 발달장애나 섭식장애를 보이는 어린이도 있다(Javaherian, Underwood & DeLany, 2007). 청소년의 경우는 학습장애를 나타내는 경우도 있다. 가정폭력을 목격한 어린이들은 호전성과 내향성을 반복한다.

가정폭력센터에 있는 다른 분야 전문가와 협력하여, 작업치료사와 보조작업치료사는 가정폭력과 관련된 아동, 청소년, 가족들에게 프로그램을 제공해야 한다. 이러한 프로그램은 놀이, 사회적 참여활동, 자가치료, 교육지원 프로그램을 포함한다. 인간환경 행동수행 모델에 따라 프로그램을 계획할 때에는, 작업치료사와 보조작업치료사는 아동, 청소년, 가족의 능력과 요구를 고려하고, 이러한 능력과 요구에 영향을 미치는 환경적 요인을 고려해야 한다.

놀이와 사회적 참여

아동과 청소년의 놀이와 사회적 참여를 용이하게 하기 위해서 작업치료사와 보조작업치료사는 환경요인을 변화시켜야 한다. 작업치료사와 보조작업치료사는 넓은 공간을 가구가 있으며, 카펫이 깔려 있고, 소음을 흡수하는 칸막이가 설치된 작은 공간으로 구분해야 한다. 이러한 각각의 공간에서 탐구활동, 미술활동, 음악활동, 과학활동, 구성활동, 보드게임, 대근육 운동활동이 이루어진다. 작업치료사와 보조작업치료사는 다양한 활동과 쉬는 시간이 조화를 이룰 수 있도록 활동계획을 수립해야 한다. 소음 차단을 목적

으로 위한 헤드폰을 사용하거나, 부드러운 쿠션이나 푹신한 의자가 준비되어 있는 자리로 배치하여, 어린이가 조용한 환경에서 활동할 수 있도록 해야 한다. 개인적인 공간이라는 느낌을 주기 위해, 아동과 청소년이 혼자 사용할 수 있는 가구가 배치된 공간을 할당해야 한다. 청소년들이 불안을 통제하는 데 도움을 주기 위해, 요가나 명상 시간을 제공하고, 숙면을 취하고 규칙적으로 식사하는 방법을 교육해야 한다.

아동과 청소년의 사회적 상호작용 수준을 다루기 위해서는 작업치료사와 보조작업치료사는 보호자와 자원봉사자에게 아이들과 청소년에게 일관되게 나타나는 평행놀이, 연합놀이, 협동놀이 수준의 활동에 어떻게 적응하는지에 대하여 훈련하는 시간을 가져야 한다. 또한 보조작업치료사는 평행적, 연합적, 협동적 수준의 상호작용을 이끌어낼 수 있는 다양한 활동에 대한 아이디어가 있는 워크북을 제공해야 한다.

작업치료사와 보조작업치료사는 사회적 참여에 어려움이 있는 아동과 청소년들을 공식적으로 평가해야 한다. 작업치료사와 보조작업치료사는 사회사업가와 정신과 전문의와 협력하여, 어린이들을 대상으로 Transdisciplinary Play Based Assessment(Linder, 1993)를 활용해야 한다. 연령이 높은 어린이와 청소년들을 대상으로는 Children's Assessment of Participation and Enjoyment(COSA)(Kller et al., 2005s)와 Child Occupational Self Assessment를 활용할 수도 있다. Transdisciplinary Play Based Assessment는 어린이들의 인지적, 사회정서적, 감각운동기능, 의사소통 능력, 언어구사능력에 대한 정보를 제공한다. CAPE와 COSA는 어린이가 어떠한 활동을, 누구와 함께, 어디서 하는가에 대한 정보를 제공한다. 이러한 정보에 근거하여, 작업치료사와 보조작업치료사는 연령이 낮은 어린이들이 대상인 경우에는 놀이중심 치료를 수행하고, 연령이 높은 어린이들이 대상인 경우에는 사회역량 증진 프로그램을 활용한다.

교육

학습에 어려움이 있는 아동과 청소년에게 도움을 주기 위해 작업치료사와 보조작업치료사는 학습능력 중재 모니터링 시스템인 **AIMS**을 수행한다. AIMS는 학생 중재프로그램으로서 아동과 청소년이 학습과 성취에 대한 역량과 흥미를 제시하며, 학업성과를 달성하기 위한 동기를 부여하고, 자기평가 능력을 향상시키며, 학업과정에 대한 평가 등을 포함한다(Eliott, Di Perna & Shapiro, 2001). 어린이와 부모들의 승인 하에, 작업치료사는 해당 어린이의 학습 문제를 파악하기 위해 학교와 접촉하며, 치료 프로그램을 개발한다. 가정폭력센터에서는 작업치료사와 보조작업치료사가 아동과 청소년들과 함께 다음과 같은 업무를 수행한다.

- 일일 학습일정 수립
- 집중력 향상을 위한 학습 계획
- 학습자료에 대한 질문을 구성하고, 검토한 학습 자료에 대해 필기를 하거나 그래프를 그려서 표현하기
- 과제에 집중할 수 있도록 시간을 연장하기
- 시간활용 평가기술을 개발하기
- 학습완료 일정을 계획하기
- 달성할 목적을 설정하기

• 학습목적을 달성한 경우에 대한 보상체계를 수립하기

부모

작업치료사와 보조작업치료사는 부모와 직접적으로 접촉하여 업무를 수행하는 것과 더불어, 부모와 아이로 구성된 집단과도 접촉해야 한다. 이러한 집단과 접촉하는 목적은 (1) 부모와 자녀 사이의 상호관계를 증진시키고, (2) 양육기술을 개발하는 데 있다. 작업치료사와 보조작업치료사는 영아나 아동이 있는 부모와 어린이 집단, 초등학생 연령의 자녀가 있는 부모와 어린이 집단, 청소년기의 자녀를 둔 부모와 자녀로 구성된 세 집단으로 구분하여 업무를 수행한다. 다양한 연령의 자녀를 가진 부모는 연령 집단을 선택하는 것이 매우 중요하다.

초기에는 어린이와 부모는 인간관계와 감정표현에 대한 이야기나 CD를 듣거나, 비디오를 시청한다. 상호작용과 감정과 관련하여 이야기, CD, 비디오에서 언급된 내용에 대해 토론하는 시간을 갖는다. 부모와 자녀가 한 쌍을 이루어 장난감, 게임을 이용한 놀이를 하거나, 사회화 과정을 경험한다. 작업치료사와 보조작업치료사는 부모와 자녀의 상호작용 과정을 촬영한다. 부모와 자녀가 간식을 먹은 후에, 자녀는 대근육 운동활동과 게임에 참여하기 위해 다른 공간으로 이동한다. 부모들은 서로 자신의 경험을 공유한다. 사진을 활용하여 부모들은 자녀와 언어적 또는 비언어적 상호작용에 대해 토의하며, 이러한 상호작용에 대한 부모의 느낌, 효과가 있다고 생각되는 점, 미흡하다고 생각되는 점에 대해 토의한다. 부모들이 자신의 역할을 이해한 것으로 판단되면 작업치료사와 보조작업치료사는 자녀 양육과 부모개입 치료방법에 대한 교육을 마지막으로 해당 과정을 종료한다.

거주식 야외활동 프로그램(Residential Wilderness Programs)

작업치료사와 보조작업치료사는 12~16세까지의 남자 청소년을 위한 거주식 야외활동 프로그램을 수행한다. 소년원 프로그램의 일환으로 수행되는 거주식 야회활동 프로그램은 보통 6개월동안 지속된다. 프로그램에 참가하는 청소년들은 대부분 퇴학 조치를 당했거나, 경범죄를 저지른 경험이 있다. 일부 청소년은 약물 복용, 학대, 개인 또는 지역사회 차원의 외상과 폭력을 경험하였다.

프로그램에 참가한 많은 청소년들이 학습장애, 충동조절장애, 과도한 활동량, 집중력 감소 등을 경험하였다. 일부 청소년들은 사회적 암시를 이해하지 못하고 행동결과 예측에 어려움이 있었다. 야회활동 과정에서는 행동지침과 명확하게 정의된 행동관리 시스템이 설정된다. 청소년들은 사회적으로 적절한 행동을 하면 보상을 받고 적절하지 못한 행동을 하면 보상 기회를 잃게 된다. 몇 주 동안 야외활동 프로그램에 참가한 청소년들은 하루에 6시간 30분의 수업시간과 여러 가지 일을 완료하고, 집단치료와 레크리에이션 활동에 참가한다. 야회활동 프로그램에 참가한 몇 주 동안에 자기 신뢰와 소속집단에 대한 믿음이 형성되고, 동료와 협력하고, 신체적 정서적 역량을 증진시킨다. 6주동안의 프로그램을 수료한 청소년들은 2주를 추가한 야외활동 프로그램에 참가한다. 6주동안 행동지침을 이행하지 않은 청소년들은 보다 엄격하게 통제된 프로그램에 참가하게 된다.

각 분야의 전문가로 구성된 팀의 구성원으로서 작업치료사와 보조작업치료사는 청소년에 대한 치료프로그램을 계획하고 수행하는 데 다른 전문가와 협력해야 한다. 작업치료사와 보조작업치료사는 자문 서비스를 제공하며, 학술적인 동시에 치료적 측면을 고려한 직접적 중재를 제공한다.

학습 프로그램

작업치료사와 보조작업치료사는 학교 교사와 거주프로그램 교사와 협력하여, 학습 능력을 향상시키기 위한 노력의 일환으로 해당 학생의 저녁 학습시간을 담당하는 사람이 누구인가를 파악해야 한다. 많은 청소년들이 산만하며 집중시간이 매우 짧기 때문에, 작업치료사와 보조작업치료사는 교사들에게 시각적 청각적으로 주의를 산만하게 할 수 있는 요인들을 배제한 적절한 학습 공간을 제공하도록 조언해야 한다. 20분 내지 30분 동안 집중하여 학습한 후 휴식 시간을 가질 수 있도록 학습 일정을 계획해야 한다. 휴식시간에는 요가나 스트레칭을 하도록 한다. 보고서를 검토하고, 청소년의 학습 성과를 관찰한 후에, 작업치료사와 보조작업치료사는 산만함을 감소시키고 집중력을 강화할 수 있도록 학습자료를 고안해야 한다.

집단 치료 기간

작업치료사와 보조작업치료사는 여가시간을 효율적으로 활용하기 위해 레크리에이션 전문가와 협력해야 한다(Farnworth, 2000). 청소년들은 운동, 미술, 기타 여가활동에 참여하며, 이러한 활동을 하기에 안전한 장소에 대해 학습한다. 이러한 활동에 참여한 청소년들은 실제 여가활동 시간과 원하는 여가활동 시간을 비교하기도 한다. 또한 이러한 활동을 하는 데 있어 도움이 되는 사항과 장애가 되는 사항을 검토한다.

많은 청소년들이 충동 억제에 어려움이 있고, 다양한 활동에 참여할 준비가 되어있는가를 스스로 평가하기가 용이하지 않기 때문에, 작업치료사와 보조작업치료사는 8주 기간으로 실행되는 자기조절(Self-Regulation®) Alert Program을 운영한다(Williams & Shellenberger, 1996).

작업치료사와 보조작업치료사는 청소년들이 **흥분 상태(state of arousal)**와 일상생활에서의 과도한 반응 행동 사이의 관련성에 대해 이해하도록 도움을 주어야 한다. Alert program의 지침에 의하면, 작업치료사와 보조작업치료사는 8주 동안의 활동을 3단계로 구분하여 실행해야 한다. 첫 번째 단계에서는 흥분상태의 유형에 대해 학습한다. 두 번째 단계에서는 흥분 수준을 강화시키거나 약화시킬 수 있는 감각접근방법과 운동접근방법에 대해 학습한다. 세 번째 단계에서는 일상생활에 최적의 성과를 거둘 수 있는 적절한 흥분상태를 유지하는 방법을 학습한다. 8주 교육 기간에 학생들은 자신의 흥분 상태를 파악하는 데 도움이 되며, 흥분상태를 조절할 수 있는 구강, 운동, 촉각, 시각, 청각관련 방법에 대해 학습한다(Williams & Shellenberger, 1996).

야외 활동

야외 레크리에이션 활동에 대한 지식이 있는 교사들은 야외 활동을 활용하기도 한다. 야외 활동에는 하이킹, 카약, 래프팅, 암벽 등반, 서바이벌 캠프 등이 포함된다. 2주 동안의 마차 여행과 범선 여행도 있다. 야외 활동의 목적은 자기 신뢰감을 양성하고, 집단에 대한 믿음을 향상시키며, 동료들과의 협력을 증진시키고, 신체적 정신적 역량을 배양하는 데 있다. 이러한 과정에서 작업치료사와 보조작업치료사는 인지적, 신체적, 사회

정서적 문제가 있는 청소년에게 적절한 활동이 어떠한 것인가에 대한 자문 서비스를 제공한다. 다양한 집단 학습활동 기간에 분석된 청소년의 언어구사 능력과 인지적 역량에 근거하여 작업치료사와 보조작업치료사는 문서 또는 구두로 자문을 해야 한다. 통합 운동장애를 가진 청소년에게 적합한 활동과 필요한 장비가 무엇인가에 대해서도 도움을 주어야 한다. 집단에서의 협력을 증진시키기 위해 집단을 구성하는 방법과 다른 사람과 협동하는 방법에 대해서도 설명해야 한다. 행동을 조절하기 위한 노력과 흥분을 조절하는 능력 사이의 연관성에 따라 작업치료사와 보조작업치료사는 활동 기간에 감각 자극의 양을 조절하는 방법을 적용해야 한다.

병원 중심 입원환자 프로그램(Hospital-Based Inpatient Program)

작업치료사와 작업치료보조사는 보건의료전문가와 협력하여 섭식장애가 있는 청소년들에 대한 서비스를 제공해야 한다. 관련 보건의료전문가는 의사, 심리학자, 간호사, 정신과 전문의, 영양사, 사회사업가 등을 포함한다. 섭식장애 환자는 신진대사와 영양불균형, 심장질환으로 인하여 사망할 가능성도 있다. 자기상해 위험이 있는 섭식장애 환자의 경우에는 자살의 가능성도 있다. 행동관리 기법이 적정한 체중으로 회복하는 데 도움을 줄 수 있다. 섭식장애 청소년에게 제공되는 서비스는 섭식과 수면 주기에 대한 교육, 체형개발 및 유지에 대한 교육, 자기 신뢰감 형성 등이 포함된다. 청소년들이 귀가할 때까지, 재발을 최소화하기 위한 가족대상 상담 서비스가 제공된다(Yogger, et al., 2004).

환자 서비스의 일환으로 작업치료사와 보조작업치료사는 청소년이 일상생활활동을 수행할 수 있는 건강한 상태를 유지할 수 있도록 도움을 주어야 한다. 이러한 도움을 실행하기 위해서, Model of Human Occupation에 제시된 기준에 의하여, 작업치료사와 보조작업치료사는 청소년의 개인적 성향, 흥미, 습관 등을 파악해야 한다. 청소년에게 중요하다고 판단되는 중재 목적을 설정하기 위해 해당 청소년이 Canadian Occupation Performance Measure를 작성하도록 하여, 일상생활에서 가장 중요한 문제점이 무엇인가를 이해해야 한다(Law et al., 2000). 또한 작업치료사와 보조작업치료사는 청소년이 Occupational History Interview II(Kielhofner, 2004)와 Pediatric Interest Profile (Henry, 2000)을 작성하도록 하여, 어떠한 치료와 여가활동이 중요한 것인가에 대한 정보를 수집해야 한다.

이러한 평가도구에 의해 수집된 자료에 근거하여, 작업치료사와 보조작업치료사는 해당 청소년을 대상으로 작업치료 중심활동을 구성한다. 청소년이 음식과 체중조절 문제에 대한 생각으로 대부분의 시간을 소비한 것으로 나타난 경우에는, 작업치료사와 보조작업치료사는 해당 청소년이 과도하게 에너지를 소비하지 않으면서도 주의를 기울일 수 있는 다른 여가활동을 제시해야 한다. 청소년들에게 휴식방법에 대한 이해를 증진시키고 신체를 조절할 수 있는 능력을 배양할 수 있다는 점에서 요가와 명상이 유용하다. 작업치료사와 보조작업치료사는 창조적 표현집단을 제공해야 한다. 이러한 집단에 소속된 청소년은 자신의 창조성을 발휘하여 조형 작업을 할 수도 있다. 창조적 집단의 일원으로 자신의 느낌이나 생각을 반영하는 시나 이야기를 쓸 수도 있다. 심리학자와 협력하여 작업치료사와 보조작업치료사는 이러한 시나 이야기의 의미에 대해 해석할 수 있어야 한다. 작업치료사와 보조작업치료사가 조리 과정에 해당 청소년을 참여시키는 방법도 활용할 수 있다. 이러한 과정을 통하여 해당 청소년은 건강에 좋은 음식에 대해 학습하며, 음식을 준비하는 과정에 대해 익숙하고 편안함을 느끼게 된다. 이러한 과정에 대한 효과를 측정하기 위하여 작업치료사와 보조작업치료사는 해당 청소년이 COPM과 Pediatric Interest Profile을 작성하도록 해야 하며, 긍정적인 결과와 부정적인 결과에 대한 일지를 기록하도록 해야 한다. 작업치료사는 입원 초기의 평가와 퇴원 시의 평가결과를 비교해야 한다.

폭력예방 프로그램(Violence Prevention Programs)

아동과 청소년의 개인적 차원에 대한 중재를 제공하는 활동과 더불어, 작업치료사와 보조작업치료사는 폭력을 예방하기 위한 프로그램을 계획하고 수행하기 위한 팀의 일원으로 활동해야 한다. **폭력예방 프로그램**은 학생들이 다음과 같은 다섯 가지 핵심 역량을 구비하는 데 중점을 두고 있다. 자기 인식, 사회적 인식, 자기 관리, 관계 기술, 책임감 있는 의사결정이 그것이다(Collaborative for Academic, Social, and Emotional Learning, as Cited in Jackson & Arbesman, 2006, p. 171). **폭력예방 프로그램(violence prevention programs)**은 **적극적인 행동중재와 지원시스템**인 **PBS(positive behavioral interventions and supports system)**, 교과과정에서의 사회적 기술 교육훈련, 사회적 역량을 육성하기 위한 행동중심 프로그램을 포함한다(Jackson & Arbesman, 2006).

PBS는 처벌을 지향하는 대신에 긍정적인 접근방법을 활용하는 학교 또는 지역사회 프로그램으로서, 사회적으로 적절한 행동을 증진시키기 위한 목적으로 계획되었다. 학교와 지역사회 프로그램 팀이 수행하는 PBS 시스템은 발생한 문제에 대하여 해당 청소년에게 정학을 시키거나 퇴학 처분을 하는 정책에 의존하지 않고, 문제가 발생한 원인을 규명하고, 행동에 영향을 미친 환경 요인들을 분석하며, 기대 결과를 지향하는 지속적인 중재를 시도하고, 학생, 가족, 학교와 지역사회 구성원들이 인정할 수 있는 결과를 달성하려고 노력하는 과정을 의미한다(Jackson & Arbesman, 2006). 학교 또는 지역사회 팀의 일원으로서, 작업치료사와 보조작업치료사는 환경요인에 대한 이해와 더불어 작업치료에 대한 수요를 파악하고, 아동과 청소년들의 건강과 학습 능력을 향상시키기 위해 환경적 요인을 고려한 적절한 PBS 시스템을 개발해야 한다.

작업치료사와 보조작업치료사는 교사와 협력하여 폭력과 관련된 문제를 감소시키기 위해 교실생활에 **사회적 기술 교육훈련(social skills training)**을 적용시켜야 한다. 지역사회 차원에서는 사회적 기술 교육훈련을 레크리에이션 활동이나 봉사 활동과 접목시켜야 한다. 사회적 기술 교육훈련 프로그램을 통하여, 친구나 선생님의 의견을 경청하고 의사소통하는 방법과, 자신의 행동을 조절하고, 차례를 지키며, 타협하고, 문제를 해결하며, 갈등을 해소하는 방법을 학습한다. 학생들로 작은 집단을 구성하여 사회적 문제 해결에 대한 역할 놀이를 시도하는 것도 바람직하다. 학교와 지역사회 차원에서 사회적 기술을 교육시키는 것은 매우 적절하고 바람직한 활동이다(Jackson & Arbesman, 2006).

작업치료사와 보조작업치료사는 **사회적 역량(social competency)**을 증진시킬 수 있는 활동중심 프로그램을 제공해야 한다. 학교 차원에서 작업치료사와 보조작업치료사는 이러한 프로그램을 수업시간이나 수업 시간 이후 활동의 일환으로 제공해야 한다. 지역사회에서는 이러한 프로그램이 복지 차원의 일환으로 제공될 수 있다. 활동중심 사회적 역량 증진 프로그램은 여가활동과 놀이활동을 통한 사회적 상호작용의 중요성을 직접적 또는 간접적으로 강조한 것이다. 이러한 프로그램은 아동과 청소년이 여러 가지 다양한 상황에서 타인들과의 상호작용을 형성하고 유지하는 능력을 배양하는 데 도움을 준다(Williamson & Dorman, 2002). 아래 시나리오는 작업치료사와 보조작업치료사가 폭력예방 프로그램을 제공하는 데 어떻게 협력할 수 있는가를 보여주는 사례이다.

중학교 교장과 교사들은 7학년 여학생 사이에서 관계적 공격성이 증가하는 것을 염려하고 있다. **관계적 공격성(relational aggression)**은 남아보다는 여아에게서 빈번한 특정 아동을 괴롭히는 것을 의미한다. 관계적 공격성은 신체적인 폭력이 아닌 놀리기, 소문내기, 글이나 말로 모욕을 주기 등의 방법으로 정서적 고통과 사회적 고통을 입히는 행동이다. 관계적 공격성은 매우 민감한 문제로 발전할 수 있다. 한 학생이 **공격자(aggressor)**가 되며, 다른 학생이 **피해자(victim)**가 된다. 또한 이 둘 사이의 관계적 공격성을 관찰하는 **방관자들(bystanders)**이 존재하는데 이들은 이러한 관계를 중지시키려 하거나, 조장하거나, 무시한다(Dellasega & Nixon, 2003). 해당학교 교직원들은 수업시간 이전과 이후 시간에 식당과 탈의실에서 관계적 공격성이 발생했다는 소식을 듣거나 직접 목격한 경험도 있다. 전화 메시지와 인터넷 메시지를 통하여 소식을 접한 경우도 있다. 교직원들은 소외되거나, 결석하는 여학생들이 증가하고 있다는 사실을 인식하게 되었다. 교직원들은 이러한 관계적 공격성을 무시한다면, 다른 학교의 경우와 마찬가지로, 신체적 폭력으로 발전할 수 있다는 점을 인식하게 되었다.

학교폭력 예방팀의 일원으로 작업치료사와 보조작업치료사는 관계적 공격성을 감소시키기 위한 사회적 역량 프로그램을 개발해야 한다. 작업치료사는 관계적 공격성을 해결하기 위한 효과적 전략에 대해 기술한 문헌들을 검토해야 한다(Dellasega & Nixon, 2003). 또한 작업치료사는 이러한 전략을 사회적 역량 프로그램과 어떻게 접목시킬 수 있는가에 대해 보조작업치료사와 논의해야 한다. 작업치료사는 여학생들의 욕구를 이해하고, 이러한 욕구에 대한 물리적 환경과 사회적 환경의 영향을 파악하기 위한 개념적 틀로서 인간환경 행동수행 모델을 선택해야 한다. 또한 사회적 상황에서 여학생의 성과를 향상시키기 위한 프로그램의 효과성을 파악하는 데 사용된 결과측정 방법과 중재계획이 포함된 모델을 활용해야 한다.

작업치료사는 폭력예방 프로그램팀의 일원인 독서담당 교사와 협력해야 한다. 사회적 역량 증진 프로그램의 일환으로 독서를 활용하는 것도 바람직하다. 모든 7학년 여학생들을 소규모 집단으로 구분하여 순환시키는 계획을 수립하였다. 모든 여학생은 8회로 구분하여 프로그램에 참여하게 된다. 이러한 교육과정을 통하여 관계적 공격성에 대해 학습하며, 다른 사람의 행동의 이유를 이해하며, 사회지향적 의사소통 방법에 대해 학습한다. 학생들이 읽었던 서적 중에서 관계적 공격성을 묘사한 이야기를 바탕으로 구성된 촌극을 만들 수도 있다. 모든 학생은 공격자, 피해자, 방관자의 역할을 교대로 경험한 다음, 각 역할에 대한 느낌을 기술한다. 의사소통 기술과 상호작용 기술을 향상시키는 방향으로 학생들이 원고를 수정하도록 한다. 어떻게 하면 관계적 공격성을 감소시킬 수 있으며, 구조적으로 문제를 해결할 수 있는 방법은 무엇인지, 감정을 표현하는 다른 방법은 없는가에 대해 학습한다. 관계적 공격성의 위험을 감소시킬 수 있는 장소는 어디이며, 위험을 감소시킬 수 있는 활동은 무엇인지, 관계적 공격성에 의해 피해를 입고 있는 동료를 구하기 위해 공격성을 중지시킬 수 있는 방법은 무엇인지에 대해 학습한다.

보조작업치료사는 작업치료사와 함께 각 집단의 학습과정을 주도해야 한다. 보조작업치료사는 결과 자료를 수집하는 데 도움을 주어야 한다. 각 과정의 초기에, 보조작업치료사는 학생들을 대상으로 관계적 공격성을 경험했을 때의 공격자, 피해자, 방관자의 경험 빈도를 무기명으로 조사해야 한다. 또한 보조작업치료사는 학교 행정직원과 상담전문가가 파악하고 있는 관계적 공격성의 빈도를 매주 파악해야 한다. 작업치료사는 상기 자료와, 사회적 역량을 측정한 자료, 인터뷰 자료를 활용하여 프로그램의 결과를 측정해야 한다.

요약 (Summary)

아동기와 청소년기에는 성장과 발달의 일환으로 심리사회적, 정서적, 행동적 문제가 나타난다. 이러한 아동기와 청소년기에 나타나는 복잡한 심리사회적, 정서적, 행동적 변화는 *DSM-IV-TR*(APA, 2000)(Diagnostic and statistical manual of mental disorder; APT, 2000)나 2004년에 발행한 IDEIA(Individuals with Disabilities Education Improvement Act)의 가이드라인에서 정서 및 행동장애 분류(the classification of emotional and behavioral disorders; EBD)에 따라 진단할 수 있다. 미국의 73만명 아이들과 청소년 중 10명 중 1명이 심각한 정서장애를 가지고 있다(House, 2002; U. S. Department of Health and Human Services; DHHS, 2000). 3~21세 사이의 아동과 청소년 중에서 6% 또는 8%가 정서장애나 행동장애로 특수교육을 받고 있다(U. S. Department of Education, 2003).

아동과 청소년이 경험하는 심리사회적, 정서적, 행동적 문제는 단기간 혹은 장기간의 환경적 요인과 개인적 요인에서 기인한다. 이러한 요소는 생물학적, 또는 유전적 성향, 부모나 보호자의 적절한 관계 형성 실패, 부모의 우울증, 부적절한 양육방법, 아동학대, 성적학대, 유해물질 남용, 가난, 개인적 또는 지역사회 차원의 외상과 폭력 등이다. 또한 친구들로부터의 따돌림, 고립감과 소외감으로부터 기인할 수도 있다(Center for Mental Health in Schools, 2003). 만성적 요인으로 인하여 보다 장기적으로 성인기에까지 부정적인 영향을 받을 수 있다.

DSM-IV 분류는 행동문제, 정신장애, 기분장애, 유해물질 관련장애, 불안장애, 섭식장애, 적응장애가 포함된다(First, Frances, & Pincus, 2002). DSM-IV와 학교중심 IDEA 분류는 서로 중복되는 경우도 있다. DSM-IV로 진단받은 행동장애, 불안장애, 정신장애, 기분장애 아동과 청소년은 IDEA의 정서 · 행동장애 분류 기준에 의한 서비스를 받을 수 있는 조건을 충족시킨다. 또한 DSM-IV 기준에 의한 유해물질 관련장애, 섭식장애 아동과 청소년은 IDEA 질환분류에 의해 IDEA 서비스를 받을 수 있다. 이러한 분류에 근거한 지원의 적절성은 지역에 따라 차이가 있는데, IDEA 분류의 신체적, 학습적, 인지적 기준에 의해 정서적, 행동적, 심리적 문제가 있는 것으로 판단된 경우에는 이를 해결하기 위한 지원을 받을 수 있다. 학습장애와 행동장애가 있는 아동과 청소년에 대한 지원 프로그램을 시행하기 이전에, 아동과 청소년의 문화적 배경, 사회환경, 인지능력, 발달 연령 등을 고려하여 지원프로그램의 목적이 적절하게 선정되도록 노력해야 한다(DHHS, 2000).

DSM-IV 진단을 받았거나, IDEA 범위에 해당되는 아동이나 청소년은 작업치료 서비스를 받을 수 있다. 이와 유사하게, 심리사회적 또는 정서적 장애가 있는 아동과 청소년도 심리사회적, 정서적, 행동적 문제를 개선하기 위해 가정, 학교, 지역사회에서 작업치료 서비스를 받을 수 있다. 증상이 심한 경우에는 병원이나 거주치료센터에서 집중치료를 받을 수 있다. 작업치료사와 보조작업치료사는 심리사회적, 정서적, 행동적 문제를 개선하기 위한 치료를 목적으로 보호자와 다른 분야의 전문가들과 협력해야 한다. 관련 전문가에는 정신과 전문의, 의사, 간호사, 교사, 상담전문가, 사회복지사, 임상심리학자 등이 있다.

핵심요점 재검토(Reviewing Key Points)

1. 미국 아동과 청소년의 행동장애와 정서장애 발생률에 대해 기술하라.
2. 행동장애와 정서장애 발생에 기여하는 요인에 대해 설명하라.
3. 장애 청소년과 범죄 경험이 있는 청소년 사이의 관계에 대해 설명하라.
4. 심리사회적, 행동적, 정서적 문제점과 관련하여 DSM-IV 분류와 IDEA 분류 사이의 관련성에 대해 설명하라.
5. 다음 질환에 대해 기술하라.

   신경성 식욕부진
   행동관련장애
   거식증
   순환성 장애
   정서장애와 행동장애
   외상후스트레스증후군
   관계적 공격성
   분리불안장애
   유해물질 의존
   불안장애
   양극성 장애
   행동장애
   섭식장애
   반항장애
   반응성 애착장애
   정신분열증
   유해물질 오용

6. 행동장애와 정서장애가 있는 아동를 대상으로 학교 서비스를 제공하기 위한 IDEA 지침에 대해 기술하라.
7. 행동적, 정서적, 심리사회적 문제가 있는 아동과 청소년에게 작업치료 서비스를 제공하는 데 있어 작업치료사와 보조작업치료사의 역할과 책임에 대해 기술하라.
8. 행동적, 정서적, 심리사회적 문제가 있는 아동과 청소년에게 작업치료 서비스를 제공하는 데 있어서의 보건 전문가와 교육 전문가에 대해 기술하고 이들의 역할과 책임에 대해서도 기술하라.

9. 작업치료사와 보조작업치료사가 행동적, 정서적, 심리사회적 문제가 있는 아동과 청소년에 대한 평가를 수행하는 데 있어 활용하는 평가수단에 대해 열거하라.
10. Alert 프로그램에 대해 기술하라.
11. 행동적, 정서적, 심리사회적 문제가 있는 아동과 청소년의 학습 요구를 충족시키기 위한 노력의 일환으로 교실환경에 대한 전략을 기술하라.
12. 행동적, 정서적, 문제가 있는 초등학생이 일상생활에 참여하는 데 어려운 다섯 가지 문제점에 대해 열거하라.
13. 작업치료사와 보조작업치료사가 행동적, 정서적 문제가 있는 아동이 일상생활에 적응하는 데 도움을 줄 수 있는 다섯 가지 전략에 대해 열거하라.
14. 가정폭력을 경험한 아동과 청소년이 일상생활에 적응하기 어려운 다섯 가지 문제점을 열거하라.
15. 작업치료사와 보조작업치료사가 가정폭력을 경험한 아동과 청소년에게 도움을 줄 수 있는 다섯 가지 전략에 대해 열거하라.
16. 섭식장애가 있는 아동과 청소년이 일상생활에 적응이 어려운 이유에 대해 열거하라.
17. 작업치료사와 보조작업치료사가 섭식장애가 있는 아동과 청소년이 일상생활에 적응할 수 있도록 도움을 주는 다섯 가지 전략에 대해 기술하라.
18. 범죄로 인하여 처벌받은 청소년이 일상생활에 적응이 어려운 이유에 대해 열거하라.
19. 작업치료사와 보조작업치료사가 범죄로 처벌받은 청소년이 일상생활에 적응할 수 있도록 도움을 주는 다섯 가지 전략에 대해 기술하라.
20. 적극적 행동개입 지원 시스템에 대해서 기술하고 작업치료사와 보조작업치료사가 폭력 예방 프로그램에 어떻게 기여할 수 있는가를 기술하라.
21. 관계적 공격성에 대해 설명하고 작업치료사와 보조작업치료사가 관계적 공격성을 감소시키기 위해 실행하는 프로그램에 대해 설명하라.

중요 요점 적용하기(Applying Key Concepts)

1. 행동장애와 정서장애가 있는 초등학생 연령의 아동에 대한 학교중심 사례연구를 검토하라.
   a. 각 연령 집단에 대해 행동 관리와 정서 조절에 대한 토의를 위해 세 개의 이야기와 비디오를 선택하라. 여러분의 선택이 적절함을 입증하라.
   b. 각 연령 집단에 대해 행동 관리와 정서조절에 도움을 주기 위하여 세 가지 행동을 계획하라. 이러한 활동이 여러분의 목적을 어떻게 달성할 수 있는가를 설명하라.
2. 가정폭력의 피해를 입고 있는 가족이나 거주할 장소가 없는 가족을 위한 임시 보호소에서의 시간을 활용하라.
   a. 아동들을 위한 놀이를 계획하라.
   b. 여러분의 경험을 일지에 기록하라. 일지에 아동들에 대한 여러분의 느낌과 행동을 기록하시오. 아동들이 놀이 자료와 공간을 어떻게 활용했는가를 기술하라.

아동들이 다른 사람들과 상호작용을 하면서 사용한 언어적 또는 비언어적 유형에 대해 기술하라. 아동들이 전달한 메시지의 명확한 의미와 이유에 대해 고려하라.

3. 섭식장애가 있는 청소년들과 인터뷰를 한 다음, 섭식장애에 대한 인터뷰 장면을 청소년들과 같이 보라. 청소년이 일상생활에서의 일에 대해 어떻게 언급하고 있으며, 이러한 일들을 어떻게 처리하는가에 대해 고려하라. 청소년의 일상생활 참여를 증가시키고 건강을 증진시키기 위한 적극적인 대책을 고려하라.
4. 청소년 구금 센터 또는 거주 프로그램 견학을 계획하라.
   a. 환경을 평가하라. 청소년 구금 센터와 거주 프로그램에 있는 청소년들에게 할당되어 있는 과제를 검토하라. 이러한 과제들이 청소년이 사회로 복귀하는 데 어떻게 도움이 될 수 있는가를 고려하라.
   b. 작업치료사와 보조작업치료사가 제공할 수 있는 행동중심 프로그램을 계획하라. 이러한 프로그램의 목표를 설정하라. 프로그램의 수행을 위한 지원과 문제점을 열거하라. 필요한 자원을 열거하라. 안전사항에 대해 고려하라.
5. Girl was를 읽어보라.
   a. 여러분이 중학교나 고등학교에서 경험한 관계적 공격성에 대해 기술하라.
   b. 여러분이 관계적 공격성에 어떻게 기여하였으며, 해당 상황에서 피해자였는지, 어떻게 상황을 모면할 수 있었는가에 대해 생각해보라.
   c. 동료들과 함께 학생 집단에서의 역할을 수행해보라. 관계적 공격성에 대해 반응하고 관계적 공격성을 중단시켜라.

참고 문헌(References)

American Occupational Therapy Association (2002). Occupational therapy practice framework: Domain and process. *American Journal of Occupational Therapy, 56*(6), 609–639.

American Occupational Therapy Association (2004). Guidelines for supervision, roles, and responsibilities during the delivery of occupational therapy services. *American Journal of Occupational Therapy, 58* (November/December).

American Psychiatric Association (2000). *Diagnostic and statistical manual of mental disorder: DSM-IV-TR*. Washington, DC: American Psychiatric Association, http://alias.libriaries.psu.edu/eresources/STATREP>.

Center for Mental Health in Schools (2003). *An introductory packet on social and interpersonal problems related to school age youth.* Los Angeles: University of California. Available online at http://smhp.psych.ucla.edu.

Committee on Education and the Workforce (2005). *Individuals with Disabilities Education Act: A Guide to Frequently Asked Questions.* Retrieved April 20, 2006 from http://edworkforce.house.gov/issues/109th/education/idea/ideafaq.pdf.

Conduct Problems Prevention Research Group (2002). Evaluation of the first three years of Fast Track prevention trial with children at high risk for adolescent conduct problems. *Journal of Abnormal Child Psychology, 30*(1),19–35.

Dellasega, C., & Nixon, C. (2003). *Girl wars.* New York: Fireside.

Elliott, S., DiPerna, J., & Shapiro, E. (2001). *Academic Intervention Monitoring System: Guidebook.* San Antonio, TX: Harcourt Assessment.

Farnworth, L. (2000). Time use and leisure occupations of young offenders. *American Journal of Occupational Therapy*, 54(3), 315–324.

First, M., Frances, A., & Pincus, H. (2002). *DSM-IV-TR: Handbook of differential diagnosis.* Washington, DC: American Psychiatric Publishing.

House, A. (2002). *DSM-IV diagnosis in the schools.* New York: Guilford Press.

Javaherian, H., Underwood, R., & DeLany, J. (2007). Domestic violence statement. *American Journal of Occupational Therapy, 61*, November/December.

Individuals with Disabilities Education Improvement Act of 2004, Pub. L. 108–446.

Jackson, L., & Arbesman, M. (2006). *Occupational therapy practice guidelines for children with behavioral and psychosocial needs.* Bethesda, MD: AOTA Press.

Henry, A. (2000). *Pediatric Interest Profile.* San Antonio, TX: Harcourt.

Keller, J., Kafkes, A., Basu, S., Federico, J., Kielhofner, G. (2005). *Child Occupational Self Assessment* (Version 2.1). Chicago: MOHO clearinghouse.

Kielhofner, G., Mallinson, T., Crawford, C., Nowak, M., Rigby, M., Henry, A., & Walens, D. (2004). *Occupational Performance History Interview II* (version 2.1). Chicago: MOHO Clearinghouse.

King, G., Law, M., King, S., Hurley, P., Hanna, S., Kertoy, M., Rosenbaum, P., & Young, N. (2004). *Children's Assessment of Participation and Enjoyment (CAPE) and Preferences for Activities of Children (PAC)*. San Antonio, TX: Harcourt Assessment.

Kramer, J. (2002). *Children and youth self-report assessments: Evidence to support best practice in OT.* Chicago: MOHO Clearinghouse.

Koyanagi, C., & Semansky, R. (2003). *No one's priority. The plight of children with severe mental disorders in Medicaid systems.* Washington, DC: Brazelton Center for Mental Health Law.

Law, M., Baptiste, S., Carswell, A., McColl, M.A., Polatajko, H., & Pollock, N. (1998). *The Canadian Occupational Performance Measure* (3rd ed.). Toronto: CAOT, from http://www.caot.ca.

Linder, T. (1993). *Transdisciplinary Play-Based Assessment* (rev.). Baltimore, MD: Brookes.

National Center on Education, Disability, and Juvenile Justice. (2005, February). *EDJJ Notes, 4*(1).

National Institute of Child Health and Human Development Federal Interagency Forum on Child and Family Statistics (2005). *America's children: Key national indicators of well-being, 2005.* Washington, DC: Retrieved May 2, 2006 from http://nichd.nih.gov/new/releases/americas_children05_bg_parents.cfm.

National Dissemination Center for Children with Disabilities (NICHCY; 2002). *General information about disabilities: Disabilities that qualify infants, toddlers, children, and youth for services under the IDEA.* Retrieved April 20, 2006 from http://www.nichcy.org/pubs/genresc/gr3.htm.

Office for Victims of Crime. (2002). National Victim Assistance Academy: Foundations in victimology and victims' rights and services. Chapter 9: Domestic Violence. Retrieved June 8, 2006 from http://www.ojp.gov/ovc/assist/nvaa2002/chapter9.html.

Reid, W., & Wise, M. (1995). *DSM-IV training guide.* New York: Brunner Mazel.

Schultz, S. (2003). Psychosocial occupational therapy in schools. *OT Practice, 8*(16), CE1–8.

Segal, A. (2006). *IDEA and the juvenile justice system: A fact sheet* National Evaluation and Technical Assistance Center. Retrieved April 20, 2006 from http://www.neglected-delinquent.org/nd/resources/spotlight/spotlight200503f.asp

U.S. Department of Education (2003). *Twenty-fifth annual report to Congress on the implementation of the Individuals with Disabilities Education Act.* Washington, DC:Author.

U.S. Department of Education, Office of Special Education Programs, Data Analysis System (DANS) (2005). *Report of children with disabilities receiving special education under Part B of the Individuals with Disabilities Education Act.* Washington, DC: Author.

U. S. Department of Health and Human Services (2000). *Conference on children's mental health issues: A national action agenda. A report of the Surgeon General.* Bethesda, MD: National Institute of Mental Health. Retrieved May 9, 2006 from http://wwwsurgeongeneral.gov/cmh/default.htm.

Williams, M. S., & Shellenberger, S. (1996). *How fast does your engine run? A leader's guide to the alert program for self-regulation.* Albuquerque, NM: Therapy Works.

Williamson, G., & Dorman, W. (2002). *Promoting social competence.* San Antonio, TX: Therapy Skill Builders.

Yager, J., Anderson, A., Devlin, M., Egger, H., Herzo, D., Mitchell, J., Powers, P., Yates., & Zerbe, K. (2004). Practice guideline for the treatment of patients with eating disorders. In American Psychiatric Association, *Practice guidelines for the treatment of psychiatric disorders: Compendium 2004* (pp. 675–744). Arlington, VA: Author.

제 18 장

근골격계질환을 가진 아동과 청소년
Children and Adolescents with Orthopedic and Muscular Conditions

핵심용어

선천성 다발성관절구축증(Arthrogryposis multiplex congenita)
비대칭형태(Asymmetrical pattern)
생체역학적 기법(Biomechanical techniques)
체력이용의수족(Body powered prosthesis)
케이블(Cable)
콕업부목(Cock-up splint)
선천성 사지결손(Congenital limb deficiency)
인조손(Cosmetic hand)
에너지 절약(Energy conservation)
악화(Exacerbation)
외부전원공급 의수족(Externally powered prosthesis)
기능적 의수족(Functional prosthesis)
멜방(Harness)
고리(Hook)
관절보호기술(Joint protection techniques)
유소년기 관절염(Juvenile rheumatoid arthritis; JRA)
종적(Longitudinal)
비정상적 작은턱(Micrognathia)
근육전기손(Myoelectric hand)
무스테로이드성 항염증 약물 (Nonsteroidal anti-inflammatory drugs; NSAIDs)
소수관절 유소년기 관절염(Pauciarticular JRA)
수동 보조구(Passive prosthesis)
단지증(Phocomelia)
다관절 유소년기 관절염(Polyarticular JRA)
의수족(Prosthesis)
의수족 제작자(Prosthetist)
폐발육부전(Pulmonary hypoplasia)
레스팅 팬 부목(Resting pan splint)
류마티즘 의사(Rheumatologist)
소켓(Socket)
부목하기(Splinting)
유소년기 관절염(Still's disease)
계통의 JRA(Systemic onset JRA)
단말구(Terminal device)
횡적(Transverse)
횡적 완전전환결함(Transverse complete forearm deficiency)
횡적 완전상완골 결함(Transverse complete humeral deficiency)
척추편위(Ulnar deviation)
척추편위부목(Ulnar deviation splint)
손목부(Wrist unit)

목표

- 선천성 다발성 관절구축증(arthrogryposis multiplex congenita), 선천성사지결손(congenital limb deficiency), 유소년기 관절염(juvenile rheumatoid arthritis)의 근골격계 질환에 대해 설명하라.
- 근골격계 질환이 가족과 환경 안에서 아동과 청소년의 일상작업에 어떻게 영향을 미치는지를 평가하라.
- 근골격계 질환을 가진 아동과 청소년이 일상작업에 참여할 수 있도록 그들의 능력을 지지하기 위한 작업치료중재를 기술하라.
- 중재과정에 있어서 어떻게 작업치료사와 보조작업치료사가 함께 문제를 해결하는지를 평가하라.
- 근골격계 장애를 가진 아동과 청소년에게 서비스를 제공하기 위해 작업치료사와 보조작업치료사가 가족 및 다른 전문가들과 어떻게 일을 하는지를 기술하라.

소개(Introduction)

이 장은 아동과 청소년에게 영향을 미치는 세 가지 근골격계질환에 대한 전반적인 개요를 포함하고 있다. 이들 질환은 **선천성 다발성 관절구축증(arthrogryposis multiplex congenita)**, **선천성 사지결손(congenital limb deficiencies)**, **유소년기 관절염(juvenile rheumatoid arthritis)**이다. 그리고 다양한 전문가들이 이러한 아동과 청소년의 건강관리와 교육적 욕구(need)에 대해 어떻게 대처하여 작업치료사와 보조업치료사가 그들이 직면한 작업수행의 도전들을 어떻게 대처하는지를 평가한다. 삽입문들은 아동과 청소년들이 그들의 일상생활활동에 전적으로 참여할 수 있도록 하는 발달적으로 적합한 적응기술과 환경적 수정에 대한 작업치료의 초점을 강조한다.

선천성 다발성 관절구축증(Arthrogryposis Multiplex Congenita)

관절구축증(arthrogryposis)으로 간략히 불리기도하는, 선천성 다발성 관절구축증(arthrogryposis multiplex congenita)은 두 개 이상의 관절의 선천적 구축상태를 포함하며 종종 다른 몸체계(body system)에 영향을 주는 하나의 일반적 질환범주이다(Cassidy & Allanson, 2005). 대략 3,000명 중의 한 명꼴로 선천성 다발성 관절구축증 환아가 탄생한다. 영향을 받는 몸체계(body system) 중에 다양성이 있기는 하지만, 전형적으로 관절가동의 수축과 제한이 발달하지 않는다(Cassidy & Allanson; Cassidy & Petty, 2005).

관절구축증에는 세 가지 분류나 그룹이 있다. 이는 사지만 이환되거나, 사지와 중추신경계를 제외한 몸체계에 이환된 경우와 심각한 중추신경계장애의 세 가지이다(Cassidy & Allanson, 2005). 관절구축증을 가진 아동과 청소년의 2/3가 사지와 여러 관절에 구축과 함께 가동의 제한이 있고 나머지 1/3은 하지에 현저한 영향을 받는다(Morrissy & Weinstein, 2006). 상지가 침범된 아동과 청소년은 전형적으로 견부(shoulder)내전과 내회선, 팔꿈치(elbow)의 신전, 손목의 심한 척측 편위(ulnar deviation), 손가락의 굴곡과 모지(thumb)의 clutching을 보인다. 하지가 침범된 아동과 청소년들은 굴곡, 내전, 고관절의 외회선, 슬부의 신전, 족부의 club feet을 보인다. 하퇴(leg)의 원위부는 더 심각한 상태가 되고 구축이 더욱 강직된다. 이러한 아동과 청소년은 고관절이 단측성, 또는 양측성으로 탈골되어 있을 수도 있다(Morrissy & Weinstein).

관절구축증은 태아와 모성에 연관된 요인들로부터 나온 자궁내 링 움직임의 감소에 의해 야기된다. 태아와 관련된 것들은 중추신경계와 말초신경계의 구조적 결함, 근육의 비정상과 연부조직의 장애를 포함한다. 모성과 연관된 것들은 다출산, 또는 자궁근종으로 인한 자궁의 협소와 근긴장성 근이영양증, 중증근무력증, 감염과 대사의 불균형, 임신중 약물복용 및 misoprostol, curare, 근이완증(muscle relaxant)과 같은 모성의 질환과 임신 첫 3개월내의 부상(injury) 등이 포함된다(Cassidy & Allanson, 2005). 운동성이 감소되거나 부족한 것은 태아의 성장과정에 있어서 고정된 수축(fixed contractions), 만곡족(club foot), 가는 늑골 등을 검출해 낼 수 있는 초음파로 검진할 수 있다(Cassidy & Allanson).

태아는 일반적으로 임신과정중 8~9주부터 몸짓과 움직임을 시작한다. 움직임 감소가 발생한 시점이 빠를수록 태아발달에서 더 심각하게 구축을 악화시킨다(Cassidy & Allanson, 2005).

자궁내 움직임의 결핍은 서로 다른 많은 문제를 일으킬 수 있다. 뼈의 성장이 지체되고 유아의 골다공증을 유발시킬 수 있다. 관절구축증을 갖는 대부분의 유아들은 출산 시 골절을 겪게 되며 10%정도는 출산 후 첫 주내에 골절을 경험하게 된다(Cassidy & Allanson, 2005). 태아 움직의 결핍은 제대의 정상적인 신장을 방해하기 때문에 이러한 유아는 일을 하는 동안 호흡기계 질환을 경험할 수 있다(Cassidy & Allanson). 그들은 자궁내 태아의 연하(swallowing)의 결핍에 이어 장의 미성숙을 가지고 태어날 수가 있고 폐의 위축과 미성숙 질환인 **폐의 발육부전(pulmonary hypoplasia)**을 가질 수도 있다. 심한 폐의 발육부전을 갖고 태어난 유아는 젖을 떼는 것에 어려움이 있고 영구적인 기관절개와 환기(ventilation)가 필요할 수 있다. 골격의 형성지체와 움직임의 결핍 또한 **비정상적인 작은 턱(micrognathia)**의 저발육, 구개파열, 상악골의 미발달, 매부리코(prominent nose bridge), 코끝하제(depressed tip of nose) 등을 포함한 두부 및 안면부의 기형을 초래할 수 있다(Cassidy & Allanson).

관절구축증 아동과 청소년의 일상작업 참여 능력은 근골격계 질환의 유형과 심각도에 영향을 받는다. 유아기에는 근성숙의 지연과 장근육의 조화의 미성숙으로 급식 문제를 일으킬 수 있다. 턱의 움직임의 제한과 입의 크기 또한 급식과 치아관리에 장애를 줄 수 있다. 아이가 성장함에 따라 딱딱한 음식에 대한 반감이 발달할 수 있고 언어치료, 작업치료 및 연하습관 개발에 도움을 줄 수 있는 간호중재가 요구될 수도 있다(Cassidy & Allanson, 2005). 일반적으로 그들의 지능수준이 평균 그 이상임에 불구하고 이러한 아동들은 초기의 구강운동기능의 장애로 인해 언어지체를 겪을 수 있다. 초기의 언어장애가 정신지체로 오인되지 않도록 하는 것이 중요하다(Morrissy & Weinstein, 2006).

강직, 약화, 후만증, 측만증을 포함하는 고정되거나 수축된 관절과 척추의 문제는 이들 아동과 청소년이 다른 자기관리, 학교생활, 놀이활동에 참여하는 데 지장을 준다. 예를 들면, 집에서는 몸치장이나 위생도구 및 가정용구를 잘 다루는 데 어려움을 겪을 수 있다. 학교에서는 다양한 필기도구를 잘 다루는 것이나 학교생활 도구를 사용하는 것이나 운동장의 운동 및 놀이기구들을 찾는 데 어려움을 겪을 수 있다(Cassidy & Allanson, 2005). 폐기관에 문제가 있는 아동과 청소년은 자전거 타기, 달리기에 참여하거나 축구, 수영, 응원, 고적대와 같은 좀 더 체계화된 운동이나 활동에 참여하기에는 체력과 인내력이 부족할 수 있다. 보통 고관절의 위치가 잘못되어 있을 수 있기 때문에 나이든 성인들은 골관절염을 빈번히 경험하게 되며 격렬한 운동은 피해야 한다(Cassidy & Allanson).

시각장애는 백내장, 망막변성, 황반 비정상, 흉터(scarring) 등을 포함한다. 청각장애는 아동이 오랜 기간 수평 자세를 취함으로 인하여 만성중이염과 중이의 액체로 인해 생길 수 있다. 청각소실증은 이소골의 융합이나 신경학적 기능장애가 원인이 된다(Cassidy & Allanson, 2005). 이러한 시각적, 청각적 결손은 아동과 청소년이 일상작업을 수행하는 기술을 개발하고자 할 때나 운동 혹은 지역사회의 행사와 학교 및 일관된 작업에 참여하고자 할 때에 부가적인 혼란을 보이게 된다.

다양한 팀접근(Multiteam Approach)

관절구축증 아동과 청소년을 위한 중재는 다양한 팀원과 전략이 포함된다. 일반적인 정형외과적인 검사는 상태의 영향을 모니터링하기 위해 필요하다(Cassidy & Allanson, 2005). 의사, 안과의사, 호흡기계 치료사는 골다공증, 탈구, 시력결손, 폐질환에 특정한 문제점을 다룬다. 물리치료사는 보행과 관절가동력을 향상시키는 데 중점을 둔다(Cassidy & Allanson).

작업치료사와 보조작업치료사는 아동과 청소년의 연령에 적합한 일에 참여할 수 있도록 이들의 능력을 향상시키는 방향으로 근거한 중재를 제공한다. 아동과 청소년 및 그들의 가족과 일을 할 때 그들은 작업수행에 방해가 되는 장애를 최소화하기 위해 과업과 환경적응방법을 적극적으로 해결해야 한다. 또한 그들은 능동관절가동범위와 독립적 작업수행을 증가시키기 위해 신장(stretching), 위치잡기(positioning)와 적절한 관절정렬(joint alignment)과 같은 **생체역학적 기술(biomechanical techniques)**을 사용할 수 있다.

학교에서 작업치료사와 보조작업치료사는 교사와 함께 학교일상생활에 적응하기 위한 적정한 기구와 과업수정을 결정해야 한다. 그들은 아동과 청소년들이 성장함에 따라 그들의 학문적인 욕구를 모니터링해야 한다. 예를 들어 독립적인 쓰기작업에 대한 요구가 증가하게 되면 작업치료사와 보조작업치료사는 고학년 아동이 시간 내에 쓰기과제를 마칠 수 있도록 특정 컴퓨터 소프트웨어를 추천할 수 있다(Cassidy & Allanson, 2005). 그들은 또한 아동과 청소년이 그들의 학문적 과제를 마칠 수 있도록 특별한 좌석, 워크스테이션과 키보드 또는 다른 기술을 고려할 수 있다(Reed, 2001).

청소년이 고등학교에서 전환을 준비할 때 작업치료사와 보조작업치료사는 독립적인 생활준비와 작업장 또는 진학교육기관의 숙소를 파악하는 데 도움을 주기 위해 전환팀과 일할 수 있다. 휠체어 사용, 제한된 상하지의 사용 및 힘의 보존 욕구의 수용을 위해 가정 및 학교와 작업장의 환경적 개선이 보장되어야 한다(Reed, 2001). 관절구축증 아동과 청소년은 종종 그들의 한계를 인식하므로 모든 발달 단계에 걸쳐 자신감과 자아존중감을 구축하기 위한 특별한 주의가 요청된다. 다음의 Levi 삽입문은 작업치료 중재를 좀 더 설명한다.

작업치료 서비스: 사례연구(Occupational Therapy Services: A Case Study)

Levi

Levi는 힐탑초등학교에 새로 들어간 8세된 3학년의 관절 구축증 남자 아동이다. 입학 전에는 홈스쿨에서 어머니에게 교육을 받았다. 그는 모든 학과목에서 등급의 수준을 보이고 있지만 그의 건강상의 결함때문에 특수학급에 편성되었다. 교사와 부모님은 Levi가 특정한 일상생활활동과 학교와 관련된 과제를 수행하는 데 어려움을 겪고 있어서 작업치료평가를 요청했다. 부모와 교사는 Levi가 독립적으로 학교생활에 적응하기가 어려워서 자아존중감에 영향을 받고 있는 것을 우려한다. Levi가 소변을 볼 때 앞 지퍼올리기와 옷입기를 잘 할 수 없음으로 화장실 갈 때 도움이 필요하다. Levi는 가위를 다루지 못하기 때문에 미술활동 과정중에 자르기가 필요한 과제를 수행하면서 당황하게 된다. 연필을 꼭꼭 눌러쓰지 못해서 쓰기 작업완성에 어려움을 갖고 있다. 비록 Levi가 과제를 수행하는 데 음성으로 작동되는 글쓰기 프로그램을 사용함에도 불구하고 교사와 부모는 동급생 수준의 방법으로 최소한의 글쓰기 과제를 수행할 수 있기를 기대한다. 그들이 발견한 유일한 해결책은 Levi가 마커를 사용하도록 하는 것이었는데 Levi는 그것을 유치하다고 여긴다.

부모와 교사 및 작업치료사와 보조작업치료사는 평가의 필요성을 토의한 후에 평가계획을 세웠다. Levi에게 문제해결능력이 필요하고 작업수행을 극대화하기 위한 해결방안에 대한 일반화가 필요하다는 인식하에 작업치료사는 그의 평가지침으로 인간환경 작업수행모델(Baum & Christiansen, 2005)을 사용하기로 했다. 보조작업치료사는 Levi가 화장실 가기를 수행할 때 관찰하는 것 외에 그러한 환경속에서 잠재적인 문제가 있을 수 있다는 생각에 점심시간과 쉬는 시간에도 관찰하기로 결정했다. 작업치료사는 Levi의 손, 팔의 기능과 동작 기술을 평가했다. Levi가 소아를 위한 활동척도(ASK)(Young, n.d)를 완성함으로 ADL, 놀이, 움직임에서나타나는 근골격계장애에 대한 영향을 스스로 기록(report)하였다. 부모와 교사는 학교의 기능적 평가(SFA)를 통하여 정보를 제공하였다(Coster, Denney, Haltiwanger, & Haley, 1998).

작업치료사는 SFA와 ASK의 표준화된 검사결과, 비공식적 기능적 운동 평가, 그리고 환경적 관찰기록을 비교한다. 작업치료사는 Levi의 제한된 손기능–능동적 모지의 동작불능, 15° 능동적 원위 굴곡, 신전불능–이 물체를 쥐고, 조작하는 기능을 방해함을 기록한다. 비록 주관절과 견관절의 움직임이 정상적이어서 옷입고 몸치장을 잘 수행할 수 있어도 Levi는 어깨 위로 물건을 치우거나 공을 위로 던지는 데 어려움을 겪는다. 비록 하지의 동작이 완전할지라도 그의 위로 움직임 장애는 화장실 일보기를 수행하거나 물건을 옮기는 일을 하는 데 방해를 주는 절름발이 형태를 가져온다.

보조작업치료사가 기록한 관찰과 교사의 SFA결과를 보면 Levi는 또래와의 사회적 상호작용에 어려움이 있다는 것을 알 수 있다. 휴식시간에 게임에 참가하기 위해서 Levi는 운동장비나 놀이장소의 변경을 요구한다. 교사는 Levi가 교사가 그룹과제에서는 다른 사람과 잘 참여한다고 보고한다.

작업치료사는 평가기록을 완성하고 교사 및 부모와 함께 정보를 공유한다(그림 18.1 ■). Levi의 current IEP에 대한 관련 작업치료서비스를 부가한 이후에 부모, 담임교사, 그리고 작업치료사는 Levi의 사회적 기술을 좀 더 논의한다. Levi가 독서를 좋아하므로 담임교사는 Levi를 3학년이 1학년과 짝이 되는 주간 도서 프로그램인 Reading Buddy 프로그램에 가입하도록 독려하시고 제안하였다. 담임교사는 Levi의 리더십 역할이 향상되어 교실에서도 적용시킬 수 있으리라 보았고 그것은 자신감 향상에 될 것이라는 것에 의견을 같이하였다. 부모는 Levi가 스카우트에 입단하는 것을 원하지만 그들은 Levi의 참여를 우려했다. 만약 Levi가 스카우트에 입단한다면 작업치료사는 Levi의 욕구를 충족시킬 수 있는 프로그램에 적응하는 것을 돕기 위하여 단의 리더들과의 만남을 주선한다. 작업치료사는 Levi가 교실에서 다른 친구들과 점심시간 및 쉬는 시간에 좋은 관계를 맺을 수 있도록 담임 교사의 협조를 제안한다. 보조작업치료사는 쉬는 시간에 몇 가지 게임을 소개받기 위해 PE교사와 함께 일할 것을 제안한다. ■

Levi는 힐탑초등학교 3년에 다니는 8세 남아이다. 그는 그의 담임교사인 Mrs. Peters와 아동의 부모에 의해 작업치료 평가에 의뢰되었다. Mrs. Peters는 Levi의 학습능력은 그 학년에 적당하나 근골격계상의 발달장애로 인한 교실의 조정이 필요하다고 보고했다. 유치원부터 3학년이 되기까지 Levi는 가정에서 수업하였기에 환경을 조정해야 하는 어려움은 적었다. 현재의 주요 고려사항은 Levi가 화장실에서의 옷입기의 비독립성과 미술시간에 가위질을 못하고 종이에 글씨를 꾹꾹 눌러 쓰는 것의 어려움이다. 그는 글쓰기를 위한 음성인식 컴퓨터 프로그램을 독립적으로 사용한다. 비록 그가 가정에서 짧은 답변을 쓰기 위해 두꺼운 마커를 사용하였지만 Levi는 현재 '아기처럼 보인다"고 하며 그 수용을 거부한다.

작업치료평가는 다음 측정도구들의 통합체이다 : 운동기술의 기능적 측정, 교사와 부모에 의해 완성된 학교기능의 측정(SFA)은 Levi가 완성한 아동을 위한 활동척도(ASK), 그리고 화장실가기, 점심 및 쉬는 시간의 관찰결과이다. 검사결과는 다음과 같다 :

기능적 운동기술 : Levi의 의학적 상태에 따라 그의 손기능은 모지와 소지의 능동운동불능으로 인한 제한으로 효과적인 쥐기동작이 약하고 미숙하다. 그는 지퍼, 가위, 간단한 식사도구와 같은 물체 조작의 적응이 요구된다. 비록 Levi의 주관절과 견관절이 옷입고, 몸치장하는 데 충분하지만 어깨 위에 있는 물건을 제거하거나 또는 힘있게 공을 던지는 데 어려움을 겪는다. 그는 독립적으로 걷지만 절름발이 보행이며(jerky gait pattern) 그가 몸을 구부릴 때 균형유지에 어려움이 있다. 이러한 운동형태는 화장실 처리할 때나 쟁반을 들고 걸을 때 쟁반을 안정적으로 유지시키는 등 균형 유지능력을 방해한다. 환경적 조정없이는 친구들과 같이 운동장에서 공놀이를 하는 것이 불가능한 일이다.

스스로 돕는 기술 : 스스로 돕는 기술의 대부분에 있어 Levi는 독립적이고 종종 동시에 적응기술들과 융합한다. Levi의 단단히 여매는 손동작의 곤란으로 그의 부모는 단단히 여매는 동작을 하지 않아도 되거나 최소화하는 옷을 선택한다. 고무줄바지(elastic waist pull down pants)는 그러나 화장실 뒤처리 시 균형을 유지하는 데 지장을 준다. Levi가 바지 앞지퍼를 올릴 때 단단히 여미는 손동작이 요구된다. 지퍼가 열렸을 때 바지가 바닥에 흘러 내리는 것을 방지하기 위해 보폭을 넓게 벌리고 서는 것을 유지하는 것이 어렵다. 이것은 소변을 볼 때 옷을 더럽히는 원인이 되기도 한다.

Levi는 급식실에서도 몇 가지 어려움을 경험한다. 그는 식당에서 제공되는 일회용 포크를 쥘 수 없으므로 샌드위치나 손으로 집어먹는 음식을 고른다. 그는 박스 포장된 음료수는 선택하지 않고, 점심식사 후 분수물(water fountain)을 마시지 않는다. 식사 후 그의 식판을 퇴식구에 가져다 놓는 것도 어렵다. 걸을 때 색판 주위를 빈 콘테이너가 미끄러져 자주 서서 버린 쓰레기를 집어내야 한다. 그렇게 하여 바닥에 닿기 전에 식판을 내려 놓아야 한다.

사회적 기술 : Levi는 학급 내에서 그룹과제를 협조하여 잘 수행하나 학교에서 특별히 의미있는 친구는 없다. 운동장에서 그룹게임하는 것을 바라보고 다른 아이들과 어떤 대화도 하려하지 않는다. 그는 급식실에서 특정그룹에 끼진 않아도 음식 배식라인 가까운 곳에 자리를 잡는다.

요약 : 그의 육체적 제한이 변경될 수 없기 때문에 Levi는 다양한 환경에 성공적인 참여를 늘려가기 위하여 변경과 적응이 요구된다. Levi는 성공적인 학교생활과 친구들간의 사회적 상호관계의 기회를 증가시키기 위한 전략을 학습하는 것이 필요하다.

제언 : Levi는 현재의 IEP에 대한 위해 작업치료 서비스의 추가로 이득을 보고 있다. 작업치료는 필요한 적응과 조정을 대처해 내야 하며 나이에 적합한 사회적 능력을 갖도록 Levi를 도와야 한다.

■ 그림 18.1

Levi의 작업치료 평가.

선천성 사지 결손(Congenital Limb Deficiency)

사지결손은 아동에게 드물게 발생하지만 이는 주로 사지발달의 유전적인 조절에 있어서의 오류로 인한 선천성 문제, 동맥공급 발달의 붕괴, 양막의 자궁내 골절에 기인한다(Morrissy & Weinstein, 2006). 사지의 발달은 복잡하고 다수의 유전자간의 정교한 상호작용을 필요로 하기 때문에 이 체계에 있어서의 오류 발생빈도가 높다.

기형의 분류와 형태(Classifications and Types of Anomalies)

선천성 기형은 사지전체에 걸쳐 문제가 발생하는 **횡적(transverse)** 인 것과 전 혹은 후측 부위만 영향을 받는 종적(longitudinal)으로 분류된다(Morrissy & Weinstein, 2006). 표 18.1 ■에서는 특정한 상지기형을 서술했다.

단지증(phocomelia) 이란 용어는 몸의 근위부에 사지의 원위부가 직접 붙은 질환을 일컫는다. 예를 들어 아동이나 청소년의 손이나 손의 일부가 직접 어깨나 짧은 팔에 붙어 있는 것이다. 손의 사용이 가능할 수도 있고 그렇지 않을 수도 있다. 기능할 수 없는 손이나 짧은 팔을 가진 아동과 청소년은 종종 자기관리기술(self care skill)을 완성하기 위해 발이나 체력을 사용하는 것을 학습하게 된다.

횡적완전상완골결함(transverse complete humeral deficiency) 은 팔꿈치 상단 일측 절단을 의미하고 **횡적완전전완결함(transverse complete forearm deficiency)** 은 선천적인 팔꿈치 하단 전완 절단을 의미한다. 팔꿈치 하단 절단은 대부분의 상지기형에서 가장 일반적이고 왼쪽 팔에서 좀 더 많이 일어난다(Morrissy & Weinstein, 2006). 선천성 사지 결손의 아동이 있는 가정에서는 기다리면서 아동이 어떻게 발달하고 학습하는지 지켜보거나 보철을 착용시킬지를 결정할 수 있다. 가정에서는 일반적으로 아동에게 보철을 착용시킨다(Olson & DeRuyter, 2002).

복합 팀 접근(Multiteam Approach)

선천성 사지 결손으로 인한 아동의 제한을 대처하기 위해 아주 초기부터 여러 전문분야로 이루어진 팀 접근방식이 중요하다. 보철 평가 전에 외과적 중재가 필요할 경우 내과의와 외과의가 초기에 개입된다. **의수족 제작자(prosthetist)** 는 아동과 청소년의 성장 발달 과정을 통해 가장 적합한 형태의 의수족을 평가하고 맞추며 일상적으로 새 것의 욕구를 인지하기 위해 중요하다. 숙련된 의수족 제작자는 의수족중재를 통해 또는 적절한 경우 전혀 중재개입이 없이 아동과 청소년의 최상의 기능적 욕구를 만족시켜야 한다(Morrissy & Weinstein, 2006). 아동과 청소년이 학교에 있을 때 특히 아동과 청소년이 새로이 의수족을 장착하거나 학교에서 특정의수족 훈련이 요구될 때 교사는 치료팀의 일부가 되어 의수족의 적절한 사용을 돕는다(Case-Smith, 2005).

의수족: 개요(Prosthesis: An Overview)

의수족(prosthesis) 은 소실된 신체부위를 대신하기 위해 조립된 인공적 부위이다. 상지의수족의 목적은 아동과 청소년에게 손을 제공하여 이를 효과적으로 사용하도록 하는 것이다(Morrissy & Weinstein, 2006).

■ 표 18.1
횡적 선천성 이상

횡적 선천성 이상	
형태	정의
Amelia(무지증, 사지결손증)	사지의 부재
Hemimelia(반지증, 편지증, 사지부전증)	전완 및 수부의 부재
Partial hemimelia(부분적 반지증)	전완부 존재
Acheiria(무수증, 손결여증)	수부의 부재
Complete adactlia(완전촉각소실증)	5개의 지절 및 중수골의 부재
Complete phalange(완전한 지골)	5개의 원위지절이 1개또는 그 이상의 부재
종적 선천성 이상	
형태	정의
완전한 축주위(paraxial)에의 반지증	전완부의 완전한 부재와 수부에 상응하는일부
불완전한 축주위에의 반지증	전완부의 부분적 부재와 수부에 상응하는 일부
부분적 무지증(adactylia)	1~4원위와 중수지절골의 부재
부분적 지골(phalange)	1~4원위의 하나 이상의 지골의 부재

출처: Morrissy & Weinstein, 2006.

다른 종류의 상지의수족이 아동과 청소년에게 사용된다. 의수족은 사지절단의 수준, 아동과 청소년, 돌보는 사람(caregivers)의 선호에 의해 추천되고 선택된다(Pendleton & Schultz-Krohn, 2006).

절단의 정도가 높을수록, 팔의 기능손실이 클수록 더 복잡한 의수족과 더 집중적인 훈련에 대한 욕구가 커진다. 예를 들면 상완(humerus)과 아래 모든 구조가 없는 아동과 청소년이 단지 견부의 신전, 굴곡, 외전 및 내전만이 가능한 경우이다. 사지의 완전한 기능을 획득하기 위하여 의수족 착용으로 주부 및 수부와 쥐기 동작이 가능해야 한다. 반대로 수부 및 그 이하가 손실된 아동과 청소년 역시 굴곡, 신전 및 주부 및 그들의 전완의 회외(supinate) 및 회내(pronate)가 가능하다. 그러므로 그들은 손목과 손의 활동을 수행할 수 있는 의수족이 필요하다. 의수족이 제어를 필요로 하는 활동의 수가 적을수록 아동과 청소년이 그 작동하는 법을 배우기가 더 쉽다.

아동의 사회성, 인지, 정서의 발달은 정형외과적 중재의 수준과 형태에 영향을 미친다. 아동이나 청소년이 자기관리, 놀이, 학교생활에 관련된 일을 독립적으로 수행하기 위해 의수족이 필요한 경우 최대한 눈에 띄지 않고 다루기 쉬운 의수족을 사용해야 한다(Olson & DeRuyter, 2002).

의수족의 형태

보조도구의 필요에 따라 의수족은 수동적 또는 기능적이다. 수동적 의수족은 가동부가 없고 가끔 자세균형을 제공하거나 기능적 사지를 보조하기 위해 사용한다. 4~6개월의 유아에게는 편안함을 느낄 수 있도록 하기 위해 가볍고 수동적인 사지가 주어진다. 그 연령대의 발달단계에서는 다양한 움직임을 할 때 손을 중심선까지 올린다. 이번에 소개하는 수동적 손은 양손을 쓰는 오른손잡이에 대한 중앙 외피 통로의 발달을 돕기 위해 사용된다(Morrissy & Weinstein, 2006). 기능적 의수족은 물건을 쥐거나 잡을 수 있다. 이는 체력을 이용하거나 외부로부터 전원을 공급받는다(Pendleton & Schultz-Krohn, 2006).

체력을 이용한 의수족. **체력을 이용한 의수족(body powered prosthesis)**에는 다섯 가지 구성요소가 있다(그림 18.2 ■):

- **소켓(socket)**(그림 (a))은 잔여 사지에 편안하게 맞고 의수족의 다른 부분들이 부착되는 중심이 되는 구성요소
- **멜방(harness)**, (b)는 등과 어깨나 가슴에 걸치는 8자형 시스템이다. 의수족을 잡아주기 위해 소켓에 달린다.
- 스텐레스 스틸 **케이블(cable)**, (c)는 한쪽끝은 *Harness*에 다른 한쪽 끝은 의수족의 기능적 구성요소에 부착된다. 아동이나 청소년의 특정한 몸 동작에 의해 케이블이 팽팽해지거나 의수족을 움직인다.
- **손목부(wrist unit)**, (d)는 다양한 기능적 요구에 대해 돌리거나 터미널 보조도구를 아래로 또는 위로 향하게 하거나 위치를 다시 잡는 데 사용된다.
- **단말구(terminal device)**, (e)는 물건을 쥐거나 잡는 데 사용된다. 아동이나 청소년은 고리나 인조손의 2가지 스타일의 터미널 보조도구를 선택할 수 있다. **고리타입**

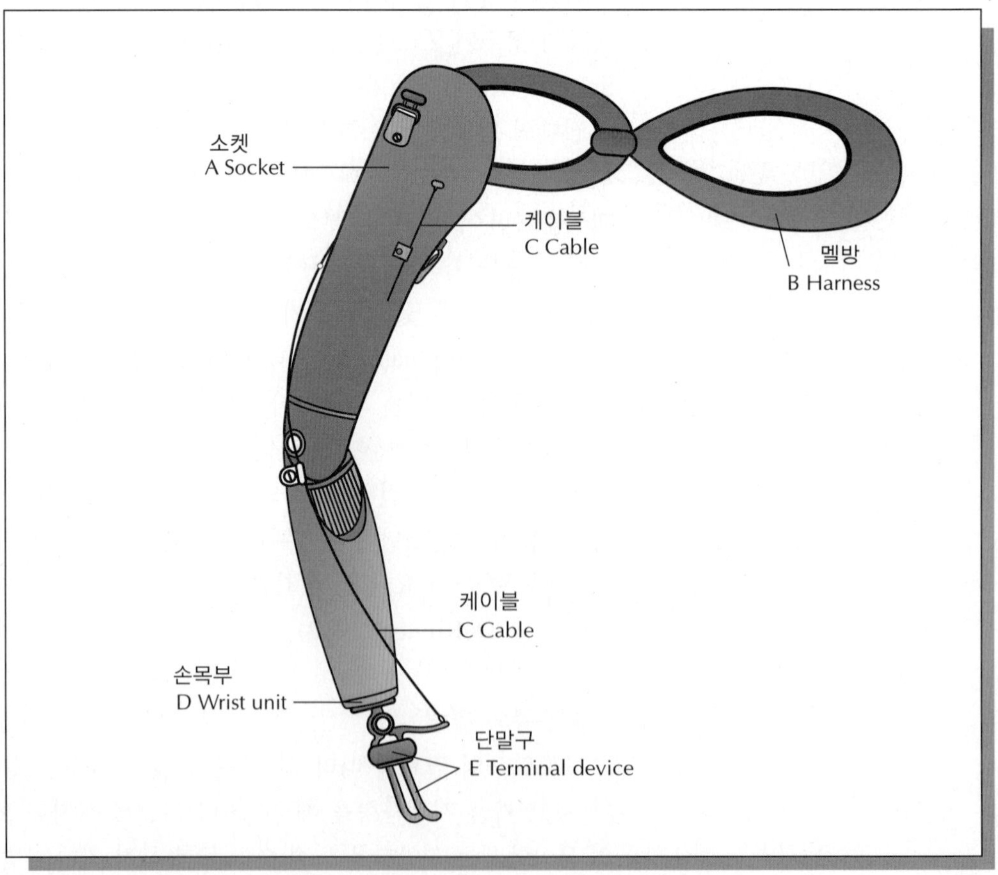

■ **그림 18.2**
체력을 이용한 의수족의 구성.

이 **인조손(cosmetic hand)** 타입에 비해 악력과 장력이 더 세다. 다양한 활동을 위한 서로 다른 타입의 훅이 있다. 인조손 타입은 좀 더 자연스럽고 사물을 밀고 당기고 고정시키는 기능을 한다(Pendleton & Schultz-Krohn, 2006).

아동에게 의수족을 처음 장착시킬 때 아동이 의수족을 어떻게 작동시키는지를 쉽게 배울 수 있도록 의수족을 움직이지 않게 하거나 팔꿈치에 고정시킨다.

외부 전원공급 의수족. **외부전원공급 의수족(externally powered prosthesis)**은 **근육전기 손(myoelectric hand)**을 이용한다. 전기 손을 작동시키기 위해 피부의 표면에 전극을 부착시키고 근전도 신호를 가져온다. 2세 이하 아동은 1개 시스템을 사용한다. 아동은 손을 펴는 근육을 수축시키는 방법을 자발적으로 배우게 된다. 근육이 이완되었을 때 자동적으로 손을 쥐게 된다. 3~ 3.5세 아동은 좀 더 복잡한 2개 시스템 사용방법을 배우게 된다. 굴근(flexors) 근전도 신호는 손을 쥐는 데 사용되고 신근(extensors) 근전도 신호는 손을 펴는 데 사용된다.

작업치료중재(Occupational Therapy Intervention)

작업치료사와 보조작업치료사는 선천성 사지결손의 아동과 청소년의 특정한 욕구에 부합하는 작업 중재를 제공한다. 아동과 청소년을 위한 중재는 양측성 자기관리 놀이 활동, 학교와 연관된 활동과 더 숙련된 기술적 자기관리 과업으로 시작하는 발달적으로 구조화된다. 선천성사지결손 아동과 청소년은 연령에 부합하는 ADL, IADL과 의수족을 착용하거나 착용치 않을 때의 놀이기술을 배우게 된다.

선택된 의수족의 형태에 따라 작업치료사는 아동과 청소년이 체력을 이용한 의수족을 작동시키기 위한 미묘한 몸의 움직임이나 외부전원 공급 의수족의 전극을 동작시키기 위한 근육 수축방법을 배울 수 있도록 도와줄 수도 있다. 이러한 교육을 효과적으로 제공하기 위해 보조작업치료사는 입문단계를 넘어서는 수준의 추가 교육을 이수해야 한다.

자아개념과 자존감은 의수족을 자신의 신체상에 일체가 되도록 시도하거나 선천성 사지결손의 신체상을 받아들이기로 결심함으로 만들어진다. 아동과 청소년은 나이에 적합한 사회적 놀이, 상호작용을 지원받게 된다. 그들은 그들의 환측사지를, 의수족과 관련 없이, 전 생애에 걸쳐 일체시키고 현실적인 목표를 세우도록 격려받는다. 그들은 선정된 흥미있는 작업에 대한 기술을 발전시키기 위한 정보와 자료를 지원받는다(Meier & Atkins, 2004). Travis의 사례연구를 통해 작업치료 중재를 좀 더 설명한다.

Travis

Travis는 3세의 선천성 사지결손 아동으로 현지학교의 유치원 발달프로그램에 참여하고 있다. Travis는 최근에 좌측 주관절 하부에 의수족을 착용해왔다. 현재, 케이블이 작동되지 않았지만 Travis는 그의 우측손의 움직임을 능동적으로 지원하는 단말구를 사용하도록 격려받았다. 보조작업치료사는 조기교실에서 소그룹으로 Travis와 함께 작업을 시행했다.

보조작업치료사는 양측성 손 기술이 필요한 활동을 선정해서 주간 유치원 과정을 준비했고 Travis가 터미널 디바이스로 사물들을 잡을 수 있는 기회를 제공했다. 보조작업치료사는 특별활동 시간에 악기를 포함시키도록 교사에게 제안했다. 양측성 손 동작이 요구되는 트라이앵글, 심벌즈, 리듬스틱이 사용되었다. 보조작업치료사는 Travis가 사자 가면을 만들기 위하여 가장자리를 자르고, 사자의 얼굴을 장식하기 위하여 반짝이를 붙이고 풀을 사용하는 동안 그의 단말구로 종이를 잘 붙잡아야 하는 공작프로젝트를 계획했다.

유치원 과정 이후 보조작업치료사는 의수족에 관한 궁금증에 답변하기 위해 유치원 교사를 만났다. 그들은 기존 유치원 활동에 Travis의 의수족을 사용하는 가능한 방법들에 대한 리스트를 개발했다. 표 18.3 ■에 몇 가지 사례를 열거한다. ■

- 자켓을 주고 지퍼를 다루는 동안 Travis가 터미널 디바이스로 코트의 하단을 잡도록 격려한다.
- 문구들을 모을 때, Travis가 터미널 디바이스로 가벼운 사물을 잡아서 테이블로 가져오도록 격려한다.
- Travis가 바닥 양탄자 보다 탁자 위에서 퍼즐을 가지고 놀 수 있도록 격려한다. Travis가 오른손으로 퍼즐조각을 집어넣을 때 그의 의수족으로 보드를 잡고 있도록 한다.
- Travis가 의수족과 손을 동시에 사용해서 과업을 수행하도록 격려한다.
- Travis가 양팔을 사용하도록 큰 볼을 잡는 놀이를 한다.

■ **그림 18.3**
일상활동에 의수족을 활용하기 위한 제안.

유소년기 관절염(Juvenile Rheumatoid Arthritis)

유소년기 관절염(JRA)은 16세 이하 아동 10만명당 57~113명정도 이환되어있다. JRA의 원인은 밝혀지지 않았고; 몇몇 가능성 있는 요인으로 감염, 외상, 및 관절염의 유전적 소인과 연관된 자기면역체계의 결함이 포함된다(Morrissy & Weinstein, 2006).

JRA는 말초관절(peripheral joints)에 염증이 만성적인 경우와 어떠한 관절에서거나 16세 이전에 시작된 경우에 진단받는다. 관절가동범위의 제한, 움직일 때 아프고, 최소 6주 이상의 원인미상의 발열 증상이 있다(Brown, 2002). 근육의 약화와 관절의 변형에 더하여 JRA에 이환된 아동과 청소년은 성장부진, 발열, 안구염증, 피로감, 심장, 간, 비장의 비정상 증상을 경험하게 된다(Brown).

JRA는 각기 다른 패턴과 예후를 가진 아동기 관절염의 3가지 형태를 통칭하는 용어다(Dunkin, 2002). 첫째는 **계통적 발병 JRA(systemic onset JRA)**로 **유소년기 관절염(Still's disease)**으로도 불린다. 이러한 형태의 관절염은 많은 신체 체계가 이환되고 종종 몇 주 동안 발열과 오한으로 시작된다. 아동과 청소년은 대퇴부와 흉부에 발진이 나고 관절에 염증이 생기며 림프절이 커지며, 빈혈, 간, 심장, 조직주위의 염증이 있을 수 있다(Dunkin).

다관절 유소년기 관절염(polyarticular JRA)은 4관절 이상 이환된 경우이다. 이환된 관절은 전형적으로 대칭성이고, 이는 좌측 관절이 이환되면 우측에 같은 관절도 이환되는 것을 의미한다. 유소년기 관절염의 형태는 손의 소관절, 슬관절, 족관절과 족부가 일반적으로 이환된 경우이다.

세 번째 유소년기 관절염은 **소수 유소년기 관절염(pauciarticular JRA)**인데, 일반적으로 4관절 또는 그 이하의 관절이 **비대칭적(asymmetrical pattern)**으로 이환되며, 이는 만약에 좌측 관절이 이환되어도 우측 관절이 이환되지 않은 경우를 의미한다. 관절은 대개 슬관절, 주관절, 손목관절, 족관절이 이환된다(Dunkin, 2002).

유소년기 관절염의 증상이 약으로 조절이 될지라도, 아동과 청소년은 병의 활동이 변동됨에 따라 **악화(exacerbation)** 또는 확대되는 기간을 경험할 수 있다(Brown, 2002). JRA를 치료할 수 있는 많은 약이 있으며 병을 제어하기 위해 2개 또는 그 이상의 약을 동시에 사용해야만 한다(Morrissy & Weinstein, 2006).

무스테로이드성 항염증 약물(nonsteroidal anti-inflammatory drugs : NSAIDs)은 양쪽관절의 통증 제어와 항염증 효과때문에 초기 치료 중재에 일반적으로 사용된다. Ibuprofen, 아스피린 등 NSAID 범주에 들어가는 많은 약들이 있지만, 미국에서 관절염에 걸린 아동과 청소년에게 가장 흔하게 사용되는 NSAID는 naproxen이다(Morrissy & Weinstein). 비록 NSAIDs가 대부분의 아동들에게 안전하고 잘 견뎌낼 수 있는 약이라 할지라도 이러한 약물요법은 아동과 청소년의 위장기능을 저해함과 더불어 일반적인 건강을 해칠 수 있다(Brown, 2002). JRA를 치료하는 다른 약물요법에는 심한 관절염을 신속히 치료하기 위한 코르티코스테로이드 주사와 매주 구강 또는 피하주사로 공급할 수 있는 면역체계 약물치료용인 메토트렉세이트(항종양성 항대사물질)가 있다(Morrissy & Weinstein).

아동과 청소년의 작업에 대한 JRA의 영향은 발병시기와 침범정도에 따라 다르다. 놀이, 이동성, 보행 그리고 자기관리에 필요한 기능적 기술의 획득과 수행은 발달 연도동안 아동과 청소년의 관절염의 진행상태에 따라 영향을 받는다(Brown, 2002). 약화된 증상과 다관절에 증상이 이환된 아동과 청소년은 제한된 이동성으로 힘들게 되고 다양한 작업에 있어서 보조와 변경이 요구된다(Brown). 걸음마 단계의 유아는 셔츠나 바지에 팔과 다리를 넣는 것 또는 바지를 치켜올릴 때 쥐기 자세를 유지하는 것 또는 셔츠를 바로 하는 것 등의 어려움으로 인해 옷입기와 같은 자기관리와 관련된 발달기술을 익히는 데 어려움을 겪을 수 있다. 학교에 다니는 JRA 아동과 청소년은 장거리 걷기나 스포츠와 같이 육체적인 과업이 요구되는 활동에 제한을 받게 된다(Brown). 그들의 관심을 끌어내고 수영, 승마나 충격이 덜한 댄스와 같은 관절에 무리가 가지 않는 스포츠나 활동을 할 수 있도록 하는 것이 중요하다. 이러한 아동과 청소년은 ADL, IADL, 학교와 연관된 활동 및 손목을 틀거나 손을 사용하거나 특정 관절제한이 필요한 놀이동작을 하는 데 어려움을 겪을 수 있다. 청소년은 학교 시험에서 장문의 에세이 답변을 써야 하거나 그들의 관절에 무리가 가는 파트타임 일을 하는 데 추가로 제한을 겪을 수 있다(Brown).

다른 학문 분야간 교류 팀 접근방식
(Interdisciplinary Team Approach)

JRA에 걸린 아동과 청소년의 다양한 욕구를 다루기 위해 다른 학문분야간 교류하는 팀 접근방식이 필요하다. 소아 류머티즘 의사는 JRA와 같은 류머티즘 질환을 가진 아동과 청소년에게 비수술적 치료를 제공하는 전문가다. 이 전문가는 아동과 청소년뿐만 아니라 가족구성원에게도 포괄적인 치료를 제공한다. 이 전문가는 아동과 청소년의 치료사에게 치료 계획과 약물치료에 대해 컨설팅을 제공할 수 있다. 정형외과 의사는 관절과 뼈의 통합과 외과적 수술이 필요한지를 결정하는 조언을 할 수 있다. JRA에 걸린 아동과 청소년은 필요시, 하지의 스트레칭과 보행훈련을 제공하는 작업치료사의 중재를 통해 도움을 받을 수 있다.

작업치료중재(Occupational Therapy Intervention)

JRA에 걸린 아동과 청소년에 대한 작업치료의 목표는 그들이 통증없이 증세가 악화되지 않으면서 가능한 한 독립적으로 작업에 개입되도록 기술과 전술을 배우는 것을 돕는 것이다. 작업치료사와 보조작업치료사는 아동과 청소년의 일상 작업이 가능하도록 **관절보호(joint protection)**와 **에너지 절약기술(energy conservation)**, 지침, 운동, **부목대기(srpinting)**, 그리고 환경적인 적응의 조합을 사용한다.

관절 보호 기술

아동과 청소년은 작업을 하면서 관절을 보호하고 관절에 과도한 힘이 가지 않도록 교육을 받는다(표 18.2 ■ 참조). 이런 기술들은 추가 관절 손상을 방지하기 위한 유용한 습관이 되도록 아동과 청소년의 일상에 결합되어야 한다(Harris, 2001).

에너지 절약 기술

피로는 JRA의 흔한 증상이며 아동과 청소년이 나이에 부합되는 작업에 참여하는 능력에 영향을 미친다. 작업치료사나 보조작업치료사는 아동과 청소년에게 과업을 수행하는 데 필요한 노력을 유지하고 과도한 피로를 피하는 데 도움이 되는 에너지 절약 기술을 가르친다. 표 18.3 ■ 에 아동과 청소년에게 적용 가능한 공통의 에너지 절약기술을 정리했다. 아동과 청소년에게는 상태 악화에 영향을 미칠 수 있는 피로를 최소화하는 것이

■ **표 18.2**
관절보호기술

관절 보호 기술	예
강도 높은 일을 위한 대관절의 사용	손잡이가 있는 가방보다 어깨에 걸칠 수 있는 배낭을 사용해서 아이템 운반. 점심식판, 교과서나 다른 무거운 물건을 들 때 손가락보다 손바닥과 팔을 이용.
정지 상태에서 같은 자세 유지 피하기	일정시간 이상 색칠하거나 장시간 앉아 있을 경우 자세를 자주 바꿔주고 스트레칭을 하거나 주변을 걷기. 글을 쓸 때 자주 쉬기.
좋은 관절 정렬 유지하기	바닥에 편하게 발이 닿는 의자 고르기. 앉아 있다 일어날 때 다른 한쪽으로 몸이 기울어지는 것 피하기. 앉아 있을 때 팔의 앞부분이 편한 책상 고르기 꽉 쥐거나 비트는 동작이 요구되는 활동 피하기. 대신 손바닥을 이용해서 문의 손잡이 열기.
통증 고려하기	개인적인 한계를 알고 통증이 일어나기전에 행동을 멈추거나 바꾸기. 통증이 일어날 경우 동작패턴 중단.

출처: Trombly C.A., & Radomsk, M.(Eds)(2007), Occupational therapy for physical dysfunction(6th ed.). Baltimore, MD; Williams & Wilkins.

중요하다(Harris, 2001).

운동

운동은 건강 증진에 도움이 되고 건강한 생활습관의 일부로써 JRA에 걸린 모든 아동과 청소년에게 격려되어야 한다. 운동은 행동의 범위를 유지 또는 향상시키고, 근육의 강도를 유지하며 기능의 퇴화를 방지함으로써 근육과 관절기능을 유지시켜준다(Pendleton & Schultz-Krohn, 2006). 수영, 수중 에어로빅과 같이 중량을 최소화하는 육체적인 운동은 근육을 강화시키고 관절에 스트레스를 주지 않으면서 지구력을 증가시킨다. 운동은 자세, 전반적인 활력과 유연성을 증진시킨다(Harris, 2001). 고질적인 통증과 피로가 나타나도 개인적인 선호, 욕구 및 참을성을 고려하여 개인화된 운동을 제안하는 것이 중요하다(Pendleton & Schultz-Krohn).

부목하기

부목은 몸의 일부를 지탱하고 고정할 수 있도록 하며 기형을 예방하거나 몸의 일부의 움직임을 보조하는 데 사용되는 외부 보조도구이다. 부목은 사지에 맞게 재료를 가공하고 가열하며 패턴을 만듦으로써 맞춤제작이 가능하다. 부목은 정형화된 패턴에 따라 주문할 수 있으며 아동과 청소년에 맞도록 조정할 수 있다(Sladyk & Ryan, 2005).

JRA에 대한 부목하기의 최종목표는 기능을 극대화하는 것이다(Pendleton & Schultz-Krohn, 2006). 아동과 청소년은 잠잘 때처럼 관절의 강직성(stiffening)을 증가시키는 요인이 되는 관절의 구부리는 자세를 장시간 취하게 된다. 정적 부목 또는 구동부가 없는 부목은 치유, 통증감소, 구축예방을 통해 관절이나 사지를 편안하게 하고 보호한다(Sladyk & Ryan, 2005). JRA에 걸린 아동이나 청소년은 밤에 관절, 특히 손목,

■ 표 18.3
에너지 절약기술

에너지 절약 원칙	예
작업의 완성을 위한 노력의 최소화	쉽게 들어올릴 수 있도록 인형을 작은 상자에 보관한다. 돌리는 손잡이 보다 레버가 있는 수도꼭지와 문손잡이를 사용한다.
과업을 작은 요소로 세분화	침실 청소와 같은 큰 과업을 할 때는 개별적인 과업으로 나눈다; 개별적인 과업 사이에 휴식을 취한다. 쉽고 어려운 과업을 선택한다. 매시간 10분간 휴식을 취한다.
미리 계획하기	과업을 시작할 때 모든 준비물을 한 번에 모으고 불필요한 걸음을 피한다. 서두르는 것을 최소화하기 위해서 충분한 시간을 둔다.
가능한 앉기	활동과 관계없이 일정 시간동안 서있기 보다는 앉는 방법을 고려한다.
좋은 신체역학 활용하기	활동을 할 때 좋은 자세를 취한다. 사물을 들기보다는 밀거나 당긴다. 책상, 탁자, 카운터 위에서 사물을 집어들기보다는 미끄러뜨린다. 사물을 운반할 때 바퀴달린 백을 사용한다.

출처: Trombly C.A., & Radomsk, M.(Eds)(2007), Occupational therapy for physical dysfunction(6th ed.). Baltimore, MD; Williams & Wilkins.

손, 무릎 족관절을 바로잡게 하고 밤에 통증과 아침에 뻣뻣함을 방지하는 데 도움이 되는 **resting pan 부목** [그림 18.4(a) ■]를 착용함으로써 도움을 얻을 수 있다(Cooke, 2004). 아동이나 청소년이 작업을 수행할 때 손목을 더욱 안정시킬 필요가 있을 경우 손의 기능적 사용을 허용하면서 손목을 지지하는 데 사용되는 **cock-up 부목** [그림 18.4(b) ■]이라고 불리는 손목 부목을 사용할 수 있다. 소지를 향하여 중수지절관절이 자리잡거나 **척측편위(ulnar deviation)**는 JRA의 증상이다. 만약 이 상태가 발생할 때 **ulnar deviation 부목**[그림 18.4(c) ■]은 MP관절의 정렬과 안정성을 증가시킨다. 하지만 이 부목은 손의 기능적 사용을 방해한다(Pendleton & Schultz-Krohn, 2006).

부목하기가 작업치료 중재의 주요한 부분일지라도 부목하기는 아동과 그 가족에게 단지 이벤트와 경험의 일부일 뿐이라는 것을 아는 것이 중요하다(Schroder, Crabtree & Lyall-Watson, 2002). 부모들은 부목하기에 대한 아이들의 협조가 중요하며 아이들이 어릴수록 더욱 쉽게 프로그램에 동의한다고 전한다. 하지만 아이들이 커질수록 관리하지 않을 때는 부목을 제거한다. 부목 사용이 불편해지고 그들이 같은 또래의 다른 아이들과 다르다는 것을 느끼게 한다. 아동이나 청소년뿐 아니라 부목 요법을 관리하고 지원하는 데 책임이 있는 부모와의 치료적 관계의 특성은 부목하기에 동의하는 데 중요한 영향을 미친다. 질문에 답하고 개인적 욕구를 찾는데 시간을 들여 대화하는 작업치료사와 보조작업치료사는 JRA에 걸린 아동과 청소년이 부목을 하는 것에 대해 긍정적인 입장이다(Schroder, Crabtree & Lyall-Watson).

환경적 적응

작업치료사와 보조작업치료사는 가정과 학교에서 필요한 환경적 적응에 대해 아동, 청소년, 가족 구성원 및 교사들을 교육시켜야 한다. 아동이나 청소년이 쉽게 독립적으로 돌아다닐 수 있고 또한 쉽고 독립적으로 일상 작업을 수행할 수 있는 능력을 가질 수 있도록 집 구조 개선이 필요할 수 있다. 예를 들어 JRA에 걸려서 이동성에 제한을 받는 아동이나 청소년이 편의를 도모할 수 있도록 입구를 넓히거나 미끄럽지 않은 바닥을 설치하는 것이 필요할 수 있다. 샤워장과 씽크대의 문의 손잡이나 손잡이 타입 마개를 잡거나 돌릴 필요가 없는 레버가 있는 것으로 교체해야 한다. 안전을 위해 샤워장에 지탱할 수 있는 Bar나 미끄러지지 않는 매트가 필요할 수 있다. 아동이나 청소년의 침실의 옷장의 높이를 낮추거나 전기 콘센트와 전등 스위치의 높이를 올리거나 낮춤으로써 쉽게 접근이

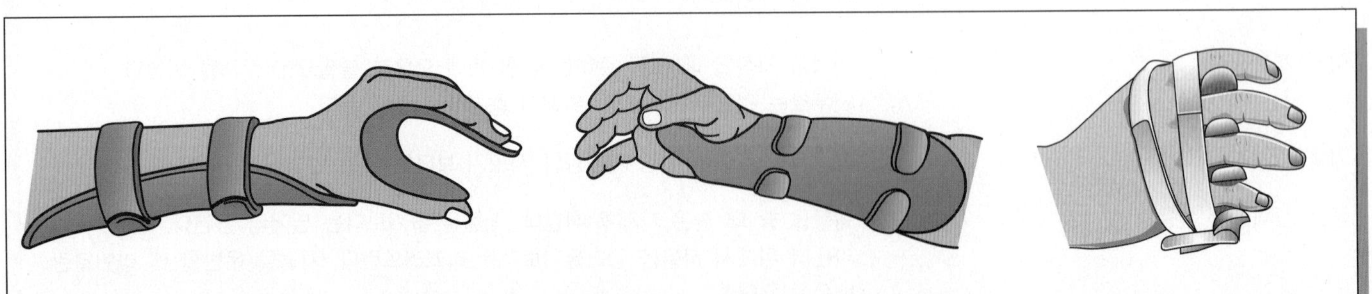

■ 그림 18.4
(a) 레스팅 팬 부목; (b) 콕업 부목 (c) 울나 데비에이션 부목.

가능토록 한다(Arthritis Foundation, 2006).

추가로 작업치료사와 보조작업치료사는 학교 내에서 교사가 필요하다고 생각되는 환경적 적응에 대해 토의할 수 있다. 아동이나 청소년은 특정 수업에 요구되는 손잡이가 달린 연필, 크레용, 가위 및 다른 문구류가 필요할 수 있다. 아동이나 청소년은 적절한 인간공학적인 자세와 같은 자세로 장시간 앉아 있는 것을 피하기 위한 좌석 배치를 제안하는 앉기 평가를 통해 도움을 받을 수 있다. 보조작업치료사는 서로 다른 학교 환경을 감안하여 제안할 필요가 있다. 예를 들어 아동이나 청소년이 교실의 컴퓨터를 하거나, 식당에서 점심 식판을 가지고 가거나 학교 락커를 다루는 데 적응이 필요할 수 있다. 작업치료 중재에 대한 추가 논의가 Alisha의 사례연구를 통해 제시된다.

Alisha

Alisha, JRA에 걸린 14세의 고등학교 신입생은 그녀의 류마티즘 의사와의 정기진찰에서 고등학교에 방과 후 수업과 스포츠 프로그램에 참가하고 싶다고 얘기한다. 비록 의사가 강도 높은 활동을 피하고 에너지 절약을 해야 하고 복합적인 보호기술의 중요성에 대해 설명했음에도 불구하고 의사는 Alisha가 감각활동 선택방법을 이해하는지 의심을 한다. 그 의사 Angular는 그녀의 만성질환에 부합하는 활동을 선택하는 데 도움을 주도록 Alisha를 작업치료실에 의뢰한다.

의뢰서와 진료차트를 검토하고 나서 작업치료사는 보조작업치료사에게 Alisha를 만나서 에너지 절약에 원칙과 일의 단순화를 검토하고 스포츠와 활동을 분석하도록 요구한다. 과정 전에 보조작업치료사는 고등학교 신입생에 해당하는 단어와 사례로 정보를 수정한 작업치료 서류들을 모았다. 그녀는 Alisha에게 가능한 고등학교 스포츠와 활동목록을 가져오고 관심있는 것에 따른 우선순위를 정하라고 요구한다.

중재 기간동안 보조작업치료사는 Alisha에게 일의 단순화, 에너지절약, 관절 보호기술을 가르친다. 그들은 함께 Alisha가 관심있어 하는 활동과 스포츠에 대해 토의했다. 보조작업치료사는 만성적 질환과 좀 더 부합하는 활동을 선택하도록 도우면서 그녀가 선택한 활동을 분석하도록 돕는다. 예를 들어 Alisha가 체조에 관심을 나타냈을 때 보조작업치료사는 뜀틀, 이단평행봉보다 그녀의 관절에 스트레스가 덜한 마루운동 또는 평균대와 같은 이벤트를 분류하도록 돕는다. Alisha가 크로스컨트리 팀에 가입하고 싶어했지만 장거리 달리기가 통증을 증가시키기 때문에 보조작업치료사는 그녀가 팀매니저나 검침원으로 자원하라고 제안한다. Alisha는 학교에서 신문 만드는 일을 하고 싶어했지만 종종 타이핑할 때 관절통증을 유발한다는 것을 알게 된다. 보조작업치료사는 그녀가 기사를 작성하는 데 필요한 자판 치는 것을 줄일 수 있는 음성인식 컴퓨터 프로그램을 사용하도록 제안한다. 보조작업치료사는 병원에서 후원하는 만성질환에 부합하는 평생 스포츠와 활동에 초점을 두는 청소년 복지그룹에 가입할 것을 제안한다. 그녀는 Alisha에게 관절염 환자를 위한 수중운동프로그램에 대한 정보를 제공한다. 보조작업치료사는 의학차트에 중재기간에 대한 내용을 정리한다(그림 18.5 ■). ■

S : "학교에서 스포츠와 활동에 가입하고 싶어요."
O : JRA에 걸린 14세 여성이 만성적 질환을 악화시키지 않은 스포츠와 레저활동을 고르는 데 도움을 주는 작업치료 컨설팅이 의뢰되었다. 복합보호, 에너지절약, 일의 단순화와 저강도 대 고강도활동을 검토하고 결과물을 제공했다. 초기에는 가능한 고등학교 스포츠와 활동을 분석하는 것을 지원했지만 시간이 지나면서 청소년은 독립적으로 분석을 마칠 수 있었다. 또한 프로그램에 대해 제공된 정보가 병원과 관절염재단을 통해 제공되었다.
A : 청소년은 제시된 원칙에 의거해서 독립적으로 활동을 분석할 수 있는 능력을 보여주었다.
P : 현재 추가지원 필요없음. 청소년과 부모는 질문이 있을 경우 작업치료실에 연락하도록 안내받았다.

■ 그림 18.5
의료차트 문서.

요약(Summary)

작업치료 중재가 자주 요구되는 세 가지 근골격계 질환은 관절구축증, 선천성 사지결손, 유소년기 관절염이다. 태아 때 움직임의 감소로 인해 발병하는 관절구축증은 다발성 구축과 과업의 변경이 요구되는 능동운동의 소실을 초래한다. 상지에 있어서의 선천성 사지결손의 아동과 청소년은 의수족을 작동하는 법을 배워야 한다. 유소년기 관절염의 아동과 청소년은 관절 보호와 에너지 절약 교육, 상지 부목하기 또는 상태악화를 방지하는 과업 변경을 제공하는 작업치료 서비스가 요구된다.

정형외과적 근골격계 질환의 아동과 청소년을 치료하는 작업치료사와 보조작업치료사는 의학적 진단과 나이에 부합하는 작업에 참여하기 위한 아동과 청소년의 능력에 대한 효과를 반드시 고려해야 한다. 작업치료 중재는 질환의 신체적, 사회적 측면을 모두 고려해야 한다.

수많은 경우에서 과업이나 환경에 적응하거나 변경토록 요구되는 작업치료 중재는 나은 수행을 가능케 하고 성공으로 이끈다. 효과적인 서비스를 제공하기 위하여 작업치료사와 보조작업치료사는 아동과 청소년과 가족구성원, 의학적 제공자, 교육자를 포함하는 모든 팀과 함께 일한다.

핵심요점 재검토(Reviewing Key Points)

1. 관절구축증, 선천성 사지결손, 유소년기 관절염을 정의하라.
2. 나이에 적합한 과업을 수행하기 위한 아동과 청소년의 능력을 방해하는 관절구축증에 대하여 간단히 설명하라.
3. 다음과 같은 의수족의 형태에 대해 비교하고 대조하라: 체력과 외부 전원공급 의수족, 기능적, 수동적 의수족.
4. 다음과 같은 형태의 단말구간의 다른 점을 논하라: hook, 근육 전기손, 인공손.
5. 의수족을 착용한 손목의 중요성을 설명하라.

6. 특별히 JRA질환 아동과 청소년을 위해 관절보호 및 에너지 보전기법의 중요성을 설명한다. 이 원리들을 아동과 청소년의 일상 작업에 적용하는 방법의 예를 들어라.
7. JRA질환 아동과 청소년용의 다음 형태 부목의 목적을 설명하라: 레스팅 팬, 콕업, 척골일탈

중요 요점 적용하기(Applying Key Concepts)

1. Levi의 사례연구를 다시 읽는다. 그가 독립적으로 완성할 수 없는 5개 기능과업의 리스트를 만들어라. 그 과업이나 환경을 수용하거나 변경하는 중재계획을 개발하라. Levi가 자기 학급의 다른 아이들과 다르게 보이거나 다르게 활동하기를 싫어한다는 것을 기억하라.
2. Levi의 친구사귀기에 있을 수 있는 어려움의 원인들을 논의하라. Levi의 사회적 역량 기술을 발전시키는 데 도움이 될 중재계획을 개발하라.
3. Travis의 사례연구를 고려하라. 어떠한 부가적인 중재가 잘 맞을 수 있을까? 양손과 보철의 사용을 격려하는 기타 학령전기 활동을 개발하라.
4. JRA질환이 10대인 Alisha의 작업에 주는 영향을 고려하라. Alisha가 도전할 만한 5개 부가과업을 리스트하라. 관절보호와 에너지보전원리에 입각하여 Alisha가 이들 과업을 완성할 수 있는 방법을 리스트하라.

참고 문헌(References)

Arthritis Foundation. *Home life: 10 simple household solutions.* Retrieved 9/9/2006. http://www.Arthritis.org/resources/home_life/solutions.asp

Baum, C. M., & Christiansen, C. (2005). Person-environment-occupational performance: An occupation-based framework for practice. In C. Christiansen, C. Baum, & J. Bass-Haugen (Eds.), *Occupational therapy: Performance, participation, and well-being.* Thorofare, NJ: SLACK.

Brown, G. T. (2002). Functional assessment tools for paediatric clients with juvenile chronic arthritis: An update and review for occupational therapists. *Scandinavian Journal of Occupational Therapy,* 9(1), 23–34.

Case-Smith, J. (2005). *Occupational therapy for children* (5th ed.). St. Louis: Mosby.

Cassidy, J., & Petty, R. (2005). *Textbook of pediatric rheumatology* (5th ed.). Philadelphia: W. B. Saunders.

Cassidy, S., & Allanson, J. (2005). *Management of genetic syndromes* (2nd ed.). Hoboken: John Wiley & Sons.

Christiansen, C., & Baum, C. M. (Eds). (1997). *Occupational therapy: Enabling function and well-being* (2nd ed.). Thorofare, NJ: SLACK.

Brown, G. T. (2002). Functional assessment tools for paediatric clients with juvenile chronic arthritis: An update and review for occupational therapists. *Scandinavian Journal of Occupational Therapy,* 9(1), 23–34.

Case-Smith, J. (2005). *Occupational therapy for children* (5th ed.). St. Louis: Mosby.

Cassidy, J., & Petty, R. (2005). *Textbook of pediatric rheumatology* (5th ed.). Philadelphia: W. B. Saunders.

Cassidy, S., & Allanson, J. (2005). *Management of genetic syndromes* (2nd ed.). Hoboken: John Wiley & Sons.

Christiansen, C., & Baum, C. M. (Eds). (1997). *Occupational therapy: Enabling function and well-being* (2nd ed.). Thorofare, NJ: SLACK.

Cooke, K. (2004). Splinting joints with juvenile rheumatoid arthritis. *Healthwise.* Retrieved August 12, 2006, http://www.yahoo.com/topic/rheumatoidarthritis/resources/article/healthwise/hw100907.

Coster, W., Denney, T., Haltiwanger, J., & Haley, S. (1998). *School Functional Assessment (SFA).* San Antonio, TX: The Psychological Corporation.

Dunkin, M. A. (2002). Arthritis 101: Juvenile rheumatoid arthritis. *Arthritis Today,* 6/28/2002.

Harris, E. D. Jr. (2001). Clinical features of rheumatoid arthritis. In S. Ruddy et al. (Eds.), *Kelley's textbook of rheumatology* (6th ed.), vol. 2. Philadelphia: Saunders.

Meier, R., & Atkins, D. (2004). *Functional restoration of adults and children with upper extremity amputation.* New York: Demos Medical Publishing, Inc.

Morrissy, R., & Weinstein, S. (2006). *Lovell and Winter's pediatric orthopaedics* (6th ed.). Philadelphia: Lippincott, Williams & Wilkins.

Olson, D., & DeRuyter, F. (2002). *Clinician's guide to assistive technology.* St. Louis: Mosby.

Pendleton, H. M., & Schultz-Krohn, W. (2006). *Pedretti's occupational therapy practice skills for physical dysfunction* (6th ed). St. Louis: Mosby.

Reed, K. (2001). *Quick reference guide to occupational therapy* (2nd ed.). Gaithersburg, MD: Aspen Publications.

Schroder, N., Crabtree, M., & Lyall-Watson, S. (2002). The effectiveness of splinting as perceived by the parents of children with juvenile idiopathic arthritis. *British Journal of Occupational Therapy, 65*(2), 75–80.

Sladyk, K., & Ryan, S. (2005). *Ryan's occupational therapy assistant: Principles, practice issues, and techniques* (4th ed). Thorofare, NJ: SLACK.

Trombly, C. A., Radomski, M. (Eds). (2007). *Occupational therapy for physical dysfunction* (6th ed.). Baltimore, MD: Williams & Wilkins.

Young, N. L. (n.d.) *The Activities Scale for Kids manual.* Toronto: The Hospital for Sick Children.

제 19 장

신경관 결손증 아동과 청소년

Children and Adolescents with Neural Tube Defects

핵심용어

알파태아단백(Alpha-fetoprotein(AFP))
무뇌증(Anencephaly)
아놀드키아리 기형(Arnoid Chiari malformation)
이완성 마비(Flaccid paralysis)
수두증(Hydrocephalus)
요실금(Incontinent)
척추후만증(Kyphosis)
병변부위(Level of lesion)
척추전만(Lordosis)
수막류(Meningosele)
척수수막류(Myelomeningocele)
신경관 결손(Neural tube defect)
보장구(Orthosis)
보장구학(Orthotics)
척추측만증(Scoliosis)
션트(Shunt)
이분척추(Spina bifida)
잠재성 이분척추(Spina bifida occulta)
계류척수 증후군(Tethered cord)

목표

- 신경관 결손증으로 알려진 선천적 결손증 군을 설명한다.
- 아동과 청소년의 작업에 척수수막류(myelomeningocele)가 미치는 영향을 조사한다.
- 일상의 작업에 참여하기 위한 척수수막류 아동과 청소년의 능력을 지원하기 위한 작업치료 중재를 기술한다.
- 작업치료사와 보조작업치료사가 중재 과정 동안 어떻게 함께 문제를 해결할 수 있는지를 조사한다.
- 작업치료사와 보조작업치료사가 척수수막류 아동과 청소년에게 서비스를 제공하기 위해서 가족과 다른 전문가와 어떻게 일해야 하는지를 기술한다.

소개(Introduction)

이 장은 가장 흔한 신경관 결손증을 간략히 살펴보고, 이어서 척수수막류, 이분척추(spina bifida), 그리고 이것이 아동과 청소년의 작업에 미치는 영향을 광범하게 토론한다. 그 다음 다양한 연령대의 이분척추 아동과 청소년을 위한 다양한 실무환경에서의 적절한 작업치료 중재를 논의한다.

신경관 결손증: 개요(Neural Tube Defects: An Overview)

신경관 결손증의 타입(Type of Neural Tube Defects)

신경관 결손증(neural tube defect)라는 용어는 태아발달의 처음 30일동안 발생하는 선천적 결손증 군을 말한다. 태아가 발달하는 처음 며칠동안, 중추신경계가 되는 세포층은 자신을 접어서 폐쇄관이 된다. 신경관 결손증은 발달하는 관이 올바르게 폐쇄되지 못할 때 생긴다. 신경관 결손증의 범위는 잠재성 이분척추증(spina bifida occulta)부터 무뇌증(anencephaly)까지 다양하다. 아래에서 간략하게 각각을 설명하겠다(Sandler, 1997).

신경관 결손증의 원인은 알려지지 않았다. 하지만, 최근 연구에서는 임신 전에 비타민 B 폴산 0.4mg를 섭취한다면 신경관 결손증 발생률을 70%까지 줄일 수 있다는 것을 증명한다(March of Dimes, 2006). 부모의 신경관 결손증 선별검사는 어머니의 혈류에서 **알파태아단백(alpha-fetoprotein; AFP)** 수치의 상승을 찾는 간단한 혈액검사로 이루어진다. AFP는 성장하는 태아에 존재하는 항원이나 단백질의 타입이다(Sandler, 1997). 임신 13주 AFP 선별검사는 미국을 비롯한 많은 나라에서 일반적인 산전관리의 일부이다. 상승된 AFP 결과가 나오면 이어서 초음파 검사로 신경관 결손증이 있는지 결정한다. 만약 결손증이 있다면, 임산부에게 그 상태와 그녀와 태아에게 유효한 의료적 선택권을 알려준다. 미국의 신경관 결손증 발병률은 신생아 1,000명당 1명 꼴이다.

신경관 결손증 중 가장 문제가 되지 않는 형태는 잠재성 **이분척추(spina bifida occulta)**이다. 이분척추(spina bifida)란 용어는 이분척추를 뜻하는 말이다; 숨은(occulta)은 숨겨진을 뜻한다. 잠재성 이분척추는 척주를 형성하는 뼈에 구멍이 있다. 피부에는 뼈에 어떤 일이 일어났는지를 보여주는 아무런 표시가 전혀 없고, 척수의 손상도 없다(그림 19.1 ■ 참조). 결손부위에 작은 모발반(hairy patch)이 있을 것이다. 이분척추가 있는 사람 중 3-5%가 척추 x-레이를 찍어야 할 또 다른 이유가 존재하지 않는 한 전혀 진단을 받지 못할 것이라고 추정된다.

관련된 다음 단계는 **수막류(meningocele)**이다. 이 상태는 척수 주변의 수막이나 덮개가 척추의 구멍과 피부의 구멍을 통해서 돌출된다. 출생 시, 낭 같은 풍선이 등에서 발견된다(그림 19.2 ■ 참조). 척수 감염이나 손상을 예방하기 위해서 결손의 외과적 폐쇄와 척추 치료가 필요하다. 치료가 완전히 이루어지면 아동은 척추의 정상적인 감각과 운동기능을 갖게 된다(Sandler, 1997).

언제나 영아 사망을 초래하는 가장 심한 신경관 결손증은 **무뇌증(anencephaly)**이다.

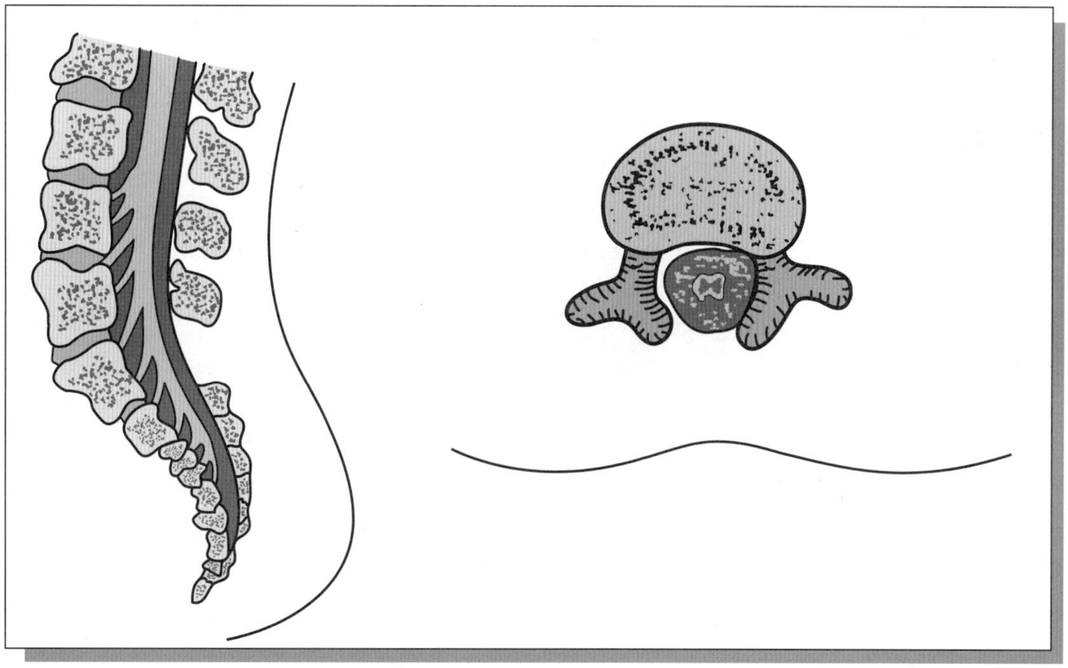

■ 그림 19.1
잠재성 이분척추.

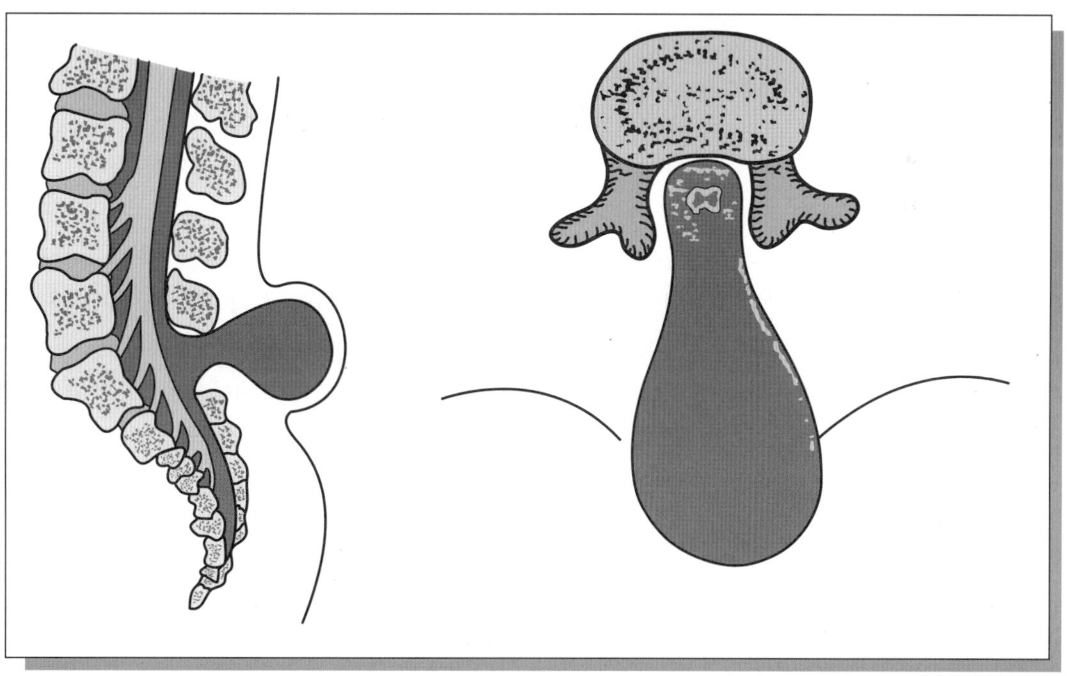

■ 그림 19.2
수막류.

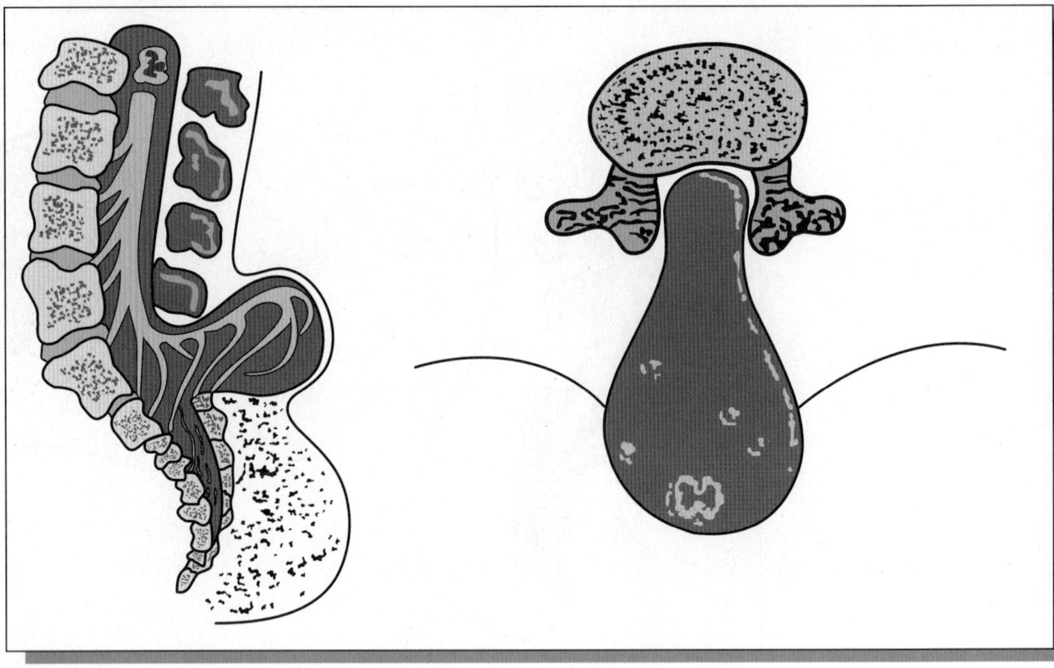

■ **그림 19.3**
척수수막류.

이 결손에서는 뇌와 두개골, 그리고 피부의 대부분이 형성되지 않고 뇌간이 노출된다(NZNDS, 2006). 이런 유아는 보통 사산되거나 출생 후 곧 사망한다.

척수수막류(myelomeningocele)는 가장 흔한 두 번째로 가장 심한 타입의 신경관 결손증이다. 모든 신경관의 94%가 이런 타입이다. 척수수막류를 갖고 태어난 영아는 생존하게 된다. 척수수막류는 목부터 허리 부위까지 척추의 어떤 부분에도 나타날 수 있으며, 80%는 허리나 척주의 천골부위에서 일어난다(NZNDS, 2006). 척수수막류를 갖고 있는 아이들과 자주 접하는 의학전문가는 **결손이 어디**에서 일어나는지를 토론하고 결손의 기능적 영향을 이해하기 위해서 속기 구 단위를 사용한다. 척수수막류에서, 수막과 척수변형, 뇌척수액이 산전 초음파 스캔에서 보이고, 출생 시 유아의 등에서 낭처럼 보인다(그림 19.3 ■ 참조). 태아가 태어나서 아이가 의학적으로 안정되어 있다면, 일반적으로 24~48시간 안에 등의 외과적 폐쇄가 완료된다. 이것은 통로를 통해 신체로 침입될 수 있는 전신성 감염의 가능성을 예방한다(Sandler, 1997).

손상부위 아래의 운동과 감각 신경을 모두 포함한 척수는 거의 항상 손상되고 기능을 하지 못한다. 등의 외과적 치료는 감염을 막고 척주의 본래 모습을 회복시키지만, 척수의 기능까지 회복시킬 수는 없다. 그래서 아동은 병변이 척주의 어디에 나타나느냐에 따라 감각과 운동사지마비나 이완성 마비 타입의 감각 및 운동 마비가 된다. 사지마비는 네 개의 사지가 모두 침범되지만 하지마비는 하지만 침범된다는 의미이다. **이완성 마비(flaccid paralysis)**는 침범된 근육군에 근긴장도가 없다는 의미이다. 이것은 침범된 근육에 높은 근긴장도를 갖는 뇌성마비와 같은 경련성 사지마비 아동하고 대조된다. 이완성 마비의 사지는 자세를 취하고 움직이는 동안 적절하게 보호되지 않는다면 탈구나 골절의 위험이 있다. 근육과 건은 골격과 정렬을 유지할 수 없다(Sandler, 1997).

작업치료사와 보조작업치료사는 척수수막류 아동과 청소년의 중재를 계획할 때 척수 손상의 기능적 영향과 침범된 부위에 영향을 받는 근육군을 잘 알고 있어야 한다. 비록 감각과 운동 기능이 병변부위부터 시작되지 않는다고 해도, 아동의 몸의 오른쪽과 왼쪽 사이에 약간의 운동, 감각, 기능적 차이가 나타날 것이다. 표 19.1 ■은 척수수막류의 다양한 부위의 운동 기능과 기능적 영향을 나타내었다. 이완성 마비가 있는 영유아는 환경에서 일상생활과 놀이, 탐구 활동에 참여하기 어렵다. 그래서 그들은 발달 지체를 경험하기도 할 것이다. 또한 이분척추는 이런 아동이 몸을 움직이고 물건을 만질 때, 그리고 사람과 사물에 접촉될 때 느끼는 감각 정보의 양을 손상시켜, 환경을 배울 중요한 방법을 제한한다.

이분척추(spina bifida)는 올바른 의학용어는 아니지만, 그것은 신경관 결손증의 척수수막류 부위를 묘사하는 데 일반적으로 사용된다. 미국 이분척추 협회는 출판물에서 이 단어의 사용을 장려한다. 이 장의 중재 부분에서 이분척추이라는 용어는 신경관 결손증의 척수수막류 형태를 가진 아동과 청소년을 말한다.

관련된 의학적 합병증(Related Medical Complications)

척수와 척주의 변형 외에, 이분척추 아동의 90%는 **수두증(hydrocephalus)**이 있다(NICHCY, 2006). 뇌에는 뇌척수액(cerebrospinal fluid; CSF)이 흐르는 경로로 연결되는 네 개의 뇌실이 있다. CSF는 뇌 기저부의 뇌수조를 지난다. 그 다음 뇌혈류로 흡수된다. 무언가가 뇌척수액이 뇌실에서 뇌실로 지나가거나 뇌혈류에 흡수되는 것을 방해할

■ **표 19.1**
이분척추의 병변에 따른 기능적 예후

병변 부위	잔존 운동기능	기능적 관계
C8–T1	상지를 모두 사용할 수 있음 체간조절이 안되거나 불량함 대소변의 실금이 있음	가동성을 위한 보조공학 필요 신체 정렬과 이동을 위한 흉곽, 고관절, 무릎, 그리고 발목보장구가 필요함.
T4–T6	등의 긴 근육들이 활동으로 체간조절이 향상됨. 대소변의 실금이 있음	흉곽, 고관절, 무릎, 그리고 발목보장구를 이용해 짧은 거리를 이동함
T9–T12	복근의 활동으로 체간 조절이 향상됨. 대소변의 실금이 있음	흉곽, 고관절, 무릎, 그리고 발목보장구를 이용해 긴 거리를 이동함
L2–L3	체간 조절이 양호함. 고관절 굴곡, 외전 그리고 무릎 신전을 할 수 있음. 대소변의 실금이 있음	장하지 보장구(KAFO)가 필요함. 에너지 보존을 위해 휠체어 사용
L4, L5	고관절 굴곡과 무릎 신전을 할 수 있음. 대소변의 실금이 있음	단하지보장구(AFO)가 필요함
천골	발목 조절에 제한이 있음 약간의 대소변 조절이 되는 경우도 있음.	단하지 보장구가 필요할 수 도 있음.

Rothstein, Roy, & Wolf, 2005.

때 그것은 뇌실에 쌓인다. 이것은 뇌실의 크기를 증가시키고, 두개골 대하여 뇌의 조직을 압박하여 뇌조직을 손상시킨다. 장기적인 압력은 회복할 수 없는 뇌손상을 일으킨다(Sandler, 1997).

수두증을 치료하지 않는다면 머리둘레가 커지거나 숫구멍이 튀어나온다. 머리의 초음파 스캔은 수두증이 있는지와 **션트(shunt)**가 필요한지를 결정하는 데 도움이 된다. 션트는 일방밸브와 저수조가 달린 가늘고 유연한 관이다. 한 쪽 끝이 두개골의 작은 구멍을 통해서 뇌실로 삽입된다. 그 다음 관의 남은 길이가 피부 아래로 이어져 복강이나 유체가 배출되는 심방에 삽입된다(그림 19.4 ■). 저수조가 잘 작동하고 있는지 검사하기 위해서 피부를 통해 눌러볼 수 있다. 또한 그것은 작은 양의 CSF를 저장한다. CSF의 감염을 점검하기 위해서 바늘이 저수조 안으로 삽입된다. 만약 출생 시 수두증이 발견된다면, 신경외과 의사는 의료적으로 가능한 경우 즉시 등의 열린 부위를 폐쇄하고 션트를 삽입한다(Sandler, 1997).

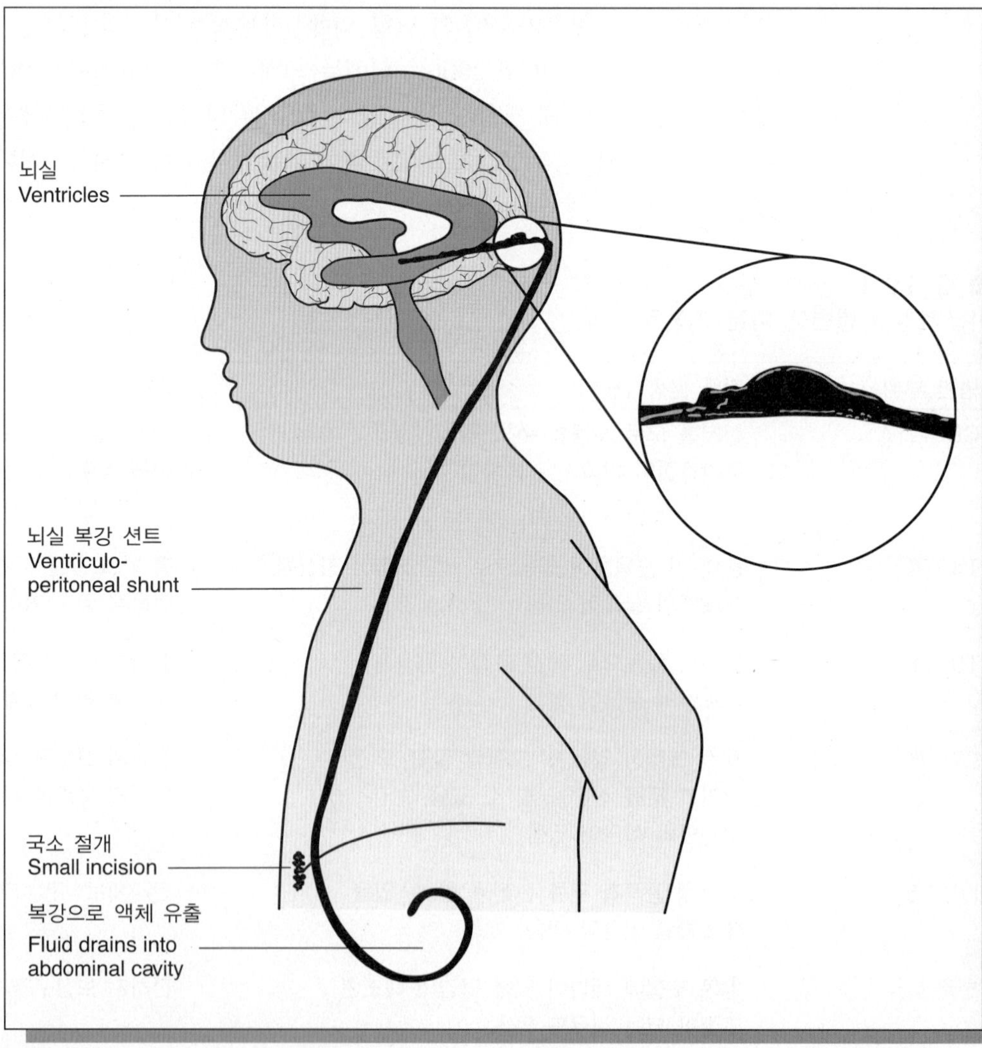

■ 그림 19.4
션트(shunt).

아놀드 키아리 기형(Arnold Chiari malformation)이나 Chiari기형은 거의 모든 이분척추 아동에게 나타나는 합병증이다. 이것은 척수가 지나가는 두개골의 기저의 구멍인 대후두공을 통한 뇌의 한 부분에서 목으로의 하방전위이다. 아놀드 키아리 기형은 영아의 생명을 위협하는 호흡 문제와 먹이기와 삼키기 어려움, 그리고 상지의 약화와 경련성 마비를 야기하는 원인이 될 수 있다. 치료는 두개골 조직의 외과적 교환을 요구한다. 기형이 발견될 때 교정된다면 영구적 손상은 막을 수 있다(Batshaw, 1997).

척수수막류 아동에게서 자주 발생하는 또 다른 문제는 **계류척수증후군(tethered cord syndrome)**이다. 척수는 척주의 변형된 골조직이나 원래의 이분척추의 외과적 치료의 결과 생긴 흉터의 덫에 갇히거나 속박되게 된다. 이런 속박이나 올가미 걸림 때문에 몸을 구부리거나 펼 때 척수는 척주 안에서 자유롭게 움직이지 못한다. 이로 인해서 척수가 잡아당겨져 영구적 손상이 더해질 수 있다. 하지의 감각이나 운동 기능의 변화나 배뇨와 배변 이상을 겪는 이분척추 아동은 계류척수를 가질 수 있다. 건(cord)의 외과적 제거로 영구적인 손상을 막을 수 있다; 치유가 되면 영향을 받았던 기능이 회복될 것이다(National Institute of Neurological Disorders and Stroke, 2006).

이분척추 아동과 청소년 또 신경관 결손증 때문에 척추기형이 일어나서 부적절한 골 성장을 일으킬 수 있다. 이완성 마비나 장기간의 기간 동안의 부적절한 자세로 인해 척추기형이 이차적으로 일어날 수 있다. 하나의 일반적인 척추기형은 **척추측만(scoliosis)**이다. 척추측만증은 흉부에 병변이 있는 유아의 80%, 요추 중간 부위에 병변이 있는 유아의 50%, 그리고 하요추 부위에 병변이 있는 유아의 20%에서 나타난다. 척추측만이 있다면 척추는 S자 모양으로 구부러져 사람이 앉는 뼈인 좌골에 고르지 않는 압력을 가할 수 있다. 척추측만 때문에 내부 장기가 압박되어 몸이 무너지면 적절한 자세를 잃을 수 있다. 척추측만이 있는 아동은 호흡량이 줄어들고 폐렴의 위험이 있다. 기형은 이동장애와 소리 산출의 감소, 그리고 배뇨와 배변 기능의 손상을 일으킬 수 있다. 또한 그것은 완전한 운동범위를 제한하는 손상된 자세로 체간을 놓이게 하기 때문에 상지의 기능을 제한할 수 있다. 잠재적 척추기형을 다룰 때 정형외과의사의 조기 발견과 적절한 중재가 중요하다. 척추측만 치료는 척추의 뼈를 정렬시키고 그것을 일직선상에 유지하기 위한 수술이 필요하거나, 뼈에 외부의 압력을 가하고 뼈의 정렬을 유도하기 위해서 특정한 기간 동안 체간 보장구(body brace)의 착용이 필요할 수 있다.

이분척추 아동에서 발견되는 다른 척추기형은 **척추후만(kyphosis)**과 **척추전만(lordosis)**이다. 척추후만증은 등이 앞으로 휘어서 자세가 구부러지는 것이 특징이다. 척추전만증은 때때로 굽은 등이라고 불리는 등의 하부의 안쪽 구부러짐이 특징이다. 척추측만과 마찬가지로 척추후만증과 척추전만증도 내부 장기의 기능을 손상시키고 몸의 움직임을 방해할 수 있다(그림 19.5■, 19.6■ 참조).

마지막으로 이분척추 아동은 골다공증의 위험이 있다. 이분척추 아동의 뼈는 이완성 마비로 인해 이차적으로 부서지기 쉬운 골다공증이 될 수 있다. 이완성 마비에서 근육은 뼈에 어떤 견인력도 가하지 못하고, 능동적 체중지지도 없다. 그 결과 그것은 쉽게 부러진다.

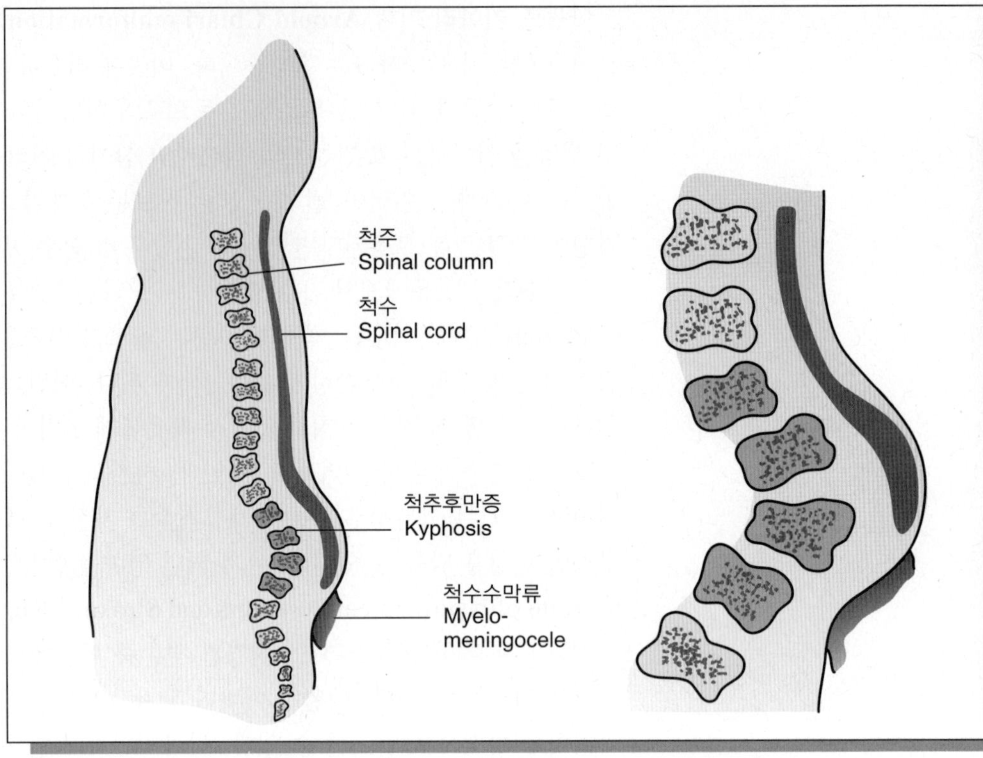

■ **그림 19.5**
척추측만증과 후만증-외측면.

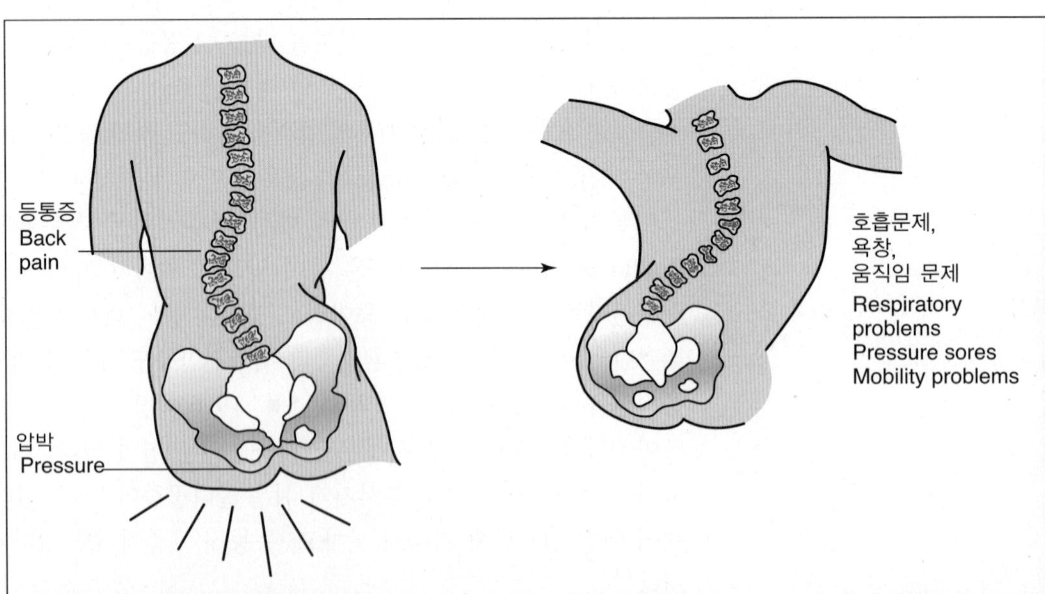

■ **그림 19.6**
척추측만증과 후만증-후면.

이분척추가 신체 기능에 미치는 영향(Impact of Spina Bifida on Body Functions)

이분척추는 동작 관련 기능과 감각, 요생식기, 생식 기능, 그리고 정신기능에 부정적인 영향을 미친다(AOTA, 2002). 따라서 이분척추 아동과 청소년 일상생활활동 참여를 제한할 수 있는 많은 수행의 어려움에 대응한다.

동작관련 기능(Movement Related Functions)

병변(손상) 부위에 따라 이분척추 영유아는 구르기와 앉기 자세 취하기, 네 발 자세로 가기, 기기, 서기, 그리고 이어지는 어슬렁거리기와 걷기 같은 발달상의 전형적인 운동 기술을 습득할 수 없다(AOTA, 2002). 그들의 이완성 하지 근육과 이완성 혹은 감소된 체간 근육에 외적 지지를 제공한다면, 아동과 청소년이 앉기나 서기와 같은 기능적 자세를 취하고 유지하며, 자신의 환경에 접근하는 데 도움이 될 수 있다. 신체에 작용하는 외적 지지를 **보장구(orthotics)**라고 부른다. 병변의 부위와 마비결과가 필요한 보장구의 타입을 결정한다. 어떤 아동과 청소년은 체간에서부터 발가락까지 신체전체를 지지하는 보장구가 필요하고, 또 어떤 아동과 청소년은 단지 발목과 발의 지지만 필요하다. 보장구

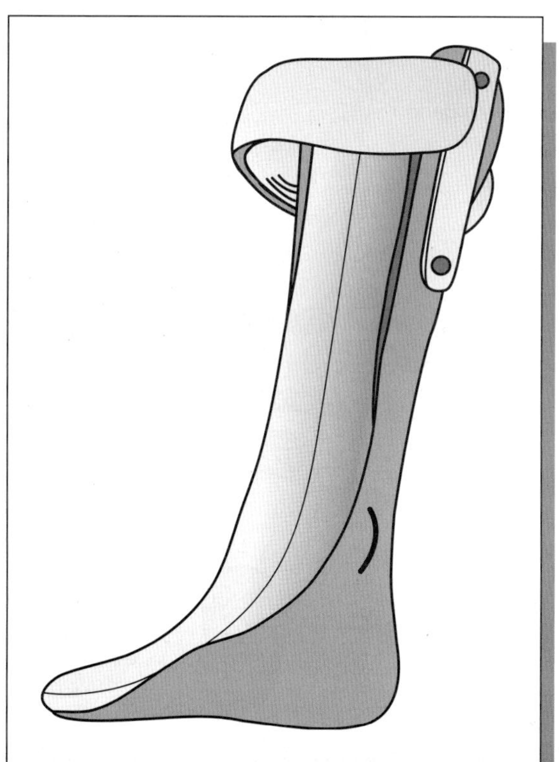

■ 그림 19.7
단하지 보장구.

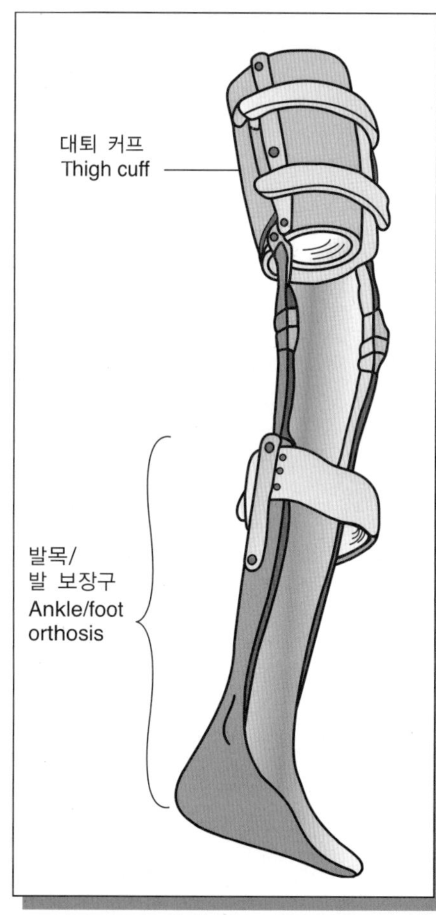

■ 그림 19.8
장하지 보장구와 대퇴 커프.

의 디자인과 제작에 능한 전문가인 보장구사는 보장구를 아동과 청소년의 꼭 맞게 맞춘다. 적절하게 꼭 맞는 보장구는 아동과 청소년이 독립적으로 앉고 서기 자세를 유지하거나 설 수 있도록 충분한 지지를 제공한다(Lutkenhoff, 1999; Sandler, 1997).

보장구는 그것이 지탱하는 신체의 부위에 따서 이름을 짓고, 일반적으로 그것의 머리글자로 불러진다. AFO는 단하지 보장구(ankle-foot orthosis)이고; KAFO는 장하지**보장구**(knee-ankle-foot **orthosis**)이고; HKAFO는 고관절-슬관절-족관절 보장구(hip-knee-ankle-foot orthosis)이다. HKAFO는 보통 체간에 지지를 제공하는 부속장치를 갖는다. 이런 체간 지지는 아동의 체간에 꼭 맞게 열가소성 물질로 몰딩되어 최대한의 지지가 제공되고 복부 위에 벨크로(Velcro) 조임이 있는 튼튼한 직물 옷이 될 것이다. 다양한 보장구가 그림 19.7■, 19.8■, 19.9■에 제시되어 있다.

외부 보장구는 아동과 청소년들이 자신의 하지지로 체중을 지지할 수 있도록 해준다. 하지의 체중지지는 뼈의 성장에 기여하고, 골다공증을 예방한다. 보장구는 고관절과

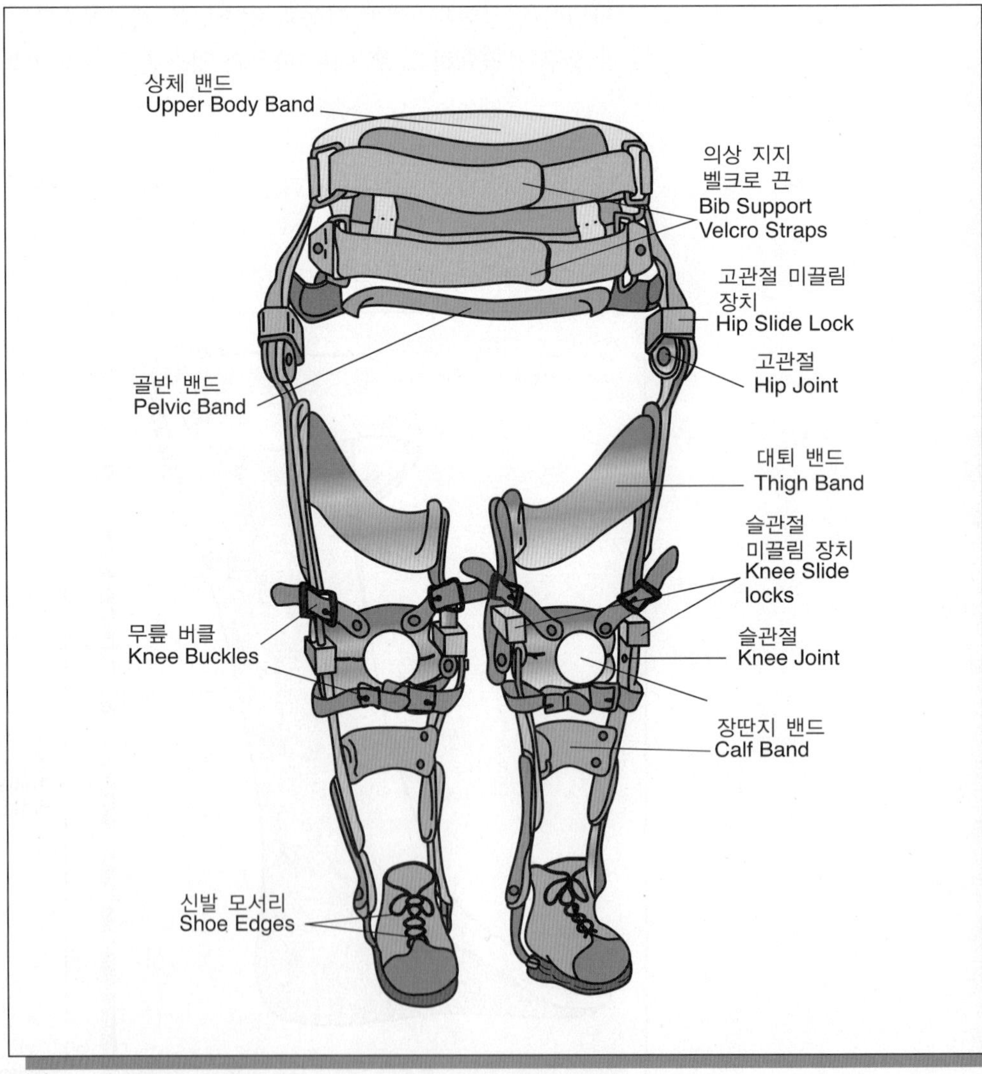

■ **그림 19.9**
골반대와 흉곽지지대가 있는 장하지보장구.

슬관절, 발목관절을 좋은 정렬상태로 유지시켜 보호한다; 보장구는 또한 하지 뼈의 충격을 완화시켜서, 골절의 가능성을 줄여준다. 적절한 자세는 구축을 예방하고, 가동성을 촉진시켜, 아동이 자신의 환경을 탐색할 수 있게 해준다. 이런 움직임을 통해서 아동과 청소년은 자신의 신체에 대해서 그리고 환경안에서 자신의 신체가 사물과 어떻게 상호작용하는가를 배운다. 또한 환경의 신체적 탐색을 통해서 아동과 청소년은 시지각 능력을 개선한다.

중재를 제공할 때 작업치료사와 보조작업치료사는 보장구가 어떻게 기능하고, 아동과 청소년을 보장구에서 올바르게 자세를 취하는 방법, 그리고 착용 후 압박 부위를 체크하는 방법 등을 알고 있어야 한다. 아동과 청소년의 착용 인내심을 발달시킬 수 있도록 돕기 위한 스케줄이 개발되어야 한다. 그렇게 할 능력이 있는 아동과 청소년은 보장구를 입고 벗는 방법과 보장구를 벗을 때 압박이나 발적의 증세를 보장구 아래의 피부에서 검사하는 방법을 배워야 한다. 정형외과의나 보장구사에 의해서 정형보장구를 입고 벗기, 착용 인내력을 키우기 위한 정확한 지침이 수립될 것이다. 새로운 보장구를 입고 벗는 데 관여하는 작업치료사와 보조작업치료사는 착용 시간을 잘 알고, 문제가 있다면 적절한 전문가에게 보고해야 한다.

보조장치는 아동과 청소년이 이동할 수 있도록 단독으로 또는 벨리보드(belly board), 스탠더(stander), 목발, 휠체어와 함께 사용될 수 있다. 아동은 벨리보드에 엎드려서 자신의 환경을 안전하게 탐색할 수 있다. 신체 크기의 차이를 고려하여, 벨리보드는 영아용과 영유아용, 그리고 더 높은 연령의 아동용으로 디자인된다. 벨리보드는 아동의 상부 흉곽부터 발목까지 이어지는 편평하고 푹신한 판이다(그림 19.10 ■ 참조). 아동은 상지를

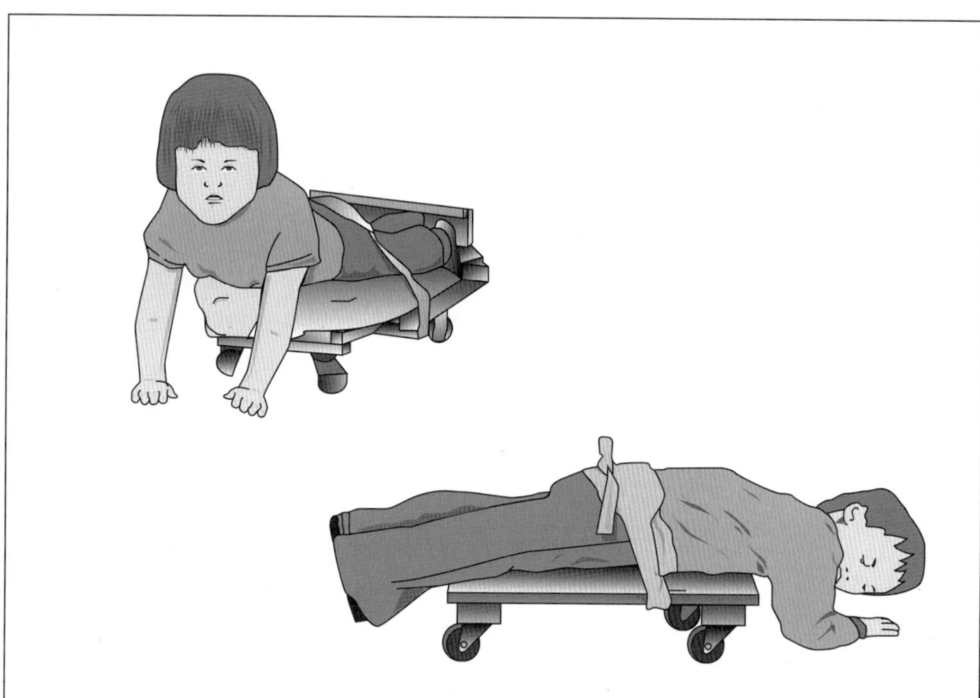

■ 그림 19.10
벨리 보드(belly board).

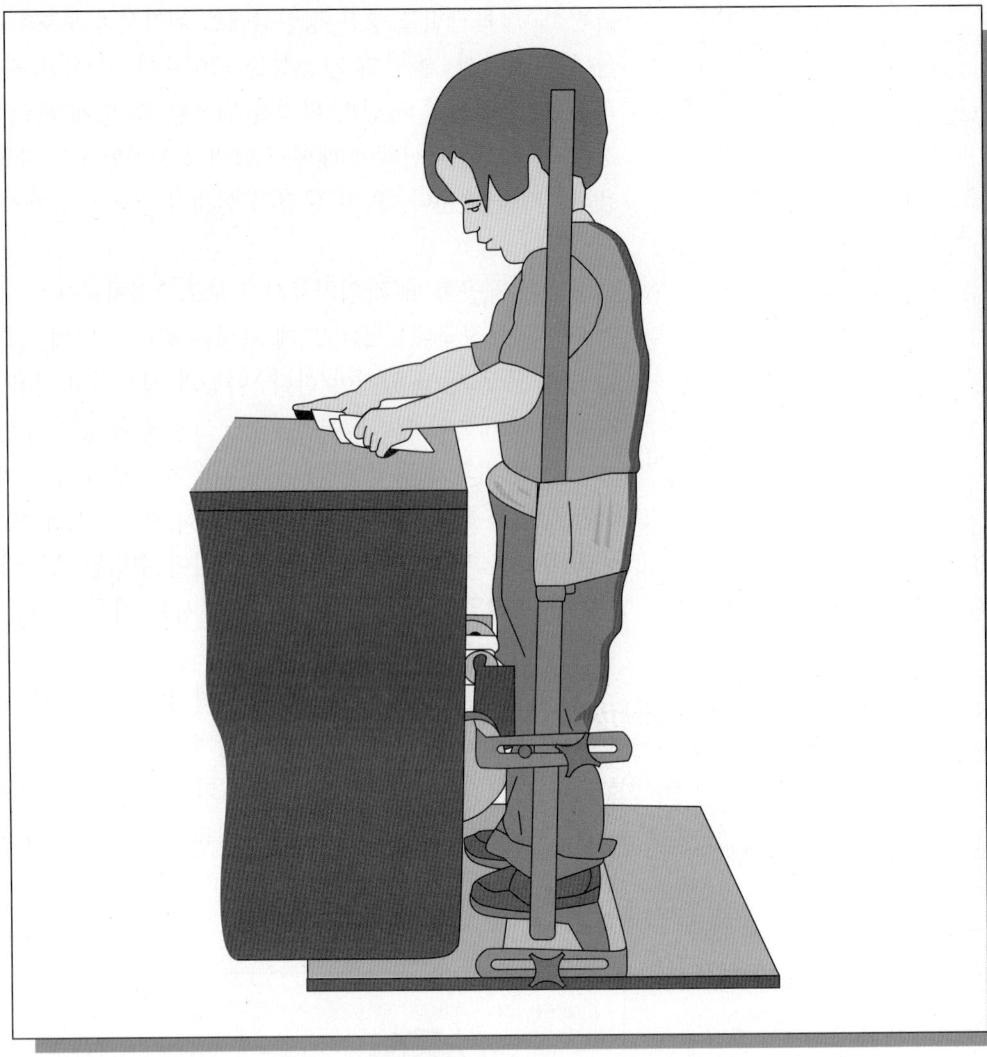

■ 그림 19.11
전방지지 스탠더(prone stander) 혹은 파라포디움(parapodium).

이용해서 벨리보드를 운전한다. 등에 채운 가죽끈이 아동이 보드에서 우발적으로 굴러떨어지는 것을 막기 위해 등 위에 스트랩으로 조여준다. 아동과 청소년들이 독립적으로 서고 환경에 접근할 수 있도록 하기 위해 아이들의 팔과 손을 자유롭게 할 수 있도록 하는 다양한 서기 보조도구들이 유용하다. 서기 위한 전방지지 스탠더(prone stander)(그림 19.11 ■ 참조)와 휠체어가 있다. 서기 장비에 부착된 끈은 필요할 때 체간과 고관절, 다리의 위와 아래, 그리고 발을 지지한다. 서기 장비는 앉기 대안으로 교실이나 집에서 사용될 수 있다(Lutkenhoff, 1999, Sandler, 1997).

아동과 청소년 목발이나 보행기를 이용해서 걷는 법을 배울 것이다. 물리치료사는 독립 보행에 가장 좋은 방법을 결정하기 위해서 정형외과 전문의와 함께 상의한다. 병변 부위에 상관없이, 많은 아동과 청소년들이 장거리 이동에서 에너지를 보존하거나 학교 환경에서 도구를 운반하기 위해서 휠체어 사용을 택한다. 목발의 사용은 서있거나 걷는 동안 손으로 뭔가를 운반하는 능력을 제한한다. 배낭은 경량의 물건을 운반하는 데 사용될 수 있지만, 그렇게 하려면 보행패턴의 조절이 필요하다. 물리치료사는 이것의 사용을 원하는 아동과 청소년과 옵션을 조사한다. 연령이 많은 청소년은 흔히 이동하기 위해 휠체어 타기를 선택하는데 이는 보장구의 무게로 인해서 독립보행이 매우 어려워지기 때문이다. 이동 방법과 상관없이 아동과 청소년은 자신의 보장구를 사용해서 적절한 신체 자세를 유지하고, 서있고, 운반한다(Lutkenhoff, 1999).

많은 이분척추 아동이 비활동성으로 인해 과체중이 된다. 추가의 몸무게는 이동과 가동성을 더 어렵게 만들기 때문에, 아동과 청소년은 골절의 위험이 없는 적절한 체육활동이 이루어지는 레저활동에 참가해야 한다. 작업치료사나 보조작업치료사는 아동과 청소년, 그리고 그들의 가족과 함께 수영이나 조건부 훈련, 오락걷기 같은 커뮤니티에서 유효한 활발한 레저활동을 할 수 있다. 많은 아동과 청소년이 장애인 올림픽과 조직적인 휠체어 스포츠에 참가할 수 있다. 아동과 청소년은 또 일생의 레저 기술과 우정을 쌓을 기회를 제공하는 미국 이분척추 협회가 후원하는 캠프에도 참석할 수 있다(Sandler, 1997).

감각 기능

이분척추 아동과 청소년 병변 부위 아래 감각기능이 없다. 촉각, 압각, 통증, 온도, 신체 위치의 감각이 영향을 받기 때문에, 이런 아동과 청소년 하반신 자세를 시각적으로 모니터하고, 피부 손상에서 하지를 보호하는 법을 배워야 한다. 그들은 일상생활 활동의 일부로 자신의 피부를 검사해야 한다. 모든 신체의 표면을 체크하는 데 전신거울과 유연성이 있는 손잡이가 달린 손 거울이 유용하다.

생식비뇨기와 생식 기능

대부분의 이분척추 아동과 청소년 배뇨와 배변 기능을 조절하지 못한다. 하부 천골 부위가 손상된 아동 중 15%만 약물이나 다른 중재를 사용하지 않고 배뇨와 배변을 가린다. 다른 모든 아동과 청소년 배뇨와 배변조절을 위해 특정한 중재가 필요할 것이다. 비뇨기과 의사는 각 아동을 위해 특정한 프로그램을 결정하는 전문의이다. 배뇨와 배변 관리의 목표는 방광 감염을 막고, 다른 아동이 배뇨와 배변을 가릴 때까지 배변 능력을 성취하는 것이다. 이는 아동이 우발적으로 옷을 적시거나 더럽히는 것을 피하기 위해 언제 어떻게 장과 방광을 비워야 할지를 배운다는 뜻이다. 배뇨조절 관리에는 방광의 긴장도를 증가시키는 약물과 방광이 소변을 담고 있다가 배출하는 능력, 카테터나 방광의 압박으로 시간에 맞춰 방광 비우기, 액체의 섭취의 식이조절 등이 해당된다. 배변조절 관리는 아동이 변기에 앉는 타임 스케줄, 식이용법, 그리고 대변완화제의 사용 등이 해당된다. 대부분의 이분척추 아동은 일반아동 배뇨와 배변조절을 달성하는 나이 때 배뇨와 배변 가리기를 성취하고, 이로써 사회적 통합을 촉진할 수 있다(Sandler, 1997).

이분척추 청소년은 다른 청소년과 똑같이 사춘기와 연관된 신체 변화를 겪는다. 하지만 이분척추 청소년의 사춘기가 조기에 시작된다는 문헌이 있다. 이런 사춘기의 조기 시작은 사춘기 조숙이라고 부른다. 그것은 조숙한 성발달을 가져와서, 뼈의 성장판을 성숙시켜 완전한 성장을 제한한다. 작업치료사와 보조작업치료사는 가족과 교직원과 함께 협력해서, 이런 신체 변화와 신체상과 성적관심에 대해 발달에 따른 적절한 교육을 제공할 수 있다.

정신 기능

이분척추 아동과 청소년의 인지 능력은 심한 정신지체부터 영재까지 다양하지만, 평균에서 평균 이하가 가장 일반적이다. 아동과 청소년 표준화검사에서 운동기능보다 언어기능의 점수가 더 높은 경향이 있다(Sandler, 1997). 기본적 인지 수준과 상관없이 대부분의 이분척추 아동과 청소년 어느 정도 학습장애와 시지각장애가 있다(Porr & Rainville, 1999). 언어 기능을 강조하는 학습 전략이 이런 언어적 강점을 개발할 것이다. 22장은 학습장애와 지각결손을 보이는 이분척추 아동과 청소년에게 유용한 추가적 중재를 설명한다.

중재 과정에서 작업치료사와 보조작업치료사의 역할(The Role of the Occupational Therapist and Occupational Therapy Assistant in the Intervention Process)

이분척추는 다수의 신체 기능에 영향을 미치기 때문에, 이러한 아동과 청소년이 전 생애동안 일상생활의 작업에 완전하게 참여할 능력을 손상시킬 수 있다. 작업치료 과정의 일환으로 작업치료사와 보조작업치료사는 작업과 과제 요구를 어떻게 적응시키고, 수행 기술과 유용한 수행 패턴을 어떻게 증진하고, 아동과 청소년이 자신에게 중요한 작업에 참여하는 능력을 촉진시키기 위한 배경을 어떻게 수정할 것인가를 고려한다. 중재는 아동이 유년기부터 성인기까지 성장하고 발달하는 다양한 시점과 다양한 실무 구조와 다양한 경우(때)에 제공된다. 서비스 제공에서 작업치료사와 보조작업치료사는 가족과 간호사, 비뇨기과 의사, 정형외과 의사, 학습 전문가, 상담사, 물리치료사 등 다른 많은 보건의료 및 교육 전문가와 협력한다. 그들은 유능한 서비스를 제공하기 위해서 척수의 해부학과 생리학, 그리고 척수 손상이 신체 구조와 신체 기능에 미치는 영향에 관한 철저한 실제적 지식을 가지고 있어야 한다. 그들은 또 연령에 적절하고 사회적으로 적절한 서비스를 제공하기 위해서 아동과 청소년의 성장과 발달, 그리고 가족 문화를 확실하게 이해하고 있어야 한다. 다음의 사례연구는 다양한 발달 시점에서 이분척추 아동과 청소년에게 제공될 수 있는 작업치료 서비스를 요약한 것이다.

Kelli

Kelli는 5세아동으로 이모와 할머니, 그리고 사촌들과 함께 살고 있다. 그녀는 그녀의 학교에서 떨어진 곳에 있는 유아원에 다니다. Kelli는 T7레벨의 이분척추로 뇌실복막단락을 하여 수두증을 조절하였다. 그녀는 상지의 전가동범위의 관절운동을 할 수 있고 감각도 정상이다. 그녀의 팔과 손을 조절하는 모든 근육군은 정상이다. 그녀의 하지는 감각 혹은 긴장도가 없다. 그녀의 체간은 단지 상흉부의 근육만이 수축되기 때문에 약하다. 그녀의 하복부근육과 등의 신전근은 수축하지 않는다. 다리를 펴서 앉혀놓아도 체간을 똑바로 세워유지하기 위해 최소한 한 팔로 지지하지 않으면 앞으로 넘어진다. Kelli가 한손 활동을 위해 오른 손 사용을 희망할 때는 왼쪽 팔에 기대려고 한다. 이것은 양 상지의 협응력을 발달 시키기 위한 활동을 할 수 있는 기회를 제한한다.

Kelli는 등을 곱게 펴서 앉고, 서기 위해 그리고 가동성을 촉진하기 위해 보장구를 필요로 한다. 그녀의 보조기는 바디자켓이라고도 불리우는 흉요천추보장구로 장하지 보장구가 부착되어 있다. 움직임을 허용하기 위해서는 잠금을 해제할 수 있지만 서기나 걷기 위한 신전상태에서는 잠궈지는 잠금관절이 고관절과 슬관절에 있다. Kelli는 집주위와 교실에서 돌아니기 위해 prone scooter 라고도 불리우는 벨리보드를 사용한다. 그녀는 또한 긴 거리를 이동하거나 테이블 앞에 앉기 위해 휠체어를 사용한다. Kelli는 커프목발을 가지고 걷기를 배우고 있다. 그녀는 벨리보드나 휠체어를 이용해 스스로 움직이는 것보다 움직임에 대한 다른 경험에 두려워 한다.

IEP의 일부분으로 작업치료사는 피바디 운동발달 선별검사와 시운동통합검사를 실시하였다. 이러한 표준화 검사에서 Kelli는 3.5세 범위의 발달을 보였다. 상위수준의 이분척추를 가지고 있는 다른 많은 아동들처럼 Kelli도 학업, 자기관리, 그리고 놀이, 소동작 협응과 시지각을 포함하는 작업수행에 지연을 보였다. 움직임에 대한 두려움 또한 이러한 작업참여를 제한하였다. 예를 들면 가위로 자르기, 색칠하기 퍼즐 맞추기, 그리고 수공예 과제, 음식과 보관용기 조작, 하교 가방조작과 자켓 단추조작에 어려움이 있다. 그녀는 가까이서 잡을 수 있는 범위 밖의 물건을 되찾기 위해 앞으로 기대는 것을 싫어하기 때문에 그녀는 공놀이 활동이나 테이블을 가로질러 손을 뻗어야 하는 게임에 자발적으로 참여하지 않는다. 그녀는 또한 손을 씻거나 화장실 처리를 보조하기 위해 팔을 앞으로 뻗는 것을 두려워했다.

작업치료사와 보조작업치료사는 Kelli가 교실에서 학업, 자가관리, 그리고 놀이작업에 참여를 향상시키기 위해 선생님과 협력하였다. 그들은 특히 시각운동, 시지각, 섬세한 운동 기술, 그리고 학교와 관련된 작업에 참여하는 데 필요한 적응 운동패턴의 발달을 촉진하는 데 초점을 두었다. 더하여 그들은 학교생활에서 과제에 적응시키고 Kelli가 속해있는 환경을 지원하기 위해 선생님, 행정가와 함께 일했다.

작업치료 중재를 알리기 위해서, 작업치료사와 보조작업치료사는 일련의 목표와 목적의 초안을 잡는다(그림 19.12 ■ 참조). 계획을 이행하기 전에, 그들은 다른 IEP팀과 Kelli의 이모와 할머니를 만나서 초안을 수정하고 마무리한다.

작업치료사와 보조작업치료사는 중재를 설계하고 이행할 때 자신의 임상적 추론을 유도하기 위해서 인간-환경 작업모델(Person-Environment Occupation model)(Law et al., 1996)을 선택한다. 이 모델과 일치해서 그들은 학업과 자기관리, 놀이작업에 Kelli의 참여를 극대화시키기 위해서 과제와 환경에 적응시키는 것 뿐 아니라 Kelli의 운동과 인지 능력의 발달도 촉진하는 쪽으로 중재의 방향을 잡는다. 모델과 일치해서 대부분의 중재는 학교 교실과 욕실, 카페테리아, 놀이지역의 자연환경에서 이루어진다. 가끔 Kelli가 개인적 또는 산만하지 않은 환경에서 작업해야 할 때, 작업치료사와 보조작업치료사는 본관 밖의 이동시설에 있는 작업치료실에서 함께 작업한다. 표 19.2 ■는 Kelli의 작업치료 프로그램을 실행하기 위해서 PEO 모형을 사용하는 예를 예시한다.

작업치료사의 요청을 받으면, 보조작업치료사는 다양한 교실 활동을 분석하고 담임선생님과 Kelli가 학교 도구를 사용하고 물건을 조작하는 능력을 토론한다. 그들은 Kelli가 독립적으로 끝마치도록 용기를 주기 위해서 어떤 활동을 권할지, 그리고 그녀를 위해서 어떤 활동들이 수정되어야 하는지 함께 결정한다. 그들은 또 교실 안에서 Best Buddy 시스템을 어떻게 이행해야 할지도 결정한다. 보조작업치료사는 작업장을 평가하고, 휠체어 좌석과 안전한 작업표면을 제공하기 위해서 탁자의 높이를 조정한다. 그런 다음 작업치료사는 교사가 척골의 두개 손가락을 안정시키면서 손의 요골 쪽의 발달을 촉진하는 교실활동의 방법을 제안한다. 이것은 자르기와 쓰기 도구의 성공적인 조절에 모두 필요한 패턴이다. 교사와 보조작업치료사는 교실 안에서 모든 학생들이 사용할 수 있는 섬세한 운동 조작을 포함하는 여러 가지 활동 공간을 창출한다. 그들은 다음을 구성한다.

- 작은 콜라주를 만들 종이 스크랩과 재료, 나무 막대기, 테이프, 가위, 풀 이 있는 미술 공간
- 그릇과 점토, 집게, 쿠키 커터가 있는 음식준비 공간
- 구성 장난감과 마블, 마블런(marble run) 디자인이 있는 건설 공간

모든 공간은 학생들이 미술이나 요리, 건설 프로젝트를 준비할 때 베낄 수 있는 패턴과 디자인을 포함한다. 모든 공간은 또 학생들이 옷을 보호하는 데 사용할 작업복도 있다. 교실에는 학생들이 각 활동 공간에 참가한 다음 청결을 유지하고 세균의 번식을 제어하기 위해 손을 씻고 말리는 세면대가 있다. 보조작업치료사는 이런 놀이 공간에 Kelli를 합류시키고, Kelli의 섬세한 운동과 시각운동, 지각, 균형 능력을 증진하기 위한 활동의 등급을 매긴다. 이 다음에 보조작업치료사는 자연스러운 정황에서 Kelli의 학교 도구와 학용품 사용을 향상시키기 위해서 교실과 욕실, 카페에서 Kelli와 활동한다. ■

1. Kelli는 교실 안에서 독립적으로 활동을 수행하기 위해서 교사가 선택한 학교 도구를 사용할 것이다.
   a. Kelli는 선의 1/2인치 안에서 기본 모양을 자르기 위해서 가위의 배열과 조작을 조절한다(5회중 4회 성공).
   b. Kelli는 바깥쪽 가장자리의 1/2인치 안에 있는 목표구역 안에 색을 칠하기 위해서 미술과 공예 용품을 사용한다(5회중 4회는 성공).
   c. Kelli는 철심과 디스펜서, 막대풀, 철하는 물건을 포함해서 책상용품을 함께 사용한다(5회중 4회 성공).
   d. Kelli는 2인치나 그 이하의 크기의 10조각의 맞물린 퍼즐을 혼자서 맞추기 위해서 퍼즐조각을 정렬한다.
2. Kelli는 음식과 학용품 용기를 혼자서 열고 닫을 것이다.
   a. Kelli는 우유곽과 간식 상자를 비롯한 음식 용기를 엎지르지 않고 혼자서 열고 닫는다(5회중 4회).
   b. Kelli는 먹고 마시기 위해 도구가 들어있는 용기를 연다(5회중 4회).
   c. Kelli는 크레용상자, 물감 병, 미술용구 가방, 건설 장난감통을 비롯한 학교용품 용기를 혼자서 열고 닫는다(5회중 4회).
3. Kelli는 책가방과 상의의 잠금장치를 혼자서 조작할 것이다.
   a. Kelli는 책가방의 지퍼와 버클을 혼자서 조작한다(5회중 4회).
   b. Kelli는 재킷과 셔츠의 지퍼와 큰 단추를 혼자서 조작한다(5회중 4회).
4. Kelli는 자기관리활동을 수행하고, 또래친구와 놀이활동에 참여할 것이다.
   a. Kelli는 적응전략을 사용해서 세면대에서 균형을 잡으면서 혼자서 손을 씻는다.
   b. Kelli는 균형을 유지하는 적응전략을 사용해서 몸의 중심너머로 2피트 이상 떨어진 용구를 찾는다.
   c. Kelli는 몸의 중심너머로 2피트 이상에 있는 용구에 도달하기 위해서 적응 장비를 사용한다.

■ 그림 19.12
Kelli의 IEP 목표.

■ 표 19.2
PEO 모형을 이용한 중재전략

	기술개발을 위한 중재	제한된 기술을 보상하기 위한 중재
사람	손의 요골 쪽을 발달시키기 위한 활동 제공: 놀이용 가루반죽 조각 집기, 큰 플라스틱 말뚝을 밀어넣고 빼기, 모자이크 그림을 완성하기 위해서 종이를 작은 조각으로 찢기	자르기 과정을 모방하기 위해서 이중고리 가위 사용. Kelli를 몸통 지지를 제공하는 휠체어나 자유 스탠더에 자세를 취하고, 상지의 기능을 촉진하기 위해서 비스듬한 판에 물체 놓기.
환경	Kelli를 교실수행 기대의 모델이 되는 또래 친구 옆의 탁자에 앉힘 과제와 연관된 자연 환경에서 Kelli와 작업한다.	Kelli가 산만함을 줄인 작업장에서 과제를 완성할 추가 시간을 제공. 수도와 문에 연장 손잡이를 설치.
작업	Kelli가 더 많은 기술에 도달할수록 자르기 과제의 복잡성과 여는 용기를 업그레이드한다.	Kelli에게 조립식 재료와 열기 쉬운 용기를 제공 옷의 잠금 대신 벨크로를 사용.

Brooke

Brooke은 10세이다. 그는 5학년에 재학 중인 우수한 학생이다. 그는 T12-L1 부위가 손상되었고 수두증이 있는데 이는 뇌실-심방 간 션트에 의해 조절되어진다. 그의 상지는 완전한 가동범위와 근력, 감각을 갖는다. 그는 체간 조절이 좋고, 능동 고관절 굴곡을 갖지만, 허리 아래쪽으로는 감각이 없다. Brooke는 장하지 보장구(KAFO)를 사용하고, 커프(Cuff)목발과 4점 보행을 한다. 그는 장거리 이동과 속도를 낼 때는 에너지를 보존하기 위해서 휠체어를 이용한다. 그는 변실금과 요실금이 있지만, 비뇨기과 의사와 물리치료사가 수립한 프로그램에 따름으로써 최근까지 소변이나 대변을 실수한 일은 없었다. 하지만 최근 Brooke은 안정된 일과를 따름에도 불구하고 학교에서 배뇨와 배변을 실수 하기 시작했다. 그는 학교에서 걷기가 피곤하고 두통이 난다고 호소했다. Brooke의 부모는 이것이 계류척수증후군(tethered cord syndrome)의 증후임을 알아차렸고, 주치의를 불렀다. Brooke은 아동병원에 입원했고, 계류척수의 외과적 절개 일정을 잡았다.

수술 후 그는 건강을 유지하기 위한 전략을 개발하기 위한 평가와 중재그리고 연령에 맞는 활동과 작업의 참여를 위해서 작업치료로 의뢰되었다. 작업치료사는 기능적 독립평가(FIMs), 캐나다 작업수행 측정(COPM), 아동과 활동카드 분류(PACS)를 시행했다. FIMS는 Brooke의 자기관리와 이동기술을 객관적으로 측정한다. COPM은 작업치료사가 Brooke과 부모님의 피부관리, 소변관리, 체중관리, 커뮤니티 활동 참여에 대한 염려를 알 수 있게 하였다. PACS는 Brooke이 개인 관리의 참여빈도와 학교/생산성, 취미/사회, 스포츠 작업을 스스로 평가하는 방법을 제공했다. 이런 측정도구에서 수집된 데이터를 바탕으로, Brooke과 부모는 Brooke이 자기의 신체 기능에 대한 소유권과 배변기능에 대한 더 많은 사생활을 가질 수 있도록, 소변을 가리는 법을 배우고 싶어하고 매일의 피부검사를 책임져야 하는 것을 알게되었다. 또한 Brooke과 부모님은 자신들이 Brooke이 사교적 활동에 참가하고 체중을 관리하는 데 도움이 될 커뮤니티 스포츠와 운동 프로그램을 찾고 싶어하는 것도 알게 되었다(그림 19.13 ■ 참조).

1. Brooke은 침대 곁과 욕실에서 성공적으로 자가 도뇨를 할것이다(4회중 4회 성공).
   a. Brooke은 자가 도뇨에 필요한 용구를 목록화하고 수집한다.
   b. Brooke은 자가 도뇨 동안 깨끗한 현장을 유지하기 위해 필요한 단계를 목록으로 만든다.
   c. Brooke은 카테터를 다루고, 손과 몸을 씻고, 도뇨를 완료할 능력을 보일 것이다.
2. Brooke은 피부검사를 성공적으로 마칠 것이다(4회 중 4회).
   a. Brooke은 매일 검사가 필요한 몸의 부위를 확인한다.
   b. Brooke은 매일의 피부검사에 사용할 점검표를 개발한다.
   c. Brooke은 필요한 공급품을 모으고, 점검표를 사용해서 피부의 양호함을 위해서 몸을 검사하는 능력을 보일 것이다.
3. Brooke은 커뮤니티 스포츠와 운동 프로그램에 참여할 것이다.
   a. Brooke은 커뮤니티 운동과 스포츠 프로그램의 참여를 통해서 건강을 유지해야 하는 중요성을 설명할 것이다.
   b. Brooke은 그의 관심있는 세 개의 스포츠와 운동 프로그램을 확인한다.
   c. Brooke은 주간 커뮤니티 스포츠와 운동 프로그램의 장소를 알아내서 등록한다.

■ 그림 19.13
Brooke의 목표.

작업치료사와 보조작업치료사는 Brooke과 부모님과 협력해서 중재계획을 개발한다. 그들은 5일의 작업치료 서비스 일정을 정하고, 자가도뇨와 피부검사 기술의 가르침을 지도하기 위해서 생체역학 모델을 선택한다. 첫 번째 중재 세션 동안, 보조작업치료사가 Brooke의 자가 도뇨와 피부검사 절차 친밀도를 결정하기 위해서 Brooke과 면담한다. 또 도뇨 시간과 피부검사 결과를 모니터하기 위해서 Brooke이 사용할 차트를 디자인한다. 보조작업치료사는 등을 검사하는 데 사용할 긴 손잡이의 거울을 제공한다. Brooke은 그리기를 좋아하므로, 보조작업치료사는 브룩이 허리 아래부터 몸의 윤곽으로 차트를 만들 수 있도록 용품을 제공한다. 그는 그가 피부를 주의 깊게 체크해야 하는 뼈의 돌출부위를 가리켜줄 화살표를 포함시킨다. 동시에 작업치료사 보조작업치료사와 Brooke은 피부검사 횟수와 결과를 기록할 표도 만든다. 그들은 Brooke이 흥미있어하는 스포츠와 운동 활동의 포스터를 만들 세션을 포함시킨다.

다음 4일 동안 Brooke은 거울을 사용해서 피부를 성공적으로 검사하는 법을 배운다. 그는 차트를 적절하게 표시를 한다. 그는 또 자가도뇨법도 배운다. 용품이 Brooke에게 이미 익숙하기 때문에 부모님이 집에서 용품을 가져온다. 보조작업치료사는 Brooke이 용품 점검표와 청결함을 유지하기 위한 단계, 그리고 어디서 조치를 할 수있고, 언제 그가 자가도뇨를 마쳤는지 나타낼 수 있는 시간표를 개발하도록 도움을 준다. Brooke이 침대와 욕실에서 여러 번 그 과정을 반복할 때, 그가 필요한 능력을 발달시킬 때까지 보조작업치료사는 언어적 단서와 격려를 제공한다. 또한 보조작업치료사는 Brooke이 인터넷을 사용해서 커뮤니티 내의 아동을 위한 스포츠와 운동 프로그램을 조사할 수 있도록 도와준다. 보조작업치료사는 부모님과 Brooke과 만나서 그의 프로그램의 성공을 토론하고, 집에서 사용하도록 그의 차트 복사본을 제공한다. 보조작업치료사는 또 Brooke의 관심을 끌만하고 그의 신체적 도전을 수용할만한 커뮤니티 운동과 스포츠 프로그램의 자세한 설명도 제공한다. 그들의 동의를 얻어서 보조작업치료사는 Brooke이 이 프로그램 중 한 개에 온라인으로 등록하도록 도와준다. Brooke은 5일째에 작업치료 서비스에서 퇴원한다. 작업치료 중재는 SOAP을 사용해서 문서화된다(그림 19.14 ■ 참조). ■

S: Brooke은 "혼자서 이것을 하는 법을 배우게 되어 너무 기쁘다. 이 일이 이렇게 쉬운지 몰랐다. 나는 점점 자라고 있기 때문에 이제는 내가 이것을 할 때가 되었다. 스포츠 프로그램에 가입하게되서 너무 좋다"고 말한다.

O: Brooke은 매일 자가도뇨와 피부검사를 혼자서 마치는 능력이 발전했다. 그는 초기에는 침대에서 진찰을 받았다. 피부검사 거울, 카테터, 멸균장갑, 세정티슈, 윤활제가 제공되었다. Brooke은 검사 거울의 사용과 자가도뇨 과정을 배웠다. 그는 정기적으로 피부검사하는 것과 침대에서 자가도뇨하는 것을 배웠다. Brooke이 이동하게 되었을때, 그는 욕실에서 피부검사 정기적으로 피부검사를 하고, 자가도뇨하는 법을 배웠다. Brooke은 매일 피부검사와 자가도뇨 활동을 달성하고 결과를 모니터하는 법을 알기 위해 차트 사용을 배웠다. 또한 Brooke은 체중을 관리하고 사교적인 커뮤니티 참여의 기회를 증진하기 위하여 커뮤니티 스포츠와 운동 프로그램을 확인하고 가입했다.

A: Brooke은 침대와 욕실에서 혼자서 자가도뇨와 피부검사를 마칠 수 있다. Brooke은 피부의 양호성을 혼자서 검사할 수 있다. 그는 체중을 관리하고 사교적인 커뮤니티 참여의 기회를 증진하기 위하여 커뮤니티 스포츠와 운동 프로그램에 가입했다. Brooke은 모든 중재 목표를 충족시켰다.

P: Brooke은 퇴원 후에도 설정된 프로그램을 따를 것이다. 추가 중재는 지시되지 않는다.

■ 그림 19.14
퇴원 요약.

Alex

Alex는 17세로 L4-5에 병변이 있다. 그는 지지를 위해 스니커즈와 부츠같은 다양한 신발에 신는 단하지 보장구(AFO)를 사용한다. 추가의 지지를 위해서 커프 목발을 사용하면, 건너뛰기 보행으로 빨리 걸을 수 있다. 장거리 이동을 위해서 스포츠 스타일의 휠체어 사용을 선택한다. 그것은 속도를 제공하고 배낭이나 다른 개인 용품의 운반을 쉽게 해준다. Alex는 고등학교에서 대학 진학반에 있고, 수학교사가 되기 위해서 대학에 가려고 한다. 그는 뛰어난 운동선수이므로 교수법과 코칭을 겸하기를 원한다. 그는 역도선수이고, 커뮤니티에서 조직된 휠체어 농구에 참여한다. Alex는 복도의 혼잡을 피하기 위해서 끝나기 3분 전에 교실을 떠나도록 허락해주는 편의시설을 제공하는 곳에서 IEP를 가진다. 그의 IEP는 또 층을 이동할 때 건물의 엘리베이터를 사용하도록 허락한다. Alex는 17세이기 때문에, 연간 IEP는 전환 계획도 포함한다. Alex의 가족은 그의 팀에 아동병원 이분척추 진료소에서 나온 작업치료사와 보조작업치료사를 포함시켰다. 이분척추 진료소는 하루에 수많은 전문가와 일정을 조정하는 외래환자 서비스이다. 진료소 약속 동안, 그는 일상적으로 비뇨기과의, 정형외과의, 물리요법의, 작업치료사, 보조작업치료사, 사회복지사, 영양사, 보장구 제작사의 진찰을 받았다. 작업치료사와 보조작업치료사는 Alex와 지난 6년 동안 알고 지냈으므로, 진료소 약속과 가장 최근에는 오른쪽 뒤꿈치의 욕창 치료를 위해 단기간의 입원 동안 그와 동행했다. Alex와 가족과 커뮤니티 연락자의 장기적 관계로 그들은 전환 팀의 효과적인 팀원이 될 수 있다.

전환계획은 학생들이 16세에 도달하면 IEP의 필수 요소가 된다. Alex의 지난 IEP는 전환 팀의 개발과 직업탐구를 위한 초기 목표의 수립을 포함했다. 최근의 IEP모임에서 그의 팀원은 Alex, 가족, 수학교사, 진로지도 상담사, 학교 심리학자, 농구 코치, 아동병원에서 나온 작업치료사와 보조작업치료사를 포함한다. Alex와 가족은 고등학교 졸업 후 그를 위한 목표를 향한 경과를 검토한다. 이 목표는 대학진학, 직장 잡기, 독립해서 살기, 조직 스포츠에 계속 참여하기이다. 그가 커뮤니티 안에서 필요한 서비스에 접근하는 능력과 그가 내년에 입학하려고 하는 주립대학 캠퍼스에 접근하는 능력을 다루는 두 개의 목표가 성문화된다. 작업치료사와 보조작업치료사는 이런 교육과 커뮤니티 관련 접근성 목표의 책임을 진다(그림 19.15 ■ 참조).

작업치료사와 보조작업치료사는 임상 추론과 중재 접근을 안내하기 위해 PEO 모델을 선택한다. 이 모형으로 그들이 Alex의 능력과 요구(필요), 환경 지원과 압박감, 기회와 장벽에 기초한 기회에 동시에 초점을 맞출 수 있기 때문에 그들은 이 모형을 선택한다. 교통 시스템을 확인하고 접근하기 위한 중재의 일환으로, Alex와 보조작업치료사는 대학생에 의해 사용될 수 있는 커뮤니티 자원의 종합목록을 개발한다. 또 그들은 온라인에서 교통당국에서 나온 유효한 버스 시간표와 지도를 찾고 인쇄한다. Alex는 적절한 버스노선이 없을 때 사용할 대체교통편의 전화번호를 찾아낸다. 이를 이용해서 그는 보조작업치료사와 함께 그가 목록화한 세 개의 서비스에 접근할 계획을 개발한다. Alex와 보조작업치료사는 학교를 나와서 계획을 실행에 옮긴다. 그들은 자신들이 미리 고려하지 못했던 환경적 도전을 확인한 후 계획을 수정한다. 마지막으로 Alex는 대중교통을 사용할 필요성이 각기 다른 매일의 활동 일정을 샘플로 만든다.

Alex가 혼자서 주립대학의 캠퍼스를 통과하도록 돕기 위해서, 보조작업치료사는 유사한 중재 계획을 이행한다. 보조작업치료사는 Alex와 함께 온라인 캠퍼스 지도와 다양한 건물의 설명에 접근한다. 그 다음 Alex가 접근하기를 원하는 건물의 목록을 개발한다. 그런 다음 Alex와 보조작업치료사는 이동하고 캠퍼스 접근성을 결정하기 위해서 대중교통을 이용한다. Alex는 이동을 위해 휠체어와 목발을 모두 사용하면서, 다양한 상황에서 각각의 효과성을 평가한다. 마지막으로, 그들은 그가 들을 수업의 위치를 확립하고, 캠퍼스에 있는 동안 모은 정보를 사용해서 일일 이동 계획을 세운다. ■

1. Alex는 원하는 커뮤니티 서비스에 접근하기 위해서 혼자서 대중교통을 이용할 것이다.
   a. Alex는 대학생에 의해 필요한 커뮤니티 서비스의 목록을 개발한다.
   b. Alex는 여섯 개의 원하는 커뮤니티 서비스에 접근하는 데 필요한 버스노선과 시간표를 확인한다.
   c. Alex는 버스 노선이 유효하지 않다면 커뮤니티 서비스에 접근할 대체 교통편을 확인한다.
   d. Alex는 원하는 서비스에 접근하기 위해서 대중교통을 활용한다.
2. Alex는 주립대학교 캠퍼스를 혼자서 통과할 것이다.
   a. Alex는 캠퍼스 장소 간의 최상의 루트를 확인하기 위해서 지도를 이용한다.
   b. Alex는 시간틀을 수립하고 한 장소에서 다른 장소로 이동하는 교통 옵션을 확인한다.
   c. Alex는 확인한 루트와 교통수단을 이용해서 캠퍼스를 이동한다.

■ **그림 19.15**
Alex의 전환 계획.

요약(Summary)

이분척추 아동과 청소년은 수많은 수행 도전에 직면한다. 그들의 욕구는 다면적이고, 기능과 이동성을 위한 자세취하기와 혼자 옷입기와 보장구 착용하기, 적절한 레저 활동 개발하기, 교실 안에서 학습장애 관리하기 등과 관련된 문제를 포함한다. 이분척추아동과 청소년이 커뮤니티와 가정작업(home occupation)에 참가할 능력에 영향을 준다. 이런 보다 분명한 염려 외에도, 이분척추가 또 이런 아동과 청소년이 정체성과 역량을 어떻게 발달시키는가에도 영향을 미친다. 이런 다양한 염려를 다루기 위해서, 이분척추 아동은 출생부터 청장년기까지 병원과 재활센터, 가정에 기반한 초기중재와 학교에 기반한 작업치료를 비롯한 다양한 환경에서 작업치료사와 보조작업치료사의 서비스를 필요로 할 것이다. 작업치료 중재의 초점은 아동과 청소년을 그들에게 중요한 작업에 참여해서, 그들이 건강하고 의미 있는 삶을 살게 지원하는 것이다. 척수와 척수손상 그리고 이분척추로 영향을 받는 골격과 근육, 비뇨생식기, 학습, 감각 처리 기능에 대한 철저한 지식이 충분한 서비스를 제공하는 데 필수이다. 이런 신체기능의 지식으로 작업치료사와 보조작업치료사는 아동과 청소년의 수행기술과 수행패턴을 증진하는 중재를 제공하고, 일상생활의 완전한 포함과 참여를 지원하기 위한 활동과 배경에 적응시킬 수 있다.

핵심요점 재검토(Reviewing Key Points)

1. 신경관 결손증이 무엇을 뜻하고, 신경관 결손증 위험을 줄이기 위해서 무엇을 할 수 있는가를 설명하라.
2. 숨은 잠재성 이분척추와 척수수막류, 수막류, 무뇌증의 차이를 묘사하라.
3. 이완성 마비와 이완성 사지마비를 식별하라.
4. Chiari 기형이 무엇을 뜻하는지 그리고 그와 관련된 합병증을 분명하게 설명하라.

5. 수두증을 설명하고, 어떻게 관리되는지 설명하라.
6. 계류척수가 무엇을 뜻하는지 그리고 계류척수의 경고 증후를 설명하라. 계류척수를 관리하는 절차를 요약하라.
7. 이분척추 아동이나 청소년이 다음 부위의 각각에 갖는 운동과 감각기능을 요약하라: C8-T1, T4-T6, T9-T12, L2-L3, L4-L5, 천골.
8. 이분척추에 걸린 사람이 정형외과 합병증에서 어떤 위험에 처하는지 설명하라. 정형외과적 합병증을 줄이기 위한 중재를 확인하라. 척추측만증, 척추후만증, 척추전만증, 골다공증의 차이를 분명히 설명하라.
9. 보장구의 목적과 이분척추 아동과 청소년을 위한 보장구의 관리를 분명히 설명하라.
10. 이분척추 결과 나타나는 감각합병증을 확인하고, 그런 감각 합병증이 작업수행에 미치는 영향을 토론하라; 이런 문제를 다룰 작업치료 중재를 요약하라.
11. 수많은 이분척추 아동에게 영향을 미치는 학습 합병증을 설명하고, 이 문제를 다룰 작업치료 중재를 요약하라.
12. 작업치료사와 보조작업치료사가 이분척추 아동과 청소년을 위해 고려할 영역을 묘사하라.

중요 요점 적용하기(Applying Key Concepts)

1. T4~T6 수준의 이분척추증을 겪는 4세아동에게 옷입기, 화장실 이용하기 그리고 이동 활동을 수용하기위한 가정환경 적응의 10가지 전략들을 확인하라.
2. T9~T12수준의 이분척추증을 겪는 7세 아동의 사회적 활동, 놀이활동을 수용하기 위한 지역사회 활동 적응의 10가지 전략들을 확인하라.
3. L3~L4수준의 이분척추증을 겪는 중학생을 수용하기 위해 학교 환경과 활동에 적응의 10가지 전략들을 확인하라.
4. L4~L5와 엉치(천골) 수준의 이분척추증을 겪는 청소년을 수용하기 위해 학교환경 적응의 10가지 전략들을 확인하라.
5. 이분척추증을 겪는 아동과 청소년을 위한 자료와 지지그룹에 대하여 인터넷을 검색하라.
   서비스와 더 추가되어야 하는 서비스에 대하여 설명하라.
6. 당신의 대학교에 있는 장애 코디네이터에게 이야기하라.
   대학교에서 생활하는 이분척추증 학생의 완전한 참여를 위해 캠퍼스의 자원을 설명하라.
   완전한 참여를 위한 캠퍼스의 장벽을 확인하라.

참고 문헌(References)

American Occupational Therapy Association (2002). Occupational therapy practice framework: Domain and process. *American Journal of Occupational Therapy, 56*(6), 609–639.

Batshaw, M. (1997). *Children with disabilities* (4th ed.). Baltimore, MD: Brookes Publishing.

Folio, R., & Fewell, R. (2000). *Peabody development motor scales–2*. Austin, TX: Pro-Ed.

Hammill, D., Pearson, N. A., & Voress, J. K. (1998). *Developmental test of visual perception (DVPT–2)*. Austin, TX: ProEd.

Law, M., Cooper, B, Strong, S., Steward, D., Rigby, R., & Letts, L. (1996). The person-environment-occupational model: A transactive approach to occupational performance. *Canadian Journal of Occupational Therapy, 63*, 9–23.

Lutkenhoff, M., (Ed.) (1999). *Children with spina bifida: A parent's guide*. Bethesda, MD: Woodbine House.

March of Dimes (2006). *Birth defects and genetics: Spina bifida*. Retrieved May 25, 2006 from http://www.marchofdimes.com/printableArticles/4439_1224.asp.

National Dissemination Center for Children with Disabilities (NICHCY; 2004). *Spina bifida fact sheet*. Retrieved March 22, 2006 from http://www.nichcy.org/pubs/factshe/fs12txm.htm.

National Institute of Neurological Disorders and Stroke (NINDS; 2006). *NINDS anencephaly information page*. Retrieved March 22, 2006 from http://www.ninds.nih.gov/disorders/anencephaly.htm.

National Institute of Neurological Disorders and Stroke (NINDS; 2005). *Tethered spinal cord syndrome information page*. Retrieved December 7, 2005 from http://www.ninds.nih.gov/disorders/tethered_cord/tethered_cord_pr.htm.

Porr, S., & Rainville, E. (1999). *Pediatric therapy: A systems approach*. Philadelphia: F. A. Davis.

Reed, K. (2001). *Quick reference to occupational therapy*. (2nd ed.). Gaithersburg, MD: Aspen Publishers.

Rothstein, J., Roy, S., & Wolf, S. (2005). *The rehabilitation specialist's handbook* (3rd ed.). Philadelphia: F. A. Davis.

Sandler, A. (1997). *Living with spina bifida: A guide for families and professionals*. Chapel Hill, NC: University of North Carolina Press.

Spina Bifida Association of America (2007). What is spina bifida? Retrieved March 28, 2007 from http://www.spaa.org.

제 20 장

신경학적 손상을 가진 아동과 청소년: 뇌성마비

Children and Adolescents with Neurological Challenges: Cerebral Palsy

핵심용어

후천성 뇌성마비(Acquired cerebral palsy)
보안대체 의사소통(Alternative and augmentative; AAC)
단하지 보조기(Ankle-foot orthosis; AFO)
질식(Asphyxia)
온동실조성 뇌성마비(Ataxic cerebral palsy)
무정위형 뇌성마비(Athetoid cerebral palsy)
생체역학(Biomechanical)
중추신경계 병변(Central nervous system lesion)
뇌성마비(Cerebral palsy)
보상(Compensatory)
건측상지제한치료(Constraint-induced movement therapy)
구축(Contracture)
거대세포바이러스(Cytomegalovirus; CMV)
양측마비(Diplegia)
되먹임(Feedback)
이완성(Flaccid)
편측 불완전마비(Hemiparesis)
편마비(Hemiplegia)
고빌리루빈혈증(Hyperbilirubinemia)
과다긴장성(Hypertonic)
긴장 저차(Hypotonic)
순회식(Itinerant)
경증 뇌성마비(Mild cerebral palsy)
중증도 뇌성마비(Moderate cerebral palsy)
근육 긴장도(Muscle tone)
신경발달치료(Neurodevelopmental treatment)
골다공증(Osteoporosis)
부전마비(Paresis)
마비(Plegia)
사지불완전마비(Quadriparesis)
사지마비(Quadriplegia)
관련 서비스(Related service)
풍진(Rubella)
선택적 후근 절제술(Selective dorsal rhizotomy)
중증 뇌성마비(Severe cerebral palsy)
모양(Shaping)
경직성 뇌성마비(Spastic cerebral palsy)
힘줄이완(Tendon release)
힘줄전이(Tendon transfer)
엄지손가락 고리 부목(Thumb loop splint)
톡소플라스마증(Toxoplasmosis)

목표

- 뇌성마비를 설명하라.
- 뇌성마비 아동과 청소년의 매일의 작업이 그들의 가족과 환경의 맥락 사이에서 어떻게 영향을 주는지를 조사하라.
- 뇌성마비 아동과 청소년이 그들의 일상에 참여하기 위해 돕는 작업치료중재를 설명하라.
- 작업치료사와 보조작업치료사가 중재과정에서 함께 어떻게 해결하는지 조사하라.
- 작업치료사와 보조작업치료사가 다른 전문가들과 함께 뇌성마비 아동과 청소년에게 어떻게 제공하는지 설명하라.

소개(Introduction)

이 장에서는 아동과 청소년의 건강과 발달에 영향을 미치는 **뇌성마비(cerebral palsy)**의 형태와 원인에 대해 기술하고자 한다. 그것은 뇌성마비와 관련된 의학적, 물리치료, 언어 중재의 간략한 개요를 제공한다. 뇌성마비 아동과 청소년들과 그들의 가족의 작업적 요구를 지지하기 위한 작업치료 중재가 자세히 조사되어진다. 다섯 개의 삽화는 뇌성마비 아동과 청소년의 발달에서 다양한 단계에 적합한 작업치료 중재를 설명한다.

뇌성마비(Cerebral Palsy)

뇌성마비는 개인별로 자세와 균형을 유지하거나 이동을 하기 위한 능력에 영향을 미치는 조건에 따라 다양한 그룹의 조건에 주목한다(March of Dimes, 2004). 이것은 대개 출생 또는 이전에 뇌 발달상에서 비점진적인 병변에 기인한다. 그 병변은 뇌에 영향을 주기 때문에, 이것을 **중추신경계 병변(central nervous system lesion)**이라고 말한다. 또한 **뇌성마비 진단(acquired cerebral palsy)**은 태아 때 상처를 받은 아이들에게 나타나고 종종 **선천적**인 것으로 간주한다.

비록 중추신경계 병변이 진행형이 아니더라도, 장애의 결과는 시간이 흘러감에 따라 다르게 나타난다. 이러한 현상은 아직 성장 또는 성숙기에 있는 신체와 중추신경에 병변이 영향을 주기 때문에 발생한다(Stamper, 2000). 예를 들면, 초창기 어린 아이는 목발을 사용하여 기능적인 이동 행위를 수행하지만, 청소년 시기가 되면 속도가 빨라져 같은 동일한 행위를 수행하기 위해서는 휠체어를 사용해야 할 것이다. 뇌성마비의 발생 확률은 1,000명의 태아 중 1~2명정도 발생한다.

어린 아이 때와 청소년 때의 뇌성마비는 근긴장도를 제어하는 뇌의 일부분을 손상시킨다. **근긴장도(muscle tone)**는 근육의 움직임에 상당한 저항이다. 부정형적인 근긴장도는 중력을 극복하고 운동을 하도록 해주며 관절의 안정성을 유지하는 역할을 한다. **고긴장도(hypertonic)**는 종종 관절에서의 최대 행동 범위를 제약하는 증강된 근긴장을 설명한다. **저긴장도(hypotonic)**는 중력에 대한 균형기능장애 또는 경직을 종종 유발하는 감소된 근긴장도를 설명한다. 특정한 뇌병변의 위치는 움직임 능력과 공간인지에 영향을 준다(Stanley, Blair, & Alberman, 2000).

또한 부정형적인 근긴장은 뇌성마비를 가지고 있는 아이와 청소년에 이차적인 근골격의 장애를 발전시키는 원인이 된다. 활동적인 움직임의 부족은 근육이 위축되거나 약해지고, (관절)**구축(contractures)**으로 발전되어 이어지는 원인이 된다. 구축은 관절운동을 방해하는 힘줄, 인대근육의 경직이다. **골밀도(osteoporosis)**를 감소시키는 골다공증은 하중에 약한 관절과 사용하지 않는 것이 원인이 되어 발생할 수 있다. 이러한 이차적인 문제는 뇌성마비를 가지고 있는 아이나 청소년의 나이에 적합한 작업 발전과 수행능력에 영향을 미칠 수 있다(Shumway-Cook & Woollacott, 2006).

인지 부족, 언어표현 부족, 발작과 감각 부족은 뇌성마비에서 종종 발생한다(Pellegrino, 2002). 인지발달의 지연과 발작은 뇌성마비를 가지고 있는 아이와 청소년에서는 최소 50%정도 이상 보여진다. 감각 부족은 시각장애, 안구운동 제약 그리고 시신경 약화를 포함하는 시각 시스템의 문제도 포함한다. 대략 40~50%의 뇌성마비 아이는 시력이 부족하여 안경을 필요로 하거나 저시력 또는 시지각 훈련이 필요하다. 더욱이 25%의 뇌성마비 어린 아이는 청각장애도 가지고 있다(Stanley et al., 2000).

게다가, 삼키기 어려움, 씹기 또는 깨물기와 같은 음식물 섭취의 문제는 몸통, 상체, 혀 얼굴 근육의 상태와 자세 부정형의 움직임에 기인한다. 이러한 식사의 문제는 아이의 일상 수행에 영향을 줄뿐만 아니라 전체 가족에 영향을 주고, 종종 이러한 급식은 가족에게 분담된다.

분류(Classification)

분류 뇌성마비의 근긴장의 유형, 합성적 운동 근육장애 그리고 영향을 받는 신체의 부분에 따라 분류한다. 관련성과 심각함의 정도에 따라 광범위한 차이점이 주어지며, 이러한 차이점은 뇌성마비를 가지고 있는 각각의 아이와 청소년은 개별적인 독특한 능력과 각각의 능력에 대한 도전을 반드시 고려해야 한다.

근긴장도의 유형(Types of Muscle Tone)

뇌성마비 유-청소년의 대략 70~80%는 경직성 유형을 가지고 있다. **경직성 뇌성마비(spastic cerebral palsy)**는 뇌의 운동신경피질의 손상에 의한 것이고 이것은 고긴장성(Rogers, 2005) 또는 근긴장도를 증가시키는 결과를 초래한다(Rogers, 2005). 이러한 아이들의 근육이 뻣뻣하기 때문에, 경직성 뇌성마비의 아동 및 청소년은 세부적 움직임을 분리시키기 어렵다. 경직성 뇌성마비를 가진 어린 아이는 종종 몸, 목, 머리의 자세 근육에서 낮은 근긴장도과 그들의 팔과 다리에서 경직성 근긴장도를 가진다. 그들이 성장함에 따라, 더욱이 이러한 아이들은 그들의 자세 근육에서 경직성 근긴장도가 발달한다.

대략 10~20%의 뇌성마비의 어린이들은 무정위성 형태를 가진다(March of Dimes, 2004). 일반적으로 무정위성 형태는 기저핵 세포의 영역에 있는 뇌에 손상이 생김으로써 발생한다(Rogers, 2005). 일반적인 **무정위성 뇌성마비(athetoid cerebral palsy)** 아이와 청소년은 근긴장도의 변동이 심하다. 종종 그들은 그들 자신이 통제할 수 없는 느리고 온몸을 비트는 움직임이 나타난다. 대체적으로 그들의 움직임은 빠르거나 경련일 것이다. 무정위성 아동과 청소년은 종종 정확한 동작을 하거나 그들의 몸의 제어하는 학습에 있어 상당한 어려움을 가지고 있다.

대략 5~10%의 뇌성마비를 가진 아이와 청소년은 **운동실조(ataxic)** 형태이다(March of Dimes, 2004). 이러한 결과는 소뇌의 영역에 손상을 가지고 있어 균형을 잡거나 몸을 조정하기에 어려움을 가진다(Rogers, 2005). 종종 운동실조의 아이는 그들의 발을 좀 더 멀리, 큰 걸음을 걸을 때 불안정한 걸음걸이로 걸으며, 정확한 균형이 필요한 움직임에 어려움을 가지고 있다. 비록 그들이 하지 굴곡근의 경직이 증가된다고 하더라도, 일반적으로 그들의 근긴장도는 전형적으로 상당히 낮은 수준이다.

어떤이는 동일한 개인에게서 하나 이상의 뇌성마비 형태가 존재할 경우 복합 뇌성마비라는 용어를 사용한다. 가장 일반적인 복합 패턴은 무정위성과 결합된 경직성 형태이다.

하지만 저긴장도가 뇌성마비의 한 분류가 아니라고 하더라도, 어떤 태아는 초기에 뚜렷하게 낮거나 **이완성(flaccid)** 근긴장도를 가진다. 하지만, 그들이 성장함에 따라, 이러한 아동들은 경직성, 무정위성, 운동실조성 뇌성마비 형태 특징으로 발전하는 경향이 있다.

근긴장도의 분류가 무엇이던 간에, 대부분의 뇌성마비 아기와 어린아이는 비정상적인 신전근 근육 활동을 보여준다(Bly, 1983). 이러한 비정상적인 형태는 출생 후 굴곡에 의한 균형 잡히지 않은 신전을 동반하는 그들의 움직임에서 감지할 수 있다.

운동신경장애의 강도와 분포(Distribution and Intensity of Motor Impairment)

뇌성마비 또한 운동 신경장애와 연관 강도의 분포에 의해 분류한다. 무정위운동과 운동실조 뇌성마비는 대개 전신에 영향을 미친다. 경직성 뇌성마비는 강도에 따라 신체의 다른 부분에 영향을 준다. 경도, 중등도, 중도와 같은 용어는 연관된 강도를 표현하는 데 사용한다. **경증 뇌성마비(mild cerebral palsy)** 아동과 청소년은 전형적으로 어떤 일을 수행하기 위해 노력할 때나 흥분 상태가 될 때 증가된 자세 근긴장도를 보여준다. 이러한 증가된 자세 근긴장도에도 불구하고, 대개 그들은 과제를 완벽히 수행한다. 종종 **중등도 뇌성마비(moderate cerebral palsy)** 아동과 청소년은 비록 휴식중에는 그들의 근긴장도가 거의 정상적이라고 하더라도, 과제를 마치기를 위해 초보적이거나 비정상적인 행동 유형을 사용한다. **중증 뇌성마비(severe cerebral palsy)** 아동과 청소년은 지속적으로 이례적인 근긴장도와 의무적이고 원시적인 반사때문에 자발적인 운동이나 제약을 가지고 있다.

경직성 뇌성마비는 또한 약화와 마비의 정도와 환측의 부위의 수에 따라 분류되어진다. 다음의 용어는 이러한 구분을 표현하는 데 사용된다. 원래의 단어 뒤에 오는, 접미사 **paresis**가 근육의 약화를 표현한다면, **plegia**는 근육 마비를 의미한다. 하지만, 이 구분은 뇌성마비를 설명하는 데 일관되게 적용이 되는 것은 아니다.

- **Hemiplegia** or **hemiparesis** ; 신체 한측면의 사지 관여
- **Quadriplegia** or **quadriparesis** : 모든 사지의 관여
- **Diplegia** : 흔히 경한 상지의 관여이긴 하지만 주로 하지의 관여

뇌성마비 분류에 있어서 복잡성으로 인해서, 뇌성마비 진단 그 자체가 아동의 작업

기능에 대한 매우 적은 정보만을 준다. 중증 뇌성마비 아동이 전반적인 보살핌이 필요한 반면, 경한 뇌성마비의 아이는 한 손을 사용함에 있어서 가벼운 협응 어려움을 가질 수 있고 교실에서 다른 아이들과 달리 구분이 되어 보이지 않을 것이다

조기 징후들과 증상들(Early Signs and Symptoms)

뇌성마비의 초기 진단은 아이와 가족이 아이의 성장에 적합한 서비스를 확보하는 데 중요하다. 이러한 이유로 모든 의료 제공기관은 가능한 문제가 존재할 것을 제안할 수 있는 지표를 반드시 알려야 한다. 비록 아래의 내용이 뇌성마비의 지표로써 커다란 의미가 없다고 하더라도, 그들은 소아과 의사에게 의뢰하고 좀더 검사하도록 하는 데 타당하도록 한다. 인생의 처음 몇 달에, 다음의 행동 패턴을 보여주는 아기는 반드시 검사해야 한다.

제한된 비규칙적 행동, 강하게 지속적으로 놀라는 반응을 보이는 경우, 목가눔 발달이 늦는 경우, 과도하게 예민함, 식사의 어려움, 다른 아기에 비해 뻣뻣하거나 늘어진 근육의 근긴장을 가진 경우이다. 돌이 되기 전 중간에, 뇌성마비가 있을 것 같은 부가적인 증상이나 표시는 유닛으로 몸을 뒤집거나, 등대고 누웠을 때 특이하거나 불균형적인 자세를 하는 것이 예상되거나, 주먹쥔 손, 그리고 엎드린 자세에서 소동을 피우거나 피하려고 하는 것을 포함한다.

몸을 가누지 못하고, 균형을 잡지 못하고, 제한된 방어 반응을 포함하여 돌이 되기 전의 후반기에 보여주는 징후와 증상은 말하자면 넘어질 때 손을 집는 행동 능력이 제한된다는 것이다. 이러한 것은 아기가 앉은 자세를 유지하지 못하거나 기거나 기어오르고 무릎을 꿇거나 서있는 자세 등을 가지기 어렵게 만든다. 더욱이 엄지와 검지를 사용하는 쥐는 행동발달의 어려움은 운동신경의 장애가 있음을 알려주는 것이다.

뇌성마비의 원인(Causes of Cerebral Palsy)

뇌성마비는 뇌에 대한 외상에 의해 생기며 많은 수의 요인에 의해 기인된다. 이러한 내용은 출혈, 질식, 황달, 감염, 독, 양립가능성 모태혈액 그리고 질병에 의한 것이다.

3.5파운드 이하의 미성숙 아기는 정상적인 아기보다 뇌성마비로 발전할 가능성은 30배나 높다. 출생 시 체중이 적으면 적을수록 연약한 뇌피질의 손상으로 인한 뇌출혈로부터 더 많은 고통을 받는다(March of Dimes, 2004). 기술의 발달로 인한 이러한 미성숙 아기의 생존율이 급격히 증가함에 따라서 이런 특이한 뇌성마비 원인은 증가한다.

임신 중 엄마의 감염은 뇌성마비를 일으키는 원인이 될 수 있다. 이러한 감염은 **풍진(rubella)**, **거대바이러스(cytomegalovirus)**, 일상적인 가벼운 감염 그리고 **톡소플라마스증(toxoplasmosis)**, 기생충 감염과 같은 것도 원인이 된다. 생식기와 요로감염, 그리고 환경적인 유해로부터 노출은 미성숙 분만이나 뇌성마비를 증가시킨다. 태반이 정상적인 기능을 하지 못했거나 출산 시 자궁 내에서 찢어지는 경우도 태아에게 충분하지 못한 산소의 공급하지 못하여 뇌성마비를 일으키는 원인이 된다. 출생 시 뇌의 기능 이상 그리고 어떤 유전적 조건과 출생 시 결함은 더욱더 뇌성마비의 위험을 증가시키는 것이다

(March of Dimes, 2004).

혈액질병은 뇌성마비의 원인으로는 드문 편이다. 태아와 엄마의 혈액형이 맞지 않아 발생하는 Rh 질병은 황달과 뇌에 손상을 입히고 이것은 뇌성마비를 일으킨다. 이러한 질병은 RH- 혈액의 산모에게 임신 28주부터 RH 면역 globulin을 주사하고 RH+ 혈액을 가진 아이가 태어난 후 다시 반복하여 주사함으로써 예방이 가능하다. 아기 또는 산모에게서 볼 수 있는 혈액응고장애는 또한 뇌성마비의 위험을 증가시킬 것이다(March of Dimes, 2004).

현재까지 분만과 출산 시 **기도폐쇄(asphyxia)**는 대부분의 뇌성마비 케이스의 원인으로 믿어왔다. 분산과 출산시의 산소부족은 뇌성마비의 원인으로 믿어왔기 때문에 기도폐쇄의 발생 영역은 최근의 몇 년동안 감소하였다(Pellegrino, 2002). 현재까지 기도폐쇄는 뇌성마비 원인으로 10% 이하로 믿어왔다. 혈액에서 **고빌리루빈혈증(hyperbilirubinemia)**이라고 불리는 색소의 증강으로 인한 피부를 황색화시키는 중증 황달은 성장중인 태아에게 뇌 손상을 일으킬 위험성을 가지고 있으며, 뇌성마비를 일으킨다. 하지만 뇌성마비의 이 원인 또한 설득력을 잃고 있다.

중재(Intervention)

뇌성마비의 아이와 청소년을 위한 중재는 팀원의 다양성과 연관된다. 내과의사 외과의사 물리치료사 언어병리학자 교육가 그리고 작업치료사는 아이 청소년에게 향상된 의료적 사회적, 교육적 서비스가 필요한 부모와 같이 공조해야 한다. 작업치료사와 보조작업치료사는 의학적 전문가로서 치료가 아이에게 필요한 사항에 부합하는지에 대한 중재에 대한 내용을 이해할 필요가 있다.

내과적 외과적 중재(Medical and Surgical Intervention)

내과 의사는 뇌성마비의 청소년에 근긴장도를 완화시켜줄 먹는 약을 처방할 것이다. 그러한 약물의 예는 bacolofen diazepam defrolene이다. 이러한 것들은 단기간 동안 아이를 안정시키는 데 도움을 주거나 뇌성마비 증세를 완화시킨다. 이러한 투약은 그 유용함을 제한하는 졸음과 침을 흘리는 부작용이 있어 사용이 제한될 수 있다(Pellegino, 2002). 또한 아이는 뇌성마비와 연관된 다른 문제로 인해, 발작을 제어하기 위한 항경련제와 같은 먹는 약을 받을 필요가 있을 것이다.

또한 의학펌프 주입은 뇌성마비를 가진 아이에게 유용하다. 내과의사는 카테터를 복부 피부에 삽입하고 약물이 척추로 바로 들어갈 수 있도록 척추의 요추부분으로 전달된다. Bacolofen은 이러한 방법에서 주로 사용되는 투약방법이다. 작은 사이즈의 투여량은 부작용을 피하기 위해 경구보다는 이 방법을 사용할 수 있다. 하지만 기계적인 실패 또는 감염이 발생할 수 있다. 다른 의학적 중재는 신경차단이다. 내과의사가 주사한 소량의 Botulism toxin은 심각한 부작용 없이 최대 6개월간 뇌성마비의 증상을 감소시키는 것을 보여주었다.

외과적 중재는 뇌성마비의 아이와 청소년에 종종 사용된다. 비록 뇌성마비가 진행중이 아니라고 하더라도 비정상적인 근긴장과 행동유형은 시간이 지나면 구축과 변형으로 발전되는 원인이 될 것이다. 이것은 아이 또는 성숙한 청소년으로써 기능상 제한이 있다. 이러한 이유로 수술은 비정상적인 근긴장도를 일으키는 contracture를 감소시키기 위해 수행될 것이다. 근육을 늘려주는 **tendon release**는 대다수 일반적인 정형외과적인 수술이다, 다른 정형외과적인 수술은 뼈에 힘줄이 부착되는 위치를 조정하는 **tendon transfer**이다. 다른 수술은 고긴장성과 비대칭적 자세를 가진 아이와 청소년에게 볼 수 있는 척추측만과 고관절 탈구의 교정을 포함한다. 비정상적인 근긴장도로 인해 가끔씩 아이의 나이에 따라 수술이 번복될 필요가 있다.

선택적 배측 척수신경절단술(selective dorsal rhizotomy)이라고 불리는 신경외과적 기술은 다소 적게 수행한 편이다. 이 수술에서 의사는 뇌성마비와 관련이 되는 신경섬유를 구분하고 잘라낸다 이 수술은 정형화된 기형이 없고 중요한 하지경직성을 가진 아이와 청소년에게 추천한다(Park & Owen, 1992).

물리치료와 언어치료 중재
(Physical Therapy and Speech and Language Therapy Intervention)

물리치료사는 구축의 진행을 예방하고 운동신경을 회복시키는 데 초점을 둔다. 가끔씩 보장구와 보조기가 기능 증가와 구축을 예방하는 데 도움이 되는 물리치료와 같이 사용된다. 물리치료사는 또한 뇌성마비를 가진 아이와 청소년을 위해 종종 보조작업치료사를 투입하여 휠체어나 워커와 같은 적절한 활동 보조를 처방한다.

뇌성마비의 어린이와 청소년은 언어를 이해하고 자신을 표현하는 모두에서 언어적 장애가 있다. 의사전달의 기술에서 제약은 스트레스와 아이와 가족들에게 좌절을 시키는 근원이며 사회화에 부정적인 영향을 미칠 것이다. 따라서 언어치료사와 언어병리학자가 언어 소통기술을 발전시키기 위해 이런 어린이와 같이 일하는 것은 반드시 필요한 것이다. **의사소통 보조도구(alternative and augmentative communication; AAC)**의 사용 또는 말하기를 필요로 하지 않는 의사소통은 아이의 특이한 요구를 개별화하는 것이고 아이에게 구강 운동신경과 확연히 연관된 의사소통 방법을 개발시키는 것이 중요할 것이다. 종종 보조작업치료사는 언어병리학자가 적절한 장비를 결정할 수 있도록 그리고 아이들을 활동적으로 만들기 위한 최선의 방법을 협력하여 찾는다(Doster & Politano, 1996).

식사의 문제는 뇌성마비 어린이와 청소년에 영향을 주는 근긴장도의 비정상과 관련이 있다. 빨고 씹고 삼키는 것은 아마도 시작하거나 조절하기 힘들 것이다. 입 안과 입주변의 과민한 반응과 감소된 반응은 구강운동반응을 약화시킨다. 이러한 난관은 가족들에게 식사 스트레스를 줄 것이고 특히 그들이 목이 막히거나 흡인의 위험이 증가할 때이다(Morris & Klein, 2000). 특별한 자세유지와 음식을 먹이는 기술은 필요로 하고 아이의 식이가 필요하다면 조정되어야 한다. 종종 이것은 작업치료사와 언어병리학자간의 협동적인 노력이다.

건측상지 제한치료(Constraint Induced Movement Therapy)

건측상지 제한 치료는 작업치료사와 물리치료사의 최적화된 새로운 중재접근이다. 원래 뇌졸중(Taub et al., 1993)으로 인한 편마비 성인을 위한 프로토콜로 개발되었지만 연구는 뇌성마비의 편마비를 가진 어린이와 청소년에게 건측상지 제한치료를 사용하기 위해 시작되었다(Taub et al, 1993). 전통적으로 재활적 중재는 상지(Charles & Gordon, 2005)가 배제된 보상적 전략을 강조하고 소개함으로써 독립성을 높이기 위함에 목적을 두었다(Charles & Gordon, 2005). 하지만 건측상지 제한치료는 건측을 제한함으로써 환측의 수의적 사용을 증가시키는 데 목적을 둔다. 건측상지 제한치료의 근거는 편마비 환자가 사지와 연관된 작업을 시도하지 않는 것을 배운다는 가정과 중추신경계의 가소성에 근거를 두고 있다. 왜냐하면 이것이 좀 더 사지와 연관되지 않는 작업의 하나를 제휴하여 수행하는 것이 좀 더 효율적이기 때문이다(Charles, 2001; Bonnier, 2006).

비록 특별한 프로토콜이 어린이와 청소년을 위해 아직 개발되지 않았다고 하더라도 현재의 연구(Taub, Ramey, DeLuca & Echols, 2004; Willis, Morello, Davie, et al., 2002)는 보조기와 벙어리 장갑, 석고모형 그리고 연관되지 않는 측면의 억제를 위해 쌍각 캐스트를 사용한다. 며칠 동안 어린이와 청소년은 건측이 억제된 상태에서 환측의 사용을 증가시키는 짜여진 중재에 대략 6시간 정도 참여한다. 조사연구 디자인에 따라서 반복 **성형 피드백(shaping feedback)**은 다양한 등급의 강도에서 그 기간동안 제공되어진다(Charles & Gordon, 2005; Gordon, Charles, & Wolf, 2005). 성형은 어떤 과제를 부수거나 조그만 증가에 대한 작업과 연관되며 실제 복잡성과 속도를 올릴 때 개선 효과가 발생된다. 각각의 시도로 어린이와 청소년은 그들이 원했던 운동신경 움직임의 수행을 어떻게 했는지에 관한 피드백을 준다.

강력한 중재 기간 동안, 어린이와 청소년은 단지 그들의 환측의 과제시도만으로 좌절감을 주었다. 가족들은 어린이 청소년이 과제와 싸우는 과정을 지켜보기 힘들었고, 종종 치료 프로토콜을 중단하려고 하였다고 보고했다(Glover, Mateer, Yoell, & Speed, 2002). 어떤 연구는 어린이와 청소년의 요구가 있을 때 짧은 기간동안 통제를 풀어주었다. 연구원 찰스와 고든(2005)은 건측상지제한 치료의 성공은 비연관된 팔의 제약보다는 집중적인 연습에 의한 것이고 어린이와 청소년을 위한 프로토콜은 저항이 없는 연습을 제공하는 것이 개발되어야 하는 것인지 예측을 하는 것이다.

이 시점에서 건측상지제한 행동 치료는 아직까지 실험적이다. 초보적인 연구 보고는 상지움직임 영역에서 얻었지만, 이러한 연구는 종종 통제 그룹에서 많은 수의 테스트 부족과 지속적인 프로토콜의 부족으로 인해 그 가치가 제한된다(Crocker, Mackay-Lyons & McDonnell, 1997; Fetters, Figueiredo, Keane-Miller, et al., 2004; Charles & Gordon, 2005). 앞으로의 연구는 건측상지 제한치료가 편마비 뇌성마비의 어린이와 청소년을 위한 수용 가능한 중재전략이 되기 전에 필요하다(Hart, 2005; Hoare, 2004). 작업치료사와 보조작업치료사는 가장 적합한 실행중재원리를 고집하면서 새로운 경향을 인지하는 이 주제의 연구를 지속적으로 모니터링해야 한다.

작업치료의 중재(Occupational Therapy Intervention)

적절한 중개를 제공하기 위해, 보조작업치료사와 작업치료사는 어린이와 청소년의 신체적 감각적 인지적 사회 감성적 능력과 편함을 느끼는 작업 그리고 그들이 이러한 작업수행을 하는 환경을 평가한다. 왜냐하면, 뇌성마비는 어린이와 청소년이 자세 및 균형(March of Dimes, 2004)을 유지하고, 움직일 수 있는 능력에 영향을 주는 중추신경계 병변을 초래하기 때문에, 중추신경계 기능과 운동신경 제어 이론에 관한 특별한 지식은 평가과정상에서 필수적이다. 평가결과에 따라, 작업치료사와 보조작업치료사는 기술발달과정과 어린이와 청소년이 학교, 집 커뮤니티에서 일상의 작업에 참여할 수 있도록 능력을 증진시키기 위한 적응과 환경적 과제에 관심을 두고 있다. 다양한 활동과 접근을 사용하여, 그들은 또래, 친구 가족들과의 사회적 참여와 ADL, IADL 교육, 일, 놀이 레저와 연관된 어린이와 청소년의 능력을 고양시킨다. 많은 경우, 작업치료사와 보조작업치료사는 어린이와 청소년이 수행 숙련을 개발하고 보조자 또는 독립적인 이러한 작업을 완수하기 위한 수행 패턴을 돕기 위한 것에 관심을 둔다. 신체적으로나 인지적으로나 어린이와 청소년이 심하게 연관된 경우, 중재의 요소는 보호자 또는 부모를 위해 임시적인 과제를 쉽게 만들 수 있도록 하는 것이다.

마찬가지로, 뇌성마비의 어린이와 청소년과 가족들은 과제 또는 환경의 수정으로 혜택을 받는다. 신체적 그리고 사회 환경적 재구성은 장벽을 최소화하고, 일상에서의 작업에 접근을 고양시킨다. 예를 들면 가구의 형태와 재배치는 사회적 교류와 움직임을 용이하게 한다. 특별히 제작된 좌석 시스템과 같은 휠체어, 스탠더, 좌석 보조도구는 비정상적인 앉는 자세 또는 서 있는 자세의 아이에게 적절한 도움을 준다. 컴퓨터를 이용한 장난감, 교육 교재, 그리고 의사소통 장치는 나이에 맞는 적절한 놀이, 여가활동, 교육에 참여할 수 있도록 제한된 조정능력을 가진 어린이와 청소년에게 허용한다. 이 교재의 13장 15장은 환경과 과제 적응에 관한 상세한 정보를 더 제공한다.

작업치료사와 보조자는 뇌성마비아동과 청소년을 치료할 때 중대한 생각을 지도하기 위해 다양한 실행모델과 비작업적 이론의 틀을 사용한다. 어린이 또는 청소년의 작업 프로파일과 도전에 따라, 작업치료사는 어떤 것을 사용하는 것이 최상인지 결정한다. 예를 들면, 사람환경작업모델을 선택할 때, 작업치료사는 과제가 수행되는 환경과 작업, 수행되는 과제와 활동을 어린이와 청소년의 숙련에 맞게 고려해야 한다. 사람환경작업모델(Law et al., 1996)은 사람, 환경, 작업 사이의 동적인 상호작용의 결과인 사람의 직업적 수행을 제안한다. 따라서 뇌성마비의 어린이와 청소년과 일을 하는 경우, 사람환경작업모델은 사람 환경 그리고 수행을 촉진시키거나 방해하는 작업에서 요소들을 구분하는 데 사용된다. 작업치료 중재 이외는 이러한 요소들 중의 변화에 대한 촉진에 관심을 둔다. 다른 작업기반 실행모델(Schkade & Schults, 1992)은 인간-작업생태학(Dunn, Brown & McGuigan, 1994), 사람-환경-작업모델(Christiansen, Baum, & Bass, Haugen, 2005), 작업적응 그리고 인간-작업모델(Kielhofner et al., 2002)을 포함한다(Kielhofner et al., 2002). 이 모든 것은 2장에서 강조되었다. 비작업적 이론의 틀은 아래에서 설명되는 것과 같은 사람-환경-작업모델 또는 다른 작업 기반의 실행모델과 연관되어 사용되거나 뇌성마비의 어린이와 청소년을 위한 개입의 접근법을 제시하는 데 사용된다.

신경발달이론(neurodevelomental treatment; NDT)은 뇌성마비의 어린이와 치료를 할 때 물리치료사와 작업치료사가 사용하는 중재접근법이다. 비록 신경발달원리가 환경의 중요성을 인지한다고 하더라도 신경발달접근은 우선적으로 사람환경 작업모델의 개인적 측면을 검토한다. 뇌성마비의 어린 아이는 비정상적인 움직임 양식과 근긴장도를 가지고 있다 이러한 것들이 어린이나 청소년에게 변형과 구축의 발달을 이끌게 될 행동 목표의 대체방법을 수행하기 위해 개발하도록 하는 동기이다(Bly, 1983). 신경발달원리를 적용하는 작업치료사와 보조작업치료사는 자세조절을 촉진시키는 활동과 관련하여 아이를 치료한다. 동시에 그들 손의 배치를 통하여 작업치료사와 보조작업치료사는 근육과 뼈의 기형을 초래하는 비정상적인 양식을 제한한다(Howle, 2002). 신경발달 원리는 작업치료사와 보조작업치료사가 적절한 움직임 양식을 사용하는 작업과 목적 있는 활동에 아이가 적극적으로 참여하도록 돕는다.

생체역학적(biomechanical) 접근은 뇌성마비의 어린이와 청소년이 그들 스스로 자세조절을 유지하지 못하는 경우 사용한다. 그것은 자세조절 부족을 대체하기 위해 사용하는 인공적인 제공과 효율적으로 작업을 수행하기 위해 어떻게 신체를 위치할 것인지에 대한 지침을 제공한다(Colangelo, 1999). 왜냐하면 중력은 중도와 중등도의 장애아동과 청소년의 움직임에 대해 영향을 미치고 그들은 가끔 상지의 굴곡근의 긴장도와 하지 신전근의 긴장도를 증가시킨다. 보조기와 좌석 보조기구는 외적인 제어 제공에 의한 아이에게 중력 요구를 감소시킨다. 근위부조절은 이러한 외부 장치를 통해 제공되고 아이는 환경에 집중하는 것이 가능하다. 첨가된 외부 자세 조절로 아이는 작업적 수행을 고양시키는 것에 관해 환경과의 상호작용을 위해 손을 자유롭게 할 수 있다.

작업치료사와 보조작업치료사는 어린이와 청소년이 학교 활동과 연관된 그리고 일상에서의 수행을 최대화하기 위한 국면으로 접근하기 위해 신경발달과 생체역학적 모델의 양자의 원칙을 사용한다. 가끔씩 작업치료사는 소근육 기술과 놀이를 극대화하기 위한 어떤 자세에 아이가 적극적으로 참여하도록 격려한다. 더욱더 연관된 어린 장애 아동에게서 작업치료사는 수행을 극대화하기 위한 어떤 자세에서 아이를 치료한다. 특수의자, 휠체어, prone stander 그리고 다른 종류의 장비는 아이가 원하는 자세를 유지하기 위해 사용된다. 이상적으로 작업치료사는 가능하면 아이가 대칭적인 자세를 가지도록 한다 하지만 혼합된 변형을 가진 좀더 나이든 아이들에게 대칭은 가능하지 않다. 앉은 자세의 대칭을 유지하기 위해 엉덩이는 반드시 90° 로 구부려야 하고 무릎은 구부러지고 그리고 발은 편평해야 한다. 자세 교정은 화장실이나 식사와 같은 매일 겪는 일에 대해 자세적 안정성을 개선한다(Nelson, 2001). 게다가 안정적인 앉기는 작업과 연관된 학교에서의 수행에서 중요하다.

다른 뇌성마비의 어린이와 청소년을 위한 작업치료 중재의 접근은 **보상적(compensatory)** 실행모델이라고 불리는 것이다. 뇌성마비 아동과 청소년의 작업중재에서 이 모델은 수행되는 과제수행 방법 적응과 장애를 최소화하고 작업수행을 향상시키기 위한 신체적, 사회적 환경을 강조한다(Law, Missiuna, Pollock, & Stewart, 2005). 예를 들어 전형적인 아동은 작은 물건을 집을 때 엄지와 검지사이의 집게쥐기를 사용한다. 쥐기방법은 대부분의 뇌성마비 아동과 청소년에게 어렵기 때문에 그들은 엄지, 검지, 중지를 사용하여 사물을 쥐도록 배운다. 또한 뇌성마비 아동과 청소년에게 글씨쓰기는 어려울 수 있고 시간이 오래 걸릴 수 있다. 받아쓰기 또는 단어예보를 사용하는 활자프로그램 또는 시스템은 학교 수행을 향상시킬 수 있다. 보상접근을 사용함으로써 아동과 청소년은 다양한 작업에 참여를 증가할 수 있다. 이것은 아동과 청소년의 활동수행의 능력을 향상시킬뿐만 아니라 사회적 상호작용과 자아심을 촉진시킬 수 있다.

조건의 특성때문에 뇌성마비 아동과 청소년은 특별한 손상에 직면한다. 다음의 네 가지 삽화는 작업치료사와 보조작업치료사는 나이에 적합한 작업을 격려하기 위한 다른 중재를 설명한다.

작업치료 중재: 사례연구(Occupational Therapy Intervention: Case Study)

Tim

Tim은 4년 4개월된 어린이로 오른쪽 편마비를 갖고 있다. 그는 Harding 초등학교의 예비 유치원에 매주 5회 참석한다. 학교기반의 작업치료사가 Tim을 평가했다. Tim은 Beery-Buktenic Developmental Test of Visual-Motor Integration(2005)에 따른 적절한 나이를 득점했다. 그는 평가에서 수직, 수평과 대각선 그리고 원과 정사각형을 보고 그릴 수 있었다. 작업치료사는 평가동안 Tim이 미세 운동 적응 과제들에서 구슬 끼우기와 같은 정밀한 양쪽 상지를 이용하는 과제를 제외하고는 적절한 나이를 수행했다고 보고했다. Tim의 선생님은 Tim이 교실에서 잘 지내고 있다고 보고했다. 심지어 그는 그의 옷입기 활동의 전부는 아니지만 대부분을 해내고 있다. 정식시험과 학급 수행능력 기반에서, 작업치료사는 Tim의 편마비가 자기관리영역에서 수행의 제한이 없지만, 504 계획 기반의 서비스의 자격이 되지 않는다고 결론을 내렸다.

그러나 Tim의 엄마는 그의 성공적인 수행에도 불구하고, Tim이 활동을 완수하기 위해 그의 오른손과 다리를 꾸준히 사용하지 않았기 때문에 여전히 우려했다. 그녀는 그가 오른손과 다리를 사용하는 것을 좀처럼 볼 수가 없다. 비록 그녀는 그가 하기 원하는 무엇이든 할 수가 있다는 것을 알았지만, 그가 가능한 한 최대로 사용하지 않을 것에 대해 걱정하고 있다. 이러한 이유에서, 그녀는 Tim이 지역사회병원의 작업치료 외래센터에서 검사를 받게 했다. 다음은 그의 외래치료를 설명한 것이다.

평가의 결과에 따르면(표 20.1 ■), 외래 작업치료사는 Tim에게 그의 일과활동 동안 그의 신체의 오른쪽을 통합하는 것을 강화하는 외래환자 서비스를 받을 것을 추천했다. 작업치료사와 보조작업치료사는 Tim에게 작업치료 서비스를 제공한다. 작업치료사와 보조작업치료사는 어머니와 함께, Tim을 위한 다음의 목표들을 설립한다. 그의 어머니의 주요 관심은 하루종일 사용하는 Tim의 손과 다리 능력이기 때문에, 그들은 자기관리와 놀이 과제들에 집중한다.

목표 1. Tim은 그의 신체양쪽으로 체중지지 하는 동안 미세운동활동을 수행할 것이다.

- **목적 1a.** Tim은 테이블에 앉아서 노는 동안, 양쪽 고관절에 체중지지를 하고 바르게 앉을 것이다.
- **목적 1b.** 서있는 자세에서 자기관리 과제를 수행하는 동안, Tim은 양쪽 다리에 고르게 체중지지를 할 것이다.

목표 2. Tim은 그의 오른손을 일상생활동작을 통해 통합할 것이다.

- **목적 2a.** Tim은 장난감이나 가재도구를 왼손으로 조작하는 동안 오른손으로 집어들거나 고정할 것이다.
- **목적 2b.** Tim은 그가 최소의 도움이 필요할 때 그의 바지를 끌어올리거나 내릴 것이다.

보조작업치료사는 작업치료사와 함께, Tim에게 사전에 제작된 합성고무 **thumb loop splint**(그림 20.2 ■)을 적용한다. 이 보조기는 손의 경직을 방지한다. 이것은 신경발달학 원리의 통합으로 생체역학적 중재의 한 예이다. NDT 치료 기술과 비슷하게, 보조기는 압력을 제공함으로써 경직을 방지한다.

보조작업치료사는 조심스럽게 Tim의 보조기 착용시간을 모니터하고, 피부에 홍반이 생기지 않게 주의를 기울여야 한다. 보조작업치료사는 Tim이 보조기에 적응하고 보조기를 착용하는 것을 원하게 하기위해 Tim이 좋아하는 만화캐릭터의 스티커를 그의 보조기에 붙인다. Tim은 보조기 착용시간을 점차 늘려간다. 보조작업치료사는 Tim의 보조기 착용 계획을 어머니와 상의하고, 휴식기간 중에는 반드시 보조기를 제거할 것을 설명한다. 보조작업치료사는 Tim이 집에서 착용할 보조기를 집으로 보내기 전에, 오른손 사용의 강화를 위한 치료세션 동안 Tim이 보조기를 효과적으로 사용할 것을 확인받는다.

치료 동안, 보조작업치료사는 Tim이 학교에 있는 동안 작은 책상에 앉게 했다. 보조작업치료사는 정확한 사이즈와 너비의 좌석의 의자와 책상에 Tim이 앉게 하고, 그에게 책상 위에 그의 팔꿈치를 올려 책상 가까이 앉게 확인한다. 이것은 Tim이 고관절, 무릎, 발목을 90° 굴곡상태로 대칭으로 앉아 있게 오른손이 참여한 협동하는 것을 도와준다. 대안으로써, Tim은 때때로 적절히 크기 조절된 받침의자에 앉거나, 낮은 테이블에 무릎을 구부리고 앉기도 한다. 이들 자세들은 고른 체중분배를 촉진하고 강직을 방지하여, 그것에 의해 상지 기능을 강화한다. 보조작업치료사는 Tim과 게임들을 수행하면서 Tim의 오른손에 체중부하를 강조하고 또한 경직을 방지한다. 그는 이들 체중부하 활동을 수행하는 동안 그의 보조기를 하지 않는다.

Tim은 보행 가능한 4세의 남아로 오른쪽 경직성 편마비 진단을 받았다. 그의 어머니는 그가 자기관리와 수행활동 동안 그의 오른손과 다리를 꾸준히 협동하는 것을 어려워하는 것에 대한 걱정 때문에 이번에 작업치료 평가를 요청했다. Tim의 근육 긴장도는 그의 오른쪽 상하지에 걸쳐 적당히 증가되어 있고, 하지보다 상지가 더 증가되어있다. Tim은 걷거나 뛸 때 주로 왼쪽 다리를 유도한다. 그가 서서, 체중을 그의 오른쪽 다리보다 왼쪽 다리에 더 많이 지지한다.

앉을 때, Tim은 비대칭으로 그의 오른쪽 골반보다 왼쪽 골반에 더 많이 체중지지를 한다. 그의 왼쪽 팔은 전인 오른쪽 팔은 후인되어 있다. 그는 그의 오른쪽 팔을 앞쪽으로 가져오거나 수행 동안 참여시키기를 촉진할 필요가 있다. Tim은 왼쪽 상지의 참여 없이 정상제한 이내에서 AROM을 수행했다. AROM은 그의 오른쪽 상지에서 감소되었으며, 특히 견관절 굽힘, 벌림, 바깥돌림 그리고 주관절 폄, 위팔 뒤침, 그리고 손목 폄에서 감소되었다. 그러나, 수동관절범위 검사는 정상 제한 이내였다. 감각은 그의 오른쪽 상지에서 가벼운 촉각과 온각이 총체적으로 완전했다. 입체감각을 포함한 감각은, 그의 관련되지 않은 왼쪽상지 전반에 걸쳐 완전했다.

스스로, Tim은 오른팔을 모음으로써 체간에 대항해 물건을 집어올리고, 그리고 난 후 왼손으로 유지한다. 그는 잡은 물건을 관련되지 않은 왼쪽 상지로 조작한다. 그는 왼손의 우수한 pincer grasp 같은 잘 발달된 쥐기 패턴을 갖고 있다. 그는 1인치 블록들을 그의 왼손으로 10개 이상 쌓거나 풀어놓는 움직임을 조절할 수 있다. 이와 반대로, Tim은 오른손으로 쥐기를 할 때는 거의 노력하지 않는다. 그가 쥐기를 시도하려 할 때, 그는 cortical thumb position 에서의 손처럼 엄지손가락을 손바닥에 유지하려는 경향이 있다. 그러나 작업치료사가 NDT 핸들링 기술을 그의 엄지손두덩에 적용했고, 그는 손을 펼 수 있게 되었고, palmar pattern으로 자유로운 쥐기를 할 수 있게 되었다. 그는 오른손으로 잡고 있거나 고정된 물건을 왼손으로 당긴다. 그는 오른손에 든 물건을 스스로 놓지 못한다. 그는 학교작업치료사와 그의 어머니가 매달 보고한 것처럼, 양손을 사용하지 않는 과제를 수행할 때 적절한 나이 적응 수행을 시행한다.

일상생활활동들에서, Tim은 그의 자켓을 입고 벗거나 그의 셔츠를 입고 벗을 때 중등도의 보조를 필요로 한다. 그는 또한 화장실에서 지퍼를 움직일 수 있지만 바지를 내릴 때 중등도의 보조를 필요로 한다. 그는 그의 신발을 신거나 그의 발목보조기를 신을 때 완전한 도움을 필요로 하고, 벗을 때는 최소한의 보조를 필요로 한다.

시지각 인지 운동 과제는 그의 학교작업치료사가 검사했으므로, 우리는 이번에는 검사하지 않는다.

Tim을 위해 일주일에 두 번의 외래 작업치료를 추천하며, 이것은 오른쪽 상지의 능동관절운동을 증가, 오른손의 능동 쥐기 발달과 펴기의 촉진 그리고 놀이와 과제기술을 통한 오른손과 다리의 참여를 촉진할 것이다.

■ 그림 20.1
지역 병원 작업치료 평가.

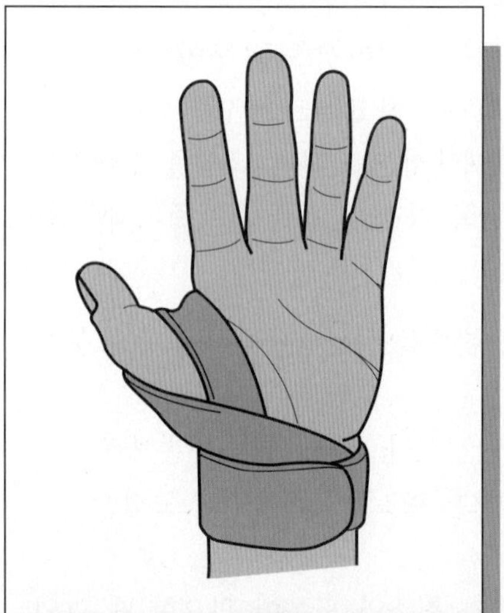

■ 그림 20.2
엄지손가락 고리 부목(Thumb loop splint).

1. 놀이하는 자세의 대안으로서 Tim은 놀이하는 동안에 그의 무릎으로 "서기"를 한다. Tim은 벽에 붙혀진 종이에 색칠 할 수 있다. 그는 오른손으로 종이를 받힐 수 있다.
2. Tim이 자동차 장난감을 가지고 놀 때, 바닥을 따라 네발로 기는 것을 권한다. 그는 어느 손으로든 차를 붙잡을 수 있다.
3. Tim이 셔츠나 바지에 그의 왼쪽보다 오른쪽 다리나 팔을 먼저 넣고 왼쪽을 먼저 벗는 것을 가르쳐 준다.
4. Tim이 보조의자에서의 식사시간이나 식탁에서 놀 때의 자세는 바른 자세로 앉게 하고 양쪽에 균등하게 체중부하가 되게 한다. 그가 테이블에 가까이 다가앉게 확인한다.
5. Tim이 오른손을 사용하여 장난감을 쥐고 왼손으로 조작하는 것을 권한다. 실례로, 그는 퍼즐조각을 그의 오른손으로 잡고 내려놓고 왼손으로 조각을 맞춘다.

■ 그림 20.3
Tim의 가정프로그램.

치료과정동안 보조작업치료사는 처음으로 Tim에게 비치볼이나 자동차 같은 큰 장난감을 양손으로 밀고 옮기는 것을 권한다. 여러 치료과정 후에, Tim은 자발적으로 퍼즐조각이나 동전 같은 작은 물건들을 왼손으로 갖고 있는 동안 모양판이나 저금통 같은 보다 큰 장난감과 물건을 오른손으로 잡기 시작한다. 그는 점차 구슬 끼우기나 가위질 같은 더 어려운 난이도의 양손활동을 완수하게 된다. 보조작업치료사는 또한 Tim에게 오른손의 쥐기에서 펴기를 강조하여 그는 자발적으로 물건을 놓는 것을 시작했다.

또한 보조작업치료사는 Tim에게 자기관리과제 수행동안 양손의 협동을 강조했다. 그는 오른손으로 컵을 잡기 시작했고, 도움을 받아 주스를 따랐다. 그는 화장실에서 바지를 내려야 할 때 양손으로 그의 바지를 잡기위해 시도했다. 그가 이 과제를 더 잘 수행하자, 보조작업치료사는 그의 엄마에게 벗고 입기 쉽도록 스웨트팬츠를 권했다. 보조작업치료사는 Tim이 자켓을 입는 것을 함께 하며, 그에게 그의 오른쪽 팔을 소매에 먼저 넣는 것을 가르친다.

또한, 보조작업치료사는 Tim의 엄마에게 가정프로그램의 활동을 제공한다. 그녀는 Tim과 그녀의 일상을 함께 협동한다. 그러나 보조작업치료사는 조심스럽게 Tim의 엄마에게 그녀의 아들을 위해 할 일의 목록을 주는 것이 아니라 그녀가 일상에서 쉽게 과제를 적용하는 것을 알려준다(그림 20.3 ■). 이것은 가족중심원칙에 일관된 것이다. ■

Michael

Michael은 3년 6개월된 중증의 경직성 사지마비 뇌성마비를 갖고 있고, 시골학교지구의 Beaver Elementary의 발달유치원수업에 종일 참여한다. 비분류 수업은 8명의 유치원생과 한 명의 유치원 선생님과 보조선생님으로 구성된다. 다른 7명의 유치원생은 다양한 정도의 말하기와 언어 지연을 가지고 있지만 그들의 운동기술은 전형적인 범주이다. 7학년과 8학년의 학생 자원봉사자들이 유치원생들의 학교생활동안 식사와 휴식을 도와준다; 다른 학년의 아이들은 버디 프로그램에 참여하거나, 종종 책을 읽거나, 놀이 게임을 하거나, 공예를 도와준다.

Michael은 그의 부모님과 2세 위의 형과 함께 낙농업가에서 산다. 그는 Spike라는 개를 갖고 있고, 개가 바닥에 누워있을 때 Michael은 쓰다듬는 것을 좋아한다. 그가 좋아하는 음식은 초콜릿 푸딩과 감자튀김, 그리고 그는 형과 함께 만화를 보는 것을 좋아한다.

Michael은 모든 사지에 근긴장도가 증가되어있다; 그의 손에서는 굽힘근의 긴장도가 우세하여, 그의 손 모양을 고정시키는 결과를 초래한다. 비록 그는 자기관리의 모든 영역에서 손에서 손으로 의존적이지만, 그는 물건을 어깨높이만큼 쳐서 손에서 입으로 가져온다. 그는 명료하고 주변 환경의 사람과 물건에 관심이 많다. 비록 Michael이 표준화된 검사를 하기에는 너무 어리지만, 학교심리학자는 그의 인지능력이 정신지체의 중등도에서 중도 범위 사이라고 추측하고 있다. 그는 좋아하는 것과 싫어하는 것을 다양한 소리를 통해 발성한다. 그가 흥분했을 때, 그는 종종 연합패턴처럼 팔이 펴지고, 목은 과도하게 펴지며 턱은 최대로 벌어진다. 침 흘리기는 목이 과도하게 펴졌을 때 증가한다. 그는 학교에서 쓰는 맞춤형 높은 등받이 수동휠체어를 갖고 있다.

IDEA와 일관되어, 주립 발달장애 이사회는 지역 내의 어린이와 청소년에게 연방에서 지정된 작업치료, 물리치료 그리고 언어치료의 서비스를 제공한다. 학교마다 적은 수의 학생들이 중재를 요구하기 때문에 작업치료사와 작업치료 중재자는 학교들을 순방하며 **이동식(itinerant)** 비스를 제공한다. Beaver Elementary에서, 그들은 교직원에게 Michael이 최적의 학교 수행을 위한 자세의 방법을 교육한다. 그들은 또한 식이와 놀이를 다루고, 그리고 의사소통 시스템에서 말하기와 언어 병리학자와 함께 일한다. 재학기간 내내, 보조작업치료사는 주 단위로 지속적인 직원 훈련과 Michael에게 직접 서비스를 제공한다.

다음의 IEP 목표들은 작업치료사와 보조작업치료사가 Michael과 함께하는 동안 다루어지는 것이다.

목표 1: 학교생활이 끝나갈 때까지, Michael은 자가-식이에 도움을 줄것이다.

목적 1a: Michael은 적응숟가락을 양손으로 잡아 입으로 3/5시도만큼 가져갈 것이다.

목적 1b: Michael은 2/5시도만큼 빨대로 우유를 마시는 동안 우유곽을 양손으로 붙잡고 있을 것이다.

목적 1c: Michael은 4/5시도만큼 퓨레나 부드러운 음식을 양손으로 잡은 수저로 퍼올릴 것이다.

목표 2: 학교생활이 끝나갈 때 까지, Michael은 3/5일만큼 놀이 활동에 적극적으로 참여할 것이다.

목적 2a: Michael은 도움을 받으며 2/5회 만큼 특별한 스위치로 누르게 되어있는 고안된 장난감을 가지고 놀 것이다.

목적 2b: Michael은 도움을 받으며 3/5회 만큼 장난감을 다른 사람에게 밀음으로써 상호놀이를 시작할 것이다.

목적 2c: Michael은 4/5회 만큼 그의 어깨높이만큼 위치해 있는 장난감을 잡고 칠 것이다.

목표 3: Michael은 고안된 스위치의 사용을 통해 그의 선별 의사소통 보드를 작동할 수 있다.

목적 3a: Michael은 3/5회 만큼 양손으로 그의 의사소통 보드 스위치를 누름으로써 두 가지 그림 경우에서 선택을 할 것이다.

목적 3b: 최소한의 물리적 도움으로, Michael은 4/5회 만큼 네 가지 그림 중 표현하기 원하는 것을 선택하기 위해, 그의 의사소통 보드를 이용할 것이다.

목적 3c. 음성적 지시와 함께, Michael은 4/5회 만큼 그가 표현하기 원하는 네 가지 기호 중 선택하기 위해, 그의 의사소통 보드를 이용할 것이다.

Michael의 중도의 비전형적인 자세 근긴장도와 교실 환경에서 적응하기 위한 필수사항 때문에 작업치료사는 중재 목표에 도달하기 위해 인간수행의 생태학과 신경발달치료을 선택한다. 이 임상 모델과 이론의 틀을 적용하면서 보조작업치료사는 환경적 요구사항에 빈틈없이 주의를 기울리고 Michael의 작업적 수행을 높이기 위해 환경을 개조한다. 작업치료사 지시대로 보조작업치료사는 어떻게 자세를 취하고 Michael의 운동조절을 최대로 하기 위해 Michael을 조절하는 데 초점을 맞춘다.

그는 과도한 목 젖힘을 줄이기 위해 대칭적인 신체 정렬을 강조하고 Michael의 눈 높이 아래에 장난감과 물체를 위치한다. 그는 다른 신체 위치가 Michael의 적절하게 삼키는 능력에 어떻게 영향을 설명하고 Michael의 침흘리는 경향을 감소시키는 방법들을 강조하다. 그는 휠체어에서 앉기 위해 웨지 위에 엎드려 눕기, 바닥에 옆으로 눕기, beanbag 의자에서 지지받으며 앉거나 prone stander에서 지지받으며 서기와 같은 대체방법을 제시한다. 보조작업치료사는 학급 직원에게 고관절과 무릎이 90° 굽혀지며 Michael의 등과 목이 완전히 지지받기 위해 어떻게 beanbag 의자에 맞추는지 보여준다. Michael이 stander에서 서기 전에 그는 아이가 어떻게 아이를 고정하기 위한 움직이는 패드와 지지대를 조절하는지 설명한다. Michael이 prone stander에서 있을 때 보조작업치료사는 가슴, 엉덩이, 무릎의 끈의 조임과 정확한 위치의 중요성을 설명한다.

그는 역시 몸통, 고관절, 어깨, 무릎, 팔꿈치, 손목을 힘껏 잡아 당기기보다 조절점에 초점을 맞추며 Michael의 사지움직임을 어떻게 부드럽게 이끄는지를 설명한다. Michael에게 코트를 입힐 때 보조 작업치료사는 소매로 앞으로 뻗을 때 어깨의 팔과 팔꿈치를 지지한다. 만약 Michael의 근육이 굉장히 굳었다면 그는 먼저 옷을 입히기 전에 사지를 조심스럽게 가지런히 놓거나 뻔뻔함을 줄이기 위해 옆으로 눕힐 것이다.

Michael이 몸통이나 다리가 과도하게 펴졌을 때 보조 작업치료사는 학급 직원에서 펴진 것을 줄이기 위해 어떻게 조심스럽게 몸통이나 다리를 굽히는지를 보여준다. 앉은 자세에서 보조작업치료사는 흉골에 한 손을 가져다 놓고 견갑대가 굽혀지게 다른 손과 팔을 사용하여 부드럽게 안으면서 Michael이 과도하게 젖혀진 것을 줄인다. Michael의 자세가 하루동안 달라지기 때문에 보조작업치료사는 필수적인 신체 조절을 얻기 위해 하지 조절점인 골반, 고관절, 무릎을 어떻게 이용하는지를 설명한다. Michael이 바로 누웠을 땐 보조작업치료사는 골반뼈에 손을 위치하고 조심스럽게 고관절을 굽힌다. 옆으로 누웠을 땐 보조작업치료사는 머리, 몸통, 고관절 뒤에 지지물을 두어서 과도하게 젖혀지는 것을 줄이기 위해 목을 약간 굽히게 한다. 그는 유의사항을 적고 학급 교사와 보조자에게 유인물로 남긴다(그림 20.4 ■).

- Michael이 웨지 위에서 자세를 취할 때, 그의 몸 전체가 대칭을 유지하도록 노력한다.
- 그를 의자에 앉힐 때, 그의 고관절과 무릎은 90° 굴곡하고 등은 의자에 기대도록 한다.
- 그가 앉아 있을 때, 그의 발과 머리가 가운데에 위치하도록 보조한다. 그의 발이 매달려있거나, 그의 머리가 뒤로 쓰러지지 않도록 해야 한다.
- 만약 그의 근육이 긴장된다면, 관절을 제한된 범위 내에서 부드럽게 움직이도록 한다. 관절들이 신체의 중심에서 가깝게 시작하고, 부드러운 회전의 움직임을 이용하고, 적당한 압박을 준다. 관절을 갑자기 당기거나 움직이면서 반사운동을 일으키지 않는다.
- 그의 팔과 다리를 옷에 넣을 때, 그의 어깨와 고관절을 보조하고 팔다리를 열린 쪽으로 안내한다. 팔과 다리를 당기지 않도록 한다.
- 모든 장난감은 Michael의 시야 내 또는 아래에 위치하도록 한다. Michael에게 시야 내 또는 아래에서 그의 머리가 기울어지지 않게 주의를 준다.
- 하루 동안 서로 다른 다양한 자세를 취하도록 한다. 만약 아이가 바닥에서 본다면, Michael은 옆으로 누운 자세나, 웨지에 기대어 엎드리거나 공기백 의자에 앉아서 그들과 함께 놀 수 있을 것이다.

만일 Michael의 자세에 의문점이나 문제점이 있다고 생각되면 작업치료사나 보조작업치료사에에 연락하는 것을 주저하지 마라.

■ 그림 20.4
자세취하기와 핸들링.

보조작업치료사와 학급 보조자는 Michael의 스스로 식사하는 목표에 관해 함께 일한다. 학급의 간식시간에 그는 다양한 형태와 사이즈의 손잡이를 가진 고안된 수저들을 가지고 Michael이 사용하기 가장 쉬운 것을 결정한다. 그는 또한 우유 곽을 위한 최적의 위치를 결정해 Michael의 쥐기가 과도한 신체긴장도의 증가 없이 이루어지게 한다. 그는 hand-over-hand 접근에서 Michael을 보조하는 법을 제시하고, 처음에는 그의 손을 직접 Michael의 손 위에 얹어 Michael이 그의 안내에 따라오도록 보조하는데 스푼을 Michael의 입으로 향하게 하지는 않는다. 그는 그가 대부분의 보조를 꾸준히 조정해서 수행하는 가능한 많은 작업의 각각의 움직임과 쥐기와 운동패턴을 완성하는 것을 설명한다. 보조작업치료사는 학급 보조자에게 그가 음성피드백을 주거나 격려를 하는 동안 핸들링 기술을 연습하는 것을 허락한다. 그는 Michael의 전반적인 자세를 곧고 대칭으로 유지하는 것을 강조하고 그의 턱을 약간 구부려 삼키기를 더 조절하기 쉽게 한다.

교사, 학급 보조자, 작업치료사, 그리고 보조작업치료사는 또한 Michael의 요구에 맞게 교실에 적응시키는 방법에 대해 의논한다. 그들은 휠체어 생활이 가능하게 가구를 재배치하고 시각자료를 Michael의 시야 아래로 옮긴다. 그들은 사각형의 카펫을 써클타임을 위한 공기의자로 교체하고 선반과 옷걸이를 Michael이 휠체어에 앉아서 접근가능한 보일수 있는 높이에 Michael의 수납장에 놓는다.

언어병리사와 보조작업치료사는 Michael과 학급직원들과 협조적으로 일한다. 그들은 함께 Michael에게 의사소통 도구를 소개하기 위한 방법들을 설정한다. 언어병리사는 보조작업치료사가 Michael에게 필요한 시스템을 활성화하기위한 적응을 결정하는 동안 필요한 Michael의 인지와 언어요구에 부합하는 도구를 선택한다. 선택권들은 선택의 횟수에 의해 등급이 매겨지고 영상 표시된다. 먼저, 실제 물건들, 그리고 사진들, 그리고 마지막으로 기호로 선택을 나타낸다. ■

Minnie

Minnie는 5세의 Bayside 초등학교의 유치원생으로 작업치료평가를 의뢰받았다. 그녀는 경미한 운동실조성 뇌성마비를 진단받았음에도 불구하고, Minnie는 어떠한 특수교육 서비스를 받지 못했다; 그래서, 그녀는 504부서의 작업치료 평가를 받게 되었다.

Minnie는 열성적인 아이로 "노크-노크" 조크하기를 좋아하고 그녀의 그네세트에서 놀기를 좋아한다. 그녀는 아이이다; 그녀는 그녀의 부모님과 조모와 그녀의 이웃에 사는 많은 친구들과 살고 있다. 그녀의 엄마는 그녀의 운동실조를 보상하기 위해 작은 지퍼의 옷을 고르고, 견고한 기저면을 제공하는 시트를 이용하고, 그녀가 성공적으로 마칠 수 있는 집안일들을 장려한다. Minnie는 그녀의 조모와 도서관의 이야기시간에 참석하는 것과 엄마와 함께 식료품 쇼핑하는 것, 그리고 아빠와 떠들썩하게 노는 것을 좋아한다.

유치원교사인 Mrs. Augustus는, Minnie가 학문적으로 수업에 완전하게 참여할 수 있지만, 조작수업에서는 매우 서투르며, 종종 그녀의 수학계산기 너머를 두드리거나, 그녀가 색칠을 하거나 그리기를 할 때, 크레용이나 연필을 부러뜨리고, 바닥에 물건을 떨어뜨린다고 이야기한다. Minnie는 자르지 않는 것을 선호하고 종종 그녀의 짝궁에게 그녀의 과제를 대신 수행해달라고 요청하기도 한다: 때때로, 그녀는 물건을 자르기보다는 찢는 것을 시도하기를 실패한다. 금세 화가 나서는, Minnie는 종종 과제 중에 Mrs. Augustus에게 안겨있어야 한다.

Mrs. Augustus는 Minnie가 학급 과제를 통해 좌절을 경험하는 것이 걱정이 되어 학부모-교사회의를 계획해 그녀의 걱정을 토론하기로 했다. Minnie의 부모는 그녀가 취학 전 경험임에도 불구하고 유치원에 참가하는 것에 대해 흥미가 있지 않다는 것을 알게 되었다. 그녀의 부모들은 그녀의 가방 안에서 완성하지 못한 과제들을 발견하고 종종 풀이 죽었다; Minnie는 이것들을 그녀의 "실수"로 여기는 경향이 있다. 그녀의 부모와 교사는 Minnie의 "부정적 태도"에 대해 걱정을 했고, 학급 내에서 조절이 요구되는지에 대해 궁금해 한다. 작업치료사는 부모와 교사를 함께 만나서 교실을 수정하는 데 필요한 평가를 하는 데 동의한다.

Minnie의 협응조절 문제들은 운동실조 때문으로 밝혀졌고, 과제와 환경의 수정이 필요한 것으로 나타났고, 작업치료사는 그녀의 평가를 설계하기 위해 사람-환경-작업수행 모델(Christiansen, Baum-Haugen, 2007)에 근거해 선택했다. 보조작업치료사는 관찰을 끝내었다(표 20.1 ■). 보조작업치료사는 어떻게 환경이 Minnie의 참여를 보조하고 억제하는지에 대해 강조했다.

■ 표 20.1
교실 관찰

관찰된 작업	관찰된 수행기술과 수행패턴	수행배경
수학 수업 아이는 한 움큼의 테디베어를 가방에서 선반으로 지나서 치우기를 교대로 하고 있다.	Minnie는 학생에서 가방으로의 역할을 맡았다. 그녀가 선반에서 치우기를 할때, 세 개의 곰인형을 바닥으로 떨어뜨렸다. 그녀는 바닥에 떨어진 곰인형을 줍기 전에 다음의 학생에게 가방을 넘겼다.	유치원 교실 내에는 네 명의 학생들이 어린이사이즈의 테이블에 각각 앉아있다. 크레용보관함은 테이블의 중간에 있다.
그들은 테이블에 선반을 놓고, 그것들을 색깔별로 네 개의 그룹으로 나누었다.	Minnie는 그녀가 곰인형을 분류하는 동안, 떨어진 곰인형들은 그대로 두었다; 결과적으로, 그들은 잘못된 쌓기나 바닥에 떨어지게 된다. 네 개의 선반을 들어 바닥에 놓은 후에, 그녀는 방안을 둘러본 후 남아있는	각각의 어린이들은 눈금이 그려진 큰 종이 한 장씩을 갖고 있다. 스트링백 안에는 가벼운 무게의 플라스틱 곰인형이 있고 선반은 테이블

■ 표 20.1
교실 관찰 *(계속)*

관찰된 작업	관찰된 수행기술과 수행패턴	수행배경
	떨어진 선반을 그녀 테이블에서 멀리 차버린다. 비록 그녀가 선반을 두 번째로 치웠지만, 그녀의 쌍기를 가장 늦게 끝냈다.	가운데에 위치해 있다.
선반 위의 각 색깔그룹의 곰인형의 숫자를 세고난 후, 그들은 종이에 같은 숫자의 사각형을 칠했다.	Minnie는 맞는 크레용을 골라 색칠하기 시작했다. 그녀는 눈금의 선 안에 유지하는 것을 어려워했다. 그녀가 색칠을 할 때, 크레용들 중 하나를 부러뜨렸다. 그녀의 학급친구중 하나가 그들의 테이블의 부러진 크레용에 대해 불평하기 시작했다.	
미술 수업 아이들은 얼굴 이목구비를 그려, 눈을 붙이고, 실로된 머리카락을 자르고 붙인다. 그들은 잡지사진 중 자신들이 좋아하는 것을 자른다. 그들은 폼폼, 사진, 크레용과 세공용 장신구를 이용한다.	Minnie는 스툴에 앉아있지만 테이블 가운데의 물건을 집기 위해 손을 뻗을 때, 그녀의 손을 몸을 받치는데 이용한다. 그녀는 얼굴이목구비의 코와 입을 그렸다. 그녀는 실을 자르기 위해 가위를 쥐고 있기를 유지하는 것을 어려워했다. 그녀는 친구에게 그녀가 머리카락으로 쓸 수 있게 잘라달라고 요청했다. Minnie는 빠르게 그녀의 잡지에서 사진을 찾았다. 그녀의 자르기는 고르지 못했다. 그녀는 사진의 일부분을 잘라버리기도 했다. 그녀는 종이 찢기를 실패했고, 실수에 실망하고는 사진을 옆으로 치웠다. 그녀는 자르기 성공해서 사진중의 하나를 판지에 붙였다. 그녀는 장식을 하기 위해 장신구와 폼폼을 이용했다. Minnie의 자리는 그녀친구들의 것보다 더 지저분했다.	유치원 교실내에는 여섯명의 아이들이 각각의 높은 테이블의 주변으로 스툴의자에 앉아있다. 어린이용 무딘가위, 장신구, 풀통, 크레용, 실, 잡지, 그리고 장식용 눈이 각각 테이블의 가운데에 있다. 아이들은 세공사 판지를 가지고 있다.
읽기 수업 아이들은 일어나서, 한 번에, 판넬보드의 글자가 새겨진 사각형 안에 맞는 그림을 골라 그런 다음 아이들은 바닥의 원래 자리로 돌아간다.	Minnie가 바닥에서 일어설 때, 그녀는 일어서기 위해 자리에서 돌아서 그녀의 손으로 바닥을 밀었다. 그녀는 그녀옆자리와 뒷자리의 친구와 부딪혔다. Minnie는 그녀의 사진을 정확하게 고른 뒤 보드에 붙였다. 교사는 사진이 사각형에 들어가도록 수정했다. Minnie가 그녀의 자리에 돌아왔고, 그녀가 바닥에 앉을 때 다른 아이들과 부딪혔다.	아이들은 사각형 카펫위에 두 개의 원을 만들고 발을 포갠채 앉아있다. 교사는 그녀의 옆에 판넬보드를 가지고 의자에 앉아 있다. 작은 종이로 된 사진들이 학생들 앞 바닥에 정렬되어 있다.

Canadian Occupational performance Measure(COPM; Law et al., 1998)을 이용해, 작업치료사는 학교의 목표를 명확히 하고 작업치료에 기초한 목표를 확실히 알아보고자 부모, 유치원 교사, 그리고 Minnie를 인터뷰한다. 작업치료사는 Minnie의 운동기술을 관찰하기 위해 Peabody Developmental Motor scale(PDMS-2)(Folio & Fewell, 2002)검사를 시행한다.

추가답변의 회의에서 작업치료사는 Minnie가 그녀의 학교과제를 수행하는 데 있어서 균형과 협응운동의 어려움이 어떻게 방해하는지를 설명한다. 운동실조성 근육긴장도는 Minnie가 그녀의 팔과 손가락을 세밀하게 조절하는 것을 어렵게 하고, 물건의 표면을 아래로 조심스럽게 놓게하는 것과 물체너머로 부딪히지 않거나, 학교 물품을 사용하는 것을 어렵게 한다. 연령별 운동 과제를 마치기 위해, Minnie는 그녀의 균형상 어려움을 보상하기 위해 보다 넓은 기저면을 이용했다; 그녀는 바닥에서 앉은 자세에서 일어서는 이동을 하기위해 더 많은 공간을 필요로 했고, 의자에 앉아있을 때, 발에 받침이 필요하다. 작업치료사는 교실과 과제변경사항의 목록을 공유하고(그림 20.5) 보조작업치료사는 교사와 변경사항을 나누어 맡아 일한다.

유치원교사, 부모와 보조작업치료사는 Minnie의 자존감을 향상시키고 긍정적인 학교경험을 제공하기 위한 활동을 개발하기 위해 상호 협조해야 한다. Minnie의 부모들은 집에서 Minnie의 독립성을 장려하는 방법들을 공유한다. 학급 교사와 보조작업치료사는 모든 아이들에게 개인의 수행력의 차이에 대한 존중과 서로 도움을 제공하는 방법을 가르치기 위해 활동들을 계획한다. 교사와 보조교사는 유치원 수업 내에 Minnie의 리더십의 기회를 확인한다. 학급교사는 Minnie의 참여도를 관찰하고 이후에 수정사항이 필요하게 되면 작업치료사와 연락한다. ■

유치원 교실과 과제

- 다른 아이들과 부딪히는 것을 방지하기 위해, 읽기 원에서 사각형 카펫대신 의자를 이용한다.
- 테이블을 가로질러 손을 뻗는 것을 방지하기 위해, 둘보다는 네 명의 아이들이 학용품을 공유하게 한다.
- 주어진 공간 내에 색칠하는 것을 유지하기 위해, 색깔공간을 wikki sticks나 색깔 풀로 가장자리 주변을 만든다.

미술수업 교실과 과제

- 좋은 균형을 위해, 발이 바닥에 닿을 수 있는 보다 낮은 테이블을 아이들이 선택할 수 있게 한다.
- 실패를 최소화하기 위해, 모든 아이들이 규격에 맞게 잘라진 준비물을 선택하도록 제공한다.
- 넓은 자르기의 과제가 주어졌을 때, 아이들은 친구와 함께 작업하도록 하는 선택을 제공한다.

준비물

- 파손을 줄이기 위해, 통통한 크레용을 준비하거나, 적정규격의 홀더에 크레용을 넣는다.
- 가위가 너무 많이 벌어지거나 손에서 떨어지는 것을 방지하기 위해, 핸들의 주변에 고무 밴드를 감아둔다
- 보다 무거운 카운터대신에 색깔을 입힌 조약돌 같은 것을 이용한다.
- 만약 가벼운 무게의 카운터를 이용한다면, 배치를 위해 카운터의 밑에 벨크로를 두고 책상에는 스트립을 둔다.

■ **그림 20.5**
학교에서 Minnie의 참여를 지원하기 위한 환경과 과제.

Rosetta

Rosetta는 9세이며, 경도의 편마비성 뇌성마비와 시각제한을 가지고 있고, 오클랜드 초등학교의 새로운 4학년이다. 이주노동자의 딸인 Rosetta는 최근까지 지방병원의 간호보조로 일하고 있는 할머니와 함께 살고 있다. Rosetta는 6명의 자녀 중 가장 막내이며, 음악과 동물을 좋아하고, 수의사나 또는 록 가수가 되기를 희망한다고 말한다. Rosetta와 그녀의 할머니는 그녀의 학교에서 도보로 다닐 수 있는 큰 아파트 복합건물에서 살고 있다. Rosetta는 학교수업 후에 지역사회센터에 참석하여 수학과 읽기에 대한 개인지도를 받고 활동수업에 참여하고 있다. 그녀는 합창그룹의 멤버이고 자연스러운 춤활동을 즐기는 것을 좋아한다.

그녀의 할머니와 함께 살아가기 때문에, Rosetta는 의학적으로 아동병원의 뇌성마비클리닉에 다니고 있다. 그녀는 최근 그녀의 족하수 때문에 **단하지보조기**를 맞추었다. 그녀는 그녀가 주로 쓰는 오른쪽을 보조하기 위해 그녀의 마비된 쪽을 사용한다. 그녀는 처방받은 렌즈를 착용하고 있지만 그녀의 시력은 여전히 제한적이다. Rosetta는 그녀의 자기관리와 집주변에서의 도움은 완전하다. 그녀의 할머니는 시력과 편마비가 Rosetta의 학교과제를 방해하는 것에 걱정하고 있었기 때문에 클리닉의 사회사업가는 학교추천 과정을 설명했다.

최근의 이사때문에, Rosetta는 조직된 학교환경에 대해 제한된 경험을 갖고 있다. 비록 그녀가 영어로 이야기하고 있지만, 그녀의 모국어는 스페인어이고 그녀는 제2외국어로서(ESL) 영어수업을 매일 받고 있다. 그녀의 할머니와 교사는 IDEA하의 서비스를 위한 적격성을 판단하기 위한 각 분야 협력팀의 평가에 대한 의뢰과정을 마쳤다. 팀 평가는 인지와 성취력 평가도구, 시각전문가의 소견, 물리치료 평가, 그리고 작업치료 평가를 포함한다.

사람-환경-작업 모델(Law et al., 1996)을 선택한 후에 작업치료사는 평가로 관찰, 선생님과의 면접, 캐나다 작업수행측정(COPM)(Law et al., 1998)을 하였다. 그는 교실과 ESL 선생님을 면접하였는데, Rosetta가 학우들과 동료들과 수업 중에 잘 지내고 있다는 것을 암시하였다. 신발을 매는 것을 제외하고 Rosetta는 일상생활에서 독립적으로 지내고 있다. 4학년 때 건반치기를 가르친 이후로 담임선생님은 Rosetta가 어떻게 한 손으로 컴퓨터를 다룰 수 있을지를 믿을 수 없었다. 선생님과 의논한 후에 작업치료사는 비록 Rosetta는 뇌성마비로 인해 운동장애를 가졌지만 그녀의 시각적 제한이 학교 환경에서 참여하는 능력에 더 강한 영향을 준다고 결론 내렸다.

작업치료사는 Rosetta와 담임선생님과 함께 COPM을 평가하였다. 선생님과 학생 둘 다 Rosetta는 독립적으로 옷을 입고 그녀의 단하지보조기를 매고 학교 컴퓨터를 조작하는 것이 필요로 한다는 것에 동의하였다. Rosetta가 또래 아이들과 놀 수 있도록 그들은 역시 운동장 게임에 적응하는 것이 중요하다는 것을 동의하였다.

보조작업치료사는 카페테리아, 컴퓨터실, 운동장에서 Rosetta를 관찰하였다. 카페테리아에서 Rosetta는 점심을 먹기 위해 줄을 서고 우선적으로 손으로 집어 먹는 음식을 선택한다. 보조작업치료사는 Rosetta는 그녀의 음식과 식판의 차이로부터 오는 혜택이 있을 것이라고 작성하였다. 컴퓨터실에서는 그녀는 컴퓨터를 작동하는 데 익숙하지 않았다. 확대된 활자에도 불구하고 Rosetta의 시작적 제한은 화면에서의 커서 위치를 찾는 데 어렵게 하였다. 그녀는 손상된 부위의 손가락 분리활동이 되지 않기 때문에 그녀는 한 손으로 하는 자판치기를 배워야 하고 한 손으로 하는 특수한 자판이 필요로 할 것이다. 운동장에서는 Rosetta는 피구 게임하고 있었지만 오래 참여하지 못하였다. 작업치료사와 상의한 후에 보조작업치료사는 Rosetta를 포함시키기 위해 운동장 게임을 어떻게 변화시킬 것을 보여주기 위해 선생님과 학우들을 만났다.

작업치료사는 시각전문가를 만났는데 그는 Rosetta가 교실에서 인쇄물을 볼 수 있게 손바닥 크기의 확대기를 필요로 하고 명암대비와 조명을 증가시키기 위해 그녀의 환경을 통한 적응이 필요로 하는 것을 결정한다. 그들은 컴퓨터실에서 필요로 하는 개조를 협력하였다.

팀 구성원들이 평가를 끝마친 후, 그들은 결과를 이야기하기 위해 Rosetta의 할머니를 만났다. 비록 Rosetta는 영어와 정규교육과정에 제한되게 접하지만 그녀는 IDEA 지침에 따르면 인지적 제한을 가지고 있지 않았다. 하지만 Rosetta는 시각적 제한을 기초한 개별화된 교육 프로그램을 받을 자격이 있다. 작업치료는 환경적인 적응을 다루고 저급의 시각 보조도구들의 사용을 제공하는 **관련된 서비스**를 포함한다. 시각전문가와 상담하여 작업치료사와 보조작업치료사는 그녀의 낮은 시각의 요구사항을 조절하기 위해 교실을 개조시킨다. 그들은 높은 강도의 책상 조명을 설치하고 칠판에서 번쩍이는 빛을 제거하기 위해 교실 블라인드를 맞추었다. 그들은 인쇄물의 표면으로 이동할 수 있는 독립적으로 설치된 확대경을 사용을 Rosetta와 학교 직원들에게 교육시켰다. 그들은 한손용 키보드를 설치하고 화면 대조, 폰트 크기, 마우스 추격시스템을 조절하는 컴퓨터 접근 옵션들을 활용하면서 Rosetta의 컴퓨터 작업실을 조정하였다. 이렇게 개조한 후에 그들은 개조된 사항들이 지속될 수 있도록 Rosetta의 요구사항들을 검토하였다. ■

Jamelle

16세의 학생이며 크고 도시의 고등학교에 다니고 있는 Jamelle은 심한 경련성 사지마비 뇌성마비이다. 그는 친구와 고등학교 미식축구팀을 관찰하고 이야기하는 것을 좋아한다. 그는 할머니와 살고 있으며 아침과 저녁으로 도와주는 개인 보조원을 두고 있다. Jamelle은 현재 그가 21세가 되었을 때나 고등학교를 졸업했을 경우를 대비하여 경력 선택사항들을 찾고 있다. 그는 사람들과 이야기하고 상호작용을 하는 일자리를 얻기를 원한다. 그는 호흡 조절 장치를 가졌기 때문에 스피치 언어 병리학자는 안내 데스크에서 질문에 대답하거나 텔레마케팅 일보다 중간 크기 사무실의 안내 직무와 같은 일을 추천한다. 유리한 직장은 대학교, 박물관, 병원같은 장소에서 얻을 수 있을 것이다.

Jamelle은 매일의 업무를 수행하기 위해 확장된 보조기술에 의지해야 한다. 비록 그는 독립적으로 생활하고 있지만 맞추어진 전동휠체어를 조작할 수 있어야 한다. 약간의 머리 움직임에 의해 조절하는 동작 센서는 그를 환경 속에서 휠체어를 움직이게 하고 전기 식사 보조도구를 조작하고 컴퓨터를 할 수 있게 한다. Jamelle의 읽기와 단어능력은 10학년 수준이며 그는 계산과 관련된 학습장애를 가졌으나 계산기를 다룰 수 있다.

그의 현재 변화된 계획은 대중교통을 이용, 개인 수행에 대해 의사표현, 대인 관계 기술을 품위 있게 하며 직장 관습을 확립하며 개인적인 레저 활동을 확인하는 능력에 초점을 맞추는 목표들을 포함한다. 작업치료 서비스는 그의 변화된 계획을 포함한다.

변천팀의 일원으로서, 작업치료사와 보조작업치료사는 Jamelle, 할머니, 고등학교 선생님들, 언어병리학자, 고등학교 관리자를 만났다. 이상적인 변화된 목표를 토의한 후에 팀은 Jamelle은 학교 사무실이나 도서관에서 학생 일 프로그램과 관련된 것이 도움이 될 것이라고 결정내렸다. 이런 배치는 Jamelle을 하여금 고등학교 환경 밖에서 성공적인 일 배치에 필수적인 일터와 대인관계 기술을 확립시켜준다. 팀은 작업치료사와 보조작업치료사는 변화된 목표의 두 가지에 초점을 맞추어야 하는 것을 결정한다: 개인적인 레저 활동들을 확인하는 것과 대중교통 수단에 접근성. 다른 팀 구성원들은 다른 목표에 초점을 맞출 것이다.

작업치료사와 중재 계획를 토의한 후에, 보조작업치료사는 Jamelle이 레저활동들을 넓히는 방법을 확인하는 것을 도와준다. 고등학교 미식축구팀에서 그의 흥미를 설명한 후에 보조작업치료사는 Jamelle이 이것이 더 나아가 지역 레크레이션 기회로 이어질 것이라는 희망을 가지고 미식축구 프로그램과 관련된 방법들을 조사하는 것을 제시한다. 환경적인 조절에 접근하기 위해 맞춤형 휠체어의 동작 감지 시스템을 채택함으로써 그는 약간의 머리 움직임으로 스위치를 켜고 끄고를 할 수 있다. 그는 기술팀에 지원하고 전기 득점판의 통제를 작동하는 것을 배우기 시작했다. 그는 방과 후에 참석하고 경기동안 기술팀과 같이 앉아 득점판 작동을 관찰한다. 보조작업치료사는 Jamelle과 기술팀을 만나고 어떻게 그가 기술팀의 일원이 될 수 있는지 결정하는 것을 도와 준다. 그들은 먼저 Jamelle이 공을 가진 사람을 조절하는 법을 배우기로 결정하였다. 보조작업치료사는 기술팀에게 어떻게 Jamelle의 휠체어의 환경적인 조절 단위와 득점판을 조화시킬 것을 설명하였다. 연습 경기동안 Jamelle은 스위치 조작, 그의 첫 정규 경기를 준비하는 것을 반복하였다.

Jamelle은 기술팀 동료들과 관계를 발전시켰고 그들은 그를 소리와 빛 시스템이 있는 현장에서 일하기를 장려한다. 기술팀의 고등학교 자문가는 Jamelle의 관련성을 지지하고 기술팀에게 Jamelle이 성취할 수 있는 특정한 과제를 확인시켜 주는 것을 도와준다. 보조작업치료사와 Jamelle은 어디서 Jamelle이 지역사회 환경 속에서 자원봉사를 할 수 있는 타입을 조사하였다. 그녀는 역시 Jamelle이 미식축구 전략 지식을 수반하는 인터넷 기반의 게임을 찾는 것을 도와준다. 보조작업치료사는 역시 대중교통 수단 시스템에 접근하는 것을 Jamelle과 함께 한다. Jamelle은 오직 학교 버스나 개인 밴차량을 사용하는 것만 알기 때문에 보조작업치료사와 특수교육교사는 도시버스로 여행하기 위해서 휠체어를 사용하는 다른 학생들과 Jamelle을 위해 여행을 계획한다. 이 여행동안 보조작업치료사는 Jamelle을 관찰하고 성공적으로 대중교통을 이용하기 위해 필요한 특별한 기술들을 확인 한다. 보조작업치료사는 수업에 참여하기 위해 사용되는 교통수단 시스템에 관한 정보를 포함하기 위해 특수교육교사와 함께 상담한다. Jamelle은 일정한 지도를 읽는 것을 배우고 교통비로 사용되는 버스표와 익숙해져야 한다. 그녀는 야외 교차로, 지름길, 대중 사이 지나가기를 휠체어로 연습하는 많은 기회를 Jamelle을 위해 제공한다. 보조작업치료사는 Jamelle의 독립성을 증가시키고 그가 도움이 필요할 때 알아차리기 위해 담임 선생님과 함께 일한다. ■

요약(Summary)

뇌성마비는 출생전, 출생중, 출생후에 뇌손상 결과로 야기되는 다양한 군의 장애이다. 뇌성마비를 가진 아이들과 청소년들은 근육 톤의 비정상에서 오는 움직임과 자세의 어려움을 보여준다. 뇌성마비는 뇌손상의 크기에 따라 경하거나 중등도, 심하게 될 수 있다. 여기에 3가지 형태가 있다: 경직성, 무정위성, 실조성. 몇몇 아이들은 한 가지 형태보다 더 많은 특성을 가진다. 몇몇 아이들은 한 가지 형태보다 더 많은 특성을 가진다. 뇌성마비는 형태에 의해 보여질뿐만 아니라 관련 우세한 신체 부위에 의해 보여진다. suffix plegia는 근육마비를 표현하는 반면에 suffix paresis는 근육약화를 표현하곤 한다. 뇌성마비를 야기하는 뇌손상이 비진행성이지만 어떤 아이들은 나이가 들면서 불규칙적인 움직임 형태, 톤, 중력이 아이의 성장과 결합되면서 약화될 수 있고 구축의 발달을 야기할 수 있다(Nelson, 2001). 뇌성마비라고 정의된 운동 어려움 외에도 이런 장애를 가진 아이와 청소년은 지능 발달지연, 간질, 시각결핍, 청력 문제와 같은 다른 장애를 가질 수 있다.

뇌성마비에는 여러 가지 원인이 있다; 조산과 같은 이런 원인들과 관련된 사건들이 증가하고 있다. 질식, 황달과 같은 다른 원인들과 관련 사건들은 의학의 발달과 함께 감소하고 있다. 그러나 전반적으로 뇌성마비의 발생률은 상대적으로 일정하다.

뇌성마비를 돌보는 것은 아이의 언어, 사회적 감정적 인지적 발달에 유념해야 한다. 이런 이유로 의사, 간호사, 교사, 치료사들이 팀으로 구성된다. 의사들은 다양한 진료와 의과적 치료를 제공한다. 물리치료사는 자세와 보행에 중점을 두는 반면에 언어병리학자는 삼킴, 호흡조절, 의사표현과 이해에 중점을 둔다. 학교에서 교사들은 뇌성마비 아이와 청소년들의 특별한 요구를 맞추기 위해 교과과정을 채택한다.

작업치료 임상가들은 뇌성마비 아이와 청소년의 수행을 최대화하기 위해 다양한 복지 관련 전문가와 함께 일한다. 작업치료 임상가는 사람, 환경, 작업요소에 유념한다. 뇌성마비 아이와 청소년을 위해 설계된 치료에 유의하고 생체역학, 신경발달, 보상작용의 접근법을 사용할지 모른다. 아이들과 청소년의 요구도는 그들이 자라고 성장할 때 변한다. 치료를 통해 대부분의 아이들과 청소년들은 집, 학교, 지역사회 삶에 참여하기 위한 그들의 능력은 의미 있게 향상된다.

핵심요점 재검토(Reviewing Key Points)

1. 뇌성마비의 일반적 특성과 증상에 대해 설명하라.
2. 뇌성마비의 3가지 타입; 경직성, 무정위성, 실조성에 대해 설명하라.
3. 양하지마비, 편마비, 사지마비의 용어를 정의하라.
4. suffixes paresis와 plegia 간의 차이를 설명하라.
5. 뇌성마비의 대부분의 흔한 원인을 설명하라.
6. 뇌성마비의 의학적 처지와 외과적 중재를 설명하라.
7. 뇌성마비를 가진 아이와 청소년에게 서비스를 제공하는 전문가를 설명하라.

8. 작업치료 서비스가 순회되거나 관련될 때가 무엇을 의미하는 것인지를 설명하라.

중요 요점 적용하기(Applying Key Concepts)

1. 더 나아가 뇌성마비 아이를 치료하는 작업치료 임상가가 사용하는 하나 이상의 중재 접근법을 연구하라: 신경발달치료, 생체역학, 보상작용. 적어도 이런 접근법 하나를 사용하는 작업치료실을 방문하라.
2. 작업치료 임상가가 뇌성마비 아이와 청소년을 상대하는 다른 교육, 보건 전문가와 협력해서 일하는 하나 이상의 방법을 설명하라.
3. Michael을 위해 자세잡기와 핸드링을 제시하는 것에 참여하라. 당신은 이 목록에 어떤 다른 의문점을 추가할 것인가?
4. Minnie' s 연구과제를 언급하며 학년이 올라갈 때 그녀가 필요로 하는 것에 대해 당신은 어떤 대안 점을 예측할 수 있나?
5. 저급 시각 보조도구의 문제를 분석한다. Rosetta의 연구과제의 정보를 토대로 어떤 보조도구가 그녀를 도움이 될 수 있나?
6. 제 2의 언어로써 영어의 문제점을 분석하라. 제 2의 언어를 사용하는 아이와 청소년들이 지능발달 지연으로 잘못 판단되는 경우에 어떤 안전장치를 가지고 있나?
7. Jamelle의 연구과제를 언급하며 그가 대중 교통수단을 접근하기 위해 필요한 추가적인 기술이 무엇인지를 확인하라.
8. 연구과제를 복습한 후에 다음과 같은 주제를 생각하라.
   a. 작업치료 임상가와 다른 전문가의 학제간의 협력이 얼마나 중요한 것인가?
   b. 뇌성마비 아이와 청소년들이 성장함에 따라 그들의 요구도가 얼마나 변화될 것인가?

참고 문헌(References)

American Academy of Pediatrics (2000). Changing concepts of sudden infant death syndrome: Implications for infant sleeping environment and sleep position. *Pediatrics, 105*, 650–656.

Beery, K. Buktenic, N., & Beery, N. (2005). The Beery-Buktenic Developmental Test of Visual-Motor Integration (Beery™ VMI) manual. Minneapolis, MN: NCS. Person, Inc.

Bonnier, B. (2006). Effects of constraint-induced movement therapy in adolescents with hemiplegic cerebral palsy: A day camp model. *Scandinavian Journal of Occupational Therapy, 13*, 13–22.

Bly, L. (1983). *The components of normal movement during the first year of life and abnormal motor development*. Oak Park, IL: Neurodevelopmental Treatment Association.

Charles, J. (2001). Effects of constraint-induced therapy on hand function in children with hemiplegic cerebral palsy. *Pediatric Physical Therapy, 13*, 68–76.

Charles, J., & Gordon, A. M. (2005). A critical review of constraint-induced movement therapy and forced use in children with hemiplegia. *Neural Plasticity, 12*, 245–261.

Christiansen, C., Baum, C. M., & Bass-Haugen, J. (Eds.). (2005). *Occupational therapy: Performance, participation, and well-being*. (3rd ed.). Thorofare, NJ: SLACK.

Colangelo, C. (1999). Biomechanical frame of reference. In P. Kramer & J. Hinojosa (Eds.), *Frames of reference for pediatric occupational therapy* (pp. 233–305). Baltimore: Williams & Wilkins.

Crocker, M. D., Mackay-Lyons, M., & McDonnell, E. (1997). Forced use of the upper extremity in cerebral palsy: A single-case design. *American Journal of Occupational Therapy, 51*, 824–833.

Doster, S., & Politano, P. (1996). Augmentative and alternative communication. In J. Hammel (Ed.), *AOTA self-paced clinical course: Technology and occupational therapy—A link to function*. Rockville, MD: AOTA.

Dunn, W., Brown, C., & McGuigan, A. (1994). The ecology of human performance: A framework for considering the effect of context. *American Journal of Occupational Therapy, 48*, 595–607.

Dunn, W. (2000). *Best practice occupational therapy in community service with children and families.* Thoroughfare, NJ: SLACK.

Fetters, L., Figueiredo, E. M., Keane-Miller,D., et al. (2004). Critically appraised topics: Is constraint induced movement therapy an effective intervention for the treatment of upper extremity dysfunction in children with spastic hemiplegic cerebral palsy (CP)? *Pediatric Physical Therapy, 16*, 77.

Folio, M. R., & Fewell, R. R. (2002). *Peabody Developmental Motor Scales (PDMS-2)* (2nd ed.). Denver: Pro Ed.

Glover, J. E., Mateer, C. A., Yoell, C., & Speed, S. (2002). The effectiveness of constraint induced movement therapy in two young children with hemiplegia. *Pediatric Rehabilitation, 5*, 125–131.

Gordon, A. M., Charles, J., & Wolf, S. L. (2005). Methods of constraint-induced movement therapy for children with hemiplegic cerebral palsy: Development of a child-friendly intervention for improving upper-extremity function. *Archives of Physical Medicine & Rehabilitation, 86*, 837–844.

Hart, H. (2005). Can constraint therapy be developmentally appropriate and child-friendly? *Developmental Medicine & Child Neurology, 47*, 363.

Hoare, B. (2004). There is weak evidence that forced-use therapy provided for 1 month without additional therapy improved the fine motor function of children with hemiparesis. *Australian Occupational Therapy Journal, 51*, 110–111.

Howle, J. (2002). *Neuro-developmental treatment approach: Theoretical foundations and principles of clinical practice.* Laguna Beach, CA: The North American Neuro-Developmental Treatment Association.

Kielhofner, G., Tham, K., Baz, T., & Hutson, J. (2002). Performance capacity and the lived body. In G. Kielhofner (Ed.), *Model of human occupation: Theory and application* (3rd ed.). Baltimore: Lippincott, Williams & Wilkins.

Law, M., Baptiste, S., Carswell, A., McColl, M., Polatajko, H., & Pollock, N. (1998). *Canadian Occupational Performance Measure* (3rd ed.). Ottawa: CAOT Publication.

Law, M., Cooper, B., Strong, S., Stewart, D., Rigby, P., & Letts, L. (1996). The Person-Environment-Occupation model: A transactive approach to occupational performance. *Canadian Journal of Occupational Therapy, 63 (1)*, 9–23.

Law, M., Missiuna, C., Pollack, N., & Stewart, D.(2005). Foundations for occupational therapy practice with children. In J. Case-Smith, *Occupational therapy for children* (5th ed.), pp. 53–87. St. Louis: Mosby.

March of Dimes (2004). *Cerebral palsy.* Retrieved June 10, 2006 from http://www.marchofdimes.com/printableArticles/681.

Menkes, J. H. (2001). *Textbook of child neurology.* Baltimore: Williams & Wilkins.

Morris, S. E., & Klein, M.D. (2000). *Pre-feeding skills: A comprehensive resource for mealtime development* (2nd ed.). San Antonio: Therapy Skill Builders.

Nelson, C. A. (2001). Cerebral palsy. In D. Umphed (Ed.), *Neurological rehabilitation* (4th ed.), pp. 259–286. St. Louis: Mosby.

Park, T. S., & Owen, J. H. (1992). Surgical management in spastic diplegia in cerebral palsy. *New England Journal of Medicine, 326*, 745–749.

Pellegrino, L. (2002). Cerebral palsy. In M.L. Batshaw (Ed), *Children with disabilities*, pp. 443–666. Baltimore: Brookes.

Rogers, S. (2005). Common conditions that influence children's participation. In J. Case-Smith *Occupational therapy for children* (5th ed.), pp. 160–215. St. Louis: Mosby.

Schoen, S., & Anderson, J. (1999). Neurodevelopmental treatment frame of reference. In P. Kramer and J. Hinojosa (Eds.), *Frames of reference for pediatric occupational therapy* (2nd ed.). Philadelphia: Lippincott Williams & Wilkins.

Schkade, J. K., & Schultz, S. (1992). Occupational adaptation: Toward a holistic approach to contemporary practice, part 1. *American Journal of Occupational Therapy, 46*, 829–837.

Shumway-Cook, A., & Woollacott, M. (2006). *Motor control: Translating research into clinical practice* (3rd ed.). Philadelphia: Lippincott Williams & Wilkins.

Stamer, M. (2000). *Posture and movement of the child with cerebral palsy.* San Antonio: Therapy Skill Builders.

Stanley, F. J., Blair, E., & Alberman, E. (2000). *Cerebral palsies: Epidemiology and causal pathways* (Vol. 151). New York: Cambridge University Press.

Taub, E., Miller, N. E., Novack, T. A., Cook, E. W., Fleming, W. C., Nepomuceno, C. S., Connell, J. S., & Crago, J. E. (1993). Technique to improve chronic motor deficit after stroke. *Archives of Physical Medicine & Rehabilitation, 74*, 347–354.

Taub, E., Ramey, S. L., DeLuca, S., & Echols, K. (2004). Efficacy of constraint-induced movement therapy for children with cerebral palsy with asymmetric motor impairment. *Pediatrics, 113*, 305–312.

Willis, J. K., Morello, A., Davie, A., et. al. (2002). Forced use treatment of childhood hemiparesis. *Pediatrics, 110*, 94–96.

제 21 장

아동과 청소년 자폐 스펙트럼장애
Children and Adolescents with Autism Spectrum Disorder

핵심용어

적응행동분석 (Applied Behavior Analysis)
아스퍼거 증후군(Asperger syndrome)
자폐성 장애(Autistic disorder)
아동기 붕괴성 장애(Childhood disintegrative disorder)
DIR/Floortime
사려깊은 시도(Discreet trial)
반향어(Echolalia)
약속(Engagement)
유행병학자(Epidemiologists)
전반적 발달장애(Pervasive developmental disorder)
레트 증후군(Rett syndrome)
분별적 주의력(Shared attention)
사회적 모델링(Social modeling)
사회적 이야기(Social stories)
TEACCH
목적있는 상호작용의 두 가지 방법(Two way purposeful interactions)
문제 해결의 두 가지 방법(Twi wat problem solving)

목표

- 자폐스펙트럼장애에 대해 설명하라.
- 아동기와 청소년기 사이의 ASD가 가족과 환경 내의 일상적인 작업에 어떻게 영향을 미치는지 평가하라.
- ASD를 가진 아동과 청소년들의 일상작업에 참여 능력을 보조하기 위한 작업치료 중재를 묘사하라.
- 중재처리 동안에 작업치료사와 보조작업치료사가 어떻게 문제를 해결하는지 평가하라.
- 작업치료사와 보조작업치료사가 ASD 아동과 청소년의 치료를 위해 가족 및 다른 전문가들과 함께 서비스를 제공하는지 묘사하라.

소개(Introduction)

정신장애 진단에 사용되는 DSM-IV에 따르면, 전반적 발달장애는 다음을 포함하는 신경학적 장애로 설명된다 :

- 자폐성 장애
- 아스퍼거 증후군
- 달리 명시되지 않은 전반적 발달장애
- 아동기 붕괴성 장애
- 레트 증후군(APA, 2000)

다른 용어는 이와 비슷한 조건으로 바뀌어 사용되기도 한다. 비록 DSM-IV에 **아스퍼거장애(Asperger syndrome)**라고 명시되어 있을지라도, 문헌에는 아스퍼거 증후군이라고 많이 쓰여지고 있다. DSM-Ⅳ의 분류에서 보면, **자폐스펙트럼장애(autism spectrum disorder; ASD)**는 모든 특수 유형을 포함하는 전반적 발달장애라는 용어와 동일하게 사용된다(Janzen, 2003). 때때로 사람들은 자폐(autism)라는 용어 역시 ASD로 사용하고, 때로는 자폐를 자폐성 장애라고도 사용한다.

ASD 아동과 청소년은 사회적 기술의 손상, 의사소통장애, 그리고 행동의 정형화된 패턴의 제한으로 인해 다르게 보인다(AOTA, 2005). 그들의 신체적, 인지적, 사회-감정 등의 몇몇 또는 모든 영역에서 발달 지연이 있을 수 있다. 또한 그들은 다음과 같은 영역에서 몇몇 어려움을 보일 것이다.

- 운동 조절과 언어 반응
- 감각 자극의 조절과 통합
- 환경을 탐색하고 중요 정보 인식하기
- 유효한 청각 정보 처리하기
- 시각 정보의 의미 이해하기
- 시간 요소 정확하게 감지하기
- 연속적으로 바뀌는 단어나 개념 이해하기
- 잘못된 순서 교정에서의 정보 검색과 조직화하기
- 새로운 정보와 과거의 경험 관계를 알아내고 의미있는 정보를 이끌어내어 조직화하기
- 문제 해결 대안이나 새로운 방법 모색
- 감정 반응 조절하기
- 변화에 적응하기

이러한 차이로 인해 ASD 아동이나 청소년은 다음과 같은 어려움이 있을 것이다.

- 상황에 적절한 일상을 배우고 일관되게 행동하기
- 유효한 시각정보 사용하기
- 규칙과 절차 이해하고 행동하기
- 오랜 시간동안 정보 기억하기

- 연장된 기간동안 특별한 주제의 요점 알기
- 간단한 예절 지키기(Janzen, 2003).

비슷한 진단의 카테고리 범주에 있을지라도, ASD 아동과 청소년들은 특별한 능력과 욕구를 가지고 있다. 아마도 정보를 받아들이고 처리할 수 없어서 공격적인 행동이 사라지거나 없어지는 것은 행동을 순응하지 않는 것처럼 보인다. 공격적인 행동이나 회피하는 것은 아이들이 자신을 방어하거나 느낌을 충분하게 언어로 상호작용하는 것이 어려워서 생긴 반응일지 모른다(Notbohm, 2005).

ASD는 단일로, 혹은 정신지체, 다운증후군, 취약 X 증후군, 뇌성마비, 태아알콜 증후군, 청각, 시각장애 등과 같은 장애와 복합적으로 나타날 수 있다. ASD의 **유행(epidemiologists)**의 증가는 광범위하게 영향을 미친다. 건강과 인구 패턴의 변화를 연구하는 과학자들은 학교 내에서는 ASD 치료를 받는 아동이 증가하고 있다(Blaxill, 2004; Gurney, et al., 2003; Newschaffer et al., 2005; Palmer et al., 2005). 질병관리센터(CDC)는 ASD가 10,000명 중 20~60%의 높은 비율로 보고했다.

몇몇 다른 유전자와 염색체 이상은 ASD의 주요 원인으로 의심된다(APA, 2000; Barrett et al., 1999; Lauritsen et al., 2005; Miller Kuhaneck, 2004). 구조 기형, 화학작용, 뇌에서 발생하는 생리 현상 등이 자폐를 일으키는 원인인지는 명백하지 않다. 뇌의 복합적인 요소(피질, 변연계, 소뇌, 연수)들이 영향을 줄 수 있을 것이다(Miller Kuhaneck, 2004; Pelphrey et al., 2005; Reed, 2001). Courchesne, Carper, and Akshoomoff (2003)의 보고에서는 "자폐의 임상적 시작은 뇌가 비정상적으로 성장하는 2단계를 선행하여 나타난다.: 그것은 태어나서 머리 크기가 줄고, 1~2개월에서 6~14개월 사이에 갑자기 과도하게 머리 크기가 증가하는 것이다. 성장 비율의 비정상적인 가속은 자폐증에 대한 위험의 조기 경보 신호일 수 있다"(p. 337).

리서치에서도 ASD의 가족발병률의 증가에 대해 보여주고 있는데, 특히 동일한 유전요소를 많이 가진 일란성 쌍둥이의 연구가 그렇다. 쌍둥이 중 하나가 자폐일 경우 그와 일치하는 유전자를 가진 다른 아동 역시 60~90%정도는 자폐가 될 확률을 가진다. 자폐형제가 있을 경우는 10%정도만이 자폐가 될 확률을 가진다(Muhle, Trentacoste, & Rapin, 2004). 또한 리서치에서는 감각각성이 잘 될 것이라고 설명하고 있다. Miller(2001)와 Schaaf And Miller(2005)의 두 연구에서 보면 자폐아동은 낮은 반응지지를 나타내고, 청각과 시각 자극에 대한 다양한 종류의 부교감 신경계 기능 역시 낮은 반응을 나타낸다고 하였다. 일반적으로 교감신경계의 기능은 스트레스 기간에 활성화된다. 심박동은 증가하고, 기관은 감소, 땀샘은 활성화되고, 소화기능은 떨어진다. 부교감신경은 일반적으로 안정 시 활성화되며, 심박동은 감소, 기관지는 정상크기로 수축하고, 소화기능은 촉진된다.

대체 이론은 ASD 진단의 수가 증가되는 요인에 관하여 밝혀야 한다. 따라서 추가적인 연구는 이를 입증을 하는 데 필요하다. Herbert(2005)는 연구에서 자폐 발병률이 증가하는 곳과 텍사스의 독성 지대가 상관관계가 있음을 알아내었다. 그러나 다른 연구에서는 독소와 같은 환경적인 요인이 자폐증에 영향을 미칠 가능성이 있는지에 대해 확실하지 않다고 설명하였다(Edelson & Cantor, 1998; Miller et al., 2005; Miller-Kuhaneck, 2004; Vojdani et al., 2003). 아동기 면역은 ASD 발병률의 증가와의 관계가 유효하지 않다고 하였다(Honda H, 2005; Madsen et al., 2002; Smeeth, et al., 2004). ASD 아동과 청소년은 위장 질환이 많고 음식 알러지를 보이지만 Murch, 2005; Niehus,& Lord, 2006; Valicenti-McDermott et al., 2006), 이러한 어려움을 치료하는 효과적인 방법이 있는지는 불분명하다.

현재 아동과 청소년이 태어날 때 ASD를 결정하는 생물학적 검사는 효과가 없고 존재하지 않는다. 그 결정은 가족구성원들의 인터뷰, 가족계, 의학적 검사, 임상적 행동 관찰, 정신적, 의사소통, 교육, 작업평가(NICHCY, 2003)에 기반을 둔다. 하지만 ASD의 조기발견은 전망이 좋은 편으로 현재 연구에 나와 있다. Zwaigenbaum(2003)은 12개월 이후에 ASD의 진단을 내린 어린이의 행동은 매우 설명하기 힘든 비정상행동들을 찾아내었다. 그들은 시각적 쫓기, 시각적 집중, 이름설명하기, 다른 사람의 행동을 모방해서 다시 행동하기, 상냥하게 웃기, 사회적인 관심과 영향력 보이기, 감각 느끼기에 몰두하고 행동을 설명하는 것들이 어려웠다. "6개월 된 유아는 소극적이고 활동량이 감소하며 다음은 심한 괴로운 반응과 환경에서 하나의 물체에만 집착하는 경향을 나타내었다. 그리고 12개월의 유아는 적극적인 표현이 감소되고 언어의 수용력과 표현력이 지연되었다" (Zwaigenbaum et al., 2005, p. 143). Mitchell(2006) 또한 ASD를 가진 어린이는 언어와 의사소통의 지연이 ASD를 가지지 않은 형제들과 비교되는 것을 발견했다. 12개월에는 ASD가진 아이와 없는 아이에게서 짧은 말과 짧은 몸짓을 이해하는 것이 비교된다. 18개월된 ASD를 가진 어린이는 계속해서 말을 이해하는 것과 하나의 단어를 명확하게 이해하는 것이 지연되고 몸짓과 손짓을 사용하는 것이 지연되는 것을 보였다. 여러 해의 연구 가운데, Landa 와 Garrett-Mayer(2006)의 연구에서는 24개월 때에 표준화된 검사를 실행했을 때 대근육과 소근육으로 탐색하는 것과 수용하는 것, 표현 언어의 발달지연을 알아내었다. 또한 Landa(2006)는 자폐의 진단을 받은 6개월의 유아가 언어에 대한 사인과 복잡한 운동에서 어려움을 보이는 것을 알아내었다. 이런 자폐 진단을 받은 어린이는 어릴 때부터 치료를 하는 것이 이러한 능력들을 향상시키는 데에 기대할 수 있다.

ASD 가진 어린이와 청소년들의 예후는 다양하다. 심한 장애에서부터 경한 장애까지 지속적으로 기능의 장애가 있다. 어린이와 청소년은 언어와 인지기술에서는 한층 더 나은 예후를 보인다(APA, 2000). 대체로 1~3세의 어린이와 청소년은 어느 수준의 독립적인 생활을 할 수 있게 된다(APA, 2000; Howlin et al., 2004). Howlin 연구에서는 ASD를 가진 어린이들이 성년기로 넘어갈 때 소수가 친구없이 외롭게 살아가고 직업에서 오래 유지하기 힘들었다. 몇몇의 성인들은 가족에게서 보조적인 도움을 받고 살아간다. 그들은 의사소통이 어렵고 계속해서 고집부리는 행동을 한다. 더 심한 ASD를 가진 사람들은 일생동안 ADL을 수행할 때 지원과 보조적인 활동을 필요로 하고 있다.

자폐장애(Autistic Disorder)

자폐장애를 가진 어린이와 청소년은 사회적 상호작용과 의사소통에서 질적인 손상을 가지며, 제한적, 반복적, 계속적인 패턴의 행동, 흥미, 활동을 보인다(APA, 2000). 그 어린이와 청소년 중 70%는 경도에서 중도의 정신지체를 가지고 있다. 종종 그들의 시각, 촉각, 운동과 같은 감각수용은 낮거나 높게 작용한다. 복잡한 행동은 과잉행동, 짧은 집중력, 충동적이고 공격적이며, 발끈하는 성향, 자기 자신을 때리고, 할퀴며, 머리를 돌리고, 학대하는 등의 행동을 포함한다. 그러한 부정적인 행동들은 더 심하게 변화될 수 있기 때문에 가족들은 종종 가능적인 발달을 시도하고, 기능적인 부분을 발달시키고, 아동과 청소년들이 할 수 있는 집안의 활동이나 행사에 참여할 수 있도록 노력하여야 한다(Larson, 2006).

자폐 아동에게서 종종 나타나는 행동의 원인에 관해 새로운 견해가 새로 생겼다. 이전에는 생리학적인 견해로 자폐 아동들이 돌고, 반복적으로 특징 언어를 말하며, 머리를 세게 돌리는 행동들에 대해서 현재에서는 이를 대체 기술로 보여진다. 감정의 표현이 없고, 정신의 지체는 미묘하고 정상 발달 범위의 한 부분에서 처음 시작되는 징후가 유아기나 유아기 초기에 관찰된다. 그들은 의사소통의 어려움보다 감정 또는 인지의 한계로 나타날 것이다.

자폐장애의 진단은 3세 때 받는다(APA, 2000). 보통, 그 증상이 정상발달의 범위의 일부가 됨으로써 감지하기 힘들고 초기에 잊혀질 수 있지만, 자폐증과 관련된 특징은 초기 유아기와 영아기에 관찰될 수 있다. 자폐장애는 여자보다 남자에게 4~5번정도 더 흔하게 발생한다(APA, 2000).

아스퍼거 증후군 (Asperger Syndrome)

자폐장애와 유사한 아스퍼거 증후군인 아동과 청소년들은 사회적 강호작용에 질적인 장애가 있고, 상동 행동, 예측가능한 행동양식, 흥미가 제한되어 있다. 그들은 청소년기에 접어들면서 사회적 상호작용을 하는 과제에서 불안과 우울을 느끼고 있을지도 모른다. 감각 자극에 과민해서 불안한 사람과 감각 자극에 과민해서 우울한 사람이 있다(Pfeiffer, Kinnealey, Reed, & Hersberg, 2005). 그러나 아스퍼거 증후군의 아동과 청소년들은 자폐장애와는 다르게 언어기술의 결핍을 가지지 않고, 임상적으로 인지 발달에서의 지연을 가지지 않는다(APA, 2000). 아스퍼거 증후군의 아동과 청소년은 친구를 사귀는 등의 사회적인 어려움만 가지고 있다. 그들은 보통 그들이 사회에서 독립적인 기능을 수행하며 살 수 있을 정도의 언어와 인지 기술을 가진다. 결과적으로 직업을 가질 수 있고, 다른 사람들과 제한된 관계를 형성하며 자폐장애보다는 더 잘 지낼 수 있을 것이다(APA, 2000).

달리 명시되지 않은 전반적 발달장애

(Pervasive Developmental Disorder Not Otherwise Specified)

자폐장애와 관련된 증상이 모두 나타나지 않는 몇몇은, 달리 명시되지 않은 전반적 발달장애, 즉 PDDNOS로 진단하기도 한다(APA, 2000; Janzen, 2003). 흔히 그들은 사회적 상호작용, 언어, 그리고 비언어적 의사소통 기술에서 어려움을 보인다. 그들은 유아기에 눈맞춤을 하지 않고, 사람 목소리(애착)에 적은 관심을 보인다. 또한 그들은 분리불안이나 다른 아동과의 놀이에 흥미를 보이지 않는다. 아동기 중반에 이 아동들은 가족 구성원과 함께 지내내고, 애착을 형성하면서, 그들에게 더 애착을 갖는다. 그러나 다른 사람의 관심, 감정, 유머에 반응하는 것은 여전히 어렵다. 기쁨, 공포, 분노의 감정을 표현할 수 있고, 그들은 미묘한 감정에서보다 극도의 감정에 기쁨, 공포, 화남을 보이는 경향이 있다. 그래서 여전히 그들은 그룹에서의 상호작용과 비슷한 또래와의 관계형성에 문제를 가진다(NICHCY, 2003).

몇몇의 PDD NOS 아동은 주요 인지 지연을 경험하고, 연령에 맞는 인지 기술을 다르게 가진다. 일반적으로 그들은 조작이나 시각 기술, 또는 즉각적인 기억이 필요한 일을 가장 잘 할 수 있다. 그러나 상징적인 생각과 순차적인 논리가 필요한 일은 어려울 것이다. 몇몇의 PDD NOS 아동, 청소년은 암기력이 좋고, 음악과 수학적으로 특별한 재능을 가진다(NICHCY, 2003).

주요 인지 발달의 제한은 단지 말을 이해하는 데 어려움을 느끼게 한다. 자폐장애와 비슷하게 PDD NOS 아동은 의사소통에서 반향어를 사용하고, 이것은 특정 단어나 구를 반복하여 사용하는 것이다. 심한 손상이 아니라면 그들은 단순 언어 지시나 행동 따르기가 가능하다. 그들은 단조롭고, 음의 높이의 변화나 감정 표현, 노래하는 듯한 억양이 적은 일정한 목소리로 말한다. "나"를 "너"라고 말하는 것과 같이 대명사를 바꾸어 사용할 수 있다. 다른 어려운 점으로는 말하는 상황에서 미묘하거나 추상적인 의미를 이해하는 것이다.

PDD NOS 아동, 청소년은 또한 의례적이거나 통제하기 힘든 행동을 보이기도 하고, 사물에 강한 애착을 형성하기도 하며, 변화를 거부하고, 몇몇 특정 행동에만 흥미를 보이며 연연할 수 있다. 그들은 시각과 청각 자극에 과민 또는 과소 반응을 보이고, 부드럽게 만져주는 것은 좋아하지 않고 거칠고 전정 자극을 주는 놀이는 긍정적인 반응을 보이며 좋아하기도 한다. 그들은 식탁이 가득 차 있어도 마치 그것을 알지 못하는 것처럼 제한된 범위의 음식만 먹는다.

그러나 이런 잠재적 어려움이 있음에도 불구하고, 전형적인 자폐보다 PDD NOS 아동의 발달 지연이 덜 심하다. 결과적으로 그들은 3~4세 이전에는 진단을 받지 않는다. PDD NOS와 자폐장애는 연속선상에 있기 때문에 그들 사이의 정밀한 구분이 항상 명확하진 않다. 아동의 진단은 그들이 발달하고 더 뚜렷한 행동을 보여줌으로써 자폐장애에서 PDD NOS로, PDD NOS에서 자폐장애로 전환될 수 있다(NICHCY, 2003).

아동기 붕괴성 장애(Childhood Disintegrative Disorder)

아동기 붕괴성 장애(childhood disintegrative disorder) 또는 헬러 증후군은 주로 남자에게서 나타나는 붕괴성 장애이다. 남자 아이들은 1~2세까지는 정상발달을 보이지만, 이전에 습득한 사회성, 언어, 놀이, 운동기술들을 한 주 또는 한 달동안 잃어버리게 된다. 자폐장애와 비슷하지만, 아동기 붕괴성 장애 아동은 2~3가지 영역에서 어려움을 가진다.: 사회적 상호작용의 손상; 의사소통기술의 손상; 저항 및 상동행동, 관심과 활동 제한으로 인해 정형화된 양상의 행동을 보인다(APA, 2000). 그들은 신변처리기술(대소변관리) 역시 잃어버린다. 아동의 초기 발달력은 진단을 위해 꼭 필요하다(Yale Developmental Disability Clinic, 2006).

레트 증후군(Rett Syndrome)

레트 증후군(Rett syndrome)은 신경발달장애로, 주로 여자에게 나타난다. 레트 증후군 역시 6~8개월까지는 정상발달을 한다. 현재 다른 ASD 진단 범주에 있지만, 레트 증후군은 자폐와는 차이가 있지만, 향후 DSM 해당 분류에서 제외될 수 있다. 레트 증후군은 X염색체의 MECP2 유전자의 돌연변이로 인해 점진적인 장애를 유발한다. 이것은 임신 말기나 생후 첫 몇 달 안에 뇌 안에서의 신경들의 연접(시냅스 형성)이 이루어지지 않아 나타나게 된다. 결과적으로 감각, 감정, 운동, 능동 기능 세포의 정상적인 발달을 하지 못하게 된다. 이로 인해 레트 증후군의 여자 아이들은 점차 머리성장률이 감소하기 시작한다. 그들의 의사소통기술과 손의 의미있는 사용, 정형화된 손놀림, 손씻기 동작 기술의 발달 역시 감소한다. 그들은 걷기, 호흡하기, 시야 및 운동조절도 어려워진다. 종종 1:10,000에서 1:23,000명의 레트 증후군인 여성은 자폐로 잘못 진단받고 살고 있을지도 모른다(IRSA, 2007). 증상 범위 레벨은 경한 것에서 매우 심한 것으로 나뉜다. 처음 몇몇 여자 아이는 독립적으로 일상생활활동들을 수행할 수 있지만, 점차 증상이 진행되면서 수명이 단축된다. 기본 과제인 목욕하기, 옷입기, 먹기, 보조도구 사용 등에서의 보조가 가장 필요하다(IRSA, 2007).

중재(Interventions)

ASD 아동, 청소년이 겪는 어려움과 가족들의 표면적인 어려움을 고려하여 여러 전문가가 공동으로 아동에게 필요한 서비스를 제공하는 것이 가장 중요하다. 여기서 말하는 전문가는 조기 진단 의사, 선생님, 심리학자, 사회복지사, 소아과의사, 작업치료사, 보조작업치료사, 언어치료사, 청각학자, 물리치료사 등이다. ASD 아동의 조기 중재는 가족들이 생각하는 목표를 중심으로 한다. 그들은 아동에게 긍정적인 육아 발달과 표현의 촉진, 의사소통의 수용; 신체적, 감각적, 지각기술의 발달; 자조기술과 사회성 및 놀이기술의 발달; 가정 환경을 설계하고, 방해가 되는 행동과 수면 양상을 관리하며, 치료 종료 후에서 이 내용들을 지속할 수 있도록 하는 등의 중요한 요소들을 포함할 수 있다. 학령기 나이가 되면, 이러한 중재는 아동의 교육 과정과 정규 교과목의 교육에 필요한 내용들을 중심으로 확대된다. ASD 아동이 가진 어려움들로 인해 가족과 집단 활동에의 참여에 제한이 있을 수 있다. 아동이 16세가 되면, 중재는 중등교육에서 취업의 기회를 제공하기 위해 필요한 방향으로 전환되어 추가적인 교육과 공동체의 참여 및 생활을 위한 내용들을 포함한다.

학습에 기초한 중재(Learning Based Interventions)

전문가들은 다양한 학습 모델을 기초로 ASD 아동, 청소년들의 중재를 제공한다. 철학적 시각을 가진 전문가들이 주로 이 모델을 선택하게 된다. 3가지 대표적인 학습모델은 응용행동분석, DIR/Floortime 모델, TEACCH이다.

응용행동분석

1960년대 Ferster, Lovaas, Wolf, Risley의 이론을 기초로 한 **응용행동분석(applied behavior analysis; ABA)**은 ASD 아동, 청소년의 행동양상과 교수법에 따라 부수적인 교수법과 또래 지지와 같은 긍정적인 강화인자와 다른 방법들을 활용한다. 아동과 청소년들은 처음에 **discreet** trial teaching을 통해 수행기술을 배우게 된다. Discreet trial teaching은 과제를 작은 하위 항목으로 나누고, 측정할 수 있는 단계적 반복 훈련을 통하여 교육하는 방법이다. 치료사는 아동이 행동을 시작하고, 목표로 세운 행동들에 보다 능동적으로 참여할 수 있도록 하기 위해 아동이 좋아하는 작은 과자, 틱클(간지럼태우기), 좋아하는 책이나 장난감 등을 강화제로 이용한다(Lovaas, 1987; McEachin, Smith, &

Lovaas, 1993; Sheinkopf, & Siegel, 1998). 다음은 discreet trial training의 사용 예를 설명한 것이다.

FOUAD

Fouad의 담임선생님은 수업시간에 Fouad가 자리에 앉아있기를 원한다. 담임 선생님의 첫 번째 목표는 "자리에 앉아라"라고 지시했을 때 Fouad가 자리에 10초 동안 앉아있는 것이었다. 선생님은 Fouad에게 지시하였고, 반응을 매시간마다 기록하였다. 만약 Fouad가 선생님이 바라는 행동을 하지 않았을 경우, 선생님은 그에게 앉으라는 신체적인 사인을 보냈다. Fouad가 10초 동안 자리에 앉아있을 경우에는, 보상으로 Fouad가 가장 좋아하는 장난감을 주었다. 선생님은 2분마다 이 과정을 반복하였고, 다른 목표로 전환하였다. 그녀는 Fouad가 하루3번 이상 90%정도 지시 따르기가 가능해질 때까지 이 훈련을 반복하였다. Fouad가 이 목표를 완수하게 되면, 선생님은 다른 아이들이 있는 공간 내에서 Fouad가 오랫동안 착석 유지하기와 같은 더 큰 목표로 수정할 것이다.

곧 아동, 청소년은 인위적인 환경에서 기술을 배운다. 이러한 학습 환경은 아동의 학습을 돕기 위해 특별하게 만들어진 공간이다. 이러한 환경의 중요한 점은 아동이 적절한 행동을 습득하기 위한 장소라는 것이다. 아동이 인위적인 환경에서의 사회적 기술이 숙련되면, 교실이나 식당과 같은 자연스러운 환경 내의 다른 상황에 대한 일반적인 기술을 할 수 있도록 환경에 변화를 주어야 한다. 안아주기와 칭찬하기와 같은 자연스럽고 사회적인 보상은 점차 좋아하는 음식으로 바꾸어 준다.

학교와 집을 배경으로 한 프로그램은 일주일에 35~40시간을 아동, 청소년에게 한가지 지시를 한번씩 나누어 제공하는 ABA(응용행동분석) 이론을 근거로 시행한다. 이 이론은 아동이나 청소년의 능력, 욕구에 따라 차별화되어 있고, 학습 단계로 이루어진 체계적인 지도방법이다. 조기 프로그램의 기본 방향은 운동과 언어 기술의 어려움, 간단한 지시 따르기, 간단하게 자기의사 표현하기에 중점을 둔다. 프로그래밍 동안, 간단한 질문에 묻고 답하기, 문장 말하기, 복잡한 몇몇 단계가 있는 과제수행, 다른 아이들과 함께 놀이하기 등을 강조한다. 나이가 있는 아동은 자기-관리 기술, 기능적인 의사소통, 학교와 지역사회 참여, 가족 구성원으로서의 참여, 또래와의 상호작용 등을 기초로 한다(Lovaas Institute, 2006).

ABA 이론의 효과에 관한 연구가 있다. 이 이론에 대해 일부 학자들은 환경에 따라 문제행동을 보이는 사람이 너무 많고, 새로운 상황에서의 학습에 대한 일반화가 아직 되어있지 않아 비판하기도 한다. 반대로 ABA 이론의 지지자들은 환경은 아동의 학습에 영향을 주는 요인이고, 환경적 요인을 정확하게 사용했을 때 학습의 일반화를 촉진할 수 있다고 믿는다.

DIR/Floortime 모델

DIR/Floortime은 Greenspan과 Wieder에 의해 발달하였다(Greenspan 1992b; Greenspan & Wieder, 1998). DIR은 '발달적(developmental), 개인차(individual-difference), 관계-중심(relationship-base)'의 약자이다. 선생님, 치료사, 다른 전문가들과 보호자는 이 이론을 사용할 수 있다. 발달적이고 인간 원칙에 기초한 중재는 아동에게

나타나는 어려움에서부터 시작한다. 치료사는 아동이 선택한 활동이나 관심을 보이는 행동들을 통해 아동과 소통한다. 치료사는 아동에게 두 가지 방법을 제시하여 의사소통의 기회를 천천히 증가시킨다(ICDL, 2000). 또한 치료사는 발달적 단계를 생각하면서, 아동의 상호작용에 대한 6단계를 통해 아동을 지도한다: **관심 전환하기(shared attention), 참여하기(engagement), 서로 의미있게 교류하기(two-way purposeful interactions), 서로 목적있는 문제를 해결하기 위해 교류하기(two-way purposeful problem solving interactions), 생각 정교화하기(elaborating ideas), 생각하는 것을 생각으로 연결하기(connecting ideas for thinking)**.

- *관심 전환하기* : 먼저 치료사는 아동에게 치료사와 같은 비슷한 과제에 잠시 동안 집중할 수 있도록 격려한다. 치료사는 아동이 선호하는 감각계 안에서 아동의 과제 집중도를 살핀다. 아동은 장난감을 부딪쳐 소리를 만들거나 손을 교차하여 장난감을 두드릴지도 모른다. 치료사는 장난스럽게 아동의 놀이를 방해하여 아동의 관심을 전환한다. 이렇게 하기 위해 치료사는 아동이 좋아하는 도구에 손을 올려놓는다. 그럼 아동은 도구를 다시 얻기 위해 치료사의 손을 움직이게 되고, 이로써 아동의 관심이 다른 쪽으로 이동하게 된다.
- *참여하기* : 두 번째 단계에서는 치료사는 온화, 신뢰, 개인적인 관계 형성을 통해 아동과의 접근을 시도해야 한다. 치료사는 아동의 행동을 보다 직접적으로 지시해야 한다. 치료사는 다양한 감각과 운동을 경험할 수 있는 놀이 기회 제공을 위한 환경을 설정해야 한다.

  이 과정을 통해 아동은 놀이의 도구를 선택하고, 치료사와 놀이를 즐기며, 아동의 흥미를 더 정교하게 이끌어내고, 기능적인 놀이에 참여를 촉진할 수 있다.
- *서로 의미있게 교류하기* : 3번째 단계 동안, 치료사는 아동에게 관심을 보이면서 아동의 비언어적 행동과 얼굴 표정을 살핀다. 예를 들면, 치료사는 아동이 치료사의 손을 잡고 선반 위의 장난감 향해 걸어간다면, 치료사는 아동이 장난감을 향해 손을 뻗을 수 있도록 도와줄 수 있다. 또한 치료사는 아동의 표정을 통해 기쁨, 만족함, 호기심과 같은 느낌을 알 수 있다.
- *서로 목적있는 문제를 해결하기 위해 교류하기* : 4번째 단계에서는 치료사는 아동에게 치료사가 말하기 전에 아동이 문제를 해결할 수 있도록 상황을 조성한다. 한 예로, 치료사는 아동이 문을 열 수 없게 하고, 아동이 그 상황에서 문제 해결을 위해 어떻게 반응하는지 관찰한다.
- *생각 정교화하기* : 5단계에서 치료사는 아동이 가상놀이에 참여하고, 다른 사람과 의사소통할 수 있는 치료를 구상해야 한다. 예를 들면, 소품을 사용하거나 어른의 행동 모방하기, 안아주기, 인형 먹이주기, 장난감타기 등과 같은 환경을 조성하는 것이다.
- *생각하는 것을 생각으로 연결하기* : 6단계에서 치료사는 아동이 논리적인 언어를 사용하고, 기능적인 놀이를 하며 환경과의 상호작용을 촉진할 수 있도록 해야 한다. 이 치료사와의 교류에서 중요한 점은 아동의 감정 표현의 범위 증가에 초점을 두어야 한다는 점이다(ICDL, 2000).

DIR/Floortime접근의 효율성에 대해 논쟁이 있는 동안, Greenspan과 Weider(1997)

는 이 접근의 200명 사례를 통해, 58%는 뛰어난 성과의 좋은 결과를, 25%는 중등도의 결과를, 17%는 지속적인 어려움을 가진 것으로 보고했다. 비평가들은 지속적인 어려움을 가지는 것, 중등도의 결과, 좋은 결과를 결정하는 것이 무엇인가에 대해 더 정확하게 정의할 필요가 있다는 것에 도전했다. 다음은 Dir/Floortime 사용이 자폐증을 가진 4세의 아이를 분리 집중력과 능동적 참여를 증가시키는데 근접하다는 것을 실증한 사례이다.

GABRIELLA

Gabriella는 자폐장애를 가진 4세된 아동이다. 보조작업치료사(OTA)는 Gabriella가 가장 좋아하는 활동(손에 반복적으로 모래를 따르며 놀이하는 것)을 하도록 허락하였다. 처음에 보조작업치료사는 단순하게 Gabriella 뒤에 서서 그녀가 활동하는 모습을 지켜보았다. 잠시 후에 보조작업치료사는 Gabiella에게 다가가 모래를 그녀의 손에 따라주었다. 그리고 그의 손의 모래를 문질러주었다. 보조작업치료사는 Gabiella가 치료사와 신뢰를 형성하며 관심을 전환할 수 있도록 잠시동안 눈맞춤을 유지하였다. 치료사와 Gabiella의 라포가 형성되면, OTA는 참여를 위한 기회를 만들어야 한다. 그는 모래 상자에서 사용할 수 있는 국자 장난감을 사용하거나, 물과 쌀 테이블과 같은 다른 비슷한 감각 테이블을 설정할 수 있다. 보조작업치료사가 Gabriella의 손에 모래와 쌀을 동시에 쏟았을 때 Gabiella의 몸짓과 표정의 반응을 살핀다. 세션기간동안 보조작업치료사는 놀이와 의사소통의 다음 단계로 천천히 이동한다. 다음 단계에서 보조작업치료사는 Gabriella의 도움을 이끌어내기 위해 장난감을 더 어렵게 사용한다. 그리고 다음 단계에서는 Gabriella의 모래/물놀이에서의 놀이 기술을 보다 정교하게 발달시키기 위해 삽으로 모래를 퍼서 양동이에 담기, 모래나 쌀에 숨겨놓은 보물 찾기 등의 응용 활동을 한다. 마지막 단계에서 보조작업치료사는 그녀가 무엇을 하는지, 그녀가 놀이에 대해 어떻게 느끼고 있는지에 대해 언어로 묘사할 수 있도록 모델링한다.

TEACCH

ASD 아동과 청소년의 또 다른 학습방법은 자폐 그리고 의사소통장애와 관련된 아동의 치료와 교육(TEACCH) 프로그램이다. **TEACCH**의 목표는 행동 관리와 ASD 아동, 청소년의 기능적 독립성의 촉진이다(Mesibov & Howly, 2003). ASD보호를 시도하기에 앞서, TEACCH는 신체적인 구조와 일정, 작업 시스템, 시각적 조직화와 정보 시스템을 포함한 교수 방법을 바탕으로 하고 있다(Mesibov et al., 1994; Mesibov & Howly, 2003; Miller-Kuhanek, 2004).

신체적인 구조 : 신체적인 구조 방법을 사용하는 교사들은 일관성 있고 고도화된 방식으로 그들의 교실을 마련해야 한다. 학생들이 집중할 수 있도록 방해되는 자극을 차단하여 나눈다. 교사는 교실을 교육, 그룹 활동, 놀이와 휴식 영역으로 나누기 위해 각 영역과 관련된 가구나 테이프, 기타 시각적인 단서를 이용한다. 예를 들어, 교사는 방의 모서리에 스크린을 설치하거나, 게시판의 이동, 벽에 다른 도구 등을 설치하여 막아 작업 영역을 만들 수 있다. 방해 요소들을 최소화하기 위해 교사는 효과적인 학습을 위해 필요한

자료를 준비하여 제공한다. 그리고 나서 아동 시야 범위 안에는 필요한 유인물만 책상에 올려놓도록 한다. 책상 옆이나 아래에 서랍을 설계할 수도 있다(그림 21. 1■).

일정표 : 교사는 또한 학생들이 교실에서 하루동안 일어나는 일과를 보고 이해할 수 있도록 시각적으로 볼 수 있는 일정표를 준비하여야 한다. 교사는 별도의 활동 리스트 카드를 한두 개의 단어와 간단한 활동 그림이나 사진을 이용하여 일정표를 사용할 수 있다. 카드 일정표는 쉽게 제거가 가능하기 때문에 필요에 따라 교사가 일정을 변경하여 학생들이 미리 준비할 수 있도록 한다(그림 21. 2■). 때때로, 교사는 학급의 모든 아동을 위한 학급 일정표를 사용하기보다 과제의 흐름에 어려움을 가진 아동 몇몇을 위한 개별적인 일정표를 사용하기도 한다.

작업 시스템 : 비슷하게, 교사는 ASD 아동, 청소년이 가능한 독립적으로 수행할 수 있도록 하기 위해 시각적인 단서를 사용한다. 교사는 학생이 무엇을 수행해야 되는지; 어떻게 과제를 수행하는지; 그들이 어떻게 과제가 끝났음을 알아야 하는지; 그리고 가능한 과제를 언제 해야 되는지에 대한 연속된 시각적 과제를 준비한다(그림 21. 3■). 학습 능력 감각적인 변화를 위해 교사는 아동의 능력에 따라 시각적 단서의 수를 고려하고, 복잡하게 적용해야 한다.

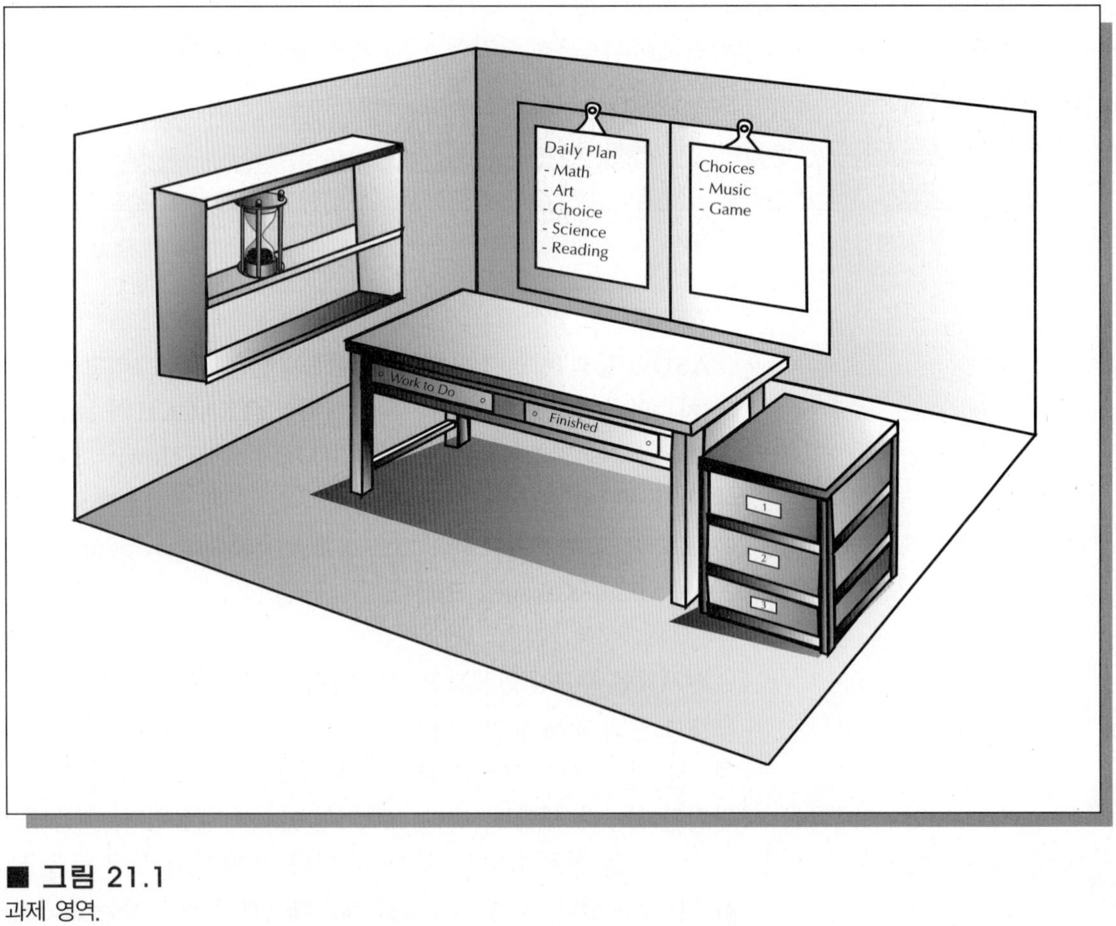

■ 그림 21.1
과제 영역.

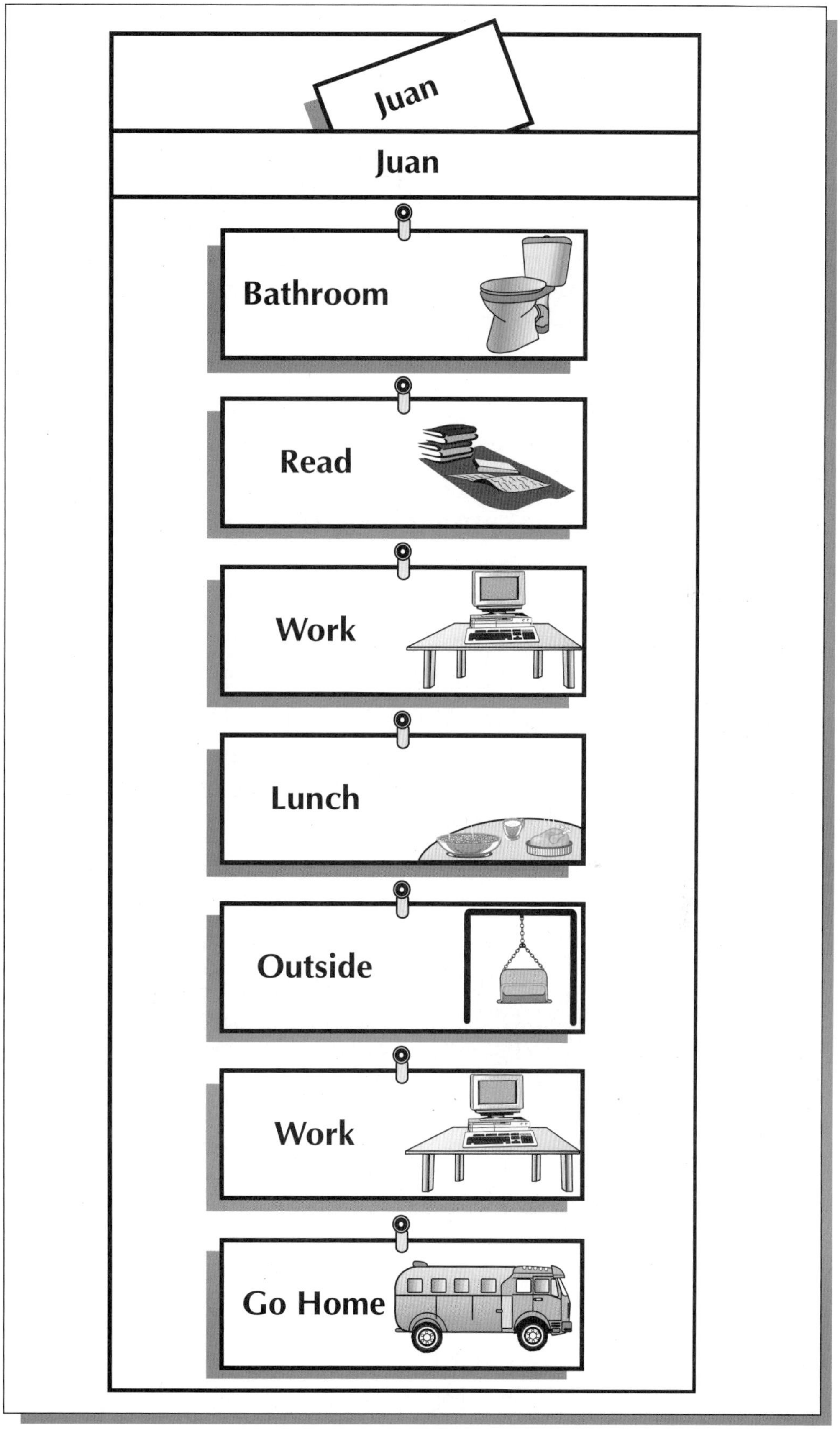

■ 그림 21.2
하루 스케줄.

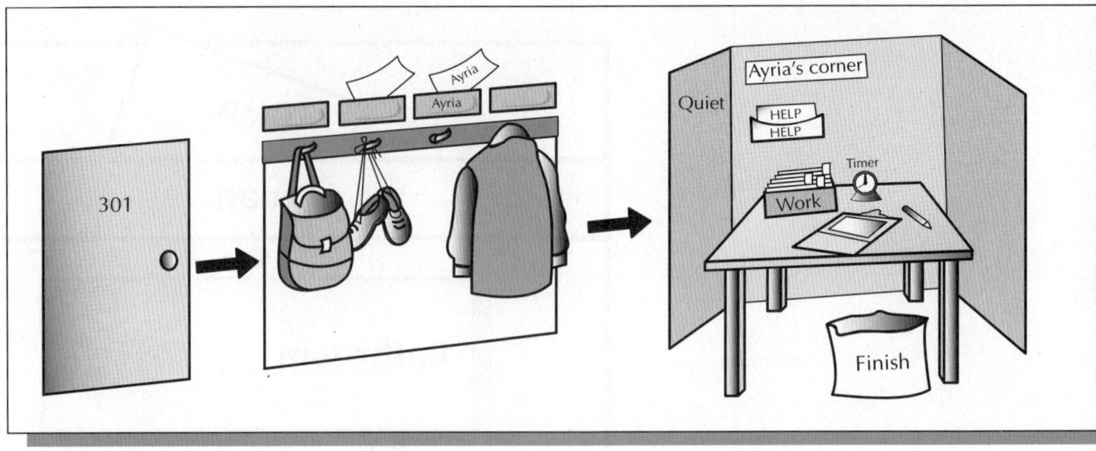

■ 그림 21.3
Work system.

시각적 조직화와 정보 : TEACCH 방법을 사용할 때 치료사는 어떻게 그들에게 시각 조직화와 정보지시를 제공할 것인지에 초점을 두어야 한다. 예를 들어 네모난 카펫은 방바닥에 깔아놓아서 깔끔하게 보이도록 하거나 아동이 앉는 위치를 표시할 marker로 삼아서 평가지에 기록하는 데 사용할 수 있다. 그리고 시각적 조직화를 제공하기 위해서, 교실의 여러 도구를 상자나 라벨을 붙여서 그룹별로 따로 정리해 놓는다. 그룹별로 정리해놓으면 다른 여러 감각들로부터 원하는 감각만 제공할 수 있다. ASD 아동, 청소년이 특별한 과제를 완성하고 싶어할 때, 선생님은 TEACCH 방법 여러 가지를 결합하여 제공할 수 있다. 다음은 교실에서 TEACCH를 사용하는 방법을 설명한 것이다.

TERRELL

교실 선생님은 Terrell의 색깔 매칭 기술이 향상되기를 원한다. 이 학습 방법으로 선생님은 Terrell의 일과표를 색깔 구분 카드릴 사용하고, 그를 개인적인 작업 공간으로 데려간다. 그녀는 공간을 다른 아이들과 활동하고 소음이 없게 하기 위해 나누어 사용한다. 그녀는 주머니에서 다른 색깔의 플라스틱 물고기를 꺼내 작은 박스에 있는 물고기 색깔과 매칭하는 방법으로 Terrell을 교육한다. 선생님은 아동에게 사진을 보여주는 방법으로 시각적인 단서를 제공한다.

- 주머니에서 물고기를 꺼내기
- 색깔 상자에 맞는 물고기 매치하기
- 주머니의 모들 물고기를 이동한 후에 활동 멈추기
- 다음 활동으로 전환하기

선생님은 각각의 분리된 그림을 그리고, 위에서 아래의 순서로 놓는다. 그리고 나서 Terrell에게 각각의 단계의 수행 순서를 알도록 한다.

다양한 연구는 미취학 아동의 TEACCH 방법을 사용한 결과 지능점수에서 증가(Lord & Schopler, 1994)와 학업성취도가 기대한 것보다 더 좋다는 것을 입증해왔다(Venter, Lord, & Schopler, 1992). 게다가, 연구에서 그들보다 나이많은 아이와 TEACCH방법을 사용하여 지도받은 청소년들이 보호시설로 가는 비율을 감소시킨다는 것과의 연관성을 발견했다.

건강 관리를 기초로 한 중재 (Health Care-Based Intervention)

종종 초기 건강 관리 의사나 소아과 의사는 전문적으로 처음 선별하고, ASD가 의심되는 아동에게 추가적으로 필요한 서비스를 검토한다. 부분적으로 유아기와 아동기 건강관리 선별이 이루어지면, 의사는 발달 평가를 통해 청각적, 말-언어, 유전적, 작업치료, 다른 신경학적, 신경발달학적 평가를 의뢰한다. 의사는 ASD 아동, 청소년에게 더 빈번히 발생하는 구토 증상과 거식증, 영양결핍, 설사, 변비, 반복적으로 일어나는 구토 증상 등을 주소로 식이요법과 위장과 관련한 의학적 중재를 제공할 수 있다. 또한 의사는 ASD 아동, 청소년의 수면장애, 불안감, 공격적이고 격한 행동, 상동행동, 강박행동, 자해, 과잉행동 조절을 위한 의학적 중재 역시 추천할 수 있다. 이러한 행동을 조절하기 위해 멜라토닌, 항정신병 약물, 정서적 안정을 위한 항경련제, 항우울제, 항불안제 등의 약물들을 처방하기도 한다. 약물치료 전에 의사는 반드시 환자에게 빈도, 기간, 양, 부작용에 대해 알려주어야 한다. 또한 의사는 신체적인 통증과 전염, 경련과 같은 다른 요인에 대한 선별도 해야 한다. 행동의 기준선은 의사가 행동의 변화를 관찰하여 변화에 따라 투약하기 위해 꼭 필요하다. 의사는 6~12개월마다 치료가 더 필요한지 판단하기 위해 주의깊게 살핀다(Myers, 2006).

18세가 되면, 책임감 있는 다른 사람을 자신의 법적 보증인으로 지정해야 한다. 법적 보증인은 후견인이 보험, 의료 서비스, 운전면허, 사회생활, 재정, 투표하는 등에서 일부 또는 전체적인 도움을 줄 수 있다. 18세가 되어 성인에 가까워져도, 책임있는 결정을 하기에 아직 미성숙해 보인다면 치료사는 가족들이 법정에 법적보호를 신청하도록 도움을 줄 수 있다.

작업치료중재 (Occupational Therapy Interventions)

작업치료중재는 ASD 아동, 청소년의 ADL, IADL, 교육, 일, 여가, 놀이, 사회적 작업에서 할 수 없는 것을 중심으로 치료한다. 중재에서 작업, 수행기술, 수행패턴, 또는 수행배경을 중점으로 한다. 중재 전략은 TEACCH, ABA, 그리고 DIR/Floortime, 신경발달학적인 접근법과 감각통합, 감각조절, 발달적 접근법, 사회적 기술훈련, 기술습득이다. 또한 중재전략은 그들의 작업 내에서 아동과 청소년의 참여를 보조하기 위해 과제와 환경 수정을 중요하게 여긴다. 작업치료사는 자폐 아동과 청소년의 일상생활에서의 작업 내에 참여하여 그들의 수행능력과 작업에 필요한 것을 기초로, 가장 적합한 중재 접근법을 이용한다. 다음은 Juan, Tom, Ayton의 작업치료중재에 대한 설명이다.

Juan

Juan은 5세된 아동으로 심한 자폐이다. 그는 학교심리치료사에 의해 진단되었고, 기능적으로는 중간에서 경도 범위의 정신 지체를 가지고 있다. 그는 집과 학교 일상에서 광범위하게 성인의 보조가 요구된다(Heward, 2006). Juan은 최근 발달지연 아동을 위한 독립된 교실에서 특수교육 서비스를 제공받기 시작하였다. Juan은 교실에서 과제와 일상에서의 늘 힘들어하기 때문에 선생님과 부모님을 작업치료평가를 요청하였다. Juan의 작업 프로파일 관찰에서 작업치료사는 Juan의 선생님과 부모님을 인터뷰하였다. 선생님은 Juan이 몇분은 순환시간동안 착석과 학습활동이 가능하다고 하였다. 그는 단순한 사물은 몇 분동안 응시가 가능하지만, 사람은 단지 몇 초만 응시한다. 그는 사물을 만지고 느끼는 것은 좋아하지만, 쓰기와 자르기, 그리기, pasting과 같이 눈-손 협응 동작이 요구되는 조작 활동은 힘들어한다. Juan은 학교에서 먹는 음식이 플레인 파스타, 건조된 시리얼, 후렌치 프라이, 부드러운 치즈로 매우 제한적이다. 그는 그의 손가락은 포크와 스푼을 대신하여 음식을 먹는 데 사용되었고, 물과 사과주스는 실내 온도에 따라 sippy 컵으로 마신다. 그는 그의 바지를 내리고 올리는 데 도움을 받지만, 그의 외투를 입고 벗을때와 옷의 단추를 잠글 때도 도움을 요청한다.

Juan의 부모님도 비슷하게 설명했다. 그에게 컨테이너에서 물건을 가져오는 것과 같이 단순한 신체적 활동은 신체적인 큐를 주었을 때 완벽하게 수행할 수 있다고 하였다. 그는 장난감을 보고 만지지만 항상 그것들을 이용해서 다양한 방법으로 놀이를 하지는 못한다. 그는 같은 비디오를 반복적으로 보는 것을 좋아하고, 부모님이 이야기가 끝나기 전에 비디오를 끄면 화를 낸다. 그들은 그를 꼭 안고 등을 문질러주면 진정된다고 하였다. 때때로 그는 그의 여동생이 등과 배로 공을 굴리면 그것을 시도한다. 때때로 그는 그의 여동생의 등과 배로 공을 굴려주기도 한다. Juan은 안전하고, 여기저기 돌아다니지 않으며, 보호자 중 한명의 지속적인 관리가 그에게 필요하다. 그들은 그가 안전하게 활동할 수 있는 치료실에 그를 데려가지만, 사람들이 많이 교류하는 레스토랑 등에는 위험을 무릅쓰고 그를 데려가지 않는다. 그들은 쇼핑센터에 그를 데리고 가면, 그가 시끄럽고, 자기 손을 물고, 비명을 지르기 때문에 아예 가는 것을 시도하지 않는다.

이 배경 정보를 기초로, 작업치료사는 보조작업치료사에게 Juan이 학교에서의 작업, 즉, 교실, 점심시간, 체육시간 동안 어떻게 지내는지에 대한 정보를 수집하고, 이러한 환경에 관해 기록할 것을 요청하였다. 그녀가 평가 결과를 조직화하는 동안, 작업치료사는 개인-환경-작업수행모델을 선택하였다. 그녀가 이 모델을 선택한 이유는 Juan의 개인적인 수용능력과 욕구; 그의 현재 그의 작업수행의 수준, 환경에서 수행능력과 욕구가 어떻게 미치고 있는지, 수행요소의 수준을 바탕으로 중재를 설계하기 위해서이다.

평가 처리

보조작업치료사는 site-specific 양식을 사용하여 학교생활의 관찰을 토대로 작업치료를 위한 보고서를 작성하였다. 이 관찰 내용의 요약은 표 21. 1■에 있다.

작업치료사는 부모와 선생님의 면담과 보고서를 참고하여 PEDI(Haley et al., 1992)와 Seneory Prifile(Dunn, 1997)을 사용하기로 하였다. 이 표준화된 도구는 부모, 선생님과의 인터뷰를 통해 수집된 정보와 더불어 Juan이 그의 자연스러운 환경에서의 Juan의 작업수행의 기초라인을 제공할 수 있다. Juan은 언어 지시 따르기에 어려움이 있기 때문에 치료사는 그에게 표준화된 평가에서 완벽하게 수행할 것을 요구하지 않았다. PEDI 평가도구는 자조관리, 운동성, 사회적 참여에 대한 정보를 제공하고, 감각 프로파일은 감각과 감각에 대한 반응 정보를 제공한다. 추가적으로 작업치료사는 Juan의 수행수준을 통해 발달체크리스트를 작성하고, 다른 아동과 그의 생활연령을 평가한다.

Juan은 PEDI 평가결과, 먹기, 머리감기, 양치질하기, 세탁하기 등에서 보호자의 중간정도의 신체적 도움이 필요한 것으로 나타났다. 그는 보행에 있어서 안전을 위한 예방조치를 알지 못하고, 방황하다 원래 이동하려던 장소가 아닌 다른 장소로 가기도 한다. 그는 처음에 신체적인 행동을 통해 다른사람과 의사소통을 했었지만, 현재는 몇 단어로 말할 수 있다. 그는 약간 거칠고, 공중 그네 놀이를 좋아하며, 할 수 있는 놀이 기술이 제한되어있으며, 몇 가지 행동을 반복적으로 수행하였다. 그는 한-두 단계의 잘 아는 행동 모사를 통해 몇가지 집과 학교 과제를 완료하였다. 감각 프로파일의 평가 결과, Juan은 촉각에 높은 역치를, 청각에는 낮은 역치를 보이고 있었고, 구강 감각은 예민하였다. 발달체크리스트를 바탕으로, Juan의 소근육과 대근육 활동에 대한 수행 기술은 20~26개월인 것으로 나타났다. 그는 앞

■ **표 21.1**
Juan의 학교생활에 기초를 둔 수행기술과 수행패턴의 예

작업 관찰	수행기술과 수행패턴 관찰	수행 맥락
버스에서 교실까지 도보 사물함 안에서의 물건 배치 활동공간에서의 도구선택과 사용	짝꿍이 팔을 그의 어깨에 걸치고 교실로 가는 것을 침착하게 도와준다. 짝꿍으로부터 육체적인 도움을 받아, 사물함 안에 자켓과 책가방을 걸어놓는다. 장난감을 만지고 가지러 가기위해 한 장소에 10초에서 2분가량 머무른다. 2분가량 트럭의 바퀴를 손가락으로 만져본다. 반 친구들을 잠깐씩 힐끗 쳐다보지만 말을 하지는 않는다. 다른 아이의 장난감을 가져와 그 아이가 울면, 쳐다보거나 반응하지 않는다. 선생님이 장난감을 즉시 돌려주라고 말했을 때, 반응하지 않는다. 장난감을 돌려주기 위해 선생님이 물리적인 자극을 가했을 때, 아이를 때리려 한다. 때리는 걸 막기 위해 선생님이 꽉 안고 있을 때, 처음에는 빠르고 조용하게 몸을 꿈틀댄다. 선생님이 손을 움직여 아이의 얼굴과 팔을 꽉 안고 있으면, 잠시 웃음을 짓는다.	학교 복도 장난감과 쓰기전 도구들이 있는 5군데의 장소를 포함하는 교실 시각, 청각, 후각 자극으로 채워진 교실에서의 선생님과 아이들의 활동
그룹활동 시간동안 선생님의 질문에 응답하거나 노래하기	독립적으로 2분가량 앉아있은 후, 서있거나 돌아다니기 시작한다. 짝꿍이 그를 직접 그룹으로 데리고 온다. 짝꿍이 손으로 그의 어깨와 넓적다리를 단단히 고정시켰을 때, 5분가량 그룹에 앉아 있는다. 그의 손에 손뼉을 치는 동안 몇 차례의 노래에서 5개의 같은 단어를 말하면 질문에 응답하지 않는다.	교실 중앙의 정사각형 카펫 위에 반원으로 앉기 시계와 도로 위 자동차의 잔잔한 소음
완벽한 물건 조작능력과 쓰기전 과제	언어적, 신체적 도움을 주면 6개의 블럭을 쌓는다. 블럭을 쌓을 때, 손가락 끝보다는 손바닥으로 잡는다. 힘을 너무 많이 주고, 쌓은 블록을 넘어뜨린다. 정확히 블럭쌓는 시간의 50%정도 블럭의 색을 맞추고, 블럭의 그림 4개중에서 1개를 맞췄다. 육체적인 도움을 주어 손가락으로 가위를 잡게 한다. 밑줄을 따라 자르기를 시도할 때, 팔이 엎침자세가 되어 들쭉날쭉 자른다. 수평이 아닌 수직의 낙서를 모방하며, 미숙한 손바닥 쥐기를 사용하여 매직펜으로	아동용 책상에서 1대 1로 구조학습을 하기 위한 ABA 접근방식

■ 표 21.1
Juan의 학교생활에 기초를 둔 수행기술과 수행패턴의 예 *(계속)*

작업 관찰	수행기술과 수행패턴 관찰	수행 맥락
	종이에 그림을 그린다. 자주 매직펜을 물어뜯으려 시도한다. 활동 도중 반복적으로 셔츠를 씹고 빠는 것을 짝꿍이 도움을 주어 멈췄다.	
학교식당에서 점심 먹기	처음 그와 가까이 있던 아이들을 밀치고, 귀를 막았다. 손가락을 사용해 스스로 감자튀김을 먹었다. 짝꿍이 스푼으로 사과소스를 먹여줬다. 짝꿍이 그에게 스스로 먹기를 권했을 때, 스푼을 밀쳐냈다.	20개의 탁자가 있는 떠들썩하고 밝은 방 빈번히 다른 친구들을 밀거나 때리려하기 때문에 짝꿍과 함께 다른 친구들로부터 떨어져 앉기
점심 식사 후 야외에서의 쉬는 시간	철조망에 손가락을 질질 끌며, 여러 차례 놀이터 주변을 걷는다. 그네를 제외하고는 놀이기구를 만지거나 사용하지 않는다. 잠깐씩 쳐다보지만 다른 아이들과 놀거나 얘기하지는 않는다.	그네, 정글짐, 풀밭이 있는 울타리가 쳐있는 놀이터

으로 걷기, 뒤로 걷기, 달리기, 점프하기, 계단 오르기가 가능하였고, 아무렇게나 그리기, 페그보드 끼우기, 책장 넘기기, 가위로 자르기, 상자 열기가 가능하였다.

Juan에 관한 평가 논의 동안, 작업치료사와 보조작업치료사는 Juan의 부모님과 선생님으로부터의 사전 면담 내용과 교실에서의 관찰, 표준화된 검사 사이의 유사 내용을 기록하였다. 첫째, Juan의 다양한 일상생활, 교육, 놀이 작업의 모사에서의 발달 지연이다. 이것은 중간에서 중도 범위의 정신지체로 인한 수용이다. 둘째, 그는 촉각 과제, receiving firm, 압각, 단단한 재료를 씹는 것을 좋아한다. 그는 음식에 대한 관용이 적고, 시끄럽다. 셋째, 행동의 변화가 생겼을 때 귀를 가리거나, 소음이 있는 환경에 있거나, 그가 원하는 것을 표한할 수 없을 때 깨물고, 치고, 소리를 지른다. 그의 이런 행동은 학교와 관계된 활동에서의 참여할 수 있는 그의 능력에 제한을 가져온다. 작업치료사와 보조작업치료사는 Juan의 환경 탐색과 장난감, 학교 도구 사용의 제한, 운동장에 있는 놀이기구의 실행장애는 그가 어떻게 그의 몸이 움직이는지에 대한 운동 계획에 어려움이 있기 때문인 것으로 판단하였다. 그들은 현재 Juan의 인지 발달의 지연, 감각 조절과 실행장애, 작업 수행의 부정적인 영향이 주문제인 것으로 평가를 요약하였다.

중재 계획

작업치료사는 그의 부모, 담임선생님, 다른 전문가들을 한 팀으로 Juan의 개별화 교육프로그램의 목표를 작성하였다.

목표 1. Juan은 교실, 식당, 운동장이 포함된 학교 환경에 그의 또래와 함께 참여하여 감각 조절을 개선할 수 있다.

목적 1a. Juan에게 4/5번의 주기적인 촉각 사인을 주고, 또래와 함께 교실, 식당, 다른 기능적인 모임에 10분정도 자리에 앉아있을 수 있다.

목적 1b. Juan에게 4/5번은 교실에서 제공되는 헤드폰, 만지작거리는 장난감, 빈백 의자와 같은 도구를 찾고 사용할 수 있으며 감각조절을 할 수 있다.

목표 2. Juan은 자기-관리 활동을 할 수 있다.

목적 2a. Juan은 4/5번은 fastener의 신체적 도움을 주면 그의 옷을 입고 벗을 수 있다).

목적 2b. Juan은 4/5일은 반찬 중 적어도 한 가지는 먹을 수 있다.

목적 3b. Juan은 4/5번 스스로 포크와 스푼을 먹는 데 사용할 수 있다.

목적 2b. Juan은 4/5번은 얼굴과 손을 씻고 말릴 수 있으며, 최소한의 신체적인 자극으로 양치질을 할 수 있다.

목표 3. Juan은 학교 환경에서 재료나 도구를 활용한 놀이나 탐색 능력을 개선할 수 있다.

목적 3a. Juan은 4/5번의 시범과 격려를 통해 다양한 교실 미디어와 장난감을 10분동안 탐색하고 놀이할 수 있다.

목적 3b. Juan은 신체와 언어적인 사인을 4/5번 제공하면 적어도 10분 동안은 운동장의 기구들을 탐색하고 놀 수 있다.

작업치료사와 보조작업치료사는 담임 선생님을 만나 격주 스케줄에 관해 조언하고, Juan과 함께 교실에서 곧 함께 활동할 것을 설명하였다. 그들은 언어치료사에게 Juan의 의사소통능력의 발달에 관해 도움을 요청하였다. 그들은 Juan의 비언어적인 행동과 단어로 말하는 반응을 체계적으로 관찰하기 위해 Juan의 부모님의 협조를 받기로 결정했다. Juan은 현재 실망감과 감정적인 곤란은 울기, 깨물기, 때리기 등으로 의사 표현을 하고 있었고, 따라서 그들은 강한 압각을 제공하고, 고요하고, 부드러운 목소리로 그에게 편안함을 주기로 결정하였다(Notbohm, 2005). Juan의 수행을 위해 그에게 어떻게 활동을 시작하는 지에 대해 신체적인 큐를 보여주기로 하였다. 그들은 또한 Juan의 특별한 행동 수행을 계획하고 단순한 사진으로 의사소통보드를 만들어 이것을 어떻게 사용하는지 교육하였다. 보조작업치료사는 단순 감독을 통해 Juan의 행동이나 사진으로 하는 의사소통의 빈도 체크하여 기초선을 세우고, 4주마다 프로그램을 시작하고 중재가 시작되기 전에 중재 효과를 문서화하였다.

보조작업치료사는 Juan이 활동에서 촉각 자극 활동을 즐기고 찾기 때문에 교실에서 촉각을 기초로 한 학습 상황을 선생님 설계할 수 있도록 도와주었다. 이러한 상황에는 모래와 비눗물 테이블 활동, 푸딩과 같은 음식을 이용한 핑거페인팅, 색깔의 휘핑 크림 활동, ballpit, 그리고 다양한 천으로 덮여있고 판자 블록으로 만들어진 무거운 신발 박스 등을 포함하고 있다. 보조작업치료사는 이 상황에서 Juan과 함께 놀이하고, 재료를 이용한 다양한 놀이 방법에 관해서 신체적인 큐를 제공하고, 모델링한다. 이렇게 Juan은 재료를 이용한 놀이를 시작하고, 보조작업치료사는 다른 아이들과 함께 어울릴 수 있도록 소개한다. 보조작업치료사는 Juan이 재료를 이용한 놀이와 다른 아이들과 함께 놀이하는 시간과 놀이하는 방법, 그가 어떤 종류의 재료를 선택하고 어떻게 탐색하는지에 대한 내용을 문서화한다.

작업치료사는 역시 Juan을 공기 의자에 앉히고, 그룹 활동시간에 압착 장난감, 스트레스공 또는 작은 조직의 빈백과 같은 촉각 장난감을 잡게 한다. 이 fidget 장난감은 Juan의 촉각 욕구를 채워주고, 이 구조화 된 시간 동안 그가 착석을 유지할 수 있게 도와줄 것이다. 보조작업치료사는 만약 Juan이 그룹 활동 시간에 산만해 지면 어떻게 빈백 의자에서 압력을 주어야하는지, 어떻게 담요를 단단하게 감아 압각을 제공해야 하는지 보여준다. 보조작업치료사는 전략 이행 전에 3가지 다른 활동에 대한 Juan의 과제 집중력를 측정하여 이 전략에 대한 효과를 결정하고 나서 다른

작업치료사는 또한 점심시간에서의 많은 수의 중재 전략을 추천한다, 카페테리아의 소음으로 인한 방해를 조절하기 위해 작업치료사는 헤드폰 사용을 추천하였다. 처음에 그녀는 단지 그가 그것들을 사용할 수 있을 때까지만 짧은 간격으로 그것을 착용할 것을 추천하였다. 또한 작업치료사는 부모님께 그들이 지역사회 내에서 시끄럽게 이동해야할 때 헤드폰을 쓸 것을 추천하였다. 구강의 민감성을 조절하기 위해서 작업치료사는 구강둔감화 프로그램을 시작하였고, Juan이 먹을 수 있고 먹을 수 없는 음식물의 씹기를 촉진한다. 그의 부모와의 협력을 통해 그녀는 점점 새로운 종류의 음식을 소개하였고, 천천히 다른 질감, 맛, 온도의 음식을 소개하였다. Juan이 스스로 먹는 학습을 돕기 위해 작업치료사는 보조작업치료사에게 Juan의 손목과 팔꿈치지지를 제공하고 그의 움직임에 대한 지도를 시작하게 하였다. Juan이 접시에서 숟가락으로 음식을 푸고, 그의 입으로 가져오는 움직임을 더 잘 수행하게 되면서 그녀는 보조작업치료사에게 다음 단계를 훈련하도록 하였다.

자기-관리 기술을 주소로, 작업치료사와 보조작업치료사, 담임 선생님, 그리고 부모님은 backward chaining 교수 방법을 사용하기로 하였다. 이 방법은 Juan이 먼저 배운 과제를 독립적으로 수행하면 다음 단계로 넘어가고, 후에 두 번째, 세 번째 단계를 학습하는 것이다. 그는 이 순서화된 단계를 모두 학습할 때까지 지도를 받는다. 예를 들어, 화장실 가기에서 Juan은 처음에 그의 바지를 발목까지 미는 것을 먼저 학습하고, 후에 그의 무릎까지 내리는 것을 배

우게 된다. 그리고 나서 바지를 엉덩이에서 무릎으로 미는 것을 학습하게 된다. 마침내 그는 그의 바지를 벗는 것을 학습하고, 그의 엉덩이에서 무릎으로 밀고, 그의 발목까지 벗을 수 있게 된다. 이 접근법은 Juan의 과제 수행에서의 집중을 가장 중점을 두고Juan에게 가능성을 준다. 작업치료사는 신체적인 지도를 제공할 때 Juan이 가장 잘 견딜 수 있는 굳은 촉각을 사용한다.

보조작업치료사 또한 Juan과 함께 운동장에서의 많은 세션을 시행한다. 처음에 보조작업치료사는 Juan과 함께 운동장 담 주변을 그와 비슷한 속도록 걷는다. 보조작업치료사는 선생님과 함께 Juan이 운동장에 있는 기구들의 신체적인 활동을 지도하고, 다른 아동들과 함께 터널을 기어서 통과할 수 있도록 격려한다. Juan이 터널 활동을 잘 수행하게 되면, 보조작업치료사는 미끄럼틀에 Juan이 올라가 앉고, 앉아서 내려오는 등의 활동을 수행할 수 있도록 촉진한다. Juan이 활동에 더 안전함을 느낄 수 있도록 도와주기 위해 보조작업치료사는 Juan과 함께 앉아 같이 내려올 수 있다. 보조작업치료사는 Juan이 5가지 세션 단계를 수행하고 나면, 선생님이 Juan에게 정글짐 쪽으로 가서 그가 보고, 그의 또래 친구들의 행동을 모방할 수 있게 한다. Juan의 중재 목표은 그의 학교와 집 환경 내에서 그가 과제를 완벽하게 완료하는 것이다. Juan은 그의 각각의 목표들을 단계적으로 개선하기 시작하였다. ■

Tom

Tom은 자폐성 장애를 가진 8세 남자아이로, 경미한 정신지체의 인지능력범위를 가진다. 그는 3단계 프로그램에 해당된다. 그는 그의 학교에서 감각과정, 소근육 운동, 지각, 그리고 사회기술에서의 어려움으로 학업성취를 위한 다루는 작업치료 서비스를 받았다. Tom의 법적 보호자인 조부모는 손자인 Tom이 이러한 많은 영역에서 꾸준하게 진전을 보이면서, 집과 지역사회활동 내에 그의 참여에 대해 염려하였다. 사회적인 기술장애로 인해, 그는 또래 어린이들과의 놀이가 드물고, 지역운동팀에서는 사회적으로 고립되기 일수였다. 결과적으로 Tom의 조부모는 ASD 아동, 청소년을 위한 작업치료 서비스 제공을 전문으로 하는 지역사회 소아과 센터로 그를 데리고 가기로 결정했다.

센터에서 Tom의 조부모는 최근에 받은 학교작업치료 평가의 사본을 작업치료사에게 제공했다. 조부모는 Tom에게 가장 필요한 부분과 가정과 지역사회 내에서 참여 요구 등을 설명하여 그들이 Tom에 대해 알 수 있도록 하였다.

평가처리

작업치료사는 조부모를 인터뷰하고, Tom의 이웃주민들과의 사회적 교류를 관찰할 수 있게 요청하였다. 작업치료사는 또한 Tom의 조부모에게 Social Responsiveness Scale의 작성을 부탁하였다(Constantino, 2002).

Tom의 조부모는 그가 간단한 심부름을 하거나 스스로 여가 시간을 즐기는 것, 레스토랑에서 음식 기다리기, 사람들이 붐비는 쇼핑몰과 소음, 일상에서의 변화를 참는 것이 어렵다고 설명하였다(Larson, 2006). 그에게 신체적으로 신호를 주지 않는 한 그는 아이들과 함께 놀이에 참여하지 않는다. Tom은 이웃의 아이들에서 보통 예의바르게 행동하지만, 그들은 그와 함께 노는 것을 꺼린다. 그는 종종 그들의 개인적 공간에 침입하며, 관련 없는 질문을 반복적으로 하고, 화제를 주목하는 것에 어려움이 있으며, 종종 다른 아이들을 때리기도 한다. 이는 Tom이 그들과 함께 교류를 하는 한 방법인 것이다. 결과적으로 SRS의 질문사항은 Tom이 가지는 사회적 인식, 사회적 정보처리 그리고 상호간 사회적 의사소통의 어려움을 나타낸다.

이 정보를 증가시키기 위해 작업치료사는 이웃과 놀고 있는 동안 Tom의 행동 관찰을 수집하도록 보조작업치료사에게 지시하였다. 보조작업치료사는 간략하게 표 21.2■로 요약하였다.

■ **표 21.2**
Tom의 관찰

작업 관찰	수행기술과 수행패턴 관찰	수행 맥락
이웃에서 온 12명의 아이들로 그룹이 되어 공차기 놀이를 함; 20분 동안 관찰. 아이들은 협응, 운동성, 그리고 차고 달리고 잡는 에너지, 그리고 공을 던지는 운동기술을 이용한다. 그들은 게임의 규칙을 이해하고 다양한 상황과 게임의 과정 내에 생겨 생겨난 갈등을 적응한다. 그들은 어떻게 방법으로 게임을 하는지 그리고 어떻게 이기는지 정보를 교환한다.	Tom은 가장자리에 앉아 그의 할머니가 그를 지나쳐 그보다 나이가 많은 아이들 중 한 명에게 Tom이 놀이에 낄 수 있는지 물어보는 것을 지켜보았다. 그 아이는 승낙했고 Tom은 한 팀에 배정되었다. Tom은 다른 아이가 이미 그 자리에 서있는데도 즉시 공을 차기 위한 자리로 갔다. 그는 그의 차례를 기다리라는 지시에 대답하지 않았다. 그는 한 아이가 그를 마주보고 줄의 뒤로 가라는 몸짓을 하며 움직이라는 뜻으로 팔을 치고 나서야 마침내 움직였다. Tom은 자기 차례를 기다리는 동안 시각적으로 집중하지 않았다. 차례가 돌아오자, 그는 계속해서 공을 놓쳤다. 세 번 스트라이크를 받은 후에, 게임의 규칙에서 기대되는 것과는 달리 자리를 벗어나지 않았다. 다른 팀은 그가 공을 찰 때까지 반복해서 기회를 주었다. Tom이 공을 찬 후에도 한 소녀가 뒤에서 밀 때까지 첫 번째 베이스로 뛰어가지 않았다. 그러고 나서야 그는 마침내 느리게 베이스를 향해 달렸다. 다른 팀에 의해 그가 아웃되어도 그는 베이스에 서서 떠나지 않았다. 다른 쪽 팀은 그가 그냥 머무르게 두었다. 베이스에 서서, Tom은 이 거리 안에서 들릴 수 있는 경보음에 대한 질문을 되풀이하며 물어보며 첫 번째 투수와 이야기를 나누었다. 이야기 하는 동안 그는 그 아이와 눈을 마주치지는 않더라도 매우 가까운 거리에 서 있었다. Tom의 팀이 공격을 맡았을 때, 그는 세 번째 베이스에 배치되었다. 그는 베이스에 서서 다른 아이가 공을 차는 것을 거의 보지 않았다. 파울볼이 근처에 떨어지자 그는 공을 집어들어서 동료들에게 던지기 전에 그것을 거의 15초 동안 관찰했다. Tom은 총 2회를 경기하고 게임을 그만두고는 그의 할머니에게로 돌아갔다. 다른 아이들은 그없이 게임을 계속했다.	근처의 조용한 거리 서로 알고 있는 이웃집 아이들 아이들의 나이는 6세에서 10세 범위로 나타남 경쟁에 대한 문화적 예상과 이기고 싶은 욕구

중재 계획

평가 결과를 기초로, 작업치료사는 Tom의 조부모에게 Tom이 다음 과제들을 가정에서 참여할 수 있도록 전략을 제시하였다.

- 쇼핑할 때 낮은 감각을 갖는 장소에 비해 높은 감각을 갖는 장소로 다닐 것
- 식당에서 기다리는 시간을 최소화할 것
- 각각의 단계를 성취하는 체크리스트를 만들어 큰일과를 몇 개의 부분으로 나눌 것
- Tom이 변화를 준비할 수 있도록 일상의 변화를 설명할 것
- 쉬운 일 사이에 어려운 일을 끼워 넣을 것
- Tom이 일을 끝냈을 때 받는 보상에 대한 두 가지 선택권을 주고 하나를 선택할 수 있도록 할 것
- 일상에 작은 변화를 줄 것. 가능하면, Tom이 어떻게 변화를 줄 것인지 선택할 수 있도록 함
- 가정에서의 원활한 활동을 위해 필요한 일과 필요하지 않은 일을 순위를 정할 것(Larson, 2006)

추가로, 치료사는 Tom과 맞을 만한 두 단체를 소개하였는데, 하나는 **친구들 모임(friends club)**이고 다른 하나는 **탐험가들(the explorers)** 모임이다. 첫 번째 단체의 활용은 8주동안 실행된다. 이 단체는 비슷한 기능 수준을 가진 네 명에서 여섯 명의 ASD 아동으로 이루어진 작은 단체이다. 이 단체의 핵심은 기본적 사회적 능력을 가르치고 사용하는 것에 있다.

작업치료사와 보조작업치료사는 활동 기간에 대한 간단한 설명과 함께 친구들 모임을 시작했다. **사회적 이야기** 방식을 시작한 이후(Gray, 2000), 그들은 아동이 사회적 환경에서 겪는 문제를 말 할 수 있을 정도의 간단한 단어를 사용했다. 그 이야기들은 개인적 공간이나, 공유, 타인을 돕는 것, 그리고 다른 사람과 이야기 할 때 눈을 마주치는 것과 같은 주제를 담고 있었다. 일반적으로 이런 이야기는 주제의 하나에만 초점을 맞춘다. 다음으로, 작업치료사와 보조작업치료사는 각각의 그룹 구성원에 대한 구체적인 의견을 포함하여 해결책에 이르는 토론을 이끈다(Gray 2000). 그 토론은 그들이 시도할 수 있는 대안적 행동 뿐 만 아니라 이야기 속 모든 인물들의 감정과 행동에 대해 연구하게 된다. 작업치료사와 보조작업치료사는 그러고 나서 게임을 하는 동안 이러한 해결책들을 시도하도록 단체 구성원들을 격려한다. 단체 내에서 무슨 일이 일어나고 무엇을 배웠는지와 함께 이렇게 한 분기가 끝난다.

두 번째 단체인 탐험가들은 ASD를 가진 네 명의 아이들과 형제 중 ASD가 있는 네 명의 아이들, 이렇게 여덟의 아이들로 구성되어 있다. 탐험가 단체의 목적은 평범하게 발달하는 아동들과 ASD 아동들을 통합하고 실제 상황에서 사회적 기술을 실행하는 법을 배우게 하는 데 있다. 평범하게 발달 중인 아동을 가진 그룹에서는 사회적 모델화를 통해 ASD 아동들이 사회기술을 습득하고 경쟁력을 개발하도록 하는 것을 승낙했다. **사회적 모델화(social modeling)**는 ASD 아동들이 사례를 통해 배울 수 있도록 적절히 받아들여질 수 있는 사회적 행동의 모델의 존재를 참여시켰다. 8주가 넘는 기간에 단체 구성원들은 다양한 실내 및 실외 그룹 게임을 하고, 마지막 소풍과 볼링장에서의 파티를 계획했다. 이러한 활동을 통해서 단체 멤버들은 교대로 하는 법, 서로 나누는 법, 도움을 요청하는 법, 다른 사람들의 말을 듣고 반응을 나타내며 반응하는 법을 배운다(Gray 2000). 처음에는 작업치료사와 보조작업치료사는 함께 작업할 수 있도록 하는 단서나 갈등을 해결하는 적절한 대화 모델을 제시했지만, 시간이 흐름에 따라 차차 이것을 줄여 나갔다. 그들은 더 복잡한 사회적 기술을 포함하는 활동을 천천히 진행하였다. 더 발전된 기술들은 타인에 대한 공감이나 다른 사람의 관점을 고려하는 것, 타인의 행동에 적절하게 반응하고 일반화하며, 한 게임의 규칙을 다른 게임에 작용하는 것에 대해 집중되었다. 그들은 활동하는 동안 그룹 구성원들의 느낌과 행동에 대한 결론을 탐험가 모임을 통해 결정하였다.

이러한 중재의 성공 여부에 관한 측정을 위해 작업치료사는 탐험가 그룹이 끝나는 시점에 Social Responsive Scale을 재평가하였다. 그녀는 Tom의 사회적 능숙함의 변화에 대한 지각에 관해 인터뷰하였고, 보조작업치료사에게 이러한 유형과 복잡성, 그리고 Tom이 이웃 아이들과의 상호작용을 하기 위한 시간에 대한 관찰을 완료할 것을 요청했다. ■

Ayton

Ayton은 13세이다. 그는 중학교에 재학중이고, 현재 7학년이다. 7학년들은 몇 개의 팀으로 나뉘기 때문에, Ayton은 선생님들에 의해 수업시간 내내 여기저기 옮겨 다닌다. 그 중 한 선생님이 지도 교사로서의 역할을 한다.

Ayton은 아스퍼거 증후군으로 진단받았다. 그는 지능이 높고, 학업 성과 면에서도 우수한 편이다. 그러나 그의 지도교사는 그가 소지품을 챙기는 데에 어려움을 겪는다고 설명한다. 그의 필체는 지저분하고, 일을 끝마치기를 서두를 때 특히 그러하다. 그는 또한 단정하지 않게 보이는 경향이 있다. 그의 머리는 자주 부부시하고, 바지는 허리에서 비뚤어져 있으며, 셔츠 단추는 다르게 잠겨 있다. Ayton은 큰 그룹에 있는 상황에서 어려움을 겪는데, 그의 불평은 다른 아이들이 너무 시끄럽고, 너무 산만하며, 그의 개인 공간을 침범한다는 것이었다.

Ayton은 좋아하는 것과 싫어하는 것에 대해 진지한 소년이다. 그는 어렸을 때부터 벌레를 좋아했다. 그는 자주 벌레에 대해 길게 이야기했으며, 다른 아이들이 그에 대해 질문을 하거나 자기 의견을 말하는 것을 거의 허락하지 않았다. 만약 다른 아이가 그에게 동의하지 않으면, 그는 크게 화를 내며 논쟁적으로 변했다. 설령 벌레에 대한 관심을 공유하는 친구를 사귄다 하더라도, 대부분의 그의 친구들은 그를 피하는 법을 배웠을 뿐이었다. 게다가 그는 학교의 방향을 잘못 알았을 때 그를 비웃기까지 했다.

Ayton의 선생님은 Ayton이 자극적인 중학교 환경에서 친구들과 상호작용하는 것에 어려움을 겪는 것에 대해 걱정한다. Ayton의 가족과의 상담 후에 지도 교사는 작업치료사에게 Ayton의 자가치료, 필기, 조직성, 사회적 상호작용 기술에 대해 평가해주기를 요청하였다.

평가 실행

평가 실행을 시작하기 위하여, 작업치료사는 보조작업치료사에게 Ayton의 점심시간과 체육시간에 팀 활동에 참여하는 것, 교실에서 그룹 프로젝트를 하는 동안의 수행요소에 대한 정보를 수집할 것을 요청하였다. 선생님과 함께 하는 공동작업 공동 작업에서, 작업치료사는 이것이 Ayton에게 있어서는 사회적으로 가장 도전적인 과제라고 판단했기 때문에 위와 같은 활동을 선택하였다. 보조작업치료사는 작업치료사가 분석할 수 있도록 Ayton의 행동 분석 내용을 표 21.3■과 같이 정리하였다.

이 행동 샘플 정보를 기초로 보조작업치료사는 ayton의 행동을 기록하고, 담임 교사와 의견을 공유하였으며, 작업치료사는 추가적인 정보를 얻기 위해 몇몇의 표준화된 도구를 사용하기로 하였다. 작업치료사는 첫 번째로 아동 작업 자조 평가(Child Occupational Self Assessment)를 실시하였다(Keller et al., 2005; Keller & Kielhofner, 2005). COSA는 Ayton이 다양한 ADL, IADL, 학교에 참여하는 능력과 사회적 능력, 그리고 이러한 작업 치료가 그에게 얼마나 중요한지에 대한 자각 정도를 스스로 자가 평가하는 조사지다. 이 조사지에서 Ayton은 그가 벌레에 대해 매우 지적이며, 그것을 아주 세세하게 그릴 수 있다는 것을 나타냈다. 그는 쉽게 인터넷으로 정보를 얻을 수 있으며, 장시간 집중할 수도 있었다. 하지만 그는 대화와 친구를 사귀는 것을 원하지 않았다. Ayton은 쉽게 화내고 진정하는 것이 매우 어렵고, 다른 사람들이 말하는 것을 이해하는 것 역시 어려우며, 소지품을 찾지 못하거나, 혹은 사람이 너무 많을 때 특히 그러하다고 말했다. 그는 그의 옷차림에 대해 지적당하거나 놀림을 받으면 당황스러워했다.

작업치료사는 그의 시각적 능력과 필기 능력을 체크하기 위해 Ayton에게 청소년과 성인 대상의 시지각 발달 평가인 DTVP-A와 문장 구성 테스트(Sentence Completion Test)를 실시하였다(Hedderly, 1995). 문장 구성 능력 평가는 시간제한이 있는 글쓰기 테스트이며, Ayton이 분당 평균적으로 몇 단어를 쓰는지에 따라 점수를 채점하였다. 작업치료사는 또한 시간제한이 없는 글쓰기 샘플도 작성하도록 하였다. 그 결과, Ayton의 시지각 발달이 글쓰기에서 보이는 것을 제외하고는 나이에 적절한 것으로 나타났다. 그러나 그는 줄에 맞춰 정확히 쓰거나 띄어쓰기, 문자의 크기를 적절히 조절하는 것에 어려움을 보였고, 빨리 쓰는 경향이 있었다.

■ 표 21.3
Ayton의 학교에서의 수행기술과 수행패턴의 관찰

작업치료적 예상	작업치료적 수행 기술과 수행 패턴	맥락
15분 동안 보여준 영화에 대해 선생님이 준비한 질문에 답하기 위해 다른 다섯 명의 학생들과 함께 활동한다. 책상들을 무리지어 다시 정렬한다. 의사소통하고, 각각의 질문에 대답하기 위해 친구들과 그룹을 만들어 정보를 교환한다. 그룹원들의 답변을 번갈아 녹음한다.	Ayton은 그의 뒤죽박죽인 책가방 안에서 연필과 종이를 찾는 것을 어려워했다. 그는 네 번이나 책상 위를 주먹으로 내리쳤다. 선생님으로부터 세 번째로 주의를 받은 후, 그는 글쓰기 그룹에 끼기 위해 책상을 돌렸다. 그는 또래 아이들과 네 번 눈을 맞췄다. 그는 큰 목소리로 자신의 의견을 두 번 말하더니, 갑자기 동료 학생과 이야기를 나누었다. 그는 토론이 시끄러워지고 더 활기차게 되자 그룹으로부터 의자를 돌려버렸다. 선생님이 "지금 몇 시인지 봐! 일을 끝내고 여기서 나가려면 서둘러야겠구나." 라고 말하자 그는 의자에서 일어나 문을 향해 걸어가기 시작했다. 다른 학생이 그의 관심을 끌기 위해 어깨를 부드럽게 만지자 Ayton은 어깨를 홱 돌려버렸다. 오래지 않아, Ayton은 교실 창가로 걸어가 그룹이 작업을 다 끝낼 때까지 그 곳에 남아있었다.	반 학생수는 24명이었다. 교실에는 각각의 학생마다 주어진 책상과 의자가 포함되어 있다. 교실에 불은 잘 들어왔으며, 학생들이 각자의 그룹 안에서 서로 떠드는 소리로 가득 차 있었다.
식당에 들어가 자리를 고른다. 점심을 먹고 동료와 함께 사교적 대화를 나누기로 약속한다.	식당에 들어가 자리를 찾을 때 Ayton은 손을 귀 위로 대고 흔들어대기 시작했다. 식사를 끝낸 후에, 그는 귀를 막고 식당에 가져온 곤충에 관한 책을 읽었다. 그는 책을 돌려주기 전에 읽고 있던 책에 대해 두 번 언급했지만 다른 학생이 말할 여유를 주지는 않았다. 그는 또래 아이가 농담을 할 때 잠시 보았을 뿐 웃지는 않았다.	학교 식당은 100명의 학생들로 가득 차 있다; 그곳은 밝고 다양한 대화들로 시끄러웠다. 학생들은 스스로 자리를 선택하여 앉는다.
체육시간을 위해 준비해 온 옷으로 갈아입는다. 게임 규칙에 관해 체육교사의 구두 지시를 따른다. 배구 게임에 참여한다.	Ayton은 다른 학생과 부딪히자 움찔거리더니 소리를 지르고, 운동화로 갈아신기 위해 한쪽 구석으로 갔다. 그는 그의 소지품을 벤치 위에 흩뜨린 채로 남겨두었다. 그는 선생님이 지시한 대로 운동화끈을 묶고 셔츠 자락을 바지 안쪽으로 집어넣었다. 그는 자신의 배구 차례를 기다리는 동안 벌레에 대한 이야기를 시작했다. 그는 대답하지 않거나 동료들로부터 벌레에 대한 질문을 이끌어냈다. 그는 그의 팀동료들의 회전방향의 자세와 점수를 유지하는 방법에 대해 주장했다. 그는 시도했지만 배구 접촉에 대한 반응이 너무 느렸다. 이 과정에서 그는 공으로 더 가까이에 있는 다른 선수를 넘어뜨렸다.	운동장 외야석 야외 장소

■ 표 21.4
Ayton의 관찰 요약

과제	정보의 출처	수집된 정보의 샘플
자조와 관련된 옷입기	교사 보고서 교실 관찰 COSA에서의 Ayton의 자아-지각	교실에서 단정하지 못한 외모와 옷차림이 뒤틀려 있음 그가 그런 그의 외모에 대해 부끄러움을 느끼게 하기 위해서는 확실한 언어지시가 필요함
학교와 관련된 과제 관리	교사 보고서 교실 관찰 COSA에서의 Ayton의 자아-지각	그의 학용품을 찾고 조직화하기 어려움 사물함에 옷을 정리하기 어려움 보기/읽기 쉽게 쓰기 어려움 감정이 흥분(upset)되어 있을 때 그의 자리를 찾기 어려움
촉각과 청각 자극에 대한 수용	Ayton의 감각 프로파일 교실 관찰	지저분한 재료와 직물을 만지는 것을 좋아하지 않음 촉각에 부정적인 반응을 보이고, 특히 예측하지 못한 사람으로부터의 접촉을 싫어함 신체 근위부에서 다른 곳으로 가까워지는 것을 좋아하지 않음 식당에서 나는 큰소리는 자기 손으로 귀를 덮으며 확실하게 싫어함 교실에서 시끄러울 때 과제에 집중하기 위해서는 언어지시가 필요함 가정에서 TV나 라디오가 켜져 있으면 집중하기 힘듦 비상사태에 울리는 경보음과 같은 갑작스러운 소리에 짜증스럽게 반응함
또래 아이들과 사교적 상호작용에 참여하는 것	교사 레포트	소음이 커지면 교실 그룹에서 나가버림 관심 주제에 대한 이야기가 두드러지면 다른 대화를 중단함
	교실 관찰	그와 의견을 나누려 하거나 다른 방향을 제시, 또는 질문을 하면 화를 내고 말다툼을 함
	COSA에서의 Ayton의 자아-지각	농담이나 비유적인 표현을 이해하지 못함 또래들과 이야기할 때 눈맞춤이 단지 몇 번만 일어남 사람과 일에 동시에 집중하는 것보다는 일에만 집중하는 경향이 있음

마지막으로 작업치료사는 Ayton이 만지는 것이나 소리를 참는 것에 분명히 어려움을 보이고 있어, Ayton에게 청소년/성인 감각프로파일(Adolescent/Adult Sensory Profile) 평가를 작성하도록 하였다(Brown & Dunn, 2002). 보조작업치료사는 행동관찰을 통해, Ayton은 촉각 처리, 특히 예상치 못한 접촉, 지저분한 물건들, 천에 대해 낮은 한계를 가진다는 것을 알았다. 그는 또한 청각 자극에도 낮은 한계점을 가졌는데, 특히 시끄러운 소음과 집중할 때 들리는 주변소음을 더 견디기 힘들어하였다. 담임선생님과의 면담을 준비하면서, Ayton의 가족과 남은 IEP 팀원들, 그리고 작업치료사는 그의 교육에 있어서 Ayton이 충분히 참여할 수 있는 능력에 관여하도록 하는 과제 목록을 준비하였다(표 21.4■).

중재 계획

작업치료사는 이러한 과제들을 바탕으로, IEP 팀과 함께 다음 목표를 설정하였다.

목표 1. Ayton은 학교에서 있는 시간동안 자신의 신체적 외모에 대해 눈치채고 반응할 수 있다.

목적 1a. Ayton은 주 4~5일 동안의 수업 시작과 마치는 시간에 그의 신체적 외모를 바르게 할 것이다.

목적 1b. Ayton은 체육시간에 참여하기 전후에 욕실에서 4~5번 정도 머리와 옷차림을 점검할 것이다.

목표 2. Ayton은 준비물, 제공품, 학교 숙제를 하기 위한 작업을 잘 조직화할 것이다.

목적 2a. 시각적 단서와 칸막이를 사용하여 Ayton은 4~5번 정도 학교 준비물을 잘 챙길 것이다.

목적 2b. 시간 관리 전략을 사용함으로써, Ayton은 4~5번 정도 학교 숙제를 하거나 학급 활동을 할 때 알아볼 수 있을 정도로 스스로 글쓰기 속도를 조절할 것이다.

목표 3. Ayton은 학교 활동을 하는 동안 감각 자극을 90%정도로 조절하는 능력이 향상될 것이다.

목적 3a. Ayton은 90% 정도, 30분동안 소규모 그룹 활동에 남아있을 것이다.

목적 3b. Ayton은 90% 정도, 경보음이 울릴 때 안전요령에 따를 것이다.

목적 3c. Ayton은 4~5번 정도, 다른 사람과 부딪혔을 때 조용히 신체적 거리를 벌릴 것이다.

목표 4. Ayton은 학교에서 또래들과 상호작용을 하는 데 필요한 사회적 의사소통 기술이 향상될 것이다.

목적 4a. Ayton은 주 4~5번은 다른 또래들과 대화를 주고받는 데 참여할 것이다.

목적 4b. Ayton은 누군가가 그의 의견에 동의하지 않을 때, 목소리를 높이거나 화를 내지 않고 4~5번정도 반응할 것이다.

목적 4c. Ayton은 4~5번 정도, 소규모 그룹 활동을 할 때 자기 차례를 기다리고, 목소리 크기를 조절하여 자기 의견을 말할 것이다.

중재 실행

이 목표를 달성하기 위해, IEP팀은 교실의 자연스러운 구성과 다른 학교의 기능 내부에 관여하는 학제간의 접근법을 사용하기로 하였다. 작업치료사와 작업치료사 보조는 협력하고, 담임 선생님은 Ayton의 학교 생활 지원을 위한 학습과제와 교실 환경의 적응 구성을 허락하였다. 그 내용은 다음과 같다.

- 조용한 공간을 만들기 위해 휴대용 칸막이와 카펫을 깐 공간을 활용한다.
- 소리를 막기 위해 Ayton에게 헤드폰을 준다.
- Ayton의 책상을 교실의 구석으로 옮기고, 실수로 부딪치는 횟수를 최소화하기 위해 그의 사물함을 줄의 끝으로 이동시킨다.
- 팀 프로젝트를 할 때 말수가 적고 조용한 학생들과 Ayton을 한 그룹으로 묶는다.
- 복도 쪽 소음과 바깥에서 나는 소리를 줄이기 위해 문과 창문을 닫는다.
- 교실이 너무 시끄러워지면 Ayton의 요청에 따라 도서관에서 그의 작업을 끝낼 수 있도록 하는 시스템을 구축한다.
- 지시를 이해하지 못하는 것처럼 보일 때 학교 과제에 대해 시각적, 언어적 방향을 제시하도록 그의 또래 친구들을 교육시킨다.

- 시각적, 언어적 단서를 이용하여 체육 시간이 시작하기 전에 게임의 규칙에 관해 Ayton에게 설명해 주도록 또래 친구들을 교육시킨다.

추가로, 작업치료사 보조는,

- Ayton의 사물함에 깨지지 않는 거울을 설치하고, 수업 전이나 체육 시간 전후에 한 아이에게 Ayton이 용모를 확인하게 하도록 하는 "또래 동료"로서의 역할을 하게 한다.
- Ayton이 책가방, 사물함, 공책을 준비하도록 하는 시각적 시스템을 구축하고 관리한다.
- 시각적 도움을 주어 글쓰기를 할 때 스스로 속도를 조절할 수 있도록 하고, 필체가 고르게 되는지 판단하기 위해 자가 점검 시스템을 사용하기 위해 Ayton과 함께 작업한다.
- 요구되는 변화를 관리, 수정하기 위해 두 달 동안 매주 한 번씩 담임 선생님과 만난다.

언어치료사가 추천한 방법 중의 하나는, Ayton의 작업치료에 참여하는 모든 사람들은 그와 대화할 때 많은 의미를 가지는 단어 사용을 피하고 명확한 말을 쓰도록 하는 것이었다. 작업치료사는 8주 동안의 사교 기술과 매주 학교에서 행해지는 활동 기간에 그룹에서의 참여 수행 정도를 파악하기 위해 언어 병리학자와 함께 일했다. '동물 탐험(animal exploration)' 이라는 그룹에 그들은 또래 아이들을 포함시켰다. 탁자에서 하는 게임과 공통 프로젝트, 그리고 동물에 관한 역할극을 통해, 그들은 언어 사용과 대화를 하는 타이밍, 개인적 공간, 몸짓, 그리고 다른 사람들을 대화에 끌어들이는 법을 강조했다. 그들은 또한 Ayton이 더 많은 종류 동물과 서식지에 대해 관심을 가지도록 유도했다.

더욱이, 작업치료사는 Ayton의 감각 조절 장애를 다루기 위한 계획을 세웠다. 그녀는 한 달동안 일주일에 한번씩 Ayton을 만나서 그의 과민증에 대해 더 잘 알게 하는 방법과 그룹 활동을 할 때 그것이 그의 성과에 어떤 영향을 미치는지에 대해 알아차리게 하는 방법, 그리고 이러한 상황에서 더 적응하기 위한 기능적 기술을 어떻게 사용하는지에 대해 교육 하였다. 예를 들어, 작업치료사는 외부적 감각 자극을 조절하기 위하여 신체적 환경을 수정하도록 Ayton을 가르쳤다. 그는 적당한 속셔츠를 입도록 Ayton을 격려하였고, 촉각 방어를 줄이고 감각적으로 예민한 반응을 조절하기 위해 꾹 참는 방법을 가르쳤다(Lane, 2002). 2달의 기간이 끝날 때, IEP팀은 이 중재계획의 효과를 평가하기 위해 다시 모이기로 하였다. ■

요약(Summary)

전반적 발달장애는 자폐증, 아스퍼거 증후군, 레트 증후군, 아동기 붕괴성 장애, 전반적 발달장애 NOS를 포함하는 초기의 신경생물학적 장애에 대한 도전적인 한 갈래이다. 또한 전반적 발달장애는 자폐성 스펙트럼장애(ASD)라고도 알려져 있다. ASD의 아동, 청소년은 의사소통장애로 제한되고 고정된 패턴의 행동과 같은 사교기술의 손상정도가 얼마나 다양한지를 보여준다(AOTA, 2005). 그들은 신체적, 지각적, 사회적 감정발달을 포함한 일부, 혹은 모든 발달이 지체되어 있을지도 모른다. ASD의 많은 경우는 유전적으로 문제가 있을 수 있다. 또한 환경적 원인도 있을 것이다. ASD는 단독적으로 발생할 수도 있지만, 정신지체, 다운 증후군, 취약 X 증후군, 뇌성마비, 태아알콜 증후군, 청각장애, 시각장애와 같은 다른 증상과 함께 발생할 수도 있다. ASD 치료가 필요한 아동 수가 늘어나는 것에 대해서는 광범위한 의견이 있다. 이런 증가 추세가 실제로 ASD 환자가 많아지는 것과 관계가 있는지, 아니면 ASD 진단법이 좋아져서 ASD 진단 수가 늘어나는 것과 관련이 있는 것인지는 확실하지 않다.

현재 ASD 진단법은 가족, 선생님, 가족력, 의학적 감사, 행동 특성에 대한 임상적 관찰, 심리 상태, 의사소통, 교육, 작업적 평가에 기초하여 이루어진다. 최근에는 6개월정도 된 어린 유아에게서도 자폐 초기 증상을 관찰할 수 있다는 연구가 이루어졌다.

ASD 아동, 청소년 환자의 예후는 상당히 다양하다. 심한 증상부터 약한 증상까지 기능의 연속체가 있다. 어휘력과 자각 능력이 좋은 아동과 청소년은 더 나은 예후를 보인다. 어른이 되었을 때 몇몇 경우에는 독립해서 공동체 생활을 하고, 친구를 사귀고, 영구적으로 직업을 유지할 것이다. 몇몇은 가정을 이루거나 후원 운동에 참여할 것이다. ASD가 심한 사람들은 평생동안 ADLs과 IADLs를 수행하기 위한 지원이 필요하다.

요구되는 치료를 제공하기 위해 전문가들이 공동으로 일하는 것은 중요한 일이다. 여기엔 다음과 같은 전문가들이 포함된다 : 응급 치료 의사, 교사, 심리학자, 사회복지사, 발생학적 병리학자, 그리고 물리치료사. ASD를 가진 개개인과 그 가족도 이 팀의 구성원들이다. 교육적 환경에서 사용되는 일반적인 접근은 응용 행동 분석, TEACCH, DIR.floortime을 포함한다. 의학적인 접근은 ASD와 관련된 심리적, 행동적 건강 합병증을 관리하는 데에 초점을 맞춘다.

작업치료사와 보조작업치료사는 자폐스펙트럼장애가 있는 아동들과 청소년들이 맞설 작업치료적 도전 과제를 제시하기 위한 개입방법을 제시한다. 이 개입방법의 일환으로, 작업치료사들은 아동과 청소년들이 ADL, IADL, 일, 교육, 놀이, 여가, 사교적 참여활동을 하는 능력에 자폐스펙트럼장애가 어떻게 영향을 미치는지에 대해 생각했다. 그들은 아동 및 청소년들의 수행능력, 수행패턴, 수행상황에 대해 평가했다. 건강관리 및 교육 전문가 팀의 멤버로서, 작업치료사와 보조작업치료사는 사회적 참여, 일상생활, 감각 조절, 움직임, 그리고 아동 및 청소년들이 자폐스펙트럼장애에 대응하는 과정에 대해 자주 특별한 관심을 보였다. ASD 사례가 계속해서 증가하기 때문에, 작업치료사와 보조작업치료사가 이 장애를 가진 아이들과 함께 일할 기회 역시 증가한다.

핵심요점 재검토(Reviewing Key Points)

1. ASD와 관련된 일반적인 특징을 설명하라.
2. 자폐성 장애, 아스퍼거 증후군, 전반적 발달장애 NOS, 아동기 분리성 장애, 그리고 레트 증후군의 주요 특징을 설명하라.
3. 자폐성 장애와 아스퍼거 증후군, 전반적 발달장애 NOS의 핵심 차이를 기록하라.
4. ASD와 함께 아동 및 청소년이 동시에 보이는 증상을 목록화하라.
5. ASD 아동 및 청소년에게 서비스를 제공하는 전문가들의 목록을 만들어라.
6. ASD 아동 및 청소년과 함께 작업하는 ABA, DIR/Floortime, TEACCH를 사용하는 방법에 대해 설명하라.
7. ASD 아동 및 청소년에 대한 작업치료적 개입의 핵심을 설명하라.
8. ASD 아동 및 청소년에 대한 정보를 모으는 데 쓰이는 작업치료적 평가 절차를 목록화하라.
9. ASD 아동 및 청소년과 작업할 때 작업치료의사가 고려하는 개입 영역을 설명하라.
10. 이러한 평가와 개입 과정에서 작업치료사와 보조작업치료사의 역할과 책임에 대해 설명하라.

중요 요점 적용하기(Applying Key Concepts)

1. 다음과 같은 해당사항이 있는 아동, 청소년, 가족들을 위한 지원 프로그램에 대해 인터넷을 검색하라.
   a. 아스퍼거 증후군
   b. 자폐성 장애
   c. 레트 증후군
   d. 전반적 발달장애 NOS
   e. 아동성 붕괴장애
2. ASD 아동 및 청소년의 형제들과 면담하라. 그리고 그들에게 ASD에 영향을 받은 가족들의 일상이 어떠한지 설명하기를 요청하라.
3. ASD 아동 및 청소년들에게 사용되는 학습적 접근에 대해 하나 이상 더 조사하라 : ABA, DIR/Floortime, TEACCH
   a. 작업 치료에서 이러한 접근법 각각을 어떻게 적용하는지 예를 들어보라.
   b. 이러한 접근법을 활용하는 학교를 방문하라.
   c. 이러한 접근법에 대한 더 많은 설명을 얻기 위해 인터넷을 검색하라.
4. 유안(Juan)의 사례 연구를 검토하라. 이 이야기 속 정보에 근거함 :
   a. 유치원 교사에게 유안의 최근 능력과 욕구를 설명하는 발달적으로 적절한 놀이, 교육, ADL 활동을 제공한다(힌트: 그의 발달적, 신체적 연령을 고려하라).
   b. 그의 목표 각각을 이룰 수 있는 일련의 활동들을 고안하라.
   c. 유안을 위해 시각적 스케줄을 만들어라.
5. 톰의 사례연구를 검토한다. 사교능력의 발달을 도울 수 있는 일련의 세 가지 치료 항목을 고안하라. 가정과 공동체에서 작업할 때 그의 참여에 초점을 맞춰라. 그의 능력과 욕구, 환경, 활동에 대한 요구사항을 고려하라.
6. 아이튼의 사례 연구를 검토하라. 그의 목표를 이룰 수 있도록 일련의 활동을 고안하라. 가정과 학교에서의 활동에서 그의 참여를 위한 목표와 관련하여 초점을 맞춰라.
7. 당신이 아는 모든 자폐증 아동이 바라는 열 가지(Ten Things Every Child with Autism Wishes You know)를 읽어라(Notbohm, 2005). 자폐증 아동과 작업할 때 기억할 만한 가치가 있는 20개의 핵심문장을 적어두어라. 이 책의 저자가 개요를 잡은 대로 자폐증 환자의 관점이 반영된 시각적 예술작품을 만들고 시를 지어라.

참고 문헌(References)

American Psychiatric Association (2000). *Diagnostic and Statistical Manual of Mental Disorders* (4th ed., rev.). Washington, DC: Author.

American Occupational Therapy Association (2005). The scope of occupational therapy services for individuals with autism spectrum disorders across the lifespan. *American Journal of Occupational Therapy, 59*(6), 680–693.

Barrett, S., Beck, J. C., Bernier, R., Bisson, E., Braun, T. A., Casavant, T. L., Childress, D., Folstein, S. E., Garcia, M., Gardiner, M. B., Gilman, S., Haines, J. L., Hopkins, K., Landa, R., Meyer, N. H., Mullane, J. A., Nishimura, D. Y., Palmer, P., Piven, J., Purdy, J., Santangelo, S. L., Searby, C., Sheffield, V., Singleton, J., & Slager, S. (1999). An autosomal genomic screen for autism. *American Journal of Medical Genetics/Neuropsychiatric Genetics, 88*, 609–615.

Blaxill, M. F. (2004). What's going on? The question of time trends in autism. *Public Health Report, 119*(6), 536–551.

Brown, C., & Dunn, W. (2002). Adolescent/Adult Sensory Profile. San Antonio, TX: Harcourt Assessment.

Cambridge Center for Behavioral Studies. (2006). *ABA and autism.* Retrieved July 17, 2006 from http://www.behavior.org/autism.

Center for Disease Control. (2006). *Autism Spectrum Disorder.* Retrieved June 1, 2006 from http://www.cdc.gov/ncbddd/autism/asd_common.htm.

Constantino, J. N. (2002). *The social responsiveness scale.* Los Angeles, CA: Western Psychological Services.

Courchesne, E., Carper, R., & Akshoomoff, N. (2003). Evidence of brain overgrowth in the first year of life in autism. *Journal of the American Medical Association, 16*(3), 337–344.

Dunn, W. (1997). *The Sensory Profile.* San Antonio, TX: Psychological Corporation, Therapy Skill Builders.

Edelson, S. B., & Cantor, D. S. (1998). Autism: Xenobiotic influences. *Toxicology and Industrial Health, 14*(4), 553–63.

Gray, C. (2000). *The new social storybook: Illustrated edition*. Arlington, TX: Future Horizons.

Greenspan, S. I. (1992a). Reconsidering the diagnosis and treatment of very young children with autistic spectrum of pervasive developmental disorder. *Zero to Three 13*(2), 1–9.

Greenspan, S. I. (1992b). *Infancy and early childhood: The practice of clinical assessment and intervention with emotional and developmental challenges.* Madison, CT: International Universities Press.

Greenspan, S. I., & Wieder, S. (1997). Developmental patterns and outcomes in infants and children with disorders in relating and communicating: A chart review of 200 cases of children with autistic spectrum diagnoses. *Journal of Developmental and Learning Disorders, 1*, 87–141.

Greenspan, S. I., & Wieder, S. (1998). *The child with special needs: Intellectual and emotional growth.* Reading, MA: Addison Wesley Longman.

Gurney, J. G., Fritz, M.S., Ness, K.K., Sievers, P., Newschaffer, C. J., & Shapiro, E.G. (2003). Analysis of prevalence trends of autism spectrum disorder in Minnesota. *Archives of Pediatrics and Adolescent Medicine, 157*(7), 619–621.

Haley, S. M., Coster, W. J., Ludlow, L. H., Haltiwanger, J. T., & Andrellos, P. J. (1992). *Pediatric evaluation of disability inventory: Development, standardization, and administration manual, version 1.0.* Boston: Trustees of Boston University, Health and Disability Research Institute.

Handleman, J., & Harris, S. (Eds.) (2001). *Preschool education programs for children with autism* (2nd ed.). Austin, TX: Pro-Ed.

Hedderly, R. (1995). Sentence completion test. *Dyslexia Review, 7*(2).

Herbert, M. (2005). Autism: A brain disorder or a disorder of the brain? *Clinical Neuropsychiatry, 2*(6) 354–379.

Heward, W. (2006). *Exceptional children: An introduction to special education* (8th ed.). Upper Saddle River, NJ: Pearson Prentice Hall.

Honda H., Shimizu Y., & Ratter, M. (2005). No effect of MMR withdrawal on the incidence of autism: A total population study. *Journal of Child Psychology and Psychiatry, 46*(6), 572–579.

Howlin P., Goode, S., Hutton, J., & Rutter, M. (2004). Adult outcome for children with autism. *Journal of Child Psychology and Psychiatry, 45*(2), 212–229.

Interdisciplinary Council on Developmental and Learning Disorders Clinical Practice Guidelines Workgroup, S.I.G.C. (2000). *Interdisciplinary Council on Developmental and Learning Disorders' clinical practice guidelines: Redefining the standards of care for infants, children, and families with special needs.* Bethesda, MD: Interdisciplinary Council on Developmental and Learning Disorders.

International Rett Syndrome Association (2007). Facts and questions. Retrieved July 8, 2007, from http://www.rettsyndrome.org/context

Janzen, J. (2003). *Understanding the nature of autism. A guide to the autism spectrum disorders* (2nd ed.). San Antonio, TX: Therapy Skill Builders.

Keller, J., Kafkes, A., & Kielhofner, G. (2005). Psychometric characteristics of the Child Occupational Self Assessment (COSA). Part One: An initial examination of psychometric properties. *Scandinavian Journal of Occupational Therapy, 12*(3), 118–127.

Keller, J., & Kielhofner, G. (2005). Psychometric characteristics of the Child Occupational Self Assessment (COSA). Part Two: Refining the psychometric properties. *Scandinavian Journal of Occupational Therapy, 12*(4), 147–158.

Landa, R. (2006). Infant markers for lasting deficits in reciprocal social interactions and communication deficits. Paper presented at The Spectrum of Developmental Disabilities XXVIII: Autism from Kanner to Current. Baltimore, MD: Johns Hopkins University School of Medicine.

Landa, R., & Garrett-Mayer, E. (2006). Development in infants with autism spectrum disorders: A prospective study. *Journal of Child Psychology and Psychiatry, 47*(6), 629–638.

Lane, S. (2002). Sensory modulation. In A. Bundy, S. Lane, & E. Murray, *Sensory integration theory and practice* (2nd ed.). Philadelphia F. A. Davis.

Larson, E. (2006). Caregiving and autism: How does children's propensity for routinization influence participation in family activities? *Occupation, Participation, and Health: An Occupational Therapy Journal of Research, 26*(2), 69–79.

Lauritsen, M. B., Pedersen, C. B., & Mortensen, P. B. (2005). Effects of familial risk factors and place of birth on the risk of autism: A nationwide register-based study. *Journal of Child Psychology and Psychiatry, 46*(9), 963–971.

Lord, C., & Schopler, E. (1994). TEACCH services for preschool children. In S. Harris & J. Handelman (Eds.), *Preschool education programs for children with autism*, pp. 87–106. Austin, TX: Pro-Ed.

Lovaas Institute (2006). The Lovaas Model for Applied Behavior Analysis. Retrieved July 17, 2006 from http://www.lovaas.com.

Lovaas, O. I. (1987). Behavioral treatment and normal educational and intellectual functioning in young autistic children. *Journal of Consulting and Clinical Psychology, 55*, 3–9.

Madsen, K. M., Hviid, A., Vestergaard, M., Schendel, D., Wohlfahrt, J., Thorsen, P., Olsen, J., & Melbye, M. (2002). A population-based study of measles, mumps, and rubella vaccination and autism. *New England Journal of Medicine, 347*(19) 1477–1482.

McEachin, J. J., Smith, T., & Lovaas, O. I. (1993). Long-term outcome for children with autism who received early intensive behavioral treatment. *American Journal of Mental Retardation, 97*, 359–372.

Mesibov, G. & Howley, M. (2003). *Accessing the curriculum for pupils with Autistic Spectrum Disorders: Using the TEACCH programme to help inclusion.* London: David Fulton Publishers Ltd.

Mesibov, G. B., Schopler, E., & Hearsey, K. A. (1994). Structured teaching. In E. Schopler & G. B. Mesibov (Eds.), *Behavioral issues in autism*, pp. 195–207. New York: Plenum.

Miller, L. J., Reisman, J., McIntosh, D. N., & Simon, J. (2001). The ecological model of sensory modulations. Performance of children with fragile X syndrome, autism, ADHD, and SMD. In S. Roley, R. Schaaf, & E. Blanche (Eds.), *Sensory integration and developmental disabilities.* San Antonio, TX: Therapy Skill Builders.

Miller, M. T., Strömland, K., Ventura, L., Johansson, M., Bandim, J. M., & Gillberg, C. (2005). Autism associated with conditions characterized by developmental errors in early embryogenesis: A mini review. *International Journal of Developmental Neuroscience, 23*(2–3), 201–219.

Miller-Kuhaneck, H. (Ed.) (2004). *Autism: A comprehensive occupational therapy approach* (2nd ed.). Bethesda, MD: AOTA.

Mitchell, S., Brian, J., Zwaigenbaum, L., Roberts, W., Szatmari, P., Smith, I., & Bryson, S. (2006). Early language and communication development of infants later diagnosed with autism spectrum disorder. *Journal of Developmental and Behavioral Pediatrics, 27*(Suppl 2), S69–S78.

Muhle, R., Trentacoste, S. V., & Rapin, I. (2004). The genetics of autism. *Pediatrics, 113*(5), 472–486.

Murch, S. (2005). Editorial: Diet, immunity, and autistic spectrum disorders. *The Journal of Pediatrics, 146*(5), 582–584.

Myers, S. (2006). Psychopharmacology. Paper presented at The Spectrum of Developmental Disabilities XXVIII: Autism from Kanner to Current. Baltimore, MD: Johns Hopkins University School of Medicine.

National Dissemination Center for Children with Disabilities [NICHY] (2003). Pervasive developmental disorder. Retrieved June 19, 2006 from http://www.nichcy.org/pubs/factshe/fs20txt.htm.

Newschaffer, C. J., Falb, M. D., & Gurney, J. G. (2005). National autism prevalence trends from United States special education data. *Pediatrics, 115*(3) 277–282.

Niehus, R., & Lord, C. (2006). Early medical history of children with autism spectrum disorders. *Journal of Developmental and Behavioral Pediatrics, 27*(Suppl 2), S120–127.

Notbohm, E. (2005). *Ten things every child with autism wishes you knew.* Arlington, TX: Future Horizons.

Ozonoff, S., & Cathcart, K. (1998). Effectiveness of a home program intervention for young children with autism. *Journal of Autism and Developmental Disorders, 28*(1), 25–32.

Palmer, R. F., Blanchard, S., Jean, C. R., & Mandell, D. S. (2005). School district resources and identification of children with autistic disorder. *American Journal of Public Health, 95*(1) 125–130.

Panerai, S., Ferrante, L., & Zingale, M. (2002). Benefits of the Treatment and Education of Autistic and Communication Handicapped Children (TEACCH) programme as compared with a nonspecific approach. *Journal of Intellectual Disability Research, 46*(Pt 4), 318–327.

Pelphrey, K. A., Morris, J. P., & McCarthy, G. (2005). Neural basis of eye gaze processing deficits in autism. *Brain, 128*, 1038–1048.

Pfeiffer, B., Kinnealey, M., Reed, C., & Herzberg, G. (2005). Sensory modulation and affective disorders in children and adolescents with Asperger Syndrome. *American Journal of Occupational Therapy, 59*(3), 335–345.

Reed, K. L. (2001). *Quick reference to occupational therapy* (2nd ed.). Austin, TX: Pro-Ed.

Schaaf, R., & Miller, L. (2005). Novel therapies for developmental disabilities: Occupational therapy using a sensory integrative approach. *Journal of Mental Retardation and Developmental Disabilities Research Reviews 11*, 143–148.

Sheinkopf, S., & Siegel, B. (1998). Home based behavioral treatment for young autistic children. *Journal of Autism and Developmental Disorders, 28*, 15–23.

Smeeth, L., Cook, C., Fombonne, E., Heavey, L., Rodrigues, L. C., Smith, P. G., & Hall, A. J. (2004). MMR vaccination and pervasive developmental disorders: A case-control study. *Lancet, 364*(9438), 963–969.

Smith, T., Groen, A. D., & Wynn, J. W. (2000). Randomized trial of intensive early intervention for children with pervasive developmental disorder. *American Journal of Mental Retardation, 105*, 269–285.

Valicenti-McDermott, M., McVicar, K., Rapin, I., Wershil, B. K., Cohen, H., & Shinnar, S. (2006). Frequency of gastrointestinal symptoms in children with autistic spectrum disorders and association with family history of autoimmune disease. *Journal of Developmental and Behavioral Pediatrics, 27*(2 Suppl 2), S128–S136.

Venter, A., Lord, C., & Schopler, E. (1992). A follow-up study of high functioning autistic children. *Journal of Child Psychology and Psychiatry, 33*, 489–507.

Vojdani, A., Pangborn, J. B., Vojdani, E., & Cooper, E. L. (2003). Infections, toxic chemicals and dietary peptides binding to lymphocyte receptors and tissue enzymes are major instigators of autoimmunity in autism. *International Journal of Immunopathology and Pharmacology, 16*(3), 189–99.

Wagner, S. (2001). *Inclusive programming for middle school students with autism/Asperger syndrome.* Arlington, TX: Future Horizons.

Wilbarger, P. (1984). Planning an adequate "sensory diet": Application of sensory processing theory during the first year of life. *Zero to Three, 5*(1), 7–12.

Yale Developmental Disability Clinic. (2006). *Information about pervasive developmental disabilities.* Retrieved June 19, 2006 from http://info.med.yale.edu/chldstdy/autism/pddinfo.html

Zwaigenbaum, L., Bryson, S., Rogers, T., Roberts, W., Brian, J., & Szatmari, P. (2005). Behavioral manifestations of autism in the first year of life. *International Journal of Developmental Neuroscience, 23*(2–3),143–152.

제 22 장

주의력결핍 과잉행동장애를 가진 아동과 청소년

Children and Adolescents with Attention Deficit Hyperactivity Disorder and Learning Disability

핵심용어

획득적 접근방법(Acquisitional approach)
복합형 ADHD(ADHD combined type)
과잉충동형 ADHD(ADHD primary hyperimpulsive type)
주의력 결핍형 ADHD(ADHD primarily inattentive type)
각성 프로그램(Alert program)
발달 지연(Developmental delay)
학습장애(Learning disability, LD)
감각 다이어트(Sensory diet)

목표

- 주의력 결핍/과잉행동장애(ADHD)와 학습장애(LD) 증상을 설명하라.
- ADHD가 아동과 청소년의 가족, 환경 내에서 일상활동에 어떻게 영향을 미치는지 평가하라.
- ADHD와 LD인 아동과 청소년의 역량을 지지할 수 있는 작업치료 중재를 설명하라.
- 중재과정동안 작업치료사와 보조작업치료사가 함께 문제해결을 할 수 있는 방법을 설명하라.
- ADHD와 LD인 아동과 청소년에게 서비스를 제공하기 위해 작업치료사와 보조작업치료사가 가족들과 다른 전문가들과 함께 일하는 방법을 설명하라.

소개(Introduction)

이 장에서는 주의력결핍/과잉행동장애와 학습장애 그리고 이러한 어려움이 있는 아동과 청소년을 돕기 위한 작업치료중재에 관하여 살펴본다. 어떤 아동과 청소년은 ADHD나 LD 중 하나를 경험하며 또, 어떤 이들은 ADHD와 LD 두 가지를 모두 가지고 있다. 이번 장에서는 다양한 작업발달의 측면에서 ADHD나 LD인 아동, 청소년을 위한 작업치료 서비스를 중점적으로 다룬다.

ADHD(집중력결핍 과잉행동장애)

ADHD는 주로 아동기에 진단하는 정신질환적인 상태이다; 미국 학령기 아동의 3~5%가 이러한 진단을 받고 있다. ADHD의 주요한 증상은 동년배의 아동이나 청소년에 비해 과제에 지속적으로 집중하기가 어렵고 활동수위가 높다. 이런 행동들은 어린 나이에서 나타나지만 적절한 과제를 수행하기 위해 더 오랜 기간 앉아서 집중해야 하는 학령기가 될 때까지 잘 구별되지 않는다.

최근 ADHD는 세 가지로 분류되어 있다. **ADHD** 주의력결핍형(**primarily inattentive type**)은 과제에 집중을 지속하지 못하는 증상이다. 이 경우에는 주로 공상에 잠기며, 정보에 반응이 느리다. **ADHD** 과잉충동형(**primarily hyperimpulsive type**)은 과잉행동이나 충동적인 행동으로 인해 주의집중하지 못하는 행동을 말한다. 이런 형태의 ADHD를 가진 아동, 청소년은 책상에 앉아서 숙제를 마치거나 대화할 때 주제에 집중하기가 어렵다. ADHD 복합형(combined type)은 증가된 활동과 충동적 주의결핍행동으로 인한 어려움이 있다. 복합형은 주로 자신과 타인에 관한 안전과 관련된다(APA, 2000; Izenberg, 2000; Mosier, 1998).

그러나 ADHD의 명확한 원인은 아직 밝혀지지 않고 있으며, 최근에는 주의력결핍이나 과잉행동은 억제, 집중, 실행의 근거가 되는 뇌영역의 활동저하가 원인일 수 있다고 제시한다. 담당 중추는 우반구의 전두엽에 위치하고 있다(Scalon, 2006). ADHD를 가진 아동과 청소년의 부모와 형제들은 일반적인 ADHD의 발병율보다 발병율이 높기 때문에, 유전적 연관이 의심된다(Stubbe, 2000). 정제된 설탕과 방부제의 섭취가 ADHD를 야기시킬 수 있다는 우려는 현재 연구에서는 인정받지 못하고 있다(Mosier, 1998).

주의력 결핍과 과잉행동이 특징인 ADHD는 아동과 청소년이 연령에 적절한 운동, 사회, 인지, 처리기술을 수행하는 능력을 방해한다. 이들은 대개 유용한 습관이나 기술을 습득하는 데 필요한 시간만큼 과제에 집중하지 못한다. 사회적 지시에 따르고 해석하기가 어렵기 때문에 연령 그룹에서 배제되므로 사회적 기술의 지연이 나타난다. 부주의한 행동으로 지식면에서도 차이가 나기 때문에 인지적 기술도 지연될 수 있다. 감각되먹임에 대한 주의력 결핍과 기술 숙련의 결여로 인해 섬세한 운동기술의 어려움, 특히, 균형과 협응과 관련한 기술에서의 어려움이 나타날 수 있다.

ADHD에 대한 중재는 다양한 팀 구성원과 전략을 포함한다. 의사는 다른 뇌중추를 자극해 아동이 과제에 집중할 수 있도록 약을 처방한다. 일반적으로 사용되는 약품은

Ritalin, Adderall, Dexedrine 그리고 Cylert이다(Scalon, 2006). 심리학자, 상담가, 혹은 사회사업가는 과제를 강화하기 위한 행동수정기술을 제공하며 부모와 교사에게 ADHD를 가진 아동과 생활하고 교육하기 위한 실행을 제시한다. 교사는 교실환경에서 산만한 요소를 줄이고, 과제를 더 작은 단계로 나누고, 수업시간동안 아동을 더 가까이에 둔다(Heward, 2006; Mulligan, 2001).

작업치료 중재는 연령에 맞는 작업수행을 방해하는 감각조정, 사회적 기술, 행동조절, 그리고 조직력 결핍에 관해 다룬다. 중재전략에 관한 실제 적용은 이후에 사례연구로서 설명하고 있다.

학습장애(Learning Disability)

학습장애국제연합위원회(National Joint Committee on Learning Disabilities, NJCLD)는 LD를 다음과 같이 정의하고 있다(Scanlon, 2006). 말하기, 듣기, 읽기, 쓰기, 이해하기 혹은 추론하기와 같은 기술을 배우고 사용하는 데 심각한 어려움이 있는 사람. 이런 장애는 다른 질환의 결과가 아니며 살아가는 동안 일어날 수 있다(Scanlon, 2006). 대부분의 경우, 학습장애의 원인은 알려지지 않았다.

IDEA에서 정의한 학습장애는 교육과정과 연관이 있다고 말하고 있다. 이런 환경에서, 학습장애라는 용어는 일상적인 교실학습을 방해하는 집단부재를 의미한다. 대개 학생의 인지력과 학업 수행력 사이에 차이가 나게 된다; 학생의 학업 성취수준은 예상보다 낮다. 학습의 어려움은 감각 소실, 부적절한 교육, 혹은 학습자료의 결여 때문이다. 학습장애가 있는 학생들은 읽기, 쓰기, 혹은 수학과 같은 학습적인 방면에서 어려움이 있기 때문이다. 학업적 목표를 성취하기 위해 특별한 교육지도가 요구된다. 교육적 중재 없이는 학습장애 학생들은 힘들게 공부하고 자신의 동료들보다 성취도는 낮다. 자신의 성과를 다른 이들과 비교할 수 있기 때문에, 학습장애인 학생들은 자존감을 잃을 위험이 높아서 대개 사회기술이 지연된다(Heward, 2006).

학습장애 학생은 신발끈 묶기, 글씨쓰기, 자전거타기, 식료품점에서 쇼핑하기와 같이 협응이나 조직화가 필요한 과제를 수행하는 데 어려움이 있다. 학습장애는 일생동안 지속됨에도 불구하고 아동이나 청소년은 자신의 부족을 보상하거나 도전해야 할 상황을 회피하려고 한다. 예를 들어, 글씨를 알아보기 어렵다면, 쓰기숙제를 하기 위해서 음성작동 워드프로세싱 프로그램이나 키보드를 선택할 것이다. 중학생인 경우 공을 다루는 기술이 학교축구팀으로 선발될 정도가 아닌 것을 알게 되면 경쟁적인 스포츠를 피하려고 한다. 대신에 시합을 하지 않는 합창단에 가입할 것이다.

학습장애가 있다고 판단되었을 때, 그 아동이나 청소년은 다양한 팀 구성원들로부터 중재를 받을 수 있다. 학교에서는 일반교실에서 특수교사의 개별지도를 받거나 특활반에서 방과 후 지도를 받을 수 있다. 여기서 말하는 지도는 읽기, 문어(文語) 장애나 산수 문제 같은 학업 영역을 말한다. 외래병원이나 학교시설에서 심리학자나 사회사업가는 행동문제나 자기가치, 자존감에 관한 문제를 다룰 수 있다. 아동이나 청소년이 ADHD의 증상도 보인다면, 의사가 투약처방을 할 것이다.

작업치료사와 보조작업치료사는 학습장애 아동에게 작업에 기반한 중재를 구체적으로 필요한 사항에 직접적으로 제공한다. 처음에는 글쓰기로 의뢰되지만, 작업치료사는 종종 아동과 청소년의 조직화기술, 감각조절, 행동조절, 일상생활활동, 도구적 일상생활활동 그리고 사회적 기술 문제를 다룬다. 예를 들어, 보조작업치료사가 학습장애가 있는 청소년의 직업기술을 다룰 수 있다. 만약, 일하는 식당에서 정해진 시간 내에 설거지를 하거나 테이블을 치우기가 어려운 청소년이 있다면, 보조작업치료사는 반복하는 일을 조직적으로 만들어서 수행속도를 향상시키는 데 초점을 둘 것이다. 같은 보조작업치료사가 협응의 문제로 또래와 놀지 못하는 학습장애 아동을 맡을 수도 있다. 아동이 협응장애로 자신의 집단 사회기술의 발달에서 지연(delay)을 경험한다면, 보조작업치료사는 아동을 협응, 놀이 그리고 사회기술을 발달시키기 위한 소집단에 합류시킬 수 있다. 모델링과 적기에 피드백을 제공함으로써, 아동은 또래 집단에 참여하기 위한 필수적인 기술들을 개발하게 될 것이다. 그러나 중재에 대한 원칙이 있음에도, 작업치료사와 보조작업치료사가 아동과 청소년이 자부심과 자존감을 세울 수 있도록 조심스럽게 중재를 조절하는 것은 중요하다. 이는 작업치료사와 보조작업치료사가 주관하는 대상자들의 과제와 치료과정의 수행을 위한 환경, 과제, 그리고 기대치를 조절하는 것을 포함한다.

작업치료중재(Occupational Therapy Intervention)

Ricky

Ricky는 개별시간 이후 15분간 그룹 시간이 포함된 반에 다니는 5세의 유치원생 ADHD 아동이다. Ricky는 지속적인 치료를 받고 있지만 일상적인 교실활동의 참여에 어려움을 겪는다; 주로 울거나 활동에 참여하기를 거부한다 . Ricky의 부모와 반 선생님은 유치원 반 내에서 참여를 어려워하는 것 때문에 작업치료 평가를 의뢰했다. Ricky는 IEP를 받지 않았기 때문에, 504항의 작업치료 서비스를 받을 것이다.

부모, 담임, 교장 선생님, 작업치료사는 미팅을 통해 Ricky가 평가받아야 할 작업수행 영역을 의논했다. 정보를 바탕으로 작업치료사는 첫 번째로 Ricky가 감각정보 처리에 어려움을 겪는다고 가정했다. 이 가정을 확인하기 위해 Sensory Profile(Dunn, 1997)을 선택하고 교실에서의 관찰을 수행했다. 또한 Ricky에게 어려운 미세운동과 대근육운동 임무를 요구했을 때 돌발적인 행동을 하는지 결정하기 위해 Peabody 운동발달척도(PDMS2)(Folio & Fewell, 2002)를 시행하기로 했다. 교실 환경 내에서 Ricky의 능력에 대한 자세한 정보를 얻기 위해 작업치료사는 보조작업치료사에게 학교생활에서 다양한 경우를 관찰하도록 요청했다. 보조작업치료사는 관찰 기록에 체크리스트를 사용하고 보고서를 준비했다(그림 22.1 ■)

치료사의 지시로 보조작업치료사는 감각프로필을 반 선생님과 부모님이 작성하도록 각각 나누어주었다. 관찰과 검사가 끝난 후 작업치료사와 보조작업치료사는 각각 결과를 논의했다. 그리고 나서 치료사는 팀 미팅을 위해 평가보고서를 준비했다. 평가결과는(그림 22.2 ■) Ricky의 가장 중요한 문제가 감각조절임을 제시했다. 주로 반에서 공작활동을 포함한 특이한 촉감에 부정적인 반응을 보였다. 그는 단체 시간에 다리 혹은 팔에 카펫이 닿으면 불편한 듯이 보였고, 안절부절 못하며 그룹을 벗어나려고 했다. 활동을 선택할 때, 그는 블럭쌓기, 책보기, 크레용으로 색칠하기와 같은 촉감의 변화가 적은 활동을 선택했다. 손가락 페인팅, 붙이기, 화려한 미술 작품과 같은 다루기 힘든 활동에 직면하면, 화장실을 가고 싶다고 하거나 울기 시작하면서 활동을 피했다. 그는 집안일하기 코너에서 놀이를 하긴 했지만, 깃털, 모피, 골덴과 같은 어떠한 테마의 의상도 입지 않았다. 부모님이 작성한 감각 프로필 결과, 집에서도 같은 상황을 피한다고 하였다.

부모, 담임, 교장 선생님, 작업치료사가 모여서 테스트 결과와 Ricky의 촉각자극 처리과정의 어려움에 대해 논의

교실 관찰

학생이름 : Ricky
학년 : K
선생님 : Mrs. B
시작시간 : 9:45 A.M 종료시간 : 10:45 A.M.

교실 환경 : 유치부는 한쪽에 창문이 있고, 한쪽 벽에 컴퓨터 선과 뒤쪽에 보관함이 있는 큰 방이다. 어린이들의 미술활동이 게시판 벽에 전시되어 있었다.

그룹 자리는 교실 앞쪽에 의자와 펠트판, 날씨/달력 지도가 있는 선생님 책상 앞이었다. 주간 학습이 펠트판에 쓰여 있었다. 아동은 아래에 깔린 다색 카펫 위에 앉았다. 자리를 지정해 주지 않았지만 다리를 pretzel(막대기 모양의 과자, 매듭)처럼 모으고, 얼굴을 마주보고 앉도록 교육 받았다.

방 구석구석에는 바닥을 창조적인 공간으로 나눈 6가지 다른 중앙시설이 있었다. 반 선생님이 설명하기를 1주일씩 중앙시설에서 활동을 하고 하루/주 동안 구역마다 아동을 교대하도록 장려한다고 했다. 아동은 개별활동을 선택할 수 있지만 각 활동에는 참가정원이 있었다.

미술 코너는 5개의 칠판걸이, 손가락 페인팅, 종이, 페인트 셔츠로 구성되어 있었다.

읽기코너는 선반 아래에 책과 주말을 위해 특수한 책과 두 가지 레코더/헤드셋 테잎이 있었다.

과학 시간은 gak이 든 큰 대야가 있었다.

수학 시간은 다른 종류의 작은 공 무게를 재는 균형 척도가 있었다 - 실, 진흙, 쿠시공(koosh ball), 탁구공, 테니스공, 고무공

집안일 하기 코너에는 아동용 크기의 가전제품, 냄비와 팬, 요리도구와 의상이 있었다. 쓰기 시간은 글을 만들기 위해 위키스틱과 진흙으로 깔개 위에 주간 학습을 새겼다.

수업 활동 : 주간 학습 - R
그룹 시간(15분) : 아동들이 카펫 위에 모인 후, 선생님은 아이들의 손에 밝은 색깔의 리본을 쥐어주고 무지개 노래를 부르며 그들을 이끈다. 그들이 합창할 때는 공중에서 리본으로 물결 모양을 그리도록 가르쳤다. 노래가 완전히 끝난 뒤, 다른 두 명이 코뿔소 가면을 쓰는 동안 2명의 아동은 리본을 모았다. 코뿔소 가면을 쓰면 아동들은 카펫에 앉고 선생님의 짧은 이야기를 들었다. 이야기가 모두 끝났을 때, 가면을 모으고 선생님은 다른 개별반으로 가서 교육을 다시 복습했다.

개별 시간(40분) : 컴퓨터로 할당된 것을 제외하고, 각 아동은 다른 4개의 방을 선택했다. 선생님은 방을 바꿀 시간이 되면 작은 벨을 울렸다.

학생의 참여
모듬 시간 : Ricky는 아동들과 카펫 위에 앉아 있었지만 리본으로 율동을 시작했을 때, 그룹의 뒤로 느리게 이동하여 바닥에 웅크린채로 걸었다. 아동들이 서서 리본으로 물결을 그릴 때, Ricky는 몸을 돌려서 오른쪽만 그룹을 마주하게 하였다. 리본이 그의 팔을 건드리면, 그룹에서 한 발짝씩 떨어졌다. 그에게 가면을 쓰도록 요구했을 때, 그는 즉시 화장실을 가고 싶다고 말했다. 그래서 그룹 시간이 끝날 때까지 기다리라고 하면, Ricky는 울거나 가면 쓰기를 거부하기 시작했다. 교사 보조는 그룹의 안정을 위해 그룹에서 Ricky를 분리시켰다(3분가량).

개별 시간
첫 번째, 읽기 코너 : Ricky는 2 가지의 다른 책을 선택하고 그림을 보았다. 그는 자발적으로 그의 반 친구와 부모에게 웃었다.

■ 그림 22.1
Ricky의 교실 관찰.

두 번째, 수학 테이블 : Ricky는 반 친구와 무게를 비교하는 작업을 했다. 그는 탁구공과 고무공만 선택했다. Ricky는 집기를 할 때 단지 손끝으로만 진흙을 쥐었고, 그리고 재빨리 화장실로 손을 씻으러 가고 싶다고 요구했다. 그는 빨리 활동을 마치고, 절대 웃지 않았으며, 방이 바뀌는 시간이 될 때까지 테이블 먼 곳에 떨어져 서서 기다렸다.

세 번째, 집안일 하기 코너 : Ricky는 점심 만들기를 2명의 친구와 함께했다. 그는 의상을 선택하지 않고, 다른 아동들이 옷 입는 것을 지켜보았다. 한 아동은 모피 자켓을 선택하고, 다른 아동은 높은 구두와 보풀이 인 스카프를 입었다. Ricky는 4분 동안 다른 아동과 협력하여 놀았다. 그리고는 그가 한 아동의 옆에 서서 스카프를 풀고, 다시 둘러주었다. Ricky는 친구가 어깨위로 스카프를 둘렀을 때 뒤로 물러섰고, 놀이 시간 동안 혼자 남았다.

네 번째 : 새로운 방으로 이동을 할 시간에 Ricky는 교실 안을 방황했다. 선생님이 새로운 방으로 가라고 지시하면, 그는 머리에 충격을 받은 듯이 가만히 서있었다. 선생님이 열려있는 과학방으로 그를 옮겼다. 그는 gak 테이블에 서서 손을 옆으로 내린 채 머물렀다. 선생님이 그의 손을 gak으로 가져가길 시도하면 Ricky는 울기 시작했고, 그것을 밀쳐냈다. 선생님이 무엇이 잘못되었는지 물어보면 충격받은 듯이 계속 울기만 했다. gak을 가지고 노는 다른 아동이 Ricky와 재밌게 놀려고 설득하려 해도 계속 울기만 했다. 선생님은 결국 Ricky를 그룹에서 제외시키고 그에게 책을 주고 의자에 앉혔다.

관찰 끝

■ **그림 22.1**
Ricky의 교실 관찰. *(계속)*

를 했다. 팀은 Ricky가 1년 동안 504영역에 작업치료 서비스를 받고, 다음의 목표를 달성하기로 결정했다.

목표 **1** : Ricky는 주 4/5일간 모든 교실활동에 참가할 것이다.

목적 **1a** : Ricky는 주 3/5일간 중간 정도의 무관심으로 미술활동에 참가할 것이다. 목적 1b : Ricky는 주 3/5일간 모든 단체활동동안 조용히 앉아 있을 것이다.

목표 **2** : Ricky는 4/5 정도의 시간 동안 타인에게 언어적으로 표현할 것이다.

목적 **2a** : 4/5시간 동안 불편한 상황을 피하기 위해 화장실로 가기를 요구하는 것보다 Ricky는 불편함을 언어로 표현할 것이다.

목적 **2b** : 3/5시간 동안 Ricky는 스트레스 상황 동안에 울지 않고 불편함을 언어적으로 표현할 것이다.

미팅 후, 작업치료사와 보조작업치료사는 Ricky의 욕구를 최대한 어떻게 들어 줄 것인지 논의했다. 그들은 다양한 치료전략이 Ricky가 수업에 더 완전하게 참여하는 데 최선이 도움이 될 것이라고 결정했다. 결정하기 위해 *인간 수행의 생태학*(*Ecology of Human Performance*)(Dunn, Brown, & McGuigan, 1994)을 사용하였으며 작업치료사가 Ricky의 환경과 과제를 통해 직접 중재하기로 했다. 작업치료사와 보조작업치료사는 Ricky의 감각조절이론을 촉각자극을 더 잘 견디도록 도왔다. 예를 들면, Ricky가 촉각경험에 참여하기 전에 보조작업치료사가 촉각방어를 감소시키기 위해 심부 압력을 가했다(Lane, 2002).

또한 보조작업치료사는 게임을 하기 위해 견딜 만한 감각을 주기 위해 Ricky의 나이에 하고 싶어하는 게임을 통해 촉각 경험을 하도록 구성했다. 동시에 보조작업치료사는 Ricky가 피하는 행동과 우는 행동을 무시하고, 즉시 성공을 경험할 수 있는 과제를 적용했다. 예를 들면, 단체 시간동안 카펫에 앉았을 때 부정적인 행동을 보인 후, 보조작업치료사는 선생님에게 아동들이 직접 카펫에 앉거나 카펫 위에 비닐을 깔고 앉을 수 있는 선택을 제공할 것을 제안했

작업치료 평가

아동 이름 : Ricky
학년/나이 : 5세 6개월
선생님 : Mrs. Bentley
날짜 : 07/10/10

Ricky는 5세 6개월에 westside 초등학교 유치부에 다니며, 반 선생님 Bentley가 작업치료 평가를 의뢰하였다. 반 선생님에 따르면 Ricky의 인지기술은 유치부 프로그램에 적절하지만, 수업 활동에 참여하고 스트레스를 적절히 다루는 데 지속적인 어려움을 겪고 있다고 하였다. 부모와 선생님은 Ricky의 참여도 부족이 학습에 방해가 될 것이라고 걱정했다. Ricky는 특수교육을 받지 않고, 작업치료 중재로 504가 고려되었다.

평가결과는 수업관찰, 미세 운동 기술을 위한 표준화된 검사와 감각처리 검사, 임상적인 관찰을 근거로 하였다. 피바디 운동 발달 척도 검사에서 Ricky의 미세운동 발달은 정상범위 내였다. 그의 활동 수행은 빠르고 정확하며, 우세손인 오른손을 세 점 쥐기 방법으로 글쓰기 도구를 쥐었고, superior pincer 쥐기로 작은 물건을 쥐었다. 그는 자르기나 블록 조립을 하기를 돕기 위해 즉흥적으로 비우세손을 사용했다.

교실 관찰과 부모님이 작성한 감각프로필의 분석으로 Ricky는 촉각 자극에 응답을 수정하는 데 어려움을 겪는다고 의견을 냈다. 교실에서 촉각 입력이 있는 활동에 직면할 때 주로 시간이 끝날 때까지 자리를 차지하거나 우는 등의 행동 악화를 보였다. 중앙 시설을 선택할 때 그는 책이나 블록 같은 비직물적인 것으로 놀이를 하거나 다른 사람을 지켜보는 것을 선호했다.

학령기를 잘 보내기위해 작업치료 서비스 504를 추천했다. 중재 계획은 Ricky의 학습을 최고 강화할 수 있는 교실 환경으로 수정하는 방법을 선생님들과 상담했다. Ricky는 교실 내 환경에서 나이에 적절한 대처기술을 만들고 촉각 자극에 응답을 수정하는 소그룹과 개인의 작업치료 중재가 유익할 것이다.

■ **그림 22.2**
Ricky의 작업치료평가.

다. 미술 중앙시설에서는 아동들이 손가락으로 페인트 하거나 페인트를 뿌리기 위해 입으로 부는 도구를 사용하도록 선택할 수 있게 했다.

작업치료사는 Ricky의 환경에서 그의 어려움과 감각 경험을 수정하는 것에 대해 이해하도록 부모님과 선생님과 함께 일했다. 담임은 작업치료사가 Ricky와 개인적으로 놀 수 있도록 자극을 더욱 잘 견딜 수 있게 점차적으로 감각 입력을 하는 것을 동의했다. 선생님은 또한 보조작업치료사가 감각 중앙시설 설치하는 것에 동의했다. 보조작업치료사는 감각 자극을 적절한 강도로 주어 손 활동을 하도록 구성했다. 예를 들면, 만약 주간학습이 B이고 교실 주제는 곰일 때, 보조작업치료사는 상자에 씨앗을 가득 채워 곰 퍼즐 조각을 숨겨 놓는다. 조각을 찾기 위해 씨를 옮길 때, Ricky는 퍼즐을 완성하기 위해 감각 자극이 증가해도 참을성이 생긴다. 만약 Ricky가 감각을 참는 데 어려움을 겪으면 보조작업치료사는 그가 단지 한 손에 한 번씩 감각을 참을 수 있도록 작은 국자를 제공한다. 만약 Ricky가 감각을 잘 참으면 보조작업치료사는 씨앗 속 퍼즐 조각을 찾는 동안 그의 눈을 감도록 하거나 씨앗 대신 모레를 대신 넣어 촉각 경험을 증가시킨다. 또한 보조작업치료사는 감각 중앙시설에 실, 솜, 삼베 조각, 혹은 작은 스펀지와 골덴 곰을 두었다. 왜냐하면 Ricky는 시간이 흘러 목표를 완수할 수 있기 때문에, 그의 욕구가 사라지면 다른 중앙 시설로 바꿀 수 있기 때문이다.

Ricky의 촉각 감각 증가를 위한 참을성은 보조작업치료사가 일관된 감각수정 이론으로 Ricky와 그의 동료가 함께 추가적인 감각활동에 참여하게 했다. 예를 들면, 개인적인 영역에서 Ricky의 진행을 논의한 후, 작업치료사와 보조작업치료사는 그의 동료들과 놀이를 하는 동안 손에 부드러운 직물을 참을 수 있도록 해야 한다고 결정했다. 주간 학습이 M으로 소개한 것을 알고, 보조작업치료사는 중앙 시설에 종이위에 겨자 분수를 놓은 뒤 M 소리를 내며 손가락으로 물건을 그리도록 했다. 보조작업치료사는 음성적인 강조 없이 그림을 그리도록 Ricky를 참여시켰다. 보조작업치료사는 아동들이 좋아하고 싫어하는 것에 대한 이야기를 요구함으로써 언어적인 감정 표현을 어떻게 하는 지 모델을 삼았다. 만약 Ricky의 신체 언어가 불쾌하다면, 보조작업치료사는 언어적으로 그의 감정을 표현하도록 하고, 활동을 피하거나 우는 것보다 짧은 간격으로 연속적으로 활동하도록 시도했다. Ricky의 촉각 경험을 위한 반응 감각은 싫은 것보다 그가 수업에 즐거운 것을 찾을 동안 수업이 끝날 수 있도록 했다.

작업치료사와 보조작업치료사는 그들이 제공하는 모든 중재를 문서로 기록했다. 그들은 Ricky의 감각 입력을 위한 반응과 목표의 진행, 집에서의 대처방법 유지, 교실에서의 제안 등을 주의 깊게 기록했다. 이러한 기록을 통해 Ricky의 504 보고서로 분리 시켰고, 작업치료사와 보조작업치료사는 학교 진행 보고서를 준비할 때 사용했다. ■

Kendra

Kendra는 Ricky보다 작업수행에 다른 영향을 주는 ADHD 13세 여자 어린이다. Kendra는 집이나 학교에서 행동적인 걱정은 끼치지 않지만 종종 공상에 빠지는 것 같다. 자주 가족이 이사를 했기 때문에 Kendra는 매년 다른 학교에 입학해야 했고, Kendra의 부주의함은 새로운 환경탓으로 돌렸다.

7학년 때, Kendra의 집중력 부족은 학교, 사회, 가족들의 생활을 방해했다. 학교 심리학자는 Kendra를 초기 부주의형 ADHD로 진단했다. 학교에서 Kendra는 수업 변화의 지남력, 사물함 사용, 다른 교실 생활을 따르는 데 어려움을 겪었다. 그녀는 주로 임무에서 벗어나고 반복적인 교육이 필요했다. Kendra는 임무를 위해 애쓰지만, B/C 범위의 학년 수준이다. Kendra는 전국을 횡단하는 육상팀 구성원 이였지만, 친구를 사귀는 데 어려움을 겪었고, 주로 점심때와 훈련동안이나 학교 모임에서 혼자 앉아 있었다. 그녀는 4X800 릴레이 계주를 하지만 코치가 느끼기에 Kendra의 부주의함이 바톤을 넘기는데 방해된다고 했다. Kendra의 요구는 주로 숙제 완성을 상기시켜 주어야 하고 Kendra와 부모님 사이에 긴장감 때문에 가족들의 허드렛일을 했다.

Kendra는 IDEA 서비스의 모든 과제를 성공적으로 통과했기 때문에 적합하지 않았다. 그녀의 부모님은 청소년과 성인 작업치료 서비스를 제공하는 지역사회 건강 클리닉으로 위탁한 가정의학과 의사와 근심을 의논했다.

작업치료사와 보조작업치료사는 청소년 사회기술 그룹과 민첩성 프로그램에 적절한지 생각하고 보내기 위해 논의했다. 민첩성 프로그램은 그녀가 임무에 집중하도록 돕는 감각 자극과 주의력이 쇠퇴했을 때 재인지를 하도록 돕는다.

Kendra에게 감각을 입력했을 때 어떻게 느끼는지 이해하기 위해, 작업치료사는 청소년 감각프로필을 부모에게 작성 하도록 하고 Kendra에게 물었다. 보조작업치료사는 방과 후 육상 훈련동안 Kendra를 관찰하기 위해 준비했다. 작업치료 보조자는 그녀를 관찰하기 위해 특수한 체크리스트를 사용하고 작업치료사에게 제출할 보고서 작성을 준비했다(표 22.1 ■).

작업치료사는 Kendra와 그녀의 부모들을 만나기 이전에 청소년 감각프로필과 보조작업치료사의 관찰결과를 재검토했다. 평가 도중에, 작업치료사는 그녀의 부모와 면담하고, COPM(Law, et al., 1998)을 완성하기 위해 Kendra에게 질문하고 자아의식 평가를 했다(Williamson & Dorman, 2002).

평가 결과를 분석한 후에, 작업치료사는 Kendra가 그녀의 최적 각성 상태에서 감각정보 조절의 어려움을 가진 것을 나타내는 보고서를 준비한다. 이러한 어려움은 그녀의 부주의한 행동으로 나타난다. COPM을 완성하는 동안,

■ 표 22.1
Kendra at Track Practice.

관찰된 작업	관찰된 수행 기술	관찰된 수행 패턴	수행의 환경
도착해서 트랙 연습을 위해 준비; 10분	듣고는 있으나 또래 여학생들과의 대화에 지속적으로 참여하지 못함. 다른 여학생에게서 직접 질문을 받으면 피식 웃으면서 어깨를 으쓱한다. 연습하려고 옷을 입었다: 연습에 적절한 옷을 가져왔다. 휘슬소리에 관람석에서 운동장으로 떠났다. 물통을 가지러 돌아올 때 금속 벤치에 정강이를 부딪혔다.	그룹의 옆에 앉았다. 그녀는 가방옆에 운동화를 놓았고, 그것을 신기 시작했으나 멈추었다; 머리를 빗기 시작했고, 그녀의 가방으로부터 두 번째 운동화를 꺼냈다; 양말을 위해 그녀의 가방을 찾았다; 그녀의 운동화 두 짝을 찾으려고 야외석에 있을 때 가방 안을 들여다봤다; 왼쪽의 그녀 가방을 열었고 그녀의 신발과 자켓은 야외석에 흩어져 있었다.	경기장 트랙 옆의 금속 야외석
트랙 팀 미팅 참석; 10분	코치가 두 번 부르고 다른 학생에 손가락으로 찌른 후에야 반응했다. 코치는 그녀가 다음날 트랙미팅에 필요한 부분 승인서를 요구했을 때 가지고 있지 않았다. 코치가 승인서에 대하여 집에 전화하라고 해서 다른 친구에게 휴대폰을 빌렸으나 그 친구와 눈을 마주보거나 감사 표시를 하지 않았다. 전화번호를 몇 차례 시도한 후에 정확히 눌렸다.	원의 바깥둘레에 앉았다. 그녀는 머리카락을 빙빙 돌렸고 코치가 이야기를 하는 동안 잔디에 그녀의 다리를 문질렀다. 자주 웃었고 연습하는 동안 혼자 빙빙 돌았다.	경기장 트랙 옆에 풀이 무성한 언덕
훈련 프로그램과 반복 연습에 참여; 60분	워밍업을 수행하기 위해 친구들을 뒤따랐다. 100에서 200미터 정도는 동료들과 페이스를 유지하면서 빠르게 달렸다. 릴레이 연습에서는 줄을 서고, 버튼을 받기 위해서 동료들의 신체적, 언어적인 알림이 필요했다. 연습경기 사이에, TV쇼에 관한 소녀들의 대화에 참여하였다.		

■ 표 22.1
Kendra at Track Practice *(계속)*

관찰된 작업	관찰된 수행 기술	관찰된 수행 패턴	수행의 환경
홈에서 출발하는 것을 훈련; 10분	냉수기에서 물장난치면서 다른 여학생들에게 합류하였다. 연습 전에 스탠드에 흩뜨려놓은 신발과 상의를 찾았다. 운동장을 나갔을 때 스탠드에 책가방을 남겨두었다.	다른 여자애들이 "눈을 굴려라"를 시작한 후에도, 어린아이들을 위한 만화 그리는 도구에 흥미로워했고, 말을 계속했고 주제를 바꾸려고 시도하였다.	
		그들이 멈추었을 때(여자애들 중 한 명이 "그만 둬"라고 소리를 지를 때까지) 다른 소녀들을 더럽히는 것을 계속했다.	경기장 트랙 가까이에 종이컵과 정수기; 야외석

Kendra의 작업은 학교에서 친구들이 가지는 목표를 확인하고, 우선순위를 매겨 형성했다. 트랙 릴레이 팀에서 달리기에 선발되고 그녀의 부모와 함께 숙제를 의논하는 것을 줄인다. 그녀는 그림 22.3 ■(작업치료평가 보고서)에 보이는 이 작업 안에서 그녀의 수행레벨이 불만스럽다고 표시하며 레벨 2에서 그녀 자신을 평가한다.

목표 **1**. Kendra는 집과 학교에서 일을 수행하기 위해 환경적 큐에 대한 그녀의 각성의 레벨을 조정하는 것을 배우고 계획을 통합할 것이다.

목적 **1a**. Kendra는 그녀에게 그녀의 또래들과 함께 집과 학교에서 활동을 집중하기 위해 최적인 감각입력, 잠자기와 먹기 패턴들의 타입을 확인할 것이다.

목적 **2a**. Kendra는 또래들과 함께 집과 학교에서 활동을 시작하기 이전에 최적인 각성 방법을 통합하기 위한 일과를 개발할 것이다.

목표 **2**. Kendra는 집과 학교에서 완벽하게 일하기 위해 조직적인 방법을 배우고 통합할 수 있다.

목적 **2a**. Kendra는 쓰기 보조도구 사용과 같은 방법을 배우고, 시간 감각과 시각적인 차트에 집하고, 집과 학교 활동에서 그녀의 매일 일과를 조직할 수 있다.

목적 **2b**. Kendra는 그녀의 매일 일과 안에서 가장 유용하고 통합된 방법들을 선택할 수 있다.

목표 **3**. Kendra는 그녀의 또래와의 연령에 적합한 상호작용에 참가하기 위하여 사회 기술을 배우고 통합할 것이다.

목적 **3a**. Kendra는 사회적인 교류 도중 다른 사람의 비언어적인 신호에 반응하는 방법을 확인하고 배울 것이다.

목적 **3b**. Kendra는 다른 사람에게서 필요한 도움을 얻기 위해 질문하는 방법을 배울 것이다.

목적 **3c**. Kendra는 그녀의 또래와의 대화를 시작하고 유지하기 위한 방법을 배울 것이다.

목적 **3d**. Kendra는 경청자의 관심에 반응하여 그녀의 대화의 화제를 선택하는 방법을 배울 것이다.

Kendra의 욕구들을 대처하기 위하여, 작업치료사는 그녀의 감각 반응을 조절해 Kendra에게 도움되는 특정한 감각 자극 활동을 포함하는 감각식이를 제안했다(Wilbarger & Wilbarger, 2002). 또한 사회적 적성을 제시하는 격주의 청소년기 Alert 프로그램에 Kendra를 포함시켰다. 프로그램을 하는 동안, Kendra는 그녀의 통행에서 만났을 때나, 그리고 집과 교실 안에서 사회적인 대화 도중에 그녀의 집중을 돕는 방법을 배운다. 게다가, Kendra는 또한 사회적, 시간 관리 및 조직하는 기술을 배운다. 이 프로그램을 보충하기 위해서, 작업치료사는 보조작업치료사에게 Kendra가 그녀의 숙제와 집안일을 완벽히 실행할 수 있는 집안도구 제안의 초안을 만들라고 요구한다(그림 22.4 ■).

학생이름: Kendra
학년/나이: 7학년/13세
날짜: 3/12/07

위탁을 위한 이유

Kendra는 Susquehannock 중학교 7학년인 13세 여자이다. Kendra의 첫 번째 주치의는 Kov 박사로 그녀의 부모님의 걱정에 대한 답변으로 작업치료 평가를 받도록 지역사회 건강센터로 위탁했다. 최근 학교 심리학자는 Kendra를 부주의형 ADHD로 진단내렸다. 그녀의 부모는 Kendra가 학교, 사회, 가족생활을 방해하는 집중-주의력 어려움에 대해 말했다. 그러나 Kendra의 부모님은 Bs와 Cs의 학년을 획득하기 때문에 IDEA 지침의 학교지역 설명에 따라 학교를 근거로 한 작업치료 서비스에 적합하지 않다고 말했다.

평가결과

평가결과는 부모님의 보고서, 표준화된 감각 처리 검사와 작업수행 평가(예, 일상생활 수행 기능), 자기-자각 목록 검사, Kendra의 작업 수행 기술과 방과 후 운동 프로그램 동안의 패턴의 관찰 등을 근거로 하였다. Kendra와 그녀의 부모님은 평가 과정에서 모두 협력적 이였고, 모든 질문에 성심성의껏 대답했다. 그래서, 평가결과가 Kendra의 작업 수행 능력과 수준을 정확하게 반영한다고 가정했다.

Kendra와 그녀의 부모가 각각 작성한 청소년용 감각프로필의 결과, 감각 각성이 낮은 수준이었다. 즉, 다른 청소년과 비교했을 때 Kendra는 자신의 하루하루 환경에서 발생하는 시각적, 청각적, 촉각적인 감각 입력에 빠르게 응답하거나 알아차리지 못한다. 대조적으로 Kendra는 감각입력을 지향하는 탐색 움직임을 더 잘한다. 이러한 시각적, 청각적 감각 입력에 응답하고 알아차리는 것에 대한 어려움은 자기-자각 검사에서 스스로의 평가에서도 나타났다.

이 양식에서 Kendra가 무엇을 할 때 필요한 생각이나 다른 사람이 그녀의 도움이 필요할 때, 다른 사람이 알려주기까지 상기시키는 것이 필요하다고 지적했다. 그녀의 단어로 반영하면 “이것은 마치 제가 연기 속에 있는 것 같아요.” 이다. 같은 양식에서 Kendra는 친구를 사귀는 게 어렵고, 동료와 함께 의사결정을 하기 위해 어떻게 얘기해야 하는지, 성공적으로 도움을 받기 위해 어떻게 요구해야 하는지 잘 모른다고 지적했다.

Kendra가 방과 후 육상훈련을 받을 동안의 관찰은 이러한 결과물을 뒷받침했다. Kendra가 시각적이고 청각적인 자세한 환경에서 모두 집중하는 데 겪는 어려움은 주어진 과제를 성취하기 위해 자기 스스로 효과적인 조직화를 하는 능력을 나쁘게 했다. 예를 들면, 몇 번 육상 훈련 시 옷을 입는 동안 다른 사람의 옷을 흩뜨려 놓게 되고, 그로 인해 그녀의 가방에서 원래 옷을 꺼내 입지 못했다. 이 과정에서 그녀는 관람석 위에 자신의 소지품을 흩어 놓고, 계속 그것을 찾는 데 시간을 보냈다. 훈련 과정에서, 그녀는 물통, 허가증, 바톤, 책가방 등의 몇몇 물건을 잃어버렸다. 물통을 찾는 동안, 그녀는 금속성 벤치의 위치를 알아차리지 못하고 정강이를 부딪히곤 했다. 허가증을 위해서 집으로 전화를 하면 때론 주의 깊게 집중하지 않아서 틀린 순서로 번호를 눌렀다. 그녀는 팀 회의동안 코치와 동료들의 가르침에 집중하지 않아서 추가적인 언어적, 촉각적인 단서가 필요하고, 달리기 훈련을 위해 혼자 준비하기도 했다. 동시에 그녀는 찾는 듯한 모습을 보이고 감각 입력 방향으로 움직임을 반응했다. 그녀가 반복 훈련 동안 신체를 이동할 동안은 웃었으며 달리기 훈련동안 동료들과 계속하여 속도를 유지했다.

또한 Kendra의 주의 집중력 어려움은 동료들과 사회적인 상호작용 하여 효과적으로 참여하는 기능을 나쁘게 했다. 동료들과 놀이를 하기 위한 운동에 참가하는 것을 즐겼으나, 그녀는 더 이상 지속적인 놀이에 관심이 없는 동료들의 마음을 알아차리지 못했다. 동료들이 화제를 바꾸면 그녀는 흥미, 혹은 바뀐 주제에 시각적 단서가 자기 나이 수준과 차이점이 있다는 것을 알지 못했다.

■ **그림 22.3**
작업치료평가 보고서.

덧붙여 그녀는 동료들이 그녀에게 도움을 주면 말로 고마워할 줄 몰랐다.

캐나다 작업수행측정에서 Kendra는 친구 사귀기, 육상팀에서의 수행, 부모님과 잘 지내는 데 어려움을 겪는다고 지적했다. Kendra는 사회에서 친구 사귀기를 작업에 목표로 우선 정하고, 육상 릴레이 팀에서 달리기를 선택했고, 그녀의 부모님과 숙제 이상의 논쟁을 줄이기로 했다.

분석요약

Kendra는 감각 정보 수정에 어려움을 겪고 있고, 각성은 최적의 상태였다. 이러한 어려움은 부주의한 행동과 조직화된 도전에 원인이 된다. 바꿔 말해, 이러한 부주의한 행동과 조직화된 도전은 그녀의 학교, 집, 사회적 작업(일상생활활동)에서 효과적이고 유능한 기술에 나쁜 영향을 미친다. 감각 지향적인 강한 움직임은 그녀의 각성 상태를 향상시키는 데 도움을 주는 것으로 보인다.

권고

Kendra는 감각수정, 부주의, 조직화, 사회 기술 수준을 처리하기 위해 8주 기간 동안 2주에 한 번씩 작업치료 서비스에 참여 하도록 권고했다. 특별하게, 감각 반응을 수정하고, 학습 집중력에 대해 계획하고, 사회적인 능력을 발달시키기 위해 2주 동안 민첩성과 사회적 능력 프로그램에 참여하도록 한다.

■ **그림 22.3**
작업치료평가 보고서.

숙제를 위한 조직화와 시간관리 계획

- 숙제를 완성하기 위해 매일 저녁 식사 전과 후에 즉시 시간을 정한다.
- 숙제를 시작하기 전에 기운차게 걷거나 스트레칭 운동과 같은 5~10분 정도 "민첩성 과제"를 한다.
- 환하게 불이 켜진 곳에서 숙제를 한다, 산만한 환경은 감소시킨다; 헤드폰을 쓰거나 집안의 소음이 들어오지 않게 기악곡을 배경으로 재생시키는 것을 고려한다.
- 숙제를 시작하기 전에 목록을 작성하고 모든 숙제량과 각 과제를 위한 단계를 큰 소리로 읽는다. 도표, 하루 계획, 개인적으로 정보 보조물을 사용하여 목록을 작성한다. 목록은 수업 순서와 맞게 정리한다. 각 과제 완성을 위해 필요한 시간을 어림잡아 계산한다. 그리고 각 과제를 위해 시작과 끝내는 시간을 계산하여 타이머를 맞추어 놓는다.
- 숙제에 작성할 책과 물건을 정리한다. 수업과 함께 모든 물건과 책에 색깔 코드 체계 사용을 유지한다.
- 책가방에 수업을 위해 필요한 책과 물건 등을 맞춰보고 놓고, 완성된 각 과제를 체크한다.
- 선생님이 필요한 모든 형식과 물건을 책가방 앞쪽에 분리해서 담아 둔다. 다음 날 선생님이 말씀하신 물건이 무엇인지 상기하여 두꺼운 책은 접어서 앞에 둔다.
- 숙제가 끝났을 때, 불필요한 물건은 버리고 필요한 물건은 안전하게 저장해 두지만 색깔 코드 파일은 학교로 들고 가지 않는다.
- 체육과 운동 가방을 체크한다. 흙이 묻은 옷은 빼낸다. 목록을 보고 깨끗한 옷을 넣고, 가방에 디자인된 필요한 도구를 넣는다. 의상과 도구의 그림이나 단어를 영역에 표기하는 것을 고려한다.

■ **그림 22.4**
Home program.

집안일을 위한 조직화와 시간관리 계획

- 집안일을 완성하기 위해 주간 혹은 학교에서 집에 도착하는 시간을 정한다.
- 집안일을 시작하기 전에 모든 일, 도구, 보조물 등의 목록을 작성하고 크게 읽는다. 대부분 신체적인 것을 첫 번째로 완성하기 위해 집안일 목록을 정리한다. 각 집안일을 완성하는 데 필요한 시간을 어림잡아 계산한다. 그리고 그 시간에 맞게 타이머를 맞추어 놓는다. 각 집안일이 시작되고 끝나는 시간을 계산하여 타이머를 맞추어 놓는다.
- 불필요한 물건을 버리고, 물건들의 제자리에 놓고, 각 집안일을 완수했을 때 체크한다.

■ **그림 22.4**
Home program. *(계속)*

Nikki

다음에 나오는 Nikki의 두 가지 이야기(vignettes)는 중재를 기반한 작업이 어떻게 학습장애인 아동이 발달하고 새로운 도전을 맞아들이도록 하는지를 보여준다. 학령기 전 아동으로써 Nikki의 상태는 **발달장애(developmental delay)**라고 알려졌으나 이후에는 학습장애로 달라진다. 발달 지연은 발달 지표를 성취하는 데 어려움을 겪는 어린 아동을 표현하는 일반적인 용어이지만 인지적인 평가로 결론을 내리기에는 너무 어리다. 아동이 나이가 들수록 부가적인 평가가 더 정확한 진단을 내리기 위해 행해진다. 확인된 상태에도 불구하고 작업에 기초를 둔 중재는 발달적으로 적합한 작업과 역할을 참여하도록 아동 또는 어른의 도전을 언급한다.

부모님과 선생님을 만난 후에 작업치료사는 Nikki의 지연된 기술에 대해 가능한 이유들을 생각한다. Nikki의 감각 조절 문제를 부모 또는 선생님이 언급한 바는 없지만 작업치료사는 Nikki의 소동작 발달의 지연은 학교와 연관된 과제를 행하는 것과 연관있다고 결론내렸다. Nikki는 다양한 다른 교실 과제를 수행하기 위해 수행기술과 패턴을 발달시키고 적응할 필요가 있기 때문에 작업치료사는 평가를 지도하고 학생의 역할과 관련된 Nikki의 작업에 초점을

전학령기 아동으로서의 Nikki

4세의 발달지연이 있는 전학령기 아동 Nikki는 큰 도시에 있는 한나절은 발달장애 유치학교에 다닌다. 그녀는 현재 IEP를 받고 언어 치료를 받는다. Nikki는 학교 버스 타는 것을 즐긴다. 그녀의 언어치료 선생님은 그녀가 친구와 선생님과 사이가 좋다고 보고한다. Nikki의 전반적인 발달은 3세 수준이다. 그녀는 그림이 있는 책을 보기를 좋아하고 짧은 이야기를 듣기를 좋아한다. 그녀는 색깔을 맞출 수 있으나 이름을 이야기하지는 못한다. 그녀는 친근한 리듬과 노래를 부르기를 좋아한다. 그녀는 3단어로 문장을 만들어 이야기하며 자주 스스로 이야기한다. 그녀는 손가락을 빨며 화장실 훈련을 받는다. 그녀의 현재 IEP는 글씨쓰기 기술향상과 ADL 독립이다. 비록 Nikki가 다양한 발달 활동에 참여하고 있지만 그녀는 여전에 자조 기술에 어려움을 보인다.

특수 교육 전학령기 교사와 부모는 Nikki가 잠그는 기구를 조작하는 것과 도구로 먹는 것, 블록을 쌓는 것에 어려움을 보이기 때문에 작업치료 평가를 의뢰했다. 그녀는 물체를 집고 옮기는 데 손 전체를 고정해서 잡는다. Nikki가 현재 전학령기 특수교육과 언어치료를 위해 IEP를 받고 있지만 작업치료 서비스는 IDEA에 근거해서 가능한다. 작업치료사는 선생님과 부모를 만나 의뢰에 관해 토의하고 Nikki의 집에서 정보를 얻고 부모와 선생님의 얘기를 들으며 우선순위를 정한다.

두기 위해 인간-환경-작업 모델(Person-Environment-Occupation model; PEO)을 사용하기로 정했다. 그녀는 교실에서 Nikki의 과제 수행을 관찰하고 그녀가 학교와 연관 있는 ADL 과제를 어떻게 수행하는지 기록하기 위해 작업치료 보조자를 정한다(표 22.2 ■). 보조작업치료사가 전 학령기 교실에서 Nikki의 ADL 기술 수행을 관찰한다. 관찰을 끝낸 후 보조작업치료사는 작업치료사와 공유할 수 있는 리포트를 준비한다.

작업치료사는 교실의 일상 속에서 교실과제에 어려움을 확인하기 위해 교실 속 일상을 관찰한다. 그녀는 Nikki의 수행기술과 패턴을 평가하기 위해서 Peabody 발달수행 검사(PDMS-2)과 임상적인 관찰을 사용하기로 하였다. 평가 결과, 관찰, 부모와 선생님과의 대화를 분석한 후에 작업치료사는 보고서를 준비한다(그림 22.5 ■). 그녀는 작업의 모든 영역에서 운동 지연의 영향을 고려하지만 Nikki의 학생으로서의 역할과 관련된 작업의 결과에 초점을 둔다. 작업치료사는 Nikki에게 수행기술과 패턴을 만드는 많은 기회를 제공하는 습득하는 **접근법(acquisitional approach)**을 사용하기로 결정한다. 작업치료사는 Nikki가 작업치료 서비스를 일대일로 받는 대신 작업치료 상담 서비스를 받을

■ 표 22.2
Nikki의 ADL 관찰

관찰된 작업	관찰된 수행 기술	관찰된 수행 패턴	수행의 환경
학교 버스에 도착한 후 아침 일과를 마침; 10분 관찰	교실에 들어오면 독립적으로 머리에서 니트 모자를 벗음. 그녀의 큐비를 확인하고 선반에 모자를 놓음. 코트를 열기 위해 지퍼를 당김. 코트를 벗기 위해 시도하나 처음에는 성공적이지 않음. 도움을 받고 난 후, 아동은 벗기 위해 다음 과정을 완성한다. 코트를 걸이에 둔다.	코트를 벗는데 옷소매를 당기기 위해 손을 사용하는 대신에 코트를 흔든다. 학급 도우미에게 도움을 요청하지 않고 조용히 서서 도우미가 알아차릴 때가지 있는다. 옷소매를 당기기 위해 순간적인 도움을 필요로 한다.	10명의 유아 학급에서 한 명의 특수교사와 도우미가 있다.
유아 학급에서 스낵을 먹기; 20분 관찰	이름과 상징으로 인식된 의자에 앉는다. 푸딩과 도구 용기를 열기 위해 시도하나 성공적이지 않다 뜰 때 고정된 쥐기로 숟가락을 들고 있다. 독립적으로 아동 크기의 컵으로 마신다. 냅긴, 용기, 수저를 쓰레기통에 넣는다.	용기를 열기 위해서 손-위-손 도움을 필요로 한다. 스푼으로 푸딩을 푸는 데 어려움을 가지며 비우세손을 사용하여 지속적으로 퍼는 동안 컵을 잡지 못한다. 성공적으로 입으로 넣는다. 스낵시간 동안 사래에 걸리지는 않는다.	두 개의 둥근 테이블과 각 테이블마다 5명의 아동이 유아 학급에 있다. 아동과 도우미는 관찰을 하며 아동과 학습들은 조용한 대화에 참여한다.
화장실 이용하는 동안 옷입기와 위생활동; 3분 관찰	화장실 가기 전에 독립적으로 고무 허리 바지를 아래로 내린다. 시작하지만 비성공적으로 바지를 올린다. 성공적으로 수도꼭지를 열고 닫는다. 액체 비누를 퍼낼 수 없다.	손-위-손과 언어적인 큐가 바지를 당기는 데 필요로 한다. 허리띠를 잡지 않고 대신에 밀어서 시도한다. 자동적으로 비우세손을 사용하지 않으나 한 손으로 완성하기 위해 시도한다.	유아에게 맞는 욕실이다. 화장실 사용하는 동안 도움미의 일대일 도움이 필요하다. 액체 비누 용기가 아동 크기의 싱크대에 있다.

■ 표 22.2
Nikki의 ADL 관찰 *(계속)*

관찰된 작업	관찰된 수행 기술	관찰된 수행 패턴	수행의 환경
집으로 출발하기 위한 준비; 10분 관찰	도움없이 코트와 큐비를 둔다. 걸이에서 코트를 당기며 선반에서 모자를 꺼낸다. 코트를 입기 위해 최대한의 도움을 필요로 한다. 잠겨진 코트 올리기 위해 도움이 필요로 한다. 모자를 독립적으로 쓴다.	코트를 입기 위해 언어적인 지시와 손-위-손 도움이 필요로 한다. 학급 도움은 분리된 지퍼 앞에 온다. 아동은 지퍼를 당기는 동안 코트를 아래에서 잡기 위해 손-위-손 도움을 필요로 한다.	두 아동이 코트가 있는 곳에서 끝나기를 준비한다.

작업치료 평가

Nikki(생활연령=4세 2개월)는 Lincoln 학교에 있는 발달장애 유아학교에 다닌다. 그녀는 잠그는 도구를 조작하고, 도구로 먹고, 블록을 쌓는 데 어려움을 보이기 때문에 작업치료 평가가 의뢰되었다. Lawrence 선생님은 Nikki의 인지 기술은 3~3.5세 정도에 해당하며 그녀가 4개월 전 프로그램에 등록한 이후 언어 성취가 좋아졌다고 한다. 그녀의 어휘는 많아지고 현재 500단어를 포함한다. 그녀는 3-4단어 문장으로 이야기 하며 전화로 통화하는 것을 좋아한다. 그녀는 아동들과 평행 놀이하나 가끔씩 소꿉놀이 할 때나 이야기를 들려주는 영역에서 어울린다. 그녀는 3분 정도 활동에 머문다.

Nikki는 평가동안 협력을 잘하고 친근하다. 피바디 발달수행 검사-2를 진행하는 동안 그녀는 모든 과제에 참여하며 스스로 중얼거린다. Nikki는 학급 관찰이나 평가 동안 움직임이나 감각 자극에 대항하는 반응을 보이지는 않는다.

Nikki의 ADL 기술은 학급상황에서 관찰할 수 있었다. 학급 스낵 시간동안 Nikki는 다양한 재질의 음식을 씹고 삼킬 수 있었으며 스스로 컵으로 마실 수 있었다. 그녀는 모든 음식과 도구의 포장을 뜯는 데 도움이 필요했다. 그녀는 단단하게 고정된 잡기로 숟가락을 들고 용기에서 음식을 푸는 데 어려움을 겪는다. 화장실을 이용하는 동안 그녀는 바지를 쉽게 내리나 허리띠를 위로 당기는 데는 어려움을 겪는다. 그녀는 재킷을 열었고 몸에서 벗었다. 그녀는 완전히 재킷을 벗는 데 도움이 필요했다. 그녀는 재킷을 입고 지퍼를 조작하는 데 최대한의 도움이 필요했다. 관찰하는 동안 Nikki는 한 손으로 대부분의 과제를 수행했으나 비우세손으로 동시에 하지는 못하고 도움이 필요했다.

Nikki의 상지 관절가동범위, 근긴장도, 힘은 기능적인 범위 안에 들었다. Peabody Developmental Motor Scales-2로 측정했을 때 Nikki는 전반적인 소근육 기술은 2.5세 수준을 보였으며 시-운동은 18-24개월 정도를 보였다. 그녀는 아직도 우세손을 일관적으로 쓰지는 않으며 오른쪽을 조금 더 우세하게 쓰며 발달되었다. 비록 그녀가 전체적으로 고정된 잡기를 이용하지만 작은 물건을 제시했을 때 Nikki는 inferior pincer grasp과 static tripod grasp을 사용했다. 그녀는 자주 내전된 쥐기로 가위를 사용한다. 그녀가 비우세손으로 쌓아올리는 데 적응하기 어렵기 때문에 2-3개 정도 블록을 스스로 쌓는다. 그녀는 자주 낙서하나 특정한 모양을 시도하지는 않는다.

요약: Nikki는 소근육 기술과 양측 협응을 요구하는 자조와 학급 과제를 하는 데 어려움을 보인다. Nikki의 기술 수준은 그녀의 발달 연령에 비해 느리다. 작업치료 상담 서비스는 Nikki의 현재 IEP에 첨가하여 선행님을 도와 Nikki가 이러한 기술들을 성립할 수 있는 기회를 제공해준다.

■ 그림 22.5
Nikki의 작업치료평가.

것으로 제안한다. 작업치료사는 담임 선생님이 일상 학급 시간에 많은 기회를 제공할 수 있다고 생각한다. 협력적인 상담은 처음에는 직접적으로 중재 기술들을 보여주면서 소동작 기술들을 가르쳐 Nikki를 북돋워 줄 수 있게 선생님을 도와 환경을 만드는 데 참여한다. 할당된 상담 시간은 전학령기 선생님과 도우미의 필요를 조정할 수 있다. 아래는 작업치료사가 상세내용을 요약하기 위해 쓴 보고서의 예이다.

IEP 팀을 재소집한 후에, 작업치료사는 평가의 결과를 공유하고 팀은 서비스를 어떻게 채울 것인지 의논한다. Nikki의 IEP는 자조활동 기술과 소동작 기술들을 언급하는 목표를 포함하기 때문에 팀은 작업치료사를 서비스 제공자로 포함한다.

전학령기 선생님과 만나기 전에 작업치료보조자는 작업치료사와 의논하고 학급에서 가능한 리스트를 준비하기 시작한다(그림 22.6 ■). 그는 반드시 다음의 견해들을 고려해야 하며 그의 제안들이 작업치료사의 실제 모델과 일치하여야 하며 학급 일상과 적합성이 있기 위해 다음의 점들을 고려해야 한다.

- 작업기반모델(occupation-based model): 작업치료사가 P-E-O 모델을 선택하였기 때문에 작업치료보조자는 사람, 작업, 그리고 환경을 고려한다. 이러한 상황에서 그는 작업은 전학령기 세팅에서 정의되나 적응은 Nikki의 성공을 위해 필요하다는 것을 깨달았다. 중재는 사람이 수행기술과 패턴을 만들고 Nikki가 기술을 배우고 실행하는 기회를 가질 수 있는 환경을 만드는 데 필요하다.
- 비작업기반인 준거틀(non-occupation based frames of reference): 습득 접근법의 기술들을 생각하면서 작업치료보조자는 Nikki가 기술들을 실행하고 피드백을 많이 받을 수 있는 중재를 선택하여야 한다고 생각한다. 그는 Nikki가 그녀의 성공을 모니터할 수 있는 스스로 교정하는 환경들을 고려한다.
- 작업기반 목표와 목적(occupation based goals and objectives): 그는 조심스럽게 목표에 잠재적으로 영향을 줄 수 있는 활동들을 분석하고 선택한다.
- 발달적으로 문화적으로 적합하다(developmentally and culturally appropriate): 그는 Nikki의 나이와 문

교실에서의 제안

스스로 옷 입는 기회를 늘려라
- Nikki와 다른 아동들이 실내 활동을 하기 전이나 릴레이를 하면서 조끼를 벗고 입도록 한다.
- 버튼이 아래로 된 셔츠를 작업복으로 갈아입는다.
- 가정에서 옷을 입는 기회를 제공한다.

양 손을 사용하는 장난감과 활동들을 늘려준다.
- dough 활동하는 동안 핀을 구르도록 한다.
- 플라스틱 너트와 볼트, 구슬, Duplos와 같은 도구들로 양손 사용해서 노는 장난감을 늘린다.
- 순환하는 시간에 양손으로 심벌즈, 스틱, 모래 종이와 같은 양손으로 하는 음악 도구들을 소개한다.
- 스낵 팩을 자르거나 종이를 말아 자르는 활동들을 일상의 직업으로 포함한다.

정교한 pincer grasp를 하도록 한다
- 예술 활동 동안 그림 그리고 색을 칠하기 위해 큰 조각보다 작은 조각의 크래용을 사용한다.
- 크래커나 건포도와 같은 손가락으로 집어먹는 음식을 제공할 때 아동에게 tripod 쥐기를 이용해 그것들을 들어올리도록 교육한다.
- Nikki가 작은 손잡이를 이용해 퍼즐을 들어올리도록 북돋워준다.

■ **그림 22.6**
교실에서의 제안.

화에 일치하는 활동들을 선택한다.

- 실용적인 고려(Practical considerations): 그는 어떻게 아이디어가 학급 일상에 영향을 미칠지 고려하고 전학령기 선생님의 스타일과 선호를 생각한다. 가능하면 현재 학급 활동에서 어긋나지 않는 아이디어를 선택하고 스탭이 최소한 준비할 수 있는 아이디어를 선택한다. 전학령기 선생님과 도우미와의 상담은 Nikki가 발달적으로 적합한 수행 기술과 패턴들을 세우기 위해 Nikki를 풍부한 환경에서 발전할 수 있도록 돕는다.

전학령기 선생님은 새로운 관심거리를 확인하고 작업치료 보조자는 교실 환경, 특정한 교실 활동, 활동 지침서에 대해 제안한다. Nikki의 기술들이 천천히 일상적인 과정으로 발전하기 때문에 전학령기 선생님은 쉽게 협동하고 이러한 아이디어를 현재의 전학령기 교과에 일반화시킨다. 결국 그녀는 작업치료사 또는 작업치료보조자와 상담이 더 이상 필요하지 않다는 것을 발견한다.

2학년으로서의 Nikki

특수교육 서비스를 재조명하기 위해 3세 재평가를 하는 동안 학교 심리학자는 Nikki가 쓰여진 글자와 관련하여 배우는 데 장애가 있다는 것을 알았다. 2학년으로서 Nikki는 현재 일반교육 교실에서 특수교육 지원을 받는다. 그녀는 현재 느리지만 꾸준히 읽고 수학 기술에 진전을 보인다. 그녀의 선생님 Hazel은 Nikki의 능력이 쓰기 과제에 어려움을 주는 것을 걱정한다. 비록 Nikki가 반복된 지침을 가짐에도 불구하고 글씨를 읽는 데 어려움을 겪는다. 그녀의 글자는 학년 수준의 선과 공간에 맞게 하지 못한다. 그녀의 공책은 찢어지거나 지우면서 뭉개져있다. Nikki의 조부모와 의논한 결과 선생님은 작업치료 평가를 요청했다. 글씨 쓰기뿐만 아니라 조부모와 선생님들은 Nikki가 동료들과 비학술적인 활동에 참여하지 않는 것에 걱정을 했다. 운동장에 있는 선생님은 Nikki가 자주 울타리에 서서 친구들이 줄넘기를 하거나 그룹으로 노는 것을 지켜본다고 보고한다. 조부모님은 Nikki가 학교사회 프로그램에 포함하는 것을 좋아하나, 항상 거절하고 누구인지 모른다고 이야기 한다.

의뢰를 받는 동안 작업치료사는 글씨쓰기에 대한 평가를 시행하기로 결정하고 Nikki가 왜 사회 그룹에 참여하지 않으려는지 분석할 필요가 있다. 그녀는 체육 선생님 Crawford와 면담을 한 후, Nikki의 대동작 기술은 나이와 등급에 평균적이고 그녀가 운동장 활동에 참여하는 어려움이 없다는 것을 알았다. 작업치료사는 보조작업치료사에게 Nikki를 다양한 사회적 상황에서 관찰하도록 하고 그녀가 다른 이들과 어떻게 상호작용하는지 알아보게 한다. 보조작업치료사는 Nikki를 예능시간, 점심시간, 휴식시간, 학급 그룹 프로젝트 시간에 관찰한다. 그는 보고서를 준비(표 22.3 ■)하고 작업치료사와 정보를 의논한다.

Nikki의 글씨쓰기 기술들을 평가하기 위해 작업치료사는 학급 글씨쓰기 샘플들을 모으고 표준화된 평가와 그렇지 않은 평가를 시행하고 임상관찰을 한다. 작업치료 보조자에 의해 완성된 평가와 관찰에 대한 분석을 기초로 해서 작업치료사는 평가 보고서(그림 22.7 ■)를 준비하고 IEP 팀 미팅을 제안한다.

작업치료 평가를 의논한 후에 IEP 팀은 작업치료 서비스가 Nikki의 현재 IEP에 포함되어야 한다고 결정하고 글씨쓰기와 사회 참여에서의 어려움을 언급한다.

다음의 목표들이 현재의 IEP에 포함된다.

목표 **1**: 학생은 학급 과제에 읽을 수 있는 글씨를 보여줄 것이다.

- 목적 **1a**: 학생은 10번 시도에서 9번은 위와 아래 글자를 정확한 모양으로 적을 것이다.
- 목적 **1b**: 학생은 10번 시도에서 8번은 위와 아래 글자를 선에 맞게 적을 것이다.
- 목적 **1c**: 학생은 7번 시도에서 5번은 종이를 찢지 않고 실수를 지울 것이다.

목표 **2**: 학생은 나이에 적절한 사회기술을 보여줄 것이다.

목적 **2a**: 운동장에 도착해서 학생은 일주일 중 5번 중 3번은 그룹에 참여할 수 있다.

목적 **2b**: 다른 이들과 대화할 때, 학생은 5번 중 3번은 적절한 목소리로 눈 맞춤을 유지할 수 있을 것이다.

목적 **2c**: 학생은 5번 중 2번은 자신의 의견을 표현하거나 아이디어를 내면서 그룹 결정에 참여할 것이다.

Nikki의 요구를 만족시키기 위해서 작업치료사는 Nikki가 직접 서비스와 상담하는 작업치료 중재 서비스를 받도록 권한다. 작업치료사는 교사와 상담을 하여 전략들을 알려줘 Nikki의 시지각 어려움을 줄이도록 한다. 보조작업치료사는 작업치료사와 함께 일하며 가능한 즉각적인 변형을 환경과 과제에 끌어들인다(그림 22.8 ■). 작업치료사는 이러한 전략들을 선생님과 공유하고 긍정적인 방법들을 의논하여 Nikki가 친구들과 참여를 높이기 위해 북돋아 준다.

담임 선생님과 작업치료사는 Nikki를 보조작업치료사가 행하는 학교건물에서 사회 그룹과 글씨쓰기 클럽에 참여하도록 한다. 사회 그룹동안 Nikki는 역할 놀이와 그룹 과제에 참여하여 사회적인 기술을 발달하도록 한다. 보조작업치료사는 등급을 매기고 환경을 변화시키며 사회적인 기술들을 모델로 하여 Nikki가 경험과 관찰을 통해 배울 수 있도록 한다. 매주 글씨쓰기 클럽 미팅하는 동안 Nikki는 글씨 형성과 지우는 방법에 대한 지침을 받았다. 이 작은 그룹 치료동안 그녀는 동료들과 만나고 상호작용하는 기회를 가지고 그룹에서 언급한 사회 기술들을 실습한다.

IEP 미팅할 때 조부모님들은 Nikki의 집에서의 일상 또한 목표에 부합할 수 있는것을 요청했다. 작업치료사는 그들이 Nikki가 시지각 기술들을 자극할 수 있는 퍼즐과 사진과 같은 다양한 게임과 활동에 참여하도록 붇돋아 줄 것을 제안했다. 그들은 또한 학교 활동과 그룹 후에 Nikki가 참여하도록 의논했다. 담임 선생님은 조부모님께 학교에서 제공하고 학급친구가 참여하는 프로그램 리스트를 제공한다. 작업치료사는 조부모님들이 Nikki와 서로 다른 그룹에 들어오고 그들이 더 많은 보조가 필요한지 알기 위해 용기를 북돋아 주도록 제안한다. 작업치료사는 다음 번 만남을 선생님과 조부모님들과 일정을 잡아 Nikki의 사회기술에 있어 진전을 모니터링하기로 한다. ■

■ 표 22.3
Nikki의 관찰

관찰된 작업	관찰된 수행 기술	관찰된 수행 패턴	수행의 환경
아침에 학교 도착; 15분 관찰	아동들은 건물에 들어서자 조용한 대화에 참여한다. 아동이 그룹에 참여할 때 서로 서로 인사를 나눈다.	Nikki는 대화에 참여하지 않는다. 머리를 아래로 하고 복도에 배낭을 끌면서 다닌다. Nikki는 그룹에서 새로운 사람을 알지 못한다.	학교 복도에서 작은 그룹의 아동들이 있다.
학교 점심 과정; 15분 관찰	아동은 줄을 따라 쟁반을 옮긴다. 그들은 조용히 대화하며 음식 제공자의 질문에 대답하며 계산원에게 점심 티켓을 준다. 줄에서 나오면 아동은 작은 그룹에서 함께 앉을 수 있는 자리를 차지한다.	Nikki는 다른 아동들과 이야기 나누는 것 없이 선 따라 다닌다. 질문했을 때, 그녀는 햄버거, 프라이드, 딸기 우유를 요구한다. 점심 티켓을 가지고 있지 않고 주머니를 찾는다. 티켓을 손 안에 가지고 있고 "여기"라며 혼자 중얼중얼 말한다. Nikki가 라인 끝으로 갔을 때, 그녀는 방을 쳐다보고 혼자 앉는 자리를 선택한다.	점심시간 학교 카페테리아. 아동은 테이블에서 작은 그룹으로 앉아 있다.

■ **표 22.3**
Nikki의 관찰 *(계속)*

관찰된 작업	관찰된 수행 기술	관찰된 수행 패턴	수행의 환경
예술 시간에 콜라주 완성; 25분 관찰	아동은 배정된 의자를 선택하고 선생님의 지시를 듣느다. 한 학생은 그룹을 짜기 시작하고 과제를 제시한다. 그룹 구성원들은 프로젝트를 의논한다.	Nikki는 서둘러 자리에 앉고 지시사항을 선택적으로 듣는다. Nikki는 그녀의 자리 옆에 가위와 잡지를 두고 사진을 자르고 파일에 넣는다. 친구가 왜 사진을 자르는지 물어보면, 그녀는 가위를 아래로 두고 쳐다본다. 그녀는 아이디어를 공유하거나 내지 않는다. 그녀에게 의견을 물어보면 머리만 흔들거나 대답을 하지 않는다.	예술 시간에 높은 의자가 나무 테이블 주변에 있다. 아동들은 테이블에 6명이 배당된다. 모든 필요한 재료가 테이블 중앙에 있다.
점심 휴식 활동에 선택과 참여; 20분 관찰	아동이 운동장에 들어서자마자 그들은 함께 활동을 선택한다. 새로운 아동이 들어오면 그들은 축구 게임에 접근하고 어느 팀에 들어가야 하는지 물어본다. 5명의 소녀들은 운동장에서 서로 서로 떠들면서 걸어다닌다. 3명이 Nikki에게 다가가서 몸을 비키는 공놀이에 참여하도록 물어본다.	Nikki가 운동장에 들어서자 축구 경기를 구경한다. 그녀는 게임하는 곳을 지나서 걸어가다가 울타리 옆에 서 있다. 그녀는 그룹에 참여하기 위해 요청하지 않는다. 소녀들이 Nikki를 지나갈 때 그녀는 자발적으로 인사하지 않는다. 그들이 그녀에게 인사할 때, 그녀는 조용하게 "hi"라고 말하나 울타리를 벗어나지는 못한다. 그룹이 다가갈 때, Nikki는 그녀를 인사할 때까지 위를 쳐다보지 않는다. Nikki는 "OK"라고 대답하고 선택된 운동장에서 그룹 뒤를 따라간다. 그녀는 휴식시간에 그룹 내에 남아 있다.	큰 학교 운동장이 울타리에 의해 둘러싸여 있다. 공 게임을 하고 벤치와 풀이 있는 포장도로가 있다. 아동들은 작은 그룹 주위를 걸어다닌다. 측구 경기는 포장도로에서 일어난다.

작업치료 평가

이름: Nikki 날짜: 10/10/2007

Nikki(생활연령=8세)는 Kennedy 초등학교에 2학년이며 읽기와 수학에 특별한 교육 지원 서비스를 받고 있다. Nikki의 담임 교사인 Hazel은 그녀의 글씨를 읽기가 어려워 작업치료 평가를 의뢰했다. 담임 선생님은 Nikki의 글씨가 크고, 불규칙적이며, 자주 2학년 공책에 맞지 않는다고 했다. 그녀는 종이에 이름을 적을 줄은 알지만 지시를 해 주어도 공책의 맨 위 왼쪽 코너에는 이름을 적지 않는다. 그녀는 지우개를 쓰는 데 어려워하며 자주 종이를 찢는다. Hazel과 조부모들은 Nikki의 사회적인 능력을 걱정 한다. Nikki는 휴식시간동안 친구를 쉽게 사귀지 못하고 혼자 서있다. Nikki는 그룹 활동에 완전히 참여하지 못하며 이것이 배움과 연관 있다고 느껴진다. 조부모님들은 Nikki가 방과 후 프로그램과 사회성 그룹에 참여하도록 한다.

■ **그림 22.7**
Nikki의 작업치료평가 보고서.

Nikki가 운동장, 카페, 예술 수업, 학교 복도에서 사회적인 상호작용을 참여하는 것을 보았다. 이러한 세팅에서 Nikki는 나이에 적합한 사회적인 상황에 참여하는 데 어려움을 보였다. 비록 그녀가 운동장 활동에 참여할지라도 그녀는 그룹에 참여하는 것을 시작하지 않았고 지속적으로 그룹 멤버들이 참여할 때까지 기다렸다. 다른 사람들과 의사소통할 때 그녀는 대화에 참여하지 않았고 단지 부드러운 목소리로 직접적인 질문에 대답하였다. 그녀는 말할 때와 걸어다닐 때 자주 머리를 아래로 하고 듣거나 말할 때 쳐다보지 않았다. 작은 그룹 토의시간동안, 그녀는 어떤 주장을 표현하지 않았고 대화에 참여하지 않았다. 직접적으로 물었을 때 그녀는 놀이 그룹에 긴 시간 참여했다.

Nikki의 글씨 쓰기 기술은 전형적인 샘플로 평가했고 Nikki를 학급 글씨 쓰기 과제하는 동안 관찰했고 표준화된 평가 도구를 시행했다. 교실에서 글씨쓰기 과제를 하는 동안, 그녀는 계속적으로 오른손으로 tripod grasp으로 연필을 잡았다. 불수의적인 움직임 패턴이 연필을 조정하는 데 관여하지는 않았다 비록 양손 기술을 수행하는 것을 관찰하였음에도 불구하고 그녀는 종이를 붙잡기 위해 왼손을 주도적으로 사용하지는 않았다. 종이가 책상에서 움직일수록 그녀는 실수를 없애기 위해 종이를 찢곤 했다.

시지각 평가의 측면에서 Nikki는 디자인 모방과 시-운동 속도에서 낮은 점수를 받아 시-운동 통합에서 12%를 보였다. 그녀는 시지각 기술에서 3%를 획득했고 전정배경과 공간 내 위치에서 어려움을 보였고 이것은 읽고 쓰는 글씨쓰기 능력에 크게 영향을 미쳤다.

Nikki의 글씨쓰기 샘플들은 선과 공간이 있는 종이에서 보다 더 못 써서 읽을 수가 없었다. 그녀는 글자를 부정확하게 썼고 위에서 보다 아래에서 시작했으며 시계 원을 그리는 데도 어려움을 보였다. 그녀는 때때로 글자를 줄 위에 두었고 글씨쓰기 하는 동안 멈추었으며 다음 글자를 쓸 때 곰곰이 생각했다.

요약 : Nikki의 사회기술은 그녀가 학교 환경에 참여하는 것을 어렵게 한다. 그녀는 그룹 활동에 참여하는 데 어려움을 보이며 나이에 적절한 사회 환경에 참여하는 것도 어려워한다.

글씨를 쓸때 Nikki의 능력은 전정-배경과 공간 내 위치의 시지각 능력에 어려움을 준다. 부정확한 글씨 형성과 글자 비율, 두 손 사용 기술의 부족은 글씨 쓰는 과제를 서툴게 한다.

작업치료 서비스가 현재의 IEP에 추가되어 사회적인 능력과 글씨쓰기에 영향을 주도록 권한다.

- 시각적인 산만함을 줄인다.
  - 교실 환경
    - 가르치는 도움과 차트에서 시각적인 산만함을 줄인다.
    - 교실 칠판에 적은 정보의 양을 최소화한다.
  - 과제
    - 불필요한 시각적인 꾸밈을 없앤다
    - 제출물에 정보의 양을 줄인다.
    - Nikki가 분리된 종이에 답을 적도록 한다.
  - 자세의 큐를 제공한다.
    - 이름이 적혀야 하는 왼쪽 코너를 표시한다.
    - 줄에 촉각적인 피드백을 제공한다.
  - 사회적인 상호작용 기회를 늘인다.
    - Nikki가 학생들에게 직접적으로 접근하도록 요구되는 교실 과제를 맡는다.
    - 모든 학생들이 그룹에서 이야기 하는동안 서로 쳐다보도록 가르친다.
    - 작은 그룹에서 일할 때, 다른 이들과 상호작용하도록 Nikki에게 역할을 준다.

■ 그림 22.8
교실에서의 제안.

요약(Summary)

학습장애와 ADHD가 있는 아동과 어른은 매일의 작업을 마치는 데 어려움을 겪는다. 작업치료사와 보조작업치료사는 작업에 기반을 둔 중재와 수행패턴과 기술의 결점을 고치기 위해 스스로 치료적인 사용을 이용한다. 작업에 기반을 둔 이론과 치료적 모델을 적용함으로 작업치료사와 보조작업치료사는 아동과 어른의 운동, 처리, 사회적 기술을 높이는 다양한 전략과 기술을 사용한다. 학습장애와 ADHD가 있는 아동과 어른과 함께 있을 때, 작업치료사와 보조작업치료사는 자존심과 자아에 영향을 주는 사회적이고 감정적인 문제에 대해 신경 쓸 필요가 있다.

핵심요점 재검토(Reviewing Key Points)

1. ADHD 세 가지 타입의 차이를 설명하라.
2. 학습장애의 두 가지 정의의 차이를 설명하라.
3. 사교성(social eompetence)가 의미하는 것이 무엇인지 설명하라.
4. ADHD와 LD가 가정 내지 주변환경 내에서 아동들의 일상적인 작업수행에 어떻게 영향을 미치는지 설명하라.
5. 아동 · 청소년의 작업수행 관찰기록 방법을 설명하라. 예시로 표 22. 1a, 22.2 참조
6. 작업치료 중재가 어떻게 ADHD와 LD인 아동이 일상적인 작업에 참여하도록 지지하는지 기술하라.
7. 작업치료사와 보조작업치료사가 ADHD인 아동에게 어떻게 작업치료 서비스를 함께 지원하는지 기술하라.
8. 작업치료사와 보조작업치료사가 ADHD와 LD인 아동에게 서비스를 제공하기 위해 어떻게 가족, 다른 전문가들과 함께 일하는지 기술하라.

중요 요점 적용하기(Applying Key Concepts)

1. Ricky의 케이스 스터디를 검토하라. 주어진 정보에 근거해서 유치원 학급에서 할 수 있는 또다른 감각경험을 디자인하라.
2. Alert Program을 더 깊게 조사하라. 가능하면 그룹시간에 방문하라.
3. Nikki의 케이스 스터디를 검토하라. Nikki에게 현재 욕구에 적절한 활동을 유치원 교사에게 제공하라.
4. 2학년 Nikki의케이스 스터디를 검토하라. 보조작업치료사의 역할을 생각해서 사회기술 그룹과 손글씨 그룹을 위한 시간을 디자인하라.
   당신의 아이디어를 동료들과 함께 비평하라. 가능하다면 세션에 역할극을 하고 처음의 아이디어를 수정하라.

참고 문헌(References)

American Occupational Therapy Association (2002). Occupational therapy practice framework: Domain and process. *American Journal of Occupational Therapy, 56*(6), 609–639.

American Psychiatric Association (2000). *Diagnostic and statistical manual of mental disorders: DSM-IV-TR.* Washington, DC: American Psychiatric Association, <http://alias.libriaries.psu.edu/eresources/STATREP>.

Dunn, W. (1997). *The Sensory Profile.* San Antonio, TX: Psychological Corporation, Therapy Skill Builders.

Dunn, W., Brown, C., & McGuigan, A. (1994). The ecology of human performance: A framework for considering the effect of context. *American Journal of Occupational Therapy, 48,* 595–607.

Folio, M. R., & Fewell, R. R. (2002). *Peabody Developmental Motor Scales (PDMS-2)* (2nd ed.). Denver, CO: Pro Ed.

Heward, W. (2006). Exceptional children: An introduction to special education (8th ed.). Upper Saddle River, NJ: Pearson Prentice Hall.

Izenberg, N. (Ed.) (2000). *Human diseases and conditions.* New York: Charles Scribner's Sons.

Jackson, L., & Arbesman, M. (Eds.) (2005). *Occupational therapy practice guidelines for children with behavioral and psychosocial needs.* Bethesda, MD: AOTA Press.

Lane, S. (2002). Sensory modulation. In A. Bundy, S. Lane, & E. Murray. *Sensory integration theory and practice* (2nd ed.). Philadelphia: F. A. Davis Company.

Law, M., Baptiste, S., Carswell, A., McColl, M., Polatajko, H., & Pollock, N. (1998). *Canadian Occupational Performance Measure* (3rd ed.). Ottawa: CAOT Publications.

Law, M., Cooper, B., Strong, S., Steward, D., Rigby, R., & Letts, L. (1996). The person-environment-occupational model: A transactive approach to occupational performance. *Canadian Journal of Occupational Therapy, 63,* 9–23.

Mosier, W. (1998). Toward a psychology of understanding attention-deficit/hyperactivity disorder. *Journal of the American Academy of Physician Assistants,* http://jaapa.com/issues/j19980200/articles/j2w056.html. Retrieved 07/05/07.

Mulligan, S. (2001). Classroom strategies used by teachers of students with attention deficit hyperactivity disorder. *Physical & Occupational Therapy in Pediatrics, 20*(4), 25–44.

Scanlon, D. (2006). Learning disabilities and attention deficits. In K. Thies & J. Travers (Eds.), *Handbook of human development for health care professionals.* Sudbury, NJ: Jones and Bartlett Publishers.

Stubbe, D. (2000). Attention-deficit/hyperactivity disorder overview: Historical perspective, current controversies. *Child & Adolescent Psychiatric Clinics of North America, 9,* 469–479.

Wilbarger, P., & Wilbarger, J. (2002). The Wilbarger approach to treating sensory defensiveness. In A. Bundy, S. Lane & E. Murray (Eds.), *Sensory integration: Theory and practice* (2nd ed.). Philadelphia: F. A. Davis.

Williams, M. S., & Shellenberger, S. (1996). *How fast does your engine run? A leader's guide to the alert program for self-regulation.* Albuquerque, NM: Therapy Works.

Williamson, G., & Dorman, W. (2002). *Promoting social competence*: San Antonio, TX: Therapy Skill Builders.

부록 A

발달차트

Development Chart

나이	운동척도
생후 1개월	주먹을 쥔다; 엎드러 놓으면 옆으로 머리를 돌린다: 시선 밖에 있는 물체 따라가기를 시도한다.
1~4개월	도움을 주어 반듯이 세울 때 고개를 꼿꼿이 세운다: 엎드러 누웠을 때 팔을 들어올린다: 손 전체로 잡는다; 엎드린 자세에서 상체와 머리를 올린다: 팔을 뻗어 물체를 잡는다; 지지한 상태에서 앉는다; 한쪽 방향으로 머리를 돌릴 때 몸통이 함께 옆으로 구르기를 시작한다.
5~8개월	구르기: 일어나 앉기; 네발로 기기 시작한다; 병을 잡는다; 한쪽 손에서 다른 쪽 손으로 물건을 이동시킨다; 손가락과 엄지로 물건을 잡는다; 지지 없이 혼자 앉는다.
9~12개월	혼자 선다; 기어오른다; 용기의 뚜껑을 연다; 한 손을 더 선호하기 시작한다.
12~18개월	혼자 서고 의자에 앉을 수 있다; 걷는 동안 작은 물체를 옮긴다; 손을 흔들고 손뼉을 친다; 도움 없이 걷는다.
18~24개월	잘 걷는다; 큰 공을 구른다; 넘어지지 않고 장난감을 줍는다.
2세	책읽을 때 페이지를 넘긴다; 뒤로 걷는다; 당기고 밀고 채우고, 버리기를 좋아한다; 블록쌓기를 한다; 연필이나 크레용을 잡는다; 큰 공을 던진다; 계단을 오른다; 계단을 내려간다(양발걸음으로).
3세	5초 이상 한 발로 선다; 타는 장난감을 사용한다; 머리 위로 공을 던진다; 큰 공을 찬다; 숟가락으로 혼자 먹는다; 가위를 사용한다; 엄지와 손가락 사이에 도구를 잡고 쓴다; 수직선, 수평선, 원을 그린다.
4세	직선으로 걷는다; 한 발로 뛴다; 세발자전거의 페달을 능숙하게 밟는다; 5~6인치 높이 물체 위로 뛰기; 숟가락과 포크사용; 구슬꿰기; 점토로 물체를 만든다.
5세	뛰기를 배운다; 머리 위로 공을 던진다; 가위로 선을 자른다; 우세손이 성립된다; 발을 교대로 하여 계단을 오른다; 뒤로 걷는다; 대부분의 단추와 지퍼를 도움없이 조작한다.
6세	신체적인 활동(달리고, 뛰고, 오르고, 던지기)을 즐긴다; 끊임없이 움직인다: 눈손 협응과 기민성이 증가한다; 스스로 신발 끈을 조인다.
7세	대근육과 소근육 운동기술을 조절한다; 각각의 발로 균형을 잡는다: 계단을 내려가고 달릴 때 발을 교대로 사용한다; 작은물체(공)를 던지고 잡는다.

나이	운동척도
8세	민첩성, 균형, 스피드, 힘이 증가한다; 활발한 활동을 한다; 팀과 그룹 스포츠에 참여하는 기회를 찾는다.
9~10세	정확하게 공을 던진다; 협응능력이 향상되므로 섬세한 운동기술을 수행한다: 달리기, 오르기, 자전거타기를 좋아한다; 다른 프로젝트(미술과 공예, 요리, 그리고 물건 쌓기 또는 분해하기)를 위해 손을 사용한다.
11~12세	근력이 증진된 대근육 활동을 한다; 섬세한 운동기술이 지속적으로 향상된다; 조절되고 유연한 움직임이 나타난다; 그러나, 성장동안 서투를 수 있다.

Allen, K. E., & Marotz, L. (2007). *Developmental profiles; Pre-birth through twelve* (5th ed.). Clifton Park, NY: Delmar Learning.
Berk, L. (2000). *Child developmental* (5th ed.). Needham Heights, MA; Allyn & Bacon.
Oliver, S. J. *Playing for keeps*. Retrieved April 24, 2006 from http://sites,target.com/site/en/kids.

나이	인지지각척도
생후 1개월	사물에 빠르게 반응을 보이며 눈을 깜빡인다; 자기 손을 인지하기 시작한다; 얼굴 정면에서 수직으로 움직이거나 천천히 아크형태로 움직이는 물체를 따라간다; 부모나 보호자의 말하는 패턴으로 신체의 움직임을 일치시킨다; 출생 때 후각이 발달하고 불쾌한 냄새에는 고개를 돌린다.
1-4개월	입으로 물체를 탐구한다; 익숙한 얼굴을 구별한다; 연속되는 색깔을 구별한다. 복잡한 시각과 소리 형태를 더 좋아한다; 소리나는 쪽을 본다. 물체가 사라질 때까지 계속 응시한다; 집중적으로 손을 본다; 한 물체에서 다른 물체로 눈을 움직이다가 포착된 작은 물체에 팔을 뻗는다; 손안에 물체를 유지하기 위해 애쓴다.
5-8개월	단순한 원인과 행동의 결과를 이해한다; 초점을 맞추고 작은 물체를 향해 손을 뻗는다; 아동이 여러 번 본 행동을 모방한다; 기대하는 행동을 예상한다; 간단한 신체적 관계들을 경험한다(다른 것 때리기, 던진 물체 다시 찾기); 손을 사용한다; 자기 자신의 신체, 장난감, 다른 것들을 탐색하기 위해 손, 입, 눈 협응을 사용한다; 물체를 탐색하기 위해 집는다, 그 물체들이 거꾸로 있어도 집을 것이다.
9-12개월	물체그룹들은 서로 비슷하다; 작은 스위치를 탬색하고 열고 돌린다; 시도와 실패를 통해 문제를 해결한다; 다른 시간이나 다른 장소에서 본 행동을 모방한다; 장난감을 향해 손을 뻗는다, 눈에 보이는 물체지만 손에 미치지 못한다; 물체의 역움직임을 인식한다; 기능적인 관련성을 이해하기 시작한다.
12-18개월	숨기 활동을 즐긴다; 기능적 관념성을 이해한다; 물건을 분해한다; 책에서 물체을 안다; 까꿍 놀이를 즐긴다; 간단한 지시를 이해하고 따라하기 시작한다.
18-24개월	좋아하는 장난감을 보여준다; 한 번에 다양한 장남감들을 다룬다; 짧은 이야기를 듣는다; 장난감이나 다른 물체를 갖겠다고 말한다; 매일 사물의 이름을 말한다; 공간과 형태 구별을 이해하기 시작한다; 그릇에 물건을 넣고 물건이 든 그릇을 비운다.
2세	이야기, 노래, 리듬을 즐긴다; 사물의 사용하는 방법을 배우기를 원한다; 책과 사물의 이름을 말하는 것을 좋아한다; 사물을 함께 넣고 그들을 헤쳐놓는다; 물건 형태에 따라 분류한다.
3세	물체과 그림을 맞춘다; 일반적인 색깔을 안다; 신발을 신는다; 매일 소리를 인식한다; 원과 사각형을 그린다; 주의 깊게 듣는다; 실재적인 놀이를 한다; 기본적인 모양(원, 사각형, 삼각형)을 지적하면서 이해하고 인식한다.

나이	인지지각척도
4세	선에 가장 큰 것부터 가장 작은 것까지 놓는다; 가르쳐준 문자는 알 수 있고 이름을 쓸 수도 있다; 단순한 책이나 신호(예, STOP sign)에서 친숙한 단어를 알 수 있다; 20 이상의 수를 센다; 그림을 봤을 때 실수한 퍼즐 조각을 안다;
5세	크기에 따른 사물의 순서를 이해한다; 이야기의 시작, 중간, 끝을 이해한다; 책을 왼쪽에서 오른쪽으로, 위에서 아래로 읽는다는 것을 이해한다; 동물들, 사람, 물건을 묘사하고 그림으로 그린다; 이차원 또는 공통적인 특징으로 사물을 분류한다.
6세	시간(오늘, 어제, 내일)에 대한 지식과 움직임에 대한 간단한 개념이 나타난다; 주의집중 시간이 늘어난다; 생각하는 활동과 게임을 즐긴다(퍼즐, 미로, 맞추기 게임)
7세	원인과 효과에 대해 더 이해한다; 책 읽기를 즐긴다; 시계를 사용하여 시간을 말한다; 시간과 장소 개념을 이해한다.
8세	책 읽기를 좋아하고 독립적으로 공부한다; 분류에 따라 품목들을 모으고 조직화한다; 대화의 개념을 이해하기 시작한다; 매일 일어나는 일들을 이해하며 조리 있게 다룬다; 주변사람들이 하는 것에 흥미를 보인다.
9–10세	실재로 참여하는 학습을 통해 배운다; 원인과 결과의 이해가 향상 된다: 어떤 사건들을 기억으로부터 회상할 수 있다; 여가에 대해 기록하고 읽을 수 있다.
11–12세	추상적인 용어를 생각한다; 오랫동안 주의집중 할 수 있다; 문제해결을 즐긴다; 목표달성을 위한 리스트와 계획을 고안한다; 좀 더 복잡한 원인과 결과에 대해 이해할 수 있다.

Berk, L. (2000). *Child developmental* (5th ed.). Needham Heights, MA; Allyn & Bacon.
Allen, K. E., & Marotz, L. (2007). *Developmental profiles; Pre-birth through twelve* (5th ed.). Clifton Park, NY: Delmar Learning.

나이	말하기와 언어 척도
생후 1개월	눈깜박이기, 움직이기, 움직임을 멈추기, 눈 이동하기, 깜작 놀래키는 반응을 보이면 큰 소리를 냄으로 반응을 보인다; 목소리나 다른 소리가 애써서 나는 쪽으로 애써서 고개를 돌린다; 이따금씩 우는 소리보다 다른 소리를 낸다.
1–4개월	말할 때 미소짓는다; 구구소리를 낸다; 사람의 목소리에 고개를 돌림으로 반응을 보인다; 우는 것을 통해 일차적으로 욕구를 표현한다; 얼굴표정을 모방한다.
5–8개월	구구소리는 내는 동안 모음과 자음소리를 낸다; 사람의 말소리를 포함한 옹알이를 시작한다.
9–12개월	몸짓, 눈 맞춤, 구두소리로 의사소통한다; 특정한 음절을 반복한다(예, 마–마); 몇몇 단어를 이해하고 몇몇 말을 한다; 단어소리를 표현한다.
12–18개월	격려해주면 안녕 또는 빠빠이를 한다; 한 단어를 사용하거나 지적한다; 말하는 사람을 쳐다본다; 사물을 향해 몸짓이나 지적을 하며 말한다.
18–24개월	50단어보다 더 많은 단어를 사용한다; 두 단어의 관용구를 사용한다; 격려해주면 감사합니다와 주세요라고 말한다.
2세	100개의 단어를 사용하여 말한다; 2–3단어의 문장을 사용한다; 다른 사람의 말을 따라할 수 있다; 물어보면 물건의 이름을 말한다.
3세	3–5단어의 문장을 완성하여 말한다; 천 단어를 사용한다; 짧은 이야기를 집중해서 듣는다; 단어의 변화가 없는 친숙한 이야기를 좋아한다.

나이	말하기와 언어 척도
4세	복잡한 문장을 말한다; 가르쳐 주면 이름, 주소, 전화번호를 배운다; 두 가지 관련 없는 지시를 따른다.
5세	자신의 이야기를 말하는 것을 즐긴다; 수수께기와 농담을 즐긴다; 몇몇 숫자와 알파벳을 알 수 있다.
6세	말하는 것을 즐긴다; 질문을 한다; 매일 5~10단어를 배운다; 약 10,000에서 14,000단어를 사용한다; 정확한 동사의 시제와 문장의 구조를 사용한다; 창작이야기를 즐기고 읽기 시작한다; 문제해결 상황을 통하여 스스로 이야기한다.
7세	대화할 때 제스처를 사용한다; 이야기 하는 것을 즐긴다; 형용사와 동사를 사용하여 보다 정확한 말을 한다; 개인적 경험을 자세하게 설명한다; 복잡한 단계의 지시를 이해하고 수행한다.
8세	다른 사람을 비평하거나 경쟁하는 언어를 사용한다; 속어나 욕을 따라한다; 대활할 때나 글을 쓸 때 문법적 규칙을 이해한다.
9–10세	길게 이야기하는 것을 즐긴다; 감정과 느낌을 단어로 표현한다; 대화할 때 욕을 사용한다; 단어의 이중의미를 이해한다; 문법적 순서를 이해하면서 계속할 수 있다.
11–12세	글쓰기나 대화할 때 길고 복잡한 문장을 사용한다; 풍자, 아이러니, 암시된 의미의 개념을 이해한다; 문어체에서 회화체로 언어스타일을 변경할 수 있다.

Berk, L. (2000). *Child developmental* (5th ed.). Needham Heights, MA; Allyn & Bacon.
Allen, K. E., & Marotz, L. (2007). *Developmental profiles; Pre-birth through twelve* (5th ed.). Clifton Park, NY: Delmar Learning.

나이	사회적 감정척도
생후 1개월	출생 직후 짧은 기간 동안 각성상태를 경험한다; 가까이 있는 것을 붙들거나 껴안기는 것을 좋아한다; 부모나 보호자와 애착이 형성되고 신뢰와 안정감이 발달하기 시작한다.
1–4개월	모방하고, 회피하고, 사회적 상호작용을 시작한다; 안기는 것을 즐긴다; 친숙한 얼굴에 구구소리나 미소, 우는 소리로 반응을 보인다; 익숙치 않은 큰 소리에 얼굴을 찌푸리거나 불안해한다.
5–8개월	초기 보호자에게 애착이 형성된다; 사람들을 구별한다; 리드미컬한 활동을 좋아한다; 몸을 움직이고 소리를 냄으로 관심을 얻으려고 한다; 익숙한 사람들과 떨어져 낯선 사람들과 남게 되면 당황하게 된다; 다른 사람들의 다양한 얼굴표정, 소리, 행동에 다르게 반응하고 모방한다.
9–12개월	낯선 사람을 불안해한다; 눈에 보이는 시야에 보호자가 있길 바란다; 보호자에게 팔을 뻗거나 의존하여 욕구를 표현한다; 다른 사람들의 관심을 얻기 위해 반복행동을 한다; 가족 활동의 일부분이 되어 즐긴다; 보호자의 지시에 반항하고 고집을 피우기 시작한다.
12–18개월	장난감을 공유하고, 다른 사람의 얼굴 표정에 반응한다.
18–24개월	두려움, 화남, 욕구불만, 기쁨, 감정이입을 포함한 폭 넓은 감정을 나타낸다; 우스운 행동에 웃는다.
2세	부모로부터 자발적으로 떼어진다; 기본적인 이해를 하고 감정의 범위 내에서 표현한다; 다른 사람에게 감정이입을 보인다; 다른 어른들과 아동을 관찰한다; 조절을 잘 하기 위해 자주 '아니요'를 사용한다; 주위의 낯선 사람들에게 부끄러워한다; 친구와 즐기고 또래에 흥미를 보인다.

나이	사회적 감정척도
3세	다른 아이들과 함께 있는 것을 즐긴다; 스스로 하는 기술이 증가한다. 아픈 사람들에게 공감하는 행동을 보인다; 간단한 게임과 그룹활동에 참여한다; 도전적인 행동을 시도한다; 대화의 차례를 인지하고 사교적인 대화의 양상을 나타낸다.
4세	규칙들을 이해하고 그 규칙을 적극적으로 따르기 시작한다; 기분 변화를 나타낸다; 친구들과의 그룹 활동 시간을 즐긴다; 우스운 활동을 좋아한다.
5세	다른 사람에게 애정, 감정이입, 관심을 표현한다; 자아존중감이 증가한다; 서로의 흥미를 공유하는 친구 대 놀이가 가능한 친구들과 우정을 유지한다; 다른 사람의 감정을 이해한다; 2~4의 그룹에서 논다.
6세	갑작스런 감정의 흔들림을 경험한다; 부모로부터의 의존을 우정으로 이동시키기 시작한다; 실망감과 좌절감이 쉽게 온다; 욕구불만일 때 침착함과 스스로 마음을 진정시키는데 어려움이 있다; 위험요인이 있는 외부 상황에 대한 두려움이 증가된다; 자기중심적인 시각으로 상황을 관망한다; 어른의 찬성과 확신을 구한다.
7세	유머상황을 안다; 좀 더 협력적으로 되고 어른들을 돕는 것을 좋아한다; 호감받는 것에 대해 신경쓴다; 다른 사람의 실수를 나무란다: 상황을 예민하게 느낀다; 자신의 일에 진지하게 책임을 진다.
8세	또래에게 수락을 얻으려고 하지만 자기가 옳다는 것에 대하여 따지게 된다; 다른 사람의 옷 입는 것과 말투를 모방한다; 어른들로부터의 관심과 인정을 바란다; 친구와 전화하는 것을 즐긴다; 옳고 그름에 관한 의견이 형성되기 시작한다; 몇몇 친한 친구들과 놀이를 즐긴다; 과제가 기대를 충족시키지 못할 때 쉽게 마음이 언짢아진다.
9-10세	공통의 흥미를 가지고 가까운 친구들을 찾는다; 몇몇 좋은 친구도 있고 적(경재상태)도 있다; 실패와 좌절을 처리하기가 어렵다; 인신공격 같은 비판을 받는다.
11-12세	동물을 좋아하고 보살핀다; 자신의 이미지에 관해 중요하게 본다; 더 남의 시선에 신경쓰게 되고, 자기에게 초점을 맞추게 된다; 충성심, 정직함, 믿음직함과 신용을 인지한다; 욕구불만을 다루는 단어와 몸짓을 사용한다 ; 부모님보다 또래들과 더 많은 시간을 보낸다.

Allen, K. E., & Marotz, L. (2007). *Developmental profiles; Pre-birth through twelve* (5th ed.). Clifton Park, NY: Delmar Learning.
Case-Smith, J. (2005). *Occupational therapy for children* (5th ed.). St. Louis: Elsevier Mosby

나이	놀이 척도
생후 1개월	빛, 밝은 것을 좋아하고 얼굴을 마주보는 자세를 즐긴다; 얼굴을 응시
1-4개월	일시적으로 손가락, 손, 발로 논다; 가볍게 흔드는 것과 간지럼을 좋아한다; 낯익은 사람과 물체에 손을 뻗는다; 도리도리와 잼잼, 발차기와 같은 신체적 활동을 즐긴다.
5-8개월	움직이거나 소리가 나는 작은 장난감을 가지고 논다; 물체를 부딪힌다; 물건을 던지고 입에 넣는 것을 즐긴다; 자신에게 말한다; 자신의 목소리를 실험한다.
9-12개월	기고, 돌아다니고 걷기 같은 큰 움직임의 활동들을 즐긴다; 감각운동과 탐색놀이를 한다; 물건을 용기에 넣고 꺼낸다; 찬장과 서랍을 열고 닫는 것을 좋아한다.
12-18개월	기능적 놀이와 상관놀이를 한다; 대근육운동을 즐긴다; 평행놀이에 참여한다.
18-24개월	상징적인 놀이와 상상놀이를 시작한다; 혼자만의 놀이를 즐긴다.
2세	상상놀이 순서를 만들고 다양한 도식을 연결한다; 사람이나 물건을 묘사하기 위해 사물을 사용한다; 어른과 동물들을 흉내낸다; 거칠고 넘어지는 놀이를 좋아한다; 그림과 단순한 퍼즐 맞추기를 시작한다; 장난감 말을 탄다; 협동적인 놀이를 시작한다.

나이	놀이 척도
3세	실제와 가상을 결합하여 상상 이야기를 만든다; 구성적인 놀이를 시작하다; 동아리 시간, 노래하기, 춤추기를 즐긴다 ; 다른 사람과 함께 놀이에 참여한다.
4세	어른 역할 놀이, 이야기 만들기, 꾸미기 놀이를 좋아한다; 구성장난감으로 복잡한 구조를 만든다; 단순한 규칙의 그룹게임 놀이를 한다.
5세	규칙있는 컴퓨터게임과 보드게임 놀이를 한다; 경쟁적이고 협동적인 게임에 참여한다; 실제의 세상을 재구성한 정교한 가상의 게임을 만든다; 조직화된 그룹활동과 스포츠 팀에 참여한다.
6세	좋고 싫음이 명확하다; 자기자신의 장난감과 소유물에 대해 소유욕이 강해진다; 몇몇 친구들과 우정이 형성된다; 협동적인 놀이에 참여한다.
7세	동성의 친구를 선호한다; 그룹 놀이를 좋아한다; 경쟁적인 보드게임과 카드게임을 좋아하지만 자신에게 적합한 규칙에 굴복할 것이다; 사회적인 상황의 일부분이 되고 친구관계가 계속 유지되기를 원한다.
8세	경쟁적인 활동을 즐긴다; 승리의 기회를 높이는 규칙을 재해석한다; 간절히 바라는 스포츠팀에 합류되기를 바라지만 경쟁이 너무 치열하면 그만 둘 것이다.
9~10세	강도가 높은 활동과 낮은 활동 사이에 동요된다; 새로운 취미와 특별한 흥미를 개발한다; 비밀 클럽을 만들고 참여하는 것을 좋아한다.
11~12세	목표지향적인 활동, 돈버는 활동, 팀의 일부분에 속하는 것을 선호한다; 집밖의 기술을 즐긴다; 조직화된 활동과 스포츠를 선호한다.

Allen, K. E., & Marotz, L. (2007). *Developmental profiles; Pre-birth through twelve* (5th ed.). Clifton Park, NY: Delmar Learning.
Case-Smith, J. (2005). *Occupational therapy for children* (5th ed.). St. Louis: Elsevier Mosby.

부록 B

반사, 정위, 균형반응
Reflexes, Righting, and Equilibrium Reactions

원시반사 (Primitive Reflexes)

원시반사는 생후 1년 동안 전형적으로 나타나는 자동적이며 특정한 운동반응이다. 특히 감각자극에 대한 반응으로 나타나고 유아기 초기 감각운동을 경험함으로 촉진된다. 신경계가 성숙하면, 자동운동반응은 제한되고 다양한 수의적이고 복잡한 운동 패턴이 발달된다. 환경적 자극과 반복 기술은 발달에 도움이 된다. 신경계가 손상되면 원시반사가 지속되고 그 결과 고정된 움직임이 나타난다(Cronin & Mandich, 2005).

비대칭성 긴장성 경반사 [Asymmetrical Tonic Neck Reflex(ATNR)]

머리를 옆으로 돌리면, 두개골 쪽 사지는 굴곡 되는 반면 턱 쪽의 사지는 신전된다. 이 반사는 출생 후 나타나고 대개 6개월에 통합된다(Cronin & Mandich, 2005). 이 반사가 우세적이면 교차운동임이 나타나지 않고 양측손기술 발달과 손을 입으로 가져가는 움직임을 방해한다.

대칭성 긴장성 경반사 [Symmetrical Tonic Neck Reflex(STNR)]

목을 굴곡하면, 양쪽 상지는 굴곡 되는 반면 양쪽하지는 신전된다. 목을 신전하면, 양쪽 상지는 펴지고 양쪽 하지는 구부러진다. 이 반사는 유아가 머리를 앞으로 숙여 인사할 때 상지를 펴서 체중을 지지하여 다리로 앉는 것을 배우게 해준다(Cronin & Mandich, 2005). 이 반사가 강제적인 움직임이 되면 팔과 목의 독립적인 움직임을 방해한다.

설근반사 (Rooting Reflex)

뺨을 톡톡치면, 유아는 자극을 주는 쪽으로 머리를 돌린다. 이 반사는 출생 시 나타나고 아이가 가슴 쪽으로 머리를 돌리는 것을 도와준다(Kail, 2002). 이 반사는 3개월이 되면 더 이상 나타나지 않는다. 이 반사가 지속적으로 나타나면 머리를 중앙으로 유지하는 것을 방해한다.

빨기 반사 (Sucking Reflex)

입천장이 자극되면 유아는 즉시 빨기 시작한다. 이 반사는 만주로 태어난 아이에게 나타나지만(Kail, 2002) 조산아에게는 결여된 결과 먹는데 어려움이 있게 된다. 3개월 때 이 반사는 더 이상 두드러지게 나타나지 않고 조금 더 성숙한 먹기 패턴으로 나타난다.

쥐기반사 (Grasp Reflex)

손바닥의 중수골에 물체가 놓이면 손가락은 자동적으로 굴곡 된다. 만주 신생아의 손은 손바닥 안에 엄지가 굴곡되고 손가락이 굴곡된 패턴을 보인다. 중추 신경계가 성숙되고 환경과 상호작용을 함으로써 불수의적인 쥐기 반응은 천천히 감소된다. 엎드린 자세에서 유아는 손으로 체중을 지탱하고 손가락 굴곡근은 신장되기 시작한다. 누운자세와 지지하고 앉기자세에서 유아는 물체를 치기 시작한다. 11개월이 되기 전에 이 반사는 점차 감소되고 수의적 집기와 놓기 발달이 우세해진다(Cronin & Mandich, 2005; Alexander, Boeme, & Cupps, 1993).

모로 반사 [Moro Reflex(Startle Reflex)]

머리를 떨어뜨리거나 큰소리가 났을 때 유아는 빠르게 팔을 밖으로 뻗었다가 다시 안쪽으로 오므린다(Kail, 2002). 6개월 때 이 반사는 더 이상 우세하지 않게 된다. 자동 반사가 균형을 상실하는 원인이 될 수 있기 때문에 이 반사는 유아가 독립적으로 앉을 수 있기 전에 없어져야 한다.

란다우반사 (Landau Reaction)

유아의 허리 아래를 지지하고 수평자세로 매달면 머리와 목과 하지는 신전되고 상지는 신전과 외전 된다. 이 반응은 3-4개월 때 나타나고 24개월쯤에 감소한다. 이 반응이 이른 시기에 나타나면 근긴장이 증가함을 암시할 것이다(Alexander, Boehme, & Cupps, 1993). 나이든 아동들의 경우 이러한 몸 전체 항중력 자세는 *엎드린 자세*에서 회전하는 것으로 언급할 수 있다(Cronin & Mandich, 2005).

정위반응 (Righting Reactions)

이 자동반응은 공간에서 머리를 정렬하고 머리의 자세와 관련된 신체의 다른 부분을 정렬하기 위해 나타나는 미묘한 신체의 변화를 가능하게 한다. 이 과정은 똑바른 자세를 유지하게 하고 움직이는 동안 안정성을 갖게 해준다. 정위반응은 4개월에 나타나기 시작하고 자세의 일부분이 된다(Shumway-Cook & Woollacott, 2001).

보호반응 [Protective Reactions(Parachute Reactions)]

보호반응 즉 파라슈트반응은 넘어질 때 신체의 근위부를 보호하기 위해 상지를 신전하는 자동반응이다. 이 반응은 방향과 순서에 따라 발달한다: 아래로, 앞으로, 옆으로, 뒤로. 발달되며 이런 반응은 일생을 거쳐 나타난다.

평형반응 (Equilibrium Reaction/Tilting Reactions)

평형반응은 균형을 잡으려고 할 때 자동적으로 나타난다. 사람의 자세에 따라 이 자동반응은 똑같이 나타난다. 몸통의 커브 또는 구부림은 이동의 반대방향으로 나타난다. 신체의 한쪽 팔 다리는 근긴장(tone)이 증가하고 반대쪽 팔 다리는 외전되고 신장된다. 이 반응은 순서적으로 발달 한다: 처음에는 엎드린 자세, 그다음 누운자세, 그 다음 앉은자세, 그다음 무릅서기자세, 마지막으로 선자세. 그들은 일생을 통해 나타난다(Cronin & Mandich, 2005).

전형적인 반응 (Atypical Responses)

강직성 깨물기 반사 (Tonic Bite Reflex)

긴장성 깨물기 반사는 비 전형적인 반응으로 개개인의 신경학적 상태에 따라 보일 수 있다. 잇몸이나 치아에 자극을 주면 아래턱이 세게 위로 올라가기 때문에 턱이 계속 닫혀있게 된다. 근긴장이 증가되고 이것은 턱의 이완을 어렵게 한다(Cronin & Mandich, 2005).

연합반응 (Associated Reactions)

연합반응은 비전형적인 반응으로 개개인의 신경학적 상태에 따라 보일 수 있다. 종종 편마비 뇌성마비 아동에게 나타나고, 비손상측의 수의적 움직임을 위해 애쓴 결과 손상측에 불수의적인 자세긴장도가 증가된다. 수의적임 움직임이 멈춘 후에도 손상측의 자세긴장도는 증가된다(Shumway-Cook & Woollacott, 2001).

참고문헌 (References)

Alexander, R., Boehm, R., & Cupps, B. (1993). *Normal development of functional motor* skills. Tucson: Therapy Skill Builders.

Cronin, A., & Mandich, M. (2005). *Human development and performance*. Clifton Park, NJ: Delmar Learning.

Kail, R. (2002). *Children*, Upper Saddle River, NJ: Pearsre Education.

Shumway-Cook, A., & Woollacott, M. 92006). *Motor control* Translating research into clinical practice(3rd ed.) Philadelphia: Lippincott, Williams, & Wilkins.

부록 C

쥐기의 순서
Sequence of Grasp

쥐기발달의 순서 (Sequence of Hand Grasp Development)

나이	발달기술
0-3개월	수의적으로 물체를 쥘 수 없다. 쥐기반사가 나타난다. 감각자극에 반응하여 불수의적으로 손을 펴거나 오므린다.
3-6개월	손의 장측 표면으로 물체를 접촉한다 다음과 같은 순서에 따라 쥐기가 나타난다: • 척골쥐기(ulnar grasp) • 장측쥐기(palmar grasp)
7개월	작은 물체를 집어서 서투르게 흔들 수 있다.
8-9개월	쥐기패턴이 나타난다. 요골측 원위집기패턴이 나타난다(엄지손가락에 두 개 또는 더 많은 손가락이 대립되면서). 손가락과 엄지손가락을 사용하여 작은 물체와 접촉한다(손가락과 접촉).
9-12개월	작은 물체를 엄지와 손가락의 패드로 조절할 수 있다(손가락 패드접촉).
12-18개월	더 많은 쥐기 패턴이 나타난다. 내재근의 조절이 증가한다.
18-36개월	악력쥐기(power grasp)가 발달: 디스크 쥐기(disc grasp), 원통형(cylindrical grasp) 와 구형쥐기(spherical grasp) 가쪽집기(later pinch) 발달

수의적 놓기패턴의 발달순서 (Sequence of Voluntary Release Patterns)

나이	발달기술
0-6개월	수의적으로 물체를 놓을 수 없다.
6-9개월	물체를 정중앙(midline)과 입으로 가져가기 시작한다. 한 손에서 다른 손으로 물체를 옮길 때 받는 손을 안정성 있게 사용한다.
9-12개월	안정성을 위해 다른 손을 사용하지 않고 물체를 놓는다.
12개월	어깨, 팔꿈치, 손목이 안정된 상태로 물체를 놓는다. 중수지절관절이 불안정하다.
12-18개월	중수지절관절의 안정성이 나타난다. 작은 상자안에 물체를 조절하여 놓을 수 있고 블록쌓기를 시작한다.
18-36개월	놓기패턴이 세련된다. 놓기를 하는데 손가락과 내재근의 움직임이 더욱 증진된다.

손안 조작 기술의 발달순서 (Sequence of In-Hand Manipulation Skills)

나이	발달기술
1-2세	손의 조작기술이 나타나기 시작한다. 손가락에서 손바닥으로 물체를 옮긴다(손가락에서 손바닥으로 이동).
2-3세	더 많은 손조작기능이 나타난다. 다른 손의 도움없이 손바닥에서 손가락으로 물체를 옮긴다(손바닥에서 손가락으로 이동). 손가락을 한 세트로 움직여 물체를 돌린다(단순회전: simple rotation).
3세	손안 조작 기술이 증가한다. 손가락과 엄지의 분리 움직임을 이용하여 물체를 돌릴 수 있다(복합 회전: complex rotation). 손가락 패드로 물체를 조절한다(이동: shift).

참고 문헌 (References)

Exner, C.E. (1996). Development of hand skills. In J. Case-Smith, A. S. Allen, & P.N. Pratt(Eds.), *Occupational therapy for children*(3rd ed.), pp. 268-306. Baltimore: Mosby.

Exner, C.E. (2006). In-hand manipulation skills. In Henderson & C. Pehoski (Eds.), *Hand function in the child: foundations for remediation*, pp. 239-266. St. Louis: Mosby.

Mulligan, S. (2003). *Occupational therapy evaluation for children: Apocker guide*. Philadelphia: Lipponcott, Williams, & Wilkins.

부록 D

법령
Legislation

Legislative Acts Relating to Early Intervention and School Based Practice

1958 PL 85-926 EDUCATION TO MENTAL RETARDATION CHILDREN ACT
- Funds colleges and universities to train persons assuming leadership roles in educating children with mental retardation
- In 1963, expanded to include additional disability groups

1968 PL 90-538 THE HANDICAPPED CHILDREN'S EARLY EDUCATION ASSISTACE ACT
- Funds experimental program for children less than 8 years old with disabilities

1973 PL 93-112 THE REHABILITATION ACT, SECTION 504
- Any agency receiving federal funding not allowed to deny services based on disability
- No funding or monitoring of the act; therefore, often ignored

1975 PL 94-142 THE EDUCATION OF ALL HANDICAPPED CHILDREN ACT OF 1975
- Free appropriate public education for 6- to 21-year-old individuals
- Least restrictive environment
- Individual Education Plan (IEP)
- Occupational therapy as related service
- Part B: incentive grants for preschool programs

1986 PL 99-457 EDUCATION OF THE HANDICAPPED ACT AMENDMENTS
- Part B: services for 3–21-year-old individuals

  Mandated special education services

  Occupational therapy as a related service

- Part H: services children from birth to 2 years

  Established incentives for states to develop systems of coordinated care for infants and families

  Individual Family Service Plan (IFSP)

1990 PL 101-476 INDIVIDUALS WITH DISABILITIES EDUCATION ACT (IDEA)

- Part B: 3- to 5-year-old individuals and 6- to 21-year-old individuals

  Mandates service

  Occupational Therapy as related service

  Individualized Educational Program (IEP)

  Added Transition Services

- Part H: children birth to two years

  Entitlement

  Occupational therapy as primary service

  Individualized Family Service Plan (IFSP)

1997 PL 105-17 IDEA-R (IDEA revised)

- Part H renamed Part C
- Changes to discipline section, emphasizing positive behavioral intervention

2001 PL 107-110 NO CHILD LEFT BEHIND ACT OF 2001

- Requires public schools to raise achievement of all students

2004 PL 108-446 INDIVIDUALS WITH DISABILITIES EDUCATION IMPROVEMENT ACT OF 2004

- Aligns with NCLB Act
- High expectations ensuring access to general education curriculum in a regular classroom, to the maximum extent
- Maintains all provisions of previous IDEA

From *The future of children,* a publication of the Woodrow Wilson School of Public and International Affairs at Princeton University and the Brookings Institution.
FULL JOURNAL ISSUE: *Special education for students with disabilities*
ARTICLE: Legislative and litigation history of special education
Edwin W. Martin, Reed Martin, and Donna L. Terman.

부록 E

웹 자료
Web Resources

ORGANIZATION NAME	CONTACT INFORMATION	WEB ADDRESS
Alliance for Technology Access	1304 Southpoint Blvd., Suite 240, Petaluma, CA 94954, 707-778-3011	www.ataccess.org
Attention Deficit Disorder Association	P.O. Box 543, Pottstown, PA 19464, 484-945-2101	www.add.org
Autism Society of America	7910 Woodmont Avenue, Suite 300, Bethesda, MD 20814, 301-657-0881 or 800-3AUTISM	www.autism-society.org
Beach Center on Disability	University of Kansas, Haworth Hall, 1200 Sunnyside Avenue, Room 3136, Lawrence, KS 66045, 785-864-7600	www.beachcenter.org
Children and Adults with Attention-Deficit/ Hyperactivity Disorder (CHADD)	8181 Professional Place, Suite 150, Landover, MD 20785, 800-233-4050	www.chadd.org
Interdisciplinary Council for Developmental and Learning Disorders	4938 Hampden Lane, Suite 800, Bethesda, MD 20814, 301-656-2667	www.icdl.com
International Rett Syndrome Association	9121 Piscataway Road, Clinton, MD 20735, 800-818-RETT	www.rettsyndrome.org
Learning Disabilities Association of America	4156 Library Road, Pittsburgh, PA 15234	www.ldaamerica.org
Muscular Dystrophy Association (MDA)	3300 E. Sunrise Drive, Tucson, AZ 85718, 800-FIGHT-MD 800-344-4863	www.mdaa.org
National Association for Down Syndrome (NADS)	Post Office Box 206, Wilamette, IL 60091, 630-325-9112	www.nads.org
National Center for Learning Disabilities	381 Park Avenue South, Suite 1401, New York, NY 10016, 212-545-7510	www.ncld.org
National Dissemination Center for Children with Disabilities	P.O. Box 1492, Washington, DC 20013, 800-695-0285	www.nichcy.org
National Down Syndrome Society	666 Broadway, New York, NY 10012, 800-221-4602	www.ndss.org

Organization Name	Contact Information	Web Address
National Institute of Child Health and Human Information Resource Center	P.O. Box 3006, Rockville, MD 20847, 800-370-2943	www.nichd.nih.gov
National Institute of Mental Health (NIMH)	National Institutes of Health, DHHS, 6001 Executive Blvd., Rm. 8184, MSC 9663, Bethesda, MD 20892-9663, 301-443-4513	www.nimh.nih.gov
National Organization on Fetal Alcohol Syndrome	900 17th Street, NW, Suite 910, Washington, DC 20006, 202-785-4585	www.nofas.org
The United Brachial Plexus Network	1610 Kent St., Kent, OH 44240, 866-877-7004	www.ubpn.com
United Cerebral Palsy	1660 L Street, NW, Suite 700, Washington, DC 20036, 800-872-5827	www.ucp.org
U.S. Department of Health and Human Services Administration for Children and Families Administration on Developmental Disabilities	HHH 405-D 370, L'Enfant Promenade, SW, Washington, D.C. 20201, 202-690-6590	www.acf.hhs.gov

부록 F

장비 자료
Equipment Resources

ORGANIZATION NAME	CONTACT INFORMATION	WEB ADDRESS
AbleLink Technologies	528 N. Tejon Street, Suite 100, Colorado Springs, CO 80903, 719-592-0347	www.aslelinktech.com
AbleNet, Inc.	1081 Tenth Avenue, Minneapolis, MN 55414-1312, 800-322-0956	www.ablenetinc.com
Abilitations, Inc.	One Sportime Way, Atlanta, GA 30340-1402, 800-850-8602	www.abilitations.com
Achievement Products for Children	P.O. Box 9033, Canton, OH 44701, 800-373-4699	www.specialkidszone.com
Action Products, Inc.	22 N. Mulberry St., Hagerstown, MD 21740, 800-228-7763	www.actionproducts.com
Adaptive Mobility Services, Inc.	1000 Delaney Ave., Orlando, FL 32806, 407-426-8020	www.adaptivemobility.com
Advanced Keyboard Technologies	P.O. Box 186, Paso Robles, CA 93446	www.keyboardinstructor.com
Advanced Therapy Products, Inc.	P.O. Box 3420, Glen Allen, VA 23058-3420, 804-747-8574	www.atpwork.com
AlphaSmart, Inc.	973 University Ave., Los Gatos, CA 95032, 888-274-0680	info@alphasmart.com www.alphasmart.com
Apex-Carex Healthcare Products	1808 Aston Ave., Suite 190, Carlsbad, CA 92008, 760-602-3150	www.apex-carex.com
Attainment Company, Inc.	P.O. Box 930160, Verona, WI 53593-0160, 800-327-4269	info@attainment-inc.com www.attainment-inc.com
Beacon-Ridge	20951 Baker Rd., Gays Mills, WI 54631, 800-737-8029	info@beacon-ridge.com www.beacon-ridge.com
Beyond Play—Early Intervention Products	1442-A Walnut St. #52, Berkeley, CA 94709, 877-428-1244	www.beyondplay.com
CAST Universal Design for Learning	40 Harvard Mills Square, Suite 3, Wakefield, MA 01880-3233, 781-245-2212	cast@cast.org www.cast.org

ORGANIZATION NAME	CONTACT INFORMATION	WEB ADDRESS
Chewy Tubes	P.O. Box 2289, South Portland, ME 04116, 207-741-2443	www.chewytubes.com
Computer Resources for People with Disabilities: A Guide to Assistive Technologies, Tools, and Resources for People of All Ages (4th ed.)	AOTA Products, P.O. Box 0151, Annapolis Junction, MD 20701-0151, 877-404-AOTA	www.aota.org
Creative Communicating, Inc.	P.O. Box 84060, Park City, UT 84060, 435-645-7737	www.creative-comm.com
Don Johnston Inc.	26799 West Commerce Drive, Volo, IL 60073, 800-999-4660	info@donjohnston.com www.donjohnson.com
Dycem	83 Gilbane Street, Warwick, RI 02886, 401-738-4420	www.dycem.com
Easy Access Clothing/Finnease Adaptive Fashions	P.O. Box 6521, San Rafael, CA 94903, 800-775-5536	www.easyaccessclothing.com
Envision Technology	4905 Del Ray Ave., Suite 220, Bethesda, MD 20814, 800-582-5051	www.envisiontechnology.org
Franklin Learning Resources	122 Burrs Road, Mt. Holly, NY 08060, 800-266-5626	www.franklin.com
Freedom Scientific	11800 31st Court North St., Petersburg, FL 33716-1805, 800-444-4443	www.freedomscientific.com
Georgia Project for Assistive Technology	1870 Twin Towers East, Atlanta, GA 30334, 404-463-3597	www.gpat.org
Inspiration Software, Inc.	7412 SW Beaverton Hillsdale Highway, Suite 102 Portland, OR 97225, 503-297-3004	www.inspiration.com
IntelliTools, Inc.	1720 Corporate Circle, Petaluma, CA 94954, 800-899-6687	info@intellitools.com www.intellitools.com
Johns Hopkins University Center for Technology in Education; Adapted Pencils to Computers	6740 Alexander Bell Drive, Suite 302, Columbia, MD 21046 410-312-3800	http://cte.jhu.edu/index.html
Kidzplay/Theragifts	1 F Commons Drive, Suite 38, Londonderry, NH 03053, 603-437-3330	www.theragifts.com
Low-Tech Assistive Devices: A Handbook for the School Setting	AOTA Products, P. O. Box 0151, Annapolis Junction, MD 20701-0151, 877-404-AOTA	www.aota.org
Maryland Assistive Technology COOP	One Oakwood Center, 7050 Oakland Mills Road, Suite 160, Columbia, MD 21046	info@matcoop.org
Mealtime Notions LLC	P.O. Box 35432, Tucson, AZ 85740, 520-323-3348	www.mealtimenotions.com
North Coast Medical, Inc.	18305 Sutter Boulevard, Morgan Hill, CA 95037, 408-776-5000, ext. 155	www.ncmedical.com

ORGANIZATION NAME	CONTACT INFORMATION	WEB ADDRESS
Onion Mountain Technology	74 Sexton Hollow Road, Canton, CT 06019-2102, 860-693-2683	www.onionmountaintech.com
OT Ideas, Inc.	P.O. Box 124, Morris Turnpike, Randolf, NJ 07869, 201-895-3622	
Otto Bock Health Care	Two Carlson Parkway, N., Suite 100, Minneapolis, MN 55447, 763-489-5110	www.ottobockus.com
Pediatric Prosthetics, Inc.	12926 Willowchase Drive, Houston, TX 77070, 281-897-1108	www.kidscanplay.com
Pocket Full of Therapy	P.O. Box 174, Morganville, NJ 07751, 732-441-0404	www.pfot.com
Really Good Stuff	448 Pepper Street, Monroe, CT 06468, 877-867-1920	www.reallygoodstuff.com
Sammons Preston Rolyan	P.O. Box 5071, Boilingbrook, IL 60440-5071, 800-323-5547	www.sammonspreston.com
S & S Worldwide	75 Mill Street, Colchester, CT 06415, 800-642-7354	www.ssww.com
See It Right! Corporation	P.O. Box 1117, Rancho Cucamonga, CA 91729, 951-272-6700	www.seeitright.com
Sensory Tools	P.O. Box 44219, Madison, WI 53719, 608-819-0540	www.sensorytools.net
Southpaw Enterprises, Inc.	617 N. Irwin Street, Dayton, OH 45403, 937-258-4373	www.southpawenterprises.com
Space Tables, Inc.	11511-95 Avenue, N., Maple Grove, MN 55369, 800-328-2580	www.spacetables.com
The Pencil Grip	P.O. Box 67096, Los Angeles, CA 90067, 310-315-3545	www.thepencilgrip.com
Therapro, Inc.	225 Arlington Street, Framingham, MA 01702-8723, 800-257-5376	www.theraproducts.com
Therapy Skill Builders	555 Academic Court, San Antonio, TX 78204-9498, 800-228-0752	www.harcourtassessment.com
Vision Technology, Inc.	8501 Delport Drive, St. Louis, MO 63114, 314-890-8300	www.visiontechnology.com

부록 G

약어
Abbreviations

A

AAMR: American Association of Mental Retardation
ABA: Applied Behavior Analysis
ADA: Americans with Disabilities Act
ADL: Activities of daily living
AFO: Ankle-foot orthosis
AFP: Alpha-fetoprotein
AIMS: Academic Intervention Monitoring System™
AIMS: Alberta Infant Motor Scales™
AMPS: Assessment of Motor and Process Skills™
ASD: Autism spectrum disorders

C

CAPE: Children's Assessment of Participation and Enjoyment™
CIMT: Constraint induced movement therapy
CNS: Central nervous system
COPM: Canadian Occupational Performance Measure™
COSA: Child Occupational Self Assessment™
CP: Cerebral palsy

D

DSM-IV: Diagnostic and Statistical Manual of Mental Disorders (4th ed.)
DT: Discreet trial
DTVP: Developmental Test of Visual Perception™

E

EBD: Emotional and behavioral disorders
EHP: Ecological Model of Human Performance
ESL: English as second language
ETCH: Evaluation Tool of Children's Handwriting™

F

FAS: Fetal alcohol syndrome

H

HELP: Hawaii Early Learning Profile Preschool Checklist™

I

IADL: Instrumental activities of daily living
ICF: International Classification of Functioning, Disability, and Health
IDEA: Individuals with Disabilities Education Act
IEP: Individualized education program
IFSP: Individualized family service plan
ILEP: Intermittent, limited, extensive pervasive supports system
IQ: Intelligence quotient

J

JRA: Juvenile rheumatoid arthritis

L

LD: Learning disability
LRE: Least restrictive environment

M

MAP: Miller Assessment for Preschoolers™
MOHO: Model of Human Occupation
MR: Mental retardation
MVPT: Motor-Free Visual Perceptual Test™

N

NCLB: No Child Left Behind Act
NDT: Neurodevelopmental treatment
NJCLD: National Joint Committee on Learning Disabilities
NSAIDSs: Nonsteroidal anti-inflammatory drugs

O

OA: Occupational Adaptation Model
OTPF: Occupational Therapy Practice Framework: Domain and Process

P

PEO: Person-Environment-Occupation Model
PEOP: Person-Environment-Occupational Performance Model
PAC: Preferences of Activities of Children™
PACS: Pediatric Activity Card Sort™
PBS: Positive behavioral interventions and supports system
PDD: Pervasive developmental disorders
PEC: Picture Exchange Communication™
PEDI: Pediatric Evaluation of Disability Inventory™

S

SFA: School Function Assessment™
SI: Sensory integration frame of reference
SIPT: Sensory Integration and Praxis Test™
SOAP: Subjective, Objective, Assessment, Plan
SRS: Social Responsiveness Scale™

T

TBI: Traumatic brain injury
TBPA: Transdisciplinary Play-Based Assessment™
TDD: Telecommunication devices for the deaf
TEACCH: Treatment and Education of Autistic and Related Communication Handicap Children program™
TIME: Toddler and Infant Motor Evaluation™
TSFI: Test of Sensory Functions in Infants™

W

WS: Williams syndrome

용어 해설
Glossary

ALERT 프로그램(ALERT program) – 어린이나 청소년의 행동에 대한 자율 규제를 증진시키는 데 초점을 맞춘 중재적 접근법

ㄱ

가설 연역적 추론(Hypothetico-deductive reasoning) – 그럴듯한 가정을 생성하는 '만약 그렇다면' 논리와 추상적인 문제를 해결하기 위하여 한 번에 한 가지 변수의 효과를 변경하고 측정하는 체계적인 문제해결방식을 포함하는 추론법

가족중심(Family focused) – 개인과 가족의 장점과 희망을 장려하는 방식으로 제공되는 초기 중재 서비스

간헐적 지원(Intermittent support) – 필요한 경우에만 아이들과 청소년에게 제공되는 원조; 주로 단기적이며 가정이나 학교에서 생활의 범주에 변화가 있을 때 필요하다

간헐적, 제한적, 확장적, 전반적 지원 체계 ; ILEP 체계(Intermittent, limited, extensive pervasive supports system; ILEP system) – 아이나 청소년에게 필요한 원조의 강도를 4단계로 분류한 조직적 체계

갈고리(Hook) – 의수보다 악력과 장력이 더 강한 팔 보조기의 일부분

개념(Concept) – 구체적이거나 명백한 몇 가지 예에서 만들어진 추상적이거나 막연한 관념

개념적 모형(Conceptual model) – 상호간의 관련성을 보여주기 위하여 체계적으로 구성된 일련의 개념과 가설

개방형 질문(Open-ended questions) – 응답자가 주제에 관해 중요하고 의미 있는 세부사항들을 더하면서 마음대로 말하게끔 하는 질문

개별화 가족 서비스 계획(Individualized family service plan; IFSP) – 발달지체를 보이거나 발달이 지체될 위험이 있는 영유아의 발달상 부족한 부분을 다루기 위하여 가족과 협조하여 만든 법적 서류

개별화 교육 프로그램(Individualized education program; IEP) – 특수 교육을 받아

야 하는 아동이나 청소년 각각을 위해 작성된 법적인 서류; 적절한 때에 필요한 관련 서비스, 조정목표, 목적에 대한 개요를 요구한다.

거리를 두는 관찰(Distant observation) – 관찰자가 관찰 대상의 행동이나 그 주변 환경에 최소한의 영향만을 끼치도록 하는 접근법

거울 상(Mirror image) – 반대로 보이는 것; 방위감에 혼란을 줄 수 있다.

경도 정신지체(Mild level of mental retardation) – IQ 55~70 사이의 사람들로 3학년에서 7학년(중학교 1학년)까지의 학습 과제를 수행할 수 있는 정도

결과 연구(Outcome studies) – 중재계획과 중재의 효과를 알기 위하여 실시되는 연구

결과 지식(Knowledge of results; KR) – 일의 결과나 성과를 수행자에게 알려주는 피드백

결과(Outcome) – 평가를 하면서 발견된 문제들을 다루는 중재의 정도를 측정 – 개인적으로나 팀의 구성원으로서 다른 쪽보다 더 성공적이거나 승리를 해야 하는 요소를 가진 놀이 단계

골다공증(Osteoporosis) – 관절에 체중부하를 사용하지 않거나 부족하여, 또는 신체의 화학 성분이 바뀌어 뼈의 밀도가 약해지는 것

과긴장(Hypertonicity) – 근육의 긴장상태가 증가되어 종종 최대 관절가동범위를 제한하는 상태

과빌리루빈혈증(Hyperbilirubinemia) – 혈액 내에 빌리루빈이라고 불리는 색소가 쌓임으로써 피부가 노랗게 되는 현상

관절보호기술(Joint protection techniques) – 작업을 할 때 관절을 보호하고 관절의 무리한 사용을 예방하는 데 사용하는 방법

교육 작업(Education occupation) – 형식적, 비형식적, 탐구적인 학습활동

교육(Education) – 학습과 교수를 통해 습득한 지식

구성 개념(Construct) – 상호 관련된 개념들

구성적 놀이(Constructive play) – 물체들을 다루어 새로운 무엇인가를 창조하는 놀이의 형태

구체적 조작기(Concrete operations) – 아이들이 귀납적인 논리를 사용하는 능력을 개발하게 되는 피아제(Piaget)의 세 번째 발달 단계

구축(Contracture) – 근육, 인대, 건이 단단해져 관절의 움직임을 방해하는 것

굴근 자세(Flexor position) – 굴곡 근육이 지배적인 신체 자세

규준지향 평가(Norm-referenced assessments) – 한 사람의 수행결과를 평범한 사람들에게서 흔히 기대할 수 있는 결과에 비교하는 평가법

규칙이 있는 게임(Games with rules) – 활동이나 상호활동을 위한 일련의 지시 사항들을 식별하고 받아들이며 준수하는 놀이의 유형

근 긴장도(Muscle tone) – 수동적인 신장이나 확장에 대한 근육의 저항력

근전이(Near transfer) – 학습을 새롭거나 다른 상황으로 일반화시키는 과정. 다중맥락치료접근법에 특히 사용되며 새로운 활동은 이미 배운 기술과 아주 비슷하다.

근면(Industry) – 실수가 허용되며 성공을 촉진하는 안전한 환경에서 재료로 실험을 할 수 있는 기회를 가짐으로써 발생하는 숙달감의 발달

근면성 대 열등감(Industry versus inferiority) – 에릭슨의 심리사회 발달이론의 네 번

짼 단계, 6~12세 사이의 아이들은 어떻게 물건이 작동하고 구성되었는지를 궁금해 하며 탐구를 통하여 숙달과 자신감을 발달시킨다

근전의수(Myoelectric hand) – 외부 동력을 가진 의수

기능, 장애, 건강에 관한 국제적 분류(International Classification of Functioning, Disability, and Health; ICF) – 장애를 가진 사람들은 물론 모든 이들의 건강과 건강에 관련된 상태를 토론, 조사, 문서화할 수 있는 구조를 제공하기 위하여 세계보건기구(WHO)에서 만들어 출간한 서류

기능적 놀이(Functional play) – 장난감이나 물체가 원래의 목적에 따라 사용되는 놀이의 유형

기능적 의지(Functional prosthesis) – 물체를 잡거나 쥘 수 있는 보조기

기억 노트(Memory notebook) – 정보를 기억하기 위한 보완 기구(예, 일기수첩, PDA)

깊이 지각(Depth Perception) – 두 물체 사이, 혹은 한 물체에서 두 지점 사이의 거리에 대한 판단

ㄴ

내재적 강화(Intrinsic reinforcement) – 외부적 피드백에 상관없이 행동을 완료함으로써 느끼는 내재적 만족감

내재적 피드백(Intrinsic feedback) – 움직임을 느끼거나 결과를 보는 등 몸으로부터 나오는 감각 정보

뇌수종, 수두증(hydrocephalus) – 뇌척수액이 뇌실에 축적되어 뇌의 크기가 커지고 잠재적으로 뇌 조직의 손상을 불러올 수 있는 상태

능동적 참여 관찰(Active participant observation) – 어린이나 청소년의 특정 행동에 대해 촉진하고 그에 반응하며, 여러 가지 적응 반응을 유도하기 위하여 과제와 환경을 조정할 수 있도록 하는 접근법

능력(Capacity) – 아무런 도움이나 적응 없이 어떤 행동이나 과제를 수행할 수 있는 한 사람이 가진 능력의 정도

ㄷ

다운그레이드(Downgrade) – 어떤 활동을 수행하기 더 쉽고 간단하게 만들기 위한 단계들

다중맥락치료접근법(Multicontext treatment approach) – 중재 접근법의 유형으로 맥락의 복잡성을 고려하며 복합적인 맥락들이 기술을 일반화시키는 데 어떤 영향을 끼치는지 본다.

다학문적 팀(Multidisciplinary team) – 각기 다른 조직에서 온 사람들이 모여 개별적으로 작업을 하되 그들의 평가 결과와 중재법에 대한 정보를 공유하는 것

단하지 보조기 (Ankle-foot orthosis, AFO) – 하수족(footdrop)을 교정하기 위해 종종 사용하는 부목

대근육 운동 놀이(Gross motor play) – 공간에서 움직이고 물체를 탐구하기 위하여 큰

신체 근육들을 사용하는 것

대상 영속성(Object permanence) – 사람이 볼 수 있거나 들을 수 있는 것에 관계없이 물체들이 존재한다는 것을 깨닫는 능력

도덕성 발달(Moral development) – 정의에 관한 질문을 함으로써 발달하는 단계

동시발생 예상 타이밍(Coincidence–anticipation timing) – 움직이는 물체의 속도를 예상하고 그 예상에 따라 근육의 움직임을 조절할 수 있는 개인의 능력

동적 균형(Dynamic balance) – 한쪽에서 다른 쪽으로 몸무게를 옮기면서 무게중심을 유지할 수 있는 능력

동적 체계(Dynamic systems) – 들어오는 자극물이나 정보에 영향을 받으면서 나가는 자극물이나 정보에 영향을 끼치는 체계; 이것은 그 주변 상황에 의해 영향을 받기도, 끼치기도 한다.

동화(Assimilation) – 기존의 견해나 세상에 대한 도식에 적합한 방식으로 새로운 정보를 받아들이고 해석하는 과정

두미발달(Cephalocaudal) – 하체보다는 상체에서 운동 근육이 먼저 발달한다는 것을 설명하는 원리

ㄹ

레저(Leisure) – 휴식시간에 하는 탐구적이고 참여적인 비강제적인 활동으로 혼자 할 수도 있고 다른 이들과 함께 할 수도 있으며 호기심이나 관심이 있는 분야를 만족시켜줄 수 있고 즐거움을 주거나 학습과 창조의 기회를 줄 수 있다.

ㅁ

망상(Delusion) – 사람의 지식이나 주위상황과 일치하지 않는 잘못된 믿음

매개 전이(Intermediate transfer) – 새롭거나 다른 상황으로 학습을 일반화시키는 과정

맥락(Context) – 그 사람의 일부이자 외부적인 것과 그가 하는 일에 영향을 끼치는 상호 관련된 다양한 조건들

메타기억(Metamemory) – 여러 가지 세부사항들을 기억하고 회상함으로써 획득한 지식

메타인지(Metacognition) – 정보를 어떻게 찾아서 알아낼 것인가와 세부사항들을 구성하고 기억하는 방법 등 사람의 인지 능력에 대해 인지할 수 있는 능력

먹기(Eating) – 그릇을 열고, 먹는 도구를 사용하고, 액체와 음식물을 입으로 가져가고, 입안에서 그 액체와 음식물을 먹는 등 일련의 통합된 과제들

모델링(Modeling) – 시범. 종종 사회적 기술을 가르치는 데 사용되는 교수법

모라토리움(Moratorium) – 아직 해결점에 도달하지 못한 개인적인 혼란기

모방(Imitate) – 행동이나 업무를 흉내내는 것

목적(Objectives) – 장기 목표의 부분집합으로 중재 세션에 초점을 맞추게 되며 목적을 달성하는 데 있어서 경과를 측정하는 기준으로 사용된다.

목표(Goals) – 그 범위에 있어서 총체적이며 일반적으로 성취하는 데 긴 시간이 걸리는

결과의 반영

몸짓(Gesture) – 과제의 특정 단계를 강조하거나 주의를 환기시키는 움직임

무뇌증(Anencephaly) – 태아가 발달할 때 두뇌, 두개골, 피부의 대부분이 형성되지 않아 뇌간이 노출되는 신경관 결함의 일종

문법(Grammar) – 단어 구조와 단어 배열의 조직적인 체계

문식성 출현(Emergent literacy) – 글로 적힌 말들이 의미가 있다는 것을 깨닫기 시작하는 것

문화적 맥락(Cultural context) – 한 사회의 신념, 태도, 가치, 기대로 구성된 맥락

물기 반사(Bite reflex) –입 속에 어떤 물체를 넣었을 때 통제할 수 없을 정도로 강하게 턱이 다물어지는 것

미국 정신지체 협회(American Association of Mental Retardation; AAMR) – 지능 장애를 가진 사람들을 위한 정책, 연구, 효과적인 치료법, 전반적인 인권을 촉진시키고자 하는 국제적 협회

미용용 의수(Cosmetic hand) – 손 팔 의지의 일부분; 좀 더 자연스럽게 보이는 말단장치로서 물체를 밀고 당기며 안정시키는 기능을 할 수 있다.

민족 동질성(Ethnic identity) – 특정 집단의 사람들 사이의 가치와 태도, 역할을 받아들이며 그들과 자신을 동일시하는 것

ㅂ

바닥효과(Floor effect) – 테스트에서 더 이상 악화될 수 없다고 보는 낮은 한계

방관자 놀이(Onlooker play) – 아이들이 다른 아이들이 어떻게 놀이하는지 알게 되고 관찰하면서 발달하는 놀이 기술의 단계

반향어성 말하기(Echolalic speech) – 특정 단어들이나 문구들을 반복해서 사용하는 것

발달 지연(Developmental delay) – 적응행동이 부족해 보이거나 발달이정표를 성취하는 데 지연이 있는 어린 아이들에게 내리는 진단

발달기준(Developmental norms) – 기술습득의 발달을 설명하고 측정하는 지침

발달상의, 차별화된, 인간관계에 근거한 플로어타임 모델(DIR/Floortime model) – 아이들에게서 상호교류 기술을 이끌어내기 위하여 발달원칙과 인도주의적인 원칙들을 사용하는, 학습에 기초한 중재

벨트(Harness) – 등과 어깨에 걸치거나 가슴에 두르는 보조기의 일부분. 보조기를 고정하기 위하여 소켓에 고정한다.

보상(Compensation) – 과제의 상황이나 요구 사항들을 변경하는 데 중점을 두는 중재적 접근법

보완 대체 의사소통(Alternative and augmentative communication; AAC) – 말을 보완하거나 말을 할 필요가 없는, 개인의 필요에 따라 맞출 수 있는 의사소통법

보완 의사소통 도구 (Augmentative communication devices) – 말하기 능력이 떨어지거나 말을 할 수 없는 사람들이 정보와 생각을 공유하는 상호작용을 하기 위해 사용하는 도구

보조기(Orthosis) – 관절의 움직임을 제어하거나 강화시키거나 신체부위를 지지, 또는 뼈가 움직이거나 기형이 되는 것을 방지하는 기능을 하는 장치로 인간의 신체 부위에 착용한다.

보존(Conservation) – 물체가 재구성되고 재배열된다 하더라도 한 물체의 양이 변하지 않고 남아있음을 아는 것

부분적 신체 보조(Partial physical assistance) – 신체 접촉을 최소한도로 줄이면서 주는 신체적 자극(예, 가볍게 손을 이끌기, 신체를 가볍게 터치하거나 두드리기)

부적 강화(Negative reinforcement) – 바람직한 행동을 함으로써 불쾌한 일을 중단시키는 가능성을 높이는 데 사용되는 방법

부전마비(Paresis) – 근육의 약화

분류(Classification) – 항목들을 어떤 특성에 따라 여러 범주로 정리하는 것

불안 장애(Anxiety disorder) – 삶에서 처하는 상황에 대한 과도한 불안과 걱정으로 분류되는 정신질환의 한 군

브릿징(Bridging) – 편평한 바닥에 반듯이 누웠을 때 엉덩이를 들기 위해 무릎을 굽히고 발에 힘을 주어 바닥을 미는 것

비대칭 패턴(Asymmetrical pattern) – 불규칙한 구성

비대칭 양측 움직임(Asymmetrical bilateral movements) – 한쪽 손 팔이 반대쪽 손 팔의 움직임과 조화를 이루지만 다르게 움직이는 것

비대칭성 경반사(Asymmetrical tonic neck reflex, ATNR) – 4~5개월까지의 유아에게서 흔히 볼 수 있는 반사 현상으로 아기가 한쪽으로 머리와 목을 돌릴 때 발생하며, 얼굴 쪽 팔의 신장과 두개골 쪽 팔의 굴곡을 유발한다.

비만(Obesity) – 몸의 과도한 비대를 불러오는 섭식장애

비스테로이드성 항염제(Nonsteroidal anti-inflammatory drugs; NSAIDs) – JRA과 여러 형태의 관절염을 치료하는 데 사용되는 약품군

비표준화된 평가(Nonstandardized assessments) – 특정 내용이나 적용방법, 또는 점수를 따기 위해 따라야할 절차가 없는 평가

비학문적 참여(Nonacademic participation) – 교육이나 학교를 중심으로 하지 않는 활동과 작업에 참가하는 것

불완전한 습관과 일과(Impoverished habits and routines) – 개인이 효과적으로 시간과 활동을 구성할 수 있도록 충분한 구조를 제공할 수 없는 습관과 일과

ㅅ

사이토메갈로 바이러스(Cytomeglovirus; CMV) – 종종 선천적 결함을 유발하는 경증 감염

상담 과정(Consultation Process) – 환자에게 정보를 제공하여 문제를 식별하도록 돕고 해결 방안을 만들어 내거나 제안하는 과정

상상 놀이(Fantasy play) – 상상과 공상이 지배하는 놀이의 유형

상상적 관중(Imaginary audience) – 자신의 행동이나 외모에 관해 주위의 모든 사람들이 관심을 가지고 평가를 하고 있다고 믿는 정신상태

생체 역학적 기법(Biomechanical techniques) – 강화, 스트레칭, 체위변경, 관절 정렬과 같은 생체 역학 접근법에 상응하는 방식들

생체 역학적 모델(Biomechanical model) – 신체가 움직일 때 중력이 어떻게 물리적, 기계적, 생리학적으로 신체에 영향을 끼치는지 물리학과 생리학적 이론을 사용하여 설명하는 도식

서술형 기록(Narrative note) – 의료기관에서 사용하는 서류작업의 유형으로 모든 관련 정보를 간결한 단락으로 적어놓는 방법

섭식장애(Eating disorders) – 신경성 식욕부진, 식욕과항진, 비만을 비롯하여 사람에게 해로운 부적절한 식사방식

성적 균열(gender cleavage) – 아이들이 놀이나 다른 활동을 할 때 자연스레 동성에게 이끌리는 현상

성적 자각(Gender identity) – 자기가 남자인지 여자인지 스스로 인식하는 것

수단적 일상생활 활동(Instrumental activities of daily living; IADL) – 의사결정과 다른 사람들이나 물건에 대한 책임감을 필요로 하는 일련의 일들을 포함하는 과제

소거(Extinction) – 어떤 행동을 체계적으로 줄이거나 제거하는 데 사용되는 방법

소하악증(Micrognathia) – 작은 턱

손 안에서의 조작(In-hand manipulation) – 손 안에 있는 물체의 위치를 그 손으로 바꾸는 행동

손가락에서 손바닥으로 옮기기(finger-to-palm translation) – 손가락에서 손바닥으로 옮겨가는 물체의 이동

손바닥에서 손가락으로 옮기기(Palm-to-finger translation) – 손바닥에 있던 물건을 손가락으로 옮기는 것

손상 부위(Level of lesion) – 신경관 결함과 관계되는 척수의 손상 지점을 나타내는 용어

손으로 잡는 보행기(Hand held walker) – 조정 가능한 이동 보조기구. 사람의 앞에 두고 밀 수 있으며(전방 보행기) 뒤에 두고 끌 수도 있다(후방 보행기)

손을 입으로 가져가기(Hand-to-mouth movements) – 손에 있는 물건을 입으로 가져가는 행동

수동 의수(Passive prosthesis) – 움직이는 부분이 없는 의수로 주로 자세의 균형을 잡거나 기능적인 수족을 보조하기 위한 것

수립(Establish) – 처음으로 기술을 습득하는 것

수막류(Meningocele) – 신경관 결함의 일종으로 뇌막이나 척수막이 척추의 틈과 피부의 열린 부분을 통해 새어나오는 것

수행 능력(Performance capacity) – 작업을 수행하는 데 필요한 기술의 수준과 타입. 이것은 객관적인 신체적, 정신적 요소들이 필수적이며 활동을 하는 동안 주관적인 경험이 함께 연합된다

수행 지식(Knowledge of performance; KP) – 개인의 운동 유형 수준에 대한 정보를 주는 외부 피드백

수행 패턴(Performance patterns) – 일상생활 활동을 하면서 개인이 사용하는 습관, 일과, 그리고 관습

수행기술(Performance skills) – 작업을 선택하고 수행할 때 보여주는 관찰 가능한 행동들

수행범위(Performance range) – 작업을 선택하고 완료할 수 있는 능력의 범위

순응(Adaptation) – 활동 요구사항을 조절하고 변화시키는 것

순환성 장애(Cyclothymic disorder) – 1년 혹은 그 이상 여러 번 우울일화와 경조증 삽화를 보이는 정신장애

순회(Itinerant) – 치료사가 장소를 옮기며 치료하는 방식

습관(Habits) – 익숙한 환경에서 일관적인 방식으로 반응하도록 하는 자동적인 행동

습관화(Habituation) – 작업을 수행하기 위하여 사용하는 행동에 깊이 새겨진 판에 박힌 행동과 방식; 사람들의 일상생활에 일상의 반복과 친숙함을 제공한다.

시작(Initiation) – 활동이나 업무를 시작할 수 있는 사람의 능력

식사(Feeding) – 본인이나 다른 사람에게 영양가가 있고 적절한 액체나 음식물을 제공하는 것

식사준비와 설겆이(Meal preparation and clean-up) – 식사계획, 준비, 상차리기, 치우기를 포함한 도구적 일상생활 활동(IADL)

신경관 손상(Neural tube defect) – 태아가 발달하는 처음 30일 동안 중추신경계가 될 세포층이 완전히 발달되지 않고 막힌 관이 되면서 발생하는 선천적 결손증

신경발달 모델(Neurodevelopmental (NDT) model) – Bobath가 개발한 감각운동 기법. 장애에 관련된 움직임을 다룬다

식욕부진(Anorexia) – 필요한 영양분의 섭취를 심하게 제한/금지하는 섭식장애

신근 자세(Extensor position) – 신전 근육이 지배적인 신체 자세

신체 도식(Body schema) – 자신의 신체가 어떻게 구성되었으며 어떻게 공간을 차지하는지에 대한 내면화된 이해

신체 동력 의지(Body-powered prosthesis) – 소켓, 벨트, 스테인리스-스틸 케이블, 손목 장치, 말단 장치의 다섯 가지 구성요소를 가진 인공 수족

실금(Incontinent) – 장과 방광의 기능을 제어할 수 없는 상황, 주로 근육이나 신경의 손상으로 발생한다.

ㅇ

아놀드 키아리 기형(Arnold Chiari malformation) – 두개골 아래에 척수가 내려가는 입구인 대후두공을 통해 목으로 내려가는 뇌 일부의 전위 등 척추피열을 가진 거의 대부분의 어린이나 청소년들에서 볼 수 있는 관련 질환

아스퍼거 증후군(Asperger Syndrome) – 자폐증보다는 증세가 약하지만 사회적 상호작용의 질적 장애, 반복적인 행동양식, 한정된 관심분야로 분류되는 전반적인 발달장애의 유형

악화(Exacerbation) – 병의 증상이 급격히 재발하는 것

알파페토프로테인(Alpha-Fetoprotein) – 발달기 태아에 존재하는 항원이나 단백질의 일종

애착(Attachment) – 주로 아이와 부모, 혹은 첫 보호자 사이에서 사회적 상호교제를

통해 발생하는 지속적인 감정적 유대감

양지마비(Diplegia) – 주로 하지에 발생하는 근육 마비

어포던스(Affordance) – 물체의 기능에 대한 시각적 단서

강제유도 운동 치료(Constraint-induced movement therapy; CIMT) – 건측 신체 부위를 억제함으로써 환측 신체 부위의 자발적인 사용을 늘리는 중재적 접근법

에너지 보존 기법(Energy conservation techniques) – 과제를 수행하는 데 필요한 노력에 보조를 맞추어 과도한 피로를 피하는 데 사용되는 전략

역연쇄(Backward chaining) – 과제의 가장 마지막 단계를 완수하는 법을 처음으로 배운 뒤 마지막에서 두 번째 단계를 배우고, 그 다음 마지막에서 세 번째 단계를 배우는 등 모든 단계들을 습득할 때까지 거꾸로 배우는 방법

역학자(Epidemiologist) – 인구의 건강 유형의 변화에 대한 연구를 하는 과학자

연대(Engagement) – DIR/플로어타임 프로그램의 두 번째 단계로 어른이 아이와 따뜻하고 신뢰감 있는 사적인 관계를 성립하여 통하기 위한 노력; 어른은 아이의 행동을 지시하기보다는 아이가 앞장서도록 하여 따른다.

연역적 추리(Deductive reasoning) – 그 형태를 먼저 본 뒤에 세부사항을 생각하는 (혹은 결과를 먼저 본 뒤 이유를 생각하는) 추론방식

연합 놀이(Associative play) – 흔히 취학 전에 발달하는 놀이의 유형; 아이들이 물건을 공유하고 빌림으로써 비슷한 활동을 하지만 공통된 목표를 가지고 있지는 않다.

연합적 집단 상호작용(Associative group interactions) – 가까운 곳에서 비슷한 활동을 하는 사람들과 몇 가지 물건을 공유하는 상호작용의 단계

외부 동력 의지(Externally powered prosthesis) – 그 사람의 근육이 아닌 다른 동력에 의해 움직이는 보조기

외재적 피드백(Extrinsic feedback) – 환경이나 다른 사람으로부터 오는 감각 정보

우세한 습관과 일과(Dominating habits and routine) – 그 행동을 수행하기 위하여 특정 방법을 완고하게 고수하려 함으로써 적응을 제한하는 습성과 일상

운동 폭식(Exercise bulimia) – 칼로리를 연소시키기 위해 과도한 운동을 하는 섭식장애

운동성(Mobility) – 중력에 저항하는 움직임

움직임 가설(Motion hypothesis) – 깊이와 공간 인지력 발달에 도움을 주는 자발적이고 활동적인 움직임에 대한 가설

원 전이(Far transfer) – 특히 다중맥락치료접근법에서 학습을 새롭거나 다른 상황으로 일반화시키는 방법. 그 활동은 물리적으로는 다르지만 개념에 있어서는 초기 기술과 같다.

원통형 쥐기(Cylindrical grip) – 비교적 큰 물체를 잡기 위하여 손바닥 가운데를 편평하게 하고 손가락을 약간 외전시키며 그 물체의 크기에 맞게 IP와 MCP 관절들을 구부려 잡는 법

유년기 붕괴 장애, 또는 헬러 증후군(Childhood Disintegrative Disorder, or Heller Syndrome) – 주로 남자아이에게 발생하는 붕괴 장애; 태어나서 1~2년간은 정상적으로 자라는 듯 보이다가 몇 주나 몇 달 안에 이전에 습득하였던 사회성, 언어, 놀이, 운동 근육 기술을 상실하는 것

유동(Flow) – 부드럽고 제어된 움직임

유지(Maintain) – 한 사람이 기능적 기술을 잃지 않고 작업을 수행할 수 있는 능력을 보존하는 과정

윤리강령(Code of ethics) – 전문적 행위의 높은 도덕적 규범을 지지하기 위한 일련의 원칙들

응용행동분석(Applied behavior analysis, ABA) – 자폐증상을 가진 어린이와 청소년의 행동을 가르치고 발전시키기 위한 우발교수와 같은 긍정적 강화와 다른 방법들을 사용하는, 학습에 근거한 중재

의사소통 장치 사용(Communication device use) – 도구적 일상생활 활동(IADL)에 포함되는 문어나 구어의 전달에 사용되는 장치의 사용

이론의 틀(frame of reference) – 평가, 중재 그리고 과정 절차를 인도하는 방법의 특정 분야에 적용되는 모형

이완성 마비(Flaccid paralysis) – 근긴장도가 낮거나 축 늘어지면서 감각이나 움직임을 상실하는 것

인간 매개(Human agency) – 사람들이 그들의 주변 환경 안에서 학습하고 문제를 해결하며 만족스러운 삶을 위한 목표를 성취하기 위하여 유용한 사회적, 물질적, 신체적 수단을 효과적으로 사용할 수 있도록 하는 자극

인간 변수(Person variables) – 과제와 관련된 개인적

인간 영속성(Person permanence) – 우리가 보고 들을 수 있는 것에 관계없이 사람들이 존재한다는 것을 깨닫는 능력

인간 요소(Person factors) – 개인의 내부에 존재하는 신경생물학적, 생리학적, 인지적, 심리학적, 감정적, 그리고 정신적인 요소들

인습적(Conventional) – 개인의 단체의 기준과 규율에 따라 결정을 하는 방법

인지 이론(Cognitive theory) – 아이들이 어떻게 생각하고 지식을 습득하며, 자기를 인식하고 환경을 이해하는지를 포함하는 그들의 지적 발달을 고찰함으로써 피아제(Piaget)가 개발한 이론

인지적 지도(Cognitive maps) – 다양한 공간과 과제들을 서로간의 관계에 있어서 어떻게 정렬해야 할지에 대한 정신적 이미지

일반화(Generalization) – 한가지 활동을 하면서 배운 기술을 다른 여러 가지 활동에 적절하게 자발적으로 적용하는 능력

일상생활활동(Activities of daily living; ADL) – 자신의 몸을 돌보기 위해 수행하는 활동들; 목욕, 대소변 조절, 옷 입기, 식사, 음식섭취, 기능적 움직임, 개인 도구 관리, 성생활, 수면과 휴식, 화장실 위생, 몸치장 및 위생

임상적 추론(Clinical reasoning) – 사회복지혜택을 제공하는 데 있어서 길잡이를 하고 판단을 내리는 데 개념적 모형을 사용하는 것

ㅈ

자기중심적 협동 집단(Egocentric cooperative groups) – 협동을 통해 자신의 요구가 충족될 수 있다는 것을 깨달은 구성원들이 서로 간에 협동하는 집단

자기중심적(Egocentric) – 다른 사람의 관점보다는 자신의 견해로 상황을 보고 해석하는 관점

자연 환경(Natural environments) – 지리적 지형, 날씨, 기온, 일사량, 소음정도, 바깥의 공기 상태

작업 수행 분석(Analysis of occupational performance) – 환자가 활동이나 작업을 수행하는 데 있어 사용하는 관찰 가능한 수행 기술과 수행 유형을 수집, 조합, 해석하는 임상 추론법

작업(Occupation) – 사람들의 인생에 있어서 중요한 의미와 목적을 가진 활동으로 정체성과 자신감을 가질 수 있게 한다.

작업에 기초한 활동(Occupation based activity) – 환자가 원하는 결과에 맞는 활동을 하는 것 (예, 교실을 바꿀 때 사물함의 비밀번호를 맞추기, 샌드위치 만들기, 친구들과 카드놀이 하기)

작업의 영역(Areas of occupation) – 일상생활 활동(ADL), 도구적 일상생활 활동(IADL), 교육, 일, 놀이, 여가 및 사회적 참여

작업적 능력(Occupational competence) – 다양한 직업을 수행할 수 있는 능력. 만족스럽고 의미 있는 삶을 살 수 있도록 한다.

작업적 프로파일(Occupational profile) – 환자의 작업적 내력이나 인생 경험, 매일의 일과, 관심, 가치관, 일상생활 활동을 하면서 부딪치는 문제점들, 그리고 중요하게 여기는 것들에 대해 수집한 정보

작업적 형식(Occupational form) – 어떤 특정 사회적, 물리적 환경에서 사람들이 수행할 수 있는, 그 사회의 구성원들이 인식하고 명명하며 이해한 규칙에 근거한 일련의 활동들.

저긴장(Hypotonicity) – 근육의 긴장상태가 줄어들어 중력에 대항한 안정성이 없게 되는 상태; 느슨함

적응(Accommodation) – 새 정보를 통합시키고 활용하여 새로운 평형 상태를 만들기 위해 현존하는 도식을 변형하는 것

절대적 반항장애(Oppositional defiant disorder) – 적어도 6개월 동안 부정적, 적대적, 그리고 도전적인 행동들이 지속적으로 나타나는 것으로 분류되는 정신질환. 아이의 발달연령과 관계없으며 사회적, 학문적, 작업적 과제를 하는 데 방해가 된다.

점진적 시행(Discrete trial; DT) – 하나의 과제를 더 작고, 측정가능한 단계로 나누어 반복적인 훈련을 통해 가르치는 교수법

접근성 선택(Accessibility Options) – 대부분 컴퓨터의 제어판에 있는 프로그램으로 시각, 청각 및 움직임에 대한 요구를 조정, 구성할 수 있다.

정규 교육 참여(Formal education participation) – 학문적 참여, 비학문적 참여, 직업 준비에 관여하는 것

정신장애 진단 및 통계 편람(4개정판) (Diagnostic and Statistical Manual of Mental Disorders(4th ed.); DSM-IV) – 행동장애와 정신장애를 정의하고 식별하는 데 사용하는 지침서

정체성 상태(Identity status) – 자신의 경험과 사회적 관계를 통해 배운 경험에 근거한 자신에 관한 정신적인 믿음

정체성 혼미(Identity diffusion) – 개인적인 혼란을 겪지 않고 신념 체계와 작업적 역할에 대한 결심을 하게 되는 경우

정체성 확립(Identity achievement) – 신념 체계와 작업적 역할에 대한 결심을 야기하는 개인적인 혼란의 단계

정체성(Identity) – 그 사람의 가치와 관심을 정의하는 한 사람의 행동적 특성

제한적 지원(Limited support) – 아이들과 청소년에게 제공되는 지원의 형태로 간헐적 지원보다는 더 집중적이다. 시간의 제약이 있으며 특정 목표를 달성하는 것을 지향한다.

정체감 유실(Foreclosure) – 가족적이나 문화적으로 정의된 직업 또는 신념 체계에 속하는 한 개인이 선택사항들을 재평가 하지 않고 수용하는 것

측정하기(Calibrate) – 물체를 쥐기 위해 필요한 악력을 조절하는 능력

조증(Manic) – 마구 떠오르는 생각들, 불안정한 기분의 변화, 공격적인 행동, 과도한 활동, 쉽게 화를 내는 것으로 특정 지을 수 있는 정신 질환의 증세

종축 이상(Longitudinal anomaly) – 팔 다리 앞쪽이나 뒤쪽에만 나타나는 선천적인 기형

주도성 대 죄책감 단계(Initiative versus guilt stage) – 에릭슨의 심리사회 발달이론의 세 번째 단계, 4세와 5세 사이의 아이들이 행동을 시작하는 것에 대한 능력과 죄책감을 느끼는 단계

주류화(Mainstream) – 음악, 체육 또는 미술 등의 비학문적인 교육을 받을 때 장애를 가진 학생들이 장애가 없는 친구들과 함께 할 수 있는 교육 체계의 유형

준거지향 평가(Criterion referenced) – 개인의 실적을 기존의 표준이나 예상 성취도에 비교하기 위하여 기준을 사용하는 평가방법

중등도의 정신지체(Moderate level of mental retardation) – IQ 40~55사이의 사람들로 2학년 수준의 학습 과제를 수행할 수 있다.

중기 아동기(Middle childhood) – 6세에서 12세 사이의 아이들

중심화(Centration) – 한 상황의 다른 특징들은 무시한 채 한 가지 특징에만 집중하는 것

중재(Intervention) – 환자의 기능을 향상시키기 위하여 숙련된 서비스나 해결방안을 고안하고 실행하는 것

중재계획(Intervention plan) – 환자의 믿음, 가치관, 치료목적과 환자의 수행 기술과 수행 유형; 물리적, 사회적, 문화적 환경; 활동의 요구; 환자 신체 구조의 기능적 능력; 그리고 중재를 위한 설정이나 중재 환경을 모두 병합하여 환자를 위한 서비스를 결정하는 것

중추신경계 장애(Central nervous system lesion) – 두뇌 안의 경로와 구조의 손상

지역사회 이동성(Community mobility) – 개인이나 공공의 운송수단, 그리고 보조 이동 장치를 사용하는 등 사람들이 그들이 속한 지역사회 사이를 오가기 위해 사용하는 다양한 방법

직업치료 실행 체제: 영역과 과정(Occupational Therapy Practice Framework: Domain and Process) – 미국 작업치료협회(AOTA)에서 2002년에 처음으로 발간한 문서로 작업 치료의 영역과 과정을 밝힌다.

질식(Asphyxia) – 산소결핍

ㅊ

참여(Participation) – 실제 상황에 참가하는 것 (WHO, 2001)

척추 전만증(Lordosis) – 요추가 과도하게 앞으로 굴곡하여 굽은등이나 움푹 꺼진 등을 초래하는 현상. 종종 골반 전반경사와 고관절 굴곡을 동반한다.

척추후만(Kyphosis) – 흉추가 심하게 앞으로 굽어서 "곱추등"이 되고 어깨가 굽는 현상

천장 효과(Ceiling effect) – 더 이상의 향상을 감지할 수 없는 테스트의 최상한선

체크리스트(Checklist) – 다단계 과제를 위한 보상학습전략

초경(Menarche) – 보통 사춘기 때 발생하는 첫 월경

최대 신체 보조(full physical assistance) – 일생생활의 활동 대부분이나 모든 활동을 완수하기 위하여 포괄적인 신체적 보조를 다른 사람이 제공하는 것

최소 제한 환경(Least restrictive environment; LRE) – 연방법률로 의무화된 규약으로 장애를 가진 학생들이 가능한 한 장애가 없는 친구들과 함께 교육을 받을 수 있도록 하는 것

측면 잡기/가쪽 잡기(Lateral prehension) – 첫 손가락 두 개를 사용하여 작은 물체를 쥐는 것; 엄지의 부분내전과 MCP굴곡, 그리고 약간의 IP굴곡이 특징이다.

측면삼각 잡기(Lateral tripod grasp) – 기능적이고 대안적인 삼각 쥐기 방식으로 집게손가락과 가운데 손가락의 원위지와 엄지손가락의 IP관절을 사용하여 물체를 고정시키는 것

측정 도구(Measurement tool) – 한 개인에 대한 정보를 체계적으로 수집하고 기록하는 도구

ㅋ

콕업스플린트(Cock-up splint) – 딱딱한 아래팔과 손목의 지지대로 손목을 약간 신장시켜 손가락을 자유롭게 움직일 수 있도록 하는 부목

케이블(Cable) – 상지 의지의 윗부분으로 한쪽 끝은 벨트에 연결되어 있고 다른 쪽 끝은 의지의 기능적 부분에 연결되어 있다.

클라이언트 요인(Client factors) – 그 사람의 신체 기능과 신체 구조

클라이언트 중심(Client-centered) – 사회복지혜택의 필요성과 그 혜택들의 목표, 그리고 받고자 하는 혜택의 유형을 결정하는 데 있어서 어린이와 청소년, 그 가족과 보호자들이 적극적으로 관여하는 방법

클라이언트(Client) – 아이들과 청소년, 그들의 부모들, 보호자들, 친척들, 기관들, 그리고 사회복지혜택을 받는 사람들

ㅌ

탈중심화(Decentering) – 한 상황의 여러 가지 특성에 집중하는 지각 과정

탐색 놀이(Exploratory play) – 1살경의 아이에게서 나타나는 감각운동성 놀이의 유

형. 아이는 주변 환경을 탐구하여 원인/결과의 관계를 알아가기 시작한다.

통제 놀이(Directed play) – 스포츠나 운동 프로그램과 같이 어른에 의해 조직된 놀이의 유형

통합(Inclusion) – 장애를 가진 학생들이 평범한 교실에서 함께 수업 받을 수 있는 환경

통합운동장애(Dyspraxia) – 몸을 어떻게 움직여야 할지, 몸을 움직이기 위해 어떤 행동을 계획하고 차례를 정해야 할지에 대한 생각을 전개하는 데 대한 어려움과 주변 환경이 주는 정보에 대한 응답으로 유동적으로 움직임을 행하고 조절하기 위하여 피드포워드와 피드백 정보를 사용하는 데 겪는 어려움

ㅍ

팔 먼저 방식(Arms first method) – 재킷을 입을 때 다른 신체부위보다 팔을 먼저 넣는 옷 입기 방법

편마비(Hemiplegia) – 신체 한쪽 팔다리 등의 근육이 마비되는 것

편측부전마비(Hemiparesis) – 신체 한쪽 팔다리 등의 근육이 약해지는 것

평가 보고서(Evaluation report) – 표준적, 그리고 비표준적 평가, 중재 계획, 계획된 서비스의 결과에 대한 서류상의 개요와 분석

평가(Assessment) – 정보 수집에 사용되는 특정 관찰, 차트 검토, 인터뷰 및 측정 도구들

평가(Evaluation) – 서비스의 필요성과 범위, 그리고 유형을 결정하기 위하여 관련 자료를 수집하고 해석하는 과정

평행 놀이(Parallel play) – 2~3세 사이의 아이들에게서 흔히 발달하는 놀이로 신체적으로 가까이에서 놀고 있어도 서로 직접 관여를 하지 않는 놀이의 유형

평행 심상(Parallel image) – 시연되고, 단계적이며, 학습자의 시야 내에서 시각적 반전 없이 완전하게 활동하는 교수 전략

평형상태(Equilibrium) – 안정적이고 균형 잡히었거나 바뀌지 않는 체계

폐쇄형 질문(Close-ended questions) – 한 단어나 짧은 문장의 응답을 이끌어내는 질문

폭식(Bulimia) – 마구 먹고 변통하는 섭식 장애

표현적 언어(Expressive language) – 단어와 문장을 말할 수 있는 능력

피드백(Feedback) – 움직임, 행동, 또는 생각이 실행된 후에 그 정확성에 대해 제공되는 정보

피드포워드(Feedforward) – 목표지향적인 움직임에 대비한 근육의 동시수축

ㅎ

하위 집게 쥐기(Inferior pincer grasp) – 엄지손가락을 집게손가락의 손바닥쪽 면에 갖다 대어 물건을 잡는 방식. 검지와 중지는 한 세트로 작동한다.

학문적 준비(Academic preparation) – 수학, 과학, 읽기와 같은 정규 교과 과목

학제적 팀(Interdisciplinary team) – 서로 다른 분야에서 온 개인들이 다른 사람과 가

족과 협력하여 그들의 정보를 공유하고 해석하며 통합된 중재방식을 설계하는 것

핸드오버핸드 보조(Hand-over-hand assistance) - 직접적으로 움직임을 하는 동안 유도하는 신체적 자극

행동 연쇄(Forward Chaining) - 과제의 단계들을 발생하는 순서대로 가르치는 방법

행동 이론(Behavioral theory) - 스키너가 개발한 행동의 촉진자나 억제자를 설명하는 학습이론

행동 장애(Behavioral disorders) - 당연한 행동을 하는 데 있어서 주요 규칙을 무시하거나 위반함을 보여주는 부정적인 행위들로 분류된 일련의 행동들

협동 놀이(Cooperative play) - 일원들이 공동의 목표를 달성하려는 놀이의 유형

협동적 집단(Cooperative groups) - 일원들이 공동 과제를 수행하기 위하여 집단의 규율을 설립하고 준수할 수 있으며 작업량을 분할하고 역할을 맡아하는 집단

형식적 조작(Formal operations) - 형식적 논리를 사용할 수 있는 능력

형태 지각(Form perception) - 한 물체의 형체를 지각하고 식별할 수 있는 능력

형태 항상성(Form constancy) - 크기나 위치, 또는 배경에 관계없이 형태가 같다는 것을 지각하는 것

형태-배경(Figure-ground) - 물체를 둘러싸는 배경으로부터 물체를 식별하는 것

환각(Hallucination) - 실제로 존재하지 않는 것을 감각적으로 경험하는 시각적, 청각적, 후각적, 미각적, 또는 촉각적 인식

환경 적응(Environmental adaptations) - 사람들이 움직이고 일상의 업무를 수행할 수 있도록 가정, 공동체, 또는 직장에 주는 변화

환경(Environment) - 자연적이고 인공적인 공간의 특성, 그 안에 있는 물체들, 그 안의 서비스, 정책, 체계들, 그리고 그 안에 있는 사람들의 지지, 태도, 관계

환경적 요소(Environmental factors) - 사회적인 요소, 사회적 상호작용, 사회적/경제적 체계, 문화적 환경, 주거환경, 기술, 그리고 자연환경 등과 같은 외부적인 요소들

환상적 지원(Extensive support) - 적어도 가정이나 학습 공간과 같은 몇몇 환경에서 아이들과 청소년에게 제공되는 규칙적이거나 일상적인 지원

환축 관절(Atlanto-axial joint) -1번과 2번 척추 사이의 관절

활동 요구(Activity Demands) - 활동 고유의 요소로 특정 물체나 도구의 사용, 공간, 신체부위, 순서와 타이밍 조건, 그리고 사회 규율의 준수 등을 포함하여 다양한 활동을 수행하기 위해 필요한 사항들

활동(Activity) - 목적을 달성하기 위하여 사람들이 하는 행동이나 과제

획득적 이론의 틀(Acquisitional frame of reference) - 행동주의이론과 사회학습이론을 포함한 학습이론들의 조합에서 나오는 원칙과 가설; 행동은 환경의 자극에 대한 반응으로 일어난다.

홈스쿨링(Home-schooling) - 아이들이 정규교육과정을 집에서 받는 프로그램

후성학 원칙(Epigenetic principle) - 모든 특성이 다 발달하여 완전한 한 사람으로 성장하기까지 인격의 각 특성이 다른 시간에 발달한다는 가정

후크 쥐기(Hook grasp) - 물체의 손잡이를 잡고 운반하는 데 전형적으로 사용되는 쥐는 방법의 유형

흥미(Interests) - 즐겁고 만족스럽게 느끼는 일

찾아보기
Index

ㅅ

ㅇ

ㅈ